护理药理学

范志刚　王香妮　段红珍 主编

清华大学出版社

北京

内 容 简 介

全书共计七篇，四十六章。主要包括两大部分内容：第一部分，第一～四章主要介绍药理作用基础知识，包括药理学的基本概念、药物与机体相互作用的一般规律和影响药物作用的因素，为全面学习药理学奠定基础；第二部分，第五～四十六章，按药理或用途分类，系统地阐述了各类药物具体药理知识，为认识药物、运用药物和继续学习奠定基础。本教材可供高等教育职业护理类本科学生教学使用，也可作为在职医护人员继续教育和参加职业资格证书考试的参考书。

图书在版编目（CIP）数据

护理药理学 / 范志刚, 王香妮, 段红珍主编.

北京 : 清华大学出版社, 2024. 10. -- ISBN 978-7-302-67502-0

Ⅰ. R96

中国国家版本馆 CIP 数据核字第 20248XK122 号

责任编辑： 罗　健
封面设计： 常雪影
责任校对： 李建庄
责任印制： 杨　艳

出版发行： 清华大学出版社
　　　　　　网　　　址：https://www.tup.com.cn, https://www.wqxuetang.com
　　　　　　地　　　址：北京清华大学学研大厦 A 座　　　邮　编：100084
　　　　　　社 总 机：010-83470000　　　　　　　　邮　购：010-62786544
　　　　　　投稿与读者服务：010-62776969, c-service@tup.tsinghua.edu.cn
　　　　　　质量反馈：010-62772015, zhiliang@tup.tsinghua.edu.cn
印 装 者： 三河市龙大印装有限公司
经　　销： 全国新华书店
开　　本： 185mm×260mm　　　印　张：42　　　字　数：932 千字
版　　次： 2024 年 12 月第 1 版　　　　　　印　次：2024 年 12 月第 1 次印刷
定　　价： 100.00 元

产品编号：105030-01

编委会名单

主　　审　张硕峰　任丽英

主　　编　范志刚　王香妮　段红珍

副 主 编　王亚榕　乔玉洁

编　　者（以姓氏笔画为序）

王亚榕（运城职业技术大学）

王香妮（运城职业技术大学）

乔玉洁（临汾市人民医院）

张小晶（临汾市人民医院）

张红云（临汾职业技术学院）

张佳宁（运城护理职业学院）

范志刚（运城职业技术大学）

赵　刚（临汾市人民医院）

金春虹（运城职业技术大学）

段红珍（临汾市人民医院）

温中阳（临汾市人民医院）

插图绘制

马运琴（运城职业技术大学）

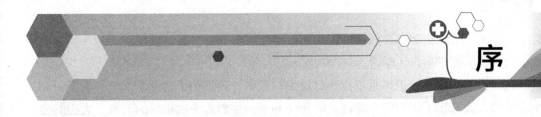

序

随着人民群众多层次、多样化健康需求持续快速增长，对高质量护理服务的需求也在急剧增加，对护士熟练掌握护理用药的要求也相应提高。作为临床护理工作者，必须精准掌握药理学的基本知识和基本理论，尤其是药物的主要药理作用、临床应用、不良反应、禁忌证和药物相互作用的基本规律，为预防、诊断、治疗疾病和临床护理工作奠定良好的基础，保证患者安全、合理和有效地使用药物。

范志刚老师等人主编的《护理药理学》就是为了满足护士临床职业岗位护理用药需要，满足职业教育本科护理专业人才培养需要而编写的。

这部教材以患者临床用药护理为中心，立足临床护理岗位工作需要，以职业教育护理专业本科学生为主要学习对象，既遵循药理学学科知识的规律性和逻辑性，又突破学科界限，兼顾临床整体护理，参照护理程序主线，设置教材体例和内容，服务于职业教育护理本科专业培养目标和专业教学改革。在内容上：

（1）以护士临床用药技能为主体，阐明护士应掌握的药理知识。强调的是护理用药专业知识、护理用药须知与护理用药监护，而不仅是单纯介绍药物详细的药理作用。

（2）以护士临床用药护理为目标，突破学科界限，以临床整体护理为基础，遵循护理程序主线，设置新的药物介绍体例，以便学生形成药物知识体系，满足临床应用需要。

（3）以临床安全用药、合理用药为保障，重点突出药物的药理作用、临床应用、禁忌证、护理用药作用评估与护理用药警示，并强调护士的职责和患者依从性养成的宣教。

这部教材着眼于学生基础理论、基本知识和基本技能的培养，充分体现了编者创新的编写思路，其特点概括起来有以下五个：

一是内容精选更实用，将教材内容与护理工作岗位对接、与护士职业资格考试对接，促进学生更好地适应护理工作岗位；

二是结构优化更科学，将教材分篇（在有些篇章编入必要的基础医学理论知识），再按照章节顺序编排内容，符合学科内在逻辑关系以及学生认知规律，促进学生更好地掌握和理解药理学基本理论、基本知识；

三是重组药物介绍体例，以护士临床用药护理为目标，突破学科界限，以临床整体护理为基础，遵循护理程序主线，创新了药物介绍体例；

四是"理实一体"（将药理知识与护理学技能有机结合为一个整体）更合理，将重点、难点、知识点以案例分析与处方分析方式给学生以指导与实训，以利于培养学生分析问题、解决问题的能力；

五是"纸数融合"更方便，通过扫描纸质教材各章节相应部位的二维码，获得以教学

PPT课件、微课、图片和文档等形式呈现的知识链接、案例分析与思路解析、扫一扫测一测等数字内容，方便学生自主学习。

这部教材遵从药理学知识体系规律和教材编写原则，既维护了药理学本学科的逻辑知识体系完整性，又突出了护理的专业性、职业性和适用性，是一次很好的改革、大胆的尝试，是一本职业教育创新教材、教学改革教材，希望本书能成为适用于职业护理本科学生培养的精品教材、护理工作者的工具书、护理专业人员继续教育的参考书。

山西医科大学第七临床医学院
临汾市人民医院护理部　任丽英
2024年3月8日

前　言

　　护理药理学是护理专业的主干课程之一。作为药理学的一个重要分支，护理药理学以整体护理为根本，遵循护理程序主线，在研究药理学基本理论的基础上，更注重临床护理工作中药物与患者之间相互作用规律的研究。学习护理药理学的主要目的在于充分理解药物在临床护理中的作用及作用机制，以及如何充分发挥药物的临床疗效并尽量避免药物对机体的有害不良反应，理论联系实际，了解药物在发挥疗效过程中的因果关系。

　　目前，本科职业教育虽然设置了护理专业，但缺乏适合本专业学生使用的药理学教材，因此编写一本符合教学改革要求、实用且能够突显职业教育特色与功能的供本科护理专业学生使用的护理药理学教材势在必行。有鉴于此，我们采用校企合作、联手共建方式，组建了以药理学、临床药理学、临床医学、临床护理学等领域的专家学者为主体的编写团队，认真开展教材编写工作。同时，这项工作获得山西省教育厅的高度肯定，本教材入选了山西省"十四五"规划教材立项建设项目。

　　在编写过程中，我们坚持"三基（基本理论、基本知识、基本技能）、五性（思想性、科学性、启发性、先进性、适用性）和三特定（特定对象、特定要求、特定限制）"的原则，按照职业教育本科护理专业人才培养目标，采用能力导向教育（outcome-based education，OBE）的逻辑思路，在编写之前深入开展调研，广泛听取了临床医护人员的意见和建议，参考多部"十三五""十四五"规划教材，在继承优秀教材成果的基础上，大胆进行了改革与创新，形成了基本编写思路、教材框架和编写体例。

　　本教材共7篇46章，分为药理学总论和各系统药物药理两大部分，包括药理学的基本理论、基本知识、护理用药作用评估和护理用药须知等，主要以《国家基本药物目录》药物和临床常用药物为重点，介绍药物的药动学特点、药理作用、临床应用、禁忌证等药理学基础知识和护理用药作用评估、护理要点、健康教育等护理用药专业知识及护理用药警示等护理用药须知等内容。此外，特别增设了与临床用药相关的附录部分，以增强教材的实用性和参考性。

　　本教材是基于以下几点指导思想编写的：

　　1. 突出职业性　从护理专业角度出发，打破药理学与护理学的学科界限，参照护理程序重新架构药物体例。如突出药物药动学特点、药理作用、临床应用，增设护理用药作用评估和护理要点、健康教育等新型护理药理知识体系。

　　2. 突出专业性　以护理用药的视角设置临床常用药的护理药理学知识框架，如突出药理作用、临床应用、禁忌证和护理用药警示等知识框架，以便学生"学知识，促实践，有素养"，具备引导患者合理用药和进行健康宣传教育的护理技能，精准有效地服务于临床工作。

3. 突出适用性 以职业教育为目标，紧扣职业护理本科专业人才培养方案和职业类教育学生的特点，以临床实用为目的收载药物，以深入浅出为原则阐述其药理，同时增设临床案例分析与自主练习内容。

4. 突出创新性 本教材延续与创新了职业教育教材特色并丰富了现代立体化教材的内容。如同步化的章节学习目标、目标检测，课程思政育人的知识链接，关键问题的护理警示，临床案例分析与练习，适当的插图，重点、难点、PPT课件和微课等内容。

在编写过程中，我们参阅了大量书籍和学术论文等研究成果，吸收了诸多专家学者的研究内容、数据和图表，并得到北京中医药大学张硕峰教授的指教，在此特向他们表示崇高的敬意和衷心的感谢！本教材的出版，得到了清华大学出版社、运城职业技术大学和临汾市人民医院等单位的关心和支持，教材编写秘书临汾职业技术学院解鹏飞老师、运城护理职业学院张佳宁老师、王鑫同学以及为教材绘制插图的马运琴老师给予了我们大力支持和帮助，为教材编写工作做出了突出贡献，借此机会一并表示衷心感谢！

教材中涉及的药物剂量、用法与附录中的相关资料等，仅作为学习参考资料，不作为临床用药依据，具体药物的用法、用量及药物相互作用等请参照该药物的药品说明书等资料。

由于本教材参编人员较多，文笔风格很难完全统一，尽管全体编者尽心竭力，力争编出一本"好学、好教、适用、实用"的教学改革好教材，但限于编者水平等原因，书中难免存在不当和疏漏之处，诚恳地希望广大读者批评指正，以便将来修订完善。

主　编

2024年3月8日

目 录

第二篇 传出神经系统药物药理

第五篇　免疫和其他自体活性物质类药物药理

第六篇　激素类、生殖和代谢类药物药理

第七篇 化学治疗药物药理

第一篇

总　论

1. 掌握 药理学、药物效应动力学、药物代谢动力学、药物和护理药理学的概念。

2. 熟悉 护理药理学的内涵，护士在药物治疗过程中的角色与职责，知道为什么学、学什么、怎么学。

3. 了解 药理学的发展简史和药理学在新药研究过程中的运用。

第一节 | 概　述

一、药理学的基本概念

药理学（pharmacology）是一门研究药物与机体（包括病原体）相互作用及其作用规律和机制，为指导临床合理用药，为预防、诊断和治疗疾病提供基本理论依据的学科。药理学一方面研究药物对机体的作用及其作用规律和机制，称为**药物效应动力学**（pharmacodynamics，PD），简称为药效学；另一方面研究机体处置药物的规律，即药物在体内的过程及血药浓度随时间变化的规律，称为**药物代谢动力学**（pharmacokinetics，PK），简称药动学。

药理学既是一门以生理学、生物化学、病理学、病原生物学等学科理论知识为基础，阐明药物的作用及其机制等，又是将天然药物化学、合成药物化学、药物分析化学、药剂学等药学理论知识与技能运用于医学，为指导临床合理用药提供理论基础的双重桥梁学科。

药物（drug）是指能影响机体生理、生化功能和（或）细胞代谢活动或病理过程，用于预防、诊断、治疗疾病和（或）计划生育的物质。我们的祖先发明的"藥"字，有一个"草"字头，下面是一个"乐"字，意思是我们的"快乐"依赖上面的"草药""保护"，而英文的"drug"则源自希腊字"drogen"，即干草，由此可见古代药物均以植物来源的药为主。据统计，近20年在美国上市的药物里仍有大约70%的药物来自于天然资源。但是随着现代化学的发展，生物技术药物的崛起，基因组学、蛋白组学研究的快速发展，计算机辅助药物设计更为广泛的应用，药理学的研究已突破传统药理学研究的思路，更快速地向分子药理学发展。药物的本质传统上认为是化学实体，但现代药物的概念已包含基因药物、抗体药物和蛋白类药物。不管是来自自然界的天然产物，还是用化学方法制备的合成化合物，或是用生物工程技术获得的产品，如要使其成为药物，能安全有效地用于临床，必须首先经过大量的、极其严格的临床前药理学研究和临床药理学研究。

二、药理学的研究内容

1. 药物效应动力学 药物效应动力学简称为药效学，主要研究药物对机体的作用及其作用机制，以阐明药物防治疾病的规律。

2. 药物代谢动力学 药物代谢动力学简称为药动学，主要研究机体对药物的处置（drug disposition），即药物的体内过程和体内药量随时间变化的过程，以阐明药物在人体内的动态变化规律。

三、药理学的学科任务与研究方法

药理学的学科任务 主要是研究机体对药物作用的规律，阐明药物对机体的作用及其作用机制，同时为开发新药、发现药物新用途、探索机体生理、生化及病理过程提供实验资料。现代科学技术是不断推动药理学发展的基础。药理学是一门实验性的学科，它以科学实验为手段，将理论与实践相结合，在严格控制的实验条件下，根据不同的要求，分别在整体、系统、器官、组织、细胞和分子水平，研究和观察药物与机体的相互作用及其作用机制，研究药物的有效性和安全性。

药理学常用的研究方法包括整体与离体组织器官功能检测法、行为学实验方法、形态学方法、生物鉴定法、电生理学方法、生物化学与分子生物学方法、免疫学方法以及化学分析法等。

药理学的实验方法又可分为实验药理学方法、实验治疗学方法和临床药理学方法等。

四、药理学的学习方法

学习药理学要理论联系实际，在熟悉和掌握药物基本作用规律以后，熟悉药物分类（按药理作用机制的分类）；在分析每一类药物共性的基础上，要全面掌握重点药物（代表药物、常用药物）的药动学特性、药理作用、作用机制、临床应用、禁忌证、护理用药作用评估和药物相互作用等基本内容；再通过比较，辨别出同类的其他药物的特性（可随时动手绘制思维导图以助学）。

在实验方面，要求掌握常用的整体动物实验、离体器官或组织实验的方法及基本操作；仔细观察实验结果，对实验数据进行正确的统计学分析，逐步提高分析问题和解决问题的能力。只有进行更多的动手实验，才能更好地掌握药理学知识（要善于及时总结和书写实验报告）。

同时，要学会和养成查阅药理学文献和参考书的方法，以便为今后掌握更多的药学知识，及时进行知识更新，以适应药理学和新药研究、老药新用途、临床合理用药及药物制剂改革等迅速发展的需要。

第二节 | 药理学发展简史与药理学在药物研发过程中的应用

一、药理学发展简史

（一）古代本草学阶段

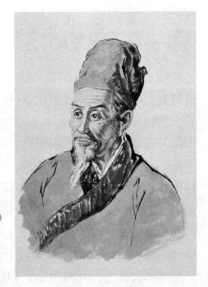

药理学的发展历史可追溯到公元前一世纪，我国最早的一部药物学著作《神农本草经》，曾系统地总结了我国古代人民所积累的药物及其防治疾病的知识，全书共收载365种植物、动物和矿物药材及其用法。其中大部分药物至今仍广为应用，如大黄导泻、麻黄止喘、海藻治瘿、常山截疟等。唐代（公元659年）的《新修本草》也称"唐本草"，是世界上第一部由政府颁布的药典。《新修本草》收载药物844种，比西方最早的《纽伦堡药典》约早883年。1578年，我国明代医药学家李时珍（图1-1）总结长期医药实践（行医、采药、考证、调查、

图1-1 李时珍画像

用药）经验，写成巨著《本草纲目》。该书约190万字，分52卷，收载药物1892种（其中植物类药1195种，动物类药340种，矿石类药357种），插图1160帧，药方11000余条。他提出了科学的药物分类法，叙述药物的生态、形态、性味和功能。成书后即受到国际医药界的广泛重视，分别被译成日、法、朝鲜、德、英、俄、拉丁等多种文本。对药物学尤其是天然来源药物的研究与发展做出了杰出贡献，至今仍是研究药物的重要参考书。

知识拓展

《本草纲目》

李时珍（1518—1593），男，汉族。字东璧，晚年自号濒湖山人，湖北蕲春县人，明代著名医药学家。李时珍自1552年起，先后到武当山、庐山、茅山、牛首山及湖广、安徽、河南、河北等地收集药物标本和处方，并拜渔人、樵夫、农民、车夫、药工、捕蛇者为师，参考历代医药等方面书籍925种，考古证今、穷究物理，记录上千万字札记，弄清许多疑难问题，历经27个寒暑，三易其稿，于1578年

李时珍与
《本草纲目》

完成了 52 卷的巨著《本草纲目》。这部伟大的著作，吸收了历代本草著作的精华，尽可能地纠正了以前的错误，补充了其不足，并有很多重要发现和突破。《本草纲目》是到 16 世纪为止中国最系统、最完整、最科学的一部医药学著作，被誉为"东方药物学巨典"，它不仅是中国的财富，更是全世界人民的宝贵财富，为世界医药界做出不朽的贡献。

（二）近代药理学阶段

19 世纪初实验药理学的创立标志着近代药理学的开始。首先，化学的发展把植物药从成分复杂的粗制剂发展为化学纯品。

药物学（materia medica）阶段为药理学的形成奠定了坚实的基础。如在公元二世纪，古罗马医学家盖伦（Galenus）撰写了许多药学书籍，并研发了阿片酊等药物制剂。在 18 世纪，意大利生理学家 Fontana（1720—1805 年）通过动物试验，对千余种药物进行了毒性测试，认为天然药物都有其活性成分，并且选择性作用于机体某个部位而发挥生理作用。至 19 世纪初，由于化学、生物学及生理学的发展，德国药剂师 Sertürner（1804 年）从阿片中提取出吗啡，用狗做实验证明有镇痛作用。法国生理学家 Magendie（1819 年）和 Bernard（1856 年），用青蛙做的经典实验，分别确定了士的宁作用于脊髓，筒箭毒碱作用于神经肌肉接头，并阐明了它们的药理作用特点，从而为药理学的发展提供了可靠的实验思路。在此基础上，德国药理学家 Buchheim（1820—1879 年）建立了世界上第一个药理实验室，创立了实验药理学，并写出第一本药理学教科书。其后，他的学生 Schmiedeberg（1838—1921 年）用动物实验方法，研究药物对机体的作用，分析药物的作用部位，继续发展了实验药理学，被称为器官药理学。Schmiedeberg 也被公认为现代药理学的创始人，他的学生 John Jacob Abel 于 1890 年在密歇根大学建立了美国第一个药理专业。以上这些工作都对现代药理学的建立和发展做出了伟大贡献。著名药理学杂志 *Naunyn-Schmiedeberg's Archives of Pharmacology* 就是用 Schmiedeberg 和德国另一位先驱药理学家 Naunyn 的名字命名的。

（三）现代药理学阶段

20 世纪初，现代药理学创始人德国医生 Ehrlich（1909）发现胂凡纳明能治疗锥虫病和梅毒，从而开创了应用化学药物治疗传染病的新纪元。以后，德国病理学家 Domagk（1935）发现磺胺类药物可治疗细菌感染。澳大利亚病理学家 Florey 等人（1940）在 Fleming（1928）研究的基础上，从青霉菌培养液中分离出青霉素，促进抗生素成功地应用于临床，开辟了抗寄生虫病和细菌感染的药物治疗，促进了化学治疗学（chemotherapy）的发展。

英国生理学家 Langley（1852—1925）提出的药物作用受体假说，已经被后来的多方面实验所证实，可以认为是生物医学研究发展史上的里程碑事件之一。此后，依据此理论，陆续出现了一些药理学的新领域，开发出了许多新作用类型的药物，并成为药物作用分类的依据。

我国医药学家屠呦呦因发现青蒿素而获得2015年诺贝尔生理学或医学奖，引起了国内外的关注。她的发现在抗疟疾药物青蒿素的开发过程中起到关键性的作用，这一发现在全球范围内挽救了数百万人的生命，为此她还获得了2011年拉斯克临床医学奖。科学创新的药理学实验思想以及方法将极大地促进药物发现以及研究的进展。

抗疟药青蒿素

分子药理学

近年来，由于生理学、生物化学、生物物理学、免疫学、微生物学、病理学、生物统计学、分子生物学和细胞生物学等学科的迅猛发展与相互融合，以及新技术在药理学中的应用，如组织和细胞培养、微电极测量、同位素技术、电子显微镜、电子计算机技术、各种色谱技术和生物工程技术等的广泛应用，药理学有了很大发展。如对药物作用机制的研究，已由原来的系统、器官水平，深入到细胞、亚细胞受体、分子和量子水平；已能够分离纯化得到多种受体（如N胆碱受体等）；阐明多种药物对钙、钠、钾等离子通道的作用机制。从中药中提出的镇痛药罗通定，解痉药山莨菪碱，强心苷类药羊角拗苷、黄夹苷和铃兰毒苷，抗疟药青蒿素，抗癌药高三尖杉酯碱、喜树碱等，均在临床有不同程度的应用。

在药理学的深度和广度方面，根据不同的研究领域和角度，出现了许多药理学的分支学科：如生化药理学、分子药理学、神经药理学、免疫药理学、遗传药理学、时辰药理学、临床药理学和护理药理学等，分别从不同方面或角度研究药物作用的基本理论及其应用。其中，分子药理学是在分子水平上研究合成药物和天然产物的药理学问题，也指用已知药理活性的化合物在分子水平上研究生理和病理生理机制；免疫药理学主要是研究化学或生物活性物质对免疫系统的调控及临床应用；遗传药理学则是根据药物基因组学，研究药物代谢和效应个体差异的遗传基础，以促进药物的开发研究，并为针对不同患者的遗传特性选择最佳治疗方案提供理论基础；临床药理学是通过研究药物和人体相互作用的规律，阐明药物的临床疗效、药物不良反应与监测药物、相互作用以及新药的临床评价等；护理药理学则是研究临床医疗护理中，药物与患者之间相互作用的规律性，核心是药物安全应用、合理应用与全程监护。总之，这些分支学科的建立和发展大大充实与丰富了药理学的研究内容，促进了药理学的发展。

知识拓展

分子药理学

分子药理学属于一门新兴的药理学分支学科，它是从分子水平和基因表达的角度去阐释药物作用及其作用机制。生命的发展由宏观到微观，药理学的发展也由整体水平、器官水平、组织水平、深入到细胞水平和分子水平。现代药理学的进展主要表现在受体理论、离子通道、自体活性物质、信息传递、细胞因子等分子水平上的研究突破。则分子药理学是指其学科层次及水平上的科学性和先进性达到"分子水平"，是药理学纵深发展的标志。它不仅有利于药物作用机制进一步的阐明，更有利于药物的研发。

二、药理学在药物研发过程中的应用

药物研发过程中的药理学研究，分为临床前（四项）和临床试验（四期）研究。从一个新药的发现到应用于临床，药理学研究起到了很重要的作用，它也是药物研发过程中最关键的步骤之一。所有新药都必须经过临床前药理试验和临床药理试验研究，在确认其安全性和有效性的基础上，经过国家药品监督管理局严格审查、批准后方可上市。

（一）临床前药理研究

临床前药理（pre-clinical pharmacology）研究，又称非临床（non-clinical）研究，是新药能否进入临床试验的先决条件。它是在动物身上进行的试验，具体内容包括：

1. 药效学研究 新药的药效学研究依据《新药药效学研究技术指导原则》，主要在于发现新药和评价新药。所谓发现新药是指根据实验药物的来源，运用各种技术手段，充分了解作用未知的化合物的药理作用及特点。所谓评价新药则是指经过科学、严格的实验设计，并经过与已上市的、公认的有效药物的比较，客观评价新药的优劣，从而决定取舍。

2. 一般药理学研究 一般药理学研究是指对新药主要作用（药效）以外的广泛药理作用的研究。其中，主要是研究药物对神经系统、心血管系统、呼吸系统以及其他系统的作用等。通过一般药理学研究，除了可以较全面地了解新药对机体重要生理功能的影响外，还可能对发现药物的新用途，探讨药物的作用机制，对毒理学研究有所帮助。

3. 药代动力学研究 临床前药代动力学的研究目的在于了解新药在动物体内的动态变化规律和特点。其研究内容包括药物在动物体内的吸收、分布、转化和排泄研究，并根据数学模型，求算重要的药物动力学参数。该项试验可为临床合理用药提供参考依据，对新药的给药方案设计、制剂改革、药效提高或毒性降低等，均具有指导意义和参考价值。

4. 新药毒理学研究 新药毒理学的研究目的是保证临床用药的安全有效。包括全身性用药的毒性试验、局部用药的毒性试验、特殊毒性试验和药物依赖性试验。因此在实验中应努力去发现毒性靶器官、毒性表现的可恢复性和防治措施。以便为临床试验确定推荐剂量以及对患者可能产生什么样的潜在毒性提供参考依据。

（二）新药临床试验

大多数国家，新药临床试验均分为四期，即Ⅰ、Ⅱ、Ⅲ和Ⅳ期临床试验（clinical

trial），并且对每期临床试验均提出了基本的准则和技术要求。

1. Ⅰ期临床试验 Ⅰ期临床试验也称临床药理和毒性作用试验期，实施主要对象为健康志愿者，20～30人。对已通过临床前安全性和有效性评价的新药，根据预先规定的剂量，从安全的初始剂量开始，逐步增加剂量，以观察人体对受试新药的耐受性，以确定可以接受的剂量，而又不致引起毒副反应。然后，进行多次给药试验，以确定适用于Ⅰ期临床试验所用的剂量和程序。在Ⅰ期临床试验中，还必须在健康志愿者身上进行人体的单剂量与多剂量的药动学研究，以便为Ⅱ期临床试验提供合理的治疗方案。Ⅰ期临床试验视需要也可以在少数患者中进行初步试验，如抗癌药的研究。

2. Ⅱ期临床试验 Ⅱ期临床试验也称临床治疗效果的初步探索试验，即在选定适应证的患者中，用较小规模的病例数对药物的疗效和安全性进行临床研究，此期应仔细观察新药的治疗效果和不良反应。在Ⅱ期临床试验，一般观察的病例数为200～300人。此期临床试验还需要进行药动学和生物利用度的研究，以观察患者与健康人的药动学差异。为Ⅲ期临床试验做准备，以确定初步的临床适应证和治疗方案。

3. Ⅲ期临床试验 Ⅲ期临床试验也称治疗的全面评价临床试验。新药在Ⅱ期临床试验初步确定有较好的疗效以后，Ⅲ期则须用相当数量的同种病例，与现有的已知活性药物（参比阳性对照药），乃至无药理活性的安慰剂（placebo）进行对比试验。该期要求完成药品试验的病例数为400人或以上，通常视具体研究的药物而定，而对照病例数则无具体规定。此期试验必须有严格的标准，合格者才可进入临床治疗，还必须有明确的疗效标准和安全性评价标准。经过严格的对比试验，全面评价新药的疗效和安全性，以判断新药有无治疗学和安全性的特征，决定是否值得批准生产上市。

4. Ⅳ期临床试验 Ⅳ期临床试验也称销售后的临床监视期。在新药物批准上市后，通过对大量患者的实际应用，并经过临床调查，监测有无不良反应，以及不良反应的发生率究竟有多高，严重程度如何。如果发现疗效不理想，不良反应发生率高而严重，即使新药已上市仍然可被淘汰。

✚ 知识拓展

《动物伦理学》——善待动物

实验动物和动物实验在生物医学发展中做出了重要贡献，可以说，没有实验动物和动物实验，就没有今天的实验医学。人们在利用实验动物进行科学实验，避免人类自身受到痛苦或伤害，获得科学研究或测试数据的同时，实验动物却不可避免地受到了生理或心理的伤害，甚至死亡。据统计，现在每年大约有2000万只动物被当作实验对象，其中四分之三被用于医学目的，其中大约有800万只动物被用在了那些使其遭受痛苦的实验当中。基于动物拥有善待权利的伦理学理念，1959年，英国动物学家W. M. S. Russell 和微生物学家 R. L. Burch 开展了"有关动物实验人道主义技术"的研究，出版了《人道主义试验技术原理》（*The Principles of Humane Experimental Technique*）。

第一次全面系统地提出了动物实验的"3R"原则，即 Reduction（减少）、Replacement（替代）和 Refinement（优化）。减少（Reduction）指使用的实验动物数量减少。可以采取合用动物、改进统计学设计方法、用低等动物代替高等动物、用高质量动物代替数量等方法来减少实验动物的使用数量。例如在处死或已死亡的动物身上进行外科手术实习，或在病理解剖时提供器官或组织，用大量无脊椎动物来代替一只非人灵长类动物。替代（Replacement）是指采用其他手段代替实验动物。如用离体培养器官、组织、细胞等代替实验动物，用低等动物代替高等动物，使用物理学或机械学系统代替实验动物等。优化（Refinement）主要是指动物实验技术路线和手段的精细设计与选择，使动物实验得到良好的结果并减少实验动物痛苦。如合理、及时地使用麻醉剂、镇痛剂或镇静剂，以减少动物在实验过程中遭受的不安、不适和疼痛，采用人类先进的临床诊疗无痛技术和遥控技术对动物施行手术和临床观察。此外，对实验动物必须爱护，不得戏弄或虐待。保定实验动物时，应遵循"温和保定，善良抚慰，减少痛苦和应激反应"的原则。

第三节 | 护士在药物治疗过程中扮演的角色、职责及相关知识

一、护理药理学的概念

护理药理学（pharmacology in nursing）属于药理学的一个分支学科，它以临床整体护理（holistic nursing care）为基础，遵循护理程序（nursing process）的主线，在研究药理学基本理论的同时，研究临床医疗护理中药物与患者之间相互作用的规律性。学习护理药理学的主要目的是要理解药物作用及其机制及如何充分发挥其临床疗效，要理论联系实际，了解药物在发挥疗效过程中的因果关系。作为临床护理工作者，必须要掌握药理学的基本知识和基本理论，尤其是药物的药动学特点、药理作用、临床应用、禁忌证、临床护理用药作用评估和药物相互作用等基本规律，为预防、诊断、治疗疾病和临床护理工作奠定良好的基础，保证患者安全、合理和有效地使用药物。

护理药理学

二、护士在药物治疗过程中扮演的角色和职责

药物治疗在临床上是一个涉及面广、复杂而又非常严肃的工作，其内容包括合理的给药方案、具体的给药方法及正确评价给药的结果。护士在药物治疗中具有重要地位，她们既是药物治疗的执行者、指导者、宣教者，又是药物治疗的监护者。

（一）严格遵守安全给药的原则

1. 根据医嘱给药 在药物治疗过程中，护士必须严格执行医嘱，不得擅自更改；对有疑问的医嘱，及时与医生沟通，确认无误后方可给药，切不可盲目执行；若发现给药差错，应该及时报告、处理。

2. 严格执行"三查""七对"制度 查对制度是给药护理工作中的一项基本制度，必须严格遵守、认真执行。（1）"三查"：操作前、操作中和操作后检查（查"七对"的内容）。（2）"七对"：对床号、姓名、药名、浓度、剂量、用法和用药时间。（3）检查药物的质量，确保药物在有效期内，且没有变质方可使用。

3. 及时用药 药物备好后应及时分发使用，避免久置引起药物污染、变质或药效降低。为确保安全及时用药，必须做到"五准确"，将准确的药品，按照准确的剂量，用准确的方法，在准确的时间，给予准确的患者。

4. 加强用药后监护 用药后应主动观察药物疗效和不良反应，做好相应记录和安全给药的评价。

（二）掌握正确的给药方法和技术

掌握正确的给药方法和技术是护士执行药物治疗工作的一个必备条件和基本要求。给药方法有多种，每种给药方法都有其相应的操作规程和具体要求，护士在执行药物治疗时，应根据药物性质和病情需要采取相应的给药方法，以确保患者的用药安全和药物治疗的效果。

（三）指导患者正确用药

在执行药物治疗过程中，护士应加强与患者及家属的交流沟通，以取得合作。药物的不良反应是可以预知的，给药前应耐心向患者解释清楚，以免误认为病情加重；几乎所有药物都有不同程度的不良反应，用药前应予以告知，使患者对此有充分的心理准备。对于需要患者掌握的用药知识及操作技能，护士应耐心、详细地给予指导，以提高患者的用药依从性及正确用药的能力。

三、护理药理学的学习目标

护理药理学是在阐明药理学基本理论和药物基本知识的基础上，为护士科学合理开展用药护理奠定基础的一门课程。护理类专业学生通过学习护理药理学课程，应达到以下目标要求：

护理药理学
的学习目标

（1）理解药理学基本理论、基本概念及其临床意义；

（2）掌握各类常用代表药物或基本药物的药理作用、临床应用、护理用药作用评估和用药监护等药理知识；

（3）掌握护士执业资格证考试所考的药理学知识点；

（4）具有根据药物相关知识制订用药监护措施的临床思维能力，为用药护理奠定基础；

（5）初步具有对患者及家属进行药物相关知识宣传教育的能力；

（6）具有能通过药品说明书或药学书籍获取用药护理相关知识的能力；

（7）能辩证认识药物作用的两重性，充分认识用药护理的重要性，养成严谨认真、以人为本、关爱生命健康的职业素养；

（8）掌握药理实验操作技能，理解实验设计原理，养成对实验数据的收集、整理、处理和报告的能力，为今后科研工作奠定基础；

（9）熟悉药品管理、外观检查与维护基本知识，保证所用药物的安全性、有效性。

四、药品管理与使用相关知识

护理人员在临床药物治疗工作中，必须掌握药品管理与使用的相关知识，主要涉及药品管理法、药典、处方、药品的分类管理、药品名称、药品说明书、药品标签和特殊药品等方面。

（一）药品管理法与药典简介

《中华人民共和国药品管理法》（简称《药品管理法》）是由国家颁布实施的药品管理的基本法律，是制定各项具体药品法规的基础，其他有关药品政策法规的制定不得违背《药品管理法》。制定《药品管理法》的目的是为加强药品监督管理，保障人体用药安全，维护人民身体健康和用药的合法权益。凡是在中华人民共和国境内从事药品的研制、生产、经营、使用和监督管理的单位和个人必须共同遵守和执行《药品管理法》。

《中华人民共和国药典》是一部国家记载药品标准、规格的法典，一般由国家药品监督管理局主持组织编纂和颁布实施，是药品生产、供应、使用和监督管理部门共同遵循的法定依据。药品标准一般包括法定名称、来源、性状、鉴别、纯度检查、含量（效价或活性）测定、类别、剂量、规格、贮藏、制剂等。

✚ 知识拓展

《中国药典》

《中华人民共和国药典》（简称《中国药典》）由国家药典委员会编制，中国医药科技出版社出版，每5年更新一版，现行最新版为2020版。《中国药典》分为四部：一部收载药材和饮片、植物油脂和提取物、成方制剂和单味制剂等；二部收载化学药品、抗生素、生化药品以及放射性药品等；三部收载生物制品；四部收载通则，包括制剂通则、检验方法、指导原则、标准物质和试液试药相关通则、药用辅料等。2020年12月

中国药典

30日起正式实施的2020年版《中国药典》新增品种319种，修订3177种，不再收载10种，品种调整合并4种，共收载品种5911种。

《中国药典》是国家药品标准的重要组成部分，其颁布实施对保障药品质量、维护公众健康、促进医药产业发展产生积极而深远的影响。

（二）药品的名称

药品的名称一般分为通用名称、商品名称和化学名称三种。

1. 药品通用名称　我国《药品管理法》第五十条规定，列入国家药品标准的药品名称为药品通用名称。药品通用名称是药品的法定名称，其特点是通用性。不同品种的药品拥有不同的药品通用名称，而同一品种的药品则只能使用同一个药品通用名称。常用在教科书、期刊、手册等多种文档中，如普萘洛尔（propranolol）。

2. 药品商品名称　药品商品名称是指一家企业生产的区别于其他企业同一产品、经过注册的法定标志名称，其特点是专有性。商品名称体现了药品生产企业的形象及其对商品名称的专属权。如心得安（inderal）为普萘洛尔的商品名。

3. 药品化学名称　依据药物的化学组成，按公认的命名法命名。如普萘洛尔的化学名为1-异丙氨基-3-（1-萘氧基）-2-丙醇。一般不用于临床。

我国《处方管理办法》规定，开具处方应当使用经药品监督管理部门批准并公布的药品通用名称、新活性化合物的专利药品名称或复方制剂药品名称。

（三）药品说明书和药品标签

1. 药品说明书　药品说明书是指药品生产企业印制并提供的，用以指导临床正确使用药品的技术性资料。药品生产企业生产供上市销售的最小独立包装必须附有说明书。药品说明书既是对药品本身内容的解释和说明，体现了药品企业对其产品公开、透明的承诺，又是指导规范后续环节（包括医院购药、医师开药、药师调药与患者用药等）的指南和依据。

2. 药品标签　药品标签是指药品包装上印有或者贴有的内容，分为内标签和外标签。药品内标签是指直接接触药品的标签，外标签是指内标签以外的其他包装上的标签。

3. 药品说明书和标签上的部分标识

（1）药品批准文号：是指国家批准药品生产企业生产药品的文号，是最直接、最简单地从外观判断药品合法性的标志之一，其格式为：国药准字＋1位拼音字母＋8位数字。化学药品使用拼音字母"H"，如国药准字H20230508；中药使用字母"Z"；生物制品使用字母"S"；进口分包装药品使用字母"J"。

（2）生产日期：是药品生产的具体日期，一般按照"年＋月＋日"顺序编制，如2023.07.12。

（3）有效期：是指可保证药品安全有效使用的期限。药品标签中的有效期应当按照年、月、日的顺序标注，年份用四位数字表示，月日分别均用两位数表示。其具体标注格式为"有效期至××××年××月"或者"有效期至××××年××月××日"；也可以用数字和其他符号表示为"有效期至××××.××."或者"有效期至××××/××/××"等。例如，某药有效期至2025年8月，表明该药在2025年8月31日前使用均有效。

（4）批号：是指在规定限度内具有同一性质和质量并在同一周期中生产出来的一定数量的药品，批号是用于识别"批"的一组数字或字母加数字，用它追溯和审查本药品的生产历史。虽然多数药品批号也按着"年＋月＋日"顺序编制，但药品批号不等同于生产日期。

（5）药品专用标识：麻醉药品、精神药品、医疗用毒性药品、放射性药品、外用药品和非处方药品必须印有规定的标识（图1-2）。

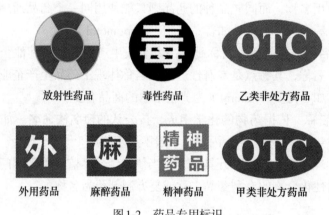

图1-2　药品专用标识

（四）药品分类管理

根据临床特性，药品分为一般药品和特殊药品，后者指麻醉药品、精神药品、医疗用毒性药品和放射性药品。

1. 麻醉药品　麻醉药品是指连续使用后易产生生理依赖性、能引起瘾癖的药品。如吗啡、哌替啶、可卡因等。

2. 精神药品　精神药品是指直接作用于中枢神经系统，使之兴奋或抑制，连续使用能产生依赖性的药品。例如，咖啡因、地西泮等。根据精神药品使人体产生的依赖性的程度和危害人体健康的程度，将精神药品分为第一类精神药品和第二类精神药品两大类，其中第一类精神药品比第二类精神药品更易于产生依赖性，且毒性更强。

3. 医疗用毒性药品　医疗用毒性药品是指毒性剧烈、治疗剂量与中毒剂量相近，使用不当会致人中毒或死亡的药品。例如，洋地黄毒苷、阿托品等。

4. 放射性药品　放射性药品是指含有放射性元素的一类特殊药品。如放射性碘。

国家对以上特殊药品均有特定的管理法规，对生产、包装、运输、贮藏、销售等各个环节都有明确的规定，各生产、经营、使用单位及个人必须严格执行。

（五）处方

1. 处方概念 处方（medical prescription）是由注册的执业医师或执业助理医师在诊疗活动中为患者开具的，由执业药师或取得药学专业技术职务任职资格的药学专业技术人员审核、调配、核对并作为患者用药凭证的医疗文书。医疗机构的病区用药医嘱单也属于处方范畴。护士必须严格按处方给患者用药。处方也是出现用药差错事故时追究责任的法律凭证。

2. 处方格式 处方由三部分组成。

（1）前记：包括医疗、预防、保健机构名称，处方编号，金额，患者姓名、性别、年龄、门诊或住院病历号，科别或病室和床位号，临床诊断，开具日期等，并可添列特殊要求的项目。麻醉药品和第一类精神药品处方还应当包括患者身份证明编号、代办人姓名及身份证明编号。

（2）正文：以Rp.（拉丁文Recipe"请取"的缩写）标示，分列药品名称、剂型、规格、数量、用法及用量。

（3）后记：医师签名和/或加盖专用签章，药品金额以及审核、调配、核对、发药的药学专业技术人员签名。

3. 处方颜色 普通处方印刷用纸为白色；急诊处方印刷用纸为淡黄色，右上角标注"急诊"；儿科处方印刷用纸为淡绿色，右上角标注"儿科"；麻醉药品和第一类精神药品处方印刷用纸为淡红色，右上角标注"麻、精一"；第二类精神药品处方印刷用纸为白色，右上角标注"精二"。

（六）处方药与非处方药

为保障人民用药安全有效、使用方便，根据《中共中央、国务院关于卫生改革与发展的决定》，制定处方药与非处方药分类管理办法，自2000年1月1日起施行。

1. 处方药（prescription drug） 处方药是指必须凭执业医师或执业助理医师处方才可调配、购买和使用的药品。处方药一般都有强烈的药理作用，专用性强，有的会产生过敏反应和依赖性等，应在医护人员的指导和监护下，安全使用。

2. 非处方药（over the counter drug，OTC） 非处方药是指不需要执业医师或执业助理医师处方即可自行判断、购买和使用的药品。消费者只要按照使用说明书或标签上列出的规定，如用法、用量、适应证和注意事项等就能安全使用。根据药品的安全性，非处方药又分为甲、乙两类，乙类比甲类的不良反应相对轻些，相对更安全些。

处方药和非处方药不是药品的本质属性，而是管理上的界定。无论是处方药还是非处方药，都是经过国家药品监督管理部门批准生产的，其安全性和有效性是有保障的。

（范志刚 王香妮）

? 思 考 题

1. 简述药物、药理学、药效学、药动学和药典的概念并理解其内涵或意义。
2. 阐述护士在药物治疗中的角色和职责。
3. 护理药理学的内涵、学习目标和学习方法是什么？
4. 药品管理相关知识有哪些？新药开发与研究的基本过程是什么？

思考题与参考答案

思维导图

第二章

药物代谢动力学

学习目标

1. 掌握　药物首过消除、肝药酶、血药稳态浓度、半衰期和生物利用度的概念和临床意义。

2. 熟悉　药物代谢动力学概念，药物吸收、分布、生物转化、排泄过程的基本规律及其影响因素，各种给药途径的特点。

3. 了解　房室模型、血药浓度的动态变化、多次用药的药时曲线。

　　药物代谢动力学（pharmacokinetics，PK）简称药动学或药代学，主要研究药物进入机体，机体对药物的处置过程以及体内药物浓度随时间变化的规律的科学。其主要的任务是研究药物的体内过程和体内药量变化的时间过程。

第一节 │ 药物的体内过程

　　药物的体内过程是指药物经各种途径进入机体直至最终被排出体外的动态全过程，包括药物的吸收、分布、生物转化和排泄四个基本过程。其中，药物对机体的作用取决于药物的吸收和药物在体内的分布，而药物在体内作用的消除则取决于药物的代谢和排泄。

　　药物在体内过程中吸收以及分布和排泄多个环节，都存在药物跨膜转运的过程，称之为转运（transport）。

一、药物的跨膜转运

　　药物在体内的跨膜转运，是指通过各种生物膜，如胃肠上皮细胞膜、血管壁上的内皮细胞膜、肾小管上皮细胞膜等的过程。实际上药物的跨膜转运过程主要是通过细胞膜的过程。细胞膜由液态的脂质双分子层（主要是磷脂）和蛋白质所组成。其中，脂质双分子层构成膜基本骨架而蛋白质分布在脂质层的两侧，有些嵌入膜内或贯穿至膜两侧，构成膜孔（直径约0.8nm）及跨膜转运蛋白，即载体（transporter）。不同的药物可以直接通过脂质双分子层或借膜孔或者载体等进行跨膜转运，转运方式主要有被动转运（passive transport）和主动转运（active transport）两种。

药物的跨膜转运

（一）被动转运

被动转运又称下山转运（down-hill transport），是指药物从细胞膜浓度高的一侧向浓度低的一侧转运，其转运的作用力来自于细胞膜两侧的药物浓度梯度。主要包括两种类型，即简单扩散（simple diffusion）[又称脂溶扩散（lipid diffusion）]和滤过（filtration）[又称膜孔扩散（membranes pore diffusion）或水溶扩散（aqueous diffusion）]。大多数药物在体内的转运均属于被动转运。被动转运的特点为：①药物从浓度高的一侧像浓度低的一侧扩散，当药物分子在细胞膜两侧的浓度相等时即达到动态平衡；②不需要载体；③不消耗能量；④分子量小的、脂溶性较高的、极性较小的、非解离型药物（原形药物）容易转运，反之则不容易转运。

药物的被动转运容易受药物的溶解性和解离度的影响。由于细胞膜由脂质双分子组成，因而脂溶性高的药物容易跨膜转运；而水溶性强的药物不易跨膜转运；非离子型药物容易跨膜转运，而离子型药物由于携带电荷不易跨膜转运。

药物的解离度是指水溶性药物在体液的氢离子浓度指数（hydrogen ion concentration，pH）改变的情况下可以解离生成离子型或非离子型。临床所用药物多属弱酸性或弱碱性化合物，离子化程度受其自身pK_a（酸性药物解离常数的负对数值）及其所在溶液的pH大小的影响，这是影响药物跨膜被动转运的一个重要因素。药物的pK_a以及解离度可以按Handerson-Hasselbalch公式求得：

弱酸性药物

$$HA \rightleftharpoons H^+ + A^-$$

$$K_a = \frac{[H^+][A^-]}{[HA]}$$

$$pK_a = pH - \lg\frac{[A^-]}{[HA]}$$

$$pH - pK_a = \lg\frac{[A^-]}{[HA]}$$

$$\frac{[A^-]}{[HA]} = 10^{pH-pK_a}$$

当pH=pK_a时，[HA]=[A$^-$]

弱碱性药物

$$BH^+ \rightleftharpoons H^+ + B$$

$$K_a = \frac{[H^+][B]}{[BH^+]}$$

$$pK_a = pH - \lg\frac{[B]}{[BH^+]}$$

$$pK_a - pH = \lg\frac{[BH^+]}{[B]}$$

$$\frac{[BH^+]}{[B]} = 10^{pK_a-pH}$$

当pH=pK_a时，[B]=[BH$^+$]

由此可见，无论弱酸性或弱碱性药物的pK_a都是指该药在溶液中解离50%时的pH，每个药物均有其固定的pK_a值。当pK_a与pH的差值以数学值增减时，药物的离子型与非离子型浓度比值以指数值相应变化，pH的微小变化即可引起弱酸性或弱碱性药物的解离度发生巨大变化。非离子型药物可以自由穿透细胞膜，而离子型药物则不容易跨膜转运，被限制在膜的一侧，这种现象称为**离子障**（ion trapping）。应用这个原理可以改变药物吸收或排泄的速度，对于促进药物的吸收或加速体内药物的排泄具有重要的临床意义。

经过上述分析，我们可知，弱酸性药物在pH低的环境中解离度小，跨膜转运容易，在酸性溶液中易被吸收，在酸化的尿液中也易被再吸收；而弱碱性药物则正好与上述情况相反，在碱性溶液中易被吸收，在碱化的尿液中易被再吸收。例如弱酸性药物在胃液中非离子型多，在胃中即可被吸收。弱碱性药物在酸性胃液中离子型多，不易被吸收，而主要在小肠吸收。碱性较强的药物如胍乙啶（$pK_a = 11.4$）及酸性较强的药物如色甘酸钠（$pK_a = 2.0$）分别在胃肠道基本都已离子化，由于离子障原因，均较难吸收。

（二）主动转运

又称上山转运（up-hill transport），是指药物从细胞膜浓度低的一侧向浓度高的一侧转运，使药物在机体的某些部位形成高浓度聚集。少部分在体内跨膜转运的药物和一些具有重要生理作用的离子如Na^+、Ca^{2+}、K^+等的转运属于主动转运。

主动转运的特点：①逆浓度转运，即从浓度低的一侧向浓度高的另一侧转运，当细胞膜一侧的药物转运完毕后转运即停止；②需要消耗能量；③需要载体，载体对药物有特异性或选择性；④具有饱和性，当两个或两个以上的药物同时需要同一载体转运时，存在竞争性抑制现象。例如丙磺舒与青霉素竞争肾小管上皮细胞膜上的相同载体，结果抑制青霉素从体内排泄，从而延长青霉素体内浓度的持续时间。

二、药物的体内过程

药物的体内过程，包括药物的吸收（absorption）、分布（distribution）、生物转化（biotransformation）和排泄（excretion）四个基本过程。

（一）吸收

药物的吸收是指药物从给药部位进入体循环的过程。一般药物吸收速度和吸收量会直接影响药物产生作用的快慢和药物作用的强弱。给药途径、药物的理化性质和剂型等是常见影响药物吸收的因素。

1. 给药途径　一般情况下，给药途径主要影响药物吸收速度和吸收量。常用给药途径药物吸收的速度依次为：气雾吸入＞舌下含服＞肌内注射＞皮下注射＞口服给药＞皮肤给药。不同的给药途径有不同的吸收过程和特点。

（1）口服（per os, p.o.）给药：是临床比较安全、简便和最常用的给药途径。小肠内pH接近中性，黏膜吸收面广，血流丰富，是主要吸收部位，药物大多经肠黏膜吸收。影响药物口服吸收的因素较多，如药物的剂型、药片的崩解速度、胃的排空速率、胃液的pH（高低）和胃肠道的食物（成分）等。药物经消化道吸收后经门静脉进入肝脏，而后进入体循环，药物在此吸收过程中有部分被肝脏和胃肠道黏膜上皮细胞的某些酶代谢灭活，结果使进入体循环的药量减少，这种现象称为**首过效应**，又称为首关消除或第一关卡效应（first pass elimination）。

舌下（sublingual）及直肠（perrectum）给药可避免首过效应。

（2）注射给药：常选肌内注射（intramuscular injection，i. m.）及皮下注射（subcutaneous injection，s. c.），药物可经肌肉间隙和皮下组织的毛细血管壁吸收，吸收速度较快并且吸收完全。

静脉注射（intravenous injection，i. v.）可使药物迅速而准确地进入体循环，没有吸收过程。动脉注射（arterial，injection）可将药物输送至该动脉分布部位直接发挥局部疗效并减少全身反应。例如临床上将溶解血栓的药物用导管直接注入冠状动脉以治疗心肌梗死。

（3）吸入给药：肺泡表面积大，呼吸膜（肺泡壁膜＋膜间组织＋毛细血管壁）膜孔大，肺泡表面毛细血管血流量大，药物到达肺泡后，吸收迅速。气体及挥发性药物（如全身麻醉药）可迅速通过肺泡而进入血循环。吸入给药，临床上也常用于鼻咽部的局部治疗，如抗菌、消炎或祛痰治疗等。

（4）经皮给药（transdermal administration）：药物可通过皮肤吸收而达到局部或全身，用于局部或全身治疗。近年来利用许多促皮吸收剂例如氮酮（ozone）等与药物制成贴皮剂，如硝苯地平贴皮剂，通过皮肤给药达到持久的全身疗效；硝酸甘油制成缓释贴皮剂用于预防心绞痛发作。

2. 药物的理化性质 主要是分子量大小、脂溶性高低、溶解度大小、解离度大小等。一般来说，分子量小、脂溶性高、溶解度大、解离度小者易被吸收；反之，分子量大、脂溶性低、溶解度小、解离度大则难以吸收。

3. 药物的剂型 药物的剂型多种多样，各有特性，可大致归纳为固体、液体和气体（含挥发性液体）等。一般来说，主要影响药物吸收的速度。从快到慢为：气体（含挥发性液体）＞液体＞固体剂型，详见第四章影响药物作用的因素。

（二）分布

药物的分布是指吸收入血的药物借血液循环到达机体靶组织器官的过程。此过程会受多种因素的影响。

1. 血浆蛋白结合率 药物进入体循环后首先与血浆蛋白结合（plasma protein binding）。弱酸性药物多与白蛋白结合，弱碱性药物多与a_1酸性糖蛋白结合，还有少数药物与球蛋白结合。不同的药物因脂溶性的差异而有不同的结合率。药物与血浆蛋白的结合是可逆性的，结合状态的药物暂时失去药理活性（只有游离型的药物才能透过生物膜到达靶组织器官产生药理活性，结合型因呈结合状态暂时失去活性）。同时，因结合型药物分子变大，不能通过毛细管壁而暂时"储存"在血液中，成为药物在体内的一种储藏形式。药物与血浆蛋白结合特异性低，而血浆蛋白的总量有限，故同时应用两种以上药物，它们可能与同一蛋白结合而发生竞争现象。例如抗凝血药物华法林与血浆蛋白的结合率为99%，当与保泰松同时应用时，两种药物发生竞争，结合型的华法林被保泰松置换出来，使血浆中游离型华法林明显增多，导致其抗凝血作用增强甚至引起出血。药物也可能与内源性代谢物竞争与血浆蛋白结合，例如磺胺药可与胆红素竞争结合血浆蛋白，而导致游离胆红素浓度在血液中显著增加，引起新生儿核黄疸症。血浆蛋白过少（如营养不良或肝硬化）或变质（如尿毒症）时，药物血浆蛋白结合率明显下降，游离型药物浓度显著提高，容易发生药物毒性反应。

2. 器官的血流量 被机体吸收的药物随静脉血液回到心脏，先从动脉向体循环血流量大的器官分布，如肝、肾、脑、肺等器官，药物在这些器官分布快且浓度较高，再向血流量较小的器官，如皮肤、肌肉等器官输送，药物在这些部位分布慢且浓度较低。如脂溶性较高的静脉麻醉药硫喷妥钠给药后，先在血流量大的大脑组织分布而发挥麻醉效应，然后向脂肪组织等转移，使大脑的药物浓度迅速下降，麻醉效应很快消失。这种药物首先向血流量大的器官分布，然后向其他组织器官转移的现象称为药物的**再分布**（redistribution）。

3. 体液的pH值 药物的pK_a及体液pH是决定药物分布的另一重要因素。细胞内液pH（约为7.0）略低于细胞外液（约7.4），弱碱性药物容易进入细胞内，在细胞内浓度略高，而弱酸性药物则不容易进入细胞内，在细胞外液浓度略高。根据这一原理，弱酸性药物苯巴比妥中毒时，用碳酸氢钠碱化血液及尿液可使脑细胞中的药物迅速向血浆转移并加速从尿液排泄，是重要救治措施之一。

4. 药物与组织的亲和力 某些药物在某些组织器官呈较高浓度的集中分布，这可能是由于药物与组织蛋白亲和力不同所致，会直接影响药物的分布，药物在靶器官的浓度高低决定了药物选择性对其效应的强弱。如碘与甲状腺有特殊的亲和力，给药后碘主要集中分布在甲状腺；地高辛与心肌亲和力较强，给药后主要集中分布在心肌中。有时药物分布多的一些组织，不一定是它们的靶器官。如硫喷妥钠再分布到脂肪组织。

5. 体内屏障

（1）血脑屏障（blood brain barrier）是血液-脑组织、血液-脑脊液及脑脊液-脑组织三种屏障的总称。大脑是血流量较大的器官，不仅脑毛细血管内皮细胞之间呈紧密连接，并且基底膜外还有一层星状细胞包围，即血管壁与神经胶质细胞形成的血浆与脑细胞外液间的屏障和由脉络丛形成的血浆与脑脊液间的屏障。它们对药物的通过具有重要屏障作用。血脑屏障能阻止许多大分子、水溶性或解离型药物进入脑组织，但脂溶性较高的药物仍能以简单扩散的方式穿过血脑屏障。应注意，当急性高血压或静脉注射高渗溶液时可以降低血脑屏障的屏障功能，炎症也可改变其通透性。例如健康人即使大剂量静脉注射青霉素也很难进入脑脊液，但是可进入脑膜炎患者的脑脊液中，且可达到有效浓度。如流行性脑脊髓膜炎时，常选用较大剂量青霉素静脉点滴治疗。

（2）胎盘屏障（placental barrier）是胎盘绒毛与子宫血之间的屏障。其通透性与一般毛细血管无显著差别。药物大多均能从母体通过胎盘进入胎儿体内，由于胎盘屏障的屏障作用较弱和胎儿的血脑屏障尚未发育完善，因而在妊娠期间应禁用对胎儿生长发育有影响的药物。

（3）血眼屏障（blood eye barrier）是血液与视网膜、血液与房水、血液与玻璃体屏障的总称。只有脂溶性药物及分子量小于100的水溶性药物易于通过。由于血眼屏障，全身给药时药物很难在眼组织中达到有效浓度，因此，眼科疾病常常需要根据病情而采用滴眼或结膜下注射、球后注射、结膜囊给药的方式治疗。

其他生理屏障还有血-关节囊液屏障等，使药物在关节囊中难以达到有效浓度。对此应该采用局部直接注射给药以达到治疗的目的。

（三）生物转化

药物的转化是指药物在体内经过某些特定酶的作用使其化学结构发生改变形成了新的化合物，称为药物的生物转化（biotransformation），简称为转化，又称为药物的代谢（metabolism）。

药物在体内经过生物转化后其药理活性将发生变化，大多数药物经过生物转化生成的代谢产物的药理活性减弱或消失，即为灭活（inactivation）。也有少数药物经过生物转化后仍然具有药理活性或被活化而产生药理作用，还有的本身为前体药物，进入机体后需要经过生物转化才能成为有活性的药物。也有的药物经过生物转化后甚至产生有毒的代谢产物。故不能将药物在体内的生物转化简单理解为药物的解毒（detoxication）。

药物在体内进行生物转化的主要器官是肝脏。此外，胃肠道黏膜、肾、肺脏、体液和血液等也是药物转化的重要处所，这些组织器官中存在某些药物转化的酶，多参与特定药物的生物转化。药物的生物转化从本质上讲是药物在体内经过某些酶的作用而形成新的化合物。药物的转化通常包括两相式反应：即 I 相式反应包括氧化（oxidation）、还原（reduction）和水解（hydrolysis），主要是体内药物在某些酶（如氧化酶、还原酶、水解酶）特别是肝药酶的作用下，引入或去除药物结构中某些功能基团如羟基、羧基、巯基或氨基等，使原形药物成为极性增高的代谢产物；II 相式反应为结合反应，主要是在某些酶（结合酶）的作用下，使代谢产物分子结构中的极性基团与体内的某些化学物质如葡萄糖醛酸、甘氨酸、牛磺酸、谷胱甘肽、谷氨酰胺、硫酸、乙酰基和甲基等结合，生成极性高、水溶性很强的代谢产物。另外，药物经过 II 相式反应和（或）部分 I 相式反应生成的代谢产物容易通过肾排泄。

药物在体内的生物转化是酶促反应过程。其催化酶主要有两大类，即特异性酶与非特异性酶。特异性酶是指催化作用选择性很高、活性很强的酶，如胆碱酯酶（acetylcholinesterase，AChE）灭活乙酰胆碱（acetylcholine，ACh）、单胺氧化酶（monoamine oxidase，MAO）转化单胺类药物等。非特异性酶是指肝细胞微粒体混合功能氧化酶系统（hepatic microsomal mixed function oxidase system），又称**肝药酶**，肝药酶由许多结构和功能相似的肝脏微粒体的细胞色素 P_{450}（cytochrome P_{450}，CYPs）同工酶（isozyme）组成。肝脏微粒体的细胞色素 P_{450} 酶系统是促进药物生物转化的主要酶系统，其基因和同工酶的多态性现象普遍，有很多亚型，并且有较大的种族差异性和个体差异。目前已分离出70余种CYP亚型酶，主要参与药物代谢的 I 相式反应。

肝药酶有以下特点：①选择性低，能催化多种药物；②个体差异大，受各种原因的影响，肝药酶代谢活性的个体差异可高达1万倍以上；③此酶系统活性有限，在药物间容易发生竞争性抑制现象；④肝药酶的活性可因药物等因素的影响而改变，且易受药物诱导或抑制。能够诱导肝药酶合成和（或）增强肝药酶活性的药物称为**肝药酶诱导剂**（enzyme inducer）；反之，能够抑制肝药酶合成和（或）减弱肝药酶活性的药物称为**肝药酶抑制药**（enzyme inhibitor）。例如苯巴比妥能促进滑面肌浆网增生，其中肝脏微粒体细胞色素 P_{450} 酶系统活性增强，加速药物生物转化，这是其自身耐受性及与其他药物交叉耐受性产生的原因；西咪替丁抑制肝药酶活性，可使其他药物效应敏化。

（四）排泄

排泄是指药物及其代谢产物经过机体的排泄器官或分泌器官排出体外的过程。肾是机体内药物的主要排泄器官，其次是肺、胆道、肠道、唾液腺、乳腺和汗腺等。

1. 肾排泄 机体内的绝大多数药物代谢产物和药物原形都是通过肾排出体外的。药物及其代谢产物先是经过肾小球滤过和（或）肾小管上皮分泌进入肾小管内而排出体外的。由于肾小球的基底膜通透性很高，因而血浆中除了血细胞、血浆蛋白以及与之结合的大分子外，绝大多数游离型药物和代谢产物都可以经过肾小球滤过。在肾小管中，随着原尿水分的重吸收，药物浓度逐渐上升，可显著高于血浆药物浓度。当超过血浆浓度时，那些极性低、脂溶性高的药物和代谢产物容易经肾小管上皮细胞重吸收入血，排泄较少也较慢。而那些经过生物转化后极性高、水溶性高的代谢物则不被再吸收而顺利排出。

药物在尿液中的被动转运可受尿液 pH 改变的影响，因而人为改变尿液 pH 的大小可以明显改变弱酸性或弱碱性药物的解离度，从而改变药物的重吸收程度。如遇弱酸性药物苯巴比妥中毒，可碱化尿液促使弱酸性药物苯巴比妥的解离度增加，减少药物的重吸收，加速其排泄。

有些药物在近曲小管由载体主动转运入肾小管，排泄较快。肾小管的主动分泌有两个主动分泌通道，一是弱酸类通道，另一是弱碱类通道，分别由两类载体转运。同类药物间可能有竞争性抑制（competitive inhibition）现象，例如丙磺舒竞争性抑制青霉素的主动分泌，使青霉素排泄减慢而提高血浆药物浓度，增强青霉素的作用并延长其作用持续时间。

2. 胆汁排泄 有些药物及其代谢产物以主动转运的方式从胆汁排泄，原理与肾排泄相似。有些药物在肝细胞与葡萄糖醛酸等结合后排入胆汁中，随胆汁排泄至小肠后又被水解为游离药物，并被小肠上皮细胞重新吸收进入门静脉，称为**肝肠循环**（hepato-enteral circulation）。而在胆道引流的患者，药物的血浆半衰期将明显缩短，如氯霉素、洋地黄制剂等。

3. 肠道排泄 经肠道排泄的药物主要是口服未吸收的药物、随胆汁排泄到肠道的药物以及由胃肠道上皮细胞主动分泌到肠道的药物。由于胃液酸度高，某些生物碱（如吗啡等）注射给药也可向胃液扩散，因而给药过量中毒，必要时，洗胃也是该类药物中毒急救的措施之一。

4. 其他途径排泄 许多药物可以通过乳汁、唾液、汗液和呼出气体等途径排泄。乳汁 pH 略低于血浆，弱碱性药物可以自乳汁排泄，吃奶的婴儿可能受害。药物也可自唾液及汗液排泄，临床上可以用检测唾液中的药物浓度来监测血药浓度。肺脏是某些挥发性药物的主要排泄途径之一，如检测呼出气中的乙醇含量，是诊断酒后驾车的快速简便的方法。

第二节 | 体内药量变化的时间过程

体内药量随时间变化而变化的过程是药动学研究的中心问题之一。体内不同组织器官和体液中的药物浓度随时间变化而变化，这种动态的药物转运过程就称为药物动力学过程或速率过程。

一、药物浓度-时间曲线

给药后机体的血浆中药物浓度随时间变化而变化，如以时间为横坐标，药物浓度为纵坐标所绘制的曲线图则称为药物浓度-时间曲线图（concentration-time curve，C-T曲线），又称为药-时曲线或时-量曲线。

不同给药途径的药-时曲线不同（图2-1A），但除直接静脉给药外其他给药途径的药-时曲线各段又有共同的含义（图2-1B）。

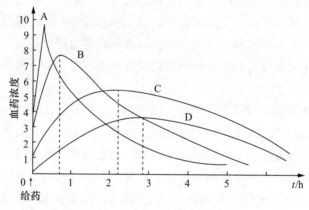

图2-1A 不同给药途径的药时曲线
A. 静脉注射；B. 肌内注射；C. 皮下注射；D. 口服

由图2-1B可见，单次血管外给药的时量关系曲线图呈不对称的山峰状，它所反映的是血浆药物浓度与时间之间的关系及其变化规律。给药后血药浓度逐渐上升而形成曲线的上升部分，称为药物的吸收分布相，当药物的吸收和药物的消除相等时达到峰浓度（maximal concentration，C_{max}）。从给药时至峰浓度的时间称为达峰时间（t_{max}），以后血浆药物浓度逐渐下降而形成曲线的下降部分，称为药物代谢排泄相，主要表示药物的消除过程。曲线中位于最低（小）有效浓度（minimal effective concentration，MEC）之上的时段称为药物的效应持续时间（duration of effect）。从给药开始达到MEC的时间称为药物作用的潜伏期（latent period）。由曲线可知，药物在体内的吸收、分布、代谢和排泄没

药物浓度-时间曲线

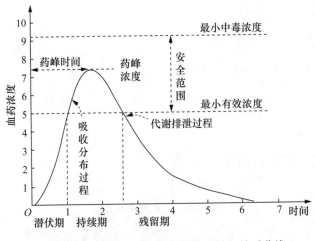

图2-1B 一次血管外给药的时-量（效）关系曲线

有严格的界限，只是在某一时段以某一过程为主而已。由时-量关系曲线与横坐标所围成的面积称为曲线下面积（area under the curve，AUC），其大小与药物吸收进入机体的药量成正比，反映进入体循环药物的相对分量。

综上所述，根据药效的变化，药-时曲线一般可分为三期：即潜伏期、持续期及残留期（residual period）。C-T曲线的变化反映了药物体内过程的动态变化。①血管外给药的C-T曲线上升段主要反映吸收情况，上升的斜率反映了吸收速度：斜率大，吸收快；斜率小，吸收慢。②C-T曲线的下降段，主要反映药物的消除：下降速率快，药物消除快；下降速率慢，则药物消除慢（图2-1B）。

二、药物代谢动力学模型

在药物代谢动力学研究中，为了便于进行动力学分析，常常采用数学模型，其假设人体为一个系统，内部分成若干抽象的房室（即房室模型，compartment model），药物进出各房室的速率相等。常用的为一室和二室模型。以实验获得的药-时曲线为基础，根据药物在体内的变化速率来确定。

1. 一室模型（one compartment model） 一室模型是指将机体看作一个均匀的整体，用药后药物进出血液循环和各组织器官的速率相等，瞬间达到动态平衡，再以一定速率从机体消除，称此系统为一室模型（图2-2A）。血药浓度单项下降，其反映消除过程，将浓度对数-时间作图，C-T曲线下降段为一直线。

2. 二室模型（two compartment model） 二室模型是指将机体分成中央室（包括血液和血流丰富的组织器官如肾、脑、心、肝等）和周边室（血流缓慢的组织如肌肉、皮肤、脂肪等）（图2-2B）。药物首先进入中央室，并在中央室瞬间达到平衡，然后向周边室转运，此时血药浓度快速下降；转运达到平衡后血药浓度缓慢下降，缓慢下降段由消除

药物代谢动力学模型

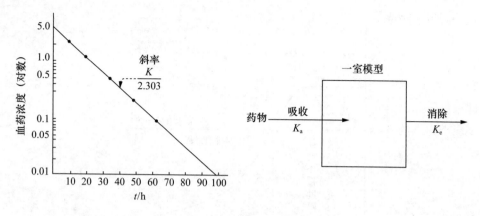

图2-2A　一室模型示意图

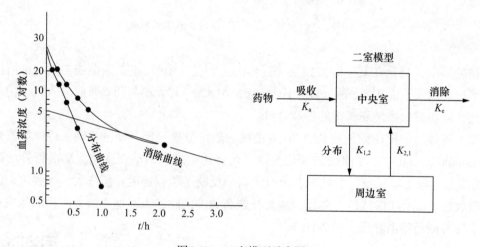

图2-2B　二室模型示意图

决定。将浓度对数-时间作图，血药浓度快速下降段称为分布相，缓慢下降段称为消除相。中央室及周边室之间的转运是可逆的，但药物只能从中央室消除。

三、药物消除类型

药物消除过程的动态规律，均可用速率方程（rate process）表达。药物消除的速率过程分为一级、零级和米氏速率过程。

1. 一级动力学（first-order kinetics） 又称恒比消除，是指药物消除速率与血药浓度成正比，即单位时间内消除恒定比例的药量。血药浓度与时间呈指数曲线、血药浓度的对数-时间图为一直线（图2-3A）大多数药物在体内的消除属一级动力学类型。

一级动力学方程：

$$dC/dt = -K_eC$$

式中：C 为药物浓度，dC/dt 表示药物消除速率，K_e 为消除速率常数。

积分后得血药浓度-时间方程：

$$C_t = C_0 e^{-k_e t}$$

若以 C_0 为起始血药浓度，C_t 为经 t 时间后的血药浓度。

2. 零级动力学（zero-order kinetics） 也称恒量消除，是指药物消除率为恒定的常数，即单位时间内消除恒定的药量。血药浓度与时间呈直线（图2-3B）。

零级动力学的方程：

$$dC/dt = -K_0 C^0 = -K_0$$

式中 K_0 是零级动力学消除速率常数。

3. 非线性动力学 此类动力学过程较为复杂，高浓度时是零级动力学，而低浓度时是一级动力学（图2-3B），符合酶动力学的Michaelis-Menten动力学过程。符合此类消除的药物常以主动转运或易化扩散方式转运或主要经代谢消除，当药物达到一定浓度后，转运体和代谢酶会出现饱和现象，此时消除速率恒定，再增加药量仍以最大消除速率消除即零级动力学消除，在浓度降低时再以一级动力学消除。

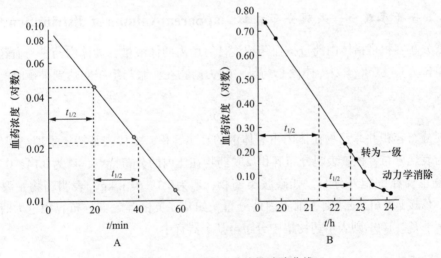

图2-3　一级消除和非线性消除曲线

在临床上常用的药物中，如阿司匹林、茶碱、苯妥英钠等在治疗剂量时，血药浓度按一级动力学消除；在血液浓度过高时，以零级动力学消除，而后再按一级动力学消除。认识和理解非线性动力学对指导临床用药具有重要意义。

四、药物代谢动力学的相关重要参数

（一）吸收参数——生物利用度（bioavailability，F）

生物利用度是指血管外给药时药物被机体吸收利用的程度（相对分量和相对速度），

即吸收进入体循环的药量与给药量的比值。在药动学研究中通常用曲线下面积（area under the curve，AUC）是指由横坐标轴与浓度-时间曲线围成的面积，反映体内药物的相对量。血管内给药如静脉给药的AUC最大。生物利用度分为绝对生物利用度和相对生物利用度。

绝对生物利用度：$F = AUC$（血管外给药）$/AUC$（血管内给药）$\times 100\%$

即血管外给药的AUC与静脉给药的AUC的比值的百分率。静脉给药生物利用度为100%；血管外给药时，受到一些因素的影响，生物利用度<100%。

相对生物利用度：$F = AUC$（供试药）$/AUC$（对照药）$\times 100\%$

相对生物利用度反映药物制剂的质量，其影响因素包括药物的粒径大小、药物的晶型、处方中赋形剂的性质与种类、制剂工艺、药物剂型以及处方中其他相关物质、首过效应等。

相对生物利用度是以相同给药途径来比较测试药物的AUC与对照标准药物的AUC比值的百分率，常用于比较和评价不同厂家生产的同一剂型或同一厂家某一剂型的不同批号的吸收率。生物利用度是衡量药物制剂质量的一个重要指标。如不同厂家的地高辛生物利用度可以相差4倍以上。

（二）分布参数——表观分布容积（apparent volume of distribution，V_d）

表观分布容积是指体内药量按血药浓度计算所需的体液量，为体内药量与血药浓度的比值，单位为L或L/kg。D为体内总药量，C_0为药物在血浆与组织间达到平衡时的血浆药物浓度。

$$V_d = D/C_0$$

表观分布容积并非药物在体内占有体液的真实容积，不代表某特定生理空间的大小，因此称为表观分布容积。表观分布容积反映药物在体内的分布特点，V_d为0.14～0.29L/kg，表明药物主要在细胞外分布，如磺胺类药物；V_d为0.3～0.4L/kg，表明药物主要在细胞内分布；V_d接近0.6L/kg，则为细胞内外分布，如苯妥英钠等。当分布容积过大时，如对70kg成人，$V_d > 100L$则表示药物集中分布至某个器官中。

（三）消除参数——血浆清除率（plasma clearance，Cl）

血浆清除率是药物自体内消除的一个重要指标，是指肝、肾等组织器官药物消除率的总和，即单位时间内机体能将多少容积血浆中的药物全部消除干净。

其计算公式为：$Cl = k_e V_d = C_0 V_d / AUC = A/AUC$

式中：V_d为表观分布容积，K_e为消除速率常数，A为体内药量，AUC为血药浓度曲线下面积。清除率以单位时间的容积（ml/min或L/h）表示。

按照一级动力学消除的药物，V_d（表观分布容积）和Cl都是很重要的药动学参数。V_d可以由药物的理化性质决定，而Cl则由机体清除药物的主要组织器官的清除能力决定。因而

$$Cl_{总} = Cl_{肝} + Cl_{肾} + Cl_{其他组织}$$

可见药物的血浆清除率受多个器官功能的影响，当某个重要脏器如肝或肾的功能下降时，Cl值将下降，从而影响机体的血浆清除率。肝功能下降常常影响脂溶性药物的清除率，而肾功能下降则主要影响水溶性药物的清除率。

（四）消除参数——血浆半衰期（half life time，$t_{1/2}$）

血浆半衰期指血浆药物浓度降低一半所需要的时间，也称半衰期，单位为小时或分钟。在一级动力学，半衰期是一常数。可由消除速率常数k_e计算。

$$t_{1/2} = 0.693/k_e$$

按照一级动力学消除的药物，其$t_{1/2}$是一恒定的值，不会因为血药浓度的高低而变化，体内的药物总是每个$t_{1/2}$消除一半。

$t_{1/2}$在临床治疗中有非常重要的意义：①$t_{1/2}$反映机体消除药物的能力和消除药物的快慢程度；②按照一级动力学消除的药物，一次用药后，经过5个$t_{1/2}$后，体内的药物经过消除所剩无几（<5%），可以认为药物基本从体内消除干净，而每间隔一个$t_{1/2}$给药一次，则连续5个$t_{1/2}$后，体内药物浓度可以达到稳态水平；③肝、肾功能不良的患者，其药物消除能力下降，药物的$t_{1/2}$将延长。

五、连续多次给药的血药浓度变化

在临床治疗过程中，常需要连续多次重复给药以达到有效治疗浓度，并维持血药浓度在一定水平，以求临床用药的安全、有效。多次重复用药采用等量等间隔时间给药方案时，血药浓度波动性上升，需4～6个$t_{1/2}$后C-T曲线在某一水平范围内波动，即**稳态血药浓度**（steady state plasma concentration，C_{ss}）（图2-4）。稳态时，药物进入体内的药量与消除量达到动态平衡；血药浓度在稳态高限和低限之间水平波动；水平波动的平均值称为**坪值**，稳态血药浓度又称为**坪值浓度**（plateau concentration）。

坪值浓度具有如下特点：①坪值浓度的高低与剂量成正比。②在每日用药剂量不变的情况下，坪值浓度上下限的波动幅度与每次用药剂量成正比。对于有效浓度与中毒浓度接近的药物，分服次数多些更妥当。③趋坪时间血药浓度接近95%坪值浓度的时间，需4～6个$t_{1/2}$。

如每个半衰期间隔给药1次，在第一次用药时，给予两倍的剂量（即首剂加倍），则可立即达到坪值浓度（图2-4）。在临床用药中，需将稳态血浆药物浓度控制在治疗血药浓度范围内。理想的给药方案应该是使$C_{ss,\,max}$略小于最小中毒血药浓度（minimum toxic concentration，MTC），而$C_{ss,\,min}$略大于最小有效血药浓度（minimum effective concentration，MEC），即血药浓度波动于MTC与MEC之间（图2-4）。

静脉恒速滴注时，血药浓度可以平稳地到达C_{ss}。分次给药虽然平均血药浓度上升与静脉滴注相同，但实际上血药浓度在上下波动，给药间隔时间越长，波动越大（图2-4）。

连续多次给药的
血药浓度变化

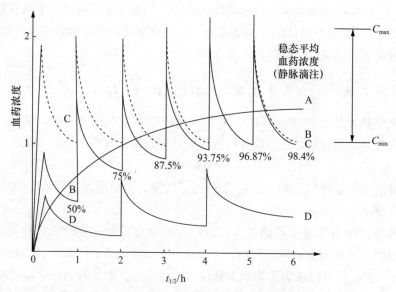

图2-4　多次给药的血药浓度-时间曲线

说明：D_m 为常用剂量；A. 静脉滴注 D_m；B. 静脉注射 $D_m/t_{1/2}$；
C. 静脉注射首次 $2D_m$，之后 $D_m/t_{1/2}$；D. 静脉注射 $0.5D_m/2t_{1/2}$

　　药物吸收达到 C_{ss} 后，如果调整剂量，则从调整剂量时开始，需再经过 4～6 个 $t_{1/2}$ 方能达到需要的 $C＝C_{ss}$。

　　临床用药可根据药动学参数如 V_d、Cl、k_e、$t_{1/2}$ 及 AUC 等计算剂量及设计给药方案以达到并维持有效血药浓度。

（范志刚　王香妮）

? 思考题

1. 解释首过消除、肝药酶、半衰期、生物利用度、血药稳态浓度及其临床意义。
2. 理解肝药酶特点、药酶诱导剂、药酶抑制药。
3. 简述血液和尿液 pH 的变化对药物解离度的影响。
4. 简述药物体内过程基本规律及其影响因素。

思考题与参考答案

思维导图

第三章

药物效应动力学

学习目标

1. **掌握** 药物的基本作用、药物作用的两重性、受体理论与作用于受体的药物分类。
2. **熟悉** 药物的量效关系、作用机制类型。
3. **了解** 药物作用的规律、药物作用的信号转导。

药物效应动力学（pharmacodynamics）是研究药物对机体（含病原体）的作用及其作用机制的科学。其主要的任务是阐明药物的作用及其机制。

第一节 | 药物的作用

一、药物的基本作用与药物作用的规律

药物作用（drug action）是指药物与机体组织细胞间的初始作用，即药物与机体靶位如受体、酶等分子之间的相互作用；**药理效应**（pharmacological effect）是指药物的初始作用，通过一系列复杂的信号转导过程，所引起的机体组织器官和系统在功能或（和）形态上的变化，是机体对药物反应的表现。如去甲肾上腺素作用于血管内皮细胞膜上的 α_1 受体并激动该受体是其作用，因为受体的激活，引起了血管平滑肌的收缩，血压上升，则为其药理效应。显然药物作用是动因，药理效应是结果，故常相互通用，但当二者并用时，应体现先后关系。

（一）药物的基本作用

一般认为疾病状态是机体的生理生化功能失调而引起的，往往表现为功能状态的低下或是功能状态的过强。用药后在药物作用下，使机体原有功能提高或增强称之为兴奋，功能降低或减弱称之为抑制。药物的药理效应实际上是引起了机体组织器官和系统原有功能水平的改变，所以药物的基本作用即兴奋作用和抑制作用。

1. **兴奋作用（excitation）** 兴奋作用是指凡能使机体原有功能提高或增强的作用，如异丙肾上腺素有加快心率作用；咖啡因提高中枢兴奋性产生消除瞌睡、振奋精神的作用。

2. **抑制作用（inhibition）** 抑制作用是指凡能使机体原有功能降低或减弱的作用，

如普萘洛尔有减慢心率的作用；地西泮降低中枢兴奋性，有镇静、催眠作用。

（二）药物作用的规律

1. 直接作用与间接作用 药物的**直接作用**（direct action）是指药物直接对它所接触的器官、组织、细胞所产生的作用。**间接作用**（indirect action）是指药物直接作用后引起的进一步作用。如强心苷类药物地高辛，作用于心脏，加强心肌收缩力为直接作用，由于心功能改善，肾血流量增多，产生尿量增加的作用为间接作用。

2. 局部作用与全身作用 **局部作用**（local action）是指药物无须吸收而在用药部位发挥的直接作用。如碘伏用于局部皮肤的消毒作用；口服硫酸镁后在肠道不易吸收而产生的利胆作用、导泻作用。**全身作用**（general action）是指药物被吸收入血后分布到机体各组织部位而产生的作用，如舌下含服硝酸甘油后产生的抗心绞痛作用。

3. 药物的特异性和选择性 药物的作用具有特异性（specificity）。多数药物发挥作用是通过与作用部位的靶位结合后产生的，这种结合取决于药物与靶点的化学结构的匹配，这种对应关系的专一性决定了药物的作用具有特异性；药物作用具有选择性（selectivity）是指在全身用药情况下，药物对机体不同组织器官系统作用的有无或作用强弱的差异。药物的选择性高，作用范围窄，不良反应也少；药物选择性低，作用范围广，临床应用多，不良反应也多。有时药物作用特异性强不一定引起选择性高的药理效应。如阿托品特异性地阻断M胆碱受体，但其药理效应选择性并不高，对心脏、血管、平滑肌、腺体及中枢神经系统都有影响。

二、药物作用的两重性

一般情况下，由于药物自身的特性所致，药物作用的多样性及其用药目的不同，决定了药物的治疗作用（therapeutic effect）和不良反应（adverse reaction）并存，即药物作用的两重性。

（一）药物的治疗作用

药物产生的凡是符合用药目的具有防治疾病效果的作用称为治疗作用。根据治疗目的和效果不同，治疗作用可分为对因治疗和对症治疗。

1. 对因治疗（etiological treatment）或称治本 用药目的在于消除原发致病因子，彻底治愈疾病的治疗称为对因治疗。例如应用青霉素消除体内致病菌，用于大叶性肺炎治疗；应用特异性解毒药二巯丙醇络合金属或类金属离子，用于砷、汞等金属和类金属中毒解救等。

2. 对症治疗（symptomatic treatment）或称治标 用药目的在于改善症状，或挽救患者生命的治疗称为对症治疗。如解热镇痛药降低高热患者的体温；抗高血压药控制患者的血压。对症治疗虽然不能根除病因，则可以解除患者的痛苦、维持生命指征、赢得对因治疗时间，与对因治疗两者相得益彰。而由于临床上有许多疾病的病因暂时尚未明确或缺乏特效治疗药物，经常需要采用对症治疗，有的疾病甚至需要终生对症治疗。对临床某些危急重症如休克、惊厥、心力衰竭、脑水肿等的紧急处理多属对症治疗。因此，在临床工作中需要根据患者的病因、病情，按照"急则治其标，缓则治其本，标本俱急，标本同治"的原则，选择对症治疗或对因治疗，或者对因治疗和对症治疗同时进行。

（二）药物的不良反应

凡不符合用药目的并给患者带来不适甚至痛苦的药物反应称为不良反应，如副反应、毒性反应、变态反应等。药物不良反应的种类较多，多数是药物作用的延伸，并且常常可以预知，但不一定都能避免，甚至出现少数较严重的不良反应。如果不良反应难以恢复，多因药物引起的人体器官、组织等功能或结构损害，并出现临床症状与体征的疾病，称为药源性疾病（drug induced disease）。例如庆大霉素引起的神经性耳聋，肼屈嗪引起的红斑狼疮等。

1. 副反应（side reaction） 又称副作用，是药物所固有的，是指在治疗剂量时出现的与治疗作用同时发生的与治疗目的无关的作用。这是由于有的药物作用的选择性低，影响多个组织器官，当某一作用被选作治疗作用时，其他作用就成为副反应。例如阿托品用于解除胃肠道痉挛时，会引起口干、心悸、便秘等副反应。副反应常常难以避免，但是一般比较轻微，多为功能性的变化，停药后可较快恢复。

2. 毒性反应（toxic reaction） 毒性反应是指用药剂量过大或用药时间过久时发生的对机体组织器官的危害性反应，比较严重，甚至可危及生命，但是常常可以预知，也是应该避免发生的不良反应。药物的毒性反应包括急性毒性和慢性毒性两种。急性毒性一般发生较快，多损害循环、呼吸和神经系统功能；而慢性毒性一般发生较缓，多损害肝、肾、骨髓、内分泌等器官功能。**致癌**（carcinogenesis）、**致畸胎**（teratogenesis）、**致突变**（mutagenesis）一般称之为**三致反应**，是药物的特殊毒性，也属于慢性毒性范畴。因此，在临床上如果要想通过增加剂量或延长疗程来增加疗效或达到治疗目的是有限度的，过量用药对患者十分有害。

3. 变态反应（allergic reaction） 变态反应是指少数人对某些药物产生的病理性免疫反应。这种反应只发生在少数过敏体质的患者中，与该药的作用、使用剂量及疗程无关，即是很小剂量也可发生严重反应。变态反应通常分为四种类型，即Ⅰ型（过敏反应 hypersensitive reaction）、Ⅱ型（溶细胞反应 cytotoxic reaction）、Ⅲ型（免疫复合物反应 immune complex reaction）及Ⅳ型（迟发型变态反应 delayed reaction）。临床表现因人因药各异，其反应严重程度差异很大，可以出现从Ⅰ型到Ⅳ型的变态反应；从轻微的皮疹、发热至造血系统抑制，从肝肾功能损害至过敏性休克等。一个患者可能只有一种症状，也可能同时出现多种症状。停药后反应逐渐消失，再用时有可能再次发作。药物之所以引起变态反应，是因为有的药物为蛋白质，本身就具有免疫原性；而大多数情况下药物或其代谢产物，甚至药物制剂中的杂质都是半抗原，它们与机体内源性蛋白结合后形成抗原，经过

1～2周的致敏过程产生抗体，当再次与成为抗原或半抗原的药物接触时而发生反应。预防变态反应的办法之一是在临床用药前须问病史，先做皮肤过敏试验，但仍有少数假阳性或假阴性反应，因此在临床上应引起高度重视。

4. 后遗效应（residual effect）　后遗效应是指停药后血药浓度已降至最低有效浓度（阈浓度）以下时还残存的生物效应。后遗效应可以是短暂而轻微的，如服用镇静催眠药苯巴比妥次日清晨的宿醉现象；也可以是较长而严重的，如长期大剂量应用糖皮质激素，停药后肾上腺皮质功能低下常常数月内难以恢复。

5. 回跃反应（rebound reaction）与停药反应（withdrawal reaction）　二者相似又有区别。**回跃反应**又称反跳现象是指长期用药治疗过程中突然停药后原有疾病或症状加剧。例如在长期使用糖皮质激素类药物时，减量过快或突然停药，可使原发疾病复发或加重，应恢复糖皮质激素类药继续治疗并常需加大剂量，等待疾病控制稳定后再慢慢减量；又如长期服用降压药物，突然停药后次日血压的急剧回升，需要继续用药及时控制血压。**停药反应**多指长期应用某些药物治疗过程中突然停药后往往出现与原发疾病无关的反应。如长期大剂量使用糖皮质激素类药时，减量过快或突然停药，出现肾上腺皮质功能减退样症状甚至发生肾上腺皮质危象，需及时抢救。

6. 继发反应（secondary reaction）　继发反应是指药物的治疗作用直接引起的不良后果。如长期服用广谱抗生素后，肠内一些敏感的细菌被抑制或杀灭，使肠道菌群的共生平衡状态遭到破坏，而一些不敏感的细菌或（和）真菌，如耐药葡萄球菌、白色念珠菌等大量繁殖，导致葡萄球菌性肠炎或白色念珠菌病等。

7. 耐受性（tolerance）　耐受性一般是指连续多次用药后，机体对药物的反应性降低，需要增加剂量才能保持原有疗效。如长期使用地西泮，患者对本药的敏感性降低，药物疗效减弱；**快速耐受性（tachyphylaxis）**是指连续多次用药后，在很短时间内产生的耐受现象。如麻黄碱连续应用所产生的疗效减弱现象。停药一定时间后，机体对药物的反应性可重新恢复到原有水平。

8. 药物依赖性（drug dependence）　药物依赖性是指患者连续使用某些药物以后，产生一种不可停药的渴求现象。根据其对人体产生的依赖和危害程度可分为两类，即心理依赖性（psychological dependence）和生理依赖性（physiological dependence）。

（1）心理依赖性：又称精神依赖性（psychic dependence）或习惯性（habituation），是指使用某些药物以后可产生快乐满足等感觉，并在精神上形成周期性不间断使用的欲望。其特点是一旦中断使用，不产生明显的戒断症状，可出现身体多处不舒服的感觉，但可以自制。其原因可能只是一种心理渴求，是主观精神上的渴望，机体无生理生化改变。如应用地西泮、苯巴比妥等药物产生的依赖性。

（2）生理依赖性：又称躯体依赖性（physical dependence）或成瘾性（addiction），是指中枢神经系统对长期使用的药物所产生的一种身体适应状态。一旦停药，将发生一系列生理功能紊乱，称为**戒断综合征（withdrawal syndrome）**。如应用吗啡、可待因等产生的依赖性。

作用于中枢的药物如镇静药、催眠药、抗焦虑药、抗抑郁药、镇痛药、中枢兴奋药和其他能产生精神作用的药物都可能引起依赖性。阿片生物碱类药物如吗啡、可待因、哌替啶等引起依赖性而导致药物滥用已成为严重的社会问题。绝大多数有依赖性药物同时兼有心理依赖性和生理依赖性。

第二节 | 药物作用机制

药物作用的机制（mechanism of action）是研究药物如何作用和怎样产生作用的问题。大多数药物产生的药理作用都是药物与机体的生物大分子间相互作用的结果。主要可概括为两种途径，即受体途径和非受体途径。

一、受体途径

（一）受体的概念与特性

受体（receptor）是一种大分子物质（主要为糖蛋白或脂蛋白，也可以是核酸或酶的一个组成部分），存在于机体组织器官的细胞膜、细胞质或细胞核中。自从英国生理学家Langley1878年提出受体学说一百多年后，受体已不再是一个空泛笼统的概念，而是已被证实为客观存在的实体，且受体的种类繁多，其作用机制也多已被阐明。受体可由一个或多个亚基或亚单位（subunit）组成。在受体结构中，能与配体（ligand）特异性结合的部位叫作结合位点或**受点**（receptor site）。受体能识别和传递信息，当与体内的神经递质、激素、自身活性物质或体外的药物等**配体**结合后，便能触发特定的第二信使等信息传导系统，引发特定的生理生化效应。一般情况下，每种受体在体内都有相应的内源性配体（endogenous ligand），而外源性的药物常是化学结构与内源性的配体相似的物质。**受体的特性**：①灵敏性（sensitivity），大多数配体在浓度极低的情况下就可以与受体产生较强的药理效应；②特异性（specificity），特定的配体只能与特定结构的受体结合，才能产生药理效应；③饱和性（saturability），在细胞膜、细胞质或细胞核中的受体数目是有限的，故高浓度的配体的结合具有饱和性；④多样性（multiple variation），许多分布于不同细胞的同一受体会有各种亚型，因此使用对受体及受体亚型选择性不同的药物可以产生不同的药理作用；⑤可逆性（reversibility），配体与受体结合后可以解离，解离后的化学结构没有任何改变；⑥可调节性（regulation），受体的反应性和数量可受机体生理变化和配体的影响，因此受体的数目可以向上调节（up-regulation）或向下调节（down-regulation）。

（二）受体的类型

根据受体蛋白结构、信息转导过程、效应性质、受体位置等特点不同，把受体分为下列四类：

药物作用与受体

1. 含离子通道型受体　离子通道受体按生理功能分类，可分为配体门控离子通道受体和电压门控离子通道受体。这一类受体常存在于快速反应细胞的细胞膜上，结构上常由单一肽链反复4次穿透细胞膜而形成1个亚单位，并由4～5个亚单位形成穿透细胞膜的离子通道。受体激动时离子通道开放，细胞外离子进入细胞，使细胞膜去极化或超极化，从而引起兴奋或抑制效应。例如N_M型胆碱受体就是由2α、β、γ、δ 5个亚单位组成的钠离子通道（图3-1A），在两个α亚单位上各有一个乙酰胆碱结合点，当与乙酰胆碱结合后，钠离子通道开放，细胞外钠离子内流，细胞膜去极化，肌肉收缩。这一过程在若干毫秒内完成（钠离子通道开放时间仅1ms）。主要的离子通道型受体有钠离子通道：N_2、$5-HT_3$受体；氯离子通道：$GABA_A$、甘氨酸受体；钙离子通道：NMDA（N-methyl-D-aspartic acid）型谷氨酸受体；钠、钾离子通道：非NMDA型谷氨酸受体。

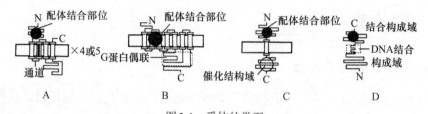

图3-1　受体的类型

A. 离子通道类型；B. G蛋白偶联类型；C. 酪氨酸激酶相联类型；D. 细胞内受体
N：肽链氨基末端；C：肽链羧基末端

2. G蛋白偶联受体　这一类受体数量最多。数十种神经递质及激素的受体都需要G蛋白转导至细胞内的第二信使，最后产生生理效应。例如肾上腺素、多巴胺、5-羟色胺、乙酰胆碱、阿片类、嘌呤类、前列腺素以及一些多肽激素等的受体都是G蛋白偶联受体。这些受体的结构非常相似，常为单一肽链形成7个α螺旋来回穿透细胞膜，其N端在细胞外，C端在细胞内。不同受体两端肽链氨基酸组成差异很大，因而能识别配体及转导不同的信息。细胞内部有G蛋白结合区（图3-1B）；G蛋白（G-protein）是鸟苷酸结合调节蛋白的简称，存在于细胞膜内侧，由三个亚单位组成。主要有两类：其中一类为兴奋性G蛋白（G_S），能激活腺苷酸环化酶（AC）；另一类为抑制性G蛋白（G_i），能抑制AC。G蛋白还能介导心房钠尿肽及一氧化氮（NO）对鸟苷酸环化酶（GC）的激活作用。此外G蛋白对磷脂酶C、磷脂酶A_2和Ca^{2+}、K^+离子通道等有重要调节作用。一种受体能激活多个G蛋白，一个G蛋白可以转导多个信息，调节细胞的许多功能。

3. 含有酪氨酸激酶活性的受体　这类细胞膜上的受体由三个部分组成（图3-1C），在细胞外有一段能与配体结合的区域，中段穿透细胞膜，细胞内段有酪氨酸激酶活性。当配体与受体结合后，受体能促进酪氨酸残基的自我磷酸化而增强酶的活性，再对细胞内其他底物产生作用，促进其酪氨酸磷酸化，激活细胞内蛋白激酶，从而增加脱氧核糖核酸（deoxyribo nucleic acid，DNA）及核糖核酸（ribonucleic acid，RNA）合成，加速蛋白合成，产生细胞生长分化等效应。这类受体包括与胰岛素、胰岛素样生长因子、表皮生长因子、血小板生长因子及某些淋巴因子（lymphokines）等结合的受体。

4. 细胞内受体　甾体激素受体存在于细胞质内，与相应甾体激素类结合形成复合物后，暴露于DNA的结合区段，进入细胞核能识别特异DNA碱基区段并与之结合，增加转录并促进活性蛋白质的合成（图3-1D）。甲状腺素受体也属此类，功能大致相同。这两种受体触发的细胞效应很慢，常需数小时。

（三）药物与受体相互作用的学说

1. 占领学说（occupation theory）　此学说认为：药物对受体具有"亲和力"，受体只有与配体（药物）结合才能被激活，从而产生生理效应，其效应的强弱与药物占领受体的数量成正比，当受体全部被占领时，则产生药物的最大效应。但此学说不能解释有些药物能与受体结合却不能产生激动效应的现象。因此有学者对占领学说进行了修改，引入了内在活性（intrinsic activity）的概念，即药物与受体结合产生效应的能力称为内在活性，内在活性的大小可用系数 α 来表示，其值介于 $0\sim1$。完全激动药的 α 值为1，部分激动药的 α 值则介于 $0\sim1$，完全拮抗药的 α 值为0。

2. 速率学说（rate theory）　此学说认为：药物所产生的药理效应并不取决于药物占领受体的数量多少，而是取决于药物分子与受体结合与解离的速率，即药物分子在单位时间内与受体接触（结合-解离）的频率。完全激动药的结合与解离速率大，部分激动药的结合与解离速率较小，拮抗药的结合与解离速率最小。

3. 二态模型学说（two-state model theory）　此学说认为，机体内的受体存在两种状态，即激活态（active conformation R*）和静息态（resting conformation，R）。体内的R*和R处于动态平衡，并可相互转变。药物进入机体后可以选择性与其结合，其选择性取决于药物对静息态和激活态受体亲和力的大小。激动药（agonist）能与激活态受体结合并产生药理效应，同时促进静息态向激活态转变；而拮抗药（antagonist）能与静息态受体结合，同时促进激活态受体向静息态受体转变。当两者同时进入机体时，则产生竞争性抑制现象，其结果取决于R*-激动药复合物与R-拮抗药复合物的比例大小。如果后者浓度较高，则激动药的药理效应将被阻断或减弱。而部分激动药对两种受体均有不同程度的亲和力，因而其不但可以引起微弱的激动效应，亦能阻断激动药的部分药理效应。

应该指出的是，受体学说都是以实验室的研究工作为基础而提出的，经过实践的检验并逐步完善。但是每一种受体学说都是从不同的角度来解释药物与受体之间相互作用的规律，适用于药物与受体间的某些相互作用方式，都有一定局限性，还不能解释所有的药物作用。因而受体学说并不是一成不变的，总是在不断发展变化的，如近年来又有学者提出了三态模型学说（three state model theory）和G蛋白偶联受体的复合模型等，也能从一定角度解释药物与受体的相互作用规律。

（四）作用于受体的药物分类

一般认为，药物与受体相互作用的前提是药物必须具有与受体的亲和力，而要产生药理效应则必须要有内在活性。作用于受体的药物分为受体激动药和受体拮抗药。

1. 激动药（agonist） 根据内在活性系数α值的大小，可将激动药分为完全激动药和部分激动药。**完全激动药**（full agonist）是指对受体既有较强的亲和力又有很强的内在活性（$\alpha=1$）（图3-2），因而能有效激活受体，产生激动效应的药物。如吗啡为阿片受体完全激动药。**部分激动药**（partial agonist）是指对其特异性受体有较强的亲和力但却只有较弱的内在活性（图3-2）（$0<\alpha<1$）的药物。部分激动药单独应用时可产生激动效应，但是当它和完全激动药同时应用时却有对抗完全激动药的作用。如喷他佐辛是阿片受体的部分激动药，单独应用时有较强的镇痛作用，但与阿片受体完全激动药吗啡合用时，则明显减弱吗啡单用时的镇痛作用。

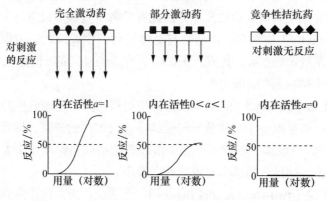

图3-2　药物的内在活性示意图

2. 拮抗药（antagonist） 拮抗药是指有较强的亲和力而无内在活性（图3-2）（$\alpha=0$）的药物。这些药物与受体结合后不能产生该受体激动的效应，却占据了受体而拮抗激动药或内源性活性物质激动该受体的作用。

拮抗药又可以分为竞争性拮抗药（competitive antagonist）和非竞争性拮抗药（noncompetitive antagonist）两大类，其鉴别的依据是拮抗药与受体结合后是否具有可逆性。竞争性拮抗药能与激动药竞争相同的受体，这种竞争性的结合是可逆的。因此，不管竞争性拮抗药的浓度有多大，只要通过增加激动药的浓度与竞争性拮抗药竞争相同的受体，最终都能夺回被竞争性拮抗药所占领的受体，从而达到激动药原来的最大效应（效能）；当竞争性拮抗药的浓度逐渐增大时，激动药的量效曲线将平行右移，但是激动药的最大效应不变（图3-3A）。

竞争性拮抗药与受体的亲和力可以pA_2定量表示。在实验时，加入一定量的竞争性拮抗药，使加倍的激动药刚好达到原来未加入竞争性拮抗药时激动药的药理效应，此时竞争性拮抗药的摩尔浓度的负对数成为pA_2值。pA_2值是竞争性拮抗药与受体亲和力的定量表示，pA_2值越大，表明竞争性拮抗药与受体的亲和力越大，其拮抗作用也越强。

非竞争性拮抗药与受体结合后是相对不可逆的，常常是难逆性的，原因是化学键以共价键结合或引起受体构型改变，从而导致受体的反应性下降，使激动药难以或不能与受体结合。因此，即使增加激动药的浓度也不能和被占领的受体竞争性结合。随着非竞争性拮抗药浓度的增加，被占领的受体数量更多，再多的激动药加入也不能使激动药的量效曲线达到加入非竞争性拮抗药前的最大效应，使量效曲线逐渐下移，药物的效能减小（图3-3B）。

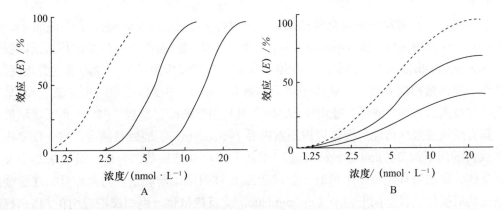

图3-3　不同受体拮抗药量效曲线示意图

A. 受体竞争性拮抗药量效曲线；B. 受体非竞争性拮抗药量效曲图

（五）第二信使和细胞内信号转导

在细胞信息转导体系中，细胞膜及细胞膜上的某些特定结构如受体首先要接受细胞外的信使物质所传递的生物信息，这些细胞外的信使物质包括神经递质、多肽类激素、细胞因子和药物等**第一信使**（first messenger）**物质**。这些物质通过与受体特异结合、激活受体并改变受体的构象，将信号传导至细胞内的其他信使物质或效应器，从而完成信使物质经过细胞信号传导系统的传递过程，引起细胞的生理效应和调节细胞功能的作用。

受体在识别相应配体并特异与之结合后，需要细胞内**第二信使**（second messenger）将激活后的信息在细胞内增强、分化、整合并传递给下一级效应器。第二信使是细胞外信号与细胞内效应器之间必不可少的中介物质。目前发现的第二信使物质比较多，人类最早发现的第二信使是环磷腺苷（cAMP），现在知道还有许多其他物质参与细胞内信息转导，包括环磷酸鸟苷（cGMP）、肌醇磷脂（phosphatidylinositol）、钙离子等都是第二信使。这是一个非常复杂的系统，每一种第二信使物质在信号转导中都有特定的作用，是维持整个细胞体系功能完善的重要物质，但仍有很多问题尚有待进一步阐明。

在细胞的生物信号传导系统中，信号的传递过程十分复杂，但一般情况下是在一个信息物质（或分子）的作用下，通过激活一系列受体并改变构象或改变各种酶的活性，从而导致细胞内的生理生化反应，产生兴奋或抑制效应，最终改变细胞的功能和形态。在此过程中，细胞内有一套完整的机制，包括细胞外信号经过细胞质中的复杂的酶促反应所产生的第二信使物质逐渐放大，同时在细胞中迅速引起特定的生物效应，并及时终止由此而产生的生物效应，使细胞恢复静息状态。

（六）受体的调节

受体是存在于细胞膜、细胞质或细胞核中的大分子蛋白质，其数量、亲和力及效应经常受到各种生理、病理及药理因素的影响，因而经常通过代谢转换处于动态平衡状态，并非一成不变。

连续用药后药物效应递减是常见现象，一般称为耐受性（tolerance）、不应性（refractoriness）、快速耐受性（tachyphylaxis）等。由于受体原因而产生的耐受性称为**受体脱敏**（receptor desensitization）。胆碱能N_A受体在受激动药连续作用后若干秒内发生脱敏现象，这是由于受体蛋白构象改变，钠离子通道不再开放所致。β受体脱敏时不能激活AC是因为受体与G蛋白亲和力降低，或由于cAMP上升后引起磷酸二酯酶（PDE）负反馈增加所致。具有酪氨酸激酶活性的受体可被细胞内吞（endocytosis）而数目减少，这一现象称为受体数目的向下调节（down-regulation）。受体与不可逆拮抗药结合后，其后果等于失去部分受体，如被银环蛇咬伤中毒时，胆碱能N_N受体对激动药脱敏。与此相反，在连续应用拮抗药后受体数目会向上调节（up-regulation），**反应敏化**。例如长期应用β受体拮抗药后，由于受体向上调节，突然停药时会出现反跳反应。

二、非受体途径

1. 理化反应　药物通过简单的化学反应或物理作用，改变了体液的理化环境而产生药理效应。如应用甘露醇在血管内提高血浆渗透压而产生脱水作用，以治疗脑水肿；应用抗酸药氢氧化铝中和胃酸以治疗溃疡病。这些都是简单的理化反应。

2. 参与或干扰细胞代谢过程　临床应用的许多药物可以参与或干扰细胞的新陈代谢过程而产生药理效应。如补充机体的生命代谢物质以治疗相应缺乏症，如用铁盐治疗贫血、用胰岛素治疗糖尿病等。有些药物的化学结构与正常代谢物非常相似，可掺入代谢过程但不能产生正常代谢的生理反应，从而导致组织细胞功能的抑制或阻断代谢的后果，这类药物也称抗代谢药（antimetabolite）。例如药物5-氟尿嘧啶的结构与核酸分子中尿嘧啶相似，掺入肿瘤细胞的DNA及RNA中干扰核酸或蛋白质的合成而发挥抗肿瘤作用。

3. 影响体内生物活性物质的释放或激素的分泌　临床应用的许多药物可以影响机体内源性生物活性物质释放，如神经递质、激素等释放而产生药理效应。如麻黄碱促进去甲肾上腺素能神经末梢神经递质的释放，产生拟肾上腺素作用；甲苯磺丁脲促使胰岛素的释放，产生降血糖作用。

4. 激活或抑制机体内酶的活性　在机体内有许多种类的酶类，其分布极广，参与细胞内外众多的生理、生化和物质代谢活动，但又极易受多种因素的影响，常常是药物作用的主要靶点之一。有的药物能影响相应酶的活性而产生药理效应。如新斯的明竞争性抑制胆碱酯酶；奥美拉唑不可逆性抑制胃黏膜H^+，K^+-ATP酶（抑制胃酸分泌）；尿激酶激活血浆中纤溶酶原；氯解磷定能使被有机磷酸酯类抑制的胆碱酯酶复活等。

5. 影响细胞膜的离子通道 在机体的细胞膜上,有许多离子通道,控制Na^+、Ca^{2+}、K^+、Cl^-等离子的跨膜转运,对维持细胞的兴奋性等各种功能有重要作用。有的药物可以直接干扰或阻断这些离子通道,从而影响细胞的生理生化功能而产生药理效应。如硝苯地平阻滞钙离子通道,减少Ca^{2+}的内流,引起血管扩张而降低血压;奎尼丁选择性阻滞心肌细胞膜上钠离子通道,减少Na^+的内流,明显降低心肌细胞特别是浦肯野纤维的自律性和传导性,产生抗心律失常作用。

6. 影响核酸代谢 核酸(DNA及RNA)是控制机体遗传物质复制、蛋白质合成及细胞分裂增殖的生命物质。许多抗癌药物是通过干扰癌细胞DNA或RNA代谢过程而发挥疗效的。临床常用的许多抗菌药如利福平等利福霉素类、化学合成抗菌药喹诺酮类,则是通过影响细菌核酸代谢而发挥抑菌或杀菌效应的。

7. 影响机体免疫机制 除免疫血清及疫苗外,部分药物可以通过影响机体免疫机制而发挥疗效。如免疫增强药胸腺素可诱导T细胞分化成熟,还可调节成熟T细胞的多种功能,从而调节胸腺依赖性免疫应答反应。免疫抑制药环孢素则抑制T细胞的增殖与分化,用于抑制器官移植后的排斥反应和自身免疫性疾病等治疗。

8. 非特异性作用 有些药物并无选择性特异性作用机制,如消毒防腐药对蛋白质的变性作用,因此只能用于体外杀菌或防腐,不能内用。有些药物可对细胞膜脂质结构产生一定的影响,因此对各种细胞均有抑制作用,只是中枢神经系统比较敏感,如麻醉药(包括乙醇)、催眠药等。也有些药物可改变细胞膜的兴奋性,但不影响其静息电位。膜稳定药(membrane stabilizer)能阻止动作电位的产生及传导,如局部麻醉药、某些抗心律失常药等;反之,称为膜易变药(membrane labilizer),如藜芦碱等。二者都是特异性低的药物。

第三节 | 药物剂量与效应的关系

在一定范围内,药理效应的强弱与其剂量大小呈一定关系,这就是药物的剂量-效应关系,即**量效关系**(dose-effect relationship)。而在实际运用中,由于药理效应与血药浓度的关系非常密切,故在药理学研究中又常用浓度-效应关系(concentration-effect relationship)来表示量效关系。通过对量效关系的分析,可了解药物剂量(或浓度)产生相应效应的规律,有助于阐明药物作用的性质,并为临床应用安全有效剂量、制定合理的给药方案提供可靠的依据。

量效曲线(dose effect curve):以药物效应强度为纵坐标,药物剂量或浓度为横坐标作图,绘制的曲线即量效曲线。药物所产生的效应按性质可分为两类:一类是量反应(quantitative response),是指药理效应可以计量的,即可用连续性数量值表示的反应,如心率、血压、血糖浓度、尿钠排出量等;另一类是质反应(qualitative response),是指药物的效应不能计量,仅有质的差别,只有"阳性"或"阴性"以及"全"或"无"之分,如存活与死亡,有效与无效等,常用阳性反应的频数或阳性反应率表示。

　　由于效应（量反应或质反应）的表达不同，量效曲线又可分为量反应量效曲线和质反应量效曲线。

　　1. 量反应的量效曲线　以效应强度为纵坐标，以剂量或浓度为横坐标作图，可获得一先陡后平曲线（图3-4A）。为使量效规律更加直观，将横坐标的剂量转变成对数值，则曲线成为近对称的S形（图3-4B）。对量反应的量效曲线进行分析，可以获得以下几个特征性的变量。

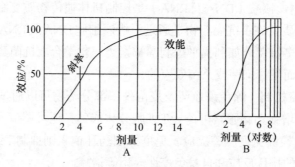

图3-4　药物的量反应量效曲线

　　（1）最小有效量（minimum effective dose）或称阈剂量（threshold dose）是指产生药理效应的最小剂量或最小药物浓度。

　　（2）效能（efficacy）是指药物所能产生的最大效应（maximal effect，E_{max}）。随着药物剂量或浓度的增加，效应也相应增加，当效应增强到最大程度后，虽再增加药物剂量或浓度，但其效应不再增强。这时的药物效应称为药物的最大效应，在量反应中称为效能，它一定程度反映药物内在活性的大小。

　　（3）效价强度（potency）是指药物达到一定效应时所需要的剂量。能引起同等效应的药物，其效价强度不一定相同。一般同类药物，能引起同等效应的剂量称"等效剂量"，等效剂量大者，效价强度小，等效剂量小者，效价强度大，它一定程度反映药物与受体的亲和力大小。

　　如图3-5所示，环戊甲噻嗪、氢氯噻嗪和呋塞米都是利尿药，三药的等效剂量分别为0.6mg、30mg、90mg；强度之比为1∶0.02∶0.0067；说明环戊甲噻嗪的效价强度较高，约为后两药的50倍和150倍。但经测量得知，前两药的最大效应只能达到排钠150mmol/日，而后者的排钠量可达到250mmol/日。说明呋塞米的效能高于氢氯噻嗪和环戊甲噻嗪。由此可见，药物的效价强度和效能不一定一致。在临床应用时，对同类药物的效价强度和效能应进行综合考虑与比较，效价强度高的药物用量小，而效能高的药物效应强，各有特点。一般来说，药物的

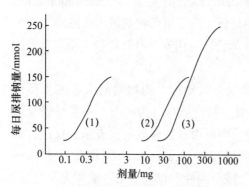

图3-5　几种利尿药的效价强度及效能比较
（1）环戊甲噻嗪；（2）氢氯噻嗪；（3）呋塞米

效能比较更有意义，因为效能高的药物比效能低的药物可取得更大的临床治疗效果。

（4）斜率（slope）是指量-效曲线中段（50% E_{max}）的曲线坡度。斜率越大，说明药物剂量的微小变化即可引起效应的明显改变，提示药效较剧烈；斜率越小，提示药效相对较温和。

2. 质反应的量效曲线 横坐标采用对数剂量，以药物的某一反应在某一小样本群体中出现的频数为纵坐标，可呈常态分布曲线，如以阳性率为纵坐标作图，则呈典型对称的"S"形量效曲线（图3-6）。从质反应的量效曲线也可以获得用于衡量药理作用的几个参数。

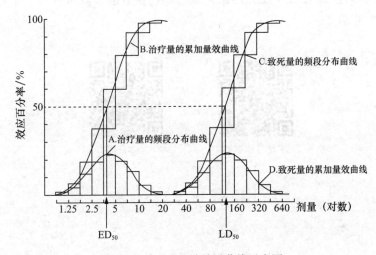

图3-6 质反应量效关系曲线示意图

（1）半数有效量、半数中毒量和半数致死量：**半数有效量**（median effective dose, ED_{50}）和半数有效浓度（median effective concentration, EC_{50}），是指能引起50%的实验动物出现阳性反应的药物剂量或浓度。当药物剂量加大，达到能引起半数动物中毒时的剂量或浓度称为**半数中毒量**（median toxic dose, TD_{50}）或半数中毒浓度（median toxic concentration, TC_{50}）；能引起半数动物死亡的剂量称为**半数致死量**（median lethal dose, LD_{50}）。

（2）**治疗指数**（therapeutic index, TI）是LD_{50}/ED_{50}的比值，是药物的安全性指标。TI越大，药物的安全程度越高。但由于同一药物的LD_{50}与ED_{50}两条量效曲线的首尾可能重叠，即在没有获得充分疗效的剂量时，可能已有少数患者中毒，故这一安全指标并不十分可靠。衡量某个药物的安全范围（margin of safety），可选用LD_1/ED_{99}和LD_5/ED_{95}或TD_1/ED_{99}和TD_5/ED_{95}为指标以判断药物的安全性。药物的**安全范围**是指最小有效量和最小中毒量之间的差距。由于治疗指数是根据动物毒性实验数据计算的，而且它不适用于药物引起的特异质反应，因此它的临床应用受到限制。

（范志刚 王香妮）

？思考题

1. 药物作用与药理效应的区别是什么？

2. 药物的基本作用是什么？

3. 药物的两重性是什么？药物的治疗作用是什么？不良反应有哪些？

4. 药物的作用机制有哪些？

5. 什么是受体激动药、受体拮抗药？有关受体与配体相互作用的主要理论有哪些？

6. 简述药物的量效关系并理解其相关概念如药物效能、效价强度、半数有效量、半数致死量和治疗指数。

思考题与参考答案

思维导图

第四章

影响药物作用的因素

学习目标

1. **掌握**　生理因素、病理因素、心理因素和个体差异对药物作用的影响；药物的相互作用及其相关概念；

2. **熟悉**　药物的结构、剂量、剂型对药物作用的影响；给药途径、给药时间、给药次数和疗程对药物作用的影响。

药物在机体内产生的药理作用往往是药物与机体相互作用的结果，因而会受到药物、机体和药物应用过程中多种因素影响。这些因素，绝大多数情况下，只是影响药物作用的强弱、产生作用的快慢或作用持续时间的长短，少数情况下也可能出现"质"的差异。在临床用药时，应熟悉各种因素对药物作用的影响，根据个体的情况，选择合适的药物和剂量，做到个体化用药。为了方便临床安全用药和合理用药，我们对可能影响药物作用的因素进行归纳，不外乎机体方面因素、药物方面因素和其他方面因素三大因素。

第一节 | 机体方面的影响因素

一、生理因素

1. **年龄**　从医学生理学角度看，在发育、成熟和衰退过程中，机体组织器官的某些生理功能（如肝肾功能、体液与体重的比例、血浆蛋白结合率等）均可因年龄而异，年龄对药物作用的影响尤以小儿和老年人为突出。人分为未成年人（<18岁）、成年人（18～60岁）和老年人（>60岁）三个年龄段。其中，成年人这个年龄段由于机体各组织器官已经发育完善，功能健全，不同机体对药物的反应及其对药物的处置等差异不大。所以，药品说明书、药物手册中标注的药物用量，特指该年龄段人群的用量。而未成年人和老年人须按规定使用药物的品种和剂量。

未成年人：正处于生长发育期，尤其是婴幼儿，其各组织器官的生理功能尚未发育完善，其肝、肾功能与成年人相比有较大差异，对药物的处置能力低而敏感性高，以至影响某些药物的消除而产生毒性反应。如新生儿、早产儿因缺乏葡萄糖醛酸转移酶及肾排泄功能不完善，使用氯霉素易引起灰婴综合征；新生儿的血脑屏障发育尚未完善，药物容易分布到脑组织而产生不良反应，使用吗啡易引起呼吸抑制；小儿对中枢神经系统药物、糖皮质激素类药物敏感性比成年人高。因此，对小儿用药必须考虑他们的生理特点，严格遵守小儿用药剂量的具体规定。

老年人：由于各器官功能逐渐减退，尤其是肝、肾功能逐渐减退，对药物的代谢和排泄能力降低，耐受性较差，用药剂量一般约为成年人的3/4量。在敏感性方面，老年人与成年人也有不同。老年人对中枢抑制药、利尿药、降压药、抗凝血药等药物的敏感性较高，易导致严重不良反应；使用氨基糖苷类抗生素、呋塞米易致听力损害。所以老年人临床用药同样须考虑患者的具体情况，本着安全用药、合理用药的原则，强调个体化用药。

2. 性别　女性体重一般轻于男性，在使用治疗指数偏低的药物时，为维持相同效应，女性用药剂量可略低于男性。特别要考虑的是女性有月经期、妊娠期、分娩期、哺乳期等特殊时期。月经期妇女应避免使用作用强烈的泻药和抗凝血药物，以免月经量过多。妊娠期妇女，特别在妊娠早期，避免使用可能引起胎儿畸形或易致流产的药物。临产前禁用吗啡等可抑制胎儿呼吸的镇痛药，还应禁用阿司匹林及影响子宫平滑肌收缩的药物。哺乳期妇女不宜使用对乳儿有不良影响的药物如抗甲状腺药，必须使用时应停止哺乳。

二、病理因素

病理状态可以影响药物在体内的消除或使效应器官对药物的反应性发生改变，从而影响药物的效应。如肝、肾功能不全者，易导致药物蓄积中毒；营养不良时，低蛋白血症可使药物与血浆蛋白的结合率降低，结果游离型药物增多，使药物作用增强，甚至引起毒性反应；有机磷农药中毒患者对阿托品的耐受量明显比常人增大，此时阿托品的解毒用量可不受极量的限制，根据中毒程度而定。

三、心理因素

心理因素在一定程度上可能影响药物的作用，其中以患者的情绪、对药物的信赖程度及医护人员的语言举止等因素最为显著。如"安慰剂"的疗效正是心理因素影响的结果，它主要通过暗示作用而产生效果。暗示内容包括提高患者对药物的信赖程度或让患者预知药物的"治疗作用"等。目前，临床上必要时可用安慰剂治疗一些疾病，如对心绞痛、高血压、神经病症等能取得接近或超过30%～50%的疗效。因此，药物治疗时，应注意对用药者的心理进行疏导，充分发挥积极性心理效应，主动关心和爱护患者，消除患者的顾虑，使其积极、乐观、主动地接受药物治疗，以提高临床药物治疗的依从性和治疗效果，促进疾病的康复。

四、个体差异

一般情况下，年龄、性别和体重等条件相同的患者，对药物作用的反应是相似的，但也有少数患者对药物作用的反应与一般人不同，有着显著的量或质的差异，称为个体差异。可见以下三种情况：

1. 高敏性（hypersensitivity） 高敏性是指少数人对药物的反应特别敏感，很小量就能产生其他人常用量时产生的作用。如静注异戊巴比妥钠的麻醉剂量，一般常用量为12mg/kg，而高敏性患者5mg/kg就可以生效。如按常用量使用可产生明显毒性反应。

2. 耐受性（hyposensitivity） 耐受性有后天性与先天性之分，后天耐受性是反复用药后逐渐形成的（在第三章有关药物不良反应部分已叙述）；个体差异中讲述的先天耐受性多与遗传有关，是指少数人对某药物反应特别不敏感，需加大剂量才能有效。如静脉注射异戊巴比妥钠的麻醉剂量，耐受性患者需19mg/kg才产生麻醉效应。

3. 特异质反应（idiosyncrasy） 特异质反应是指个别人用药后，出现与一般人性质不同的反应。主要由遗传因素所致，常见有以下几方面。

（1）药物代谢酶异常：许多药物如异烟肼、对氨基水杨酸、普鲁卡因胺、磺胺类等需要在肝乙酰基转移酶作用下经乙酰化灭活，其灭活速度取决于此酶的多少。乙酰化速度在人群中有明显差异，不同地区和种族间差异很大，黄种人10%~20%，美国的白人和黑人约50%，因纽特人仅5%是明显的慢乙酰化型。一般分为慢乙酰化（缓慢灭活）和快乙酰化（快速灭活）两型（也有资料显示，可分为慢、中、快三型）。

慢乙酰化型：慢乙酰化型者口服一次剂量的异烟肼后，血浆药物浓度为4~5μg/ml，血浆 $t_{1/2}$ 为2~4.5h，所以慢乙酰化型者长期服用异烟肼约有23%的人患多发性外周神经炎。

快乙酰化型：中国人快乙酰化型者占49.3%，快乙酰化型者口服一次剂量的异烟肼，血药浓度仅1μg/ml，$t_{1/2}$ 为45~100min，快乙酰化型者服用异烟肼，其多发性外周神经炎发生率较低。

给常人注射琥珀胆碱后，作用只能持续数分钟，但某些遗传性假性胆碱酯酶缺乏者，作用可持续数小时，甚至引起呼吸肌麻痹。

（2）非药物代谢酶异常：红细胞中缺乏葡萄糖-6-磷酸脱氢酶（G-6-PD）是人类最常见的遗传缺陷。此酶的缺乏引起还原型谷胱甘肽减少，这种患者服用治疗量的对乙酰氨基酚、阿司匹林、伯氨喹、磺胺类药、维生素K后，可能引起溶血性贫血。

高铁血红蛋白还原酶缺乏：有些人缺乏高铁血红蛋白还原酶，不能使高铁血红蛋白还原成血红蛋白而出现紫绀。这些患者使用硝酸盐、亚硝酸盐及磺胺类药物，可使病情加重。

药物吸收障碍：如少年型恶性贫血是由于胃内缺乏内因子，使维生素B$_{12}$在肠内不易吸收所致。

第二节 | 药物方面的影响因素

一、药物的结构

药物的化学结构与其药理作用密切相关。药物结构的改变，包括其基本骨架、侧链长短、立体异构的改变，可影响药物的理化性质，进而改变药物的体内过程、药效乃至毒性。药物化学结构与药理活性之间的关系称为构效关系（structure activity relationship）。20世纪30年代以后，药物研究进入快速发展时期，60年代出现了定量构效关系（quantitative structure activity relationship，QSAR）研究。近年来，人们注意到分子空间构象的三维定量构效关系（3D-QSAR），运用分子形状分析、距离几何、比较分子力场分析等方法，分析药物分子三维结构与受体作用的相互关系，深入揭示药物与受体相互作用的机制。了解药物的构效关系有助于深入认识药物作用，不仅对定向设计药物结构、研制开发新药意义重大，而且对临床用药具有深远的指导价值。

一般来说，化学结构相似的药物其作用相似，如喹诺酮类药物诺氟沙星、氧氟沙星等化学结构相似，其作用也相似，均有较强的抗菌作用；苯二氮䓬类药物地西泮、氯硝西泮等化学结构相似，其作用也相似，均有广泛的中枢抑制作用。但化学结构相似的药物也可表现出相反或拮抗作用，如维生素K与华法林结构相似但作用相反，前者能促进凝血过程，而后者能对抗凝血过程，二者具有竞争性拮抗作用。

二、药物的剂量

剂量，是指一次的用药量。在一定剂量范围内，剂量越大，血药浓度越高，药物作用也越强，但超过一定范围，多数药物剂量继续增加其作用不再增强，甚至会引起中毒、死亡的结果（图4-1）。如苯巴比妥低于阈剂量，不产生任何效应，但随着剂量的增加，依次产生镇静、催眠、抗惊厥、抗癫痫等作用，剂量继续增加甚至产生呼吸中枢麻痹，引起死亡。

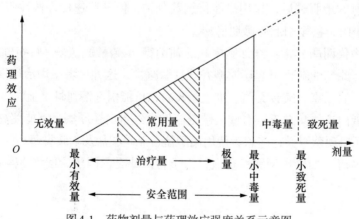

图4-1　药物剂量与药理效应强度关系示意图

1. 无效量　无效量是指用药剂量过小，血药浓度过低，达不到最低有效浓度，不能产生药理效应的剂量。

2. 最小有效量　最小有效量是指引起药理效应的最小剂量，亦称阈剂量（在第三章中的药效学中已叙述）。

3. 极量　极量是指能够产生最大效应但尚未引起毒性反应的量，又称最大治疗量。

极量是由《中华人民共和国药典》规定的某药允许使用的最大剂量，超过极量有中毒的危险。除非特殊情况，一般不用极量，更不得超极量用药。否则，会给患者造成损害，甚至酿成医疗事故。对此，相关人员将承担相应的法律责任。

4. 最小中毒量　最小中毒量是指引起毒性反应的最小剂量。

5. 治疗量和常用量　治疗量是指最小有效量与极量之间的剂量范围。临床为使药物疗效可靠而安全，常采用比最小有效量大些，而比极量小些的剂量，称为常用量。

6. 治疗指数　通常将药物的LD_{50}/ED_{50}比值称为治疗指数。作为药物安全性的指标（在第三章有关药效学部分已叙述）。

三、药物的剂型

制剂的形态即为剂型。药物可制成多种剂型，方便不同途径给药，如供口服给药的有片剂、丸剂、胶囊、口服液等；供注射用的有水剂、乳剂、油剂；还有控制释放速度的控释剂等。药物的剂型可影响药物的吸收，进而影响药物的作用。同一种药物的不同剂型有明显不同的药动学特征，生物利用度往往也不同。口服时液体制剂比固体制剂吸收快；同属固体制剂，吸收速度也不一样，吸收速度顺序依次为，胶囊剂>片剂>丸剂。注射剂肌内注射时，吸收速度顺序为水溶液>乳剂>油剂。即使是同种药物、同种制剂、不同厂家、不同批号，由于制剂工艺配方不同，药物的吸收情况和药物作用也有差异。

近年来，一些比较常用的新型制剂如：

缓释剂（slow release formulation，SLF）可控制药物按照一级速率缓慢释放而持续被机体吸收。如单硝酸异山梨酯缓释片；硝苯地平缓释片。

控释剂（controlled release formulation，CLF）可以控制药物按照零级动力学恒速或近恒速释放，以保持恒速吸收，如硝酸甘油透皮贴剂，每日1贴；毛果芸香碱眼片放置于结膜囊内，每周1次。

靶向制剂（targeting drug delivery system）是药物借助载体，使药物导向分布到靶细胞，可提高疗效，减少不良反应。如吉非替尼（用于表皮生长因子受体基因敏感突变的局部晚期或转移性非小细胞肺癌）；帕博利珠单抗（用于治疗非小细胞肺癌、食管癌、头颈部鳞状细胞癌、结直肠癌）。

第三节 | 其他方面的影响因素

一、药物应用方面的影响因素

（一）给药途径

一般来说，给药途径不同可影响药物作用产生的快慢和强弱（在第二章有关药动学部分已叙述）。不同给药途径出现作用的快慢顺序依次为：静脉给药＞吸入给药＞舌下给药＞肌内注射＞皮下注射＞直肠给药＞口服给药＞皮肤给药。而有些药物的给药途径不同，可产生不同的药理作用，如硫酸镁口服产生导泻和利胆作用，注射则呈现抗惊厥和降血压作用，外用则可消肿止痛。

（二）给药时间、次数和疗程

1. 给药时间　给药时间也可能影响药物疗效，临床用药时，需视具体药物和病情而定，如助消化药物服用时间因药品类型而异，一般需在饭时或饭后服用；催眠药应在临睡前服用；驱肠虫药宜空腹或半空腹时服用；对胃肠道有刺激性的药物宜饭后服用；食物可明显影响某些药物的吸收，如利福平宜空腹时服用。

生物节律与药物作用

2. 给药次数　每日用药的次数，除根据病情需要外，药物半衰期常常是给药间隔时间的基本参考依据。一般来说，半衰期较短的药物，每日给药次数相应增多；半衰期较长的药物，每日给药次数相应减少，以维持有效血药浓度和防止蓄积中毒。如复方磺胺甲噁唑半衰期为10～12h，需要每日给药2次。肝、肾功能不全者，药物在体内消除明显减慢，应适当减少用药次数和延长给药间隔时间。

3. 疗程　疗程是指为达到一定治疗目的而坚持连续用药治疗的时间（过程）。临床上坚持按疗程连续给药的目的是为维持药物的作用，控制疾病的发展，促进机体的康复，巩固疗效。疗程多由病情、病程及所用药物的特性决定，一般在症状消失后即可停止用药。但是对于某些慢性病及感染性疾病，即使症状消失，还应按照规定持续用药一段时间，以避免停药过早疾病复发。

（三）联合用药

1. 药物在体外的相互作用　药物在体外的相互作用是指药物在体外配伍时所发生的物理性或化学性的相互作用，若出现浑浊、沉淀、变色，使疗效降低或毒性增大的现象称为药物**配伍禁忌**（incompatibility）。如氢化可的松注射液（乙醇溶液）与氯化钾注射液（水溶液）混合时，由于溶剂性质的改变，可析出氢化可的松沉淀；酸性药物和碱性药物混合，产生中和反应而致药物作用失效。

2. 药物在体内的相互作用　药物在体内的相互作用是指两种或两种以上药物同时或先后应用时，由于药物之间或药物与机体之间发生药动学或药效学方面的相互影响，使药物作用较单用时增强或减弱。联合用药后使药理效应增强称为**协同作用**（synergism）。联合用药后其药理效应减弱或无效称为**拮抗作用**（antagonism）。

（1）药动学方面的药物相互作用：是指药物在吸收、分布、生物转化和排泄过程中的相互影响，导致药物效应增强或减弱，作用时间延长或缩短。联合用药后胃的排空、胃肠的蠕动、消化道pH的改变等均可影响药物吸收。如促进胃排空的药物多潘立酮可加速其他药物从肠道吸收；而抑制胃排空和减慢蠕动的抗胆碱药溴化丙胺太林则减慢其他药物从肠道吸收；抗酸药可使胃肠道pH升高，若与弱酸性药物阿司匹林合用，则可增加后者的解离而减少其吸收。药物还可通过相互竞争与血浆蛋白结合而影响药物的分布，通过对药酶的诱导或抑制作用影响药物的生物转化，改变尿液pH影响药物的排泄等，使另一药物作用增强或减弱，作用时间延长或缩短（参见第二章）。

（2）药效学方面的药物相互作用：是指靶器官或靶细胞对药物的反应性被其他药物所改变，导致药物效应增强或减弱。归纳起来有以下几种：①作用性质相似的两类药物合用，往往出现协同作用。如吗啡与氯丙嗪合用，可使中枢抑制作用增强。②作用性质相反的药物合用，往往出现拮抗作用。如尼可刹米可对抗吗啡抑制呼吸的作用。③作用于同一靶细胞的受体的两种药物可发生相互竞争作用而引起药效改变。如吗啡和纳洛酮作用于共同的阿片受体产生拮抗作用，故吗啡中毒时可用纳洛酮解救。④作用于同一代谢过程的不同环节的药物合用，可使药物作用增强或减弱。如磺胺类药物竞争性抑制二氢蝶酸合成酶，甲氧苄啶抑制二氢叶酸还原酶，二者合用对叶酸代谢过程的不同环节起到双重阻断作用，使抗菌作用增强。⑤作用无关的药物合用，可通过间接作用而影响药物效应。如广谱抗生素与华法林合用可使后者的抗凝血作用增强，因为抗生素可抑制肠道细菌的生长繁殖，使细菌产生的维生素K减少，致使凝血因子缺乏而使抗凝血药作用增强。

3. 联合用药的目的　主要是：

（1）为了达到单一药物所不能达到的治疗目的；

（2）利用药物间的协同作用提高疗效，并减少剂量，减少不良反应；

（3）利用药物间拮抗作用并将其用于相关药物中毒的解救，或缓解和减少不良反应；

（4）避免或延缓病原体产生耐药性。

但是，不恰当的联合用药常由于药物间相互作用而使疗效降低或发生意外的毒性反应，也使药物不良反应的发生率大大提高。统计表明药物不良反应的发生率随合用药物种类的增多而升高，因此，应该根据临床需要，非常熟悉所联合应用的各个药物的药理作用和联合应用后的效果，并严格掌握和控制联合用药的药物数量。

知识拓展

护士与临床合理用药

药物治疗是临床最重要的治疗方法之一，护士工作在临床第一线，既是药物治疗的执行者，也是用药前后的监护人。由于新药层出不穷，配伍用药的种类和数量也越来越多，医院临床一线的统计数据表明，合并用药的种类越多，由于药物相互作用导致的不良事件也就越多。不合理的用药势必影响药物的治疗效果，影响患者的健康甚至危及患者的生命，所以护士一定要掌握合理用药常识。在执行医嘱过程中，不仅要"三查七对"，而且要注意有无不合理用药现象，护士的职责在于及时与医生联系，更改医嘱或做相应处理。

二、其他影响因素

（一）营养状态

营养不良者不仅体重较轻，并且往往并存有维生素、钙、镁等缺乏，蛋白质合成减少，血中游离型药物增多；肝脏微粒体酶活性降低，使药物代谢减慢，因脂肪组织减少，可影响药物的储存，使药物效应增强，半衰期延长，甚至引起毒性。研究表明，高蛋白质饮食者氨茶碱等药物的代谢高于高碳水化合物饮食者，低蛋白饮食可降低细胞色素P450和NADPH-450（辅酶Ⅱ-450）还原酶水平，使多种药物代谢减慢，可增加苯巴比妥等药物的毒性。食炙烤牛肉，因含有大量的多芳香烃化合物，可使氨茶碱等代谢加速。禁食和饥饿可使磺胺异噁唑排泄减少，甲苯磺丁脲分布下降。但急性短时饥饿不会出现上述药动学改变。

（二）嗜好、饮食与环境

（1）长期饮酒或吸烟可诱导肝药酶，加速药物（如氨茶碱、咖啡因等）代谢，但急性酒精中毒可改变肝血流或抑制肝药酶活性而抑制药物代谢。

（2）生活与工作环境中的各种物质如空气中的粉尘、尾气排放物、水中的重金属离子、农作物中的杀虫剂等长期与人接触，最终都会改变肝药酶的活性，影响药物代谢。

（范志刚　王香妮）

? 思考题

1. 影响药物作用的因素有哪些？
2. 药物的协同作用、拮抗作用概念及其临床意义是什么？
3. 剂量、极量、常用量和治疗指数是什么？
4. 简述给药途径、给药时间和次数对药物作用的影响。
5. 简述疗程的概念及其临床意义。

思考题与参考答案

思维导图

第二篇

传出神经系统药物药理

第五章

传出神经系统药理概论

学习目标 ✚

1. **掌握**　传出神经系统受体的类别及生理效应。
2. **熟悉**　传出神经系统按递质分类及药物的作用方式。

　　传出神经系统药物主要通过直接作用于相应的受体或通过影响传出神经系统递质来发挥拟似或拮抗传出神经系统原有的功能，产生相应的药理作用。

第一节 | 概　　述

一、传出神经系统的解剖学分类

　　传出神经系统包括植物神经系统和运动神经系统。植物神经系统（vegetative nervous system）也称自主神经系统（autonomic nervous system），主要支配心肌、平滑肌和腺体等效应器；运动神经系统则支配骨骼肌。

　　自主神经自中枢神经系统发出后，经过神经节中的突触，更换神经元，然后才到达效应器（effector）。因此，自主神经有节前纤维和节后纤维之分。

　　自主神经包括交感神经系统、副交感神经系统和肠神经系统。一般交感神经的节前纤维较短，节后纤维较长；而副交感神经的节前纤维较长，节后纤维较短。肾上腺髓质受交感神经节前纤维支配。交感神经的功能在于促使机体适应环境的急剧变化，以保持内环境相对稳定。副交感神经的功能在于保护机体，积蓄能量，以利于休整。在交感神经与副交感神经双重支配的器官中，二者功能往往是相互拮抗的，而在其他一些情形，如唾液腺，则二者作用相似。应激反应时，交感神经活性增加；在饱食和睡眠时，副交感神经活性居主导地位。当机体未处于这两种极端状态时，两个系统共同发挥持续的生理调节作用，使相应器官维持正常功能。

二、传出神经系统按递质分类

　　1. 神经递质（neurotransmitter）　神经递质是神经元之间或神经元与效应器细胞如肌肉细胞、腺体细胞等之间传递信息的化学物质。根据传出神经递质的化学组成特点，主要分为胆碱类（乙酰胆碱）、单胺类（去甲肾上腺素）和神经肽类等。在神经元的信息传递过程中，当一个神经元受到来自环境或其他神经元的信号刺激时，储存在突触前膜囊泡内的递质可向突触间隙释放，作用于突触后膜相应受体，将递质信号传递给下一个神经元。神经递质主要以旁分泌方式传递信号，因此速度快、准确性高。递质信号的终止可依赖于突触间隙或后膜上相应的水解酶分解破坏，或者被突触前膜特异性递质转运体重摄取。

2. 传出神经按递质分类

（1）胆碱能神经（cholinergic nerve）：合成乙酰胆碱，兴奋时从神经末梢释放乙酰胆碱。包括：全部交感神经和副交感神经的节前纤维；运动神经；全部副交感神经的节后纤维；极少数交感神经节后纤维，如支配汗腺分泌的神经和支配骨骼肌的血管舒张的神经；支配肾上腺髓质的内脏大神经。

（2）去甲肾上腺素能神经（noradrenergic nerve）：合成去甲肾上腺素（norepinephrine，NA），兴奋时能释放去甲肾上腺素。包括几乎全部交感神经节后纤维（图5-1）。

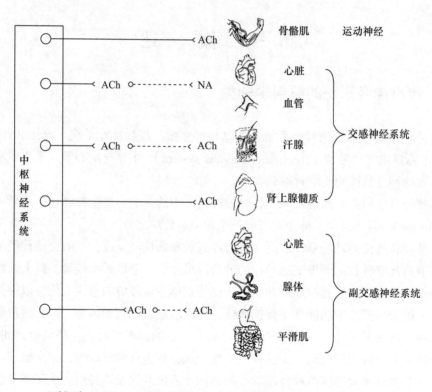

乙酰胆碱（ACh）；去甲肾上腺素（NA）；节前纤维———；节后纤维-----

图5-1 传出神经系统递质分类及效应器官模式图

肠神经系统由许多神经元组成，位于肠壁的壁内神经丛。肠神经元在功能上可以充当机械感受器或化学感受器。其中涉及许多神经肽类和其他递质，其功能与交感和副交感神经系统不完全相同，因此不归于上述两大类神经系统中。

第二节 | 传出神经系统的递质和受体

当神经冲动达到神经末梢时，在突触部位从神经末梢释放出的化学传递物，称为递质（transmitter）。通过递质作用于次一级神经元或效应器的受体（receptor）产生效应，完成神经冲动的传递过程。作用于传出神经系统的药物主要通过在突触部位影响递质或受体而发挥作用。

一、传出神经系统的化学传递学说和突触超微结构

（一）化学传递学说的发展

1921年Loewi通过动物实验证明递质的存在。实验是用两个离体蛙心进行，当刺激甲蛙心的迷走交感神经干以引起迷走神经兴奋时，甲蛙心受到抑制，这时将甲蛙心的灌注液注入乙蛙心，则乙蛙心也表现出抑制。这说明甲蛙心迷走神经兴奋时，必定释出一种抑制性物质，才能使乙蛙心也受到抑制。后来证明这种物质就是乙酰胆碱。此后相继发现神经节中的节前纤维末梢和运动神经末梢兴奋时，都能释放乙酰胆碱。20世纪40年代，通过von Euler的工作证明交感神经节后纤维的神经递质是去甲肾上腺素。

（二）突触的超微结构

突触中神经末梢与效应器细胞或次一级神经元间有一定的间隙，中间有宽15～1000nm的间隙，称为突触间隙。传出神经末梢邻近间隙的细胞膜称为突触前膜；效应器或次一级神经元邻近间隙的细胞膜称为突触后膜。如在运动神经与骨骼肌的接头（也称终板），这个间隙约为15～20nm；终板的突触后膜有许多皱褶，其中聚集着乙酰胆碱酯酶，能迅速水解已释放的乙酰胆碱。在神经末梢内靠近突触前膜处，聚集着很多直径为20～50nm的囊泡（vesicle），囊泡内含有大量乙酰胆碱递质。

突触即由突触前膜、突触间隙与突触后膜三部分构成。交感神经末梢分成许多细微的神经纤维，分布于平滑肌细胞之间。其分支都有连续的膨大部分，称为膨体（varicosity）。每个神经元约有3万个膨体。膨体中含有线粒体和囊泡等亚细胞结构，每个膨体含有1000个左右囊泡，囊泡内含有高浓度的神经递质，去甲肾上腺素能神经末梢囊泡里含有去甲肾上腺素；胆碱能神经末梢囊泡内含大量乙酰胆碱，是递质合成、转运和贮存的重要场所。

二、传出神经的递质

（一）乙酰胆碱

乙酰胆碱主要在胆碱能神经末梢合成，与其合成有关的酶和辅酶有胆碱乙酰化酶

（choline acetylase）和乙酰辅酶A（acetyl coenzyme A）。胆碱和乙酰辅酶A在胆碱乙酰化酶催化作用下合成乙酰胆碱。合成的乙酰胆碱被转运进入囊泡并与三磷酸腺苷（adenosine triphosphate，ATP）和囊泡蛋白共同贮存于囊泡中。部分乙酰胆碱则以游离形式存在于胞浆中。

当神经冲动到达末梢时，产生除极化，引起Ca^{2+}内流促使靠近突触前膜的一些囊泡的囊泡膜与突触前膜融合，形成裂孔，通过裂孔将囊泡内的递质、ATP和蛋白质等排出至突触间隙，这称为胞吐作用（胞裂外排）（exocytosis），可有上百个囊泡同时外排，才能引起动作电位和效应。

乙酰胆碱作用的消失主要是被神经突触部位的胆碱酯酶水解，一般在释放后一至数毫秒内即被此酶水解成胆碱和乙酸而失活。1/3～1/2的胆碱又被神经末梢重摄取，再度合成乙酰胆碱（图5-2）。

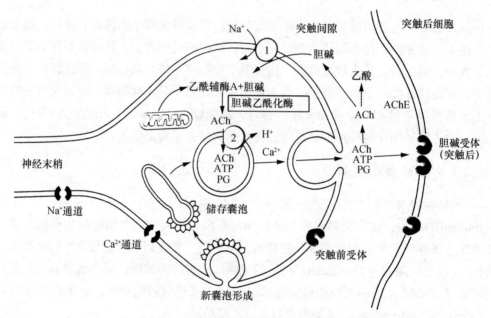

图5-2　乙酰胆碱能神经末梢递质合成、贮存、释放和代谢示意图
①钠依赖性胆碱转运体；②乙酰胆碱转运体
ACh：乙酰胆碱；AChE：乙酰胆碱酯酶；ATP：三磷酸腺苷；PG：蛋白多糖

（二）去甲肾上腺素

去甲肾上腺素的生物合成主要从去甲肾上腺素能神经细胞膨体中开始。酪氨酸是合成去甲肾上腺素的基本原料。酪氨酸从血液通过钠依赖性载体进入神经元后，在酪氨酸羟化酶催化下生成多巴（dopa），再经多巴脱羧酶脱羧后生成多巴胺（dopamine），后者进入囊泡中，经多巴胺β-羟化酶的催化，转变为去甲肾上腺素，与ATP和嗜铬颗粒蛋白结合并储存在囊泡中。酪氨酸羟化酶是去甲肾上腺素合成的限速酶，当胞浆中多巴胺或游离的去

甲肾上腺素浓度增高时，对该酶有反馈性抑制作用；反之，当胞浆中多巴胺或去甲肾上腺素浓度降低时，对该酶的抑制作用减弱，催化反应则加速，去甲肾上腺素形成后，与ATP和嗜铬颗粒蛋白结合，贮存于囊泡中，并可避免被胞质液中的单胺氧化酶（monoamine oxidase，MAO）所破坏。

去甲肾上腺素主要靠突触前膜将其摄入神经末梢内而使其作用消失，这种摄取是一种主动的转运机制，称为摄取1，也称胺泵（amine pump），能逆浓度梯度摄取去甲肾上腺素。其摄取量为释放量的75%～90%，摄取入神经末梢的去甲肾上腺素尚可进一步被摄入囊泡，贮存起来以供下次的释放。部分未进入囊泡的去甲肾上腺素可被线粒体膜上的单胺氧化酶破坏。非神经组织如心肌、平滑肌等也能摄取去甲肾上腺素，称为摄取2。此种摄取之后，即被细胞内的儿茶酚-O-甲基转移酶（catechol-O-methyltransferase，COMT）和单胺氧化酶所破坏，代谢产物大部分形成3-甲氧-4-羟扁桃酸，通过尿液排泄，此外，尚有小部分去甲肾上腺素释放后从突触间隙扩散到血液中，最后被肝、肾等的COMT和单胺氧化酶所破坏。因此摄取1称为贮存型摄取，摄取2称为代谢型摄取（图5-3）。

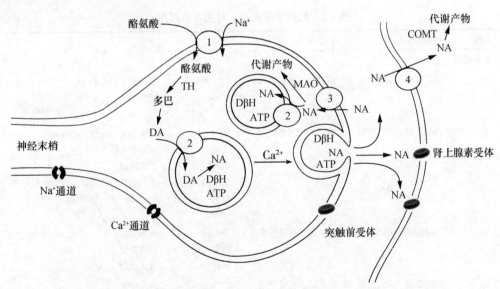

图5-3　去甲肾上腺素能神经末梢递质合成、贮存、释放和代谢示意图
①钠依赖性酪氨酸转运体；②单胺转运体；③摄取1；④摄取2
DA：多巴胺；DβH：多巴胺β羟化酶；NA：去甲肾上腺素；ATP：三磷酸腺苷
TH：酪氨酸羟化酶；MAO：单胺氧化酶；COMT：儿茶酚-O-甲基转移酶

三、传出神经系统的受体

（一）受体的类别

受体是位于细胞膜上的一种特殊蛋白质，能选择性地与递质或药物结合，产生效应。受体的命名常由能与之选择性结合的递质或药物而定。能与乙酰胆碱结合的受体，

称为乙酰胆碱受体（acetylcholine receptor）。早期的研究发现位于副交感神经节后纤维所支配的效应器细胞膜的胆碱受体对以毒蕈碱为代表的拟胆碱药较为敏感，称为毒蕈碱（muscarine）型胆碱受体（简称M受体）。位于神经节细胞膜和骨骼肌细胞膜的胆碱受体对烟碱比较敏感，称为烟碱（nicotine）型胆碱受体（简称N受体）。能与去甲肾上腺素或肾上腺素结合的受体称为肾上腺素受体（adrenoceptor）。肾上腺素受体又可分为α肾上腺素受体（简称α受体）和β肾上腺素受体（简称β受体）。

1. 胆碱受体

（1）M胆碱受体：目前已发现5种不同基因编码的M胆碱受体亚型。根据配体对不同组织M受体相对亲和力的不同，将5种亚型称为M_1、M_2、M_3、M_4和M_5。不同组织中存在不同的受体亚型，中枢神经系统中存在所有5种M受体亚型，外周神经的M受体主要是M_1、M_2、M_3亚型。

（2）N胆碱受体：N胆碱受体根据分布不同分为神经-肌肉接头N受体（N_2受体，N_M）；神经节N受体（N_1受体）和中枢N受体（N_N受体）（表5-1）。

表5-1　胆碱受体亚型、分布及其作用

受体	激动药	拮抗药	组织	效应
毒蕈碱型				
M_1	乙酰胆碱、卡巴胆碱	阿托品、托特罗定、哌仑西平	自主神经节 腺体 CNS	去极化（延迟EPSP） 胃分泌
M_2	乙酰胆碱、卡巴胆碱	阿托品、托特罗定	CNS 心脏 窦房结 房室结 心室 心房	减慢自发性除极；超极化 减慢传导速度 轻度降低 缩短动作电位时程；降低收缩强度
M_3	乙酰胆碱、卡巴胆碱	阿托品、托特罗定	平滑肌 血管内皮 腺体	收缩 血管舒张 分泌增加
M_4	乙酰胆碱、卡巴胆碱	阿托品、托特罗定	CNS	运动增强
M_5	乙酰胆碱、卡巴胆碱	-	CNS	-
烟碱型				
N_2	乙酰胆碱、卡巴胆碱、琥珀胆碱、烟碱	筒剑毒碱、阿曲库铵、α-神经毒素	神经肌肉接头	终板去极化，骨骼肌收缩
N_1（神经节）	二甲基苯哌嗪、烟碱	美卡拉明	自主神经节 肾上腺髓质	节后神经元去极化；髓质细胞去极化，儿茶酚胺释放
N_N（CNS）	烟碱、金雀花碱	对部分中枢N受体亚型有选择性的药物	脑与脊髓	

EPSP：兴奋性突触后电位（excitatory postsynaptic potential）；CNS：中枢神经系统（central nervous system）。

2. 肾上腺素受体　肾上腺素受体又可分为α肾上腺素受体（α受体）和β肾上腺素受体（β受体）。α受体亚型主要有$α_1$受体和$α_2$受体，β受体又分为$β_1$受体、$β_2$受体和$β_3$受体（表5-2）。

表5-2　肾上腺素受体亚型、分布及其作用

受体	激动药	拮抗药	组织	效应
α_1	AD≥NA≫Iso 去氧肾上腺素	哌唑嗪	血管平滑肌 尿道平滑肌 肝脏 肠道平滑肌 心脏	收缩 收缩 分解糖原；糖异生 超极化和松弛 增强收缩；心律失常
α_2	AD≥NA≫Iso 可乐定	育亨宾	胰岛β细胞 血小板 神经末梢 血管平滑肌	减少胰岛素分泌 聚集 减少去甲肾上腺素分泌 收缩
β_1	Iso>AD≈NA 多巴酚丁胺	美托洛尔	心脏	增强收缩力、收缩频率和房室 结传导
β_2	Iso>AD≫NA 特布他林	布他沙明	肾小球旁细胞 平滑肌（血管、支气管、胃肠道、尿道） 骨骼肌 肝脏	增加肾素分泌 松弛 糖原分解；钾摄取增加 糖原分解；糖异生
β_3	Iso≈NA>AD	CGP 20712A	脂肪组织	脂肪分解

AD：肾上腺素；NA：去甲肾上腺素；Iso：异丙肾上腺素。

3. 多巴胺受体　多巴胺受体是能选择性地与多巴胺结合的受体，简称D受体。D受体除存在于中枢神经系统外，外周神经系统也有D_1受体亚型，主要位于肾脏、肠系膜、大脑等血管平滑肌；D_2受体亚型，主要分布在交感神经节、突触前膜和平滑肌效应器细胞膜。

（二）传出神经系统受体的结构及功能

1. M胆碱受体　M受体属于与鸟苷酸结合调节蛋白（G蛋白）耦联的超家族受体，共有460～590个氨基酸残基。M受体激动后与G蛋白耦联，进而激活磷脂酶C（phospholipase C），促进第二信使（肌醇-1,4,5-三磷酸）和甘油二酯（diacylglycerol，DAG）的结合而产生一系列效应。M受体激动可抑制腺苷酸环化酶的活性，并可激活K^+通道或抑制Ca^{2+}通道。

2. N胆碱受体　N受体属于配体门控离子通道型受体。不同部位N受体的分子结构十分相似，每个N受体由两个α亚基和β、γ、δ亚基组成五聚体，形成中间带孔跨细胞膜通道，即为N受体离子通道。两个α亚基上有ACh的结合位点。当ACh与α亚基结合后，使离子通道开放，调节Na^+、K^+、Ca^{2+}的跨膜流动。当动作电位到达运动神经末梢时，突触前膜去极化而引起胞裂外排，释放ACh与神经肌肉接头的N受体结合，促使配体门控离子通道开放，细胞膜外Na^+、Ca^{2+}进入胞内，产生局部去极化电位，即终板电位。当终板电位超过肌纤维扩布性去极化阈值时，即可打开膜上电压门控离子通道，此时大量Na^+、Ca^{2+}进入细胞，产生动作电位，导致肌肉收缩。

3. 肾上腺素受体　α受体和β受体也属于G蛋白耦联受体，受体由400多个氨基酸残基组成，有七个跨膜区段，每个跨膜区段由20余个氨基酸残基组成的亲脂性螺旋结构。

当激动药与受体结合后，可与G蛋白耦联，其中α_1受体激动药可激动磷脂酶C、D、A_2，增加第二信使IP_3和DAG形成而产生效应；α_2受体激动则可抑制腺苷酸环化酶（AC），并由此使cAMP减少。所有β受体亚型激动后均能兴奋腺苷酸环化酶，使cAMP增加，产生不同效应。肾上腺素受体亚型激动后的基本效应见表5-3。

表5-3　肾上腺素受体及其效应

受体	耦联G蛋白	基本效应
β_1	G_s	腺苷酸环化酶激活，L型Ca^{2+}通道激活
β_2	G_s	腺苷酸环化酶激活
β_3	G_s	腺苷酸环化酶激活
α_1	G_q	磷脂酶C激活
	G_i	磷脂酶D激活
	G_q、G_i/G_o	磷脂酶A_2激活
α_2	G_i	腺苷酸环化酶活性降低
	G_i（β_γ亚单位）	K^+通道开放
	G_o	抑制Ca^{2+}通道（L型、N型）

第三节 | 传出神经系统的生理功能

传出神经系统药物通过直接或间接影响传出神经的化学传递过程而改变效应器官的功能活动。

人体内的生理调节是在对立统一规律下进行的。在同一器官上，胆碱能神经和去甲肾上腺素能神经的作用大多是互相对抗的，但在中枢神经系统的调节下，它们的功能既是对立的，又是统一的。多数器官都接受胆碱能神经和去甲肾上腺素能神经的双重支配。去甲肾上腺素能神经兴奋时（相当于递质去甲肾上腺素的作用），可见心脏兴奋、皮肤黏膜和内脏血管收缩、血压升高、支气管和胃肠道平滑肌抑制、瞳孔扩大等。这些功能变化有利于机体应对外界环境的急骤变化。胆碱能神经兴奋时（相当于递质乙酰胆碱的作用），节前与节后纤维的功能有所不同，当节后纤维兴奋时，基本上表现与上述相反的作用，有利于机体进行休整和积蓄能量。当节前纤维兴奋时，可引起神经节兴奋和肾上腺髓质分泌的增加，详见表5-4。

表5-4　传出神经系统效应器及其生理功能

效应器		生理效应			
		去甲肾上腺素能神经系统		胆碱能神经系统	
		效应	受体	效应	受体
眼	虹膜辐射肌	收缩（扩瞳）	α_1		
	虹膜环状肌			收缩（缩瞳）	M_3
	睫状肌	舒张（视远物）	β_2	收缩（视近物）	M_3

续表

效应器		生理效应			
		去甲肾上腺素能神经系统		胆碱能神经系统	
		效应	受体	效应	受体
心脏	窦房结	心率加快	β_1	心率减慢	M_2
	房室传导系统	传导加快	β_1	传导减慢	M_2
	心肌	收缩力增强	β_1	收缩力减弱	M_2
血管	皮肤黏膜血管	收缩	α_1	舒张	M_2
	骨骼肌血管	舒张（为主）	β_2	舒张	M_2
		收缩	α_1		
	内脏血管	收缩（为主）	α_1		
		舒张	β_2		
	冠状血管	舒张（为主）	β_2	舒张	M_2
		收缩	α_1		
支气管	平滑肌	舒张	β_2	收缩	M_3
	腺体	抑制分泌	α_1	促进分泌	M_3
胃肠道	胃肠平滑肌	舒张	β_2	收缩	M_3
	括约肌	收缩	α_1	舒张	M_3
	腺体	抑制分泌	α_2	分泌增加	M_3
	肠肌丛			激活	M_3
胆囊和胆道		舒张	β_2	收缩	M_3
泌尿生殖道	膀胱壁平滑肌	舒张	β_2	收缩	M_3
	括约肌	收缩	α_1	舒张	M_3
	子宫平滑肌（妊娠）	舒张（无孕）	β_2	可变	M_3
		收缩（有孕）	α_1		
	阴茎，精囊	射精	α_1	勃起	M_1
皮肤	竖毛肌	收缩	α_1		
	汗腺	促进分泌			M_3
		促进分泌（精神性）	α_1		
代谢活动	肝脏	糖异生	β_2, α_1		
		糖原分解	β_2, α_1		
	脂肪细胞	脂肪分解	β_3		
		抑制脂肪分解	α_2		
	肾脏	肾素释放	β_1		
	胰腺腺泡	抑制分泌	α	促进分泌	M_3
	胰岛（β细胞）	促进分泌	β_2		
		抑制分泌	α_2		
自主神经末梢	交感			减少NA释放	M_1
	副交感	减少ACh释放	α_2		

第四节 | 传出神经系统药物的作用方式和分类

一、传出神经系统药物的作用方式

传出神经系统药物主要通过直接作用于受体或影响递质而发挥作用。

（一）直接作用

许多传出神经系统药物能直接与胆碱能受体或肾上腺素能受体结合，结合后，如果产生与ACh或NA相似的作用，就称**激动药**（agonist）。如果结合后不产生或较少产生拟似递质的作用，却能妨碍递质与受体的结合，从而阻断了信号传递，产生与递质相反的作用，统称为**拮抗药**（antagonist），相对于激动药而言则又称**阻断药**（blocker）。

（二）间接作用

某些药物通过影响递质的合成、释放、转化和储存，进而影响突触间隙中递质的含量，从而间接影响受体的效应。

1. 影响递质的生物合成 直接影响递质的生物合成的药物较少。其中泌胆碱和三乙基胆碱能够抑制乙酰胆碱的合成；α-甲基酪氨酸能够抑制去甲肾上腺素的合成。目前这些药物尚无临床应用价值，仅作为药理学研究的工具药。

2. 影响递质的转化 胆碱酯酶AChE会水解乙酰胆碱，从而终止其信号传递，抗胆碱酯酶药通过抑制AChE的活性，减少乙酰胆碱的水解失活，提高其浓度，导致产生拟胆碱作用，如新斯的明和毒扁豆碱等，该类药属于间接拟胆碱药。去甲肾上腺素主要靠再摄取，现有的MAO或COMT抑制药尚未能成为理想的外周拟肾上腺素药。

3. 影响递质的释放 有些药物可通过促进递质的释放而发挥递质样作用。例如，氨甲酰胆碱除了直接作用于胆碱受体，还能促进乙酰胆碱的释放。同样，麻黄碱和间羟胺除了直接作用于受体，还能促进去甲肾上腺素的释放。

4. 影响递质的再摄取和贮存 药物也可通过影响递质在神经末梢的再摄取和贮存而发挥作用。如利血平通过抑制肾上腺素能神经末梢囊泡对去甲肾上腺素的摄取，破坏囊泡膜，使去甲肾上腺素被线粒体中的单胺氧化酶破坏。这导致囊泡内去甲肾上腺素逐渐减少至耗竭，从而表现为拮抗去甲肾上腺素能神经的作用。

二、传出神经系统药物的分类

常用的传出神经系统药物，按作用方式和受体类型进行分类（表5-5）。

表5-5　常用传出神经系统的药物分类

拟似药	拮抗药
（一）胆碱能受体激动药	（一）胆碱能受体阻断药
1．M、N受体激动药（卡巴胆碱）	1．M受体阻断药
2．M受体激动药（毛果云香碱）	（1）非选择性M受体阻断药（阿托品）
3．N受体激动药（烟碱）	（2）M_1受体阻断药（哌仑西平）
（二）抗胆碱酯酶药（新斯的明）	（3）M_2受体阻断药（戈拉碘铵）
（三）肾上腺素能受体激动药	2．N受体阻断药
1．α受体激动药	（1）N_1受体阻断药（美卡拉明）
（1）$α_1$、$α_2$受体激动药（去甲肾上腺素）	（2）N_2受体阻断药（筒箭毒碱）
（2）$α_1$受体激动药（去氧肾上腺素）	（二）胆碱酯酶复活药（氯解磷定）
（3）$α_2$受体激动药（可乐定）	（三）肾上腺素能受体阻断药
2．α、β受体激动药（肾上腺素）	1．α受体阻断药
3．β受体激动药	（1）$α_1$、$α_2$受体阻断药（酚妥拉明）
（1）$β_1$、$β_2$受体激动药（异丙肾上腺素）	（2）$α_1$受体阻断药（哌唑嗪）
（2）$β_1$受体激动药（多巴酚丁胺）	（3）$α_2$受体阻断药（育亨宾）
（3）$β_2$受体激动药（沙丁胺醇）	2．β受体阻断药
（四）间接作用的拟肾上腺素药（麻黄碱、间羟胺）	（1）$β_1$、$β_2$受体阻断药（普萘洛尔）
	（2）$β_1$受体阻断药（美托洛尔）
	（3）$β_2$受体阻断药（布他沙明）
	3．α、β受体阻断药（拉贝洛尔）
	4．抗肾上腺素能神经药（利血平）

（温中阳　张红云）

❓ 思考题

1．M受体兴奋可产生哪些效应？

2．β受体兴奋可产生哪些效应？

思考题与参考答案

思维导图

第六章

拟 胆 碱 药

学习目标

1. 掌握 毛果芸香碱、新斯的明的药理作用、临床应用、禁忌证和护理用药作用评估。

2. 了解 其他拟胆碱药的特点及临床应用。

拟胆碱药（cholinomimetic drugs）是一类作用与乙酰胆碱相似或者与胆碱能神经兴奋效应相似的药物。按其作用方式不同可分为两种类型。

1. 直接作用于胆碱受体的拟胆碱药

（1）M、N胆碱受体激动药乙酰胆碱、卡巴胆碱、醋甲胆碱。

（2）M胆碱受体（M受体）激动药毛果芸香碱、毒蕈碱。

（3）N胆碱受体（N受体）激动药烟碱。

2. 抗胆碱酯酶药 通过抑制胆碱酯酶的活性，使胆碱能神经末梢释放的ACh水解减少，造成突触间隙ACh浓度的增高而激动M、N胆碱受体。该类药物包括：新斯的明、毒扁豆碱、吡斯的明、他克林、依酚氯铵、安贝氯铵、石杉碱甲、有机磷酸酯类等。

第一节 | 胆碱能受体激动药

一、M、N胆碱受体激动药

本类药物可激动M受体、N受体，产生M样作用和N样作用，作用范围与内源性乙酰胆碱相似，主要包括乙酰胆碱和合成的胆碱酯类化合物，如卡巴胆碱、醋甲胆碱等。

乙酰胆碱（acetylcholine，ACh）

乙酰胆碱化学性质不稳定，易被乙酰胆碱酯酶水解为胆碱和乙酸，具有灭活迅速，作用广泛、选择性低的特点，故无临床实用价值，可在实验室作为工具药使用。

卡巴胆碱（carbachol）

卡巴胆碱为人工合成的拟胆碱药，化学性质稳定，不易被AChE水解，作用时间较长。对M、N胆碱受体激动作用与ACh相似，选择性差。对肠道和膀胱的兴奋作用明显，但由于作用广泛，副作用较多，较少全身给药。目前主要作为眼科用药，眼科手术中前房注射本品2秒后，瞳孔即开始缩小，为快速强效缩瞳剂。可用于治疗开角型青光眼，禁用于闭角型青光眼、心脏病、支气管哮喘和溃疡病患者。

醋甲胆碱（methacholine）

醋甲胆碱的化学性质稳定，可以口服，但吸收少而不规则。可被AChE水解，但由于其水解速度较慢，故作用时间较ACh长。本品对M受体具有相对选择性，对心血管系统作用明显，对胃肠道和膀胱平滑肌的作用较弱。临床上主要用于口腔黏膜干燥症。禁忌证为支气管哮喘、冠脉缺血和溃疡病患者。

二、M胆碱受体激动药

M受体激动药是一类能选择性地与M受体结合并激动该受体产生M样作用的药物。

毛果芸香碱（pilocarpine）

又称匹罗卡品。

毛果芸香碱是从毛果芸香属植物的叶中提取的一种生物碱，现已人工合成，常用其硝酸盐，极易溶于水，味微苦，本药为叔胺类化合物，水溶液稳定。

【药动学特点】本药为叔胺类化合物，1%～2%溶液滴眼后易透过角膜进入眼房，其作用迅速、温和而持续时间短，滴眼后10～15min起效，30～60min作用达高峰，降眼内压作用可维持4～8h。口服，20min起效，60min作用达高峰，作用可维持3～5h。

【药理作用】选择性直接激动M受体，产生M样作用。尤其对眼和腺体的作用最明显。

1. **对眼的作用** 有缩瞳、降低眼压和调节痉挛等作用。

（1）缩瞳：虹膜含有两种平滑肌：一种是瞳孔括约肌，受动眼神经的副交感神经纤维（胆碱能神经）支配，兴奋时瞳孔括约肌收缩，瞳孔缩小；另一种是瞳孔开大肌，受肾上腺素能神经支配，兴奋时瞳孔开大肌向外周收缩，瞳孔扩大（图6-1A）。毛果芸香碱激动瞳孔括约肌上的M受体，使瞳孔括约肌收缩，瞳孔缩小。

（2）降低眼压：眼压的形成与变化取决于房水循环，房水是从睫状体上皮细胞分泌及血管渗出而产生（图6-1B），由眼后房经瞳孔流入前房，达到前房角间隙，经滤帘流入巩膜静脉窦而进入血液循环。毛果芸香碱通过缩瞳作用使虹膜向眼球中心方向拉紧，虹膜根部变薄，前房角间隙变大，有利于房水通过滤帘进入巩膜静脉窦使眼压下降。

（3）调节痉挛（导致近视）：通过调节眼睛晶状体曲度以适应近视或远视的需要，称为眼睛调节作用。晶状体囊富有弹性，促使晶状体有略呈球形的倾向，但由于其周边所连悬韧带向外缘牵拉而使之维持于比较扁平的状态。悬韧带又受睫状肌控制，睫状肌由环状和辐射状两种平滑肌纤维组成，其中以胆碱能神经（动眼神经）支配的环状肌为主，去甲肾上腺素能神经在眼的调节中不占优势。毛果芸香碱激动睫状肌上的M受体，使睫状肌

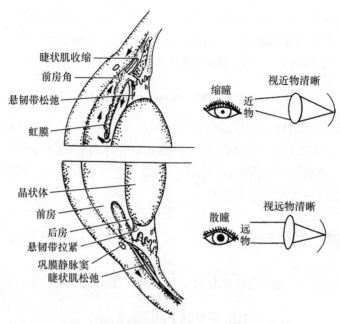

图6-1A 拟胆碱药（上）和抗胆碱药（下）对眼的作用示意图

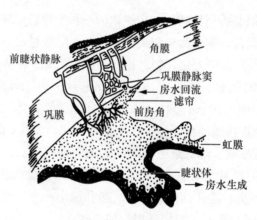

图6-1B 房水出路

（环形肌纤维）向瞳孔中心方向收缩，悬韧带松弛，晶状体由于本身弹性变凸，屈光度增加，使远物成像于视网膜前，看远物模糊，看近物清楚，毛果芸香碱的这种作用称为调节痉挛（图6-1A）。

2. 其他 可使腺体（尤其是汗腺和唾液腺）分泌增加，平滑肌收缩，对心血管作用较弱。

【临床应用】

1. 治疗青光眼 毛果芸香碱可改善房水循环，使房水回流增加，降低眼压，从而缓解青光眼症状，对闭角型青光眼（充血性青光眼）疗效好，对开角型青光眼（单纯性青光眼）早期使用也有一定作用。常用1%～2%溶液滴眼，成人：2～3滴/次，每天3次。

知识拓展

青 光 眼

青光眼是一组以视神经盘萎缩及凹陷，视野缺损及视力下降为共同特征，并伴有眼内压升高，严重时可导致失明，总人群发病率为1%，45岁以后为2%。青光眼可分为闭角型和开角型两种。前者为急性或慢性充血性青光眼，表现为前房角狭窄，房水回流受阻而使眼内压升高。毛果芸香碱能使前房角间隙扩大，房水回流通畅，眼内压迅

青光眼

速降低，疗效明显。后者为慢性单纯性青光眼，主要是因滤帘本身及巩膜静脉窦发生变性或硬化阻碍了房水循环，引起眼内压升高。毛果芸香碱可能通过扩张巩膜静脉窦周围的小血管及收缩睫状肌使滤帘结构发生改变而使眼内压下降，可用于开角型青光眼早期治疗，但效果较弱。在我国，以原发性闭角型青光眼较为多见。

2. 治疗虹膜炎、虹膜睫状体炎 与扩瞳药交替使用，使瞳孔时扩时缩，可防止虹膜与晶状体粘连。

3. 其他

（1）可用于治疗口腔干燥症：激动唾液腺上的M受体，增加唾液腺分泌，消除口干等。成人：口服1次5～10mg，每天3次。

（2）解救M受体阻断药中毒：全身给药，竞争性激动M受体，逆转阿托品中毒表现，可用于对抗阿托品类中毒引起的外周症状。用量视病情而定。

【禁忌证】 肠道或泌尿道有机械性阻塞的患者和哮喘、坏疽、糖尿病、心血管疾病患者，或迷走神经紧张以及那些正在接受胆碱酯酶或去极化神经肌肉阻断剂治疗者禁用；妊娠、癫痫、帕金森综合征者或心动过缓者慎用。

【护理用药作用评估】

1. 药效 滴眼后易透过角膜进入眼房，10～15min起效，30～60min作用达高峰，降低眼内压，明显改善青光眼患者眼痛、疼痛、视力模糊等症状，可维持4～8h。

2. 不良反应 全身给药或滴眼吸收过多后可引起癫痫、肌无力；心动过缓、低血压、心悸、脉搏不规则；瞳孔缩小、流泪；恶心、呕吐、心口痛、唾液分泌过多；尿频；支气管痉挛、呼吸困难、呼吸麻痹；出汗等，可用阿托品治疗。

【护理要点】

（1）在用药之前检查一下患者的眼底，因为对于有视网膜病变的患者来说，在用药的过程中很可能发生视网膜剥离。

护理警示

（1）β受体阻断药，可能增加传导阻滞的危险，谨慎合用；

（2）抗胆碱药，可能对抗其抗胆碱作用的效应，合用时应慎重；

（3）拟胆碱药，合用可能有协同效应，合用时应密切监测；

（4）高脂食物，可减少药物吸收，不提倡患者服药期间高脂饮食。

（2）密切关注不良反应，对中毒的症状或征象需要特别注意，像头痛、视物模糊、流泪、出汗、呼吸窘迫、胃肠痉挛、恶心、呕吐、腹泻、房室传导阻滞、心动过速、心动过缓、高血压、低血压、休克、精神错乱、心律不齐、震颤，发现后立即通知医生。

【健康教育】

（1）用药前应给患者解释用药后会出现看不清远物的道理，以消除心理压力。

（2）教会患者正确使用滴眼剂的方法（洗净两手，头稍后仰，眼球向上，中指向下轻拉下眼睑，滴入眼药水后，食指轻压内眦1～2min）。

（3）告知患者滴眼剂应放在阴凉处保存。

（4）告知患者此药导致的视觉障碍会削弱驾驶能力，特别是在晚上。

（5）告知患者多喝水，以防止脱水。

（6）告知有口腔干燥-风湿性关节炎综合征的老年患者，药物会增加小便、腹泻与头晕的次数。

（7）建议患者不要高脂饮食。

毒蕈碱（muscarine）

毒蕈碱是从捕蝇蕈中分离提取的，为经典M胆碱受体激动药。它可与M胆碱受体结合，产生与副交感神经节后纤维兴奋时相似的效应。毒蕈碱的作用强度远大于ACh，因毒性大，不能作为药用。

三、N胆碱受体激动药

N胆碱受体有N_1和N_2两种亚型，N_1受体分布于交感神经节、副交感神经节和肾上腺髓质；N_2受体分布于骨骼肌。N胆碱受体激动药有烟碱、洛贝林、合成化合物四甲铵（TMA）等。

烟碱，亦称尼古丁，是由烟叶中提取的一种脂溶性极强的液态生物碱，可经皮肤吸收。其兴奋自主神经节N_1和神经肌肉接头的N_2胆碱受体。其对神经节的N受体作用呈双相性，即开始使用时可短暂兴奋神经节N_1受体，随后可持续抑制神经节N_1受体。烟碱对神经肌肉接头N_2受体的作用与其对神经节N_1受体作用相似，其阻断作用可迅速掩盖其激动作用而产生肌麻痹。由于烟碱作用广泛、复杂，故无临床实用价值，仅具有毒理学意义。

第二节 | 胆碱酯酶抑制药

胆碱酯酶抑制药，又称抗胆碱酯酶药，能与胆碱酯酶（AChE）结合，抑制AChE活性，使胆碱能神经末梢释放的ACh不被水解，导致ACh在体内蓄积而激动M、N受体，呈现M样及N样作用。抗胆碱酯酶药可分为易逆性胆碱酯酶抑制药和难逆性胆碱酯酶抑制药。前者如新斯的明、毒扁豆碱、吡斯的明、依酚氯铵、安贝氯铵、他克林、石杉碱甲等；后者与酶结合牢固，难于解离，使酶活性难以恢复，毒性很强的有机磷酸酯类，为农业常用杀虫剂。

一、易逆性胆碱酯酶抑制药

新斯的明（neostigmine）

又称普罗斯的明、普洛色林、溴化普鲁斯的明。

新斯的明为人工合成的季铵类化合物，脂溶性低，口服吸收少而不规则，不易透过血脑屏障，中枢作用不明显。

【药理作用】抑制AChE，使体内ACh蓄积，ACh激动M、N受体，呈现M样和N样作用。本药具有选择性，对眼、腺体、心血管及支气管平滑肌作用较弱；对胃肠、膀胱平滑肌兴奋作用较强；对骨骼肌兴奋作用最强。对骨骼肌兴奋作用强的原因是：①抑制AChE；②直接激动N_2受体；③促进运动神经末梢释放ACh。

作用机制：新斯的明以季铵阳离子与AChE的阴离子部位结合，分子中的羰基碳与AChE酯解部位的丝氨酸的羟基形成共价键，形成复合物；然后再生成二甲基胺基甲酰化胆碱酯酶，后者的水解速度较乙酰化胆碱酯酶的水解速度为慢，故酶被抑制的时间较长；最后二甲胺基甲酰化胆碱酯酶被水解，分离出二甲氨基甲酸，胆碱酯酶活性得以恢复。

护理警示

用于治疗重症肌无力时，药物过量也会出现肌无力表现，需加强用药监护。

【临床应用】

1. 治疗重症肌无力 重症肌无力是一种自身免疫性疾病，体内产生抗N_2受体的抗体，使神经肌肉传递功能障碍，骨骼肌呈进行性收缩无力。表现为眼睑下垂、肢体无力、咀嚼和吞咽困难，严重者可出现呼吸困难。皮下或肌内注射新斯的明后，15分钟即可使症状减轻，维持2~4小时。除紧急情况需注射外，一般口服给药，因需要经常、反复给药，应掌握好剂量，不可过量，否则会引起胆碱能危象，导致肌无力症状加重。

重症肌无力

知识拓展

重症肌无力

重症肌无力是一种由神经肌肉接头处传递功能障碍所引起的自身免疫病。发病原因尚不明确，普遍认为与感染、药物、环境因素有关。重症肌无力患者发病初期往往感到眼或肢体酸胀不适，或视物模糊，容易疲劳，天气炎热或月经来潮时疲乏加重。随着病情发展，骨骼肌明显疲乏无力，显著特点是肌无力于下午或傍晚劳累后加重，晨起或休息后减轻，此种现象称为"晨轻暮重"。

2. 治疗术后腹气胀和尿潴留　可增强胃肠道和膀胱平滑肌张力，促进排气和排尿，常用于手术后腹气胀和尿潴留。

3. 治疗阵发性室上性心动过速　通过其拟胆碱作用使心率减慢。

4. 肌松药过量中毒的解救　适用于非除极化型肌松药（如筒箭毒碱）过量中毒的解救。对除极化型肌松药引起的中毒无效。

【禁忌证】对抗胆碱酯酶药或溴化物过敏的患者以及肠道或泌尿道有机械性阻塞的患者禁用；支气管哮喘、心动过缓、心律失常、癫痫、冠状动脉阻塞、迷走神经紧张、甲状腺功能亢进或消化性溃疡患者慎用；孕妇慎用；药物通过乳汁排泄，故哺乳妇女慎用。

【护理用药作用评估】

1. 药效　皮下或肌内注射给药后，10～30min出现显著疗效，可维持2～4h。

2. 不良反应　过量可产生恶心、呕吐、腹痛、心动过缓、肌束颤动等。严重者可致胆碱能危象，表现为大汗淋漓、大小便失禁、心动过速及其他心律失常，还可见肌痉挛，由于肌细胞膜过度除极，可阻断神经肌肉传导，加重肌无力症状。此时，应停用新斯的明，可用胆碱酯酶复活药及阿托品（对抗M样症状）治疗。

护理警示

（1）氨基糖苷类可延长或增强肌无力，合用要小心；

（2）抗胆碱药、阿托品、糖皮质激素、局部麻醉药和全身麻醉药、镁剂、普鲁卡因胺、奎尼丁可拮抗胆碱能效应，合用可导致药效丧失；

（3）神经节阻断剂可增加低血压的危险，合用时应密切监护。

【护理要点】

（1）注意：在接触索曼前或正在接触索曼时立即服用本药可能无明显效应，也可能加重索曼毒性效应。在出现索曼中毒症状时，停用本药，尽快使用阿托品和解磷定。

（2）在服用本药前停止服用所有拟胆碱药。

（3）每次给药后监测和记录患者的反应，以便确定最佳剂量。

【健康教育】

（1）用于重症肌无力时，应强调按医嘱准确、及时、规律服药。如果医生开的是缓释片，向患者解释必须在每天同一时间服药。

（2）告知患者不要弄碎或咀嚼缓释片。

（3）向患者解释很可能需要终身服用该药。

（4）建议患者携带标示重症肌无力的医学证明。

（5）对患者强调在首次出现神经毒剂中毒症状时服用神经毒剂解毒药阿托品和解磷定而不是新斯的明的重要性。

毒扁豆碱（physostigmine）

毒扁豆碱具有与新斯的明相似的易逆性抑制AChE的作用。吸收后在外周能产生完全拟胆碱作用，并可透过血脑屏障，产生中枢作用。但选择性差，很少使用。临床可用其溶液滴眼，产生缩瞳，降低眼压，调节痉挛作用，主要用于治疗青光眼。常用药物见表6-1。

表6-1　常用易逆性抗胆碱酯酶药

药物	作用	应用
新斯的明	兴奋骨骼肌、胃肠及膀胱平滑肌	重症肌无力、手术后腹气胀和尿潴留、竞争性神经肌肉阻断药过量的解救、阵发性室上性心动过速
毒扁豆碱	与毛果芸香碱相比，见效快，刺激性强，毒性反应明显	青光眼
吡斯的明	作用类似新斯的明，起效慢而弱，作用时间长，过量中毒的危险较少	重症肌无力，术后腹气胀和术后尿潴留
依酚氯铵	作用弱，快而短暂。对骨骼肌N_2受体的选择性高，副作用少	重症肌无力的诊断，非去极化肌松药过量的解救，阵发性室上性或房性心动过速
安贝氯铵	较新斯的明强，持续时间亦长，副作用较少	重症肌无力
他克林	易逆性抑制中枢AChE活性	阿尔茨海默病
石杉碱甲	作用较新斯的明强，易透过血脑屏障	重症肌无力，记忆障碍

二、难逆性胆碱酯酶抑制药

难逆性胆碱酯酶抑制药能够与胆碱酯酶结合成难以解离的磷酰化胆碱酯酶，使其失去水解乙酰胆碱的活性，导致体内ACh过度蓄积，激动胆碱受体，引起一系列胆碱能神经功能亢进的中毒症状，如有机磷酸酯类。

有机磷酸酯类（organophosphate）与胆碱酯酶结合后抑制该酶的活性，结合时间稍久，胆碱酯酶就难以恢复，毒性很强。目前主要用作农业杀虫剂，如敌百虫（dipterex）、乐果（rogor）、敌敌畏（DDVP）等。只有少数可医用作为滴眼剂如异氟磷（isoflurophate）等发挥缩瞳作用。

【毒性作用机制】 有机磷酸酯类的作用机制与可逆性抗胆碱酯酶药物作用机制相似，但是与胆碱酯酶的结合更为牢固。有机磷酸酯类分子中亲电子性的磷原子与胆碱酯酶酯解部位丝氨酸的羟基的氧原子结合，形成共价键结合，生成难以水解的磷酰化胆碱酯酶，结果使胆碱酯酶失去水解乙酰胆碱的能力，造成乙酰胆碱在体内大量积聚，引起一系列中毒症状。若不及时抢救，胆碱酯酶在几分钟或几小时内就"老化"。"老化"过程可能是磷酰化胆碱酯酶的磷酰化基团上的一个烷氧基断裂，生成更稳定的单烷氧基磷酰化胆碱酯酶。

这时即便用胆碱酯酶复活药，也不能恢复酶的活性，必须等待新生的胆碱酯酶出现，才具有水解乙酰胆碱的作用，此一过程需15～30天。因此一旦中毒，必须迅速抢救。

有机磷酸酯类常见吸收途径为胃肠道、呼吸道、皮肤和黏膜。经胃肠道吸收中毒的多由误食农药而引起。有机磷酸酯类容易挥发，也容易吸入中毒。皮肤沾染了一定量的有机磷酸酯类时，也可引起中毒。

【中毒症状】有机磷酸酯类抑制乙酰胆碱的消除，而乙酰胆碱的作用又极其广泛，所以有机磷酸酯类的中毒症状表现多样化。轻度主要是M样症状为主，中度同时有M样和N样症状，严重者除外周M样和N样症状外，还存在中枢神经系统症状。

1. M样症状

（1）瞳孔缩小，严重者基本都会出现，但中毒早期可能并不出现。因此，缩瞳一般不作为早期诊断的依据。还会出现视力模糊或因睫状肌痉挛而感觉眼睛疼痛。

（2）腺体分泌增多，引起流涎和出汗。重者可口吐白沫，大汗淋漓。

（3）支气管平滑肌收缩和腺体分泌增加，可引起呼吸困难甚至肺水肿。

（4）胃肠道平滑肌兴奋和对胃肠道黏膜的刺激作用，可引起恶心、呕吐、腹痛和腹泻等。

（5）膀胱逼尿肌收缩而引起小便失禁。

（6）心血管系统的M样作用可引起心率减慢和血压下降，但由于同时有N样作用，故有时也可引起血压升高。

2. N样症状　有机磷酸酯类可激动交感和副交感神经节的N_1受体和骨骼肌运动终板的N_2受体。在胃肠道、腺体、眼等组织器官为胆碱能神经占优势，因此中毒症状结果和M样症状一致。在心血管系统为去甲肾上腺素能神经占优势，故常表现为心肌收缩力加强、血压升高。N_2受体激动表现为肌束颤动，一般小肌肉（如眼睑、颜面和舌肌）开始，逐渐发展至全身。严重者可因呼吸肌麻痹而死亡。

3. 中枢症状　有机磷酸酯类使脑内乙酰胆碱含量升高，影响中枢突触的信号传递。表现为先兴奋（不安、谵语以及全身肌肉抽搐），进而由过度兴奋转入抑制，出现昏迷，血压下降及呼吸中枢麻痹而呼吸停止。

【解毒治疗】

1. 消除毒物　迅速消除毒物，以免继续吸收 发现中毒后应立即将患者移出有毒场所。对经皮肤吸收的中毒者，应立即清洗皮肤，最好用温水和肥皂彻底清洗。经口中毒时，应先抽出胃液和毒物，并迅速以微温的2%碳酸氢钠溶液、1：5000高锰酸钾或1%食盐水反复洗胃，直至洗出液不再有有机磷农药的特殊气味为止。然后再使用硫酸镁导泻。敌百虫口服中毒时不能用碱性溶液洗胃，以免在碱性溶液中转化成敌敌畏而增加毒性。对硫磷中毒时不能使用高锰酸钾洗胃，以免氧化成对氧磷而增加毒性。眼部染毒，可用2%碳酸氢钠溶液或0.9%氯化钠溶液冲洗数分钟。

2. 对症治疗　吸氧、人工呼吸、补液及抗惊厥药等对症治疗。

有机磷中毒解救

中间综合征

3. 及时应用特效解毒药

（1）阿托品：为治疗急性有机磷酸酯类中毒时首选的特异性、高性能解毒药。及早、足量、反复地注射阿托品，达到阿托品化，能迅速拮抗有机磷酸酯类中毒时的M样中毒症状，降低呼吸道和胃肠道平滑肌的兴奋，大剂量还能解除一部分中枢神经系统中毒症状，使昏迷患者苏醒。大剂量阿托品能够阻断神经节，从而拮抗有机磷酸酯类的兴奋神经节的作用。但阿托品对N_2受体无效，所以不能拮抗骨骼肌震颤，对晚期的呼吸肌麻痹也无效，也不能复活胆碱酯酶，临床疗效不易巩固。因此常与胆碱酯酶复活药合用，特别是对中度和重度中毒病例。两药合用时胆碱酯酶复活后，机体可恢复对阿托品的敏感性，容易发生阿托品中毒。两药合用时，应适当减少阿托品的剂量。

（2）胆碱酯酶复活药：是一类能使被有机磷酸酯类抑制的胆碱酯酶恢复活性的特异性解毒药物。常用药物有氯解磷定、碘解磷定和双复磷。有机磷酸酯类中度和重度中毒时，常采用本类药物与阿托品合用，以彻底消除有机磷酸酯类的毒性作用及临床症状。

> **护理警示**
>
> （1）敌百虫中毒时不能用碱性溶液洗胃；
>
> （2）对硫磷中毒时不能使用高锰酸钾洗胃；
>
> （3）阿托品和胆碱酯酶复活药合用，易发生阿托品中毒，应减少阿托品剂量并密切监测。

✚ 知识拓展

阿托品化和阿托品中毒

阿托品化与阿托品中毒之间很难掌握，临床治疗中阿托品过量、中毒等现象时有发生。通常在有机磷中毒阿托品给药治疗前后，护理人员需观察患者的皮肤、黏膜、心率、神志、瞳孔、体温等，根据体征汇报医师，及时调整阿托品的剂量。

阿托品化与
阿托品中毒

应用阿托品时，若患者出现瞳孔较之前散大、口腔分泌物减少、口干、皮肤干燥、颜面潮红、肺部湿啰音减少或消失等表现，往往表示已经达到了阿托品化。此时，若未能及时减少阿托品的用量，就很容易出现阿托品中毒。阿托品中毒会出现中枢神经兴奋的症状，如烦躁不安、谵妄、幻觉、体温升高、惊厥等表现。阿托品中毒严重时，中枢神经会由兴奋转为抑制，患者会出现昏迷以及呼吸麻痹等症状，应该立即停药，观察补液，给予相应治疗。

附：胆碱酯酶复活药

胆碱酯酶复活药（cholinesterase reactivator）是一类能使已被有机磷酸酯类抑制的胆碱酯酶恢复活性的药物，不但能使单用阿托品所不能控制的严重中毒病例得到解救，还能显著缩短中毒的病程。常用的有氯解磷定、碘解磷定和双复磷，均为肟类（oxime）化合物。

氯解磷定（pralidoxime chloride）

又称氯磷定、氯化派姆。

氯解磷定溶液较稳定，无刺激性，可以静脉注射或肌内注射，两种给药途径临床疗效相当，目前为临床首选药。

【药动学特点】氯解磷定不与血浆蛋白结合，不易进入血脑脊液屏障。经肝脏代谢，$t_{1/2}$ 为 77min，以原形或代谢产物迅速从肾脏排泄。

【药理作用】氯解磷定进入体内后，结构中的季胺基团能与磷酰化胆碱酯酶中的磷酰基结合，使胆碱酯酶恢复游离状态，而恢复其功能。也可直接与游离的有机磷结合成无毒的磷酰化解磷定而由肾脏排出，从而消除对胆碱酯酶的继续毒害。但是中毒事件超过 36h，本品的恢复效果较差。

【临床应用】本品用于中、重度有机磷中毒的解救，其对胆碱酯酶的恢复作用因有机磷的品种不同而存在差异：对于对硫磷、内吸磷、马拉硫磷具有良好疗效；对敌百虫、敌敌畏疗效较差；对乐果无效。

一般中毒，肌内注射或静脉缓慢注射 0.5～1g；严重中毒 1～1.5g。以后根据临床病情和血清胆碱酯酶水平，每 1.5～2h 可重复 1～3 次。

本品还应与阿托品合用，消除乙酰胆碱在体内积蓄所产生的毒性。

【禁忌证】对本品过敏者禁用。

【护理用药作用评估】

1. 药效　肌内或静脉注射本品，血中浓度很快增高，可维持 2～3h。肌内注射本品 0.5～1g，临床症状大都在 30min～1h 内消失，胆碱酯酶活力恢复到正常值的 70% 以上。

2. 不良反应　注射后可引起恶心、呕吐心率增快、心电图出现暂时性 S-T 段压低和 Q-T 时间延长。注射速度过快引起眩晕、视力模糊、复视、动作不协调。剂量过大可抑制胆碱酯酶，抑制呼吸及引起癫痫样发作。

【护理要点】

（1）患者用药过程中应密切掌握病情变化及改善情况，评估用药效果，病情好转后及时告知医师。

（2）氯解磷定生物半衰期短，给药途径推荐稀释后静脉注射，不宜静脉滴注（尤其是首次给药）。肌内注射可引起局部疼痛。

（3）静脉注射时控制速度，如过快或剂量过大会抑制呼吸，诱发癫痫。

（4）老年人应适当减少用量和减慢滴注速度。

（5）对自杀患者做好心理护理，了解中毒的具体原因，予以心理指导。

护理警示

（1）本品在碱性溶液中易分解，禁与碱性药物配伍；

（2）与阿托品同时应用时要减少阿托品剂量；

（3）给药途径推荐稀释后静脉注射。

【健康教育】

（1）普及预防有机磷农药中毒的有关知识，提高自我防护意识。

（2）出院时告知患者应在家休息2～3周，按时服药，不可单独外出，以防发生迟发性神经损害。

（3）因自杀口服中毒者出院时，要教会患者应对应激源的方法，做好心理疏导。

碘解磷定（pralidoxime iodide）

碘解磷定简称派姆（PAM），为最早应用的胆碱酯酶复活药。水溶性较低，水溶液不稳定，久置可释放出碘。可引起咽痛及腮腺肿大等碘反应，局部刺激性较强，注射时若漏流至皮下，可致剧痛及周围皮肤发麻。碘解磷定的作用相当于氯解磷定的0.65倍。因其作用不强，不良反应较多，目前较少使用。

双复磷（obidoxime chloride）

双复磷为含氯双肟类化合物，作用与氯解磷定类似，作用迅速而持久。能通过血脑屏障，对中枢神经系统症状消除作用较强。对大多数有机磷酸酯类中毒均有效。主要不良反应为四肢和口舌发麻、全身发热、恶心、额面潮红等。本品在碱性溶液中易分解为氰化物，故不能与碱性药物共用。

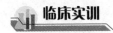 **临床实训**

一、处方分析

案例：胡某，男，50岁，1个月前左眼疼痛，视物模糊，偶尔伴左侧头痛、眼眶痛。1天前突感左眼球胀痛，头痛加剧，视力极度下降。眼科常规检查：眼压增高，左眼视力4.8，扩瞳检查未见视神经损伤。双侧瞳孔2mm，等大等圆，对光反应迟钝。诊断为青光眼。医生给予以下处方：

Rp.　2%硝酸毛果芸香碱滴眼液5ml×1支

　　　Sig.　一次1滴，每5～10min滴眼1次，3～6次后每1～3h滴眼1次，直至眼压下降（注意：对侧眼每6～8h滴眼1次，以防对侧眼闭角型青光眼的发作）。

请问：该处方是否合理？为什么？

分析：该处方合理。毛果芸香碱直接激动M受体，产生M样作用，对眼作用明显，有缩瞳、降低眼压和调节痉挛作用。毛果芸香碱使瞳孔缩小，虹膜向中心方向拉紧，虹膜根部变薄，前房角间隙扩大，有利于房水通过巩膜静脉窦进入血液循环，使眼压下降。另外，睫状肌收缩，使巩膜静脉窦扩大，亦有利于房水循环。

二、实训练习

案例：赵某洋，男，36岁，因双眼睑下垂、复视6个月，易疲乏，四肢无力1周入院。

查体时发现患者手紧握时会逐渐无力，下蹲多次后起立困难。肌疲劳试验阳性，新斯的明试验阳性，诊断为重症肌无力。

请问：患者应使用什么药物治疗？用药注意事项有哪些？

（温中阳　张红云）

? 思考题

1．根据毛果芸香碱与新斯的明的作用机制，分别解释两药的药理作用、临床应用、不良反应。

2．为什么毛果芸香碱可用于治疗青光眼？滴眼时有哪些注意事项？

3．简述新斯的明的临床应用及用药监护。

4．简述合用阿托品和AChE复活药治疗有机磷酸酯类中毒的机制。

实训练习解析

思考题与参考答案

思维导图

第七章

抗胆碱药

学习目标

1. **掌握**　阿托品的药理作用、临床应用、禁忌证和护理用药作用评估。
2. **熟悉**　山莨菪碱及东莨菪碱的作用特点、临床应用和用药监护。
3. **了解**　其他抗胆碱药的作用特点和临床应用。

　　抗胆碱药（anticholinergic drugs）对胆碱受体有较强的亲和力，与乙酰胆碱等竞争结合胆碱受体，结合而不产生或较少产生拟胆碱作用，产生抗胆碱作用的药物，又称胆碱受体阻断药。其主要作用是选择性阻断副交感神经的突触传递，抑制或阻断副交感神经支配的效应器，从而相对增强交感神经的张力。

　　根据对M和N受体选择性及临床应用的不同，抗胆碱药分为3类：

　　（1）M胆碱受体阻断药（节后抗胆碱药），能够选择性阻断节后胆碱能神经所支配的效应器细胞膜上的M胆碱受体，产生抗M样作用。主要用于治疗内脏绞痛，又称平滑肌解痉药。常用药物有阿托品、山莨菪碱等。

　　（2）N_1胆碱受体阻断药（神经节阻断药），能够选择性阻断神经节上N_1胆碱受体，曾用于抗高血压，但目前已被其他降压药取代。代表药有美加明、樟磺咪芬等。

　　（3）N_2胆碱受体阻断药（骨骼肌松弛药），能够选择性阻断骨骼肌运动终板突触后膜上的N_2胆碱受体，使骨骼肌松弛，主要用作麻醉辅助药，代表药有琥珀胆碱、筒箭毒碱等。

第一节 | M胆碱受体阻断药

　　本类药物包含阿托品类天然生物碱及其合成、半合成衍生物。

一、阿托品类生物碱

　　阿托品类生物碱包括阿托品、东莨菪碱、山莨菪碱等，多从茄科植物颠茄、曼陀罗和洋金花等天然植物中提取。其化学结构类似，根据氧桥、羟基等取代基的不同，作用也不同，其中东莨菪碱中枢镇静作用最强，樟柳碱中枢作用稍弱，山莨菪碱中枢作用最弱。

阿托品（atropine）

阿托品是从颠茄和其他茄科植物提取出的一种有毒的白色结晶状生物碱。天然存在于植物中的莨菪碱为其不稳定的左旋体，提取过程中得到稳定的消旋体，即为阿托品。主要用其硫酸盐，极易溶于水，无臭，味苦。

【药动学特点】本品易从胃肠道及其他黏膜吸收，也可从眼部或少量从皮肤吸收。吸收可迅速分布于全身组织，可透过血脑屏障，也能通过胎盘屏障。主要通过肝细胞酶的水解代谢，约有13%～50%在12h内以原形随尿排出。

【药理作用】阿托品与M胆碱受体结合，内在活性很小，一般不产生激动作用，阻断乙酰胆碱或胆碱受体激动药与受体结合，发挥拮抗作用。阿托品对M受体有较高的选择性，但对各种M受体亚型的选择性较低，作用较广泛，大剂量或中毒剂量也有阻断神经节N受体的作用。随剂量的增加可依次出现下列现象：

1. 抑制腺体分泌 使用小剂量阿托品（0.3～0.5mg）时，就能显著抑制腺体分泌，唾液腺和汗腺最敏感，引起口干和皮肤干燥，也可抑制泪腺和呼吸道分泌。较大剂量可减少胃液分泌，但对胃酸浓度影响较小。

2. 扩瞳、升高眼内压力和调节麻痹

（1）扩瞳：阿托品阻断瞳孔括约肌M受体，松弛环状肌，退向四周边缘，从而扩瞳。

（2）眼内压升高：由于瞳孔扩大，虹膜退向四周边缘，虹膜根部增厚，前房角间隙变窄，阻碍房水回流入巩膜静脉窦，导致眼内压升高。

（3）调节麻痹：阿托品能使睫状肌松弛退向外缘，使悬韧带向周围拉紧，使晶状体变扁平，屈光度减低，只适于看远物，而不能将近物清晰地成像于视网膜上，故看近物模糊不清，这一作用称为调节麻痹。

3. 解除内脏平滑肌痉挛 阿托品能松弛许多内脏平滑肌，对过度活动或痉挛的内脏平滑肌松弛作用更为显著。抑制胃肠道平滑肌的强烈痉挛，降低蠕动的幅度和频率，进而缓解胃肠绞痛，对膀胱逼尿肌也有解痉作用，但对胆管、输尿管和支气管的解痉作用较弱，对子宫平滑肌的影响较小。对括约肌的反应主要取决于括约肌的机能状态，如胃幽门括约肌痉挛时，阿托品具有松弛作用，但作用不显著和不恒定。

4. 兴奋心脏、扩张小血管

（1）兴奋心脏：治疗剂量的阿托品（0.4～0.6mg）可使部分患者心率轻度短暂减慢，一般每分钟减少4～8次，这可能是阿托品阻断突触前膜M_1受体，从而减少突触中ACh对递质释放的抑制作用。较大剂量（1～2mg）则阻断窦房结起搏点的M_2受体，解除迷走神经对心脏的抑制作用，使心率加速，加速程度取决于迷走神经的张力，对迷走神经张力高的青壮年，心率加速作用显著。

（2）扩张小血管：治疗量的阿托品对血管无明显影响，可能是多数血管缺乏胆碱能神经支配。较大剂量时可解除外周及内脏小血管的痉挛，皮肤血管的扩张最为显著，可引起皮肤潮红、温热等症状。当微循环的小血管痉挛时，能够改善微循环，增加组织的血流灌注。该作用机制尚未完全阐明，但与抗胆碱作用无关，可能是机体对阿托品所引起的体温升高的代偿性散热反应，也可能是阿托品的直接扩张血管的作用。

5. 兴奋中枢神经系统 治疗量对中枢神经系统作用不明显，较大剂量1～2mg可轻度兴奋延髓和大脑，2～5mg时兴奋加强，出现烦躁不安、谵语等症状，中毒剂量（如10mg以上）出现明显中枢中毒症状，常致幻觉、定向障碍、运动失调和惊厥等，持续大剂量则易由兴奋转入抑制，出现昏迷及呼吸麻痹。

【临床应用】

1. 解除内脏平滑肌痉挛 适用于各种内脏绞痛，对胃肠绞痛及膀胱刺激症状如尿频、尿急等疗效较好。对胆绞痛及肾绞痛的疗效较差。治疗这两种绞痛时，常和吗啡类镇痛药合用。一般使用硫酸阿托品0.5～1mg皮下注射，对于轻症可口服其0.3mg的片剂。

2. 抑制腺体分泌 用于全身麻醉前给药，成人术前0.5～1h肌内注射0.5mg，小儿皮下注射用量为：体重3kg以下者为0.1mg，7～9kg为0.2mg，12～16kg为0.3mg，20～27kg为0.4mg，32kg以上为0.5mg。可以减少呼吸道分泌，防止分泌物阻塞呼吸道及吸入性肺炎的发生，也可用于严重的盗汗和流涎症。

3. 眼科

（1）虹膜睫状体炎：0.5%～1%阿托品溶液滴眼，松弛虹膜括约肌和睫状肌，使之充分休息，有利于炎症的消退。与缩瞳药交替联用还可预防虹膜与晶体的粘连。

（2）检查眼底：阿托品扩瞳作用可维持1～2周，调节麻痹也可维持2～3天，视力恢复较慢，目前常以作用时间较短的后马托品溶液取代。

（3）验光配眼镜：滴用阿托品能使睫状肌的调节功能充分麻痹，晶状体固定，能够正确地测出晶状体的屈光度，但阿托品作用持续时间过长，现已少用。儿童的睫状肌调节机能较强，能够使用。

4. 缓慢型心律失常 可用于治疗迷走神经过度兴奋所致窦房阻滞、房室阻滞等缓慢型心律失常，也可用于治疗窦房结功能低下而出现的室性异位节律。成人静脉注射0.5～1mg，按需可1～2h一次，最大用量为2mg。小儿按体重静脉注射0.01～0.03mg/kg。

5. 抗休克 在保证血容量的前提下，大剂量阿托品治疗，可能解除血管痉挛，舒张外周血管，改善微循环。可用于暴发型流行性脑脊髓膜炎、中毒性菌痢、中毒性肺炎等所致的感染性休克，但是对于休克伴有心率过速或高烧者，不用阿托品。成人一般按体重0.02～0.05mg/kg，用50%葡萄糖注射液稀释后于5～10min静脉注射，每10～20min一次，直到患者四肢温暖，收缩压在10kPa（75mmHg）以上时，逐渐减量至停药。小儿按体重静脉注射0.03～0.05mg/kg。

6. 解救有机磷酸酯类中毒 参见第六章。

【禁忌证】青光眼、幽门梗阻及前列腺肥大者禁用。

【护理用药作用评估】

1. 药效 本品易从胃肠道及其他黏膜吸收，也可从眼或少量从皮肤吸收，很快分布到全身组织。蛋白结合率中等。口服1h后血药浓度达峰值，肌内注射后15～20min血药浓度达峰值，它对副交感神经的拮抗作用可维持3～4h，但对眼（虹膜或睫状肌）的作用可持续72h或更久。

2. 不良反应　阿托品药理作用广泛，副作用较多，常见的有口干、视物模糊、眩晕、心悸、便秘、皮肤潮红、体温升高等症状，一般停药后逐渐消失。随着剂量增大，其不良反应可逐渐加重，当剂量过大或误服颠茄果、曼陀罗果、洋金花及莨菪的根茎时可出现明显中枢中毒症状，表现为烦躁不安、谵妄、幻觉及惊厥等中枢兴奋症状，严重中毒可由兴奋转入抑制而出现昏迷、呼吸麻痹甚至死亡。阿托品中毒的解救主要为对症治疗，可用镇静药或抗惊厥药对抗中枢兴奋症状，如果呼吸已转入抑制，则采用人工呼吸或吸氧；同时用毛果芸香碱、毒扁豆碱对抗阿托品中毒症状。

【护理要点】

（1）婴幼儿对本品的毒性反应极其敏感，特别是痉挛性麻痹与脑损伤的小儿，反应更强，环境温度较高时，因闭汗有体温急骤升高的危险，应用时要严密观察。

（2）滴眼时，有时引起刺激性结膜炎。使用时要压迫泪囊部，尤其是儿童。如经鼻泪管吸收，可产生全身症状。主要表现为口干、唾液分泌减少、无汗，皮肤潮红、眩晕、心率加快、烦躁，视力模糊，皮肤干热，可能出现皮疹，尤其是在颜面、颈部及躯干上部、可能随之脱屑。

（3）老年人容易发生抗M胆碱样副作用，如排尿困难、便秘、口干（特别是男性），也易诱发未经诊断的青光眼，一经发现，应立即停药。本品对老年人易导致汗液分泌减少，影响散热，故夏天慎用。

（4）治疗有机磷农药中毒时，要求达到阿托品化，即出现口干、皮肤干燥、颜面潮红，心率增快至100次/min左右，体温37.3～37.5℃，或小有躁动，此为治疗的正常反应。使用阿托品期间，必须密切观察病情变化，及时调整剂量，既要防止过量中毒又要避免用量不足。

【健康教育】

（1）用药前应给患者解释用药后会出现看不清近物的道理，以消除其心理压力，并建议患者避免驾驶和进行其他危险活动。

（2）教会患者正确使用滴眼剂的方法，洗净两手、头稍后仰，眼球向上，中指向下轻拉下眼睑，滴入眼药水后，食指轻压内眦1～2min。

（3）告知患者多喝水，出现皮疹要及时告知医务人员。

（4）告知患者报告排尿困难或尿潴留情况。

山莨菪碱（anisodamine）

又称氢溴酸山莨菪碱、消旋氢溴酸山莨菪碱。

山莨菪碱为我国特产茄科植物山莨菪中提取的一种生物碱，常简称"654"，其天然品为"654-1"，人工合成方法制得的产品为"654-2"。它具有明显的外周抗胆碱作用，能对抗乙酰胆碱引起的肠及膀胱平滑肌收缩和血压下降，并能使肠张力降低，作用强度比阿托品稍弱，其选择性较高，毒副作用较低。目前已替代阿托品治疗胃肠绞痛。还能够解除小血管痉挛，抑制血小板的聚集，改善微循环，可用于各种感染中毒性休克（需与抗菌药物合用）。它抑制唾液分泌，扩瞳作用弱于阿托品，不易透过血脑屏障，中枢作用较弱。禁忌证为脑出血急性期及青光眼患者。

✚ 知识拓展

谢晶曦与654-2

20世纪60年代，青海省有人误食当地特有的茄科植物唐古特山莨菪后，产生了和阿托品类似的症状。研究人员随即开展研究，发现了山莨菪碱，并进一步发现其有明显的抗胆碱作用，能扩张微小血管，改善微循环。恰逢1965年北京流行小儿脑炎，某医院儿科用天然山莨菪碱抢救暴发型流行性脑膜炎和中毒性痢疾等急性休克病儿，疗效显著，于是山莨菪碱用药量急增，天然药品供不应求。面对临床急需，中国医学科学院研究院研究员谢晶曦不计个人得失，承担起全合成任务。经过3年多的反复试验，他设计了一条新路线，成功得到了符合要求的消旋山莨菪碱。为了给临床提供充足的药源，他又只身深入药厂，协助技术人员解决放大试制过程中出现的各种问题，最终实现了工业化生产，解决了临床用药的实际问题。而后谢晶曦将该成果无偿转让给了北京制药厂和杭州民生药厂。30多年过去了，该药在治疗微循环障碍性疾病方面仍起着积极作用，并被载入《中国药典》，为解除患者痛苦，挽救患者生命做出了贡献。因该药在1965年4月研发成功，故其代号为654。其中天然品称为654-1，人工合成品取名为654-2。

东莨菪碱（scopolamine）

东莨菪碱是植物洋金花的主要成分，对中枢抑制作用较强，小剂量就能明显镇静，较大剂量则可催眠。此外该药还有欣快作用，易造成药物滥用。其镇静及抑制腺体分泌作用强于阿托品，因此比阿托品更适用于麻醉前给药。还具有防晕止吐作用，与苯海拉明合用能增强效果，用于晕车晕船，但出现晕动症状如恶心、呕吐后再用药则疗效差。也可用于妊娠或放射病所致呕吐。此外，该药还具有中枢抗胆碱作用，可用于帕金森症，可缓解流涎、震颤和肌肉强直等症状。不良反应与禁忌证与阿托品相同。

樟柳碱（anisodine）

樟柳碱是我国学者从青海唐古特的莨菪植物中提取出的。民间称此植物为樟柳参，故该碱命名为樟柳碱。其中枢抑制作用较强，稍弱于东莨菪碱，外周抗胆碱作用与山莨菪碱类似。临床用于血管性头痛、视网膜、血管痉挛、缺血性视神经炎、脑血管病引起的急性瘫痪、支气管哮喘、晕动病和有机磷农药中毒等。不良反应较阿托品、东莨菪碱少。

二、合成及半合成衍生物

阿托品滴眼后作用持久，视力恢复缓慢，作为解痉药时副作用较多，针对这些特点，经过化学结构改造，人工合成许多选择性较高的代用品，其中包括扩瞳药、解痉药、选择性M受体阻断药。

（一）合成扩瞳药

后马托品（homatropine）

后马托品为合成短效胆碱受体阻断药，作用及毒性类似阿托品，但较弱。具有扩大瞳孔和调节麻痹作用，散瞳作用比阿托品快，但维持时间短，滴眼后5～20min起效，30～90min最大，持续18～48min。一般在12～36h内瞳孔恢复正常。适用于12岁以上，40岁以下患者的散瞳验光及检查眼底；对于病情较轻的虹膜睫状体炎，可利用本品作用时间短的特点，使瞳孔处于不断活动状态，避免虹膜后粘连的发生，对阿托品过敏者可用本品。青光眼及青光眼可疑患者禁用。

临床上常用的合成扩瞳药还有尤卡托品（eucatropine）、托吡卡胺（tropicamide）和环喷托脂（cyclopentolate），均为短效M受体阻断药，与阿托品相比，扩瞳和调节麻痹的持续时间短，适用于散瞳检查眼底和验光。各药作用比较见表7-1。

表7-1　阿托品与合成扩瞳药作用比较

药物	浓度/%	扩瞳作用		调节麻痹作用	
		高峰/min	恢复/天	高峰/min	恢复/天
硫酸阿托品	1	30～40	7～10	1～3	7～12
氢溴酸后马托品	1	40～60	1～3	0.25	1～3
托吡卡胺	1	20～40	0.25	0.5	<0.25
环喷托脂	0.5	30～50	1	1	0.25～1

（二）合成解痉药

1. 季铵类解痉药　与阿托品类生物碱相比，季铵类解痉药具有脂溶性低、口服吸收差，对胃肠道解痉作用较强，不易通过血脑屏障，能够阻断神经节，可引起直立性低血压、阳痿等不良反应，中毒量可致神经肌肉阻断，引起呼吸麻痹。常用药有普鲁本辛（propantheline bromide）、奥芬溴铵（oxyphenonium bromide）、戊沙溴铵（valethamate bromide）、格隆溴铵（glycopyrronium bromide）、地泊溴铵（diponium bromide）和喷噻溴铵（penthienate bromide）等，均可用于缓解内脏平滑肌痉挛，作为消化性溃疡的辅助用药。

普鲁本辛具有与阿托品相似的M受体阻断作用，对胃肠道受体选择性较高，治疗量具有强而持久地抑制胃肠道平滑肌的作用，较大剂量能减少溃疡患者的胃酸分泌，主要用于胃、十二指肠溃疡、胃肠痉挛、泌尿道痉挛、妊娠呕吐及遗尿症。

2. 叔铵类解痉药 该类药具有脂溶性高、口服易吸收、阿托品样胃肠道解痉作用，抑制胃酸分泌、可透过血脑屏障产生中枢作用。常用药有贝那替嗪（benactyzine，胃复康）、双环维林（dicycloverine）、羟苄利明（oxyphencyclimine）等。贝那替嗪能缓解平滑肌痉挛，抑制胃酸分泌，还有安定作用，适用于伴有焦虑的溃疡患者，亦可用于胃肠蠕动亢进及膀胱刺激征患者。

（三）选择性M受体阻断药

对M_1受体有选择性阻断作用的药物，有哌仑西平（pirenzepine）、替仑西平（telenzepine）等。哌仑西平对M_1、M_4受体均有较强的亲和力，可选择性阻断胃壁细胞上的M_1受体，抑制胃酸与胃蛋白酶的分泌，适用于胃、十二指肠溃疡的治疗。口服吸收差，生物利用度约为26%，食物可减少其吸收，应在餐前服用。与H_2受体阻断药合用可增强疗效。不易透过血脑屏障，无阿托品样中枢兴奋作用。

达非那新（darifenacin）

本药为选择性M_3受体阻断药，可拮抗M_3受体兴奋引起的膀胱及胃肠道平滑肌活动性过高或上皮细胞分泌增加。适用于治疗尿失禁、尿频和尿急等膀胱活动过度症状。

噻托溴铵（tiotropium bromide）

本药为选择性M_3受体阻断药，通过和平滑肌上的M_3受体结合，扩张支气管平滑肌。适用于慢性阻塞性肺疾病的维持治疗，包括慢性支气管炎、肺气肿等伴随呼吸困难的维持治行和预防急性发作。不良反应有口干、便秘、视物模糊、排尿困难、过敏反应等。

第二节 | 骨骼肌松弛药

一、非除极化型肌松药

该类药物又称竞争型肌松药（competitive muscular relaxants），该类药物与运动神经终板膜上的N_2胆碱受体结合，本身无内在活性，阻断ACh与受体结合，使骨骼肌松弛。同类的阻断药之间有相加作用。与抗胆碱酯酶药之间有拮抗作用，故过量时可用适量的新斯的明解毒。

本类药物多为天然生物碱及其类似物，主要有筒箭毒碱、阿曲库铵、哌库溴铵、维库溴铵等。根据体内过程不同，在起效时间和维持时间上存在差异。筒箭毒碱为经典药物，但起作用时间较长，用药后作用不易逆转，副作用多，目前临床已少用。

表7-2 非除极化型肌松药的作用特点比较

药物	肌松作用	起效时间/min	药效持续时间/min
筒箭毒碱	长效	4～6	80～120
阿曲库铵	中效	2～4	30～60
哌库溴铵	长效	2～4	80～120
维库溴铵	中效	2～4	60～90

筒箭毒碱（d-tubocurarine）

又称管箭毒碱。

筒箭毒碱是从南美洲生产的植物浸膏箭毒中提出的生物碱，是临床应用最早的典型非除极化型肌松药。右旋体具药理活性，作用时间较长，不良反应较多，临床上已少用。

【药动学特点】本品口服吸收差，静脉给药2～3min后产生肌松作用，易再分布到脂肪组织，随后从脂肪组织慢慢释放，重复用药需减量，避免药物蓄积中毒。约70%的药物以原形，其余以代谢物形式从肾脏排泄。

【药理作用】

1. 肌松作用　筒箭毒碱与骨骼肌细胞膜上N_2受体结合，能够竞争性阻断ACh的作用而使肌肉松弛。其肌松作用从眼部和头面部开始，主要表现为眼睑下垂、斜视、失语、咀嚼和吞咽困难等，继而出现颈部、躯干、四肢和肋间肌的松弛，可因呼吸肌麻痹而死亡。

2. 组胺释放作用　可导致支气管痉挛、低血压、组胺样疹块和唾液分泌等症状。

3. 神经节阻断作用　常用量可部分阻断神经节及肾上腺髓质，导致血压下降、心率增快。

【临床应用】临床可用于麻醉药辅助药，用于胸腹手术和气管插管等，目前该药已较少使用，临床目前使用较安全的维库溴铵、阿曲库铵等全身麻醉辅助药。

【禁忌证】重症肌无力、严重休克、呼吸肌功能不良或有肺部疾病的患者禁用。

【护理用药作用评估】

1. 药效　口服难吸收，静脉给予常用量筒箭毒碱后，迅速产生肌肉松弛作用，2～5min内作用最强，持续25～90min。头颈部小肌肉首先受累；然后波及四肢、躯干和颈部的其他肌肉；继而因肋间肌松弛，出现腹式呼吸；如剂量过大，进而累及膈肌，患者可因呼吸肌麻痹而死亡。肌内注射后，肌肉松弛作用可能在10～25min内开始。

2. 不良反应 常用剂量会导致心率加快、血压下降、支气管痉挛和唾液分泌过多，过量可导致呼吸麻痹，可用新斯的明解救。

【护理要点】

（1）应准备好急救药品和器械。如出现长时间的呼吸暂停，应尽快给氧和气管插管，直至自主呼吸已充分恢复为止。

（2）烧伤患者对筒箭毒碱耐药，应根据具体情况适当增加剂量。

（3）应使患者保持有利于静脉回流的体位。

（4）在使用神经肌肉阻断药之前先给予抗组胺药，可有效阻止发生哮喘或支气管痉挛。

【健康教育】告知患者有不良反应要及时向医护人员报告。

> **护理警示**
>
> （1）利多卡因、普鲁卡因胺、奎尼丁、维拉帕米可增强筒箭毒碱的神经肌肉阻断作用，甚至导致呼吸抑制和窒息；
>
> （2）某些抗感染药物（如氨基糖苷类、多黏菌素类和两性霉素B）可增强筒箭毒碱的神经肌肉阻断作用。

二、除极化型肌松药

该类药物又称为非竞争型肌松药（noncompetitive muscular relaxants），化学结构与ACh相似，与运动神经终板膜上的N_2受体结合，产生持久除极化作用，对ACh的反应减弱或消失，使骨骼肌松弛。目前临床应用的药物为琥珀胆碱（succinylcholine）。

琥珀胆碱（succinylcholine）

又称司可林。

本药在水中极易溶解，在乙醇或三氯甲烷中微溶，在乙醚中不溶。

【药动学特点】本品口服不易吸收，静脉注射后迅速被血浆中的丁酰胆碱酯酶水解成琥珀单胆碱，肌松作用大为减弱，又缓慢分解成为琥珀酸和胆碱，肌松作用消失。2%的琥珀胆碱以原形经肾脏排出。

【药理作用】本药起效快，持续时间短。用药后不同部位的骨骼肌除极化的时间不同，导致出现不协调的肌束颤动，然后迅速转为松弛，其中颈部、四肢和腹部肌肉最明显，舌、咽喉及咀嚼肌次之，呼吸肌松弛作用最不明显。

【临床应用】临床可用于气管插管、气管镜、食管镜等短时的小手术，也可用作全麻时的辅助用药，在较浅麻醉下使骨骼肌完全松弛，减少全身麻醉药的用量，提高手术的安全性。由于本药个体差异较大，给药剂量和速度均需个体化给药。本药还可引起强烈的窒息感，可先用硫喷妥钠。一次量20～50mg，小儿1～2mg/kg。用0.1%溶液静脉滴注（一般用5%葡萄糖液稀释）用药速度控制在20～40μg/（kg·min）。一次手术过程，总量不宜

护理警示

（1）本药与非除极化型肌松药可相互拮抗；

（2）本药水溶液呈酸性，忌与呈碱性的硫喷妥钠配伍。

超过 0.3～0.5g。

【禁忌证】眼内压高、青光眼、颅内压高、脑出血、视网膜脱离、白内障摘除术、低血浆胆碱酯酶、严重肝功能不全、营养不良、电解质紊乱及高血压患者禁用。

【护理用药作用评估】

1. 药效　口服不易吸收，静脉注射后1min内出现肌松作用，作用快，持续时间短，2min时作用达高峰，通常于5min内作用消失。如需长时间的肌松作用可以采用持续静脉滴注达到。其肌松效能为筒箭毒碱的1.8倍，血浆半衰期2～4min。

2. 不良反应　可引起窒息、肌束颤动、血钾升高、迷走神经兴奋导致心动过缓、血压下降和心律失常等。

【护理要点】

（1）本药无拮抗药。抗胆碱酯酶药如新斯的明不但不能对抗，反能增加其肌松作用。应用时应注意。

（2）本药与氟烷合用时，体温可突然升高，如发现不及时或抢救不当，死亡率很高。此时需采取快速降温、吸纯氧、控制酸中毒等急救措施。

【健康教育】告知患者有不良反应要及时向医护人员报告。

临床实训

一、案例分析

案例：胡某，男，50岁，因20min前口服敌敌畏15ml急诊入院，脸色发灰，大汗淋漓，呕吐数次，全身皮肤湿冷，无肌肉震颤，双侧瞳孔直径2～3mm，对光反射存在。体温、脉搏、呼吸及血压基本正常，双肺呼吸音粗。化验：WBC 14.3×10^9/L，其余未见异常。诊断为急性有机磷农药中毒。

给予2%碳酸氢钠洗胃，静脉注射阿托品10mg/次，共3次。另静脉注射氯解磷定1g及补液治疗。

请问：如何正确使用阿托品？为什么要联合使用氯解磷定？

分析：阿托品抢救有机磷农药中毒患者时，用药剂量根据病情确定，不受极量限制，原则上应尽早、足量、反复用药，达到"阿托品化"后再减量维持。阿托品化的指标是瞳孔散大、颜面潮红、腺体分泌减少、口干、轻度躁动不安及肺部湿啰音明显减少或消失。如出现阿托品过量中毒症状，如谵妄、躁动、心率加快、体温升高等情况应减量或暂停用药。

阿托品是M受体阻断药，可以有效解除M样症状，但对中枢症状如惊厥、躁动不安等作用较差，对N样症状（如肌肉震颤）无效，也不能使失活的AChE恢复活性。氯解磷定为AChE复活药，可使被有机磷农药抑制的AChE恢复活性，促使体内的有机磷由肾排出，并可迅速对抗肌肉震颤。故对中、重度有机磷农药中毒的患者，必须采用阿托品与AChE复活药合并应用的措施。

二、实训练习

案例：李某，男，30岁，因被人发现晕倒在田间入院急诊，全身大汗淋漓，口吐白沫，双眼上翻，身体弥漫农药气味。体格检查：口鼻内大量分泌物流出，双侧瞳孔明显缩小，颈胸部肌束颤动，呼吸困难，双肺可闻及湿啰音，小便失禁。诊断：有机磷农药中毒。

请问：

（1）该患者为何要清洗皮肤，清洗皮肤应注意哪些问题？

（2）氯解磷定能否取代阿托品或被阿托品取代？

（温中阳 张红云）

❓ 思考题

1. 试述阿托品的药理作用、临床应用及用药监护。

2. 试比较阿托品、山莨菪碱和东莨菪碱的特点。

3. 有一小孩不慎误服曼陀罗果实（含阿托品类生物碱），该小孩可能会出现哪些症状？应采取哪些措施解救？

4. 琥珀胆碱和筒箭毒碱的肌肉松弛作用机制和作用特点有什么区别？

实训练习解析

思考题与参考答案

思维导图

第八章

拟肾上腺素药

学习目标

1. 掌握　肾上腺素、多巴胺、异丙肾上腺素、去甲肾上腺素的药理作用、临床应用、禁忌证和护理用药作用评估。

2. 熟悉　多巴酚丁胺的作用特点、临床应用和用药监护。

3. 了解　间羟胺、麻黄碱的作用特点和临床应用；其他抗胆碱药的作用特点和临床应用。

　　拟肾上腺素药（adrenergic drugs）是一类通过兴奋交感神经而发挥作用的药物，亦称为拟交感胺。本类药物通过激动肾上腺素受体或促进肾上腺素能神经末梢释放递质，从而发挥与肾上腺素能神经兴奋相似的作用。

　　该类药物基本化学结构是β-苯乙胺，肾上腺素、去甲肾上腺素、异丙肾上腺素和多巴胺等在苯环3、4位C上都有羟基并形成儿茶酚，故称儿茶酚胺类（catecholamines）。它们的外周作用强而中枢作用弱，作用时间短。无邻位羟基者为非儿茶酚胺类，作用强度减弱，但不被儿茶酚-O-甲基转移酶（COMT）破坏，作用时间延长。

　　目前临床上使用的拟肾上腺素药物，按其对α受体和β受体的选择性不同分为三类：①α、β受体激动药；②α受体激动药；③β受体激动药。

第一节 | α、β肾上腺素受体激动药

肾上腺素（adrenaline，AD）

　　又称副肾素、副肾碱。

　　肾上腺素是肾上腺髓质的主要激素，其生物合成主要是在髓质嗜铬细胞中首先形成去甲肾上腺素，然后经过苯乙醇胺-N-甲基转移酶（phenylethanolamine N-methyl transferase, PNMT）的作用，使去甲肾上腺素甲基化形成肾上腺素。肾上腺素可从家畜肾上腺提取或人工合成。本药与空气接触或受日光照射，易氧化变质；在中性或碱性水溶液中不稳定。常用其盐酸盐和酒石酸盐，都易溶于水。

　　【药动学特点】本药口服后因使消化道局部血管收缩而使其吸收减少，而吸收部分可迅速在胃肠道经酶降解及肝脏内代谢，不能达到有效浓度，故口服无效。注射给药后，迅速被血液和组织中的儿茶酚-O-甲基转移酶（COMT）和单胺氧化酶（MAO）代谢而失

活，代谢物 4-羟基 -3-甲氧扁桃酸主要由尿排出。本药可通过胎盘屏障，不易透过血-脑脊液屏障。

【药理作用】

1. 兴奋心脏 肾上腺素直接作用于心肌窦房结和传导组织的 β_1、β_2 受体，使心肌收缩力增强、心率加快、传导加速、兴奋性加强。由于强烈兴奋心脏，心排出量增多，加之冠脉血管扩张，故能增加心肌血液供应，且作用迅速。但同时也导致心脏做功与代谢明显增强，心肌耗氧量增加，加之心肌兴奋性提高，可引起心律失常，出现期前收缩，甚至心室纤颤。

2. 血管 激动血管上的 α 受体可产生缩血管作用，激动血管上的 β_2 受体则产生舒血管作用。肾上腺素对各部位血管的最终效应取决于血管上所分布的受体的类型和密度。皮肤黏膜血管上 α 受体的数量占优势，故收缩作用最强，可显著降低皮肤血流量。肾上腺素对腹腔内脏血管（尤其肾脏血管 α 受体占优势）也有明显收缩作用；小动脉及毛细血管前括约肌血管壁的 α 受体密度高，血管收缩明显；还可以收缩支气管黏膜血管，有利于消除黏膜水肿；对脑血管仅有轻微的收缩作用；骨骼肌和冠状血管 β 受体的数量占优势，可产生舒张作用。冠状动脉舒张主要由心脏兴奋引起冠状动脉扩张的心肌代谢产物（如腺苷等）增加所致。此外，兴奋冠状动脉上的 β_2 受体，舒张冠状动脉。

3. 血压 肾上腺素对血压的影响与用药剂量和给药速度有关。在极小剂量下，收缩压和舒张压均下降。皮下注射或慢速静脉滴注治疗量时，心肌收缩增强，心排出量增加，导致收缩压升高，因骨骼肌血管的舒张作用抵消或超过皮肤、黏膜和腹腔内脏血管的收缩作用，舒张压不变或下降，脉压增加，有利于血液对各组织器官的灌注。大剂量或快速静脉滴注时，除了强烈兴奋心脏外，皮肤、黏膜以及内脏血管的强烈收缩，超过对骨骼肌血管的扩张作用，外周总阻力明显升高，收缩压和舒张压均升高。

肾上腺素的血压改变的双向反应，即给药后迅速出现明显的升压作用，随后出现微弱的降压反应，后者持续作用时间较长。如果事先给予 α 受体阻断药，α 受体作用被阻断，β_2 受体作用占优势，肾上腺素的升压作用可被翻转，呈现明显的降压反应。

4. 舒张平滑肌 肾上腺素可激动支气管平滑肌的 β_2 受体使支气管平滑肌舒张；作用于支气管黏膜层和黏膜下层肥大细胞上的 β_2 受体，抑制肥大细胞释放组胺和其他过敏介质；还能通过激动支气管黏膜血管的 α 受体，使其收缩，降低毛细血管的通透性，消除支气管黏膜水肿。

5. 促进代谢 肾上腺素能增强机体代谢。治疗量可使耗氧量增加 20%～30%，激动肝脏的 α 受体和 β_2 受体促进肝糖原分解和糖异生，升高血糖。还可以通过激动 α_2 受体抑制胰岛素的分泌，降低外周组织摄取葡萄糖，升高血糖。激动脂肪细胞的 β 受体可加速脂肪分解，使血中游离脂肪酸增加。

【临床应用】

1. 心脏骤停 用于麻醉、手术意外、溺水、药物中毒和房室传导阻滞等所致的心脏骤停。一般采用 0.25～0.5mg 心室内注射给药，并进行有效的心脏按压、人工呼吸，并纠正酸中毒。对于电击引起的心脏骤停可用肾上腺素配合利多卡因或除颤器等进行抢救。

2. 过敏性休克 肾上腺素为治疗过敏性休克的首选药物。用于药物（如青霉素、链霉素、普鲁卡因等）及异性蛋白（如免疫血清等）引起的过敏性休克。肾上腺素通过激动α受体，收缩小动脉和毛细血管前括约肌、降低毛细血管通透性，升高血压，同时减轻支气管黏膜水肿；并通过激动β受体，改善心功能，解除支气管痉挛，抑制过敏物质释放，扩张冠状动脉，迅速缓解过敏性休克的临床症状。一般采用皮下或肌内注射给药0.5～1ml，危急时也可0.1～0.5ml缓慢静脉注射（以0.9%氯化钠注射液稀释到10ml）。

3. 支气管哮喘 肾上腺素不仅能解除哮喘时的支气管平滑肌痉挛，还可以抑制组织和肥大细胞释放组胺、白三烯等过敏性物质，同时收缩支气管黏膜血管，减轻呼吸道水肿和渗出。常用于控制支气管哮喘病的急性发作，皮下或肌内注射0.25～0.5mg肾上腺素，数分钟即可起效，但因其对心脏的兴奋作用可引起心悸，禁用于心源性哮喘患者。

4. 与局部麻醉药配伍及局部止血 微量肾上腺素（1∶250 000）加局部麻醉药注射液中，可延缓局部麻醉药的吸收，延长局部麻醉药的麻醉时间。但在手指、足趾等肢体远端手术时，局部麻醉药中不宜加入肾上腺素，以免引起局部组织缺血坏死。浸有0.1%肾上腺素的纱布或棉球填塞出血处可用于鼻出血或齿龈出血。

【禁忌证】高血压、器质性心脏病、冠状动脉疾病、糖尿病、甲状腺功能亢进、洋地黄中毒、外伤性及出血性休克、心源性哮喘等患者禁用。

【护理用药作用评估】

1. 药效 肾上腺素在碱性肠液、胃黏膜和肝脏中经结合和氧化后被迅速破坏，故口服无效。皮下注射因收缩局部血管而吸收缓慢，6～15min起效，作用时间较长可维持1～2h。肌内注射则吸收较快，作用维持时间约30min。

2. 不良反应 常见心悸、波动性头痛、血压升高、紧张不安、眩晕和乏力等。一般休息后可自动消失。剂量过大或快速静脉注射可使血压骤升而引起脑出血，老年人慎用。较严重的不良反应有心律失常，甚至可出现心室颤动，使用须严格控制剂量。

【护理要点】

（1）该药会加重帕金森病患者肢体僵硬及颤抖症状；

（2）该药会干扰尿儿茶酚胺试验敏感性；

（3）药物配制后24h或发生变色或沉淀时应弃去；

（4）局部按摩可减轻药物的收缩血管作用，反复局部注射可引起注射部位血管收缩坏死；

（5）使用后密切观察患者的不良反应，出现及时告知医生；

（6）使用肾上腺素后若血压明显升高，可应用硝酸盐类等速效的血管舒张剂以抵消大剂量肾上腺素的

护理警示

（1）避免肌内注射，防治气性坏疽的产生；

（2）α受体阻断药以及各种血管扩张药可对抗本药的加压作用；

（3）与β受体阻断药合用，两者的β受体效应互相抵消，可出现血压异常升高、心动过缓和支气管收缩；

（4）与全身麻醉药合用，易产生心律失常，直至室颤；

（5）与硝酸酯类合用，本药的升压作用被抵消，硝酸酯类的抗心绞痛作用减弱。

收缩血管作用。

（7）肾上腺素可被氧化而迅速失效，如碘、铬酸盐、亚硝酸盐、氧以及易被还原的金属（如铁等）。

【健康教育】

（1）指导患者正确使用气雾剂的吸入方法。

（2）如患者同时使用类固醇吸入剂，建议患者先使用支气管扩张剂，5min后再应用类固醇吸入剂，这样可以充分扩张气道，最大限度地发挥药效。

麻黄碱（ephedrine）

麻黄碱是从中药材麻黄中提取的生物碱，目前已人工合成，其化学性质稳定，药用品为人工合成的盐酸盐，常用左旋体或消旋体。

【药动学特点】本药口服很快被吸收，也可皮下注射或肌内注射给药，吸收后可通过血脑屏障进入脑脊液，也可分泌到乳汁中。小部分在体内经MAO（单胺氧化酶）而被代谢，大部分以原形经肾排泄，消除缓慢，作用较肾上腺素持久。

【药理作用】该药既有激动α、β受体的直接作用，又有促进去甲肾上腺素能神经末梢释放递质的间接作用。与肾上腺素相比具有：化学性质稳定，口服有效；作用弱而持久；中枢兴奋作用较显著；易产生快速耐受性，但停药1周后可恢复。

1. 心血管系统 兴奋心脏，增强心肌收缩力，增加心输出量，但由于血压升高反射性引起迷走神经兴奋，故心率不变或稍缓慢。一般剂量下使内脏血流量减少，但冠状动脉、脑血管和骨骼肌血流量增加。升压作用缓和，持续时间较长，可达3～6h，无继发性血压下降。

2. 支气管平滑肌 可松弛支气管平滑肌，和肾上腺素相比，起效慢，但维持时间长。

3. 中枢神经系统 具有明显的中枢兴奋作用，较大剂量能兴奋大脑皮层和皮层下中枢，引起不安及失眠等症状。

【临床应用】麻黄碱临床上可用于某些低血压状态，如用于防治蛛网膜下腔和硬脊膜外麻醉所引起的低血压的治疗，麻醉前皮下注射或肌内注射20～50mg。慢性低血压症，每次口服20～50mg，1日2次或3次。预防支气管哮喘发作，用于轻症治疗，常用量成人口服1次15～30mg，1日3次。还可用于充血性鼻塞，以0.5%～1%溶液滴鼻，可收缩鼻黏膜血管，消除肿胀。此外，还可缓解荨麻疹和血管神经性水肿等过敏反应的皮肤黏膜症状等。

【禁忌证】与肾上腺素相同。

【护理用药作用评估】

1. 药效 口服15～60min起效，持续作用3～5h。肌内注射或皮下注射很快被吸收，肌内注射10～

护理警示

（1）麻黄碱可加强肾上腺素的作用，如用麻黄碱后，需用肾上腺素应减量；

（2）麻黄碱可增加糖皮质激素的代谢；

（3）与洋地黄合用可致心律失常。

20min起效，持续作用需肌内注射或皮下注射25～50mg/h。当尿液pH为5时，其半衰期约3h，当尿液pH为6.3时，其半衰期约6h。

2. 不良反应 大量长期使用可引起震颤、焦虑、失眠、头痛、心悸、发热感、出汗等不良反应。晚间服用时，常加服镇静催眠药（如苯巴比妥）以防失眠。

【护理要点】

（1）本药存在交叉过敏反应；对其他拟交感胺类药，如肾上腺素、异丙肾上腺素等过敏者，对本药也过敏；

（2）如有头痛、焦虑不安、心动过速、眩晕、多汗等症状出现时，应注意停药或调整剂量；

（3）使用后密切观察患者的不良反应，出现及时告知医生；

（4）老年人、前列腺肥大患者服药过多和时间过久，可引起排尿困难，故应注意避免过量和长久使用；

（5）服用麻黄碱后可以明显增加运动员的兴奋程度，麻黄碱属于国际奥委会严格禁止的兴奋剂。

【健康教育】

（1）告知患者每日用药次数不超过3次。

（2）晚间服用该药可引起中枢神经兴奋和心悸等，故应加用适量镇静药用以防止失眠。

知识拓展

麻黄碱的管理与使用

作为传统中药，麻黄已经在中国使用了上千年。其主要活性成分麻黄碱又称麻黄素，可由植物麻黄草中提取，也可通过化学合成制得，在感冒药等西药复方中也有广泛应用。由于麻黄碱经过简单的化学结构改造，可用来制造新型毒品——冰毒即甲基苯丙胺，因此曾有不法分子大量套购含有麻黄碱类成分的药物，再经提炼制成冰毒。我国是世界上对麻黄碱管制最为严格的国家之一。国家药品监督管理局颁布了《麻黄素管理办法》，对麻黄素的生产、购销、出口作出了严格规定，违者将被追究法律责任。目前，药店对销售含麻黄碱复方制剂的规定：①应当查验购买者的身份证，并登记购买者的姓名和身份证；②单位剂量麻黄碱类药物含量大于30mg（不含30mg）的含麻黄碱类复方制剂，必须凭处方销售；③除按处方剂量销售外，一次销售不得超过2个最小包装；④药品零售企业不得开架销售含麻黄碱类复方制剂，应当设置专柜由专人管理、专册登记，登记内容包括药品名称、规格、销售数量、生产企业、生产批号、购买人姓名、身份证号码。

多巴胺（dopamine，DA）

多巴胺是去甲肾上腺素生物合成的前体，也是中枢神经递质系统黑质-纹状体通路等部位的重要递质。药用多巴胺为人工合成品，化学性质不稳定。

【药动学特点】本药口服无效，多巴胺容易在肠和肝中被破坏，消除迅速（半衰期 1～2min）。常采用静脉滴注给药。多巴胺在体内被 MAO 和 COMT 催化下迅速代谢失活，作用持续时间短暂。外源性多巴胺不易通过血脑屏障，几乎无中枢作用。

【药理作用】直接激动 α、$β_1$ 受体及外周的多巴胺受体（D_1 受体），促进去甲肾上腺素能神经末梢释放去甲肾上腺素。

1. 心脏 高浓度时激动心脏 $β_1$ 受体，并能促进肾上腺素能神经末梢释放去甲肾上腺素，增强心肌收缩力。一般剂量对心率无显著影响，但增大剂量可使心率加快。

2. 血管及血压 冠状血管、肾血管和肠系膜血管等存在多巴胺 D_1 受体，低剂量多巴胺激动 D_1 受体，舒张血管。多巴胺对血管 $β_2$ 受体作用较弱。多巴胺增强心肌收缩力，增加心输出量，提高收缩压，不改变舒张压或使其略有增加，脉压增大。大剂量多巴胺则激动血管 $α_1$ 受体，引起血管收缩，导致总的外周阻力增加，升高血压，这一作用可被 α 受体阻断药酚妥拉明所拮抗。

3. 肾脏 低剂量多巴胺激动肾血管的 D_1 受体，舒张肾脏血管，增加肾血管流量及肾小球滤过率。多巴胺还能直接抑制肾小管重吸收钠，具有排钠利尿的作用。大剂量多巴胺则激动肾血管的 α 受体，使肾血管明显收缩，肾血流量减少。

【临床应用】临床上多巴胺用于各种休克，如心源性、感染中毒性和出血性休克等。尤其适合伴有心肌收缩力减弱和尿量较少的休克患者，但必须补足血容量，同时纠正酸中毒。多巴胺作用时间短，需静脉滴注。常与利尿药合用治疗急性肾功能衰竭。此外，尚可用于急性心功能不全。静脉注射，开始时按每分钟 1～5μg/kg 剂量给药，10min 内以每分钟 1～4μg/kg 速度递增，以达到最大疗效。

【禁忌证】嗜铬细胞瘤、心动过速或心室颤动患者禁用。

【护理用药作用评估】

1. 药效 静脉注射 5min 内起效，持续 5～10min，作用时间的长短与用量不相关。在体内很快通过单胺氧化酶及儿茶酚-O-甲基转移酶（COMT）的作用，在肝、肾及血浆中降解成无活性的化合物。半衰期约为 2min。

护理警示

（1）静脉滴注外漏可引起局部组织缺血坏死；

（2）合用单胺氧化酶抑制药或三环类抗抑郁药时，多巴胺剂量应减量。

2. 不良反应 一般较轻，偶见恶心、呕吐。但静脉滴注过快或用量过大也可引起心动过速、心律失常和肾血管收缩导致肾功能下降。应注意给药剂量和滴注速度。

【护理要点】

（1）本药存在交叉过敏反应；对其他拟交感胺类药高度敏感的患者也可能对本药异常敏感；

（2）对肢端循环不良的患者，须严密监测，注意坏死及坏疽的可能性；

（3）使用后密切观察患者的不良反应，出现及时告知医生；

（4）在静脉滴注本药时须进行血压、心输出量、心电图及尿量的监测；

（5）在静脉滴注前必须稀释，稀释液的浓度取决于剂量及个体需要的液量，若不需要扩容，可用0.8mg/ml溶液；如有液体潴留，可用1.6～3.2mg/ml溶液；

（6）选用粗大的静脉作静脉注射用，以防药液外溢及产生组织坏死；如确已发生液体外溢，可用5～10mg酚妥拉明稀释溶液在溢处部位作浸润注射；

（7）突然停药可产生严重低血压，停用时应逐渐递减。

【健康教育】告诉患者有不良反应要及时报告。

第二节 | α肾上腺素受体激动药

去甲肾上腺素（noradrenaline，NA）

又称去甲肾、正肾上腺素。

去甲肾上腺素是去甲肾上腺素能神经末梢释放的主要神经递质，肾上腺髓质也能少量分泌。药用的NA为人工合成品，常用其重酒石酸盐。其化学性质不稳定，见光、遇热易分解，在中性（特别在碱性）溶液中迅速氧化变色而失效，在酸性溶液中较稳定。

【药动学特点】本药口服无效，口服后因收缩胃黏膜血管而极少被吸收，加之受到碱性肠液的破坏以及肠道与肝脏的代谢；也不能皮下注射或肌内注射，由于它强烈收缩血管，易致局部组织缺血坏死。可静脉注射，但药物作用持续时间短暂。临床常用静脉滴注给药。主要在肝内代谢成无活性的代谢产物。经肾排泄，仅微量以原形排泄。

【药理作用】NA主要激动α_1、α_2受体，对心脏β_1受体有较弱的激动作用，对β_2受体几乎无作用。

1. 血管 激动血管的α_1受体，发挥较强的血管收缩效应。除冠状血管外，几乎使所有小动脉和小静脉均呈收缩反应，其中皮肤黏膜血管收缩最为明显，其次为肾脏、肠系膜、脑、肝血管。骨骼肌血管也可出现收缩反应。对冠状血管则产生舒张作用，原因与心脏兴奋导致心肌代谢物腺苷增加有关，同时血压升高也提高冠状血管的灌注压，引起冠脉流量增加。

2. 心脏 激动心脏的β_1受体，增强心肌收缩力，加速传导，增加心肌耗氧量。在整体情况下，因血压升高而反射性引起迷走神经兴奋，表现为心率减慢。剂量过大时，因心肌自律性升高可导致心律失常，但较肾上腺素少见。

3. 血压 小剂量滴注时兴奋心脏，使收缩压升高，脉压加大。大剂量时，几乎使所有血管强烈收缩，使外周阻力明显增高，导致收缩压和舒张压均显著升高，脉压变小。

4. 其他 对平滑肌及代谢作用较弱，大剂量时可使血糖升高，几乎无中枢作用。

【临床应用】在休克治疗中已不占重要地位，仅用于早期神经源性休克及嗜铬细胞瘤切除后或药品中毒时的低血压。开始以每分钟8～12μg速度滴注，调整滴速以达到血压升到理想水平；维持量为每分钟2~4μg。食道静脉曲张破裂出血或胃出血时，使用本药稀释后口服，可收缩食道或胃局部黏膜血管，产生止血作用。

【禁忌证】禁用于动脉粥样硬化、高血压、器质性心脏病及少尿、无尿、严重微循环障碍等患者。孕妇禁用。

【护理用药作用评估】

1. 药效 临床上一般采用静脉滴注，静脉给药后起效迅速，停止滴注后作用时效维持1~2min。

2. 不良反应

（1）局部组织缺血性坏死。静脉滴注时浓度过高、时间过长或药液外漏可使血管强烈而持续收缩，引起组织缺血性坏死。

（2）急性肾功能衰竭。用药剂量过大或时间过久，可因肾血管强烈收缩，肾血管流量严重减少，导致少尿、尿闭，发生急性肾功能衰竭。

（3）停药后的血压下降。长时间静滴后突然停药，可出现血压骤降。

【护理要点】

（1）应用去甲肾上腺素只是暂时措施，使用时间不宜过长；

（2）如发现外漏或注射部位皮肤苍白，应更换注射部位，局部热敷并用普鲁卡因或酚妥拉明作局部浸润注射，以扩张血管。

（3）用药期间应保持尿量25ml/h以上，否则应减量或停用，必要时可用脱水药利尿。

（4）如果存在低血容量，按医嘱在使用血管加压药之前要扩容。

（5）静脉滴注时患者必须有人看护。每2min检查一次血压，直到血压稳定，然后每5min检查一次血压。

（6）静脉注射时，要频繁地监测心电图、血压、心输出量、肺动脉压、心率、尿量和肢端的颜色和温度，按照观察结果和医生的指导调节滴注速率。

（7）当中止用药时，按医嘱缓慢降低滴注速率。继续监测重要生命体征，观察血压是否急剧降低。

【健康教育】告知患者有不良反应要及时报告。

间羟胺（metaraminol）

又称阿拉明。

本药为人工合成品，性质较稳定，不易被MAO代谢，持续作用时间比去甲肾上腺素久，可肌内注射。间羟胺可直接激动α受体，也可通过促进去甲肾上腺素释放间接发挥作用。对β₁受体有较弱激动作用，能够轻度增强心肌收缩力，增加休克患者的心排出量。对心率的影响不明显，有时因血压升高反射性减慢心率，较少引起心律失常。升压作用较去

护理警示

（1）静滴外漏可引起局部组织缺血坏死；

（2）α肾上腺素能阻断药可拮抗药物效应，应避免合用；

（3）抗组胺药、麦角碱、甲基多巴、催产药、三环类抗抑郁药与拟交感神经药合用，可导致严重的高血压（高血压危象），不可合用；

（4）吸入性麻醉剂会增加发生心律失常的危险，合用时需密切监测。

甲肾上腺素弱而持久。对肾血管的收缩作用较弱但仍能显著减少肾血流量。

间羟胺可静脉注射，也可肌内注射，目前临床上常作为去甲肾上腺素的替代品，用于各种休克早期及手术后或脊椎麻醉后的休克。不良反应主要有心律失常；升压反应过快过猛可致急性肺水肿、心律失常、心跳停顿；过量的表现为抽搐、严重高血压、严重心律失常；静脉滴注时药液外溢，可引起局部血管严重收缩，导致组织坏死糜烂或红肿硬结形成脓肿；长期使用骤然停药时可能发生低血压。

去氧肾上腺素（phenylephrine）

又称新福林、苯福林、苯肾上腺素。

去氧肾上腺素为人工合成品。主要激动 α_1 受体，较大剂量时可激动 β 受体。本药不易被 COMT 和 MAO 代谢。能够收缩血管，增加外周阻力，升高血压的作用比去甲肾上腺素弱而持久，可用于低血压。由于血压升高可反射性地减慢心率，也能用于阵发性室上性心动过速。能够激动瞳孔开大肌的 α_1 受体，产生扩瞳作用，具有起效快、维持时间短、不升高眼压等优点，可作为快速短效扩瞳药用于眼底检查。此外本药滴鼻可收缩鼻黏膜血管，解除鼻黏膜充血。本药过量使用会使血压过高，可见持续头痛、头胀、呕吐、心率缓慢或手足麻木、刺痛感者，应调整用量药，必要时用酚妥拉明治疗。

第三节　β肾上腺素受体激动药

一、β_1、β_2 肾上腺素受体激动药

异丙肾上腺素（isoprenaline）

又称喘息定、治喘灵。

异丙肾上腺素为人工合成品，化学结构为 NA 氨基上的氢原子被异丙基取代，药用为其盐酸盐。在碱性溶液中更易变色。在水中易溶。

【药动学特点】本药口服无效，口服时肠黏膜细胞即可将其破坏而失效。气雾剂吸入或注射给药均容易吸收。舌下含服能舒张局部血管，可从舌下静脉丛迅速吸收。吸收后主要在肝及其他组织中被 COMT 代谢，较少被 MAO 代谢，也较少被去甲肾上腺素能神经末梢摄取，作用时间较肾上腺素略长。原形及其代谢产物主要经肾排泄。

【药理作用】本药对 β_1、β_2 受体均有强大激动作用，对 α 受体几乎无作用。

1. 兴奋心脏　激动 β_1 受体产生强大的心脏兴奋作用，表现为正性肌力和正性频率作用，增强心肌收缩力，增加心排出量，传导加快，心率加快，收缩期和舒张期均缩短。异丙肾上腺素兴奋心脏的作用比肾上腺素强，但主要兴奋窦房结，对异位起搏点的影响较弱，所以较少引起心室纤颤等心律失常。

2. 血管和血压　激动血管上的 β_2 受体使骨骼肌血管显著舒张，对冠状血管也有舒张

作用，对肾血管和肠系膜血管舒张作用较弱。由于兴奋心脏和舒张外周血管，使收缩压升高而舒张压略下降，大剂量静脉注射时，可引起明显的血压下降。

3. 支气管 激动支气管平滑肌β₂受体，使支气管平滑肌松弛，还能够抑制组胺等过敏介质的释放，解除支气管平滑肌的痉挛，扩张支气管，此作用比肾上腺素强。但对支气管黏膜血管无收缩作用，消除黏膜水肿作用比肾上腺素弱。本药久用可产生耐受性。

4. 代谢 激动β受体，促进糖和脂肪的分解，增加组织耗氧量。升高血糖作用较肾上腺素弱。

【临床应用】

1. 支气管哮喘急性发作 用于控制支气管哮喘急性发作，舌下或喷雾给药，起效快，作用强。舌下含服成人常用量，一次10～15mg，一日3次；气雾剂吸入常用量，一次0.1～0.4mg。重复使用的间隔时间大于2小时。

2. 房室传导阻滞 舌下含服或静脉滴注给药，治疗Ⅱ、Ⅲ度房室传导阻滞。Ⅱ度传导阻滞用舌下含片，每次10mg，每4小时1次；Ⅲ度传导阻滞如心率低于40次/分时，可用0.5～1mg溶于5%葡萄糖溶液200～300ml缓慢静脉滴注。

3. 心脏骤停 适用于心室自身节律缓慢，高度房室传导阻滞或窦房结功能衰竭而并发的心脏骤停，常与NA或间羟胺合用，心室内注射0.5～1mg。

【禁忌证】冠心病、心绞痛、心肌梗死、嗜铬细胞瘤及甲状腺功能亢进患者禁用。

> **护理警示**
>
> （1）与其他拟肾上腺素药有协同作用，但不良反应也增多；
>
> （2）与普萘洛尔合用时，可拮抗本药的作用；
>
> （3）三环类抗抑郁药可能增强其作用；
>
> （4）与洋地黄类药物合用，可加剧心动过速；
>
> （5）钾盐引起血钾增高，增强本药对心肌的兴奋作用，易致心律失常，禁止合用；
>
> （6）与茶碱合用可降低茶碱的血药浓度。

【护理用药作用评估】

1. 药效 雾化吸入吸收完全，吸入2～5min即起效，作用可维持0.5～2h。雾化吸入后约5%～15%以原形排出。舌下含服15～30分钟起效，作用维持约1小时。静脉注射后作用维持不到1h。半衰期根据注射的快慢为1min至数分钟。静脉注射后约40%～50%以原形排出。

2. 不良反应 常见心悸、头痛、头晕、喉干、恶心、软弱无力及出汗等不良反应。支气管哮喘患者已有缺氧状况，用量过大，易致心肌耗氧量增加，产生心律失常。

【护理要点】

（1）该药不能作为纠正血容量不足药物的替代品，应用缩血管药物前必须首先纠正血容量不足。

（2）当药物出现变色或沉淀时，不能使用。

（3）静脉应用时如心率超过110次/分应告知医生。

（4）注意异丙肾上腺素可引起收缩压轻度升高、舒张压轻度下降。

【健康教育】告知患者有不良反应要及时报告。

二、β₁肾上腺素受体激动药

多巴酚丁胺（dobutamine）

又称丁巴多胺、杜丁胺。

多巴酚丁胺为人工合成品，化学结构与多巴胺相似，有旋光性，临床所用为消旋体。该药口服无效，只能静脉注射给药。多巴酚丁胺可增强心肌收缩力，增加心排出量和降低肺毛细血管楔压，使左室充盈压明显下降，同时不加快心率，改善心功能，还能继发性地促进排钠利尿消除水肿。用于治疗各种不同原因引起的心肌收缩力减弱的心力衰竭，临床作为短期支持治疗。不良反应主要为心悸、恶心、头疼、胸痛、气短等症状。梗阻性肥厚性心肌病患者禁用。

三、β₂肾上腺素受体激动药

本类药物选择性激动β₂肾上腺素受体，与异丙肾上腺素相比，具有较强的解除支气管平滑肌痉挛作用，且无明显的心脏兴奋作用，临床上主要用于支气管哮喘的治疗。常用药物有沙丁胺醇（salbutamol）、特布他林（terbutaline）、克仑特罗（clenbuterol）、奥西那林（orciprenaline）、福莫特罗（formoterol）、沙美特罗（salmeterol）（详见呼吸系统药物）。

四、β₃肾上腺素受体激动药

近年来，选择性激动β₃受体的药物开发主要集中在抗肥胖、抗糖尿病、解除胃肠道平滑肌痉挛及抗炎等方面。如米拉贝隆（mirabegron），用于治疗膀胱过度活动症，伴有急迫性尿失禁、尿急和尿频者。高血压患者慎用。

🔲 临床实训

一、案例分析

案例：张某，男，8岁。入院前无明显诱因出现发热、咳嗽、无痰。入院检查：体温38.9℃，咽部充血，呼吸音粗，胸片可见右肺片状高密度阴影，化验检查支原体抗体（＋），诊断为"支原体肺炎"。给患者静脉输注头孢他啶时，突然出现双上肢充血，恶心呕吐，面色苍白，口唇发绀，大汗淋漓，烦躁不安。检查：呼吸频率为33次/分，脉搏134次/分，血压为70/50mmHg，四肢湿冷，心音低钝。诊断为过敏性休克。立即终止静脉输注头孢他啶，给予吸氧，同时应用监护仪监测生命体征，皮下注射肾上腺素0.3mg。10min后，患者呼吸平稳，呼吸频率24次/分，脉搏110次/分，血压98/64mmHg，四肢温暖，心音有力。继续给予吸氧，采取支持疗法，观察病情变化。

请问：发生过敏性休克时，为何首选肾上腺素进行抢救？

分析：过敏性休克时，由于心肌收缩力减弱，小血管扩张和毛细血管通透性增加，导致血压下降；支气管平滑肌痉挛及黏膜水肿，引起呼吸困难。肾上腺素能兴奋心脏、收缩血管、松弛支气管平滑肌、抑制过敏介质等，可迅速解除休克症状，一般采用肌内注射或皮下注射，危急时可稀释后缓慢静脉注射或静脉滴注。

二、实训练习

案例：李某，女，28岁。溺水致心搏骤停，约20min后送至医院，立即给予气管插管及呼吸机辅助呼吸，心脏按压，但心脏未能复跳。随即用盐酸肾上腺素（1mg/1ml）1ml进行心室内注射，3min后，心脏恢复跳动。在病情不稳定情况下，边抢救边急送ICU继续抢救。经过一系列的治疗与护理，1天后病情较为平稳，神志有所恢复，于第6天停用呼吸机，改气管切开处给氧，第20天拔除气管插管并封闭切口。1个月后，患者基本能够对答如流，生活能够自理，出院。

请问：该患者为什么可选用肾上腺素治疗？说明原因。

（温中阳　张红云）

? 思考题

1. 肾上腺素、去甲肾上腺素、异丙肾上腺素对心血管的药理作用和临床应用有何区别？

2. 对伴有肾功能不全的休克患者，选用多巴胺的理由及其用药注意事项有哪些？

3. 为什么肾上腺素是救治过敏性休克的首选药？

实训练习解析

思考题与参考答案

思维导图

第九章

抗肾上腺素药

学习目标

1. **掌握** 酚妥拉明的药理作用、临床应用、禁忌证和护理用药作用评估。
2. **熟悉** 普萘洛尔、美托洛尔、拉贝洛尔的作用特点、临床应用和用药监护。
3. **了解** 哌唑嗪、育亨宾作用特点和临床应用。

抗肾上腺素药（antiadrenergic drugs）又称肾上腺素受体拮抗药，本类药物与肾上腺素受体有较强亲和力，但缺乏或仅有微弱的内在活性，与受体结合后妨碍了去甲肾上腺素能神经递质或外源性拟肾上腺素药物与受体的结合，产生拮抗递质或拟肾上腺素药的作用。根据所拮抗的受体不同，可将此类药物分为α受体阻断药、β受体阻断药及α、β受体阻断药。

第一节 | α肾上腺素受体阻断药

α肾上腺素受体阻断药能选择性地与α肾上腺素受体结合，进而阻碍去甲肾上腺素能神经递质及肾上腺素激动药与α受体结合，从而产生相应的拮抗效应。α受体阻断药能使肾上腺素的升压作用翻转为降压作用，此现象被称为"肾上腺素升压作用的翻转"，原因在于α受体阻断药选择性地阻断了引起血管收缩的α受体，但不影响扩张血管的β₂受体，使肾上腺素激动β₂受体舒张血管的效应充分表现，降低血压。对主要激动血管α受体的NA，α受体阻断药只能减弱或取消其升压效应而无"翻转作用"。对主要激动β受体的异丙肾上腺素的降压效果则无影响（图9-1）。

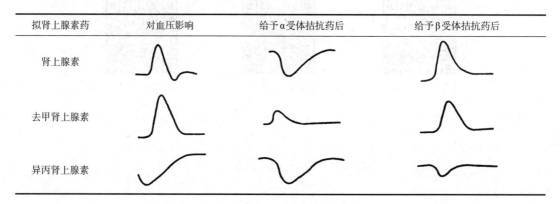

图9-1 肾上腺素、去甲肾上腺素和异丙肾上腺素对血压的影响

一、α_1、α_2 肾上腺素受体阻断药

酚妥拉明（phentolamine）

又名：立其丁、瑞动亭、酚胺唑啉。

该药物是咪唑啉的衍生物，为人工合成药。

【药动学特点】酚妥拉明常用其甲磺酸盐，结构稳定。口服吸收少，生物利用度较低，口服给药30min后血药浓度达高峰，作用维持1.5h，疗效仅为注射给药的20%，故临床上多不采用口服而主要采用注射给药。肌内注射后20min血中药物浓度达高峰，作用维持30～45min。静脉注射2min血药浓度达峰值，半衰期约为19min，作用维持15～30min。大部分药物在体内被代谢，然后以无活性代谢产物经肾脏排泄。

【药理作用】酚妥拉明属竞争性α_1和α_2受体拮抗药，能竞争性拮抗α受体。对α_1和α_2受体具有相似的亲和力，但作用比较弱而短暂。

1. 对血管和血压作用 酚妥拉明既能拮抗α_1受体，也能直接作用于血管平滑肌，舒张血管，外周血管阻力降低，血压下降。

2. 对心脏作用 酚妥拉明兴奋心脏，使心肌收缩力增强，心率加快，心输出量增加。

① 血管舒张使血压下降，反射性兴奋交感神经使心率加快。

② 酚妥拉明拮抗突触前膜的α_2受体，促进神经末梢释放递质去甲肾上腺素、肾上腺素，激动心脏β_1受体，使心脏兴奋，心肌收缩力增强，心率加快，心输出量增多。过量可致心律失常。

3. 其他作用 酚妥拉明具有拟胆碱作用，可使胃肠平滑肌兴奋，肌张力增加，具有组胺样作用，能使胃酸分泌增加。

【临床应用】

1. 外周血管痉挛性疾病 如肢端动脉痉挛的雷诺综合征、血栓闭塞性脉管炎。肌内注射或静脉注射。每次5～10mg，20～30min后可按需要重复给药。

2. 静脉滴注去甲肾上腺素时发生外漏 用酚妥拉明5～10mg溶于10～20ml生理盐水中作局部皮下浸润注射，阻断其强烈的α效应，防止局部组织缺血坏死。

3. 急性心肌梗死和顽固性充血性心力衰竭 酚妥拉明以0.3mg/min的速度进行静脉滴注，扩张小动脉和静脉血管、降低外周血管阻力，显著减轻左心室的前后负荷，降低左心室舒张末期充盈压，使心功能不全的症状和体征得以改善。

4. 休克 酚妥拉明以0.3mg/min速度进行静脉滴注，以扩张外周血管，降低外周血管阻力，增加心排出量，提高机体重要器官的血流灌注，解除微循环障碍。还能降低肺血管阻力，对肺水肿有较好的缓解作用，但必须补足血容量。临床上可将酚妥拉明与去甲肾上腺素合用，对抗去甲肾上腺素血管收缩作用，保留激动β_1受体对心脏的兴奋作用，使心肌收缩力增加，心排出量增多，同时去甲肾上腺素也能防止酚妥拉明扩张血管过度，从而提高抗休克的疗效。

护理警示

（1）忌与铁剂配伍；

（2）与拟交感胺类药同用，使后者的周围血管收缩作用抵消或减弱；

（3）与胍乙啶同用，体位性低血压或心动过缓的发生率增高；

（4）苯巴比妥类、格鲁米特等加强本药降压作用。

5. 肾上腺嗜铬细胞瘤 用于骤发高血压危象的控制和手术前的准备，做鉴别诊断实验时，有产生严重低血压的危险性，曾有致死的报道，应特别慎重。

【**禁忌证**】低血压、严重动脉硬化、心脏器质性损害、肾功能减退等患者禁用。

【**护理用药作用评估**】

1. 药效 肌内注射20min血药浓度达峰值，持续30～45min，静脉注射2min血药浓度达峰值，作用持续15～30min。静脉注射的半衰期约19min。

2. 不良反应 可见直立性低血压、鼻塞、瘙痒、恶心、呕吐等。静脉给药有时可引起严重的心动过速、心绞痛和直立性低血压，因此须缓慢注射或静脉滴注。

【**护理要点**】

（1）有胃炎消化性溃疡病史者慎用。

（2）用于嗜铬细胞瘤诊断时应密切观察血压，发生低血压时不要用肾上腺素治疗，可引起血压下降，应使用去甲肾上腺素。

（3）诊断嗜铬细胞瘤时应快速注射，发生严重的低血压提示试验阳性。

【**健康教育**】

（1）向患者解释用药的必要性。

（2）如有不适应立即通知医生。

知识拓展

嗜铬细胞瘤实验诊断

嗜铬细胞瘤为起源于神经外胚层嗜铬组织的肿瘤，主要分泌儿茶酚胺。某些患者可因长期高血压致严重的心、脑、肾损害或因突发严重高血压而导致危象，危及生命，但如能及时、早期获得诊断和治疗，是一种可治愈的继发性高血压病。

酚妥拉明可阻断儿茶酚胺在组织中的作用，可用来鉴别高血压症候群是否因嗜铬细胞瘤分泌过多儿茶酚胺所致。当患者血压≥170/110mmHg时，可做此试验。若注射酚妥拉明后2～3min内，血压较用药前降低35/25mmHg且持续3～5min或更长时间，则为阳性反应，高度提示诊断为嗜铬细胞瘤，其阳性率约为80%，若能同时测定血或尿中的儿茶酚胺水平，则能明确诊断。

酚苄明（phenoxybenzamine）

又称酚苄胺、氧苯苄胺、苯氧苄胺。

酚苄明是人工合成品。口服有20%～30%被吸收。因局部刺激性强，不进行肌内或皮下注射，一般静脉注射。静脉注射1h后可达最大效应。本药的脂溶性高，可积蓄于脂肪组织中，然后缓慢释放。12h排泄50%，24h排泄80%，一周后尚有少量存留在体内。

本药舒张血管，降低外周阻力。对于静卧的正常人缓慢静脉注射一般剂量为1mg/kg，收缩压改变很少而舒张压下降。但当伴有代偿性交感性血管收缩如血容量减少或直立时，就会引起显著的血压下降。由于血压下降所引起的反射作用，加上阻断突触前α_2受体作用，可使心率加速。临床用于外周血管痉挛性疾病，也可用于休克和嗜铬细胞瘤的治疗。不良反应常见的有体位性低血压、心悸和鼻塞；口服可致恶心、呕吐及嗜睡、疲乏等。静脉注射或用于休克时必须缓慢，充分补液，密切监护。

二、α_1肾上腺素受体阻断药

哌唑嗪（prazosin）

哌唑嗪为人工合成品，对α_1受体有较高的选择性，对突触前膜α_2受体的阻断作用较弱。能够拮抗去甲肾上腺素和肾上腺素的升压作用，不促进神经末梢释放去甲肾上腺素，在扩张血管、降低外周阻力、引起血压降低的同时，对心率的影响较弱。临床用于治疗高血压（见抗高血压药）。

三、α_2肾上腺素受体阻断药

育亨宾（yohimbine）

育亨宾为选择性α_2受体阻断药。本药易进入中枢神经系统，阻断α_2受体，促进去甲肾上腺素能神经末梢释放去甲肾上腺素，从而升高血压，加快心率。本药也是5-羟色胺的拮抗药。目前育亨宾主要作为工具药应用于实验研究。

第二节 | β肾上腺素受体阻断药

β肾上腺素受体阻断药（β-adrenoceptor blocking drugs）能够竞争性拮抗去甲肾上腺素能神经递质或肾上腺素受体激动药对β受体的作用。根据药物对受体的选择性，β受体阻断药可分为非选择性β_1、β_2受体阻断药和选择性β_1受体阻断药两类。另外，根据是否具有内在交感活性，还可分为有内在拟交感活性及无内在拟交感活性两类。

β受体阻断药口服生物利用度受药物脂溶性和首过消除的影响，个体差异较大。普萘洛尔、美托洛尔脂溶性较高，口服容易吸收，但首过消除明显，生物利用度较低；吲哚洛尔、阿替洛尔首过消除量较少，生物利用度相对较高。高脂溶性和低血浆蛋白结合率的β受体阻断药分布容积较大，可分布到全身各组织。脂溶性较高的药物，脑脊液中药物浓度

较高，如普萘洛尔、美托洛尔在脑脊液中的浓度与血浆药物浓度接近。主要由肝代谢，肾排泄。

普萘洛尔（propranolol）

又名：心得安、萘心安、恩得来。

普萘洛尔是一种含等量的左旋和右旋异构体的消旋品，仅左旋体对β受体有拮抗作用。

普萘洛尔口服首过消除率达60%～70%，生物利用度仅为30%左右。血浆蛋白结合率约93%，血浆半衰期约2～5h。普萘洛尔脂溶性高，易透过血脑屏障。主要经肝代谢，代谢产物4-羟普萘洛尔仍具有β受体拮抗作用。口服，达到体循环的药量个体差异大。临床应用普萘洛尔必须注意剂量个体化，口服同剂量普萘洛尔的不同患者，血药浓度可相差4～25倍，因此，应从小剂量开始，逐渐增加到适当剂量。

普萘洛尔对β受体拮抗作用较强，但对β_1、β_2受体无选择性差异（同样拮抗），无内在拟交感活性，有膜稳定作用。

临床主要用于治疗心律失常、心绞痛、高血压、甲状腺功能亢进等（见相关章节）。

常见β受体阻断药见表9-1。

表9-1　β受体阻断药的药理学特性比较

药物	脂溶性	首过消除/%	口服生物利用度/%	$t_{1/2}$/h	消除器官	内在拟交感活性	膜稳定作用
非选择性β_1、β_2受体阻断药							
普萘洛尔	高	60～70	30	2～3	肝、肾	-	++
纳多洛尔	低	0	35	10～20	肾	-	-
噻吗洛尔	中	25～30	50	3～5	肝	-	-
吲哚洛尔	中	10～13	75	3～4	肝、肾	++	+
选择性β_1受体阻断药							
美托洛尔	中	50～60	50	3～7	肝	-	±
阿替洛尔	低	0～10	50	5～8	肾	-	-
艾司洛尔	低	-	-	0.13	红细胞	-	-
索他洛尔	低	0	0	10～15	肾	-	+

第三节 | α、β肾上腺素受体阻断药

拉贝洛尔（labetalol）

拉贝洛尔口服吸收良好，生物利用度约20%～40%，用药后约1～2h达到血药浓度峰值，血浆蛋白结合率约为50%。主要经肝脏代谢，代谢产物和55%～60%的原形药经肾排出，血浆半衰期约为5～8h。

拉贝洛尔是含有四个非对映异构体的消旋混合物，各异构体又具有不同的相对活性，药理作用复杂。能够拮抗α₁受体，同时拮抗β₁、β₂受体，对β₂受体有弱内在拟交感活性，抑制去甲肾上腺素再摄取作用，大剂量有膜稳定作用。本药拮抗β受体作用是α受体拮抗作用的5～10倍。拮抗β受体作用是普萘洛尔的0.4倍，α受体拮抗作用是酚妥拉明的1/10～1/6。

拉贝洛尔拮抗α₁受体引起血管扩张，血压下降，直立位时降压作用更为显著。拮抗β₁受体也与降压有关，同时阻断反射性交感神经引起的心脏兴奋。此外，内在拟交感活性通过激动β₂受体或直接作用参与扩张血管作用，增加肾血流量。

临床口服本药用于中、重度高血压的治疗，高血压危象可采用静脉注射给药。还可用于心绞痛、嗜铬细胞瘤等的治疗。该药对支气管平滑肌的收缩作用不强，但对有哮喘病史者仍应谨慎用药。不良反应常见有眩晕、乏力、幻觉、恶心、胃肠道障碍等。

临床实训

一、案例分析

案例： 患者李某，男性，56岁，诊断为败血症、腹膜炎。在多巴胺微量泵维持过程中发生外渗。局部皮肤红肿与苍白并存，患者诉局部疼痛。立即给予下述处理：停止输液，拔除留置针，按压数分钟；局部予利多卡因（2%利多卡因1ml＋生理盐水4ml）封闭；30min后予酚妥拉明10mg＋生理盐水20ml局部外涂，用保鲜膜外裹维持4h；4h后予50%硫酸镁行局部温热敷，保鲜膜外裹。

请问： 发生多巴胺外渗时，为何选用酚妥拉明进行治疗？

分析： 多巴胺具有较强的收缩血管作用，长时间在外周输注极易引起静脉炎或外渗，一旦发生要及时使用扩血管药物进行局部封闭治疗。升压药外渗推荐使用酚妥拉明，若大面积出现血管收缩问题，则应重复注射，在外溢后12h内有效。

二、实训练习

案例： 王某，女，48岁。有高血压病史10年，两年前开始，做剧烈活动后感到心前区疼痛，发病初期停止活动休息后胸痛可自然缓解。但发病一年半后，需舌下含服硝酸甘油或速效救心丸等药物胸痛才能缓解。今晨大便时，突发心前区剧烈疼痛伴胸闷、憋气，胸痛向左肩背部及左上肢放射，舌下含服速效救心丸无明显缓解。急诊入院，诊治。

诊断： 高血压、冠状动脉粥样硬化性心脏病、心绞痛。

Rp.

普萘洛尔片　10mg×100片

Sig.　10mg　t.i.d.　p.o.

硝酸异山梨酯片　5mg×100片

Sig.　5mg　t.i.d.　p.o.

请问：分析本案例用药是否正确？

（温中阳　张红云）

? 思考题

1. 简述酚妥拉明的药理作用及临床应用。
2. 普萘洛尔和美托洛尔的药理作用和临床应用有何区别？
3. 试分析先用酚妥拉明后再用肾上腺素时的血压变化及其原因。

实训练习解析

思考题与参考答案

思维导图

第三篇

麻醉药和中枢神经
系统药物药理

第十章

麻 醉 药

学习目标

1. 掌握 局部麻醉药、全身麻醉药等药物的药理作用、临床应用、禁忌证和护理用药作用评估。

2. 熟悉 普鲁卡因、丁卡因等药物的作用特点、临床应用和用药监护。

3. 了解 其他药物的药理作用和临床应用。

麻醉药根据作用范围不同可分为局部麻醉药（local anesthetics）和全身麻醉药（general anesthetics）。

第一节 | 局部麻醉药

局部麻醉药简称局麻药，是一类以适当的浓度应用于局部神经末梢或神经干周围，在意识清醒的条件下暂时性阻断局部组织的痛觉、触觉和温度觉等神经冲动的产生和传导，使感觉暂时消失的药物。本类药物可以暂时、完全和可逆性地阻断感觉神经产生冲动和传导冲动，而当局部麻醉作用消失后，神经功能可恢复如常，对各类组织无明显损伤作用。

一、局部麻醉药的作用

（一）药理作用

1. 局部麻醉作用 局部麻醉药在较高浓度时对任何神经都有阻断作用，对任何刺激不再引起除极化，能抑制平滑肌和骨骼肌的活动。局麻药的作用强度与神经纤维的解剖特点相关性较大。一般情况下，神经纤维末梢、神经节及中枢神经系统的突触部位对局麻药最敏感。相比粗神经纤维，细神经纤维更容易被阻断。无髓鞘神经纤维比有髓鞘的神经纤维敏感。因此，当局麻药作用于混合神经时感觉消失的先后顺序依次为痛觉、冷觉、温觉、触觉、压觉，最后发生运动麻痹。例如蛛网膜下腔麻醉时，首先自主神经被阻断，再按上述顺序产生局部麻醉作用。而当局麻药的作用逐渐消失后，感觉的恢复顺序则是相反进行。

2. 吸收作用 局麻药的毒性反应、作用强度与血中药物浓度密切相关。

（1）中枢神经系统（central nervous system，CNS）：可产生局麻药的全身性毒性反应。局麻药对中枢神经系统的作用通常表现为先兴奋后抑制，初期常有眩晕、烦躁不安、肌肉震颤的表现，进而发展为神志错乱及全身性强直-阵挛性惊厥，严重时最后会转入昏迷，呼吸麻痹。中枢神经抑制性神经元对局麻药比较敏感，首先被局麻药所抑制，因此引起脱抑制而出现兴奋现象。局麻药引起的惊厥是边缘系统兴奋灶扩散所致。苯二氮䓬类能加强边缘系统γ-氨基丁酸能神经元的抑制作用，有较好的对抗局麻药中毒性惊厥的效果。此时应禁用中枢抑制性药物。而中毒昏迷时应着重维持呼吸及循环功能。

（2）心血管系统：局麻药对心肌细胞膜有稳定作用，因而对心脏有直接抑制作用。多数局麻药可扩张小动脉血管，使心率减慢、血压下降、传导阻滞直至心搏停止。中毒后常见呼吸先停止，故宜采用人工呼吸抢救。丁哌卡因较易发生室性心动过速和心室纤颤，而利多卡因则有抗室性心律失常作用。

（二）作用机制

关于局麻药作用机制的学说较多，目前被公认的机制是：在生理pH条件下，局麻药的非解离型（RN）和解离型（RNH$^+$）处于平衡状态，部分RN局麻药具有亲脂性，可穿透神经细胞膜进入细胞内，在较低的pH（7.08）下又部分转变成RNH$^+$，其结构中带正电荷的氨基与细胞膜Na$^+$通道内侧中带负电荷的磷酸基联成横桥，可逆地阻断细胞膜上的电压门控Na$^+$通道，使Na$^+$不能内流，膜电位无法发生去极化而无法产生兴奋性，因而发生了传导阻滞，产生了局麻作用。因此，局麻药的时效与局麻药的脂溶性、解离速率及程度有相关性。此外，局麻作用具有刺激频率和电压依赖性，即激活状态的Na$^+$通道比静息状态的Na$^+$通道对局麻药亲和力更高。因此，静息状态或静息膜电位增大的情况下，局麻药的作用较弱；与之相反，兴奋状态下的神经对局麻药较为敏感。在高浓度的局麻药作用时，除阻滞Na$^+$通道以外，还能阻滞K$^+$通道，这是由于局麻药还能与细胞膜上蛋白相结合。

（三）影响局麻药作用的因素

1. 神经干或神经纤维的粗细 粗大的神经干有鞘膜包围，局麻药对它的作用不如对神经末梢明显，所以传导麻醉所需的浓度较高约为浸润麻醉的2～3倍。粗神经纤维（如运动神经）对局麻药的敏感性不如细神经纤维（如痛觉神经及交感神经）。

2. 体液pH 局麻药在体内可呈RN型和RNH$^+$型两种形态。RN型亲脂性高，易穿透细胞膜进入神经细胞内发挥局麻作用。体液pH值偏高时，RN型局麻药较多，局麻作用增强；反之则局麻作用减弱。由于炎症区域内pH值降低，因此局麻药的作用会减弱。在切开脓肿手术之前，必须在脓肿周围作环形浸润才能奏效。

3. 剂量、浓度和剂型 在相同容积时，药物浓度和剂量的增加都能影响局麻药的显效快慢和深度，但增加药物浓度并不能延长局麻药作用维持时间，反而加快药物吸收引起中毒。应将等浓度药物分次注入。此外，局麻药与神经接触时间的长短决定了药效维持时间的长短。局麻药的控释或缓释长效制剂，可由于缓慢释放药物而延长药物作用时间，减慢局麻药的吸收，减少不良反应。

4. 血管收缩药 局麻药使用时，一般可加入适量的肾上腺素，以收缩用药局部的血管，减慢药物吸收，延长局麻作用维持时间，减少吸收中毒，还可减少术区的出血，有利于手术操作。但在手指、足趾及阴茎等末梢部位用药时，禁用肾上腺素，否则可能会引起局部组织坏死。此外，使用肾上腺素后，需注意有可能由血供减少和局麻药作用时间长而引起的神经毒性反应；伴有高血压、心律失常、甲状腺功能亢进等肾上腺素禁忌证的患者禁用。同时，具有收缩血管作用的局麻药不必加入肾上腺素。

5. 体位和相对密度 局麻药的相对密度和患者的体位都能影响药物水平面的高低。腰麻时，为避免药物上升后扩散至颅腔而影响呼吸甚至危及生命，通常用抽出的患者脑脊液溶解药物后加葡萄糖，增加药物相对密度，使药的相对密度高于脑脊液，使药物下沉，麻醉更安全有效。

二、局部麻醉药的应用及不良反应

（一）局部麻醉药的应用方法

1. 表面麻醉（surface anesthesia） 又称黏膜麻醉。涂布或喷射在黏膜表面，借助药物的强穿透力，使黏膜下的感觉神经末梢麻醉。常用于鼻、咽、喉、口腔、支气管、食道、眼及尿道等黏膜部位的浅表手术。如耳鼻喉科手术前咽喉喷雾法，常选用丁卡因。

2. 浸润麻醉（infiltration anesthesia） 将药物注射于手术部位的皮内、皮下、黏膜下或深部组织中，使其浸润感觉神经末梢，产生局部麻醉作用，用于表浅小手术。浸润麻醉的优点是麻醉效果好，对机体正常功能没有影响；缺点是用量较大，麻醉区域较小。常选用穿透力小、毒性低的普鲁卡因和利多卡因。

3. 传导麻醉（conduction anesthesia） 又称阻滞麻醉。是将药物注射到神经干或神经丛周围，以阻断神经冲动传导，使该神经所支配的区域产生麻醉。优点是用量小，麻醉区域较大，但用药浓度较麻醉神经末梢时要高，常用于四肢及口腔科手术。常选用普鲁卡因、利多卡因和布比卡因。

4. 蛛网膜下腔麻醉（subarachnoid anesthesia） 又称脊髓阻滞麻醉、腰麻。将药物注入腰椎脊髓蛛网膜下腔，以阻断脊髓神经根的传导，产生较大范围的麻醉，适用于下腹部和下肢手术。常用药物有普鲁卡因和丁卡因。

5. 硬脊膜外腔麻醉（epidural anesthesia） 将药物自腰椎间注入硬脊膜外腔，麻醉该部位的脊神经根，首先被阻断的是交感神经纤维，其次是感觉神经纤维，最后是运动神经纤维。适用于颈部至下肢的手术。但因用量大，较腰麻大5～10倍。注意要防止误注入蛛网膜下腔引起严重的中毒反应。常用左旋布比卡因、利多卡因和罗哌卡因。

6. 区域镇痛（regional analgesia）　随着外周神经阻滞技术的发展，局麻药常与阿片类药物联合应用，可减少阿片类药物的用量。常用代表药物有罗哌卡因、布比卡因和左旋布比卡因。由于罗哌卡因具有感觉和运动阻滞分离的特点，因此成为区域镇痛的首选药。

具体给药方法如图10-1所示。

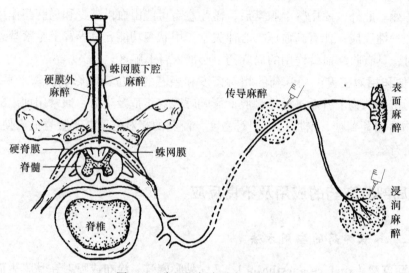

图10-1　常用局部麻醉方法示意图

（二）不良反应

局麻药的不良反应除药品类型不同、耐受性差、过敏等外，均与用药剂量大、药物吸收快和药物直接误注入血液使血药浓度偏高有关。主要表现为中枢神经系统和心血管系统的症状。此外，当局麻药给药部位接近脊髓或其他主要神经干时可偶见直接的神经毒性，如药物对支配血管神经的麻醉作用可致血压下降，影响体内主要器官的血流量而发生不良反应。

1. 中枢神经系统　参考"本章第一节中药理作用中的吸收作用"部分。

2. 心血管系统　参考"本章第一节中药理作用中的吸收作用"部分。

3. 高敏反应　指患者接受小剂量（＜1/3最大剂量）局麻药时发生晕厥、呼吸抑制、循环衰竭等毒性反应。高敏反应发生的原因一般归因于个体差异，但同一个体处于不同的病理生理状态或周围环境时，对局麻药的耐受可能出现很大变化，也可能发生高敏反应。

4. 变态反应　局麻药本身并非抗原，但当药物本身或其代谢产物与血浆蛋白结合后可转为半抗原，从而引起变态反应。轻者出现皮疹或荨麻疹，颜面、口唇或咽喉肿痛等。重者出现荨麻疹、支气管痉挛、呼吸困难、低血压、血管性水肿、急性过敏性休克等临床表现。以普鲁卡因最常见，使用前应先做皮试。

三、临床常用的局部麻醉药

普鲁卡因（procaine）

又称奴佛卡因。

为短效酯类局麻药，毒性较小，是最常用的局麻药之一。

【药动学特点】亲脂性低，不易穿透黏膜。其盐酸盐易溶于水，水溶液不稳定，只作注射用药。

【药理作用特点】毒性小，作用较弱，麻醉维持时间短。

【临床应用】

1. 局部麻醉　临床上主要用于浸润麻醉，也可用于传导麻醉、蛛网膜下腔麻醉和硬膜外麻醉。因对皮肤黏膜穿透力弱，一般不用于表面麻醉。

2. 局部封闭　将0.25%～0.5%的普鲁卡因溶液注射于病灶周围。为增强疗效，可与糖皮质激素类药物配伍应用。也可用于静脉注射去甲肾上腺素等刺激性强的药液外漏时的局部封闭，以防止局部组织缺血坏死。

【禁忌证】对本药成分过敏者应禁用；肾功能不全者禁用；重症肌无力者禁用；孕妇及哺乳期妇女禁用。

【护理用药作用评估】

1. 药效　注射给药吸收快，1～3min起效，可维持30～60min，如与肾上腺素同时使用，维持时间可延长20%。注射于病灶周围，可减轻病灶对中枢神经系统的不良影响，缓解局部炎症和损伤症状。

2. 不良反应

（1）毒性反应：用量过大或误注入血管时发生吸收作用后，出现中枢神经系统反应和心血管系统毒性反应。

（2）超敏反应：极少数患者出现过敏反应，可表现为皮疹、喉头水肿、哮喘和休克。用药前宜做皮肤过敏试验。但个别皮试阴性者仍可发生过敏反应。一旦发生应立即停药，并给予肾上腺素及抗过敏药治疗。个别患者用药后会出现高铁血红蛋白血症。

【护理要点】

（1）酯类局麻药之间有交叉过敏的现象，对其他酯类局麻药过敏者，对本药可能也过敏。

（2）注射时必须抽吸有无血液回流，防止局麻药误注入血管内。一旦发生药物毒性反应，应立即停药并对症治疗。发生惊厥时首选注射地西泮，出现呼吸

> **护理警示**
>
> （1）本药在血浆中的代谢产物对氨苯甲酸（PABA）能对抗磺胺类药物的抗菌作用。故应避免与磺胺类药物同时使用。
>
> （2）本药可加强肌松药的作用，使肌松药作用时间延长，如与肌松药合用时宜减少肌松药的用量。
>
> （3）本药可增强洋地黄类药物的作用，合用可导致其毒性反应。
>
> （4）新斯的明等抗胆碱酯酶药物可干扰本药代谢，使毒性增强，忌联合应用。

抑制时立即给氧或人工呼吸。若出现心血管系统的毒性反应，如心肌收缩力减弱、心脏停搏、血压下降甚至休克，应立即停药给予吸氧、补充血容量、给予血管收缩药或正性肌力药。

（3）腰麻术后宜平卧（去枕）8~12h，可防止发生术后头痛。

【健康教育】

（1）患者若出现不良反应，需及时告知医护人员。

（2）用药时期一旦心率明显减低，应立刻停药。

利多卡因（lidocaine）

又称赛罗卡因。

为中效酰胺类局部麻醉药，是目前临床上最常用的局麻药。

【药动学特点】其在盐酸盐溶液中稳定，在肝脏的代谢速度较慢。$t_{1/2}$为90min。

【药理作用特点】无明显扩张血管作用，麻醉作用是普鲁卡因作用强度的2倍。

【临床应用】临床应用广泛，可用于表面麻醉、浸润麻醉，常用给药途径为传导麻醉和硬膜外麻醉。但进行蛛网膜下腔麻醉时因其扩散性强，难以掌握麻醉平面。由于在蛛网膜下腔分布不均，会引起神经损害，因此在蛛网膜下腔麻醉时慎用。硬膜外麻醉用于剖宫产时，利多卡因还可治疗室性心律失常，详见第二十三章抗心律失常药。

【禁忌证】婴儿、严重心脏阻滞者、严重窦房结功能障碍者禁用。

【护理用药作用评估】

1. 药效　麻醉效价强度高、弥散广、起效快、作用强而持久（1.5~2h），其安全范围较大，穿透黏膜速度与静脉注射相似。可加用肾上腺素，延长作用时间，降低不良反应。

2. 不良反应　应用利多卡因时，应注意交叉过敏反应，有红斑皮疹及血管神经性水肿等表现时应停药，严重者可致呼吸停止。皮试的过敏反应有时不能完全正确预测，效果有限。利多卡因的毒性反应发生率大于普鲁卡因，但变态反应发生率低，对普鲁卡因过敏者可选用此药。

【护理要点】

（1）婴儿、严重心脏阻滞或严重窦房结功能障碍者禁用。

（2）对其他胺类局麻药过敏者，对本药可能也过敏。

（3）用药期间需监测血压和心电图，并备有抢救设备。出现PR间期延长或QRS波增宽、原有心律失常加重或者产生其他心律失常者应立即停药。

【健康教育】

（1）需告知医护人员既往是否有局麻药过敏史。

（2）需告知医护人员是否近期使用过苯巴比妥、硫喷妥钠、硝普钠、甘露醇、两性霉素B、氨苄西林、美索比妥、硫胺嘧啶钠。

（3）使用本药时，应避免驾驶车辆及操作仪器。

布比卡因（bupivacaine）

又称麻卡因、丁吡卡因、丁哌卡因。

为长效酰胺类局麻药，化学性质稳定。

【药动学特点】在肝脏主要代谢为哌啶二甲苯胺。

【药理作用特点】其局麻作用是普鲁卡因的8倍，较利多卡因强4～5倍。安全范围较利多卡因宽，治疗量无血管扩张作用。

【临床应用】布比卡因是目前常用局麻药中作用维持时间最长的药物，因黏膜穿透力强，主要用于表面麻醉，也用于浸润麻醉、传导麻醉、脊髓麻醉和硬膜外麻醉。

【禁忌证】本药或其他酰胺类麻醉药过敏者禁用。

【护理用药作用评估】

1. 药效　3～5min起效，麻醉维持5～10h。

2. 不良反应　常用量对心血管无明显影响，但剂量偏大时，由于过量的药物快速吸收入血，可致血压下降，少数患者可出现头痛、恶心、呕吐、尿潴留及心率减慢等。严重时可致室性心律失常与致死性室颤。药物误入血管可产生严重的毒性反应，一旦发生心肌毒性则无法复苏。

【护理要点】

（1）本药心脏毒性较强，使用前需评估患者心功能，使用时需密切监测。

（2）注意用药剂量，过量可导致高血压、抽搐、心搏骤停、呼吸抑制及惊厥。

（3）如果出现严重不良反应，可静脉注射麻黄碱或阿托品。

【健康教育】

（1）需告知医护人员既往是否有局麻药过敏史。

（2）若出现不良反应症状，需及时告知医护人员对症治疗。

罗哌卡因（ropivacaine）

为新型的长效酰胺类局麻药，是单一的左旋对映异构体。

【药动学特点】主要在肝脏中代谢，其代谢产物仍有较弱的麻醉作用，因此局麻作用时间长。

【药理作用特点】小剂量对感觉神经阻滞明显强于对运动神经阻滞，较大剂量可阻滞运动神经。麻醉效价强度强，是普鲁卡因的8倍。对心肌的毒性比布比卡因小。有明显收缩血管作用，故无需加用肾上腺素。

【临床用药】临床上常用于硬膜外、传导阻滞和局部浸润麻醉。本药对子宫和胎盘血流无影响，因此适用于产科手术麻醉。低浓度可用于控制急性疼痛，因此用于术后或分娩时镇痛，可采用持续硬膜外滴注。

【禁忌证】对本药或同类药物过敏者禁用。

【护理用药作用评估】

1. 药效　起效慢，作用持续时间为2～8h。

2. 不良反应　多为神经阻滞本身的生理反应，如出现低血压、心动过缓、恶心和焦虑。中枢神经系统和心血管系统毒性呈现抑制和兴奋双相性，如头晕、头痛、恶心呕吐、震颤、心动过快或过缓、血压异常、体温升高或寒战等。

【护理要点】

（1）需评估有无酰胺类局麻药过敏史、有无严重肝病和肾功能损害。

（2）注射前及注射期间，应仔细回抽以防注射至血管内。

（3）第三类抗心律失常药物如胺碘酮可能与罗哌卡因有相加作用，应进行严密心电监护。

【健康教育】

告知患者用药过程中可能会出现神经阻滞本身的生理反应。

丁卡因（tetracaine）

又称地卡因、潘托卡因，为长效酯类局麻药。

【药动学特点】亲脂性高，对黏膜穿透力强。本药易进入神经组织，也易被吸收入血，在肝脏中被胆碱酯酶水解。丁卡因盐酸盐水溶液有抑菌作用，但不稳定。

【药理作用特点】本药作用及毒性均比普鲁卡因强8～10倍，代谢速度较慢，故作用较持久。

【临床用药】最常用作表面麻醉、腰麻及硬脊膜外麻醉，一般不用于浸润麻醉。能透过黏膜，主要用于眼科和耳鼻喉科的黏膜麻醉。

【禁忌证】皮肤或黏膜表面损伤、感染严重的部位需慎用。禁用于浸润局麻、静脉注射和静脉滴注。

【护理用药作用评估】

1. 药效　起效慢，作用时间长，持续约2～3h。

2. 不良反应　全身毒性较大。大剂量可致心脏传导系统和中枢神经系统抑制。

【护理要点】

（1）本药毒性大，药物不得注入血管内，注射时需反复抽吸，不可有回血。

（2）与其他局麻药合用时，本药应减量。

（3）本药可与肾上腺素合用，但这种合用不适用于心脏病、高血压、甲状腺功能亢进、外周血管病患者。

（4）注射部位不能遇碘，以防引起本药沉淀。

（5）对儿童、年老体弱、营养不良、饥饿状态易出现毒性反应，应减量；肝功能不全、血浆胆碱酯酶活动减弱时应减量。

（6）为了防止中毒、死亡，在用药期间即使表面黏膜麻醉也应监测呼吸与循环系统的功能状态，包括心血管情况、中枢神经兴奋或抑制。

【健康教育】

（1）需告知医护人员既往是否有局麻药过敏史。

（2）若出现不良反应症状，需及时告知医护人员对症治疗。

表10-1 常用局部麻醉药的作用特点及临床应用

药物及分类	pK_a	相对强度	起效快慢	作用时间/h	临床应用
普鲁卡因（酯类）	8.90	1	中等	短效 0.5～1	浸润麻醉、传导麻醉、蛛网膜下腔麻醉、硬膜外麻醉
丁卡因（酯类）	8.45	16	极慢	长效 2～3	表面麻醉、脊髓麻醉、硬膜外麻醉
利多卡因（酰胺类）	7.90	4	快	中效 1.5～2	传导麻醉、硬膜外麻醉、表面麻醉
布比卡因（酰胺类）	8.20	16	较慢	长效 5～10	浸润麻醉、传导麻醉、脊髓麻醉、硬膜外麻醉
罗哌卡因（酰胺类）	8.1	16	较慢	长效 2～8	传导麻醉、硬膜外麻醉、控制急性疼痛

第二节 | 全身麻醉药

全身麻醉药简称全麻药，是一类能可逆性抑制中枢神经系统功能，引起暂时性感觉、意识和反射消失、骨骼肌松弛的药物，临床常用于外科手术麻醉。其麻醉作用包括镇痛、催眠、意识消失、肌肉松弛、抑制异常应激反应等诸多方面，其中以镇痛作用为最基本和最重要的作用。按照给药方式分类，全麻药可分为吸入麻醉药（inhalational anesthetics）和静脉麻醉药（intravenous anesthetics）。

✚ 知识拓展

麻 沸 散

麻沸散是华佗创制的用于外科手术的麻醉药，是中药制剂，华佗的处方已经失传，史书记载服麻沸散可以令人麻醉，不知人事，任人劈破不知痛痒。《后汉书·华佗传》载："若疾发结于内，针药所不能及者，乃令先以酒服麻沸散，既醉无所觉，因刳（kū，剖开）破腹背，抽割积聚（肿块）。"史书记载中国最早的腹腔手术就是华佗用麻沸散完成的，比西方使用乙醚和笑气进行麻醉的历史早1600年，因此被后世尊称为"外科鼻祖"。

一、吸入麻醉药

吸入麻醉药是一类挥发性液体或气体的全麻药。挥发性液体药物包括乙醚（ether）、氟烷（halothane）、恩氟烷（enflurane）、异氟烷（isoflurane）、地氟烷（desflurane）、七氟烷（sevoflurane）等。经呼吸道吸入后，通过肺泡毛细血管入血而产生全身麻醉的作用。最早应用的乙醚，由于其易燃易爆和毒性反应大等因素，现临床已不使用。目前普遍使用作用快、安全、毒性小的非乙醚吸入麻醉药，手术前和手术中合并应用多种其他辅助麻醉药，由浅入深地诱导达到适当的麻醉程度。

（一）药动学特点

1. 吸收 吸入麻醉药的脂溶性高，容易被肺泡呼吸膜吸收，进入血液循环后迅速分布至中枢神经系统（CNS）而产生全身麻醉作用。麻醉的深度依据量-效关系，吸入药物浓度越高，吸收速率越快，麻醉效应产生的也越快。此外，肺通气量、肺部的血流量也与吸入麻醉药吸收的量和速率成正相关。在一个大气压（常压）下，能使50%患者痛觉消失的肺泡气体中的药物浓度称为最小肺泡浓度（minimal alveolar concentration，MAC）。每种吸入性全麻药都有恒定的MAC值，MAC越低的药物麻醉作用越强。血中药物浓度与吸入气体中药物浓度达到平衡的比值，称为血/气分配系数，该系数代表全麻药在血中的溶解度，系数越大表示药物在血液中溶解度越大，肺泡、脑内和血中的药物分压上升越慢，麻醉诱导时间也就越长；反之，血/气分配系数小的药物，麻醉诱导时间短。

2. 分布 麻醉药物吸收后随血液分布到全身各个器官，因脑组织的血流供应量较大，又富含丰富的脂质，因而药物进入脑组织比进入肌肉和脂肪的速率快。吸入麻醉药与脑组织的亲和力通常用脑/血分配系数来反映，该系数越大，表示药物越易进入脑组织，麻醉作用也越强。

3. 消除 机体中未经代谢的原形药物在停止给药后随血液经呼吸道排出，而经过肝脏代谢的药物则被肝脏清除。脑/血和血/气分配系数较低的药物较易排出，苏醒快；反之，苏醒慢。常用吸入麻醉药的特性见表10-2。

表10-2 常用吸入麻醉药的特性

项目	氟烷	恩氟烷	异氟烷	地氟烷	七氟烷	氧化亚氮
血/气分配系数	2.30	1.80	1.4	0.42	0.63	0.47
脑/血分配系数	2.00	1.45	4.00	1.30	1.70	1.06
MAC/%	0.75	1.68	1.15	7.25	1.71	100.00
诱导期	短	短	短	很短	短	短
恢复苏醒	快	快	快	很快	很快	很快
骨骼肌松弛	差	好	好	好	好	很差

（二）作用机制

全麻药的应用历史至今已有160多年，但其作用机制尚未完全明确。早期的"脂质学说"认为，吸入麻醉药的麻醉强度与其脂溶性高低成正比。这可能是因为脂溶性高的全麻药易溶入富含脂质成分的神经细胞膜，引起细胞膜物理和化学性的改变，使膜蛋白产生功能障碍，影响受体和离子通道发生构象和功能的改变，阻断神经膜电位的除极和神经递质的传递，抑制神经冲动的传递，产生全身麻醉效应。

近年来"蛋白质学说"认为，全麻药作用的主要靶点可能是配体门控性离子通道，全麻药可以通过抑制兴奋性突触和（或）增强抑制性突触的传递，从而特异性地干扰配体门控离子通道的功能而发挥作用。现已证实，中枢抑制性神经递质GABA及其受体GABA$_A$与全麻药关系密切。大多数吸入麻醉药与一部分静脉麻醉药的作用机制重合，都可通过直接或间接的提高GABA$_A$受体对GABA的敏感性，促进Cl$^-$通道开放，引起神经细胞膜超级化而发挥麻醉作用。除GABA$_A$受体以外，全麻药还与NMDA受体、甘氨酸受体、阿片受体和神经元烟碱受体有关。

（三）常用药物

目前临床上常用的吸入性麻醉药如下：

氟烷（halothane）

又称三氟氯溴乙烷。

氟烷为无色透明液体，化学性质不稳定，沸点50.2℃。易被光、热降解，临床浓度不燃不爆。血/气分布系数小，MAC为0.75%，麻醉作用强而快，诱导期短且苏醒快，但其镇痛和肌松作用较弱。应用氟烷时，需注意可能会出现心脑血管等方面的不良反应，比如能扩张脑血管升高颅内压，增加心肌对儿茶酚胺的敏感性，诱发心律失常等。难产和剖腹产患者禁用氟烷，以免引起子宫松弛而诱发产后出血。反复应用氟烷还有诱发肝炎或肝坏死的风险。因氟烷副作用较多，现临床上已被安全性更高的七氟烷等代替。

异氟烷（isoflurane）和恩氟烷（enflurane）

异氟烷和恩氟烷是常用的吸入性麻醉药，二者互为同分异构体。二者MAC为1.68%，比氟烷稍大，但理化性质稳定，麻醉诱导快而平稳，停药后苏醒快，麻醉深度易于调整，肌松作用较好，对心、脑、肝、肾都无明显副作用，不会增加心肌对儿茶酚胺的敏感性。对血管有扩张作用，可明显降低外周阻力和动脉压。异氟烷有刺激性，偶有致咳嗽、分泌物增多和喉头痉挛等现象。恩氟烷浓度过高或过度通气时偶可致惊厥，因此有癫痫病史者禁用。目前，该类药物广泛应用于麻醉诱导和麻醉维持。

七氟烷（sevoflurane）

七氟烷的结构与异氟烷相似，但其对心脏功能影响小，对呼吸道无刺激。其特点是血/气分布系数低，麻醉诱导和苏醒比其他麻醉药快，深度易于控制。目前临床手术的吸入麻醉药中七氟烷的使用率是最高的，占比达95%，广泛应用于成人和儿童患者全身麻醉的诱导和维持。

地氟烷（desflurane）

又称地氟醚。

地氟烷的结构与异氟烷相似，是异氟烷的氟代氯化物。血/气分配系数为0.42，MAC较大，为6.0%，脂溶性和麻醉效价强度低。诱导期极短，苏醒快。其缺点是麻醉诱导期浓度太大，会刺激呼吸道引起咳嗽、呼吸停顿和喉头痉挛，此不良反应对12岁以下儿童尤其明显，故不适用于儿童的麻醉诱导，仅适用于儿童和成人的麻醉维持。

氧化亚氮（nitrous oxide）

又称笑气（N_2O）。

氧化亚氮为无色、无刺激性、甜味液态气体，室温下性质稳定，不燃不爆。脂溶性低，血/气分配系数仅为0.47，诱导期短，苏醒快，镇痛作用强，使用后患者感觉舒适愉快。其MAC超过100%，麻醉效价强度低。对呼吸无刺激，对肝、肾无不良影响，但对心肌有轻度抑制作用。安全性高，如无缺氧，吸入数小时几乎无毒性。主要用于诱导麻醉或与其他麻醉药配伍使用，以减少其他麻醉药用量及不良反应。此外，氧化亚氮是消耗大气臭氧层的主要化合物之一，临床使用时应注意相关规定。

二、静脉麻醉药

静脉麻醉药为非挥发性全身麻醉药，通过静脉注射或静脉滴注的方式给药后到达CNS产生全身麻醉作用。与吸入麻醉药相比较而言，其优点是操作简便，麻醉诱导迅速，对呼吸道无刺激性，苏醒快；其缺点是不易掌握麻醉深度，镇痛作用较差，肌松作用较差，排出较慢，剂量较难掌握。临床用途局限，单独使用时一般仅用于短时间、镇痛要求不高的小手术，临床上主要与吸入麻醉药配伍，用于麻醉诱导以及复合全身麻醉。

丙泊酚（propofol）

又称异丙酚。

丙泊酚为最常用的短效烷基酚类静脉麻醉药，对中枢神经有抑制作用，有良好的镇静、催眠效应。脂溶性大，起效快，作用时间短，苏醒迅速，主要在肝内代谢失活，体内无蓄积，故可连续静脉输注以维持麻醉。其麻醉作用机制与增强$GABA_A$诱导的氯离子电流有关。镇痛作用微弱，对呼吸道无刺激，能抑制咽喉反射，有利于气管插管。可降低脑代谢率和颅内压，故术后较少恶心、呕吐等不良反应。对循环系统有抑制作用，可降低外周血管阻力，降低血压。可用于门诊短小手术或胃肠镜诊断性检查、人流手术等的麻醉诱导和维持，也可用于术后ICU病房患者的镇静催眠辅助用药。

硫喷妥钠（thiopental sodium）

又称潘妥散、戊硫巴比妥钠。

硫喷妥钠为超短效作用的巴比妥类药物。其脂溶性高，静脉注射后可迅速透过血脑屏障进入脑组织，随着药物在体内重新分布后转移到肌肉和脂肪组织，脑内的药物浓度会迅速下降，因而麻醉作用维持时间短。硫喷妥钠的镇痛作用差，肌松不完全，对呼吸和循环抑制强，易诱发喉头和支气管痉挛，因此哮喘者、新生儿和婴幼儿禁用。临床上主要用于诱导麻醉、基础麻醉和脓肿切开引流等小手术，此外硫喷妥钠还有控制惊厥的作用。

氯胺酮（ketamine）

又称凯他敏。

氯胺酮为苯环己哌啶衍生物，非巴比妥类静脉麻醉药，是中枢兴奋性递质NMDA受体的特异性阻断药。它能阻断痛觉冲动向丘脑和新皮质的传导，在产生镇痛作用的同时还能兴奋脑干和边缘系统，引起意识模糊，睁眼后表情呆滞，对环境变化无反应，短暂性记忆缺失，同时肌张力增强，眼球震颤，可出现幻觉、躁动不安、谵语和痛觉完全消失等，这种状态称为分离麻醉（dissociative anesthesia）。氯胺酮麻醉诱导迅速，维持时间短，镇痛效果佳，对体表镇痛效果明显，对内脏镇痛作用差，是唯一有显著镇痛作用的静脉麻醉药。对呼吸抑制轻微，但对心血管具有明显的兴奋作用，引起血压升高、心率增快。高血压、肺心病、肺动脉高压、颅内压升高、心功能不全、甲状腺功能亢进和精神病史患者禁用。多用于短时的体表小手术，如烧伤清创、植皮和切痂等。

依托咪酯（etomidate）

又称乙咪酯、甲苄咪唑。

依托咪酯为强效、超短效的咪唑类衍生物静脉麻醉药、非巴比妥类催眠药。无明显镇痛和肌松作用。故用作诱导麻醉时，常与镇痛药、肌松药或吸入麻醉药配伍使用。催眠作用约为硫喷妥钠的12倍。静脉给药后几秒内意识丧失，可维持睡眠长达5min。对心率无明显影响，对冠状动脉有轻微扩张作用，因此适用于老年人和冠心病、心脏瓣膜病或其他心脏储备功能差的患者。应用本品后恢复期可出现阵挛性肌收缩，易出现恶心、呕吐等不良反应，且发生率高达50%。此外，依托咪酯还有抑制肾上腺皮质激素合成的作用。

咪达唑仑（midazolam）

又称咪唑安定、咪达二氮苯二氮䓬。

咪达唑仑为苯二氮䓬类镇静催眠药。具有催眠、抗焦虑、抗惊厥、肌松和顺行性遗忘等作用，但无镇痛作用。其起效迅速，维持时间短，消除快，但对呼吸有抑制作用。适用于麻醉前用药、全麻诱导和维持、电转复及心血管造影等。对ICU患者可用于静脉麻醉，也可与镇痛药合用，用于复合麻醉。

三、复合麻醉

目前，全麻药单独应用效果都不太理想，为达到术中和术后良好的镇痛效果，并减少麻醉药的用量而减少不良反应，通常临床上常采用联合用药，即同时或先后应用两种以上麻醉药物或其他辅助药物，称为复合麻醉（combined anesthesia 或 balanced anesthesia）。复合麻醉中常用的辅助药物包括麻醉性镇痛药和肌肉松弛药（简称肌松药）。参见表10-3。

表10-3　复合麻醉药

用药目的	常用药物	用药目的	常用药物
镇静、消除精神紧张	巴比妥类、地西泮	骨骼肌松弛	琥珀胆碱、筒箭毒碱类
短暂性记忆缺失	苯二氮䓬类、氯胺酮、东莨菪碱	抑制迷走神经反射	阿托品类
基础麻醉	巴比妥类、水合氯醛	降温	氯丙嗪
诱导麻醉	硫喷妥钠、氧化亚氮	控制性降压	硝普钠、钙通道阻滞药
镇痛	阿片类		

1. 麻醉前给药（preanesthetic medication） 为减轻患者术前精神负担，达到良好的麻醉效果，手术前预先使用某些镇静、镇痛类药物。如手术前服用巴比妥或地西泮使患者产生短暂记忆缺失，消除紧张或恐惧。注射阿片类镇痛药以增强麻醉效果。注射阿托品等 M 受体阻断药可防止唾液及支气管分泌物所致的吸入性肺炎，并防止反射性心律失常。

2. 基础麻醉（basal anesthesia） 对于术前精神极度紧张或不合作的未成年患者，可于麻醉前给予较大剂量催眠药，如巴比妥类，或肌肉注射硫喷妥钠。在此基础上，加用其他麻醉药，可使药量减少，麻醉平稳。

3. 诱导麻醉（induction of anesthesia） 用诱导期短的硫喷妥钠或氧化亚氮，使患者迅速进入外科麻醉期，避免诱导期的不良反应，之后改用其他药物维持麻醉。

4. 合用肌松药 为满足手术时对肌肉松弛的要求，在麻醉时合用肌松药，如阿曲库铵、琥珀胆碱或筒箭毒碱。

5. 低温麻醉（hypothermic anesthesia） 为减少机体代谢的全身耗氧量，提高组织对缺氧及阻断血流情况下的耐受力，可采用降低体温至中低温（28～30℃）或浅低温（30～34℃）的方法。如合用氯丙嗪或全麻下体外循环，可用于心脑血管手术。但需注意体温低于32℃时，常见心律失常、血压下降、心肌收缩力降低，而且麻醉复苏中低温还可导致患者寒战，耗氧量增加，诱发心脏等器官的缺血性损伤。

6. 控制性降压（controlled hypotension） 在止血难度大的脑科手术中，为减少术中失血，改善手术视野的条件，缩短手术时间，常使用降压药或降压技术，将收缩压降低至80～90mmHg，而无组织器官的缺血、缺氧损伤。如加用短效血管扩张药硝普钠或钙拮抗药使血压适度适时下降，并抬高手术部位。常用于颅脑手术。

7. 神经安定镇痛术（neuroleptanalgesia） 常用氟哌利多及芬太尼按照50：1的比例制成的合剂静脉注射给患者，使之处于意识模糊、自主动作停止、痛觉消失。如同时加入氧化亚氮及肌松药可达到满意的外科麻醉效果，称为神经安定麻醉。但氟哌利多作用时间较长而芬太尼作用时间短，现已不主张使用此合剂。

临床实训

一、处方分析

案例：李某莹，女，23岁，左侧脚趾外伤，需清创缝合，医生开具下列处方：

Rp.

0.5%普鲁卡因注射液　10ml×1支

肾上腺素注射液　2ml×1支

Sig. 0.5% 普鲁卡因注射液10ml加入少量肾上腺素局部浸润麻醉

请问：以上处方是否合理？为什么？

分析：该处方不合理。少量肾上腺素与局麻药合用，可通过收缩局部小血管减少局麻药的吸收，从而延长局麻药的作用时间，防止因局麻药吸收而中毒，同时还可有局部止血的作用，有利于清创手术的进行，但是指趾末端血液循环较差，加入肾上腺素易引起局部组织缺血性坏死。

二、实训练习

案例：患者，男，55岁，转移性右下腹痛，并伴有发热。诊断为急性阑尾炎。

请问：

1. 该患者宜选用哪种局麻药麻醉？不宜选用哪种局麻药麻醉？

2. 最好采用哪种麻醉方法？应该注意的事项有哪些？

（金春虹）

？ 思考题

1. 如何对应用普鲁卡因的患者进行正确的用药监护？

2. 为什么丁卡因主要用于表面麻醉而不用于浸润麻醉？

3. 布鲁卡因等局麻药与肾上腺素合用的临床意义是什么？注意事项有哪些？

4. 局麻药中毒的临床表现有哪些？如何防治？

5. 试比较利多卡因、罗哌卡因和丁卡因的药效作用特点和临床应用。

6. 简述吸入麻醉药和静脉麻醉药的药理学特点及不良反应。

7. 简述吸入麻醉药的药动学特点。

8. 静脉麻醉药与吸入麻醉相比，具有哪些优缺点？

实训练习解析　　　　思考题与参考答案　　　　思维导图

第十一章

中枢神经系统药理基础

学习目标

1. 掌握　乙酰胆碱、去甲肾上腺素、多巴胺、谷氨酸、γ-氨基丁酸、5-羟色胺的受体类型、生理作用。

2. 熟悉　乙酰胆碱、去甲肾上腺素、多巴胺、5-羟色胺、谷氨酸、γ-氨基丁酸和神经肽的相关疾病的生理学发病机制及作用药物。

3. 了解　神经元、神经胶质细胞、突触传递和血脑屏障的结构和功能。

　　神经系统在机体的功能活动中，与体液系统（内分泌）一起发挥着重要的调节作用，并使机体迅速地适应体内外环境的变化。神经系统通常可分为中枢神经系统（central nervous system，CNS）和外周神经系统（peripheral nervous system，PNS）两部分。前者包括脑和脊髓，后者则为神经系统中脑和脊髓以外的部分。相比于外周神经系统（PNS），CNS的结构和功能更为复杂，起到主导和协调作用。CNS药物是影响大脑和脊髓功能且能够缓解或治疗CNS疾病的药物，有些药物的作用符合临床医疗用途，有些药物的作用成为不良反应的基础。目前使用的大多数CNS药物主要通过作用于离子通道、递质、受体或受体后的信号转导等发挥调节神经精神活动的兴奋或抑制作用，从而改变人体的生理功能。

第一节 | 中枢神经系统的构成与功能

一、神经元

　　神经细胞又称神经元（neuron），是CNS的基本结构和功能单位，是一种高度分化的有突起的细胞。成人的脑内约有$10^{10} \sim 10^{12}$个神经元。神经元是神经系统功能的主要承担者，突触是神经元之间信息传递的部位，主要接收和传递生物电信息或化学信息。有的神经元还有内分泌和（或）旁分泌功能。大多数神经元通过突触相互连接，形成复杂的神经网络系统。典型的神经元结构上主要由胞体（cell body或soma）和突起（neurite）两部分组成，突起又分为树突（dendrite）和轴突（axon）。一个神经元可有一个或多个树突，但一般只有一个轴突。胞体内含有特别大的细胞核和各种细胞器，如粗面内质网、高尔基体、线粒体、溶酶体等。神经元胞质中还含有一些致密小体和色素颗粒等内含物出现于成年期，随年龄增长而增加。胞体内的粗面内质网不断合成蛋白质，并运输到神经元的各部位。胞体、树突和轴突内都有线粒体，线粒体的数量多少反映了代谢旺盛的程度，神经元的突起部位线粒体数量多，代谢旺盛。神经元的细胞骨架由微管、微丝等丝状结构组成，支持和延长树突和轴突的突起结构，并参与神经元内物质的运输。

二、神经胶质细胞

神经系统中除神经元外，还有大量的神经胶质细胞（neuroglia），总数是神经元数量的10～50倍之多，广泛分布于中枢和传出神经系统中。在CNS内，主要由星型胶质细胞、少突胶质细胞、小胶质细胞等几种类型。星形胶质细胞是神经胶质细胞的主要组分。脑内神经元间的空隙几乎全部填充了胶质细胞，因此CNS几乎不存在细胞间隙。

神经胶质细胞主要起支持、营养和绝缘作用，维持神经组织内环境的稳定，在CNS发育过程中起引导神经元走向的作用。突触周围的神经胶质细胞通过摄取神经递质，防止递质弥散，而参与了递质的灭活过程。胶质细胞的状态对神经元的存活至关重要，决定着几乎所有脑疾病的发生、发展和转归。

星形胶质细胞还能分泌多种神经营养因子（neurotrophic factor，NTF），对神经元的生长、发育、存活和功能维持起营养作用。若NTF不足或激活的相关信号通路异常，均可能导致某些神经退行性病变或神经再生障碍性疾病。如小的分泌蛋白神经生长因子（nerve growth factor，NGF）水平降低会导致基底前脑胆碱能神经元因营养不足而变性丢失。提高NGF等NTF水平可改善胆碱能神经系统的存活和功能状态，从而对阿尔茨海默病（Alzheimer's disease，AD）有防治作用。如果大量多巴胺能神经元失去脑源性神经营养因子（brain derived neurotrophic factor，BDNF）的保护和营养，则会发生变性和死亡，导致帕金森病（Parkinson's disease，PD）。

三、神经突触传递

神经元之间或神经元与效应器之间的信息传递主要通过突触进行。经典的突触结构由突触前膜、突触间隙和突触后膜组成。根据突触传递的方式和结构特点，它可分为化学性突触、电突触和混合性突触。只有少部分脑区和视网膜中存在电突触，其信息传递媒介是局部电流，大多数发生在同类神经元之间，可促进神经元活动的同步化。化学性突触是CNS中最重要、最多见的突触类型，其信息传递媒介是神经递质（neurotransmitter），也是神经精神药物主要作用的部位。化学性突触前膜末梢的轴浆内富含突触囊泡和线粒体，不同的突触内含的囊泡大小和形态不同，囊泡内含的递质也不同。递质释放仅限于特定的膜结构区域，即为活化区。突触间隙宽约20～40nm，内含有黏多糖和糖蛋白，与组织间隙相通，间隙两侧膜上存在一些分解相应递质的酶，以控制递质和受体作用的时间和强度。突触后膜具有密集的特异性受体或递质门控通道，它能与突触前膜释放的递质结合，在突触后神经元上发挥相应的生理效应。

钙离子在兴奋-释放偶联中起了关键性的作用，当突触前神经元的兴奋抵达末梢时，末梢发生去极化产生动作电位，前膜上电压门控Ca^{2+}通道开放，胞外Ca^{2+}内流进入突触前末梢的轴浆内，Ca^{2+}浓度迅速升高后激活钙调素依赖性蛋白激酶，进而激活蛋白激酶B（protein kinase B，PKB），导致一些底物蛋白磷酸化。使一定数量的突触囊泡从神经末梢的骨架（微管或长丝）上游离出来，并逐渐向活化区移动，最后与突触前膜接触并固定融合，形成融合孔。囊泡内的递质通过融合孔出胞到突触间隙，并扩散到突触后膜，作用于后膜上的特异性受体或递质门控通道，引起突触后膜对某些带电离子通透性的改变，从而引起后膜膜电位发生去极化或超极化。这种突触后膜上的电位变化称为突触后电位（postsynaptic potential）。去极化性质的突触后电位使突触后神经元兴奋性增高，称为兴奋性突触后电位（excitatory postsynaptic potential，EPSP）。超极化性质的突触后电位使突触后神经元的兴奋性降低，称为抑制性突触后电位（inhibitory postsynaptic potential，IPSP）。这个信息传递的过程目前用递质量子释放的囊泡学说解释。

释放的神经递质需要迅速的消除，以终止其突触传递作用和保证后继突触传递的有效性。突触间隙中递质的消除主要通过前膜和神经胶质细胞摄取或酶解作用完成。弥散也可以消除递质，但酶解和摄取比弥散更为有效。突触前膜摄取是最普遍的递质回收机制。突触前膜的囊泡蛋白则通过神经末梢的内吞合成新的囊泡，形成囊泡的合成、贮存和释放的再循环。神经递质的释放受到突触前膜的反馈调控，改变进入末梢的Ca^{2+}量及其对Ca^{2+}的敏感性，均能调节递质的释放。

经典的突触传递是定向的，信息从突触前传递到突触后。脑内还存在交互突触，信息既可以从突触前传递到突触后，也可从突触后传递到突触前。此外，腺苷、ATP、NO、花生四烯酸、血小板活化因子等均可作为逆行信使分子，逆行弥散至突触前神经元，应答突触前传递的信息，从而调节突触前神经元的活动和递质的合成与释放，实现自身的反馈调控。

第二节 | 中枢神经系统的递质与受体

突触前膜去极化时会有某些具有神经活性的物质从神经末梢中释放，这些活性物质被分为神经递质（neurotransmitter）、神经调质（neuromodulator）和神经激素（neurohormone）。神经递质是指由神经末梢释放的，通过作用于突触后膜受体使离子通道开放并产生突触后电位（抑制性或兴奋性）的化学物质，其传递信息快、作用强并且具有高度选择性。神经调质是指由神经元或非神经组织释放的不具有递质活性的，通过与G蛋白偶联受体结合而产生的缓慢的突触前电位或突触后电位，其不直接引起突触后生物学效应，但却能调节神经递质在突触前的释放和突触后细胞对神经递质的反应。神经调质的作用范围广、慢而持久。乙酰胆碱、多巴胺、P物质、阿片肽类等都属于神经递质，NO、花生四烯酸等则属于神经调质。神经激素也是神经末梢释放的化学物质，主要是神经肽类。如下丘脑释放的九种下丘脑调节肽。氨基酸类是神经递质，乙酰胆碱和单胺类既可以是神经递质也可以是神经调质，主要视所在部位的受体和发挥的作用而定。肽类多数是神经调质或神经激素，少数是神经递质。

神经递质在神经元上主要存在两类受体：一类是配体门控离子通道（ligand-gated ion channels）或离子型受体（ionotropic receptors），递质激活离子通道后能引起通道持续几毫秒至几十毫秒的短暂开放，是突触快速传递的分子基础；另一类是代谢型受体（metabotropic receptors），递质与此受体结合后激活第二信使，继而调节电压门控离子通道的功能。

一、乙酰胆碱

乙酰胆碱（acetylcholine，ACh）是于1915年第一个被发现的大脑中主要的中枢神经递质。释放ACh的神经元被称为胆碱能神经元。

（一）中枢ACh能通路

中枢胆碱能神经元的胞体，局部或相对集中于以下三个脑区，与学习、记忆、警觉及内脏活动等生理功能相关。

1. 胆碱能基底前脑复合体和胆碱能脑桥-中脑-被盖复合体　这些部位的胆碱能神经元在脑内分布比较集中，其轴突构成向外投射的胆碱能通路，该通路可通往大脑皮质和海马。从丘脑核团到大脑皮质的胆碱能投射通路构成上行网状激动系统的重要部分，使机体保持清醒状态。

2. 纹状体　在皮质下神经核中，纹状体、隔核、伏隔核和嗅结节等神经核团均有较多的胆碱能中间神经元，其中以纹状体最多。这些部位的胆碱能神经元与其他类型的神经元共同参与局部神经回路的组成。

3. 脑干和脊髓的运动神经元　脑干和脊髓发出的自主神经、运动神经都是胆碱能神经。

（二）胆碱能受体及其作用

胆碱能受体（acetylcholine receptor，AChR）包括M受体和N受体，脑内90%以上是M受体，少数是N受体。M受体属G蛋白偶联受体，被毒蕈碱选择性激活，是代谢型受体。M受体在脑内分布广泛，在大脑皮质、海马、纹状体、伏隔核、隔核、丘脑、间脑、脑桥和小脑等部位密度较高。目前已知M受体有5种亚型（$M_1 \sim M_5$）。脑内以M_1受体为主，占M受体总数的50%～80%。M_1受体被ACh兴奋后会造成神经元的慢兴奋现象，在记忆、学习等认知功能中具有重要作用。M_2和M_3受体在脊髓内也有分布。

N受体被烟碱选择性激活，属于配体门控受体离子通道。N受体兴奋后，可开放受体离子通道，增加Na^+或Ca^{2+}的内流和K^+的外流，引起膜去极化，产生突触后膜的兴奋效应。

（三）中枢ACh的相关疾病及药物

阿尔茨海默病（Alzheimer's disease，AD）的患者，基底前脑复合体胆碱能神经元明显丢失是其病理特征之一，学习和记忆功能障碍是阿尔茨海默病的突出症状。目前治疗阿尔茨海默病的药物多数是中枢拟胆碱药。

纹状体是椎体外系运动的最高级中枢，DA和ACh两种递质的系统功能失衡会导致严重的神经系统疾患。如帕金森病（Parkinson's disease，PD）是由于DA系统功能低下，使ACh系统功能相对亢进，而出现如静止性震颤、面具脸等各种运动症状，因此，增加DA合成，或应用M型受体阻断药拮抗ACh的作用，成为治疗PD的方法。与此相反，则出现亨廷顿病（舞蹈病）症状，目前多用M受体激动药治疗亨廷顿病。

二、去甲肾上腺素

（一）神经元的分布及其生理作用

去甲肾上腺素（noradrenaline，NA或norepinephrine，NE）能神经元的胞体主要集中分布于脑桥和延髓，有蓝斑（locus ceruleus，LC）和腹外侧被盖区两个主要细胞群。从LC发出的三束投射纤维同侧上行至大脑皮质各区和边缘系统，另从LC发出一束纤维投射至小脑，终止于小脑皮质和中央核群。延髓腹外侧被盖区发出的投射纤维混合在LC的投射束中并投射到不同脑区。

在LC-NA系统的神经元，NA作用于α_2受体引起钾离子通道开放，超级化反应抑制动作电位的发放。在面神经元，NA作用于α_1受体引起钾离子通道关闭，去极化促进动作电位发放。在新皮质深部神经元，不同剂量的NA激活不同的受体，引起的效应也不同。在脑内NA的生理功能多与睡眠-觉醒、注意力、学习记忆、应激反应、摄食行为、镇痛、情绪及心血管调节相关。

（二）相关疾病与药物

1. 情感性精神障碍治疗药　目前认为NA与5-羟色胺（5-HT）皆与情感性精神障碍有关，其临床特征表现为显著而持续的躁狂或抑郁等极端精神障碍。脑内NA系统功能亢进导致躁狂症，而抑郁症则是由于NA和5-HT水平低下造成的。因此，升高NA和5-HT水平成为治疗抑郁症的方法，而正常人如果因某种药物（如利血平）降低了NA水平则可能会诱发抑郁。对于躁狂症的治疗可采用碳酸锂降低脑内突触间隙NA的水平以达到抗躁狂作用。锂盐的抗躁狂作用和预防躁狂或抑郁复发的作用较为肯定，但锂盐对抑郁症的治疗作用，尤其是对单相抑郁和难治的抑郁症的疗效，还存在分歧。

2. 镇痛药　NA协同阿片类药物通过下行镇痛机制而起镇痛作用。如α_2受体激动药可乐定和阿片受体激动药吗啡，二者协同用药有镇痛作用。选择性NA再摄取抑制药地昔帕明也可用于治疗神经性疼痛。

3. 阿片碱类及类似戒断症状治疗药　当停用阿片碱类及类似药时，会出现流涕、流泪、肌肉疼痛痉挛、恶心呕吐、腹痛、腹泻等戒断症状，患者会强烈渴求阿片碱类及类似药。这些症状都与蓝斑核神经元过度兴奋相关。中枢α_2受体激动药可乐定、洛菲西定等通过兴奋蓝斑核的α_2受体，从而抑制中枢交感神经的活动，可消除阿片碱类及类似药引起的戒断症状，用于阿片碱类及类似药成瘾药物脱毒期的非替代治疗。

4. 中枢抗高血压药物　中枢抗交感神经药，如可乐定、甲基多巴等选择性地作用于血管运动中枢抑制神经元上的α_2受体，使外周交感神经活性减弱，血压下降。β受体阻断药普萘洛尔通过抑制中枢兴奋性神经元，使外周交感神经功能减弱。

三、多巴胺

多巴胺（dopamine，DA）神经元在CNS的分布比较集中，在大脑的运动控制、情绪和欲望以及神经内分泌等方面发挥重要的生理作用，是大脑的"奖赏中心"。DA神经元主要存在于中脑和间脑，投射至纹状体、边缘系统和新皮质，支配范围局限。

（一）DA能神经元通路及其生理作用

1. 黑质-纹状体通路　其胞体位于黑质致密区（A9区），约占脑内DA能神经元总数的70%以上，其轴突组成黑质-纹状体通路投射至纹状体，是椎体外系运动功能的高级中枢。该通路的DA功能因各种原因减弱可导致帕金森病（PD），出现如静止性震颤、面具脸等多种椎体外系症状；反之，该通路功能亢进会出现多动症。

2. 中脑-边缘系统通路　其胞体位于顶盖腹侧区（A10区），轴突组成中脑-边缘系统通路，投射至隔核和嗅结节。该通路主要调控情绪反应。

3. 中脑-皮质通路　其胞体也位于A10区，轴突投射至如前额叶、扣带回、内嗅脑和梨状回等大脑皮质的一些区域。该通路主要调控认知、思想、感觉和推理能力。目前认为，精神分裂症、抑郁症、药物依赖性等精神疾病都与中脑-边缘通路和中脑-皮质通路这两个DA通路功能有关。

4. 结节-漏斗通路　其胞体主要位于下丘脑内侧带的弓状核和室周核，轴突组成结节-漏斗通路投射至漏斗核和正中隆起。主要调控垂体激素的分泌，如催乳素释放抑制激素、促甲状腺素、促肾上腺皮质激素和生长激素等的分泌。

（二）受体类型及作用药物

应用重组DNA克隆技术确定脑内存在5种DA受体亚型（D_1、D_2、D_3、D_4、D_5）。按照细胞内信号转导过程的差异，将与兴奋性G蛋白偶联的D_1和D_5受体统称为D_1样受体，二者分子同源性超过80%。将与抑制性G蛋白偶联的D_2、D_3和D_4受体统称为D_2样受体，三者的分子同源性约45%。

黑质-纹状体通路中主要存在D_1、D_2、D_3和D_5亚型。中脑-边缘通路和中脑-皮质通路中主要存在D_2、D_3和D_4亚型，其中D_4亚型受体特异性存在于这两个DA通路，与精神分裂症的发生、发展有密切联系。结节-漏斗通路中主要存在D_2亚型。

精神分裂症主要是由于中脑-边缘通路和中脑-皮质通路的D_2受体功能亢进所致，因此目前临床使用的治疗精神分裂症的药物大多数是DA受体拮抗药。第一代抗精神病药氯丙嗪、氟哌啶醇等通过阻断中脑-边缘通路和中脑-皮质通路的D_2受体而治疗各种精神分裂症的症状。氯氮平除了阻断D_2受体外，对D_4也具有高亲和力，同时还可拮抗$5\text{-}HT_{2A}$受体，属于第二代抗精神病药。

目前临床使用的抗帕金森病治疗药的机制在于补充DA的绝对不足。左旋多巴在脑内转变为DA，具有抗PD的疗效。麦角类衍生物和非麦角类药物主要通过激动D_2受体来治疗PD。

四、5-羟色胺

5-羟色胺（5-hydroxytryptamine，5-HT）又称血清素（serotonin），主要分布在胃肠道、血小板和CNS，90%的5-HT储存在肠嗜铬细胞内调节肠运动。外周的5-HT很难通过血脑屏障。脑内5-HT能神经元主要集中分布在脑桥、延髓中线旁的中缝核群，以中脑核群含量最高。

脑内5-HT具有参与心血管活动、觉醒-睡眠周期、痛觉、精神情感活动和对下丘脑-垂体的神经内分泌活动的调节作用。

（一）5-HT能神经通路分布及其生理作用

脑内5-HT能神经元主要集中分布在脑桥、延髓中线旁的中缝核群，以中脑核群含量最高，其轴突组成上行及下行的5-HT能纤维。

1. 上行纤维　集中分布在大脑皮质、新纹状体、杏仁核、中隔和黑质区域。其功能与情绪、感觉、认知、睡眠、攻击性、性欲、摄食、呕吐、神经内分泌节律、胃肠活动、运动、心血管活动和神经营养等不同状态下的感觉和运动模式相关。

2. 下行纤维　加入脊髓背外侧索，构成脑干下行抑制通路。在脊髓背角神经元抑制由初级传入纤维输入的痛觉信号。

（二）受体类型

脑内存在众多5-HT受体亚型，目前已克隆出14种不同亚型的5-HT受体，根据受体偶联转导系统及其氨基酸顺序的同源性分成$5\text{-}HT_1 \sim 5\text{-}HT_7$七种类型，每种亚型有不同的亚亚型。$5\text{-}HT_1$受体包括$5\text{-}HT_{1A}$、$5\text{-}HT_{1B}$、$5\text{-}HT_{1D}$、$5\text{-}HT_{1E}$和$5\text{-}HT_{1F}$五种亚型；$5\text{-}HT_2$受体包括$5\text{-}HT_{2A}$、$5\text{-}HT_{2B}$、$5\text{-}HT_{2C}$三种亚型；$5\text{-}HT_5$受体包括$5\text{-}HT_{5A}$和$5\text{-}HT_{5B}$两种亚型。5-HT受体亚型与不同信号传导系统偶联，受体亚型分布也存在不同的模式，使5-HT能在不同的脑区内产生不同的效应，体现了大脑处理信息的灵活性和多样性。

（三）相关疾病与药物

CNS中5-HT功能异常可能与厌食、紧张、偏头痛、抑郁症、精神分裂、癫痫、PD、AD等多种神经疾病相关。40%的孤独症患者血中5-HT升高。精神分裂症患者的5-HT增高，可用精神抑制药使之降低，而5-HT降低则会有产生自杀念头的倾向。"单胺假说"认为脑内单胺递质5-HT、NA以及DA的缺乏是抑郁症发病的病理学基础。因此，选择性5-HT重摄取抑制药西肽普兰、帕罗西汀等都能通过提高突触部位的5-HT含量而产生抗抑郁的疗效。

五、谷氨酸

谷氨酸（glutamate，Glu）是CNS内的主要兴奋性递质，Glu能神经元占脑内神经元总数的50%以上，不形成特殊核团，多为投射性神经元，分布于各脑区。在哺乳动物脑内，Glu是含量最高的氨基酸，是体内物质代谢的中间产物，也是合成γ-氨基丁酸的前体物质。

（一）Glu受体分型与功能

1. 离子型谷氨酸受体（ionotropic glutamate receptors，iGluRs） Glu受体可因它们对激动药选择性的不同而分为3类：①N-甲基-D-天冬氨酸（N-methyl-D-aspartic acid，NMDA）能选择性激活的受体称为NMDA受体；②对α-氨基-3-羟基-5-甲基-4-异唑丙酸（α-amino-3-hydroxy-5-methyl-4-isox-azolepropionic acid，AMPA）敏感的受体称为AMPA受体；③对海人藻酸（kainic acid，KA）敏感的受体称为KA受体。

NMDA受体在脑内分布很广泛，主要集中分布在海马和大脑皮质。NMDA受体激动时，其偶联的阳离子通道开放，不但允许Na^+、K^+通过，还允许Ca^{2+}通过，其中高钙通透性是NMDA受体的特点之一，因此NMDA受体可以介导兴奋性突触后电位EPSC的慢成分，也是NMDA受体与Glu兴奋毒性、长时程突触加强（long-term potentiation，LTP）、记忆学习行为密切相关的原因。

AMPA和KA受体称为非NMDA受体，受体兴奋时，仅允许Na^+、K^+通过，Na^+内流引起突触后膜去极化，诱发EPSP。AMPA受体在中枢神经元之间传递快速兴奋性信号，以"点对点"的方式介导EPSP的快成分。非NMDA受体和NMDA受体在突触传递过程中有协调作用。KA受体主要功能是抑制神经递质的释放。

2. 亲代谢型谷氨酸受体（metabotropic glutamate receptors，mGluRs） mGluRs可以通过G蛋白与不同的第二信使偶联，触发较为缓慢的生物学效应。根据一级结构的相似性、偶联信号的转导途径及药理学特性的不同，将已克隆出的8种mGluRs亚型分成3组：第一组包括$mGluRs_1$和$mGluRs_5$；第二组包括$mGluRs_2$和$mGluRs_3$；第三组包括$mGluRs_4$、$mGluRs_6$、$mGluRs_7$和$mGluRs_8$。

mGluRs在大多数脑区内主要分布于突触前末梢和突触周围。mGluRs不参与兴奋性突触后电流（excitatory post-synaptic current，EPSC）的产生而是抑制突触后神经元的兴奋性，达到调节兴奋性神经元突触传递的作用，有助于神经元的可塑性。

（二）相关疾病与药物

Glu能神经元是构成CNS网络的主神经元。CNS包含多种兴奋性氨基酸，任何能引起胞外神经兴奋性氨基酸浓度异常增高的病变都会诱发兴奋毒性，如缺血性脑病、低血糖脑损害、癫痫、脑外伤等使神经元能量代谢障碍，抑制Na^+/K^+-ATP酶，胞内Na^+浓度增高，K^+浓度降低，神经元发生去极化，引起谷氨酸囊泡释放，胞外谷氨酸浓度和作用时间决定神经元坏死或凋亡的程度。在AD、PD、HD等神经退行性疾病中，兴奋毒性可能是造成神经元退化死亡的最终原因。抑制Glu受体的过度活动，可保护神经，治疗神经退行性疾病。低亲和性开放通道阻断药美金刚，能改善中等及重度AD患者的认知功能。

LTP可导致慢性神经痛。毒品成瘾与杏仁核等脑区的LTP有关。精神活性药物苯环己哌啶、氯胺酮等NMDA受体的非竞争性拮抗药，有滥用成瘾的倾向。脑卒中引起的神经损伤则与非NMDA受体介导的神经元损伤相关，与NMDA受体过度激活关系不大，因此寻找非NMDA机制的神经保护药是未来研发脑卒中治疗药物的方向。

六、γ-氨基丁酸

γ-氨基丁酸（γ-aminobutyric acid，GABA）是脑内最重要的抑制性神经递质，脑内约20%～30%的突触以GABA为神经递质，多数为中间神经元。GABA的前体物质是谷氨酸，经谷氨酸脱羧酶（glutamate decarboxylase，GAD）脱羧而成。脑内GABA能神经元主要分布在大脑皮质、海马和小脑。目前已知的GABA能通路有两条：① 小脑-前庭外侧核通路，从小脑浦肯野细胞投射到小脑深部核团及脑干的前庭核；② 纹状体-中脑黑质通路，黑质是GABA浓度最高的脑部区域。

GABA主要调节痛觉、食欲和心血管活动等行为和生理反应，并能与其他递质产生交互作用，从而间接影响运动、性行为、体温、肌紧张、睡眠、神经内分泌、应激反应及酒醉后精神异常等生理活动。

（一）GABA受体的类型与功能

根据药理学特性的差异，GABA受体被分为$GABA_A$、$GABA_B$、$GABA_C$三种亚型。$GABA_A$受体和$GABA_B$受体在脑内广泛存在且分布区域几乎一致，但以$GABA_A$受体为主，$GABA_B$受体较少，$GABA_C$受体仅存在于视网膜上。

$GABA_A$受体是配体门控氯离子通道，由5种不同的亚基组成（α、β、γ、δ、ρ）。苯二氮䓬类（BZ）、巴比妥类、印防己毒素等离子通道阻断药、类固醇和兴奋剂等都在$GABA_A$的亚基上有相应的结合点，这些药物可引起$GABA_A$受体发生构象改变，影响

GABA的亲和力和氯离子通道的开放。GABA$_A$受体激活时可增加氯离子内流，产生快速的IPSP，对突触后神经元产生抑制效应。

GABA$_B$受体主要分布在突触前膜，是代谢型受体，通过G蛋白及第二信使（如cAMP和IP$_3$）的偶联介导K$^+$开放或Ca^{2+}通道关闭，对氯离子的通透性则无影响。在突触后膜，K$^+$通道开放可诱导迟缓的IPSP。分布在突触前膜的GABA$_B$受体数量占多数，通过关闭前膜的Ca^{2+}通道而负反馈地调节GABA的释放。由此可见，突触前膜和突触后膜上的GABA$_B$受体均能介导抑制性效应。

GABA$_C$受体也是配体门控氯离子通道，激活可产生快速IPSP。

（二）相关疾病与药物

GABA功能不足可诱发一些精神疾病的发生。惊厥、癫痫及PD患者脑区内GAD活性明显降低，GABA含量减少。HD患者的脑内尾核和壳核的GABA$_A$受体明显减少，GAD活性也显著降低。AD患者额叶皮质GABA$_B$受体结合率大幅度减少。精神分裂症患者相关脑区的中间神经元减少，GAD活性降低和GABA$_A$受体结合率降低导致GABA能突触传递下调。

BZ和巴比妥类药物通过增强中枢GABA能系统的传递功能，产生镇静、抗焦虑、抗惊厥等作用。如地西泮和氯硝西泮，可增强GABA的亲和力，增加氯离子通道的开放频率，增强GABA能神经元的传递作用。而BZ位点的拮抗药β-卡啉和氟马西尼则可产生拮抗GABA的作用，诱发焦虑、惊厥。

七、神经肽

神经肽（neuropeptide）是多肽，合成过程与其他蛋白、多肽的合成过程一样。从20世纪50年代至今已发现100多种，数目远超小分子神经递质。神经肽在CNS中分布广泛，从大脑到脊髓各级水平都有。可单独储存在囊泡中，但多数神经肽与其他经典的递质共存于同一囊泡内，起到神经调质的作用。储存大分子神经肽的囊泡明显比储存经典小分子递质的囊泡大。同一种神经肽可同时起递质、调质或激素样等多种作用，对精神及行为产生缓慢持久的影响。含有神经肽的大囊泡可以用旁分泌的形式向突触外区释放，以非突触传递形式作用于附近的细胞，其影响范围比神经递质大，反应潜伏期较长。神经肽还可以从神经元释放出来并作用于远处细胞发挥神经激素的作用，但发挥激素作用和调质的神经肽占大部分，小部分参与突触信息传递，发挥神经递质的作用，如初级痛觉神经传入纤维中的P物质就是神经递质。

每种神经肽都有各自的受体和不同的亚型，几乎所有的神经肽都属G蛋白偶联受体家族。阿片肽（opioid peptide）家族包括脑啡肽（enkephaline）、强啡肽（dynorphin）、β-内啡肽（β-endorphin）及孤啡肽（orphanin-EQ）。脑啡肽、β-内啡肽及强啡肽分别对μ、δ、κ阿片受体有高亲和性，通过G蛋白与腺苷酸环化酶或Ca^{2+}通道、K$^+$通道偶联，引起环磷酸腺苷（cAMP）下降对Ca^{2+}、K^+的通透性改变。孤啡肽选择性地作用于孤啡肽阿片受体。阿片肽及其受体主要分布于脊髓背角及脑内痛觉中枢，包括中脑导水管周围灰质、中缝核、巨细胞旁核、巨细胞旁核外侧核等，主要调节痛觉的功能，还有对于运动、呼吸、心血管、胃肠道、内分泌以及免疫系统的功能都有调节作用。中枢镇痛药吗啡、芬太尼等通过与不同脑区的阿片受体结合，兴奋阿片受体而发挥与阿片肽相似的作用。

总之，经典小分子神经递质较易合成，更新率快，释放后迅速灭活及重新利用，效应潜伏期及作用时间短，调节快速而精确的神经活动。而神经肽合成复杂，更新慢，释放量少，失活慢，效应潜伏期和作用时间较长，效应范围广，调节缓慢而持久的神经活动。经典的神经递质与神经肽相辅相成，使得机体对信息传递及生理活动的调节更加精细、准确和协调。

【中枢神经递质】

表 11-1　中枢神经递质、代表性药物及其作用机制分类

递质	受体和作用机制	代表性药物	主要药理作用或应用
ACh	激动M_1受体	毛果芸香碱	觉醒
	阻断M_1受体	东莨菪碱	中枢抑制、抗帕金森病
	激动M_2受体	6β-乙酰氧基去甲托烷	中枢抑制
	阻断M_2受体	阿托品	中枢兴奋
	激动N受体	烟碱	惊厥
	抑制胆碱酯酶	毒扁豆碱、他可林	抗阿尔茨海默病
NA	促进NA释放	麻黄碱、苯丙胺	中枢兴奋
	抑制NA释放	碳酸锂等锂盐	抗躁狂
	抑制NA摄取	可卡因、丙米嗪、地昔帕明	抗抑郁、镇痛
	抑制NA灭活	单胺类氧化酶抑制药	抗抑郁
	耗竭NA贮存	利血平	安定、抑郁
	激动α受体	去甲肾上腺素	兴奋
	阻断α_1受体	哌唑嗪、特拉唑嗪	兴奋
	激动α_2受体	可乐定、右美托咪定	降血压、镇静、镇痛
	阻断α_2受体	育亨宾	升血压、兴奋
	阻断β受体	普萘洛尔	降血压、噩梦、幻觉
DA	激动DA受体	阿扑吗啡	催吐
	阻断D_2受体	氯丙嗪、氯氮平、舒必利	安定、抗精神病、镇吐
	合成DA受体	左旋多巴	抗帕金森病
5-HT	激动5-HT受体	麦角酸二乙胺	精神紊乱、幻觉、欣快
	阻断5-HT受体	二甲麦角新碱	中枢抑制

续表

递质	受体和作用机制	代表性药物	主要药理作用或应用
GABA	激动GABA受体	蝇蕈醇	精神紊乱、抑制兴奋、阵挛抽搐、抗焦虑
	阻断GABA受体	荷包牡丹碱	抗镇静、催眠、抗惊厥
	增强GABA作用	苯二氮䓬类	抗焦虑、镇静催眠
阿片肽	激动阿片受体	吗啡、哌替啶	镇痛、镇静、呼吸抑制
	阻断阿片受体	纳洛酮	吗啡中毒

（金春虹）

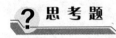

思考题

1. 简述乙酰胆碱、去甲肾上腺素的作用机制、受体类型、生理作用及药理作用。

2. 简述乙酰胆碱、去甲肾上腺素、多巴胺、5-羟色胺、谷氨酸、γ-氨基丁酸和神经肽的相关疾病的发病机制与治疗药物。

思考题与参考答案

思维导图

第十二章

镇静催眠药

学习目标 +

1. **掌握** 苯二氮䓬类的药理作用、临床应用、不良反应和护理要点。
2. **熟悉** 巴比妥类药物的药理作用、临床应用、不良反应和护理要点。
3. **了解** 其他镇静催眠药的作用特点及应用。

第一节 | 失眠及镇静催眠药概述

　　觉醒与睡眠是人体所处的两种不同生理状态，是人类生存的必要条件。一般情况下，成年人每天需要睡眠7～9h，儿童需要更多的睡眠时间，新生儿需要18～20h，老年人睡眠时间较少。根据睡眠过程中脑电波和生理状态的不同，可将睡眠分成非快动眼睡眠（non-rapid eye movement sleep，NREMS）和快动眼睡眠（rapid eye movement sleep，REMS）两种时相。整个睡眠过程中两个时相相互有4～6次循环交替出现，NREMS睡眠约占80%，负责恢复体力，修复损伤，主要出现在前半夜；而REMS约占20%，负责恢复智力和脑力，主要出现在后半夜。失眠（insomnia）又称入睡和维持睡眠障碍，表现为入睡困难、睡眠浅短导致的睡眠不足，脑力和体力都得不到充分恢复的亚健康状态。失眠会导致机体免疫力下降和自主神经功能紊乱，表现为交感神经兴奋引起的血压升高、疲劳乏力、记忆力减退、头痛、头晕、眩晕、焦虑和易怒等。长期持续的失眠可导致肥胖、糖尿病、高血压、冠心病、癌症等多种疾病的发生，因此临床上常使用镇静催眠药（sedative-hypnotics）来治疗失眠。

　　镇静催眠药是一类对中枢神经系统具有抑制作用的能引起镇静和近似睡眠的药物。小剂量可缓解或消除兴奋不安，产生镇静作用，较大剂量可产生催眠作用。部分镇静催眠药还可产生抗癫痫、抗惊厥或麻醉作用。过量可能会导致呼吸麻痹，甚至引起死亡。

　　目前临床上使用的镇静催眠药主要有苯二氮䓬类、巴比妥类、吡唑嘧啶及水合氯醛等镇静催眠药。其中苯二氮䓬类和吡唑嘧啶类均有较好的抗焦虑和镇静催眠作用，安全范围大，几乎无麻醉或致死作用，不良反应少，已基本取代了传统的巴比妥类和水合氯醛，成为目前最常用的药物。

第二节 │ 苯二氮䓬类

苯二氮䓬类（benzodiazepine，BZ）药物的基本化学结构为1,4-苯并二氮䓬环，在此结构上对其侧链进行结构改造得到了数千个的苯二氮䓬类衍生物，其中一些成为了新药。苯二氮䓬类药物在临床上主要有抗焦虑、镇静催眠、抗惊厥、松弛肌肉等作用，同类化学结构中的20多种药物在药理作用上虽相似，但在应用上却各有侧重。目前临床使用的药物多为地西泮、氟西泮、硝西泮、氯硝西泮、劳拉西泮、奥沙西泮、三唑仑、阿普唑仑、艾司唑仑、咪哒唑仑等。根据药物及其活性代谢物的消除半衰期的长短可分为3类：短效、中效和长效苯二氮䓬类。

地西泮的发现与镇静
催眠药里程碑

【药动学特点】苯二氮䓬类药物口服吸收快而完全。血浆蛋白结合率高，地西泮的血浆蛋白结合率可达99%。脂溶性高，给药后能迅速在组织中分布，并在脂肪组织中蓄积，易透过血脑屏障和胎盘屏障。苯二氮䓬类药物主要经肝药酶代谢，代谢产物大多具有与母体药相似的药理活性，如地西泮主要活性代谢物为去甲西泮（nordazepam），半衰期延长。经肾脏排泄。若长期使用长效药物，要防止药物及其代谢产物在体内蓄积引起的不良反应。苯二氮䓬类药物作用持续时间差异较大，肝功能下降、老年及饮酒等情况都会抑制苯二氮䓬类药物的代谢，也可延长药物半衰期。

【药理作用】

1. 抗焦虑作用 多种精神类疾病患者会表现出恐惧、紧张、忧虑、失眠等焦虑症状。苯二氮䓬类药物是通过作用于边缘系统中苯二氮䓬受体而产生抗焦虑作用，对意识和高级精神活动几乎没有影响。小剂量就能显著改善上述症状。

2. 镇静催眠作用 不同剂量和类别的苯二氮䓬类药物可产生不同的镇静催眠作用。小剂量表现镇静作用，较大剂量则产生催眠作用。短效类苯二氮䓬类对入睡困难者效果显著，中长效苯二氮䓬类对睡眠持续障碍者效果良好。苯二氮䓬类比巴比妥类药物安全范围大，停药后反跳现象轻，还可减少噩梦和夜游症的发生。

3. 抗惊厥和抗癫痫作用 较大剂量的苯二氮䓬类药物均有抗惊厥及抗癫痫作用，能抑制病灶的异常放电扩散，还可能促进抑制性神经递质GABA的突触传递。

4. 中枢性肌肉松弛作用 苯二氮䓬类药物有较强的肌肉松弛作用和降低肌张力作用，可缓解大脑损伤或麻痹患者的肌肉僵直作用，且不影响协调性。

【作用机制】苯二氮䓬类药物的作用机制与加强中枢抑制性神经递质γ-氨基丁酸（GABA）对GABA能神经的传递功能和加强GABA与$GABA_A$受体的结合有关，不同的苯二氮䓬类药物在$GABA_A$受体上有不同的作用位点。$GABA_A$受体是一个大分子复合体，为配体门控型Cl^-通道。在Cl^-通道周围分别有GABA、BZ类、巴比妥类、印防己毒素和神经甾体等5个结合位点。$GABA_A$受体有16个亚单位，包括7个亚家族，其中α型6种，β型

3种，γ型3种，δ、ε、π和θ各有1种。GABA作用于GABA$_A$受体后可诱导受体蛋白构象变化，促进GABA与GABA$_A$受体结合，使Cl$^-$通道开放频率增加，细胞膜对Cl$^-$通透性增加，细胞膜超级化，增强GABA能神经的中枢抑制功能，神经兴奋性降低。有研究表明，苯二氮䓬类药物抗焦虑作用部位主要在大脑边缘系统，镇静作用部位在脑干核团，抗惊厥、抗癫痫作用则与促进GABA递质的功能有关。

【临床应用】

1. 焦虑症 地西泮、氟西泮、奥沙西泮和三唑仑是焦虑症常选药物。小于镇静剂量，用于焦虑症，常选用地西泮（每次2.5～5.0mg，每日3次）、三唑仑（每次0.25mg，每日3次）。对持续性焦虑状态宜选用长效类药物，如地西泮和氟西泮（每次15～30mg，睡前服用）。对间歇性严重焦虑患者则宜选用中效类药物，如硝西泮及短效类药物如三唑仑和奥沙西泮（每次15～30mg，每日3次）等。

2. 失眠症 入睡困难者一般选择短效类苯二氮䓬类药物，睡眠持续障碍者则宜选用中、长效类药物。与巴比妥类药物相比，苯二氮䓬类药物安全范围较大，已成为临床治疗失眠的主要药物，但连续使用后也可产生耐受性和依赖性，故不宜长期使用。

3. 麻醉前给药 可减轻患者对手术恐惧导致的焦虑和紧张情绪，并加强麻醉药的作用，以地西泮应用较多。本类药较大剂量时可产生暂时性记忆缺失，手术前用药可使患者术后不复记忆术中的不良刺激。

4. 惊厥和癫痫 临床上常用于子痫、破伤风、小儿高热等所致的惊厥。地西泮起效快，安全性大，常静脉注射，用于癫痫大发作的持续状态；硝西泮用于癫痫肌阵挛发作；氯硝西泮对失神发作、肌阵挛发作都有较好的疗效。

5. 缓解肌紧张 地西泮可用于治疗脑血管意外、脊髓损伤、腰肌劳损等导致的肌张力增强或肌肉痉挛。

苯二氮䓬类药物的分类及临床应用如表12-1所示。

表12-1 苯二氮䓬类药物的分类、药效及对妊娠的影响度

类别	药物	口服达峰时间/h	$t_{1/2}$/h	妊娠危险度	临床应用
长效类	地西泮（diazepam）	0.5～2	20～70（活性代谢物30～100）	D	焦虑症、失眠、惊厥、癫痫持续作用、麻醉前给药
	氟西泮（flurazepam）	0.5～1	47～100	X	失眠
	夸西泮（quazepam）	2	39（活性代谢物30～100）	暂无资料	镇静催眠
中效类	阿普唑仑（alprazolam）	1～2	12～15	D	焦虑症、抑郁症、失眠、紧张、急性酒精戒断作用
	艾司唑仑（estazolam）	3	10～20	X	失眠症、焦虑症、紧张、麻醉前给药、惊厥、癫痫
	劳拉西泮（lorazepam）	1～6	10～20	D	失眠症、焦虑症、癫痫、化疗呕吐、紧张性头痛、麻醉前给药

续表

类别	药物	口服达峰时间/h	$t_{1/2}$/h	妊娠危险度	临床应用
中效类	氯硝西泮（clonazepam）	4	20～40	D	惊厥、癫痫、焦虑、失眠症、舞蹈症
	硝西泮（nitrazepam）	2	8～36	暂无资料	失眠、癫痫、惊厥，对阵发性发作效果好
短效类	三唑仑（triazolam）	2	1.5～5.5	X	失眠（对入睡困难者效果好）、焦虑
	奥沙西泮（oxazepam）	2～4	5～12	D	焦虑、紧张、失眠、头晕、焦虑伴有抑郁的辅助治疗

妊娠危险度D级：药物对人类胎儿有危害。这类药物在一般情况下应避免使用。但在某些特定情况下，孕妇用药后绝对有益。

妊娠危险度X级：药物对胎儿有危害，且孕妇使用这类药物无益。在妊娠期和可能怀孕的情况下是禁用的。

【禁忌证】对苯二氮䓬类药物过敏者、老年患者、肝肾功能不全者、驾驶员、高空作业者、青光眼者、重症肌无力者、严重呼吸抑制者和精神病症状者禁用。哺乳期妇女、孕妇和新生儿禁用。

> **护理警示**
>
> 苯二氮䓬类对其他中枢抑制性药物可出现相加或增强作用，易出现嗜睡、呼吸抑制、昏迷，甚至死亡。临床同时使用时要减少剂量并密切关注。

【护理用药评估】

1. 药效 口服经1～4小时达峰浓度。三唑仑吸收最快，但硝西泮和奥沙西泮等口服和肌内注射吸收较慢，临床上如急用时应静脉注射给药。不同苯二氮䓬类药物的药效如表12-1所示。

2. 不良反应 苯二氮䓬类药物安全范围较大，毒性较小。最常见的不良反应是嗜睡、头晕、乏力、精细运动不协调和记忆力下降等。大剂量时可致共济失调、运动障碍、言语模糊，严重时可致昏迷。静脉注射过快可产生心血管抑制和呼吸抑制，作用程度与剂量成正比。长期使用该药物会有耐受性和依赖性，突然停药可出现戒断症状，主要表现为兴奋、失眠、焦虑，甚至惊厥。但其戒断症状比巴比妥类轻。

✚ 知识拓展

三 唑 仑

三唑仑具有催眠、镇静、抗焦虑等作用，催眠等效果比地西泮强数十倍，能够让人产生头晕、困倦等症状。因其具有无色无味、可溶于水及各种饮料的特点，且过量服用可使人快速昏迷晕倒。长期服用三唑仑会引起精神错乱。2005年3月1日，三唑仑被我国列入国家管制的一类精神药品。

【护理要点】

（1）需注意患者是否对某一种苯二氮䓬类药物过敏，因可能存在交叉过敏现象。

（2）肝肾功能损害者会延长苯二氮䓬类药物半衰期，注意适当减量。

（3）严重精神抑郁者服用本类药物可使病情加重，甚至产生自杀倾向，应采取预防措施。

（4）对本类药物耐受量小者初用量宜小。

（5）有药物或酒精依赖倾向者服用苯二氮䓬类药物时应密切监测，以防止依赖性产生。

（6）严重酒精性中毒，可加重中枢神经系统的抑制作用；重度重症肌无力，病情可能加重；急性闭角型青光眼可因本品的抗胆碱能效应而使病情加重；低蛋白血症时，可导致嗜睡难醒；多动症者可有反常反应；严重慢性阻塞性肺疾病患者可加重呼吸衰竭；外科或长期卧床患者，咳嗽反射可受到抑制。

（7）用药后应详细询问患者睡眠改善情况，以便及早发现中枢过度抑制症状。

（8）如用药过量可用氟马西尼拮抗。

🔆 知识拓展

氟马西尼（flumazenil）

氟马西尼是苯二氮䓬类药物的拮抗药，能与 $GABA_A$ 受体结合，与苯二氮䓬竞争结合位点，能拮抗地西泮、艾司唑仑等多种药物的作用，但对巴比妥类和三环类过量引起的中枢抑制无拮抗作用。氟马西尼能有效地催醒患者和改善苯二氮䓬类药物中毒所致的呼吸和循环抑制，还可用于改善酒精性肝硬化患者的记忆缺失等症状。氟马西尼耐受性好，常见不良反应有恶心、呕吐、烦躁、焦虑不安及不适感。需要注意的是长期应用苯二氮䓬类药物者应用氟马西尼可诱发戒断症状，有癫痫病史者应用该药也可诱发癫痫。

【健康教育】

（1）患者用药后需要定期检查肝功能和肾功能。

（2）用药期间不宜饮酒。

（3）避免长期大量使用而成瘾，如长期使用应逐渐减量，不宜骤停。

（4）地西泮或氯硝西泮与地高辛合用，可增加地高辛的血药浓度而致中毒。

（5）如有合用抗高血压药和利尿药，可使降压药作用增强，应监测血压。

第三节｜巴 比 妥 类

巴比妥类（barbiturates）药物是巴比妥酸的衍生物。用不同基团取代其 C_5 上的两个氢原子后，可获得一系列的中枢抑制药，而巴比妥酸本身并无中枢抑制作用。这些药物因取代基的结构不同而产生强弱不等的镇静催眠作用。

【药动学特点】巴比妥类药物呈弱酸性，口服或肌内注射均易吸收，可快速在体内分布，易透过胎盘，大多数药物在肝内代谢后经肾脏排泄，尿液pH对排泄速度影响较大。苯巴比妥还可在肾内被肾小管重吸收，因此作用时间较长。硫喷妥钠可迅速进入脑组织内再分布至体内脂肪组织中储存，故作用时间较短，详见表12-2。

【药理作用】苯二氮䓬类药物通过增加Cl^-通道的开放频率而增强Cl^-内流。与苯二氮䓬类药物不同，巴比妥类药物在非麻醉剂量时，是通过延长Cl^-通道的开放时间来增强Cl^-内流的。而在麻醉剂量时，巴比妥类药物还可抑制Na^+和K^+通道，抑制神经元的多突触传递，从而抑制神经元高频放电。在无GABA时，也可以直接增加Cl^-的内流。此外，巴比妥类还可减弱或阻断谷氨酸引起的兴奋反应。

巴比妥类药物对中枢神经系统具有普遍抑制作用，相继表现为镇静、催眠、抗惊厥、抗癫痫和麻醉等作用，且其中枢抑制作用与药物剂量成正比。大剂量时可引起心血管系统抑制和呼吸抑制，10倍的催眠量即可引起呼吸麻痹而导致死亡。安全性差，且易产生依赖性，目前临床上已减少了此类药物的应用。

【临床应用】

1. 镇静催眠　小剂量可产生镇静作用，中等剂量即可出现催眠作用，可改变睡眠模式缩短REMS睡眠，引起非生理性睡眠。久用停药后可反跳性显著延长REMS睡眠时相，伴有多梦，易引起睡眠障碍。该药物易引起耐受性和依赖性，并诱导肝药酶活性而影响其他药物代谢，因此临床上越来越少应用该类药物镇静催眠。

2. 抗惊厥和抗癫痫　苯巴比妥有较强的抗惊厥和抗癫痫作用。临床上常用苯巴比妥治疗癫痫大发作和癫痫持续状态，对于强直痉挛性发作和部分性癫痫也有较好的疗效。肌内或静脉注射苯巴比妥可用于辅助治疗小儿高热、子痫、破伤风、脑膜炎、脑炎及药物中毒等引起的惊厥。异戊巴比妥生效快，可用于地西泮、苯妥英钠不能控制的危重癫痫持续状态。司可巴比妥也用于抗惊厥。

3. 麻醉　中长效巴比妥类可用作麻醉前给药，消除术前紧张情绪；硫苯妥钠常用作静脉麻醉药。司可巴比妥钠可用于基础麻醉或麻醉前给药；硫喷妥钠主要用于诱导麻醉及基础麻醉。详见第十章第二节。

4. 增强中枢抑制药作用　巴比妥类药物能增强解热镇痛药的镇痛作用，也有增强其他药物的中枢抑制作用。复方止痛药中常含有巴比妥类药物以增强镇痛作用。

5. 治疗高胆红素血症和肝内胆汁淤积性黄疸　巴比妥类药物都能诱导肝药酶生成。苯巴比妥能促进肝细胞葡萄糖醛酸转换酶的生成，增强葡萄糖醛酸结合血中胆红素的能力。苯巴比妥诱导肝药酶生成作用最强，可用于防治新生儿黄疸。

【禁忌证】严重肺功能不全、颅脑损伤、肝硬化、贫血、哮喘、未控制的糖尿病和过敏者禁用。

【护理用药评估】

1. 药效　本药的药效、对妊娠的危险度及临床应用参见表12-2。

表 12-2 巴比妥类药物的药效、对妊娠的危险度及主要用途

分类	药物	显效时间 /h	作用维持时间 /h	妊娠危险度	临床应用
超短效	硫喷妥钠	立即（静脉注射）	0.25	C	静脉麻醉
短效	司可巴比妥	0.25	2～3	D	抗惊厥、镇静催眠
中效	戊巴比妥	0.25～0.5	3～6	D	抗惊厥
	异戊巴比妥	0.25～0.5	3～6	D	镇静催眠
长效	苯巴比妥	0.5～1	6～8	D	抗惊厥
	巴比妥	0.5～1	6～8	D	镇静催眠

2. 不良反应 巴比妥类药物的不良反应与药物剂量、用药时间有直接关系。

（1）后遗效应：常见的不良反应，服药后次晨仍有嗜睡、头晕、乏力、精神不振等。

（2）耐受性和依赖性：巴比妥类久服可产生耐受性，与其诱导肝药酶加速自身代谢和机体对巴比妥类药物产生适应性有关；其肝药酶诱导作用也可加速其他药物的代谢，影响药效。长期应用产生依赖性，突然停药易发生"反跳"现象。此时，快动眼睡眠时间延长，梦魇增多，迫使患者继续用药，停药戒断症状明显，表现为激动、失眠、焦虑，甚至惊厥，故应避免滥用。

（3）对呼吸系统的影响：催眠剂量的巴比妥类对正常人的呼吸影响不明显。大剂量对呼吸中枢有明显的抑制作用，静脉滴注过快也可引起呼吸抑制，深度呼吸抑制是本类药物致死的主要原因。严重肺功能不全和颅脑损伤致呼吸抑制者禁用。

（4）急性中毒：一次口服大量或静脉注射过量过快，均可引起急性中毒，中毒剂量为催眠剂量的 5～10 倍。对中枢系统、呼吸系统有抑制作用，抑制程度与剂量成正比。主要表现为深度昏迷、呼吸抑制、血压下降甚至消失，反射减弱或消失，体温降低等症状，患者多死于呼吸衰竭。解救原则：如发生急性中毒，需人工呼吸，给氧，并维持血压、呼吸和体温等支持治疗。立即用 1：5000 高锰酸钾洗胃、洗肠。应用利尿剂，加速毒物排泄；由于药物的弱酸性，可静脉滴注 5% 碳酸氢钠液，碱化尿液，加速排泄。根据情况，考虑使用适当中枢兴奋剂。严重时可输血，血液透析。

> **护理警示**
>
> 司可巴比妥与钙通道阻断药合用，可引起血压下降，与氟哌啶醇合用可引起癫痫发作的形式改变，需调整剂量。

（5）其他：偶见过敏性反应，如皮疹、剥脱性皮炎、发热、肝功能损害等，还可引起粒细胞缺乏症、血小板减少性紫癜等。

【护理要点】

（1）对某一种巴比妥药物过敏，则可能对其他的该类药物也过敏。

（2）肝功能不全者，用量应从小剂量开始。

（3）长期用药可产生精神或躯体的药物性依赖，停药需逐渐减量，以免引起撤药症状。

（4）与其他中枢抑制药合用，对中枢产生协调抑制作用，应注意减量。

（5）轻微脑功能障碍（MBD）症、低血压、高血压、贫血、甲状腺功能低下、肾上腺功能减退、心功能损害者慎用。

（6）饮酒时，或与中枢抑制药或单胺氧化酶抑制药等合用时，可相互增强效能。

（7）在用药期间要定期检查血象，避免粒细胞缺乏症、血小板减少性紫癜的产生。

【健康教育】

（1）为避免对药物产生依赖性和戒断作用，不要长时间使用该类药物。停药前逐渐减量，避免骤停。

（2）应定期检查肝、肾功能。

（3）从事高空作业、驾驶、精细和危险工种者慎用。

第四节　其他镇静催眠药

唑吡坦（zolpidem）

又称唑吡旦、左吡登。

为短效的咪唑吡啶类新型镇静催眠药。

【药动学特点】口服吸收迅速，药物与血浆蛋白结合率较高。经肝脏代谢后的产物无活性，大部分经肾脏排泄，少量随胆汁经肠道排出。$t_{1/2}$ 约为 1.4～3.8h。药物代谢快。

【药理作用】该药是非苯二氮䓬类药物，但药理作用类似苯二氮䓬类镇静催眠药，可选择性激动 $GABA_A$ 受体复合物的 ω-1 亚型上的结合位点，增加 GABA 对受体的亲和性，导致 Cl^- 通道开放。唑吡坦有较明显的镇静催眠作用，肌松和抗癫痫作用很弱。治疗失眠症效果快，且与其他药物相比，停药后的后遗效应、耐受性和依赖性、睡眠紊乱轻微。

【临床应用】用于治疗偶发性、暂时性和慢性失眠症。

【禁忌证】严重呼吸功能不全、睡眠呼吸暂停综合征、严重急慢性肝功能不全、肌无力等患者禁用。

【护理用药评估】

1. **药效**　起效快，血药浓度约 0.5～3h 达峰值，服用后可以在短时间内发挥作用，可缩短睡眠潜伏期，减少做梦和觉醒次数，可延长总睡眠时间，不破坏睡眠周期，有类似于正常生理睡眠的状态，提高患者的睡眠质量。

2. **不良反应**　偶见激动、焦虑、肌痛、震颤、反跳性失眠及噩梦、恶心呕吐、痉挛、神志模糊、记忆力下降等不良反应的现象。

【护理要点】

（1）肝功能受损患者及老年患者剂量需要减半。

（2）服药后可能引发谵妄、幻觉、感知综合障碍等，需注意观察患者的意识。

【健康教育】

（1）该药的治疗疗程应尽可能缩短到数天，最长不超过4周，包括减量期。

（2）对偶发性失眠，治疗2～5天，不需要逐渐减量；对暂发性失眠，治疗2～3周。

（3）有可能减低驾驶员和机器操作者的注意力。

佐匹克隆（zopiclone）

又称唑吡酮、吡嗪哌酯、依梦返。

为环吡咯酮类速效镇静催眠药。

【药动学特点】 口服后吸收迅速，迅速分布于全身，主要在肝脏代谢，其代谢产物N-氧化物具有活性，大部分经肾脏排泄，小部分从粪便排出，唾液和乳汁也可分泌。

【药理作用】 该药的药理作用与苯二氮䓬类药物相似。通过激动$GABA_A$受体增强GABA的抑制作用，缩短入睡潜伏期。催眠时能延长NREMS时相，轻度缩短REMS时相。此外，还有抗焦虑、抗惊厥和肌松作用。

【临床应用】 用于治疗各种原因引起的失眠。

【禁忌证】 对本品过敏、呼吸功能不全、重症肌无力、重症睡眠呼吸暂停综合征者禁用。

【护理用药作用评估】

> **护理警示**
>
> 佐匹克隆与筒箭毒、肌松药等神经肌肉阻断药或其他中枢神经抑制药同用时可增强镇静作用。

1. **药效** 起效快，1.5～2h血药浓度达高峰，$t_{1/2}$约5h，服用后可以在短时间内发挥作用，延长睡眠时间，提高入睡困难患者的睡眠质量，且不影响记忆力。

2. **不良反应** 偶见眩晕、嗜睡、头痛、恶心、夜寝不安、腹泻、无力等不良反应。罕见较重的痉挛、肌肉颤抖、神志模糊等。

【护理要点】

（1）肌无力患者用药时注意医疗监护。

（2）呼吸功能和肝肾功能不全者应适当调整剂量。

（3）由于可增加出现戒断综合征的可能，尽量避免与苯二氮䓬类抗焦虑药和催眠药同用。

【健康教育】

（1）服药后绝对禁止摄入含乙醇的饮品。

（2）用药期间不宜操作机械、驾驶车辆及从事其他危险工种的工作。

（3）用药疗程不宜过长，长期服药后突然停药会出现戒断症状，应逐渐减少剂量。

（4）用药期间患者需定期检查肝、肾功能。

水合氯醛（chloral hydrate）

水合氯醛为三氯乙醛的水合物。

【药动学特点】口服或灌肠均吸收迅速。脂溶性高，易透过血脑屏障。水合氯醛的血浆 $t_{1/2}$ 为 7～10h。该药大部分在肝脏中代谢为活性更强的三氯乙醇，血浆蛋白结合率为 35%～40%。三氯乙醇的 $t_{1/2}$ 约为 4～6h 经肾脏排泄，小部分经胆汁排泄。无蓄积性。该药可通过胎盘进入胎儿体内，可通过乳汁分泌。

【药理作用】可能通过抑制脑干网状上行激活系统而产生中枢抑制作用。不缩短 REMS 睡眠时间，催眠作用温和，无明显后遗作用。较大剂量有抗惊厥作用。大剂量可引起昏迷和麻醉，抑制延髓呼吸及血管运动中枢，导致死亡。

【临床应用】主要用于神经性失眠、兴奋性精神病。顽固性失眠及其他催眠药疗效不佳的患者可能适合该药。作为催眠药，短期应用有效，连续服用超过两周则无效。口服或灌肠 0.5～1.0g，睡前一次。

还可用于小儿高热、子痫及破伤风引起的惊厥。常用 10% 溶液 20～30ml，稀释 1～2 倍后一次灌入，最大限量一次 2g。

【禁忌证】对氯化物过敏、严重肝肾功能不全、严重心脏病者禁用。间歇性血卟啉病者禁用。

【护理用药作用评估】

1. 药效 口服或灌肠给药后，30min 内即能入睡，约 1h 达峰值，作用维持时间 4～8h。

2. 不良反应 经常使用不良反应较多，对胃黏膜有刺激，易引起恶心呕吐。大剂量可引起心血管和呼吸抑制。对肝、肾有损害作用。偶见过敏性皮疹、荨麻疹。长期服药可产生耐受性及依赖性，突然停药可引起神经质、幻觉、烦躁、异常兴奋、谵妄、震颤等严重的戒断综合征。

【护理要点】

（1）患者对该药的敏感性有个体差异，剂量上需注意个体化。

（2）胃炎及胃溃疡患者不易口服，直肠炎和结肠炎患者不宜灌肠给药。

（3）注意服该药后如果再静脉注射呋塞米注射液，则可出现出汗、烘热、血压升高的现象，因此尽量避免合用。

【健康教育】

（1）该药可挥发，使用后应将瓶塞塞紧。

（2）避免接触眼睛及其他黏膜部位。

（3）注意该药能泌入乳汁，可致婴儿镇静。

护理警示

（1）水合氯醛水溶液与碱性溶液不相容，避免混合使用。

（2）阿片类镇痛药等中枢抑制药可加重中枢抑制及血管舒张作用，谨慎合用。

（3）静脉用呋塞米可导致出汗、潮红、血压不稳、恶心、不适，谨慎合用或使用其他催眠药。

（4）口服抗凝药可增加出血概率，密切监测患者。

（5）酒精可加重中枢及呼吸抑制，少见双硫仑样反应，谨慎合用。

（4）对肝、肾有损害，应定期检查肝、肾功能。

（5）因长期服药产生依赖性和耐受性，避免长期用药后骤停。

（6）服药后不要摄入含乙醇的饮品。

扎来普隆（zaleplon）

扎来普隆为新型速效非苯二氮䓬类镇静催眠药。

【药动学特点】服用后吸收迅速且完全，生物利用度约30%，一天给药一次不会产生药物累积。在治疗范围内，其药动学特征与剂量成正比。

【药理作用】该药的药理作用类似于唑吡坦，能选择性地激动$GABA_A$受体BZ_1亚型上的结合位点，增加受体对GABA的亲和性，增加Cl^-通道的开放频率，引起神经细胞膜的超级化，从而抑制兴奋性。在维持正常睡眠同时，对REMS时相无影响，不仅对认知功能无影响，依赖性和戒断反应都较苯二氮䓬类药物小。

【临床应用】主要用于成年人或老年人入睡困难或夜间易醒的短期失眠治疗。

【禁忌证】严重肝损害者禁用；哺乳期妇女、呼吸功能不全、精神抑郁及老年体弱者慎用。

【护理用药作用评估】

1. 药效　口服给药后约1h后达峰，作用维持3～4h。可快速入睡，增加睡眠时间，提高睡眠质量，而且无显著的"宿睡"反应。

2. 不良反应　该药不良反应较轻，偶见头痛、嗜睡、眩晕、口干、出汗、厌食、腹痛、恶心呕吐、乏力、记忆力下降、多梦、震颤等，长期服药后突然停药可出现失眠、震颤等戒断症状。

【护理要点】

（1）因为药物作用很快，睡前即时使用。

（2）密切监测有呼吸功能不全的患者或老年体弱者，他们对药物所致的呼吸抑制更加敏感。

（3）因为睡眠障碍可能是某种潜在躯体或精神疾病的一个表征，在对患者进行仔细评估后使用该药。

【健康教育】

（1）药物作用很快，需睡前使用。

（2）如果想睡4h以上则可服用该药。

（3）服用该药后1h内可产生嗜睡、眩晕、轻度头痛、共济失调。

（4）不要参与需要精神集中或身体协调的工作或活动。

（5）服药期间避免饮酒，并且在使用其他处方或非处方药前告知医生。

（6）不要在高脂饮食、饱餐后服用药物。

（7）该药可产生依赖，最好短期使用。

（8）因可产生戒断症状不要突然停药。

（9）停药后几天晚上可出现失眠现象，可自行消失。

（10）该药可导致行为及思维的改变，包括攻击性行为、个性丧失、意识错乱、特殊行为、精神激动、幻觉、加重抑郁、自杀想法等。如果出现这些症状须立即通知医生。

（11）副作用通常与剂量有关，如果发生不良反应请咨询医生剂量。

除上述药物外，甲丙氨酯（meprobamate）、格鲁米特（Glutethimide）、甲喹酮（methaqualone）和丁螺环酮（buspirone）也都有镇静催眠作用。

现已证实CNS内的5-HT是引起焦虑紊乱的重要神经递质。丁螺环酮是一种新型非苯二氮䓬类镇静催眠药，为$5-HT_{1A}$受体的部分激动药，能反馈性抑制5-HT释放而发挥抗焦虑作用，其作用在服药后1～2周才能显效，约四周达到最大效应，临床适用于焦虑性激动、内心不安和紧张等慢性焦虑状态，无明显的依赖性和成瘾性。偶有头晕、头痛及胃肠功能紊乱等不良反应。

附：具有镇静催眠作用的中成药

安神补脑液（Anshen Bunao Ye）

【成分】鹿茸、制何首乌、淫羊藿、干姜、甘草、大枣、维生素B_1。辅料为：蔗糖。

【性状】本品为黄色至棕黄色的液体；气芳香，味甜、辛。

【功能主治】生精补髓，益气养血、强脑安神。用于肾精不足、气血两亏所致的头晕、乏力、健忘、失眠及神经衰弱症见上述证候者。

【用法用量】口服，每支装10ml，一次一支（含维生素B_1 5mg），一日2次。

【注意事项】

（1）忌烟、酒及辛辣、油腻食物。

（2）服药期间要保持情绪乐观，切忌生气恼怒。

（3）感冒发热患者不宜服用。

（4）有高血压、心脏病、肝病、糖尿病、肾病等慢性病严重者应在医师指导下服用。

（5）儿童、孕妇、哺乳期妇女、年老体弱者应在医师指导下服用。

（6）服药7天症状无缓解，应去医院就诊。

（7）对本品过敏者禁用，过敏体质者慎用。

（8）本品性状发生改变时禁止服用。

（9）儿童必须在成人监护下使用。

（10）请将此药品放在儿童不能接触的地方。

（11）如正在服用其他药品，使用本品前请咨询医师或药师。

（12）本品须辨证施治。

朱砂安神丸（Zhusha Anshen Wan）

【成分】朱砂、黄连、炙甘草、生地黄、当归。

【性状】本品为红棕色的水蜜丸、小蜜丸或大蜜丸；味苦、微甜。

【功能主治】清心养血，镇惊安神。用于胸中烦热，心悸不宁，失眠多梦。临床多用于神经衰弱、精神抑郁症、精神分裂症、癫痫、心肌炎、心脏早搏等病属心火偏盛、心神不安者。

【用法用量】口服。水蜜丸一次6g，小蜜丸一次9g，大蜜丸一次1丸，一日1～2次。

【注意事项】

（1）本品中朱砂含硫化汞，不宜多服或久服，以防引起汞中毒；亦不宜与碘化物或溴化物同用。

（2）本品不可与含碘化物、溴化物的药物同服，以防导致医源性肠炎。

（3）本品须辨证施治。

临床实训

一、处方分析

案例：王某花，女，40岁，被医生诊断为焦虑性神经官能症后，医生给予下列处方：

Rp：

地西泮　5mg×30片

Sig.　5mg　t.i.d.　p.o.

劳拉西泮　2mg×12片

Sig.　2mg　q.d.　h.s.

阿普唑仑　0.4mg×12片

Sig.　0.4mg　q.d.　h.s.

请问：该处方是否合理？为什么？

分析：不合理，三个药物同属苯二氮䓬类，对焦虑性神经官能症的患者同类药物不宜联合用药。

二、实训练习

案例：吴某，男，48岁。近几年生意繁忙，业务压力较大，时常感到紧张焦虑不安。近两个月出现入睡困难，入睡后多梦易醒，白天疲乏困倦，记忆力减退，工作效率低下。诊断：失眠症。

请问：

1. 该患者可用哪些药物治疗？

2. 用药注意什么？如何防止发生药物不良反应？

（金春虹）

？思考题

1. 催眠镇静药的分类和常用药物有哪些？
2. 简述地西泮的作用机制、药理作用、临床应用及不良反应。
3. 治疗失眠时为什么苯二氮䓬类药物取代了巴比妥类药物？
4. 巴比妥类药物中毒的症状有哪些？如何解救？
5. 应用苯二氮䓬类药物时需注意的护理要点是什么？

实训练习解析

思考题与参考答案

思维导图

第十三章

抗癫痫药及抗惊厥药

学习目标

1. 掌握　苯妥英钠、卡马西平、丙戊酸钠、硫酸镁的药理作用、临床应用、不良反应和注意事项。

2. 熟悉　其他抗癫痫药的作用特点、临床应用和不良反应。

3. 了解　癫痫发作类型和癫痫药的临床应用原则。

第一节 | 抗 癫 痫 药

一、癫痫及其分类

癫痫（epilepsy）是一种慢性、反复、突然、短暂发作的神经系统疾病，由脑局部病灶神经元兴奋性过高而引起阵发性的异常高频放电，并向周围组织扩散，导致大脑功能短暂失调的综合征。异常高频放电神经元的发生部位及扩散范围的不同也会引起不同的临床表现，运动、感觉、意识、精神及自主神经功能亦会有不同程度的异常。

根据癫痫的临床表现和脑电图（electroencephalogram，EEG）异常的特点，国际癫痫协会将癫痫发作分为部分性发作（partial seizures）和全身性发作（generalized seizures），部分性发作的临床症状和EEG呈局限性异常，占癫痫发病总病例数的60%左右；全身性发作的临床症状和EEG呈弥漫性异常，并伴有意识障碍，占总病例数的40%左右。

1. 癫痫部分性发作　癫痫部分性发作是指大脑局部异常放电并扩散至局部脑组织，表现为大脑局部功能异常的症状，其中一部分患者是遗传因素导致的，另一部分患者是由脑寄生虫、脑血管畸形、脑肿瘤或脑外伤等造成的。包括：①简单部分性发作（simple partial seizures，局限性发作）；②复杂部分性发作（complex partial seizures，精神运动性发作）；③部分性发作继发全身强直-阵挛性发作（partial seizures with following tonic-clonic seizures）。

2. 癫痫全身性发作　癫痫全身性发作时异常发电会波及全脑，导致意识丧失。全身性发作几乎都与遗传性因素有关。包括：①强直-阵挛性发作（tonic-clonic seizures and status epilepticus，大发作）；②失神性发作（absence seizures，小发作）；③肌阵挛性发作（myoclonic seizures）；④癫痫持续状态（status epilepticus，SE）。其中强直-阵挛性发作最常见。一次癫痫惊厥发作的持续时间超过5min以上，或连续多次发作且发作期间仍然意识不清，这种状态成为癫痫持续状态，是神经科的急危重症。若频繁的癫痫发作会造成进行性神经精神功能障碍，称为癫痫性脑病。

有些患者既有部分性发作也有全身性发作，称为混合型癫痫。癫痫在任何年龄、地区、种族的人群中都有发病，发病率超过1%，儿童和青少年的发病率相对较高。由于癫痫病因复杂，发病机制仍未完全阐明，因此现有的药物并不能有效地预防和治愈此疾病。

二、抗癫痫药的作用方式及其作用机制

（一）作用方式

现有的治疗手段以药物治疗为主。主要作用方式有两种：

（1）直接抑制发病部位神经元的过度放电。

（2）抑制由发病部位向周围正常神经组织扩散异常发电。

（二）作用机制

抗癫痫药的作用机制包括两个方面：

（1）增强γ-氨基丁酸（GABA）介导的抑制作用。 部分药物通过增加脑内抑制性神经递质GABA的水平或选择性增强$GABA_A$受体功能。如苯二氮䓬类药物可促进GABA和$GABA_A$受体结合，使Cl^-通道开放频率增加。苯巴比妥类药物可激动$GABA_A$受体，增加Cl^-内流的时间。Cl^-通道电导增大引起神经元超级化，从而抑制神经元的兴奋作用。

（2）干扰Na^+、Ca^{2+}、K^+等离子通道，发挥膜稳定作用。另一些抗癫痫药物，如苯巴比妥、卡马西平、丙戊酸钠和拉莫三嗪等可通过阻滞细胞膜电压依赖Na^+通道，抑制Na^+内流而降低神经元的兴奋性。此外，氟桂利嗪、苯妥英钠和乙琥胺均与阻滞T型Ca^{2+}通道有关。Na^+内流和Ca^{2+}内流能造成神经元去极化，引起细胞兴奋，因此当Na^+通道或Ca^{2+}通道被阻滞以后，可降低神经元的兴奋作用。

（3）减弱兴奋性谷氨酸能神经的传导。

三、常用抗癫痫药

苯妥英钠（phenytoin sodium，PHT）

又称大仑丁。

苯妥英钠为乙内酰脲类抗癫痫药。

【药动学特点】苯妥英钠呈碱性，口服吸收慢且不规则，且需饭后服药。因刺激性大，一般不肌内注射或皮下注射，宜静脉注射。血浆蛋白结合率约85%～90%。主要由肝药酶代谢成无活性的羟基苯妥英，再与葡萄糖醛酸结合后经肾脏排出，尿液呈现红色。少

于5%的苯妥英钠经尿液以原形排出。消除速度与血药浓度有关，当血药浓度低于10μg/ml，按一级动力学（恒比）消除，$t_{1/2}$为20h；高于10μg/ml时，按零级动力学（恒量）消除，$t_{1/2}$可延至20~60h。该药的血药浓度个体差异大，且不同厂家制剂的生物利用度差别也大，因此需要注意剂量个体化。

【药理作用】研究表明，苯妥英钠不能抑制癫痫病灶的异常放电，但能阻止高频放电向周围正常组织扩散。苯妥英钠通过以下机制产生膜稳定作用：

（1）对Na^+通道具有选择性阻滞作用，阻止Na^+内流，使钠依赖性动作电位不能形成，这也是苯妥英钠抗惊厥作用的主要机制。

（2）治疗剂量的苯妥英钠能选择性地阻滞T型钙通道，阻止Ca^{2+}内流，从而降低神经细胞膜的兴奋性。

（3）苯妥英钠能通过抑制钙调素的活性影响突触传递的过程。通过抑制突触前膜磷酸化过程，减少谷氨酸等兴奋性神经递质的释放。同时，通过抑制突触后膜磷酸化过程，减弱递质与受体结合后引起的去极化，加上Ca^{2+}通道的阻断作用，产生膜稳定作用。

（4）反复高频电刺激突触前神经纤维后，引起突触传递易化，使突触后神经纤维兴奋性增高，对突触前神经纤维的单个强直刺激反应增强，即突触传递的强直后增强（post tetanic potentiation，PTP）。治疗量的苯妥英钠能够选择性地阻断PTP的形成，阻止病灶高频放电的扩散。

【临床应用】

1. 抗癫痫　苯妥英钠是治疗癫痫强直-阵挛性发作和简单部分性发作的首选药物，对复杂部分性发作亦有良好的效果，但对癫痫小发作无效，甚至加重病情。

2. 治疗神经疼痛综合征　苯妥英钠能治疗三叉神经痛、舌咽神经痛和坐骨神经痛，对三叉神经痛疗效较好，能明显减轻疼痛，减少发作次数，可能与稳定神经细胞膜有关。

3. 抗心律失常　详见第二十三章第三节。

【禁忌证】对乙内酰脲类药物有过敏史或阿斯综合征、Ⅱ~Ⅲ度房室传导阻滞、窦房结阻滞、窦性心动过缓等心功能损害者禁用。

【护理用药作用评估】

1. 药效　连续服治疗量（0.3~0.6g/d）药6~8天才能达到有效血药浓度（10~20μg/ml）。一般常与作用较快的药物合用以控制癫痫发作，如与苯巴比妥合用7~10天，再逐步减量，撤除苯巴比妥。

2. 不良反应及其防治

（1）局部刺激：苯妥英钠的强碱性对局部刺激较大，口服易引起食欲减退、恶心、呕吐、腹痛等症状，因此宜饭后服用。静脉注射可引起静脉炎，不可与其他药品混合应用，推注速度宜慢，需防治药液外溢损伤皮肤。

（2）齿龈增生：发生率约20%，多见于儿童和青少年。由于苯妥英钠自唾液排出后刺激胶原组织增生，故长期应用会出现齿龈增生。服药期间应注意口腔卫生，按摩牙龈可减轻增生。通常停药3~6个月后可自行消退。

（3）神经系统中毒：血药浓度大于$20\mu g/ml$可导致小脑-前庭系统功能失调的症状，表现为眼球震颤、复视、共济失调等；血药浓度大于$40\mu g/ml$可出现语言障碍、精神错乱，大于$50\mu g/ml$甚至有昏睡及昏迷等中等中毒表现。

（4）造血系统障碍：由于苯妥英钠抑制叶酸的吸收并加速其代谢，且抑制二氢叶酸还原酶活性，长期应用可导致叶酸缺乏引起巨幼红细胞性贫血，需用甲酰四氢叶酸防治。

（5）骨骼系统反应：由于苯妥英钠能诱导肝药酶，故可加速维生素D的代谢，长期应用可致低钙血症。儿童患者可发生佝偻病样症状，少数青少年患者可出现骨软化症，可应用维生素D预防。

（6）过敏反应：可见皮疹、再生障碍性贫血、粒细胞缺乏、血小板减少及肝坏死。长期用药者应定期检查血常规和肝功能。

（7）其他反应：偶见男性乳房增大、女性多毛症、淋巴结肿大等表现。孕妇用药偶致胎儿畸形，故孕妇禁用。久服骤停可出现癫痫发作加剧的现象，甚至诱发癫痫持续状态，故患者停用本药或换用其他抗癫痫药物时采用逐渐减量等过渡方式。

【护理要点】

（1）长期服药后或血药浓度达$30\mu g/ml$可能引起恶心、呕吐、胃炎等，饭后服用可减轻不良反应。

（2）神经系统不良反应与剂量相关，调整剂量或停药后可消失。

（3）常见巨幼红细胞性贫血，可用叶酸加维生素B_{12}防治。

（4）关注患者有无皮肤过敏反应，一旦出现立即停药。

（5）监测血常规和血糖。

（6）肠管鼻饲法可能干扰口服苯妥英钠的吸收。

（7）给药前后2h内停止喂食。

（8）长期饮酒可能减弱苯妥英钠的效应，阻止患者酗酒。

【健康教育】

（1）按医嘱用药，不可随意增减剂量。

（2）服药可引起齿龈增生，应加强口腔卫生和按摩牙龈。

（3）用药如出现眩晕、头痛，甚至言语不清和意识模糊，在医生指导下调整剂量或停药可消失。

（4）如出现皮疹等皮肤过敏反应，应立即停药并就医。

（5）小儿长期服药可造成软骨病或骨质异常。

（6）孕妇服用可能致畸胎。

（7）需定期监测血常规和血药浓度。

苯巴比妥（phenobarbital）

又称鲁米那。

苯巴比妥除了具备镇静催眠作用外，还是1921年就用于抗癫痫病的第一个有机化合物，其特点是起效快、疗效好、毒性小、价格低、应用广泛，是巴比妥类药物中最有效的一种抗癫痫药物。

【药动学特点】苯巴比妥脂溶性强，易穿过血脑屏障，在脑组织内浓度最高。

【药理作用】苯巴比妥既能抑制病灶的异常放电，又能阻止异常高频放电的扩散。

其抗癫痫作用机制可能包括以下3点：①作用于突触后膜上的GABA受体，增加Cl^-内流，使后膜超级化，降低膜的兴奋性。②抑制突触前膜摄取Ca^{2+}，减少Ca^{2+}依赖性神经递质（如肾上腺素、乙酰胆碱、谷氨酸等）的释放。③较高浓度的苯巴比妥能抑制电压门控Ca^{2+}通道。

【临床应用】苯巴比妥临床上的应用以治疗强直-阵挛性发作及治疗癫痫持续状态为主，也是防止儿童大发作的首选药。对简单部分性发作及复杂部分性发作也有效，对失神性发作和婴儿痉挛效果不佳。

【禁忌证】对巴比妥酸盐过敏者禁用，有明显或潜在卟啉病史者禁用；肝功能障碍或肾功能障碍者、有呼吸困难或呼吸阻塞者、肾炎患者禁用；有急性或慢性疼痛、抑郁症、自杀倾向、药物滥用史、发热、过敏、糖尿病、严重贫血、血压不稳、心血管疾病、休克、尿毒症以及中老年和虚弱患者慎用。

【护理用药作用评估】

1. 药效　口服0.5～1h即达到有效血药浓度，2～8h达到血药浓度峰值，持续时间6～8h，成人的$t_{1/2}$是50～144h，儿童是40～70h。巴比妥类药物需给药数周后才能达到最大抗癫痫效果。不仅可以防治惊厥的发生，还可消除先兆症状。

2. 不良反应　用药初期易出现嗜睡、精神萎靡等不良反应，长期应用易产生耐受性。该药诱导肝药酶，故与其他药物合用时应注意相互作用。

【护理要点】

（1）监护患者有无皮肤过敏反应，一旦出现，立即停药。

（2）关注患者的中枢神经系统的症状。

（3）监测血常规。

【健康教育】

（1）按医嘱用药，不可随意增减剂量。

（2）如出现皮疹等皮肤过敏反应，应立即停药并就医。

（3）长时间使用可发生药物依赖。

（4）服药期间避免驾驶车辆或者操纵机械。

卡马西平（carbamazepine）

又称酰胺咪嗪、卡巴咪嗪、痛痉宁、痛经宁。

【药动学特点】卡马西平难溶于水，口服吸收缓慢且不规则，食物可促进其吸收，个体差异大。血浆蛋白结合率为75%～80%。在肝脏中代谢为有活性的环氧化卡马西平，其抗癫痫作用与母药卡马西平相似。单次给药$t_{1/2}$约为36h，但由于该药对肝药酶有诱导作用，长期服用能加快自身代谢，$t_{1/2}$ 可缩短为 15~20h。

【药理作用】 治疗浓度的卡马西平作用机制与苯妥英钠类似，能阻滞 Na^+ 通道，降低细胞兴奋性；抑制 T 型 Ca^{2+} 通道，抑制癫痫病灶异常放电并抑制其向周围组织扩散。此外，还能增强中枢抑制性递质 GABA 在突触后的传递作用。除抗癫痫外，卡马西平还具有抗胆碱、抗抑郁、抑制神经肌肉接头传递作用及抗利尿作用。

【临床应用】 卡马西平系广谱抗癫痫药，对于各种类型的癫痫均有不同程度的疗效，是治疗简单部分性发作和强直-阵挛性发作的首选药物之一。治疗神经痛效果比苯妥英钠好，常用于治疗三叉神经痛和舌咽神经痛。对锂盐无效的躁狂症及抑郁症也有效果，且副作用少。卡马西平可刺激 ADH 分泌，故可利用其抗利尿作用治疗尿崩症。

【禁忌证】

（1）三环类抗抑郁药过敏者禁用。

（2）房室传导阻滞者禁用。

（3）血清铁严重异常、先天骨髓抑制者禁用。

（4）严重肝功能不全、孕妇及哺乳期妇女禁用。

（5）在 14 天治疗期间用过最大排酸量抑制药者禁用。

（6）混合性发作机能紊乱者慎用

【护理用药作用评估】

1. 药效　2~4h 可达血药浓度高峰，有效浓度为 4~10μg/ml。对各种类型癫痫均有效，对复杂部分性发作疗效较好。

2. 不良反应　卡马西平的常见不良反应有眩晕、视物模糊、共济失调、手指震颤、恶心呕吐、水钠潴留、心血管反应及皮疹等变态反应。少数患者偶可出现骨髓抑制、肝损害和中毒性表皮坏死松解症等。卡马西平可诱导肝药酶，增强扑米酮、苯妥英钠、乙琥胺、丙戊酸钠、氯硝西泮等药物的代谢速率。

【护理要点】

（1）注意癫痫发作的恶化，特别是混合性发作机能紊乱者，也包括失神性发作、肌阵挛性发作等患者。

（2）需了解尿液检查、肝功能、全血细胞检查以及铁离子浓度的起始基本值，此后周期性监测。

（3）鼻饲时添加同体积的水或生理盐水，或者鼻饲后用 100ml 的 5% 葡萄糖水溶液稀释剂冲洗鼻饲管。

（4）治疗发作时不能突然停药，发现不良反应立即通知医生。

（5）逐渐增大剂量将不良反应降到最低。

（6）控制发作时，采取适当的预防措施。

（7）食欲的微小变化可能直接反映药物浓度的过量，应注意观察。

【健康教育】

（1）需在饭中服药，使消化道不良刺激最小。

（2）不要压碎或嚼碎缓释片，不要服用破损的药片。

（3）药片外膜因为不被吸收可能会出现在大便中。

（4）卡马西平需在干燥处密封原样保存。在潮湿环境中，卡马西平片剂可生成二水合物，使片剂硬化，导致溶解和吸收变差，从而降低药效。

（5）在治疗三叉神经痛时，可试着每三个月减少剂量至停药。

（6）在出现发热、咽喉痛、口腔溃疡、易碰伤或出血时通知医生。

（7）第一次用药时可能出现轻到中度的头晕、困倦，需避免危险的行动直到患者痊愈，通常在3～4天内出现。

（8）需定期做眼部检查。

（9）在治疗期间不要哺乳。

奥卡西平（oxcarbazepine）

奥卡西平为卡马西平的前体10-酮基衍生物。

【药动学特点】口服吸收较好，与食物同服可增加其生物利用度。$t_{1/2}$为8～12h。奥卡西平进入体内后迅速转换为具有活性的10-羟基代谢产物，此代谢产物具有抗癫痫作用。奥卡西平的作用机制与卡马西平相似，但作用稍弱于卡马西平，与之相应的不良反应也较卡马西平少。

【药理作用】其作用机制可能在于阻断脑细胞的电压依赖性Na^+通道，因而可阻止病灶放电的散布。

【临床应用】临床上，奥卡西平常作为卡马西平的替代药，对卡马西平有过敏反应者可选择应用奥卡西平。用于治疗部分性及全身性癫痫发作，也常与其他抗癫痫药合用治疗复杂部分性癫痫发作、强直-阵挛性癫痫发作、顽固性三叉神经痛等。对糖尿病性神经病、偏头痛、带状疱疹后神经痛和中枢性疼痛也有较好的效果。

【禁忌证】房室传导阻滞者禁用。

【护理用药作用评估】

1. 药效 参见本药药动学特点和临床应用部分。

2. 不良反应 奥卡西平亦可诱导肝药酶，但诱导程度轻、毒性低。常见的不良反应有头晕、疲劳、眩晕、头痛、复视、眼球震颤、共济失调等表现，严重者偶见血管性水肿、多器官过敏反应等。

【护理要点】

（1）在有卡马西平过敏史的患者中，对奥卡西平也过敏的占20%～30%，需询问患者对卡马西平过敏情况，一旦发现过敏迹象立即停药。

（2）摇匀口服悬浮剂，可以混合水或直接吞服。

（3）口服悬浮剂与片剂能等量对换。

（4）逐渐减药降低癫痫发作的潜在风险。

（5）观察有无低钠血症的迹象和症状，如恶心、不适、头痛、嗜睡、意识错乱和感觉减退。

（6）注意监测钠离子浓度，特别是同时应用其他可引起钠离子浓度降低的药物的患者。

（7）用药后需注意有无心理运动迟缓、注意力集中困难、言语问题、嗜睡、疲劳以及共济失调、步态障碍等现象。

【健康教育】

（1）服药时间与用餐时间无关。

（2）不能突然停药或随意增减药量，在中断或停止用药前需通知医生。

（3）如有低钠血症的迹象和症状需告知医生，如恶心、不适、头痛、嗜睡和意识错乱。

（4）可能产生眩晕或嗜睡，导致反应能力迟钝，用药后不要驾驶和进行其他需要保持精力集中的危险行动。

（5）应用口服避孕药的妇女需改用其他避孕方式。

（6）用药时避免饮酒。

（7）有卡马西平过敏史的患者需提前向医生说明情况。

（8）用药期间需定期监测血常规及肝功能。

扑米酮（primidone）

又称去氧苯巴比妥、扑痫酮。

扑米酮的化学结构与苯巴比妥类似。

【药动学特点】口服吸收迅速且完全，其代谢产物为苯巴比妥和苯乙基丙二酰胺，二者均具有活性。

【药理作用】扑米酮的作用机制与苯巴比妥相似，阻滞Na^+通道和Ca^{2+}通道，增强$GABA_A$受体的活性，并抑制谷氨酸的兴奋作用，起到抗癫痫的作用。

【临床应用】临床上用于治疗强直-痉挛性发作、复杂部分性发作和简单部分性发作。也能治疗特发性震颤。对强直-阵挛性发作疗效略优于苯巴比妥，但对部分性发作疗效不如苯妥英钠和卡马西平，对失神性发作近乎无效。与苯妥英钠和卡马西平合用有协同作用，但不宜与苯巴比妥合用。

【禁忌证】对苯巴比妥过敏者、卟啉病患者禁用。

【护理用药作用评估】

1. 药效 约3h血药浓度可达峰。

2. 不良反应 常见的不良反应有镇静、嗜睡、共济失调等中枢神经系统症状，偶见呼吸困难、白细胞减少、巨幼红细胞性贫血、血小板减少、眼睑肿胀等症状。

【护理要点】

（1）扑米酮治疗浓度为5～12mg/ml，苯巴比妥治疗浓度为15～40mg/ml。

（2）由于不同厂家生产的药物生物等效性不等，不要服用不同品牌的药物。

【健康教育】

（1）用药后，不要驾驶和进行其他需要保持精力集中的危险行动。

（2）不能突然停药或随意增减药量。

（3）患者需知药物完全发挥疗效至少需要2周时间。

（4）有妊娠计划的妇女需向医生咨询药物的治疗。

（5）警告哺乳期妇女患者服药期间禁止哺乳。

（6）需每半年检测一次全血细胞计数和血生化常规。

乙琥胺（ethosuximide）

乙琥胺为琥珀酰亚胺类抗癫痫药物。

【药动学特点】该药口服吸收完全，有效药物浓度为40～100μg/ml，血浆蛋白结合率低，可快速分布到全身各组织，但不在脂肪组织中蓄积。长期用药后脑脊液内的药物浓度逐渐接近血浆药物浓度。75%经肝代谢，代谢产物为羟乙基衍生物，经肾脏排出，25%以药物原形经肾脏排出。

【药理作用】治疗浓度的乙琥胺可抑制丘脑神经元低阈值Ca^{2+}电流，从而抑制失神性发作时丘脑中出现的3Hz异常放电。

【临床应用】治疗小发作（失神性发作）的常用首选药，对其他类型癫痫无效。并对抗戊四唑引起的惊厥。

【禁忌证】对琥珀酰亚胺类药物（如甲琥胺及苯琥胺）可有交叉过敏反应。有贫血、肝功能损害和严重肾功能不全时，用药应慎重考虑。

【护理用药作用评估】

1. 药效　口服3h可达血药浓度高峰，对失神性发作疗效好，副作用少，且不易产生耐受性，为防治失神性发作的首选药物之一，其疗效仅次于氯硝西泮。

2. 不良反应　乙琥胺常见的不良反应为恶心、呕吐、打嗝及胃部不适等胃肠道反应，其次为头痛、头晕、嗜睡乏力、共济失调等中枢神经系统反应。有神经病者慎用，易引起如焦虑、抑郁、短暂意识丧失、多动和幻听等精神行为异常。偶见嗜酸性粒细胞缺乏症或粒细胞缺乏症，严重者发生再生障碍性贫血。用药期间应注意检查血象。

【护理要点】

（1）关注患者的精神症状。

（2）观察患者有无皮疹等过敏症状。

（3）注意患者服药后有无胃肠反应。

【健康教育】

（1）按医嘱服药，不可随意增减剂量。

（2）家属要观察患者是否有行为或精神状态的改变。

丙戊酸钠（sodium valproate）

又称二丙基乙酸钠、敌百痉、定百痉、癫扑净。

为常用的广谱抗癫痫药之一。

【药动学特点】口服吸收迅速且完全，生物利用度大于80%，血浆蛋白结合为90%，$t_{1/2}$为8～15h。可通过血脑屏障和胎盘屏障，也可从乳汁分泌。在肝脏代谢，大部分以原形经肾脏排出。

【药理作用】丙戊酸钠不能抑制癫痫病灶的放电，但能阻止病灶向周围正常组织扩散异常放电。其机制主要与增强GABA的作用有关，首先丙戊酸钠是GABA转氨酶和半醛脱氨酶抑制药，能促进脑内GABA的生成，还可提高谷氨酸脱羧酶活性，使GABA生成增多；提高突触后膜对GABA的反应性，故能增强GABA能神经突触后抑制作用；能抑制Na^+通道和减弱T型Ca^{2+}通道电流，从而抑制异常放电。

【临床应用】主要适用于失神性发作、肌阵挛发作、强直-阵挛性发作的治疗，对部分性发作也有一定疗效。丙戊酸钠对各种类型的癫痫都有一定疗效，但其肝毒性大，一般不作首选。当苯巴比妥、苯妥英钠等药物对强直-阵挛性发作无效时，或其他药物未能控制的顽固性癫痫，应用丙戊酸钠仍有效。强直-阵挛性发作合并失神性发作时可首选本药。

【禁忌证】

（1）对该药物过敏者禁用。

（2）有血液病、肝病史或家族史、肾功能损害、尿素循环障碍及器质性脑病者慎用。

（3）妊娠妇女及哺乳妇女禁用。

（4）10岁以下儿童中双丙戊酸钠缓释片的安全性和效应尚未阐明，慎用。

【护理用药作用评估】

1. 药效 1～4h达血药浓度峰值，有效血药浓度为30～100μg/ml，对强直-阵挛性发作疗效一般，但对失神性发作的疗效优于乙琥胺。对复杂部分性发作，疗效与卡马西平接近。对非典型的失神性发作，疗效不如氯硝西泮好。

2. 不良反应 常见的不良反应有腹泻、恶心、呕吐及胃肠道痉挛、肝功能损害等消化系统症状。长期服药偶见胰腺炎及急性重型肝炎。12岁以下儿童，多药联合使用时特别容易引发严重的肝损害而致死亡。对胎儿有脊椎裂等致畸作用，孕妇慎用。对血药系统亦有影响，可使血小板减少引起紫癜、出血和出血时间延长。因此用药前和用药期间应定期做全血细胞计数（包括血小板）和肝、肾功能检查。偶有女性月经周期改变、皮疹、眩晕、疲乏、头痛、共济失调、可逆性听力损害等其他不良反应。

【护理要点】

（1）治疗开始前，获得肝功能化验、血小板和血细胞比率结果，并周期性监测这些指标。

护理警示

（1）丙戊酸钠能提高苯妥英钠、苯巴比妥、氯硝西泮和乙琥胺的血药总浓度，故能增强这些药物的抗癫痫作用。

（2）苯妥英钠、苯巴比妥、扑米酮和卡马西平则能降低丙戊酸钠的血药浓度及其抗癫痫作用。

（2）治疗期间可能发生严重的肝毒性，比如不适、发热、嗜睡等，必须立即停药。

（3）有先天性代谢疾病、智力迟延发育、器质性脑疾患的患者，运用多种抗癫痫药复合治疗者及2岁以下儿童都存在肝毒性的高风险。

（4）震颤发生时立即通知医生，需要减量。

（5）需监测药物浓度。

（6）换用不同厂家药物时要小心，因为可能导致癫痫突发。

（7）尿素循环障碍者开始丙戊酸钠治疗时有时会出现致命的高血氨性脑病，治疗前需评估风险；患者如果在丙戊酸钠治疗期间发生了非预期高血氨性脑病的症状，应立即停药，给予适当的处理并评估潜在的尿素循环障碍。

【健康教育】

（1）尽量在用餐或喝牛奶时服药，以减轻消化道不良反应。

（2）缓释剂型不宜碾碎或咀嚼；不要嚼碎胶囊以免刺激嘴唇和舌头；不能和含二氧化碳的液体混合以免刺激嘴唇和舌头。

（3）停药应逐渐减量防止再次发作；取代其他抗惊厥药时，本品应逐渐增加用量，而被取代药应逐渐减量。

（4）有产生嗜睡的危险，用药期间避免驾驶、操作机械或进行需要保持精力集中的危险行动。

（5）尿酮实验可出现假阳性，甲状腺功能试验结果可能受干扰。

（6）用药期间避免饮酒。

（7）需定期监测血常规、肝功能和血药浓度。

（8）有致畸危险，治疗期间需避孕。

苯二氮䓬类（benzodiazepines）

苯二氮䓬类除镇静催眠作用外，还具有抗惊厥及癫痫的作用。其主要药理作用是抑制病灶向周围扩散，但不能消除病灶产生异常放电。常用的药物如下：

1. 地西泮（diazepam，安定）　地西泮是治疗癫痫持续状态的首选药物，较其他药物安全。口服吸收迅速而完全，静脉注射显效快，肌内注射吸收慢。癫痫持续状态急性期常与劳拉西泮（lorazepam）联合使用，可延长药物作用时间，然后再静脉注射苯妥英钠维持疗效。

2. 硝西泮（nitrazepam，硝基安定）　硝西泮主要治疗失神性发作，尤其对肌阵挛性发作及婴儿痉挛等有效，亦可用于惊厥。

3. 氯硝西泮（clonazepam，氯硝安定）　氯硝西泮是广谱抗癫痫药，对失神性发作疗效较好，对肌阵挛性发作、婴儿痉挛也有效。静脉注射亦可治疗癫痫持续状态。氯硝西泮的不良反应轻，但易产生耐受性，久服后突然停药易诱发癫痫发作，严重者可出现癫痫持续状态，故不作为失神性发作的首选药。

四、新型抗癫痫药

抗痫灵（antiepilepsirin）

抗痫灵为桂皮酰胺类，是胡椒碱的衍生物，是我国合成的第一个新型广谱抗癫痫药。适用于单药治疗或添加辅助治疗儿童和成年患者的各种类型的癫痫发作，特别对强直-阵挛性发作效果好。对于使用其他抗癫痫药物耐受不良或伴有其他系统疾病的患者，尤为适用。还具有镇静、抗惊厥作用。其作用机制可能与提高脑内5-HT含量，抑制GABA转氨酶的活性，提高脑内GABA含量有关。抗痫灵毒性小，少数患者可有轻度的或一过性的不良反应，如疲倦、厌食、恶心呕吐、头晕、嗜睡等表现。

氟桂利嗪（flunarizine）

氟桂利嗪为双氟化哌啶衍生物，口服吸收迅速，2～4h可达血药浓度高峰，$t_{1/2}$为19～22天，99%与血浆蛋白结合，然后再分布到全身各个组织中。

氟桂利嗪多年来主要应用于治疗脑血供不足引起的偏头痛和眩晕症，近年发现该药具有较强的抗惊厥作用，且对各类型的癫痫均有效，特别对部分性发作和强直-阵挛性发作效果好。氟桂利嗪为强效钙离子通道阻断药，还能阻断电压依赖性钠离子通道。该药毒性小，不良反应轻，常见不良反应为困倦、嗜睡、恶心、食欲缺乏等。

拉莫三嗪（lamotrigine）

又称那蒙特金、拉米克妥。

为苯三嗪类衍生物，是新型抗癫痫药。口服吸收快而完全，生物利用度为98%，平均1～3h达血药浓度峰值，血浆蛋白结合率约为55%，$t_{1/2}$为6.4～30.4h，在肝脏中代谢，代谢产物无活性，约有10%以原形药经肾脏排出，约2%通过粪便排泄。

拉莫三嗪为电压敏感性Na^+通道阻断药，减少Na^+内流而增加神经元的膜稳定性。此外，还可减少兴奋性递质谷氨酸的释放抑制神经元的过度兴奋，而阻止病灶异常放电，但不影响正常神经兴奋的传导功能。

拉莫三嗪对各种类型的癫痫均有效，单独使用可治疗全身性发作，疗效与卡马西平类似。临床上多作为辅助治疗药与其他抗癫痫药合用，治疗其他抗癫痫药未能控制的部分性发作和强直-阵挛性发作，也用于合并儿童顽固性癫痫（Lennox-Gastaut综合征）的癫痫发作。

常见不良反应包括头痛、头晕、嗜睡、复视、共济失调等中枢神经系统反应及恶心、呕吐、便秘等胃肠道反应；约10%成年患者可见重症皮疹、光敏性皮炎、面部皮肤水肿等变态反应，偶见弥散性血管内凝血、中毒性表皮坏死松解症等。雌二醇类避孕药可明显降低拉莫三嗪的血药浓度，致使药物失效。妊娠期和哺乳期妇女慎用。

加巴喷丁（gabapentin）

加巴喷丁是GABA的衍生物，是一种新型的抗癫痫药。口服吸收迅速，血药浓度2～3h达峰值，$t_{1/2}$为6～9h，吸收具有饱和性，故过量也相对安全。可透过血脑屏障，主要分布在中枢神经系统。加巴喷丁在结构上与神经递质GABA相关，但不与GABA受体产生相互作用，它既不能代谢转化为GABA或GABA激动药，也不能抑制GABA摄取或降解，其主要作用于P/Q型钙离子通道。体外研究显示加巴喷丁在大鼠脑内的结合位点分布于新皮层和海马，其高亲和力的结合位点位于电压激活钙通道的辅助亚单位上，但相关功能尚未阐明。

加巴喷丁主要适用于其他常规抗癫痫药未能控制的或产生耐受性的部分性发作、部分性发作继发全身强直-痉挛性发作的辅助治疗。

加巴喷丁不良反应少，包括嗜睡、眩晕、步态不稳、疲劳感。用药早期需从小剂量开始，缓慢地增加剂量。儿童偶见急躁易怒，停药以后会消失。偶尔可见严重的不良反应，皮疹、白细胞减少、心电图改变和心绞痛等。重症肌无力患者慎用。加巴喷丁治疗中可能突现癫痫加重的情况，特别是全身性发作患者。

氨己烯酸（vigabatrin）

氨己烯酸为GABA转氨酶的抑制药，能特异性地与GABA转氨酶结合，且不可逆转，导致脑内GABA浓度增高，从而发挥抗癫痫作用。本品口服吸收迅速，约2h达峰，$t_{1/2}$为5～7h，主要以药物原形经肾脏排泄。药效强，每日服用1次即可。氨己烯酸治疗其他抗癫痫药无效的癫痫，特别是对部分性癫痫发作特别有效，对失神性发作和部分性发作继发全身强直-阵挛性发作疗效不佳。临床上还可治疗婴儿痉挛症（韦斯特综合征）。氨己烯酸毒性小，常见不良反应有疲劳、嗜睡、头痛、头晕、精神错乱和抑郁。偶有攻击行为和精神病（多见于有精神病史和行为问题的患者）、记忆减退、复视、体重增加、胃肠障碍、水肿、脱发、眼球震颤、共济失调、感觉异常和震颤等。

非氨酯（felbamate）

非氨酯为新型广谱抗癫痫药物。口服吸收迅速，血浆蛋白结合率低约22%～36%，1～4h可达峰，$t_{1/2}$约为24h。研究表明，在治疗浓度下非氨酯能抑制海马神经元中N-甲基-D-天冬氨酸受体（N-methyl-D-aspartic acid receptor，NMDA）的作用，并能显著增强GABA抑制神经元兴奋的作用。临床上用于治疗各种部分性癫痫发作和继发全身性癫痫发作，也被推荐用于其他药物无法控制的儿童顽固性癫痫。常见不良反应有厌食、恶心、呕吐、头痛、困倦等，偶见再生障碍性贫血和肝损害。

托吡酯（topiramate）

又称托佩马特。

托吡酯是一新型抗癫痫药物。口服后吸收迅速，约2h可达峰值，$t_{1/2}$约为21h。约有66%的托吡酯以药物原形经肾脏清除，其余主要以代谢产物形式经肾脏清除。托吡酯具有多种作用机制，抑制电压门控Na^+、Ca^{2+}通道，拮抗兴奋性谷氨酸能神经元的受体，并增强抑制性递质GABA诱导氯离子内流的能力。托吡酯适用于伴有或不伴有部分性发作继发全身性发作的辅助性治疗。常见的不良反应为共济失调、注意力不集中、意识模糊、头晕、疲劳、感觉异常、嗜睡及思维异常等中枢神经系统症状。

五、抗癫痫药的用药原则

癫痫是一种慢性疾病，除部分患者可用神经外科治疗手段以外，大部分患者还需长期使用抗癫痫药物治疗。患者患上癫痫疾病以后需要使用正确的方式积极治疗，否则情况会变得越来越严重，也必须了解清楚正确使用药物的方法。抗癫痫药的用药原则包括以下几点：

1. 合理选药 需根据发作类型合理选用安全、有效、广谱、价廉的抗癫痫药物（见表13-1）。

表13-1 各种类型癫痫的临床特征及治疗药物

发作类型	临床特征	治疗药物
部分性发作		
1. 简单部分性发作（局限性发作）	无意识障碍，局部肢体运动或感觉异常，持续20~60s	卡马西平、苯妥英钠、苯巴比妥、抗痫灵、丙戊酸钠
2. 复杂部分性发作（精神运动性发作）	伴有不同程度的意识障碍和不自主的运动，如唇抽动、摇头，持续时间30~120s	卡马西平（首选）、苯妥英钠、苯巴比妥、扑米酮、丙戊酸钠
3. 部分性发作继发全身强直-痉挛性发作	由部分性发作发展为伴有意识丧失的强直-阵挛性抽搐，持续60~120s	卡马西平、苯妥英钠、苯巴比妥、扑米酮、丙戊酸钠
全身性发作		
1. 失神性发作（小发作）	多见于儿童，突然且短暂的意识丧失伴对称性痉挛。EEG呈3Hz/s高幅同步棘波，每次持续5~30s	乙琥胺（首选）、氯硝西泮、丙戊酸钠、拉莫三嗪
2. 大发作（强直-阵挛性发作）	意识突然丧失，强烈的强直-阵挛性抽搐，口吐白沫，牙关紧闭。继之较长时间的全面中枢神经系统抑制。可持续数分钟	苯妥英钠（首选）、卡马西平（首选）、苯巴比妥（<5岁未成年人首选）、扑米酮、氟桂利嗪、抗痫灵、丙戊酸钠
3. 肌阵挛性发作	肢体或全身部分肌群发生约1s的短暂休克样抽动，意识丧失。EEG出现短暂爆发性多棘波。	丙戊酸钠（首选）、氯硝西泮
4. 癫痫持续状态	强直-阵挛性发作持续状态，发作频繁、反复抽搐、持续昏迷。须及时抢救，否则有危及生命的危险	地西泮（首选）、劳拉西泮、苯妥英钠、苯巴比妥

2. 剂量渐增或合并用药 单纯型癫痫最好采用有效的单药治疗，因癫痫是慢性脑功能失调综合征，需要长期服药，且许多抗癫痫药有效剂量个体差异较大，从小剂量开始逐渐增加剂量，达到理想效果后维持该剂量。使其既能产生满意疗效，又不至于引起严重不良反应，也避免药物浪费。单药治疗可控制约65%的发作，且无药物间相互作用，不良反应少。若单药治疗效果不佳或混合型发作的癫痫患者，常需合并用药，一般不宜超过3种药物，避免合用作用机制、化学结构及不良反应都相似的药物。一年内不超过2次的偶发患者，可不用药。

3. 更换药物时应逐渐减量 治疗过程中最好不随便换药，必要时应采取过渡换药法，即在原药基础上加用新药，待其发挥疗效后再逐渐减量撤销原药。症状控制后需维持至少2年，需在1～2年内逐渐减量至停药，若停药或换药过快，可能会导致癫痫复发，甚至诱发癫痫持续状态。

4. 用药监测 长期用药需注意毒副反应，应定期监测血象和尿常规及肝、肾功能等。

第二节 常用抗惊厥药

惊厥（convulsion）是由各种原因引起的中枢神经系统过度兴奋所致全身骨骼肌强烈且不自主的收缩，多伴有意识障碍。惊厥的病因与多种因素相关，如遗传、感染、中毒、离子紊乱、神经递质失调、微量元素缺乏等。多见于小儿高热、子痫、破伤风、强直-阵挛性发作和中枢兴奋药物中毒等。惊厥发作需及时治疗，严重者可危及生命，常用的抗惊厥药物有巴比妥类、苯二氮䓬类、水合氯醛（已在"第十二章 镇静催眠药"中讨论）和硫酸镁。

硫酸镁（magnesium sulfate）

【**药动学特点**】硫酸镁具有因给药途径不同而产生不同药理作用的特点。口服硫酸镁吸收少，有泻下和利胆作用。外用外敷可消炎去肿。注射给药则产生全身作用，有抗惊厥和降血压作用。

【**药理作用**】

1. 抗惊厥 注射硫酸镁产生抗惊厥作用，其机制可能是因为Mg^{2+}与Ca^{2+}的化学性质相似，可特异性地竞争Ca^{2+}结合位点，拮抗Ca^{2+}的作用，抑制Ca^{2+}内流，使运动神经末梢ACh释放减少，干扰了ACh的释放，导致ACh减少，神经接头传导的兴奋性降低，骨骼肌松弛。大剂量的Mg^{2+}也能作用于中枢神经系统引起感觉和意识丧失。同理，当硫酸镁过量中毒时，也可用含Ca^{2+}的药物制剂来解救。

2. 降血压 高浓度的Mg^{2+}可抑制血管平滑肌，使全身小血管扩张，血压下降。

【**临床应用**】临床上常以肌内注射或静脉滴注的方式救治子痫、破伤风引起的惊厥，也常用于高血压危象。稀释成1%浓度进行静脉滴注，直至惊厥停止发作。

【**禁忌证**】对硫酸镁过敏者禁用。

【**护理用药作用评估**】

1. 药效 常以肌内注射或静脉滴注给药。静脉滴注 1～2min 即可起效，迅速达峰，维持时间短，约 30min。肌内注射后约 1h 起效，可维持 3～4h。

2. 不良反应 正常血液中 Mg^{2+} 浓度为 2～3.5mg/100ml，低于此浓度，则神经和肌肉的兴奋性增高；高于此浓度，可出现中毒症状，如抑制呼吸中枢和血管运动中枢，引起呼吸抑制、血压骤降和心脏骤停，导致死亡。硫酸镁注射的安全范围很窄，肌腱反射是呼吸抑制的先兆，连续用药期间应经常检查肌腱反射。中毒时应立即进行人工呼吸，并缓慢注射氯化钙和葡萄糖酸钙进行抢救。

【**护理要点**】

（1）应用硫酸镁注射液前必须查肾功能，肾功能不全患者应减少剂量。

（2）有心肌损害、心脏传导阻滞时应慎用或不用。

（3）用药期间定期做膝跳反射，测定呼吸频率，监测心率，观察排尿量，监测血镁浓度。

（4）如出现急性镁中毒现象，可静脉注射钙剂解救（10% 葡萄糖酸钙注射液 10ml）。

【**患者教育**】

（1）用药期间如出现胸闷、胸痛、呼吸急促等症状需及时告知医务人员，以便及早发现肺水肿。

（2）用药期间若出现反应迟钝、心率减慢等情况及时告知医务人员，警惕镁中毒。

（3）长期给予硫酸镁治疗可能会引起便秘，停药后可好转。

临床实训

一、处方分析

案例：患儿刘某洋，男，3 岁，最近常出现癫痫强直-阵挛性发作，医生为他开具了以下处方进行治疗。

Rp.

苯妥英钠片 0.1g×100 片

Sig. 0.1g t.i.d. p.o.

苯巴比妥片 0.03g×60 片

Sig. 0.03g t.i.d. p.o.

请问：以上用药是否合理，为什么？

分析：不合理。因苯巴比妥有肝药酶诱导作用，二者合用时，可使苯妥英钠的血药浓度和药效显著降低。另外，这两种药物都有肝药酶诱导作用，可使机体内维生素 D 代谢加速，若癫痫患儿长期合用这两种药物，容易得软骨病。

二、实训练习

案例： 患儿郑某某，男，5岁，3岁时被诊断为癫痫，2年来一直连续服用抗癫痫药，其间偶有失神性发作，但症状能够得到很好的控制。几天前，患儿的口服抗癫痫药吃完，由于父母疏忽没能及时去医院取药，停药后第7天，患儿出现口吐白沫、四肢抖动、牙关紧闭的惊厥症状，送达医院以前，共抽动20多次，最后一次抽动持续一个多小时不能缓解，在ICU监护室内抢救了3天后，病情才得到控制。诊断：癫痫持续状态。

请问：

1. 癫痫持续状态应选用哪种药？

2. 癫痫发作加重的原因是什么？

3. 应用抗癫痫药应遵循哪些用药原则？

（金春虹）

? 思考题

1. 为什么治疗癫痫应从小剂量开始用药？

2. 治疗各类型的癫痫发作的常用药物有哪些？

3. 请分别阐述苯妥英钠、卡马西平、丙戊酸钠、硫酸镁的药理作用、临床应用、不良反应和注意事项。

4. 简述硫酸镁不同给药途径产生的不用药理作用。

实训练习解析

思考题与参考答案

思维导图

学习目标

1. **掌握**　治疗精神分裂症药的分类、代表药及作用机制；治疗抑郁症药的分类、代表药及作用机制；氯丙嗪、氯普噻吨、氟哌啶醇等药物的药理作用、临床应用、禁忌证和护理用药作用评估。

2. **熟悉**　奋乃静、丙咪嗪、碳酸锂等药物的作用特点、临床应用和用药监护。

3. **了解**　其他药物的药理作用和临床应用。

精神障碍（mental disorder）是由多种原因引起的以情感活动障碍为特征的一类疾病，表现为知觉、思维、智能、情感、意志和行为等方面的异常，包括精神分裂症、躁狂症、抑郁症和焦虑症等，能治疗这些疾病的药物统称为治疗精神障碍药（drugs for mental disorders）。精神障碍具有高患病率、高复发率、高致残率的特征，到目前为止，对这些疾病的治疗效果仍很不理想，因此位居全球疾病负担前列。一般根据其临床用途，可将治疗精神障碍药分为治疗精神分裂症药、抗抑郁症药、抗躁狂症药和抗焦虑症药。

第一节 | 治疗精神分裂症药

精神分裂症是以思维、情感、行为之间不协调、精神活动与现实脱离为主要特征的最常见的一类精神病。根据临床症状的不同可将其分为Ⅰ型和Ⅱ型精神分裂症，Ⅰ型精神分裂症以阳性症状（幻觉、妄想、思维障碍、行为异常等）为主，Ⅱ型精神分裂症则以阴性症状（情感淡漠、主动性缺乏等）为主。抗精神病药（antipsychotic drugs）主要用于治疗精神分裂症，对其他精神病的躁狂症状也有效。但大多数药物对Ⅰ型精神分裂症治疗效果较好，对Ⅱ型精神分裂症效果较差甚至无效。

根据用于临床时间的先后以及作用机制的不同，将治疗精神分裂症的药物分为两类：第一代抗精神病药物（典型抗精神病药物）和第二代抗精神病药物（非典型抗精神病药物）。第一代抗精神病药物的作用机制基本相同，主要药物有氯丙嗪、舒必利、奋乃静、氟哌啶醇、癸氟奋乃静、五氟利多等。第二代抗精神病药物的作用机制各有不同，常用药物有利培酮、喹硫平、阿立哌唑、齐拉西酮、奥氮平、氯氮平等。

根据化学结构的不同又可将第一代、第二代抗精神病药分为吩噻嗪类、硫杂蒽类、丁酰苯类和其他类抗精神病药。

一、吩噻嗪类

本类药物均含有吩噻嗪的基本母核，根据侧链的不同又可分为二甲胺类、哌嗪类和哌啶类。

氯丙嗪（chlorpromazine）

又称冬眠灵。

氯丙嗪是吩噻嗪类药物的代表药，也是应用最广泛的抗精神病药物。

【药动学特点】氯丙嗪口服吸收较慢且不规则，胃中食物能延缓其吸收。肌内注射吸收迅速，血浆蛋白结合率约90%。该药脂溶性高，可分布于全身各组织，以肝、脑等组织含量较高，易透过血脑屏障，脑内浓度为血浆浓度的10倍。主要经肝微粒体酶系代谢和与葡萄糖醛酸结合，首过消除（首过效应、第一关卡效应）明显。大部分以代谢物形式经肾脏缓慢排泄，$t_{1/2}$约为30h。长期用药停药数周乃至半年后，仍可从尿中检出其代谢物。不同个体口服相同剂量的血药浓度相差可达10倍，故需注意制订个性化的用药方案。老年患者消除速率慢，应调整用药剂量。

【药理作用】氯丙嗪的抗精神分裂症作用机制与该药阻断中枢D_2受体有关，有效控制精神分裂症的症状需要药物与80%以上的受体结合。此外，氯丙嗪对中枢胆碱能M受体、肾上腺素能α_1受体、组胺H_1受体和5-HT$_{2A}$受体也有一定的阻断作用。氯丙嗪对精神分裂症阴性症状和认知损害的改善与它对5-HT$_{2A}$受体的阻断有关；氯丙嗪对锥体外系不良反应比较轻与它对5-HT$_{2A}$受体和M受体的阻断有关。其他第一代药物的作用主要与高选择性D_2受体阻断有关。

1. 对中枢神经系统的作用

（1）镇静、安定作用：正常人服用治疗剂量的氯丙嗪后，表现为安静、活动减少、注意力下降、感情淡漠、思维迟缓、对周围事物不感兴趣，在安静环境中易诱导入睡，但易被唤醒，醒后头脑清醒，加大剂量也不引起麻醉。镇静作用出现快，但长期应用易产生耐受性。

（2）抗精神病作用：精神病患者应用氯丙嗪后，显现出良好的抗精神病作用，能迅速控制兴奋躁动状态，连续使用6周至6个月，可使患者的幻觉、妄想、精神运动性症状等逐渐消失，理智恢复，情绪安定，生活自理，但对抑郁症无效，甚至使之加重。

（3）镇吐作用：氯丙嗪具有强大的镇吐作用，小剂量可阻断延髓催吐化学感受区的D_2受体，大剂量直接抑制呕吐中枢。但对前庭受刺激引起的呕吐（晕动性呕吐）无效。对顽固性呃逆有效，其机制与氯丙嗪抑制位于延髓与催吐化学感受区旁呃逆的中枢调节部位有关。

（4）对体温调节的作用：氯丙嗪对下丘脑体温调节中枢有很强的抑制作用，使体温调节失灵，体温随外界环境温度的变化而变化。在物理降温的配合下，可使体温降至正常水平以下；在炎热天气中，氯丙嗪可使体温升高。与解热镇痛药不同，氯丙嗪不但降低发热机体的体温，也能降低正常体温。

（5）增强中枢抑制药的作用：氯丙嗪可增强麻醉药、镇静催眠药、镇痛药等中枢抑制药的中枢抑制作用。

2. 对自主神经系统的作用

（1）降压作用：氯丙嗪具有较强的α受体阻断作用，并直接松弛血管平滑肌和抑制血管运动中枢，使血管扩张，血压下降，但连续用药可产生耐受性，且不良反应较多，故不适用于高血压的治疗。

（2）M受体阻断作用：氯丙嗪具有较弱的M受体阻断作用，呈阿托品样作用，可引起口干、视物模糊、便秘及尿潴留等。

3. 对内分泌系统的作用　氯丙嗪能阻断结节-漏斗通路的D_2受体，而对内分泌系统产生影响，例如，抑制催乳素释放抑制因子，增加催乳素的分泌，引起乳房增大、泌乳；抑制促性腺激素分泌，使卵泡刺激素和黄体生成素分泌减少，引起排卵延迟和停经；抑制垂体生长激素的分泌，影响儿童的生长发育等。

【临床应用】

1. 治疗精神分裂症　正常人一次口服氯丙嗪100mg后，能显著缓解进攻、亢进、幻觉、妄想等阳性症状，对冷漠等阴性症状效果不显著。主要用于Ⅰ型精神分裂症（精神运动性兴奋和幻想、妄想为主）的治疗，尤其对急性患者效果显著，但不能根治，需长期用药，甚至终生治疗；对慢性精神分裂症患者疗效较差。对Ⅱ型精神分裂症患者无效甚至加重病情。对其他精神病伴有的兴奋、躁动、紧张、幻觉和妄想等症状也有显著疗效。对各种器质性精神病（如脑动脉硬化性精神病、感染中毒性精神病等）和症状性精神病的兴奋、幻觉和妄想症状也有效，但剂量要小，症状控制后须立即停药。

用于精神分裂症和精神障碍，开始每日25～50mg，分2～3次服用，逐渐增至每日300～450mg，最高剂量可用到每日600mg。肌内注射1次25～100mg。亦可静脉滴注，极量每日400mg。

2. 治疗呕吐和顽固性呃逆　氯丙嗪可用于多种药物（如吗啡、强心苷、抗恶性肿瘤药等）和疾病（如尿毒症、放射病、癌症等）引起的呕吐。对顽固性呃逆也有显著疗效。但对刺激前庭或胃肠道引起的晕动症（晕车、晕船等）呕吐无效。口服用于呕吐，1次12.5～25mg，1日2～3次；肌内或静脉注射，1次25～50mg。由于更有效的选择性5-HT_3受体阻断剂昂丹司琼等药的应用，氯丙嗪作为镇吐药已少用。

3. 用于低温麻醉　氯丙嗪配合物理降温（冰袋、冰浴）可使患者体温降至正常水平以下，用于低温麻醉。

4. 用于人工冬眠　氯丙嗪与其他中枢抑制药哌替啶、异丙嗪合用，组成"冬眠合剂"，可使患者深睡，体温、基础代谢率及组织耗氧量均降低，增强患者对缺氧的耐受力，减轻机体对伤害性刺激的反应，并可使自主神经和中枢神经系统的反应性降低，这种状态称为"人工冬眠"，有利于机体渡过危险的缺氧缺能阶段，为其他有效的对因治疗争取时间。人工冬眠疗法多用于严重创伤、感染性休克、妊娠高血压综合征、甲状腺危象、中枢性高热及高热惊厥等病症的辅助治疗。

【禁忌证】有过敏史、青光眼、癫痫史、严重肝功能损害和肝性脑病患者、昏迷者禁用。伴心血管病老年患者慎用。

【护理用药作用评估】

1. 药效　口服后吸收缓慢，2～4小时后达到血药浓度高峰。肌内注射吸收迅速，15min起效。能显著缓解精神分裂症患者进攻、亢进、幻觉、妄想等阳性症状。

2. 不良反应

（1）一般不良反应：常见的有嗜睡、困倦、无力等中枢抑制作用；还有视力模糊、心动过速、口干、便秘等阿托品样作用以及鼻塞、体位性低血压等α受体阻断症状。氯丙嗪刺激性较强，不应皮下注射，静脉注射可引起血栓性静脉炎。

（2）锥体外系反应（ER）：发生率与药物种类、剂量、个体敏感性及长期用药有关。其表现形式分为：①药源性帕金森综合征：临床表现与帕金森病相似有动作迟缓、肌肉张力增高、面容呆板（面具脸）、肌肉震颤和流涎等。一般在用药数周至数月发生。②静坐不能：表现为不可控制的烦躁不安，反复徘徊。③急性肌张力障碍：以面、颈、唇及舌肌痉挛多见，表现口眼歪斜、斜颈伸舌、张口和言语障碍等症状。一般在用药1个月或第1次用药后产生。以上三种反应主要因为氯丙嗪能阻断黑质-纹状体通路的D_2受体，使纹状体DA功能减弱所致，减量或停药可减轻或消除，也可用中枢性抗胆碱药苯海索治疗。④迟发性运动障碍：由于长期（通常1年以上）和大剂量服药所致，表现为不自主的有节律的刻板式运动，如吸吮、鼓腮、舐舌等口、舌、腮三联症，捻丸动作，广泛性舞蹈样徐动症。停药后长期不消失，其机制可能是突触后膜DA受体长期被抗精神病药阻断，使多巴胺受体数目增加，即向上调节，从而使黑质纹状体DA功能相对增强。应用中枢性抗胆碱药治疗可使之加重。若早期发现，及时停药可以恢复。

（3）心血管系统：体位性低血压较常见，发生率4%。静脉注射或肌内注射后应静卧，以防体位突然间变化而引起血压下降。可用去甲肾上腺素和间羟胺等药物治疗。禁用肾上腺素，因氯丙嗪可阻断α受体，使肾上腺素的升压作用翻转为降压作用。另外，心动过速和心电图异常（ST-T改变和Q-T间期延长）较多见。

（4）内分泌系统：氯丙嗪阻断结节-漏斗多巴胺通路的D_2受体，催乳素分泌增加，引起乳房增大及泌乳。

（5）其他：服药后头1～2个月产生阻塞性黄疸和肝功能障碍，与剂量无依赖性关系，氟奋乃静等药物无此作用，多数患者可自行恢复。用药后6～12周内还可能出现白细胞减少。

【护理要点】

1. 用药前　根据患者实际情况进行护理评估，做出护理诊断。应清楚患者的病史，儿童、冠心病患者慎用；青光眼患者、有惊厥或癫痫病史者、乳腺增生症和乳腺癌患者禁用。

2. 用药期间

（1）氯丙嗪局部注射有刺激性，不宜皮下注射，宜深部肌内注射，静脉注射可引起血栓性静脉炎，应稀释后缓慢注射。

（2）氯丙嗪所致低血压，不能用肾上腺素纠正，因氯丙嗪阻断α受体可翻转肾上腺素的升压作用，应静脉滴注去甲肾上腺素或间羟胺升压；

（3）定期检查患者肝功能和血常规。

（4）若患者出现严重嗜睡，应立即报告医生处理。

（5）在用药一周后或因用药剂量增加过快或因多种药物合用可能发生意识障碍，应及时报告医生停药，并注意水、电解质平衡，由专人护理避免摔倒，停药后1～3天内可好转。

（6）长期大量用药可以引起锥体外系反应，如震颤运动障碍静坐不能、流涎等，可用苯海索拮抗。

护理警示

氯丙嗪与青霉素钠、氨苄西林、哌拉西林钠、哌拉西林钠-三唑巴坦、阿莫西林钠-克拉维酸钾、头孢类、克林霉素类、甲硝唑、多巴胺、多巴酚丁胺等药物存在配伍禁忌，不宜放在同一输液中！

【健康教育】

（1）告知患者注射给药后应立即卧床休息2h左右，方可缓慢起身站立，以防直立性低血压的发生。

（2）告知患者若在治疗过程中，出现过敏反应，如皮疹、接触性皮炎、哮喘、紫癜等情况，应立即停药并及时报告。

（3）告知患者按疗程、按剂量服用药物，以免引起锥体外系反应。

（4）告知患者若在治疗过程中出现无原因的情绪低落症状，应及时报告。本药可以引起药源性抑郁状态，用药时须注意。

（5）告知患者长期用药应定期检查肝功能。本药可引起阻塞性黄疸和肝大，停药后可以恢复。用药过程粒细胞减少较常见，故应定期查血象。

奋乃静（perphenazine）

奋乃静又称羟哌氯丙嗪，药理作用与氯丙嗪相似。抗精神病作用、镇吐作用较强，镇静作用较弱，对慢性精神分裂症的疗效优于氯丙嗪。对心血管系统、肝脏及造血系统的副作用较氯丙嗪轻，锥体外系不良反应较多，对血压影响较轻。

三氟拉嗪（trifluoperazine）

三氟拉嗪又称甲哌氟丙嗪，抗精神病作用与镇吐作用均比氯丙嗪强，作用出现快而持久。催眠及镇静作用较弱。主要用于精神病性症状治疗，对急、慢性精神分裂症，尤其对妄想型与紧张型较好。锥体外系反应发生率为60%，其他不良反应有心动过速失眠、口干、烦躁。偶见肝损害、白细胞减少或再生障碍性贫血，肝功能不全、冠心病、有惊厥史者慎用。老年患者宜减量。

硫利达嗪（thioridazine）

硫利达嗪又称甲硫达嗪，作用与氯丙嗪相似。具有中度乃至较强的降血压作用、中度抗胆碱及镇静作用，抗呕吐作用轻，锥体外系反应较弱，锥体外系不良反应最少，老年人易耐受。主要用于治疗精神分裂症，适用于伴有激越、焦虑、紧张的精神分裂症、双相躁狂症、更年期精神障碍。不良反应可见口干、嗜睡、眩晕、视力调节障碍、直立性低血压、鼻塞、过敏性皮疹、尿失禁、射精障碍等。严重的中枢神经系统功能障碍、对吩噻嗪类有过敏史者禁用。本药可致心律失常，心电图QTc延长，QTc≥450ms者禁用，禁与其他影响QTc间期的药物合用。孕妇、司机及操作机器者禁用。

二、硫杂蒽类

硫杂蒽类药物的基本化学结构、作用与吩噻嗪类相似，代表药物有氯普噻吨、氟哌噻吨、氯哌噻吨等。

氯普噻吨（chlorprothixene）

又称氯丙硫蒽、泰尔登。

【药动学特点】氯普噻吨口服吸收迅速，$t_{1/2}$约为30h，肌内注射作用可维持12h以上，主要经肝脏代谢，大部分经肾排泄。

【药理作用】可阻断脑内神经突触后多巴胺受体而改善精神障碍，也可抑制脑干网状结构上行激活系统，引起镇静作用，还可抑制延脑化学感受区而发挥止吐作用。本药抗肾上腺素作用及抗胆碱作用较弱，有一定的抗抑郁及抗焦虑作用。控制焦虑与抑郁作用比氯丙嗪强，但抗精神分裂症、抗幻觉和妄想作用不如氯丙嗪。

【临床应用】适用于伴有抑郁、焦虑、激越症状的精神分裂症、更年期精神病；也可用于改善焦虑性障碍。

【禁忌证】有癫痫及低血压患者禁用。

【护理用药作用评估】

1. **药效**　参见本药药动学特点和临床应用部分。

2. **不良反应**　常见直立性低血压（甚至晕倒）、肌肉僵直（以颈背部明显）、双手或手指震颤或抽动，面、口或颈部的肌肉抽搐。有视物模糊、便秘，出汗减少、头晕、口干、心动过速、月经失调、性欲减退、排尿困难及乳腺肿胀等，锥体外系反应较氯丙嗪少见。大剂量可引起癫痫发作。

氯哌噻吨（clopenthixol）

氯哌噻吨又称氯噻吨，通过阻断多巴胺受体而发挥作用。抗精神病作用与氯丙嗪相似，有较强的镇静作用。长期应用不会引起耐受性增加及多巴胺受体超敏。阻滞α肾上腺素受体作用比较强。长效针剂肌内注射后第一周即出现疗效，适用于：①精神分裂症，恢复期患者长期用药可以防止复发，对慢性患者可以改善症状；②双相躁狂发作；③对精神发育迟滞、老年性痴呆伴发的精神障碍亦有效。主要不良反应是锥体外系反应，大剂量时可出现头昏、乏力嗜睡、口干、心动过速、体位性低血压等。严重的肝、肾、心功能不全者及惊厥史者禁用。妊娠及哺乳期妇女禁用。

氟哌噻吨（flupenthixol）

氟哌噻吨又称三氟噻吨、复康素。通过阻断多巴胺 D_2 受体而起作用。有较强的抗精神病作用，比氯哌噻吨强 $4\sim8$ 倍而镇静作用较弱。同时还有抗焦虑、抗抑郁作用。适用于：①急慢性精神分裂症；②各种原因引起的抑郁、焦虑症状；③癫痫、精神发育迟滞、老年痴呆的精神症状。常见的不良反应有锥体外系反应，偶见皮疹、便秘、失眠、头晕、口干等。不宜用于兴奋、躁动的患者。严重肝肾损害者、心脏病者、妊娠前3个月者禁用。

三、丁酰苯类

本类药物化学结构与吩噻嗪有较大差别，但药理作用及临床用途相似。其代表药物有氟哌啶醇、氟哌利多、替米哌隆等。

氟哌啶醇（haloperidol）

又称氟哌丁苯。

【药动学特点】氟哌啶醇口服易吸收，约92%与血浆蛋白结合，$t_{1/2}$ 约3周。分布广，肝脏内浓度较高。主要经肝代谢，代谢产物基本无活性。该药体内消除缓慢，存在明显的肝肠循环，$40\%\sim60\%$ 经肠道排泄，其他主要经肾排泄。

【药理作用】选择性阻断多巴胺 D_2 受体，发挥较强且持久的抗精神病作用；对胆碱受体和肾上腺素受体阻滞作用较弱。抗精神病作用强而持久，对精神分裂症、其他精神病性症状和双相躁狂有效。镇吐作用较强，镇静、降温、降压作用弱。

【临床应用】常用于治疗以精神运动性兴奋为主的精神分裂症和躁狂症（幻觉、妄想），能改善行为症状及控制冲动行为；也可用于焦虑性障碍、镇吐和顽固性呃逆；肌内注射对控制急性精神运动性兴奋效果较好。

【禁忌证】心功能不全、肝功能损害者禁用。妊娠期妇女禁用。哺乳期妇女、帕金森病、严重中毒性中枢神经抑制者慎用。

【护理用药作用评估】

1. 药效 氟哌啶醇口服易吸收，血药浓度 $4\sim11$ 天达峰值，能改善精神分裂症和躁狂症患者的行为症状及控制冲动行为。

护理警示

与麻醉药、镇静药、催眠药合用时应减量。

2. 不良反应 锥体外系反应多见，降低剂量可减轻或消失。还可引起失眠、头痛、口干及消化道症状。大剂量长期使用可引起心律失常、心肌损伤。可影响肝脏功能，停药后恢复。

【护理要点】

1. 用药前 根据患者实际情况进行护理评估，应清楚患者的病史及用药史，评估患者是否可以使用本药。

2. 用药期间

（1）药物避光保存。注射时溶液轻微变黄或浓缩是正常的，不会影响药效。丢弃明显变色的药液。

（2）由口服片剂改为口服癸酸氟哌啶醇注射液时，此时每一个月加大口服剂量10～15倍（最大剂量100mg），此外癸酸类药剂不能静脉给药。

（3）口服给药前用水或果汁（如橘子汁、草果汁、番茄汁或可乐）稀释后立即服用。

（4）注意观察长期用药（几个月或几年）后是否出现迟发性运动障碍，症状一般会自发消失或终生保持（除非停药）。

（5）注意观察是否出现神经阻断药恶化综合征迹象，包括锥体外系反应、高热、自律失控，此症状虽少见但是致命，且与用药时间及所用神经阻断药类型无关，出现该症状的患者有60%是男性。

（6）遵医嘱用药，不要突然停药，若有严重的不良反应，立即报告医生。

【健康教育】

（1）告知患者避免进行要求保持警觉和协调性高的活动。嗜睡和头晕现象通常会在服药几周后消失。

（2）告知患者服药期间禁止饮酒。

（3）告知患者可用无糖口香糖或硬糖果缓解口渴的不良反应。

氟哌利多（droperidol）

氟哌利多药理作用与氟哌啶醇相似，但在体内代谢快，作用维持时间短，具有较强的安定和镇痛作用。主要用于增强镇痛药的作用，临床上常与芬太尼合用产生神经安定镇痛，用于一些小的手术如烧伤清创、内镜检查、造影等。也可用于麻醉前给药、镇吐、控制精神分裂症患者的攻击行为等。

替米哌隆（timiperone tolopelon）

替米哌隆具有较强的抗去氧麻黄碱作用。对精神分裂症，尤其幻觉、妄想状态、兴奋状态、自发运动迟钝及接触性障碍等症状有明显改善作用。本药产生的锥体外系不良反应较轻。可治疗精神分裂症，不良反应常见为药源性帕金森综合征、静坐不能等锥体外系症状及口渴、便秘、焦躁及困倦等。偶见血压下降或上升、心动过速或过缓、胸闷、心电图改变。帕金森病患者及对丁酰苯类化合物过敏者禁用。孕妇和哺乳期妇女禁用。

四、苯甲酰胺类

舒必利（sulpiride）

又称硫苯酰胺。

【药动学特点】口服 $t_{1/2}$ 约为 8～9h，主要经肾排泄，部分从粪便排泄，可从母乳中排出。本药也可透过胎盘屏障。

【药理作用】选择性阻断多巴胺 D_2 受体，对中脑-边缘系统的 D_2 受体有较高亲和力，对黑质-纹状体通路的 D_2 受体影响较少，抗胆碱作用较轻，无明显镇静和抗兴奋躁动作用，本品还具有较强的止吐和抑制胃液分泌作用。

【临床应用】对淡漠、退缩、木僵、抑郁、幻觉和妄想症状的效果较好，适用于精神分裂症单纯型、偏执型、紧张型及慢性精神分裂症的孤僻、退缩、淡漠症状；对抑郁症状有一定疗效；也可用于顽固性呕吐的对症治疗。

【禁忌证】幼儿、嗜铬细胞瘤患者禁用。严重心血管疾病、低血压、肝功能不全者慎用。

【护理用药作用评估】

1. **药效** 口服2小时血药浓度达峰值。能有效缓解精神分裂症患者淡漠、退缩、木僵、抑郁、幻觉等症状。

> **护理警示**
>
> 与麻醉药、镇静催眠药合用时应减量。

2. **不良反应** 常见失眠、多梦、乏力、胃肠道反应、泌乳、月经失调、性欲改变及心电图改变等。锥体外系不良反应较轻，自主神经和心血管系统不良反应较少。

【护理要点】

1. **用药前** 根据患者实际情况进行护理评估，应清楚患者的病史，幼儿禁用，严重心血管疾病、肝功能不全者慎用。评估患者是否可以使用本药。

2. **用药期间**

（1）药量不宜增量过快，可出现一过性心电图改变、血压升高或降低、胸闷、心率加快等。

（2）有时可见轻度锥体外系反应，应减量或加用苯海索等。

（3）用药中出现皮疹、瘙痒等过敏反应应停药。

【健康教育】告知患者用药期间避免机械操作。

五、其他类

氯氮平（clozapine）

又称氯扎平。

【药动学特点】口服可通过血脑屏障，血浆蛋白结合率为95%，$t_{1/2}$约为9小时。在体内分布较广，生物利用度个体差异较大，女性患者血清药物浓度明显高于男性。主要经肝脏代谢，80%以代谢物形式由肠道排出，其余经肾脏排泄。本药在哺乳期妇女可从乳汁中分泌。

【药理作用】氯氮平为选择性D_4亚型受体拮抗药，特异性阻断中脑边缘系统和中脑皮质系统D_4亚型受体，对黑质纹状体系统的D_2、D_3亚型受体亲和力低，故锥体外系反应轻。该药也可阻断$5-HT_{2A}$受体，协调5-HT和DA系统的相互作用和平衡，被称为5-HT-DA受体阻断药。此外，该药能直接抑制脑干网状结构上行激活系统，具有强大镇静催眠作用。

【临床应用】对精神分裂症阳性症状有效，对阴性症状也有一定效果。适用于急性与慢性精神分裂症的各个亚型，对偏执型、青春型精神分裂症效果较好，也可以减轻与精神分裂症有关的情感症状。对一些用传统抗精神病药治疗无效或疗效不好的患者，改用本药可能有效。该药可治疗躁狂症或其他精神病性障碍的兴奋躁动和幻觉妄想。因能导致粒细胞减少症，故一般不宜作为首选药。

【禁忌证】中枢神经处于明显抑制状态、曾有骨髓抑制或血细胞异常史者禁用。闭角型青光眼、前列腺增生、痉挛性疾病、心血管病者慎用。

【护理用药作用评估】

1. 药效 口服吸收迅速、完全，1～4h达血药浓度达峰值，能有效改善精神分裂症患者的阳性症状。

2. 不良反应 常见不良反应有头晕、乏力、嗜睡、多汗、流涎、恶心、呕吐、口干、便秘、体位性低血压、心动过速、体重增加等。锥体外系不良反应少且轻微。严重不良反应为粒细胞缺乏症，用药期间应定期检查。

【护理要点】

1. 用药前 根据患者实际情况进行护理评估，应清楚患者的病史及用药史，评估患者是否可以使用本药。

2. 用药期间

（1）氯氮平有明显的引起粒细胞缺乏的风险。在氯氮平治疗前，以给予患者至少两种标准抗精神病药物作为参照，了解基础白细胞计数和中性粒细胞计数，并监测心律失常情况。治疗结束后每周继续监测白细胞计数，至少监测4周。

（2）每周进行白细胞计数和血常规检查1次，在治疗前6个月，药物处方不超过1周。在连续治疗的前6个月，如果白细胞计数保持在3000/mm³或以上，中性粒细胞计数在1500/mm³以上，以后可减少血细胞计数的频率，每2周做1次检测。

（3）治疗开始后如果白细胞计数低于3500/mm³或低于基线水平，密切观察患者是否有感染的症状。如果白细胞计数在3000～3500/mm³之间及中性粒细胞计数高于1500/mm³，每两周做1次白细胞计数监测。如果白细胞计数低于3000/mm³及中性粒细胞计数低于1500/mm³，立即中断治疗并向医生报告，观察患者感染的症状。如果白细胞计数回升到高于3000/mm³及中性粒细胞计数回升到高于1500/mm³，可谨慎地重新开始治疗。持续每2周监测1次白细胞和中性粒细胞计数，直到白细胞计数超过3500/mm³。

（4）如果白细胞计数低于2000/mm³及中性粒细胞计数低于1000/mm³，患者需要隔离保护。可能需要抽取骨髓以确定骨髓功能。这些患者禁止继续使用氯氮平。

（5）药物可能增加致命性心肌炎的风险，特别是在治疗的第一个月但不限于第一个月。对有心肌炎可疑性（不明原因的疲劳、呼吸困难、呼吸急促、胸痛、心动过速、发烧、心悸、其他心功能损伤的迹象和症状或心电图异常，如ST-T波异常或心律失常）的患者，立即停止氯氮平治疗并不再继续。监测患者心肌病的迹象和症状。

（6）药物可能引起高血糖。常规定期监测糖尿病患者血糖值。存在糖尿病风险因素的患者，快速测量血糖，了解基础值并定期监测。

（7）有可能引起癫痫发作，特别是应用高剂量的患者。

（8）有些患者产生一过性高热（超过38℃），特别是在治疗的前3周，密切注意观察患者。

（9）长期用药后突然撤药可能导致精神病症状突然复发。

（10）必须停药的患者如果要停用氯氮平，停药必须在1～2周内逐渐完成。如果患者医疗状态改变（白细胞减少症恶化），要求立即停药，严密观察患者精神病症状的复发情况。

（11）撤药后重新恢复治疗的患者要按用药的原则增加剂量，重新恢复治疗将增加不良反应的危险和严重性。如果是由于白细胞计数低于2000/mm³或中性粒细胞计数低于1000/mm³而停药，就不要再继续使用该药。

【健康教育】

（1）告知患者需要每周进行血常规检查以了解血细胞情况。告知患者报告流感样症状，如发烧、咽喉痛、嗜睡、不适或其他感染症状。

（2）告知患者服药期间避免进行需精神高度集中或精细运动协调的危险活动。

（3）告知患者按医嘱服药，不可大剂量服用，以免诱发癫痫。

（4）告知患者吸烟会降低药物疗效。

（5）告知患者在起床时要缓慢以避免晕倒。

（6）告知患者不用药时不要提前将口服组合片剂从泡罩包装中取出。

（7）告诉患者吃冰块、无糖糖果或口香糖有利于缓解口渴感。

奥氮平（olanzapine）

【药动学特点】奥氮平口服不受食物的影响。存在明显的首过效应，通过肝脏时约40%被代谢。药动学个体差异较大，一般$t_{1/2}$约为30h，老年人可延长至50h；大部分经肾脏排泄，其余经肠道排泄。

【药理作用】奥氮平是一种非典型抗精神病药，对5-HT$_2$受体、D$_2$受体、M受体、α$_1$受体、H$_1$受体均有拮抗作用。其对5-HT$_2$受体亲和力大于与DA受体的亲和力，且选择性作用于中脑-边缘多巴胺通路，可减少间脑边缘系统多巴胺能神经元的放电，而对纹状体的运动功能通路影响很小。

【临床应用】适用于精神分裂症及其他有严重阳性症状和/或阴性症状的精神病的急性期和维持期的治疗，也可缓解精神分裂症及相关疾病的继发性情感症状。也适用于典型抗精神病药无效且使用氯氮平有严重不良反应的患者。

【护理用药作用评估】

1. 药效　口服吸收良好，5～8小时血药浓度达峰值。能改善精神分裂症患者的急性阳性症状（幻觉、行为异常），对阴性症状的精神病患者的急性期（幻听、幻想、被害妄想等）和维持期疗效较好。同时患者的情绪如高涨或低落或焦虑均可有效缓解。

2. 不良反应　常见不良反应是嗜睡和体重增加，运动障碍较少见；偶见用药初期出现肝功能指标一过性轻度升高，但不伴临床症状；罕见催乳素水平升高，且绝大多数患者无须停药，激素水平即可恢复至正常范围。其他很少见的不良反应有头晕、便秘、口干和体位性低血压等。

【护理要点】

1. 用药前　根据患者实际情况进行护理评估，应清楚患者的病史及用药史，评估患者是否可以使用本药。

2. 用药期间

（1）肌内注射前检查溶液是否有不溶性微粒和变色。

（2）定期监测体温以发现异常体温，特别是运动、暴露于高热、服用抗胆碱能药物或脱水时。

（3）检测肝功能化验结果基础值并定期检测。

（4）观察是否出现神经阻断药恶化综合征。如发现，应立即停药，观察患者，及时治疗。

（5）药物可能引起高血糖，定期监测糖尿病患者血糖。存在糖尿病风险因子的患者，检测空腹血糖基础值并定期检测。

（6）注意观察长期用药（几个月或几年）后是否出现迟发性运动障碍，一般会自发消失或终生保持（尽管停药）。

（7）肌内注射后如果患者觉得头晕或困倦，应躺下休息，直到能通过直立性低血压、心动过缓的评估。在感觉消失前保持休息。

【健康教育】

（1）告知患者避免暴露于高热环境中，因为药物影响机体的体温调节。

（2）告知患者可能增重。

（3）告知患者服药期间禁止饮酒。

（4）告知患者缓慢起身以避免快速起立引起的头晕。

第二节 | 治疗抑郁症药

抑郁症是一种常见的精神障碍疾病，临床主要表现为情绪低落、少动少语、兴趣减低、悲观、思维迟缓、缺乏主动性、自责自罪、饮食和睡眠差、担心自己患有各种疾病、感到全身多处不适，严重者可出现自杀念头和行为。目前认为该病是由于中枢单胺能神经（5-羟色胺能神经和去甲肾上腺素能神经）功能低下，神经递质5-HT和去甲肾上腺素不足，导致机体情感活动处于全面低下状态。抗抑郁症药（antidepressive drugs）主要通过增加脑内5-HT的含量并纠正去甲肾上腺素不足而发挥作用，用于抑郁症或抑郁状态的治疗。

目前临床使用的抗抑郁症药包括三环类抗抑郁症药、去甲肾上腺素再摄取抑制药、5-HT再摄取抑制药和其他抗抑郁症药。

丙咪嗪（imipamine）

丙咪嗪是三环类非选择性单胺再摄取抑制药，也是最早人工合成的抗抑郁症药。

【药动学特点】 口服个体差异较大，生物利用度为29%～77%，血浆蛋白结合率为76%～95%，$t_{1/2}$为9～24h。丙咪嗪在体内分布较广，在心脏、脑、肝和肾中分布浓度较高。丙咪嗪主要在肝脏代谢，经去甲基化后生成去甲丙咪嗪，最终被氧化，与葡萄糖醛酸结合后经肾排泄。

【药理作用】 通过抑制脑内神经元对NA和5-HT的再摄取，使突触间隙中NA和5-HT浓度增高，从而发挥抗抑郁作用。本药还有抗M受体、抗α_1受体及抗H_1受体作用，但对多巴胺受体影响甚小。

正常人服用丙咪嗪后，可出现镇静、嗜睡、血压稍降、头晕，并表现出口干、视物模糊等阿托品样作用。连续用药后，会出现类似于服用氯丙嗪后产生的注意力不集中、思考能力低下等症状。抑郁症患者连续服药后，则可明显地改善患者抑郁症状，出现情绪提高、精神振奋的现象。

【临床应用】 治疗各种抑郁症，对内源性抑郁症、更年期抑郁症及伴有躁狂状态的抑郁症效果较好。也可用于酒精依赖症、慢性疼痛、小儿遗尿症等，但对精神分裂症的抑郁状态疗效较差。

【禁忌证】 高血压、心脏病、肝肾功能不全、甲状腺功能亢进、尿潴留、青光眼及孕妇禁用。有癫痫发作倾向、前列腺炎、膀胱炎、严重抑郁症及5岁以下患者慎用。

【护理用药作用评估】

1. 药效 口服吸收良好，2～8小时血药浓度达峰值。但起效缓慢，一般需连续服用2～3周才能有效改善情绪低落、少动少语的症状，故不能在应急时使用。

2. 不良反应 常见不良反应有口干、便秘、排尿困难、视物模糊、心动过速等抗胆碱作用，也可见嗜睡、乏力、头晕、体位性低血压及肌肉震颤等。大剂量可致心脏传导阻滞、心律失常。某些患者用药后可自抑郁状态转为躁狂，剂量过大时尤易发生，应予以注意。偶见癫痫发作、粒细胞减少及中毒性肝损伤等。

【护理要点】

1）用药前应清楚患者的病史，评估患者是否可

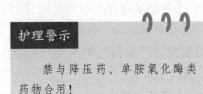

护理警示

禁与降压药、单胺氧化酶类药物合用！

以使用本品。

2）用药期间

（1）密切关注患者是否出现心血管系统的问题，如心脏传导阻滞、心律失常等，如出现，立即停药，告知医生。

（2）密切关注患者情绪的变化，若用药后出现抑郁状态转为躁狂，立即停药，告知医生。

（3）患者服用三环类抗抑郁药可能在手术中出现高血压危象，故在手术前几天逐渐减量。

（4）如果出现精神病或原有症状加重，需减少丙米嗪的用量；同时注意观察患者情绪变化，如有自杀倾向需减少至最低剂量。

（5）为避免儿童遗尿症复发，需逐渐减量。

【健康教育】

（1）告知患者长期大量应用时，应定期检查粒细胞及肝功能。

（2）告知患者在就寝前遵医嘱服药，同时提示早晨他们突然起立时可能出现头昏眼花现象。

（3）如果儿童在前半夜尿床，告知他的父母，分次服药，并将第一次服药的时间提前，会有更好的疗效。

（4）告知患者在治疗期间戒酒。

（5）告知患者在服用其他药物前询问有关医生。

（6）告知患者困倦、头晕一般在几周后消失，提醒他们在了解药物的疗效之前避免参加危险的、需要警惕力及良好协调力的活动。

（7）告知患者不要随意突然停药。如果停药，需注意观察有无恶心、头痛等不适，即使有不适，也是一般反应，也不是药物依赖性的表现。

（8）告知患者为减少光敏反应建议其使用防晒乳，穿具有保护作用的衣服，避免长时间暴露在阳光下。

（9）告知患者咀嚼口香糖或无糖蜜饯可减少口干。

氟西汀（fluoxetine）

又称百忧解。

氟西汀是选择性5-HT再摄取抑制药（SSRL），也是目前临床使用较广泛的抗抑郁症药之一。

【药动学特点】口服吸收良好，食物可延缓其吸收，但不影响其生物利用度；血浆蛋白结合率为80%～95%；主要在肝脏中代谢成活性产物去甲氟西汀及其他代谢物，主要经肾脏排出。氟西汀单次给药 $t_{1/2}$ 为1～3天，连续多次给药后 $t_{1/2}$ 为4～6天，去甲氟西汀的 $t_{1/2}$ 为4～16天。

【药理作用】通过选择性抑制中枢神经元对5-HT的再摄取，提高突触间隙5-HT的浓度而发挥抗抑郁作用。该药对去甲肾上腺素的再摄取抑制作用较弱。对H_1受体、M受体及α_1受体影响很小，因此相关的镇静作用、抗胆碱样作用及对心血管的作用均不明显。

【临床应用】用于各种抑郁性精神障碍，包括轻型或重型抑郁症、双相情感性精神障碍抑郁症，心因性抑郁症及抑郁性神经症，也可用于强迫症和贪食症。

【禁忌证】肝、肾功能不健全者慎用；心血管疾病、糖尿病者慎用。

> **护理警示**
>
> （1）本药禁与单胺氧化酶抑制药同时服用，否则可能导致"5-HT综合征"的发生，严重者可致死。
> （2）不要将氟西汀与氟伏沙明、氟伐他汀、奥美拉唑、艾司唑仑混合使用。

【护理用药作用评估】

1. 药效　口服6～8h血药浓度达峰值，每天服药20mg，4周后能达到稳态血药浓度。能明显改善抑郁心情及伴随的焦虑症状，提高睡眠质量。

2. 不良反应　早期常见恶心、头痛、口干、出汗、视物模糊等；皮疹发生率为3%；大剂量可诱发癫痫。

【护理要点】

1. 用药前　根据患者实际情况进行护理评估，应清楚患者的病史及用药史，评估患者是否可以使用本药。

2. 用药期间

（1）对于肝功能不好的患者可采取隔日疗法。

（2）对于肾功能不健全的患者，长期用药需减量，延长服药间隔时间。

（3）注意观察患者体重改变，特别是体重过轻或食欲过盛的患者。

（4）注意观察患者情绪变化，特别是有无自杀倾向。

【健康教育】

（1）因为氟西汀会引起神经过敏及失眠，告知患者不要在下午服药。

（2）告知患者氟西汀可引起困倦及头晕，提醒患者了解药物的疗效之前避免参加危险的需要警惕力及良好协调力的活动。

（3）告知患者在服用其他药物前询问有关医生。

（4）告知患者一般至少在服药后4周才出现疗效。

帕罗西汀（paroxetine）

又称赛乐特，属于选择性5-HT再摄取抑制药。

【药动学特点】口服吸收完全，血浆蛋白结合率为95%，$t_{1/2}$约为24h。帕罗西汀可广泛分布于全身各组织器官，亦可通过乳腺分泌。主要经肝脏代谢，生成尿苷酸化合物、最后经肾脏排出体外，小部分经胆汁分泌从粪便排出。

【药理作用】帕罗西汀是高度选择性5-HT再摄取抑制药，对5-HT再摄取的抑制作用比氟西汀强。该药对NA、DA再摄取的影响极小，对胆碱能、组胺及肾上腺能受体的亲和力低。其抗抑郁作用强度与三环类抗抑郁药相似，而副作用则相对较小。无认知功能或精神运动性障碍。短期或长期治疗时血液学、生物化学和泌尿系统参数无明显的改变。

【临床应用】治疗各种类型的抑郁症，包括伴有焦虑的抑郁症及反应性抑郁症。比三环类抗抑郁药起效快，且耐受性较好。作用强度与丙咪嗪、阿米替林、氟西汀等相似，但起效快，耐受性好。对严重抑郁症以及其他抗抑郁药治疗无明显疗效的患者，帕罗西汀仍有效。亦可用于惊恐障碍和强迫性神经官能症。

【禁忌证】有癫痫史者、妊娠妇女、哺乳期妇女慎用。

【护理用药作用评估】

1. 药效 口服约6小时血药浓度达峰值，多次给药后于4～14天达稳态血药浓度。

2. 不良反应 常见不良反应有恶心、嗜睡、出汗、震颤、乏力、失眠、口干、性功能障碍、头晕、便秘和食欲下降。多数不良反应的强度和频率随用药时间而降低，通常不影响治疗。突然停药时可产生停药综合征，表现为头晕、感觉障碍、睡眠障碍、激惹、震颤、恶心、出汗、意识模糊等。

> **护理警示**
>
> 本药禁与单胺氧化酶抑制药合用。

【护理要点】

1）用药前应清楚患者的病史，评估患者是否可以使用本品。

2）用药期间

（1）对心血管病患者，应注意心率减慢、血压波动等效应。

（2）严重肝、肾功能不良者仍可以安全使用，但须降低剂量。

（3）换用单胺氧化酶抑制药时应间隔2周。本药是肝药酶的强抑制药。与通过肝药酶代谢的药物合用时，会影响合用药的疗效。

（4）如果出现精神病或原有症状加重，需减少帕罗西汀的用量，同时注意观察患者情绪变化，如有自杀倾向需减少至最低剂量。

（5）观察主诉性功能障碍患者的反应。男性性功能障碍患者的症状包括性快感缺失、勃起困难、射精或性高潮延迟及阳痿；女性性功能障碍患者的症状包括性快感缺失及性高潮延迟。

【健康教育】

（1）告知患者通常于清晨服药，空腹或饭后均可。

（2）告知患者不要打破压碎或咀嚼缓释片。

（3）告知患者避免在了解药物的疗效之前参加需要高度集中注意力及良好协调力的活动。

（4）告知育龄妇女在服药期间妊娠或计划妊娠或需哺乳之前询问医生。

（5）告知患者在治疗期间应戒酒并在服用其他药物或草药前询问有关医生。

（6）告知患者不能骤然停药，因为这样会出现诸如头痛、肌肉痛、嗜睡、流感样症状等，应于1～2周内逐渐停药。

马普替林（maprotiline）

又称麦普替林。

马普替林属于四环类选择性NA再摄取抑制药。

【药动学特点】口服吸收缓慢，生物利用度为65%，9～16h血药浓度达峰值；体内分布较广泛，血浆蛋白结合率为88%；主要经肝脏代谢，约65%与葡萄糖醛酸结合由尿中排出，约30%由粪便排出，$t_{1/2}$为27～58h，其活性代谢产物$t_{1/2}$为60～90h。本药可通过乳腺分泌，乳汁中浓度与血液中浓度相当。

【药理作用】为选择性NA再摄取抑制药，主要选择性抑制外周和中枢神经NA再摄取，使突触间隙中NA浓度增高而产生抗抑郁作用，对5-HT再摄取无影响。

【临床应用】用于治疗各型抑郁症，对精神分裂症后抑郁也有效。

【护理用药作用评估】

1. 药效　参见本药药动学特点和临床应用部分。

2. 不良反应　常见不良反应主要有口干、便秘、排尿困难、眩晕、视力模糊与心悸等，一般程度较轻，多发生于服药的早期。其他有皮疹、体位性低血压及心电图异常改变等。偶见癫痫发作及中毒性肝损害。

第三节 | 治疗双相障碍药

双相障碍（bipolar disorder，BP；情感性精神障碍，affective disorder），以情感和行为异常为主要特征，主要发病状态包括抑郁发作、躁狂发作或轻躁狂发作。躁狂发作时，表现为情感高涨、言语增多、活动增多；而抑郁发作时则出现情绪低落、思维缓慢、活动减少等症状。病情严重者在发作高峰期还可出现幻觉、妄想或紧张性症状等精神病性症状。双相障碍一般呈发作性病程，躁狂和抑郁常反复循环或交替出现，但也可以混合方式存在，每次发作症状往往持续相当时间（躁狂发作持续1周以上，抑郁发作持续2周以上），并对患者的日常生活及社会功能等产生不良影响。与抑郁症、躁狂症相比，双相障碍的临床表现更复杂，治疗更困难，预后更差，自杀风险更大。因而，长期以来，本病一直受到精神卫生工作者的高度重视。其发病机制可能与脑内5-HT缺乏和去甲肾上腺素能神经功能增强有关。

针对双相障碍的治疗药物称为情绪稳定剂（mood stabilizer）。临床常用药物有：①抗癫痫药：丙戊酸盐和卡马西平对急性发作和长期治疗都有效，拉莫三嗪可以预防双相障碍的复发；②抗精神分裂症药：氯丙嗪、氟哌啶醇、喹硫平、阿立哌唑、利培酮、奥氮平等；③抗抑郁药物：帕罗西汀、文拉法辛等。联合应用效果好、作用快。④碳酸锂应用较早，也是目前临床最常用的。此外也采取改良的电休克治疗（modified electroconvulsive therapy，MECT）、心理治疗等方式进行。

碳酸锂（lithium carbonate）

【**药动学特点**】口服吸收迅速而完全，给药后2～4h血药浓度达峰值。$t_{1/2}$平均为18～36h。碳酸锂在体内不被代谢，也不与血浆蛋白结合。锂盐最适治疗浓度为0.4～0.75mmol/L，超过1.0mmol/L即出现中毒症状。锂盐吸收虽快，但经血脑屏障进入脑组织和神经细胞需一定时间，故显效慢。主要经肾排泄，约80%从肾小球滤出的锂在近曲小管与钠竞争重吸收，故增加钠盐的摄入可促进其排泄，而缺钠和肾功能不良时可导致体内锂潴留，诱发锂中毒。另外，锂也可通过胎盘组织和乳汁排泄。

【**药理作用**】碳酸锂主要是由锂离子来发挥药理作用，治疗量的锂盐对正常人的精神活动无明显影响，而对躁狂症患者有显著疗效，可使躁狂症患者的语言、行为恢复正常。锂盐的作用机制尚未阐明，目前认为它能抑制去极化和Ca^{2+}依赖的去甲肾上腺素和多巴胺从神经末梢释放，不影响或促进5-HT的释放；促进突触间隙中儿茶酚胺的再摄取和灭活；抑制腺苷酸环化酶和磷脂酶C所介导的反应；影响Na^+、Ca^{2+}、Mg^{2+}的分布，影响葡萄糖的代谢。

【**临床应用**】

1. 治疗躁狂症　对急性躁狂和轻度躁狂疗效显著，有效率为80%。对精神分裂症的兴奋躁动也有效。

2. 治疗躁狂抑郁症　该病的特点是躁狂和抑郁的双向循环发生。长期使用碳酸锂不仅可以减少躁狂复发，对预防抑郁复发也有效，但对抑郁的作用不如躁狂显著。

【**禁忌证**】肾功能不全者、严重心脏疾病患者禁用。甲状腺肿大和甲状腺功能低下者慎用。

【**护理用药作用评估**】

1. 药效　口服给药后2～4h血药浓度达峰值，对躁狂症有明显的疗效。

2. 不良反应　锂盐不良反应较多，安全范围较窄。

（1）一般反应：用药早期出现恶心、呕吐、腹泻、乏力、肌无力、口渴、多尿等，继续用药多数症状能减轻或消失。若呕吐、腹泻次数多，可能是中毒先兆，立即测血锂，减药或停药。

（2）抗甲状腺作用：可引起碘代谢异常，导致甲状腺肿大和甲状腺功能低下，停药后可恢复。

（3）毒性反应：主要表现为中枢神经系统症状，包括意识障碍、反射亢进、明显震颤、共济失调、惊厥，甚至昏迷与死亡。由于锂盐中毒尚无特效解毒药，因此，及时发现至关重要。

【**护理要点**】

1）用药前应清楚患者的病史，评估患者是否可以使用本品。

2）用药期间

（1）实时监测患者的血药浓度，避免毒性反应的发生。首次服药后8～12h监测血锂浓度，于次日服药前再监测一次。服药的第一个月里每周监测两到三次，维持治疗时每周监测一次。

（2）若患者出现意识障碍、反射亢进、明显震颤、共济失调、惊厥等中枢神经系统症状，立即停药并报告医生。

（3）当血药浓度升至1.0mmol/L时，应立即停药。

（4）监测基线心电图、甲状腺功能、肾功能、电解质水平。

（5）记录每日液体的摄入量及输出量，特别是有择期手术时。

（6）记录每日测量的患者体重，检查有无水肿或体重突然增加。

（7）如因长时间出汗或腹泻引起水、盐大量丢失，应适量补充液体和盐的摄入。在正常情况下，患者每天应摄入液体2500～3000ml，并给予有足够盐分的平衡饮食。

（8）检查尿相对密度，如低于1.005，应报告医生，因为这可能是糖尿病尿崩症的迹象。

（9）本药可能改变糖尿患者的糖耐受水平，严密监测血糖。

（10）每6～12个月追踪监测门诊患者的甲状腺和肾脏功能，触诊是否有甲状腺增大。

【健康教育】

（1）告知患者服药时尽量多喝水，饭后服药可减少胃肠道反应。

（2）告知患者遵医嘱服药，不可过量。碳酸锂的治疗安全域很窄，血锂浓度轻微升高都有危险。

（3）告知患者和看护人员注意中毒迹象（腹泻、呕吐、震颤、疲乏、肌无力、共济失调），以及服药开始几天可能出现的暂时性恶心、多尿、口干、不适感。如出现中毒症状，应当通知医生，并减小剂量，但不要立即停药。

（4）告知非住院患者不要进行精神紧张和高协调性的剧烈活动。

（5）告知患者不要将本药的商标撕掉，也不要在未咨询有关医生的前提下服用其他处方药或非处方药。

第四节 | 治疗焦虑症药

焦虑是多种精神病的常见症状。焦虑症则是一种以急性焦虑反复发作为特征的神经官能症，并伴有自主神经功能紊乱。发作时患者多自觉恐惧、紧张、忧虑、心悸、出冷汗、震颤及睡眠障碍等。抗焦虑药是用以减轻焦虑症状兼有镇静催眠作用的一类药，一般不引起自主神经系统的症状和锥体外系的反应。常用药物有苯二氮䓬类地西泮、氯硝西泮、劳拉西泮、艾司唑仑、阿普唑仑等（具体见第十二章镇静催眠药）。

丁螺环酮（buspirone）是5-HT$_{1A}$受体部分激动药，该受体位于5-HT能神经元的突触前膜，激动时可抑制5-HT的释放。抗焦虑时不产生显著的镇静、催眠等作用，不良反应少。

✚ 知识拓展

精神障碍患者的人文关怀

2013年5月1日，第一部《中华人民共和国精神卫生法》正式实施，其中明确规定：有关单位和个人应当对精神障碍患者的姓名、肖像、住址、工作单位、病历资料以及其他可能推断出其身份的信息予以保密；但是，依法履行职责需要公开的除外。因此，各级政府部门、医疗机构、与精神卫生工作相关的其他单位及其工作人员均应当自觉依法保护精神障碍患者的隐私权。各类医务工作者尤其应注意加强依法保护患者隐私的意识。例如，未经精神障碍患者或者其监护人、近亲属书面同意，不得对该患者进行录音、录像、摄影或者播放与该患者有关的视听资料。在日常工作中，加强患者个人资料的管理，对患者的病例、化验报告等应妥善保管，注意保密。对由于学术交流等原因需要在一定场合公开精神障碍患者病情资料的，应当隐去能够识别该患者身份的内容。总之，精神障碍患者作为弱势群体，他们常会因为"精神疾病"的标签而受到"歧视"。因此，更需要严格依法保障精神障碍患者的基本权利，以实现对这一群体的保护。

临床实训

一、处方分析

案例：杨某香，女，45岁。精神分裂症患者，服用氯丙嗪常规治疗，每次100mg，每日3次。近一周因焦虑症前来就诊，医生开具如下处方。

Rp.

地西泮片　5mg × 21片

Sig.　5mg　t.i.d.　p.o.

请问：该处方是否合理？为什么？

分析：不合理。氯丙嗪可加强麻醉药、镇静催眠药、镇痛药等中枢抑制药的中枢抑制作用，该处方地西泮与氯丙嗪合用不合理。

二、实训练习

案例：赵某，女，23岁。因"言行怪异，出现幻觉、妄想1年"入院。1年前因父亲病故和失恋，开始失眠、呆滞、闷闷不乐，对学习、生活和劳动缺乏积极性和主动性。近三个多月来，性格变得孤僻，对人冷淡，不主动与人来往，时而恐惧，时而自语自笑，哭笑不受自己支配，认为自己被人监视，怀疑周围人都在议论她。实验室检查：血生化检查、心电图、脑电图和颅脑MRI等未见明显异常。诊断：精神分裂症。

请问：

（1）应用何种药物进行治疗？

（2）该治疗药物的主要锥体外系不良反应及防治措施有哪些？

（3）该药物治疗期间，应该采取哪些护理措施？

（王亚榕）

? 思考题

1. 简述抗精神分裂症的药物分类及代表药物。

2. 简述氯丙嗪的药理作用及不良反应。

3. 氯丙嗪的降温作用与阿司匹林的解热作用有何不同？

4. 氯丙嗪过量所致低血压为什么不能用肾上腺素纠正？应选用什么药物纠正？

5. 氯丙嗪治疗精神病引起的帕金森综合征能否用左旋多巴治疗？为什么？

实训练习解析   思考题与参考答案   思维导图

第十五章

治疗神经系统退行性疾病的药

学习目标

1. 掌握　左旋多巴的药理作用、临床应用、禁忌证和护理用药作用评估。

2. 熟悉　左旋多巴的联合用药；抗帕金森病药的分类及其代表药、作用特点、临床应用和用药监护。

3. 了解　治疗神经退行性疾病药物的作用机制；治疗阿尔兹海默病药物的作用特点及临床应用；中枢神经系统退行性疾病相关的概念。

中枢神经系统退行性疾病（neurodegenerative diseases of the central nervous system）是一类慢性进行性中枢神经系统不同区域神经元退行性变性甚至缺失而产生疾病的总称。主要包括帕金森病（Parkinson's disease，PD）、阿尔茨海默病（Alzheimer's disease，AD）、亨廷顿病（Huntington disease，HD）、肌萎缩性侧索硬化症（amyotrophic lateral sclerosis，ALS）等。虽然本组疾病的病因及病变部位各不相同，但在病理上均可见脑和（或）脊髓发生神经元退行性变性凋亡、丢失。由于该类疾病确切病因和发病机制尚不清楚，故目前的药物治疗仍然主要是以针对神经元丢失的功能代偿为主，尚不能逆转神经元的丢失及疾病的进程。除帕金森病患者通过合理用药可使其寿命延长和提高生活质量外，其他疾病的治疗效果均难令人满意。除帕金森病和阿尔茨海默病外，其他中枢神经系统退行性疾病的药物治疗效果均不够理想，因此，本章仅介绍帕金森病和阿尔茨海默病治疗药物。

第一节 | 治疗帕金森病的药

一、拟多巴胺类药

帕金森病是一种慢性、进行性中枢神经系统退行性疾病，绝大多数发生于老年人。临床症状以进行性运动徐缓、静止性震颤、肌强直、姿势调节障碍的运动症状和嗅觉减退、便秘、睡眠行为异常和抑郁等非运动症状为特征，严重者伴有记忆障碍等痴呆症状。此外，病毒性脑炎、一氧化碳中毒、脑外伤及某些抗精神病药物等也可引起类似帕金森病的症状，统称为帕金森综合征（Parkinsonism）。

PD的病因尚不清楚，一般认为，遗传因素与环境因素共同参与了PD的发病。对于大多数散发性PD，其发病可能是遗传易感性与一种或多种环境因素共同作用的结果。PD的主要病理学特征是黑质致密带（substantia nigra pars compacta，SNc）多巴胺能神经元缺失、残存神经元细胞质内路易小体（Lewy 小体）的出现及纹状体内神经末梢的退行性变。

关于 PD 发病的黑质纹状体多巴胺能神经-胆碱能神经功能失衡学说认为，黑质多巴胺能神经元发出上行纤维到达新纹状体，其末梢与尾核、壳核神经元形成突触，以 DA 为神经递质，对纹状体 γ-氨基丁酸（GABA）能神经元发挥抑制作用。同时尾核中的胆碱能神经元与尾梳、壳核神经元所形成的突触以乙酰胆碱（ACh）为神经递质，对纹状体 GABA 能神经元发挥兴奋作用。正常时两种递质（DA、ACh）相互对抗，处于动态平衡状态，共同参与机体运动功能的调节。帕金森病患者由于黑质病变，DA 合成减少，使纹状体内 DA 含量明显降低，造成黑质-纹状体通路多巴胺能神经功能减弱，而胆碱能神经功能相对占优势，使锥体外系功能失调。当纹状体内的多巴胺含量降低到正常水平的 20%～40% 就会出现肌张力增高等 PD 症状。此外，帕金森病的发病机制还与中枢神经系统氧化应激、线粒体损伤、炎症级联反应和细胞凋亡等相关。

目前临床使用的抗帕金森病药大多是根据黑质纹状体多巴胺能神经-胆碱能神经功能失衡学说而研制。根据作用机制，将抗帕金森病药分为拟多巴胺类药和中枢胆碱受体阻断药，两类药物合用时可增强疗效。

（一）多巴胺的前体药

左旋多巴（levodopa，L-dopa）

左旋多巴是体内合成多巴胺的前体物质，直接补充不能吸收。

【药动学特点】左旋多巴主要在小肠经主动转运迅速吸收，吸收后，迅速在外周被左旋芳香族氨基酸脱羧酶（AADC）脱羧转化为 DA，$t_{1/2}$ 为 1～2h。其吸收与胃排空时间及胃液的 pH 有关，如胃排空延缓和胃内酸度增加，均可降低其生物利用度。仅约有 1% 左旋多巴直接进入中枢，被脑内左旋芳香族氨基酸脱羧酶脱羧转化为 DA 产生作用。由于外周生成的 DA 难以通过血脑屏障，大量蓄积在外周的 DA 可引起不良反应。若能同时服用外周左旋芳香族氨基酸脱羧酶抑制药如卡比多巴（carbidopa）或苄丝肼（benserazide），可使左旋多巴在外周的转化减少，进入脑内的左旋多巴增加并减少不良反应。左旋多巴主要在肝脏代谢，由肾脏排泄。

【药理作用】左旋多巴进入脑组织，经脑内 AADC 脱羧转化为 DA，补充纹状体 DA 不足，产生抗帕金森病作用。

【临床应用】

1. 帕金森病　左旋多巴用于特发性帕金森病、脑炎后帕金森综合征、一氧化氮中毒、脑动脉硬化引起的帕金森综合征。成人或 12 岁以上的儿童：起始剂量，每天口服 0.5～1g，分两次或更多次服用，和食物一起服用。每 3～7 天可增加剂量但不能超过 0.75g 直到达到最佳疗效。最大剂量每天不超过 8g。应根据患者的需要、耐受程度和药物反应来调整剂量。大剂量时需要密切监护。

作用特点：①疗效与黑质纹状体多巴胺能神经变性严重程度有关，对轻症及年轻患者疗效较好，而对重症及年老患者疗效较差。②对肌肉强直及运动徐缓患者疗效较好，而对肌肉震颤患者疗效较差，这可能与肌肉震颤患者同时伴有5-HT能神经功能紊乱有关。③起效慢，用药初期疗效显著。用药2～3周后患者体征明显改善，用药1～6个月后可获得最大疗效。但3～5年后疗效已不显著，其原因可能与黑质-纹状体多巴胺能神经进行性变性、缺失及受体下调或其他补偿机制有关。

左旋多巴对其他原因引起的帕金森综合征也有效，但对吩噻嗪类等抗精神病药引起的锥体外系不良反应无效，因吩噻嗪类药物阻断了中枢多巴胺受体，使脑内生成的DA无法发挥作用。

2. 肝昏迷 左旋多巴还可用于急性肝功能衰竭所致的肝昏迷。正常情况下，机体蛋白质的代谢产物苯乙胺和酪胺在肝脏被氧化解毒。肝昏迷时，因肝脏解毒功能减弱，苯乙胺和酪胺血中浓度升高，并大量进入脑内，经β羟化酶形成"伪递质"——苯乙醇胺和羟苯乙醇胺，其取代正常递质去甲肾上腺素（NA），使神经功能紊乱。左旋多巴在脑内转化成DA，DA可进一步转化成NA，与伪递质相竞争，纠正神经功能的紊乱，使患者由昏迷转为苏醒。但这一作用不能改善患者肝功能，仅为辅助治疗。

【禁忌证】 对药物过敏及急性闭角型青光眼、黑色素瘤、诊断未明的皮肤损伤、使用单胺氧化酶抑制药治疗14天内的患者禁用。慎用于患有严重的心血管、肾、肝、肺部疾病及消化性溃疡、精神疾病的患者；急性心肌梗死伴有残余心律失常及支气管哮喘、肺气肿、内分泌疾病的患者。

【护理用药作用评估】

1. 药效 0.2～2h血药浓度达高峰，用药2～3周后患者体征明显改善，约75%的帕金森病患者用药后可获得良好疗效。

2. 不良反应 左旋多巴的不良反应大多是由于其在体内生成的DA大量蓄积所引起。

（1）胃肠道反应：治疗早期患者可出现厌食、恶心、呕吐或上腹部不适，这是由于DA刺激胃和兴奋延髓催吐化学感受区（chemoreceptor trigger zone，CTZ）的D_2受体所致。继续使用可产生耐受性，胃肠道反应逐渐消失。偶见消化性溃疡出血和穿孔。

（2）心血管反应：部分患者早期会出现体位性低血压。继续用药也可产生耐受性。另外也因DA兴奋β受体，可引起心律失常。

（3）精神障碍：部分患者可出现焦虑、失眠、噩梦、幻觉、妄想、抑郁以及轻度躁狂等精神障碍。严重者需减量或完全停药。

（4）运动障碍（亦称运动过多症）：长期用药的患者可出现异常不自主运动，表现似异常动作舞蹈，如面舌抽搐、怪相、摇头及双臂、双腿或躯干做各种摇摆运动，偶见喘息样呼吸或过度呼气。这与服药后纹状体内DA浓度过高、DA受体过度兴奋有关。

（5）症状波动：长期用药的患者可出现症状快速波动，重者出现"开关现象"，表现为患者突然出现多动不安（开），而后又肌强直性运动不能（关），两种现象交替出现，严重影响患者的正常活动。此与PD的病情发展导致纹状体内DA储备减少有关。使用

AADC抑制药或多巴胺受体激动物可减轻症状波动。

【护理要点】

1. 用药前

（1）应耐心向患者说明服用本药后可能出现的不良反应，这些不良反应可通过调整剂量、调整饮食和服用一些药物减轻，消除患者的紧张情绪，促使患者配合治疗。

（2）应清楚患者的病史，有严重心血管病、精神病、活动性溃疡、青光眼者与妊娠妇女及哺乳期妇女等禁用。

> **护理警示**
>
> 吩噻嗪类（如氯丙嗪、奋乃静）和丁酰苯类（如氟哌啶醇）等抗精神病药能引起帕金森又能阻断中枢多巴胺受体，所以能对抗左旋多巴的作用。

2. 用药期间

（1）必须进行手术治疗的患者，只要允许口服药物，应在术前6～24h继续服用左旋多巴。一旦患者术后恢复可以吃药时应立即恢复服用左旋多巴。

（2）因为骤然减量或停药可能触发类似神经抑制症状恶化的表现，需要严密观察患者。

（3）卡比多巴-左旋多巴联合用药可以减少左旋多巴75%的用量，并减少不良反应的发生。

（4）观察生命体征并及时报告，特别是在调整剂量时。

（5）肌肉震颤和眼皮震颤可能是药物过量的早期表现，若出现应立即报告。

（6）如果出现幻觉需要减少剂量或者停药。

（7）将测尿糖的试纸部分地浸入尿样中，可以测定较精确的结果。尿液会沿着试纸条带上的色析系统向上浸，读数时只读最上面的条带。

（8）长期治疗需要监测有无糖尿病或肢端肥大症并且定期了解肝功能、肾功能以及造血功能。

（9）利血平可耗竭纹状体中的DA，降低左旋多巴疗效，故不能合用。

【健康教育】

（1）告知患者饭中服药，以减少药物的胃肠道反应。在服药期间不要食用高蛋白饮食，因为其可降低药物的吸收和药物的作用效果。

（2）告知患者或看护人员，如果患者很难咽下药片可以把药片碾碎，拌着水果泥或水果糖一起吃。

（3）告知患者和陪护人员，遵医嘱用药，没有医生的同意不要随意增加剂量。

（4）告知患者药物应在阴暗、干燥的地方保存。如果药片变黑，说明已经失效，应当丢掉。

（5）告知患者可能会出现眩晕或体位性低血压等不良反应，特别是在治疗的早期。告诉他们在起床的时候要缓慢地改变腿和身体的位置。弹性长袜能有效改善这种症状。

（6）告知患者及家属，复合维生素制品、精制麦片以及某些非处方药可能含有维生素B_6，而维生素B_6是AADC的辅酶，加速左旋多巴在外周脱羧转化成DA，加重其外周的不良反应，降低其疗效，应避免食用。

（二）左旋多巴增效剂

1. 左旋芳香族氨基酸脱羧酶（AADC）抑制药

卡比多巴（carbidopa）

卡比多巴是α-甲基多巴肼的左旋体。卡比多巴不能通过血脑屏障，仅能抑制外周AADC，故单独应用卡比多巴无治疗作用，其与左旋多巴合用时，可减少左旋多巴在外周被AADC脱羧转化为DA的数量，使较多的左旋多巴进入中枢而发挥作用。临床上卡比多巴是左旋多巴治疗帕金森病的重要辅助药，常与左旋多巴按剂量比1∶10组成复方多巴制剂，称为心宁美（sinemet），是临床治疗PD的常用药物。

除了上述复方制剂外，也通常将苄丝肼与左旋多巴按1∶4的剂量配伍制成复方制剂——多巴丝肼片应用于临床。

2. 单胺氧化酶B（MAO-B）抑制药

司来吉兰（selegiline）

又称司立吉林、优麦克斯、咪多吡。

司来吉兰为选择性中枢神经系统单胺氧化酶B（MAO-B）的抑制药，可选择性抑制纹状体内的多巴胺降解，对外周MAO抑制作用弱，但大剂量亦可抑制。本药与左旋多巴合用时能增强疗效，减少左旋多巴的用量和不良反应，并能消除长期单独使用左旋多巴的"开-关"现象。本药不良反应较少见，可出现焦虑、失眠、幻觉等精神症状，应避免晚间服用。大剂量（10mg/d）亦可抑制MAO-A（外周），有可能引起高血压危象。亨廷顿病患者或家族遗传性震颤患者禁用，消化性溃疡者慎用。

✚ 知识拓展

亨廷顿病

亨廷顿病也称亨廷顿舞蹈病，以缓慢起病和进展的舞蹈病和痴呆为特征。本病呈世界性分布，发生于所有的种族，人群患病率约为5/10万。

临床症状：①早期可见易激惹、抑郁和反社会行为等精神症状，以后出现进行性痴呆；②运动障碍最初表现明显的烦躁不安，逐渐发展为异常粗大的舞蹈样动作；③少数病例运动症状不典型（Westphal变异型），表现进行性肌强直和运动减少，无舞蹈样动作，多见于儿童期发病患者，癫痫和小脑性共济失调也是青少年型的常见特点，伴痴呆和家族史。本病目前尚无法治愈，通常在起病后10～20年死亡。应告知患者此病的遗传风险，存活后代应给予必要的遗传咨询和检测，必要时进行产前诊断，避免产出患儿。

治疗：运动障碍和舞蹈症可对纹状体输出神经元多巴胺能抑制药物有反应，包括：①多巴胺D2受体阻断剂：氟哌啶醇0.5～4mg，口服，1天4次；氯丙嗪25～50mg，1天3次；硫必利0.1～0.2g，1天3次；应自小剂量开始，逐渐增量，并注意锥体外副作用；②耗竭神经末梢DA药物：利血平0.1～0.25mg口服，1天3次；丁苯那嗪12.5～50mg，3次1天。

3. 儿茶酚胺-O-甲基转移酶（COMT）抑制药

托卡朋（tolcapone）和恩他卡朋（entacapone）

托卡朋和恩他卡朋为第二代的COMT抑制药，其与左旋多巴合用，既可延长左旋多巴有效血药浓度的时程，又可消除3-O-甲基多巴对左旋多巴转运的抑制作用，从而提高左旋多巴的口服生物利用度和进入中枢神经系统的量，并减少左旋多巴高峰剂量出现的不良反应，而减少左旋多巴长期治疗后发生的症状波动。临床适用于长期使用复方左旋多巴制剂后疗效减退，"开-关"明显的PD患者，用药后，"开"时间明显延长，减少"关"时间。恩他卡朋不能通过血脑屏障，为外周COMT抑制药。托卡朋能通过血脑屏障，为可逆性的外周和中枢COMT抑制药，托卡朋生物利用度更高，$t_{1/2}$长，COMT抑制作用更强，更有利于改善左旋多巴长期治疗后引起的剂末波动现象。托卡朋主要不良反应是肝脏损害，需严密监测肝功能。恩他卡朋对肝脏无严重损害，但有头痛、多汗、口干、腹痛、腹泻等不良反应。

（三）多巴胺受体激动药

溴隐亭（bromocriptine）

溴隐亭为半合成的麦角生物碱，是非选择性中枢多巴胺受体激动药，对外周多巴胺受体和α受体也有弱的激动作用。小剂量即可激动结节-漏斗通路的D_2类受体，抑制催乳素和生长激素释放，临床用于治疗与催乳素有关的生殖系统功能异常，如闭经、溢乳症、经前期综合征、产褥期乳腺炎、纤维囊性乳腺瘤等，也可治疗肢端肥大症。增大剂量激动黑质-纹状体通路的D_2样受体，产生抗帕金森病作用，但其不良反应较多，如胃肠道反应、体位性低血压、精神错乱等，临床仅用于左旋多巴疗效差或不能耐受左旋多巴者，与左旋多巴合用时能减少PD患者症状波动。

罗匹尼罗（ropinirole）和普拉克索（pramipexole）

罗匹尼罗和普拉克索为非麦角碱生物碱类，是新一代的选择性D_2类受体（特别是D_2、D_3受体）激动药。该类药具有显效快、作用持久、用药较为安全、毒副作用小的特点，对早期帕金森病单独应用疗效较好，也可作为辅助用药与左旋多巴合用，能减少PD患者症状波动，其在改善晚期PD的功能障碍上优于溴隐亭。该类药仍具有拟多巴胺类药共有的不良反应，如恶心、体位性低血压等，还可引起某些患者出现突发性睡眠。

（四）促多巴胺释放药

金刚烷胺（amantadine）

金刚烷胺最初为抗病毒药用于预防A2型流感，后发现有抗帕金森病作用，其抗帕金森病作用机制涉及多个环节，包括能够促进黑质纹状体多巴胺能神经末梢释放DA。近年来认为金刚烷胺作用机制亦与其拮抗N-甲基-D-天门冬氨酸（NMDA）受体有关。抗帕金森病疗效不及左旋多巴，但对左旋多巴有增强作用，可与左旋多巴合用。其特点为显效快、持续时间短、作用弱。用于治疗帕金森病，对运动障碍、肌强直、震颤均有改善作用。长期用药时下肢皮肤可出现网状青斑，此外，可引起精神不安、失眠等，偶致惊厥，癫痫患者禁用。

二、中枢性M胆碱受体阻断药

M胆碱受体阻断药是最早用于治疗帕金森病的药物，因阿托品和东莨菪碱治疗帕金森病时外周抗胆碱副作用大，主要使用中枢性M胆碱受体阻断药。本类药可阻断中枢M胆碱受体，抑制黑质纹状体胆碱能神经功能，产生抗帕金森病作用。

苯海索（benzhexol）

苯海索，又称安坦（artane），该药口服吸收好，易通过血脑屏障，其特点为：①对帕金森病、脑炎、动脉硬化引起的震颤效果好，但对肌强直、运动徐缓疗效差。②对早期轻症患者疗效较好，对晚期重症疗效差。③其疗效不及左旋多巴，但可作左旋多巴辅助药，或不能耐受左旋多巴者。④对由抗精神病药如氯丙嗪等引起的锥体外系不良反应有效。⑤外周抗胆碱作用弱，仅有阿托品的1/10～1/3，但闭角型青光眼及前列腺肥大患者禁用本药。⑥本类药物可加重帕金森病患者伴有的痴呆症状，因此，伴有明显痴呆症状的帕金森病患者慎用本类药物。

苯扎托品（benztropine）

苯扎托品，又称苄托品，除有抗胆碱作用外，还具有抗组胺及轻度局麻作用，此外该药还具有大脑皮层运动中枢抑制作用。其作用和不良反应类似于苯海索。

第二节　治疗阿尔茨海默病的药

阿尔茨海默病（Alzheimer's disease，AD）是一种以进行性认知功能障碍和记忆损伤为主的中枢神经系统退行性疾病，主要病理特征是脑萎缩（以基底前脑、海马尤为明显）、脑组织内老年斑、脑血管沉淀物和神经纤维缠结等。随着老龄化社会进程加快，AD发病率逐年上升。由于AD的病因尚未阐明，尚无特效的治疗药物。

已证实有效的AD治疗策略是增强中枢胆碱能神经功能，目前临床主要使用中枢胆碱酯酶抑制药治疗AD，疗效相对肯定，但是随着AD病情的加重，能释放ACh的神经元越来越少，中枢胆碱酯酶抑制药的疗效降低。此时，突触后膜的M_1受体数量基本不变，所以选择性M_1受体激动药有一定开发应用前景。此外，影响脑内非胆碱能神经功能的治疗AD药物，如N-甲基-D-天门冬氨酸（NMDA）受体拮抗药正在临床应用，还有神经细胞生长因子增强药、钙拮抗药、抗氧化剂、非甾体抗炎药、促代谢药。

一、中枢胆碱酯酶抑制药

这是目前临床最常用的治疗AD药物，包括他克林（tacrine）、多奈哌齐（donepezil）、利凡斯的明（rivastigmine）、加兰他敏（galantamine）。

多奈哌齐（donepezil）

又称安理申。

多奈哌齐是第二代中枢乙酰胆碱酯酶（AChE）抑制药，通过竞争性抑制中枢AChE来增加中枢ACh的含量，对丁酰胆碱酯酶无作用。本药口服吸收迅速，生物利用度高达100%，经肝代谢，代谢产物亦具有抗AChE活性，半衰期较长，$t_{1/2}$约为70h，每日只需口服1次。与第一代药他克林相比，多奈哌齐对中枢AChE有更高的选择性和特异性，能改善轻度至中度AD患者的认知能力，延缓病情发展。临床适用于轻度至中度AD患者。常见不良反应为肝毒性及外周抗胆碱副作用，但较他克林轻。

加兰他敏（galantamine）

又称强肌片、尼瓦林。

加兰他敏是第二代中枢AChE抑制药，对中枢AChE有高度选择性，其抑制神经元AChE的能力较抑制血液中AChE的能力强50倍，属强效竞争性中枢AChE抑制药。在胆碱能高度不足的区域（如突触后区域）药物作用强。主要用于治疗轻、中度AD，其疗效与他克林相似，但无肝毒性，是较安全有效的治疗AD的药物。常见不良反应为有恶心、呕吐及腹泻等，连续服药2～3周后可减轻。

利凡斯的明（rivastigmine）

利凡斯的明（卡巴拉汀）属于第二代中枢AChE抑制药，利凡斯的明口服迅速吸收，血浆蛋白结合率约为40%，易透过血脑屏障。研究表明，其能选择性地抑制大鼠大脑皮层和海马中的AChE活性，而对纹状体、脑桥的AChE活性抑制很弱，且无外周抗AChE作用。本药可改善AD患者胆碱能神经介导的认知功能障碍，提高认知能力，如记忆力、注意力和方位感，尚可减少Aβ前体蛋白（APP）的生成。适用于伴有心脏、肝脏以及肾脏等疾病的AD患者，是目前本类药中唯一对日常生活中的认知行为及综合能力有显著改善的药物。主要不良反应有恶心、呕吐、乏力、眩晕、精神错乱、嗜睡、腹痛和腹泻等，继续服用一段时间或减量一般可消失。禁用于严重肝、肾损害患者及哺乳期妇女。慎用于病窦综合征、房室传导阻滞、消化性溃疡、哮喘、癫痫及肝或肾功能中度受损患者。

石杉碱甲（huperzine A）

石杉碱甲，又称哈伯因，是从中药千层塔（Huperzia serrata）中分离得到的一种生物碱，1994年被卫生部批准为治疗早老性痴呆症的药物。本药口服胃肠道吸收迅速，生物利用度为96.9%。易通过血脑屏障。原形药物及代谢产物主要经肾脏排出。其具有作用时间长、易透过血脑屏障、口服生物利用度高的特点，是一种高选择性、强效、可逆性中枢AChE抑制药。本药有很强的拟胆碱活性，能易化神经肌肉接头递质传递，显著改善衰老性记忆障碍及老年痴呆患者的记忆和认知能力。可用于各型痴呆症的治疗。常见不良反应有恶心、头晕、多汗、腹痛、视物模糊等，一般可自行消失，严重者可用阿托品拮抗。有严重心动过缓、低血压及心绞痛、哮喘、肠梗阻患者慎用。

▇ 知识拓展

石杉碱甲的研发

中草药有效成分石杉碱甲是浙江省医学科学院（原浙江省卫生实验院）俞超美同志于20世纪80年代发现的一种具有全新化学结构的新一代高效、高选择性和可逆的乙酰胆碱酯酶抑制药。它首次发现于一种俗名为"蛇足草"（又名千层塔）的石杉科蕨类植物中。俞超美与中国科学院上海药物所、军事医学科学院等科研机构的科研工作者通力合作，发现石杉碱甲有显著的药理作用和临床疗效。石杉碱甲现已用于治疗老年良性记忆障碍、改善由脑内胆碱能功能缺陷引起的阿尔茨海默氏症患者的记忆功能，并可缓解重症肌无力等疾病，并于2005年收载于《中国药典》。石杉碱甲的发现是中草药乃至世界植物药研究的重大成果和成功典范。不仅有利于药物作用机制进一步的阐明，更有利于药物的研发。

美曲膦酯（merifonate）

美曲膦酯，又称敌百虫，是目前用于AD治疗的唯一以无活性前体药物形式存在的AChE抑制药，用药数小时后转化为有活性的代谢产物而发挥持久的疗效。与他克林相比，本药能显著提高大鼠脑内多巴胺和去甲肾上腺素的浓度，易化记忆过程，既可改善老年痴呆患者的行为障碍，也能提高患者的认知能力。高剂量还对患者的幻觉、抑郁、焦虑、情感淡漠等症状有明显改善作用，适用于治疗轻、中度 AD。其不良反应较少、较轻且短暂，偶见腹泻、下肢痉挛、鼻炎等症状。

二、M胆碱受体激动药

占诺美林（xanomeline）

占诺美林为高选择性 M_1 受体激动药，口服易吸收，易通过血脑屏障，在大脑皮层和纹状体浓度较高。大剂量口服可使 AD 患者的认知功能和行为能力明显改善，但因易引起胃肠道和心血管方面的不良反应，部分患者中断治疗，可选择皮肤给药。

三、NMDA受体拮抗药

美金刚（memantine）

美金刚又称金刚烷胺，是非竞争性 NMDA 受体拮抗药。其作用机制是可与 NMDA 受体上的环苯已哌啶（phencyclidine）位点结合，具有强效、快速电压依赖性阻断 NMDA 离子通道的动力学特性。美金刚还可保留正常学习和记忆所需的 NMDA 受体活性，当谷氨酸释放过少时，改善学习和记忆过程所需谷氨酸的传递。本药能显著改善中度至重度的 AD 患者认知能力和日常生活能力。美金刚是治疗中、晚期重症 AD 的药物，与 AChE 抑制药同时使用效果更好。美金刚不良反应主要为轻微眩晕、口干等。其临床疗效及不良反应需进一步评估。

四、其他药物

神经细胞生长因子增强药

神经细胞生长因子增强药是一类能促进神经系统发育和维持神经系统功能的蛋白质。具有促进神经元生长、分化和损伤修复，纠正钙稳态失调，增强中枢胆碱系统功能等作用，主要用于治疗轻、中度老年性痴呆症。如神经营养因子，包括成纤维细胞生长因子（bFGF）、神经生长因子（NGF）、脑源性神经营养因子（BDNF）等。

钙拮抗药

正常情况下，细胞膜能将细胞内的 Ca^{2+} 泵出细胞外以维持内环境的稳定。在 AD 患者，上述机制严重受损，造成细胞内钙超载、神经元损伤和凋亡。在含有神经元纤维缠结（neurofibrillary tangle，NFT）的脑细胞和来源于 AD 患者的成纤维细胞均可见到钙堆积，钙拮抗药能拮抗这种状态，其作用机制是抑制钙超载，减轻血管张力，增加脑血流，改善缺血、缺氧。因此，钙拮抗药可改善人的学习记忆和认知功能。目前常用的药物有尼莫地平（nimodipine）、氟桂利嗪（flunarizine）等。尼莫地平对健康人成年人记忆功能无明显提高作用，但可明显改善AD、血管性痴呆及其他类型痴呆患者的认知、操作、情感及社会行为方面的障碍。

抗氧化剂

研究证实，氧化应激机制在神经元变性、缺失中起重要作用。脑老化组织易受氧化代谢过程中产生的大量自由基损害，导致神经细胞DNA损伤和神经元坏死。在AD患者中更是如此。因此，应用具有抗氧化作用的药物旨在增强AD患者体内抗氧化水平，提高自由基清除能力。褪黑素是松果体分泌的一种重要激素，随年龄增加而分泌降低，为一种抗氧化剂。其自由基清除能力是维生素E的2倍，谷胱甘肽的4倍，甘露醇的14倍。作为细胞内自由基清除剂，褪黑素的高亲脂性使其易透过生物膜、细胞核，更好地发挥抗氧化作用。银杏制剂作为治疗痴呆药物疗效显著。其作用机制与所含成分有抗氧化、清除自由基、增加脑血流、改善脑功能等有关。

非甾体类抗炎药

研究认为，在老年斑和变性细胞周围的小胶质细胞可致炎性反应，产生炎性细胞因子，其中白细胞介素1和白细胞介素6促进了APP合成，后者可能被加工生成过量的Aβ。应用非甾体类抗炎药有减少Aβ形成的作用。

促代谢药

促代谢药的作用是通过促进细胞对葡萄糖的利用，增强神经元代谢，通过降低血小板活性，减轻红细胞黏附，改善中枢神经系统的微循环，提高注意力、学习和记忆能力。临床常用的有哌拉西坦（piracetam，脑复康）、阿尼西坦（aniracetam）、奥拉西坦（oxiracetam）等。

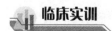 **临床实训**

一、处方分析

案例：尚某萍，女，67岁。临床诊断：帕金森病。最近患者出现恶心、食欲不佳。医生给予下列处方：

Rp.

左旋多巴片　　250mg×100片

Sig.　500mg　t. i. d.　p. o.

维生素B_6片　　10mg×100片

Sig.　20mg　t. i. d.　p. o.

请问：该处方是否合理？为什么？

分析：该处方不合理。维生素B$_6$是多巴脱羧酶的辅酶，可加速左旋多巴在外周脱羧生成多巴胺，导致左旋多巴的抗帕金森病疗效降低并增加其外周副作用。因此左旋多巴不能与维生素B$_6$合用，该处方用药不合理。

二、实训练习

案例：王某，女，66岁。患者主诉：走路困难，做精细运动不灵活，入院。查体：表情呆板，行走时上肢无摆动，前倾屈曲状态，动作迟缓，步伐碎小较缓慢，双手有静止性震颤，双侧肢体伴齿轮样肌张力增高。脑CT示轻度脑萎缩。临床诊断：帕金森病。医嘱给予心宁美片口服进行治疗。

请问：

（1）心宁美是由哪些药物配伍制成的复方制剂？

（2）长期应用左旋多巴会出现哪些不良反应？如何防治？护理要点是什么？

（王亚榕）

? 思考题

1. 为什么要将左旋多巴与卡比多巴合用来治疗帕金森病，而不宜与维生素B$_6$合用？

2. 试从药理作用和临床应用两个方面比较左旋多巴与苯海索在治疗帕金森病方面的异同。

3. 简述左旋多巴的主要不良反应。

实训练习解析　　　　思考题与参考答案　　　　思维导图

第十六章

镇 痛 药

学习目标

1. 掌握 吗啡与哌替啶的药理作用、临床应用、禁忌证和护理用药作用评估。

2. 熟悉 镇痛药的概念、分类；美沙酮、芬太尼等药物的作用特点及临床应用和用药监护；纳洛酮的作用特点及临床应用。

3. 了解 其他镇痛药的药理作用和临床应用；镇痛药应用的基本原则。

镇痛药（analgesics）是一类主要作用于中枢神经系统，选择性减轻或消除疼痛以及疼痛引起的精神紧张和烦躁不安等情绪反应，但不影响意识及其他感觉的药物。该类药物包括阿片类镇痛药（opioid analgesics）和其他镇痛药。其中阿片类镇痛药又包括阿片生物碱类镇痛药如吗啡和可待因等；人工合成镇痛药如哌替啶、曲马多和芬太尼等及某些内源性阿片肽。机体内与阿片类镇痛药发生特异性结合的受体称为阿片受体（opioid receptor）。阿片类镇痛药中的多数药物反复应用可成瘾，列入麻醉药品管理范围，称为麻醉性镇痛药（narcotic analgesics）或成瘾性镇痛药（addictive analgesics），在使用和保管上必须严格控制。

疼痛是机体受到伤害性刺激时的一种保护性反应，常伴有不愉快的情绪反应。疼痛发生的部位、疼痛的性质、疼痛发作时患者的体征和表现也是疾病诊断的重要依据；疾病未确诊之前须慎用镇痛药，以免掩盖病情，贻误诊治。另一方面，对于心肌梗死、晚期癌症及外伤时出现的剧烈疼痛，不及时镇痛不仅使患者痛苦，还可引起生理功能严重紊乱甚至休克、死亡。合理应用镇痛药是临床缓解疼痛的重要措施之一。

第一节 阿片碱类镇痛药

一、阿片生物碱类

阿片（opium）为罂粟科植物罂粟（*Papaver somniferum*）未成熟蒴果浆汁的干燥物，含吗啡、蒂巴因、可待因等20余种生物碱，化学结构上分别属于菲类和异喹啉类。在阿片中，菲类的吗啡（morphine）和可待因（codeine）分别约占10%和0.5%，均可激动阿片受体，产生镇痛作用；异喹啉类的罂粟碱（papaverine）约占1%，具有松弛平滑肌作用。本类镇痛药包括天然和半合成药物，均具有吗啡的基本结构，属于吗啡的衍生物。

吗啡（morphine）

吗啡是阿片中的主要成分，属于菲类生物碱。

【药动学特点】口服吸收良好，但首过消除明显，口服生物利用度仅25%。常采用注射途径给药，其中皮下注射吸收不恒定，肌内注射吸收良好。30%与血浆蛋白结合，游离型吗啡迅速分布于全身组织，少量通过血脑屏障进入中枢发挥作用。主要在肝脏代谢，与葡萄糖醛酸结合，部分代谢物失去药理活性，而另一部分代谢产物吗啡-6-单葡萄糖醛酸苷，其药理活性比吗啡更强。代谢物及原形药物主要经肾排泄，少量经胆汁排泄和乳汁排泄，$t_{1/2}$约2.5～3h。吗啡也可通过胎盘进入胎儿体内，故临产前和哺乳期妇女禁用吗啡。

【药理作用】

1. 中枢神经系统作用

（1）镇痛和镇静：吗啡镇痛作用强大，皮下注射5～10mg或口服30mg即明显减轻或消除疼痛，疗效维持4～6h。吗啡对各种疼痛有效，其中对慢性持续性钝痛的效果优于急性间断性锐痛，且不影响意识和其他感觉。同时可清除因疼痛引起的焦虑、紧张等情绪反应，并可产生镇静和欣快感，有利于提高患者对疼痛的耐受力和加强吗啡的镇痛效果。吗啡的镇静作用使患者在安静环境下易入睡，老年人更为明显，睡眠较浅，易唤醒，部分患者可产生欣快感，陶醉在自我欢愉中，这是患者反复渴望用药而成瘾的原因之一。

（2）呼吸抑制：治疗量吗啡即可抑制呼吸，使呼吸频率变慢，肺潮气量降低，每分通气量减少。吗啡通过降低延髓呼吸中枢对二氧化碳的敏感性以及直接抑制脑桥呼吸调节中枢两种机制产生呼吸抑制作用，并随着剂量的增加，呼吸抑制作用增强，中毒剂量时，呼吸极度抑制。呼吸抑制是吗啡致死的主要原因，婴儿、新生儿尤其敏感。

（3）镇咳：抑制延髓咳嗽中枢，使咳嗽反射消失，可能与吗啡激动延髓孤束核阿片受体有关。吗啡镇咳作用虽然很强，但易成瘾，常用可待因替代。

（4）其他：①催吐。兴奋脑干催吐化学感受区（chemoreceptor trigger zone，CTZ），引起恶心、呕吐。②缩瞳。作用于中脑顶盖前核阿片受体，兴奋动眼神经缩瞳核，引起瞳孔缩小。针尖样瞳孔常作为诊断吗啡过量中毒的重要依据之一。③抑制下丘脑释放促性腺激素释放激素、促肾上腺皮质激素释放激素的释放。④能促进垂体后叶释放抗利尿激素。

2. 平滑肌作用

（1）胃肠道平滑肌：胃肠道有高密度阿片受体分布。吗啡兴奋胃肠道平滑肌和括约肌，引起痉挛，使胃排空和推进性肠蠕动减弱；抑制胆汁、胰液、肠液等消化液分泌；抑制中枢而使便意迟钝，最终导致肠内容物推进受阻，引起便秘。

（2）胆道平滑肌：治疗量吗啡可引起胆道奥狄括约肌痉挛性收缩，使胆汁排空受阻，胆道和胆囊内压增高，引起上腹部不适，严重者出现胆绞痛。

（3）其他平滑肌：①对抗缩宫素兴奋子宫的作用，降低分娩子宫张力、收缩频率和幅度，延长产程，影响分娩。②吗啡增强输尿管平滑肌和膀胱括约肌张力，导致尿潴留。

③大剂量收缩支气管平滑肌，对支气管哮喘患者可诱发或加重哮喘。

3. 心血管系统　治疗量的吗啡通过扩张阻力血管、容量血管以及抑制压力感受性反射，可能引起直立性低血压。吗啡抑制呼吸，造成体内二氧化碳积聚，继发性引起脑血管扩张和脑血流量增加，导致颅内压升高。

4. 免疫系统　阿片类药物对细胞免疫和体液免疫均有抑制作用，这一作用在停药戒断期最明显。吗啡作用于μ受体，抑制巨噬细胞的吞噬功能，抑制淋巴细胞增殖，抑制自然杀伤细胞的活性。在美沙酮脱毒治疗患者中，可检测到巨噬细胞功能缺陷，且单核细胞中性粒细胞和淋巴细胞的阿片受体高表达，提示其功能缺陷可能与阿片受体的过度表达有关。吗啡依赖者的各种免疫功能均严重受损，这类人群的人类免疫缺陷病毒（HIV）的感染率以及肿瘤发病率明显升高。

【作用机制】1962年，我国学者邹岗等证实吗啡镇痛作用部位在中枢第三脑室和中脑导水管周围灰质。1973年，Snyder和Peter利用放射性标记的方法，证实大鼠脑内阿片受体的广泛存在。1975年，科学家成功地从脑内分离出两种五肽，即甲硫氨酸脑啡肽（M-enkephalin）和亮氨酸脑啡肽（L-enkephalin），它们具有吗啡样作用，在脑内分布也与阿片受体的分布近似，并能被吗啡拮抗药纳洛酮所拮抗。1978年后陆续证实脑、脊髓胶质区及胃肠道存在阿片受体。并认为丘脑内侧、脑室及导水管周围灰质和脊髓胶质区阿片受体密度高，与疼痛刺激传入痛觉的整合及感受有关；在边缘系统及蓝斑核密度最高，与情绪及精神活动有关；脑干中阿片受体集中分布在孤束核和极后区，与咳嗽反射、胃液分泌、恶心和呕吐有关。阿片受体也存在于回肠及输精管。

痛觉刺激感觉神经末梢释放兴奋性递质（P物质、谷氨酸等），作用于相应的受体，将冲动传至中枢引起疼痛。内阿片样肽由特定的神经元释放后可激动感觉神经末梢的阿片受体产生突触前抑制，使突触前膜谷氨酸、P物质释放减少，或作用于突触后膜上的阿片受体，使突触后膜超极化，减弱或阻止痛觉冲动向中枢的传递而产生镇痛作用（图16-1）。吗啡等外源性阿片类镇痛药通过激动脊髓胶质区、丘脑内侧、脑室及导水管周围灰质等部位的阿片受体，模拟内阿片样肽而起到镇痛作用。

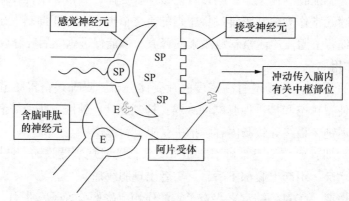

图16-1　含脑啡肽能神经元与疼痛传导调节示意图

E：脑啡肽；SP：P物质

目前已知的阿片受体至少存在 μ、κ 和 δ 三种主要类型受体，并且都已克隆，它们都属于 G-蛋白耦联受体，是七次跨膜结构的蛋白质。各型受体又分为几种亚型：μ_1、μ_2、κ_1、κ_2、κ_3、δ_1 和 δ_2 等，各亚型激动后可产生不同的效应。μ_1 受体主要参与脊髓以上水平的镇痛，μ_2 主要参与呼吸抑制、心率减慢、欣快等效应；脊髓及脊髓以上部位的 κ_1 和 κ_3 受体介导镇痛、镇静和缩瞳等效应；δ 受体激动可引起平滑肌收缩，并参与镇痛的调控。阿片类药物对不同亚型的阿片受体的亲和力和内在活性也不完全相同（表 16-1）。吗啡与 μ 受体的亲和力最强，比吗啡与 κ 和 δ 受体的亲和力分别高 2000 倍和 300 倍。

表 16-1　阿片类药物对各型阿片受体作用特点比较

药物	受体类型			药物	受体类型		
	μ	δ	κ		μ	δ	κ
激动药				**部分激动药**			
吗啡	+++	+	++	喷他佐辛	（+）	+	++
可待因	+	+	+	烯丙吗啡	++	（++）	（++）
哌替啶	++	+	+	丁丙诺啡	（+++）	－	－
美沙酮	+++	+		**拮抗药**			
芬太尼	+++	+	－	纳洛酮	***	*	**
				纳曲酮	***	*	***

注：+ 激动作用；* 拮抗作用；（+）部分激动作用；－无作用。

在分子水平上，内源性阿片肽和外源性阿片类药物作用于 G 蛋白耦联阿片受体，发挥对细胞膜离子通道、细胞内 Ca^{2+} 浓度以及蛋白磷酸化的调节作用。阿片类药物对神经细胞主要有两种调节机制：①开放突触后膜 K^+ 通道，使突触后膜处于超极化状态，从而抑制冲动传导。②关闭突触前电压敏感 Ca^{2+} 通道，减少 Ca^{2+} 内流，使突触前膜 5-HT 和 P 物质等兴奋性递质释放减少。

【临床应用】

1. 疼痛　吗啡对各种疼痛均有效。为防止成瘾，除癌症的剧痛可以长期应用外，短期用于其他镇痛药无效的急性锐痛，如严重外伤、大手术、骨折和烧伤等。对急性心肌梗死引起的剧烈疼痛进行止痛，同时还可减轻患者焦虑情绪和心脏负担。治疗内脏绞痛应与解痉药（如阿托品）合用。

重度疼痛用药剂量：①成人：于需要时每 4 小时肌内注射或皮下注射 5～20mg，静脉注射 2.5～15mg，口服 10～30mg，或直肠给药 10～20mg；当持续静脉输注时，首先静脉注射 15mg 负荷剂量，而后以 0.8～10mg/h 持续输注；也可每 8～12h 口服缓释片 15～30mg；硬膜外腔给药时，通过硬膜外导管注射 5mg，如果疼痛在 1h 之内没有得到充分缓解，可间断追加 1～2mg 以达到有效镇痛，硬膜外用药总量不超过 10mg/24h；鞘内给药时，单次给予 0.2～1mg 可使疼痛缓解 24h（仅用于腰段），不推荐重复注射。②小儿：每 4h 肌内注射或皮下注射 0.1～0.2/kg，单次最大剂量是 15mg。

2. 心源性哮喘　指急性左心衰竭患者突发急性肺水肿，导致肺泡换气功能障碍，二氧化碳积聚体内刺激呼吸中枢，引起浅而快的呼吸，称之为心源性哮喘。吗啡治疗的作用机制包括：降低呼吸中枢对二氧化碳的敏感性，使急促浅表的呼吸变慢；扩张外周血管，降低外周血管阻力，减少回心血量，减轻心脏前后负荷；吗啡的镇静作用可消除患者的焦虑和紧张情绪，减少耗氧量。除应用吗啡、吸氧外，还应该采用强心、利尿等综合治疗措施。心肌缺血伴有肺水肿和心绞痛时，效果尤佳。患者同时出现呼吸抑制时，禁用吗啡。

3. 腹泻　可选用阿片酊或复方樟脑酊，用于急、慢性消耗性腹泻。若为细菌感染，应同时服用抗菌药。

【禁忌证】禁用于分娩止痛、哺乳期妇女止痛及支气管哮喘、肺心病、颅脑损伤致颅内压增高、肝功能严重受损患者及新生儿和婴儿等。

【护理用药作用评估】

1. 药效　静脉给药5min起效，20min后作用达高峰，维持4～5h；肌内注射10～30min起效，30～60min作用达高峰，维持4～5h，发挥强镇痛作用，还可缓解患者紧张、焦虑情绪，容易入睡。

2. 不良反应

（1）一般反应：治疗量吗啡可引起恶心呕吐、嗜睡眩晕、便秘、排尿困难、尿潴留、低血压和呼吸抑制等。

（2）耐受性和成瘾性：连续多次应用易产生耐受性和成瘾性，应严格按照国家颁布的《麻醉药品管理条例》限制使用，一般连续用药不得超过1周。耐受性指患者对吗啡的需求量增大及用药间隔时间缩短，可能与血脑屏障对药物的通透性降低和机体内产生了对抗物质有关。成瘾性即躯体依赖性，停药后出现戒断症状，表现为兴奋、失眠、流涕、流泪、震颤、出汗、呕吐、腹泻、肌肉疼痛、发热瞳孔散大、焦虑，甚至虚脱和意识丧失。吗啡和海洛因停药后6～10h开始出现戒断症状，36～48h症状最严重。成瘾者常不择手段地获取药物，对社会危害极大。

蓝斑核是阿片类成瘾的重要的调控部位，发生戒断反应时放电频率增高。蓝斑核内注射阿片受体阻断剂可诱发戒断症状，而毁损蓝斑核可减轻戒断症状。蓝斑核去甲肾上腺素能神经元的变化与吗啡成瘾及戒断症状有直接联系。吗啡与蓝斑核μ受体结合后，通过激活钾离子通道和抑制钙离子通道抑制蓝斑核去甲肾上腺素能神经元。吗啡戒断时受抑制的蓝斑核突然活跃，放电增强，伴随去甲肾上腺素释放增加，导致戒断反应发生。

> 护理警示
>
> 与中枢神经系统抑制药、全麻药、催眠药、单胺类氧化物抑制药、其他麻醉性镇痛药、镇静药和三环类抗抑郁药等合用时可能产生呼吸抑制、低血压、深度镇静或昏迷，应特别谨慎，应减少吗啡的剂量并监测患者的反应。

成瘾的治疗：临床观察发现，停用阿片类药物7天左右，可基本脱瘾。但停用期间患者的戒断症状较为严重，不用药物治疗，很难坚持。因此成瘾的治疗常用"替代药物递减疗法"帮助患者脱瘾。即先使用依赖性较低以及作用维持时间长的阿片类药来代替成瘾性强的吗啡或海洛因，使成瘾者平稳渡过戒断症状发作期，然后递减替代药的剂量，在两周内达到平稳脱毒的目的。其中美沙酮为较好的脱瘾药物。后期出现戒断症状可用地西泮、东莨菪碱和可乐定治疗。

3. 急性中毒 表现为昏迷、呼吸抑制、针尖样瞳孔缩小、血压下降甚至休克。呼吸麻痹是致死的主要原因。应进行人工呼吸、吸氧、静脉注射阿片受体阻断剂纳洛酮及呼吸中枢抑制药尼可刹米等。

【护理要点】

1. 用药前 根据疼痛类型、程度和患者实际情况进行护理评估，做出护理诊断。诊断未明的急性腹痛、支气管哮喘和肺心病、分娩止痛、哺乳期妇女、新生儿及婴儿、颅脑损伤致颅内压增高、肝功能严重减退患者等禁用。

2. 用药期间

（1）选择适当的给药途径和给药间隔时间。吗啡口服给药首过效应大，常注射给药。给药间隔时间太短易引起蓄积中毒或成瘾，每次给药应间隔至少4h，反复用药更须注意掌握用药间隔时间。

（2）应注意观察患者生命体征，如排尿困难、腹胀、便秘等，每4～6h叮嘱患者排尿1次，必要时压迫膀胱进行助尿或导尿，如患者出现腹胀、便秘，应鼓励患者多食粗粮、高纤维食物，多饮水，适量给予缓泻剂。

（3）用药过程中注意观察早期中毒症状，如出现呼吸抑制（10～12次/min）、瞳孔极度缩小、嗜睡不醒等，应及时停药并报告医生。

（4）准备好拮抗药（纳洛酮）和复苏设备。

（5）若用于缓解急性心肌梗死引起的疼痛，可导致短暂的血压下降，用药期间实时监测血压变化。

（6）停止治疗时应逐渐减小硫酸吗啡的剂量。

【健康教育】

（1）告知患者注射给药后应立即卧床休息2h左右，方可缓慢起身站立，以防直立性低血压的发生。

（2）术后用药时，告知并鼓励患者翻身、咳嗽、深呼吸和使用动力性肺活量计，以预防肺不张的发生。

（3）告知患者若在治疗过程中，出现过敏反应（如皮疹、接触性皮炎、哮喘、紫癜等情况）应立即停药并及时报告。

（4）告知患者按疗程、按剂量服用药物，以免引起毒性反应。

（5）告知患者硫酸吗啡不宜与食物一起服用。

（6）告知可活动的患者下床或行走时应小心，警告门诊患者在该药的中枢神经系统作用消失之前，不要驾车或进行需要精神集中的危险活动。

（7）告知患者治疗期间不要饮酒。

（8）由于存在急性药物过量的危险，告知患者不要研碎、咀嚼或溶解缓释片。

✚ 知识拓展

镇 痛 泵

镇痛泵

镇痛泵是为了减轻患者痛苦而使用的一种工具。它使镇痛药物能维持在一个稳定的浓度，也可让患者自行按压给药以产生迅速升高药物浓度加强效果的目的。根据镇痛泵中药物的不同，通常分两类：一类是装有局麻药、吗啡等的硬膜外泵，药物通过硬膜外导管进入椎管或通过连续腰麻管进入蛛网膜下腔；另一类是装有芬太尼等的静脉泵，药物通过静脉输液进入静脉。

可待因（codeine）

又称甲基吗啡。

可待因为阿片所含生物碱之一，含量约0.5%，口服易吸收，生物利用度为20%～40%，$t_{1/2}$为3～4h。本身无药理活性，在体内约有10%脱甲基后转变为吗啡而发挥作用。

可待因药理作用与吗啡相似，但弱于吗啡。其特点是：①镇痛作用约为吗啡的1/10，持续时间相似，用于中等程度的疼痛；②镇咳作用和呼吸抑制作用为吗啡的1/4，因其抑制支气管腺体分泌，故不宜用于痰多而黏稠的患者，适用于干咳患者；③镇静作用不明显，成瘾性、便秘等均较吗啡弱。较多见的不良反应有：心理变态或幻想；呼吸微弱、缓慢或不规则；心率或快或慢。长期应用可引起依赖性。不良反应和注意事项与吗啡相似。

二、人工合成品

哌替啶（pethidine）

又称度冷丁、唛啶。

哌替啶为化学合成品，是目前临床常用的吗啡代用品。

【药动学特点】口服生物利用度低，皮下及肌内注射吸收快，10min即显效，故临床一般采用注射给药，$t_{1/2}$约3h。可通过血脑屏障和胎盘屏障，本药大部分在肝代谢为哌替啶酸及去甲哌替啶，后者有中枢兴奋作用，其中毒时发生惊厥与此相关。主要经肾排泄，少量也可自乳汁排泄。

【药理作用】通过与脑内阿片受体结合产生效应，其药理作用与吗啡相似，但较弱。

1. 中枢神经系统作用

（1）镇痛、镇静：哌替啶可激动中枢阿片受体产生镇痛、镇静作用，镇痛强度约为吗啡的1/10，注射后10min起效，持续时间为24h，患者可出现欣快感。

（2）抑制呼吸：与吗啡相比，在等效镇痛剂量（哌替啶100mg相当于吗啡10mg）时，二者呼吸抑制程度相等，但持续时间较短，对呼吸功能正常者无明显影响，但对肺功能不良及颅脑损伤者则可危及生命。

（3）其他作用：哌替啶轻度抑制咳嗽中枢，并能兴奋延髓催吐化学感受器、增加前庭功能的敏感性，用药后易致眩晕、恶心、呕吐等；无明显镇咳和缩瞳作用；药物依赖性较吗啡轻，发生较慢。

2. 扩张血管作用　治疗量可引起直立性低血压及颅内压升高，其机制与吗啡相同。哌替啶有明显的抗 M 胆碱受体作用，心动过速的患者不宜使用。

3. 内脏平滑肌作用　哌替啶对胃肠平滑肌及括约肌的作用与吗啡相似，但较吗啡弱，持续时间短，无明显便秘和止泻作用；兴奋胆道括约肌，升高胆道内压力，但比吗啡作用弱；治疗量对支气管平滑肌无影响，大剂量则引起收缩；不对抗缩宫素对子宫的兴奋作用，不延缓产程。

【临床应用】

1. 治疗各种锐痛　由于哌替啶的成瘾性产生较吗啡轻而且慢，故临床上几乎取代吗啡用于各种锐痛（如创伤性疼痛、手术后疼痛等）的止痛。但对晚期癌痛，哌替啶已不作为推荐用药，因为其作用强度弱，毒性大。缓解内脏剧烈绞痛（如胆绞痛、肾绞痛）需合用解痉药（如阿托品）。可用于分娩止痛，鉴于新生儿对哌替啶呼吸抑制作用非常敏感，故临产前 24h 内禁止使用。

给药剂量：（1）中到重度疼痛。①成人：需要时每 3～4h 口服、肌内注射或皮下注射 50～100mg。②小儿：需要时每 3～4h 口服、肌内注射或皮下注射 1.1～1.8mg/kg，最大剂量是每 4h 使用 100mg。（2）产科镇痛。当疼痛变得有规律，可每隔 1～3h 重复使用，肌内注射或皮下注射 50～100mg。

2. 治疗心源性哮喘　可替代吗啡应用，其机制与吗啡相同。

3. 用于麻醉前给药　哌替啶的镇静作用可解除患者术前紧张、焦虑、恐惧等情绪，减少麻醉药物的用量和缩短麻醉诱导期。

给药剂量：（1）术前用药。成人：于术前 30～90min 肌内注射或皮下注射 50～100mg；小儿：于术前 30～90min 肌内注射或皮下注射 1～2mg/kg，最大不超过成人剂量。（2）全麻辅助用药。成人：可重复缓慢静脉注射，分次剂量为 10mg/ml，也可持续静脉输注（1mg/ml）。

4. 人工冬眠　本药可与氯丙嗪、异丙嗪组成冬眠合剂，用于人工冬眠疗法。但对年老体弱者、婴幼儿及呼吸功能不全者，在应用冬眠合剂时不宜加入本药，以免抑制呼吸。

【禁忌证】 诊断未明的急性腹痛、支气管哮喘和肺心病患者禁用；哺乳期妇女、颅脑损伤致颅内压增高、肝功能严重减退、新生儿及婴儿等患者禁用。

【护理用药作用评估】

1. 药效　皮下及肌内注射 10～15min 起效，30～50min 达作用高峰，维持 2～4h。发挥镇痛作用，同时缓解患者紧张、焦虑等情绪。

（1）与氨茶碱、巴比妥类药物、肝素、甲氧西林、硫酸吗啡、苯妥英钠、碳酸氢钠和磺胺类药不相容，不能混合静脉用药；

（2）与中枢神经系统抑制药、全麻药、催眠药、其他麻醉性镇痛药、吩噻嗪类镇静药及三环类抗抑郁药等合用时可能产生呼吸抑制、低血压、深度镇静或昏迷，应特别谨慎，哌替啶应减量。

2．不良反应

（1）一般不良反应：治疗量可引起眩晕、出汗、口干、恶心、呕吐、心悸及直立性低血压。

（2）依赖性：连用1周可产生耐受性，连用2周可产生成瘾性，虽较吗啡小，属于麻醉药品，需严格控制使用。

（3）急性中毒：过量中毒时可出现昏迷、呼吸抑制、肌肉痉挛、反射亢进和类似阿托品的中毒症状，如瞳孔散大、心率加快、震颤甚至惊厥等；抗胆碱作用，部分患者有口干和视物模糊。除应用阿片受体阻断剂外，还可合用抗惊厥药抢救。

【护理要点】

1．用药前应了解患者病史 颅内压增高、颅脑外伤、哮喘和其他呼吸系统疾病、室上型心动过速、癫痫、急腹症、肝肾疾病、甲状腺功能低下、艾迪生病、尿道狭窄、前列腺增生、高龄或衰弱等患者，以及肾功能受损者、慢性疼痛的患者谨慎使用。

2．用药期间注意事项

（1）不推荐皮下注射，因其可引起疼痛，但可偶尔使用。注意：口服用药的效果不及胃肠外用药的一半，尽量肌内注射用药；当从胃肠外用药改为口服时，剂量应增加。

（2）糖浆制剂有局部麻醉药的作用，应和一杯水一起服下。

（3）分娩期间用药时应监测新生儿的呼吸，准备好复苏设备和纳洛酮。

（4）密切监测呼吸和心血管情况，如果呼吸频率小于12次/分钟或呼吸频率深度下降或瞳孔缩小时，停止用药。

（5）如果长时间用药后突然中断，应注意戒断断综合征的发生。

（6）监测术后患者的膀胱功能。

（7）监测肠道功能，患者可能需要缓泻剂或大便软化剂。

【健康教育】

（1）术后用药时，告知患者翻身、咳嗽、深呼吸和使用动力性肺活量计以预防肺不张。

（2）提醒可活动的患者下床或行走时应小心，告知患者在该药的中枢神经系统作用消失之前，不要驾驶或进行需要精神集中的危险性活动。

（3）告知患者用药期间不宜饮酒，饮酒可增加中枢抑制作用。

美沙酮（methadone）

又称美散痛。

美沙酮为μ型阿片受体激动药，是左、右旋异构体各半的消旋体，镇痛作用主要为左旋美沙酮。口服生物利用度为92%，血浆蛋白结合率为89%，$t_{1/2}$为15～40h。主要经肝脏代谢并从肾脏排泄。美沙酮镇痛作用强度与吗啡相当，起效慢，服药后30～45min起效，作用维持时间为6～8h。但镇静、抑制呼吸、缩瞳、致便秘及升高胆囊内压等作用弱于吗啡。其优点是口服与注射效果相似，且耐受性与成瘾性发生较慢，戒断症状明显轻于吗啡。临床用于创伤、手术及晚期癌症等所致剧痛，也广泛用于吗啡和海洛因的脱毒治疗，是目前常用的阿片类替代治疗药物。因有呼吸抑制作用，故妊娠期、分娩期妇女、呼吸中枢功能不健全者及幼儿禁用。

芬太尼（fentanyl）

芬太尼化学结构与哌替啶相似，主要激动μ型阿片受体，其效价强度约为吗啡的100倍，可产生明显欣快、呼吸抑制和成瘾性。特点是作用起效快，维持时间短，静脉注射后1min起效，5min达高峰，维持15～30min；肌内注射15min起效，维持1～2h，$t_{1/2}$为3～4h。用于各种剧痛、麻醉的辅助用药和静脉复合麻醉，与氟哌利多（droperidol）配伍组成"神经安定镇痛合剂"，用于完成某些小手术或医疗检查，如烧伤换药、内镜检查等。与氧化亚氮或其他吸入麻醉剂合用，增强麻醉效果。现有芬太尼透皮贴剂可使血药浓度维持72h，用于治疗中度及重度慢性疼痛以及对阿片类镇痛药无效的患者。

不良反应比吗啡轻，有轻度呼吸抑制，偶见眩晕、恶心、呕吐及胆道平滑肌痉挛，静脉注射剂量过大能产生肌肉僵直，可用纳洛酮拮抗，静脉注射过快可致呼吸抑制；依赖性较轻。禁用于支气管哮喘、颅脑肿瘤或颅脑外伤引起昏迷的患者以及2岁以下儿童。

舒芬太尼（sufentanil）和阿芬太尼（alfentanil）

舒芬太尼又称噻哌苯胺。阿芬太尼又称阿芬他尼。

舒芬太尼和阿芬太尼均为芬太尼的类似物。舒芬太尼的镇痛作用强于芬太尼，是吗啡的1 000倍，而阿芬太尼弱于芬太尼。两药起效快，作用时间短，舒芬太尼$t_{1/2}$为2～3h，阿芬太尼$t_{1/2}$为1～2h，为超短效镇痛药。对心血管系统影响小，常用于心血管手术麻醉。阿芬太尼由于其药代动力学特点，很少蓄积，短时间手术可采用分次静脉注射，长时间手术可采用持续静脉滴注。

瑞芬太尼（remifentanil）

瑞芬太尼为新型芬太尼衍生物，其镇痛活性与芬太尼相近。在人体内1min左右迅速达到血脑平衡，在组织和血液中被迅速水解，故起效快，维持时间短，起效快，注射给药后1～1.5min起效，但很快被体内非特异性酯酶水解，药物作用迅速消失，$t_{1/2}$为8～20min，故需采用静脉持续滴注法给药，且需要摸索适当的镇痛剂量。主要用于麻醉诱导及全麻中维持镇痛，但本药不能单独用于全麻诱导。

喷他佐辛（pentazocine）

又称镇痛新、戊唑星。

喷他佐辛为阿片受体部分激动药，主要激动κ阿片受体，发挥镇痛作用，对μ型阿片受体有弱的拮抗作用。口服和注射给药均易吸收，口服生物利用度为55%，血浆蛋白结合率为65%，$t_{1/2}$为4.5h，主要经肝脏代谢及肾脏排泄。因其局部刺激性，不推荐皮下注射给药。其镇痛和呼吸抑制作用均比吗啡弱，分别为吗啡的1/3和1/2，呼吸抑制程度并不随剂量增加而加重，故相对较安全；镇静、兴奋胃肠道平滑肌作用亦较吗啡弱；对心血管系统的作用不同于吗啡，大剂量可使心率加快、血压升高，此作用可能与其能提高血浆中儿茶酚胺含量有关。因依赖性小，戒断症状轻，已被列入非麻醉药品管理范围。

临床用于治疗各种慢性疼痛。常见不良反应为嗜睡、眩晕、恶心、呕吐、出汗等，大剂量可引起呼吸抑制、血压升高及心动过速等；大剂量重复给药，患者出现烦躁、焦虑和幻觉等精神症状，可用纳洛酮拮抗。心功能低下患者禁用。尽管喷他佐辛轻度拮抗μ受体，无明显欣快感和成瘾性，但不能拮抗吗啡的呼吸抑制作用，并能促进吗啡成瘾者出现戒断症状。临床主要用于轻、中度疼痛的短期止痛。成瘾性小，已列入非麻醉药品管理范畴。

布托啡诺（butorphanol）

口服首过消除明显，生物利用度低。肌内注射吸收迅速而完全，30min达血药峰浓度，$t_{1/2}$为4～5h。血浆蛋白结合率为80%，主要经肝代谢，大部分通过肾排泄。布托啡诺激动κ受体，对κ受体有弱的竞争性拮抗作用，作用性质与喷他佐辛相似。镇痛和呼吸抑制作用为吗啡的5倍，但药物剂量增加呼吸抑制程度并不加重。缓解急性疼痛效果优于慢性疼痛。常见不良反应有镇静、恶心、出汗和漂浮感，可见头痛、眩晕、嗜睡和精神错乱等。因本品可增加外周血管阻力和肺血管阻力，增加心脏做功，故禁用于心力衰竭和心肌梗死患者的止痛。

丁丙诺啡（buprenorphine）

又称布诺啡、叔丁啡。

丁丙诺啡是μ受体的部分激动药和κ受体的阻断剂。镇痛作用是吗啡的30倍，脂溶性高，舌下含服、肌内注射均易吸收。起效慢，维持时间在6h以上，属于中长效镇痛药。与喷他佐辛相比，较少引起焦虑等精神症状，但更易引起呼吸抑制。因其对心、肺和肾等重要器官无明显影响，故心肌梗死患者可以使用。本药依赖性低，短期给药不会出现依赖现象，海洛因依赖者服用后，能较好地控制毒瘾；若长期连续用药，停药后会出现较轻的戒断症状。临床适用于中、重度疼痛，如癌症晚期、手术后和心肌梗死等所致疼痛的治疗，也用于阿片依赖者的脱毒治疗和维持治疗。

纳布啡（nalbuphine）

纳布啡属菲类化合物，化学结构与稀丙吗啡相似。激动κ受体呈现镇痛作用，对μ受体有一定阻断作用。镇痛效能与吗啡相似，作用时间稍长于吗啡，镇痛效能有最高限，静脉注射超过0.4mg/kg，效能不再增加。临床用于心肌梗死和心绞痛患者的止痛，口服对各种疼痛都有效，但生物利用度仅为20%。

第二节 | 其他镇痛药

四氢帕马丁（tetrahydropalmatine）

又称颅痛定、罗痛定（rotundine）。

四氢帕马丁为消旋体，左旋体为罗通定（左旋四氢帕马丁）。氢帕马丁为罂粟科草本植物玄胡（元胡）的有效成分，又名延胡索乙素，能活血散瘀、行气止痛，治一身上下诸痛。罗通定为从防己科植物千金藤属块根中提取的生物碱，现已可人工合成。本类药物有镇静、安定、镇痛和中枢性肌肉松弛作用。其作用机制与阿片受体无关，也无明显成瘾性。罗通定可阻断脑内多巴胺受体，亦可增加与痛觉有关的特定脑区内脑啡肽神经元和内啡肽神经元的mRNA表达，促进脑啡肽和内啡肽的释放，产生明显镇静、催眠、安定和镇痛作用。

临床主要用于头痛和脑震荡后头痛，对治疗胃肠及肝胆系统等引起的钝痛效果好，也用于痛经及分娩止痛（对产程及胎儿均无不良影响）等。一次口服60～100mg，10～30min出现镇痛作用，可维持2～5h。对创伤、手术及晚期恶心肿瘤疼痛的疗效较差。

✚ 知识拓展

追逐神经药理学的"夸父"

我仍是一名普通的科技工作者，我信奉一句座右铭，那就是："开拓性的创新工作常与有远见和胆略的人伴行，毅力和奉献精神是科研人员的基本素质。"——金国章

金国章于2001年当选为中国科学院院士，他系统研究了中药延胡索的神经药理作用。证实左旋四氢巴马汀（即罗通定）是延胡索的主要有效成分，是多巴胺（DA）受体阻断药；发现左旋四氢巴马汀有镇痛及安定作用并载入国家药典。开拓了四氢原小檗碱同类物（THPBs）作用于DA受体研究领域，发现左旋千金藤啶碱具有D_1激动、D_2阻滞双重作用，是第一个双重作用的安定剂，为抗精神病药物研究指出了新的发展方向。他坚持神经递质和DA受体作用研究数十年，被誉为研究中国传统医药的"模板"。甚至有人称他为行走在神经网络里的人物、神经药理学王国的夸父。

曲马多（tramadol）

曲马多（曲马朵），为中枢性镇痛药，口服，注射均易吸收，口服后20～30min起效，作用维持4～8h。镇痛效力约为吗啡的1/10，与喷他佐辛相当，镇咳效力为可待因的1/2，呼吸抑制作用弱，对胃肠道无影响，亦无明显的心血管作用。临床适用于中度以上的急、慢性疼痛，如手术、创伤、分娩及晚期肿瘤疼痛等。不良反应和其他镇痛药相似，偶有多汗、头晕、恶心、呕吐、口干、疲劳等。静脉注射过快可有颜面潮红、一过性心动过速。长期应用也可成瘾。抗癫痫药卡马西平可降低曲马多血药浓度，减弱其镇痛作用。地西泮可增强其镇痛作用，合用时应调整剂量。

布桂嗪（bucinnazine）

又名强痛定、布新拉嗪。

布桂嗪镇痛效力约为吗啡的1/3。口服10～30min或皮下注射10min后起效，持续3～6h。本药有轻度镇静、镇咳作用，但呼吸抑制和胃肠道作用较轻。临床多用于偏头痛、三叉神经痛、炎症性和外伤性疼痛、关节痛、痛经及晚期癌痛。偶有恶心、头晕、神经系统反应，停药后即消失。有一定的成瘾性。

奈福泮（nefopam）

又称甲苯唑辛、平痛新。

奈福泮镇痛强度为吗啡的1/3，镇痛持续时间较长，无成瘾性。不属于阿片受体激动药或部分激动药，也不抑制前列腺素的合成。奈福泮抑制中枢神经系统中参与痛觉信号传递的神经再摄取NA或DA，增加突触前膜间隙5-HT的浓度，形成突触前抑制，最终阻断神经递质P物质和谷氨酸的释放。奈福泮可增强静脉麻醉患者阿片受体的敏感性，从而减少术后阿片类药物的用量。除镇痛作用外，尚具有轻度的解热作用和中枢性肌肉松弛作用。临床用于创伤、手术后、癌症晚期的镇痛，也可用于肌痛、牙痛及急性内脏平滑肌绞痛。未列入麻醉药品管理范围。有惊厥史、严重心血管疾病及心肌梗死者禁用，不宜与单胺氧化酶抑制药同时应用。

氟吡汀（flupirtine）

氟吡汀属嘧啶类衍生物，是新型中枢性镇痛药，长期应用未见成瘾性。镇痛强度与喷他佐辛相等。口服易吸收，生物利用度为90%，血浆蛋白结合率大于80%，$t_{1/2}$约6h；主要在肝脏代谢。临床用于外伤、烧伤、术后、癌症晚期疼痛的治疗。轻、中度疼痛的备选药，用药时间不能超过两周，用药期间宜每周监测肝功能。

高乌甲素（lappaconitine）

高乌甲素又称拉巴乌头碱，是由高乌头的根中分离得到的生物碱，无成瘾性，属非麻醉性镇痛药。可口服或注射给药。镇痛作用强度与哌替啶相似，维持时间长于哌替啶。尚具有解热、抗炎、局部麻醉等作用。在癌症疼痛阶梯疗法中，作为轻度和中度疼痛的备选药物。偶见荨麻疹、心悸和头晕等不良反应。

第三节 | 镇痛药的应用原则

一、非麻醉性镇痛药

非麻醉性镇痛药是一类成瘾性小，未列入麻醉药品品种目录的镇痛药物，俗称非成瘾性镇痛药。其镇痛作用弱于成瘾性镇痛药却强于解热镇痛抗炎药。本章中涉及的非麻醉性镇痛药包括喷他佐辛、曲马多、罗通定、四氢帕马丁、氟吡汀、奈福泮和高乌甲素等。

二、癌症患者止痛的阶梯疗法

世界卫生组织提出的癌痛治疗原则是：①尽可能地应用口服镇痛药。②应按时给药，不要按需给药（即不等癌痛发作时再给药）。③给药种类应遵循"三阶梯原则"（即轻度、中度、重度疼痛）分别用不同镇痛药物。按"阶梯"用药：第一阶梯对轻度疼痛的患者主要选用解热镇痛抗炎类药（如阿司匹林、对乙酰氨基酚、布洛芬、吲哚美辛等）；第二阶梯对中度疼痛者应选用弱阿片类药（如可待因、氨酚待因、布桂嗪、曲马多等）；第三阶梯对重度疼痛者应选用强阿片类药（如吗啡、哌替啶、美沙酮、二氢埃托吗啡等）。④用药应个体化。

三、镇痛药应用的护理原则

（1）应严格按照《麻醉品管理条例》的规定保管和使用本类药物。

（2）在用药过程中要尽量选择口服给药途径，可交替给药，有规律地按时给药，而不是按需给药。

（3）药物剂量应个体化。

（4）每次给药间隔时间至少4h，间隔太短易引起蓄积中毒或成瘾，反复用药更须注意掌握用药间隔时间。

（5）如需继续用本类药时，应有医师新的处方。

（6）用药过程密切观察患者成瘾性和耐受性的发生，并注意观察早期中毒症状，例如呼吸抑制（10~12次/分钟）、瞳孔缩小、嗜睡不醒等，出现这些症状应及时停药并报告医生。

（7）需要时可加辅助药物，如解痉药（用于针刺样痛、浅表性灼痛）、精神治疗药

（抗抑郁药或抗焦虑药等）。

（8）若用药过程出现腹胀、便秘等副作用，应鼓励患者多食粗粮，多饮水，并可用些缓泻剂。

附：阿片受体拮抗药

纳洛酮（naloxone）

又称N-烯丙去甲羟基吗啡酮、烯丙羟吗啡酮。

纳洛酮化学结构与吗啡相似，为阿片受体完全拮抗药，不产生吗啡样激动作用，对 μ、σ 和 κ 受体有竞争性拮抗作用。纳洛酮口服生物利用度低，注射给药起效快，但维持时间较短。主要通过肝脏的葡萄糖苷而失活。

在无阿片受体激动药存在时，单独使用一定剂量的纳洛酮无明显的药理作用，但对吗啡急性中毒的患者，一般静脉注射 0.1～0.4mg 纳洛酮，可以在 1～3min 内迅速逆转阿片激动作用，但必须重复给药，直至解除吗啡过量中毒，有效地消除呼吸抑制、意识模糊、瞳孔缩小、颅内压升高、血压下降、肠蠕动减弱等中毒症状。对阿片类药物成瘾的患者能迅速诱导出戒断症状，可用于阿片类药物成瘾者的鉴别和诊断。另外，也试用于急性酒精中毒、各种原因引起的休克、脊髓损伤、脑卒中以及脑外伤的救治。

纳曲酮（naloxone）

又称纳酮。

纳曲酮药理作用、临床应用和纳洛酮相似，但口服生物利用度较高，$t_{1/2}$ 约为 10h，作用维持时间长达 24h。严重不良反应为与剂量相关的肝毒性。

✚ 知识拓展

毒品与戒毒

《中华人民共和国刑法》规定，毒品是指鸦片、海洛因、甲基苯丙胺（冰毒）、吗啡、大麻、可卡因，以及国家规定管制的其他能够使人形成瘾癖的精神药品（巴比妥类、苯二氮䓬类、苯丙胺类等）和麻醉药品。广义的毒品还包括毒品原植物和毒品直接前体物，如制造鸦片和海洛因的罂粟、提取可卡因的古柯或大麻植物、制造冰毒的麻黄碱等。

上述毒品的戒毒治疗必须在卫生行政部门批准的机构进行。戒毒包括脱毒、康复和后续照管三个阶段。对于阿片类药物成瘾的戒断症状，可采用可乐定、莨菪制剂或中药治疗；也可采用成瘾性较轻的美沙酮，实施逐步减量替代的脱毒疗法。成瘾者对阿片的极度渴求心理（心瘾）是戒毒治疗失败的主要原因。

附：具有镇痛作用的中成药

元胡止痛片（Yuanhu Zhitong Pian）

【成分】醋延胡索，白芷。

【性状】本品为糖衣片或薄膜衣片，除去包衣后，显棕黄色至棕褐色；气香，味苦。

【功能主治】理气，活血，止痛。用于气滞血瘀的胃痛、胁痛、头痛及痛经。

【用法用量】口服。一次4～6片，一日3次，或遵医嘱。

【注意事项】

1. 饮食宜清淡，忌酒及辛辣、生冷、油腻食物。
2. 忌愤怒、忧郁，保持心情舒畅。
3. 有高血压、心脏病、肝病、糖尿病、肾病等严重慢性病者应在医师指导下服用。
4. 儿童、孕妇、哺乳期妇女、年老体弱者应在医师指导下服用。
5. 疼痛严重者应及时去医院就诊。
6. 服药3天症状无缓解，应去医院就诊。
7. 如正在使用其他药品，使用该药品前请咨询医师或药师。
8. 本品须辨证施治。

跌打丸（Dieda Wan）

【成分】三七、当归、白芍、赤芍、桃仁、红花、血竭、北刘寄奴、骨碎补（烫）、续断、苏木、牡丹皮、乳香（制）、没药（制）、姜黄、三棱（醋制）、防风、甜瓜子、枳实（炒）、桔梗、甘草、木通、自然铜（煅）、土鳖虫。辅料为蜂蜜。

【性状】本品为黑褐色至黑色的小蜜丸或大蜜丸；气微腥，味苦。

【功能主治】活血散瘀，消肿止痛。用于跌打损伤、筋断骨折、瘀血肿痛、闪腰岔气。

【用法用量】口服。小蜜丸1次3g，1天2次；大蜜丸，1次1丸，1日2次。

【注意事项】

（1）本品系丸剂（颗粒剂、溶液剂），要求嚼服或掰成小块后服用（热水或温水冲服等）

（2）本品须辨证施治。

临床实训

一、处方分析

案例：唐某雄，男，48岁，胆结石病史1年，一直服用中药利胆药物。2h前患者油腻饮食后突然出现右上腹绞痛，痛向右肩背部放射，剧痛难忍，面色苍白，大汗淋漓，伴有恶心、呕吐等症状，急诊入院后结合腹部B超，诊断为结石性胆囊炎急性发作。除卧床休息禁食、输液、纠正水和电解质紊乱及应用抗生素外，医生给予以下处方。

Rp.

盐酸哌替啶注射液　100mg×1支

Sig.　50mg　i.m.

硫酸阿托品注射液　0.5mg×1支

Sig.　0.5mg　i.m.

请问：该处方是否合理？为什么？

分析：该处方合理。哌替啶有较强的镇痛作用，但是兴奋平滑肌，可引起胆道奥迪氏括约肌收缩，使胆汁排出受阻，胆囊内压升高；阿托品通过阻断M受体而松弛平滑肌，但对胆道平滑肌作用较弱，解痉效果较差。两药合用，可取长补短，产生协同作用。

二、实训练习

案例：张某，男，56岁。直肠癌晚期肝转移，近一周右上腹部持续性疼痛难忍，伴腹胀，食欲减退，睡眠质量差，日渐消瘦，患者及家属要求镇痛治疗，改善生活质量。医嘱：盐酸吗啡5mg×3支；用法：肌内注射5mg，一日1次。

请问：

（1）此医嘱是否合理？

（2）吗啡的用药护理要点有哪些？

（王亚榕）

❓思考题

1. 吗啡为什么可用于治疗心源性哮喘而禁用于支气管哮喘？

2. 哌替啶常与阿托品联合用药为什么可治疗胆绞痛或肾绞痛？

3. 试比较吗啡、哌替啶、芬太尼、美沙酮、喷他佐辛的作用机制、药理作用、临床应用及成瘾性。

4. 如何合理应用镇痛药？

实训练习解析

思考题与参考答案

思维导图

第十七章

解热镇痛药与治疗痛风药

第一节 | 解热镇痛药

解热镇痛药（antipyretic，analgesic drugs）是一类具有解热、镇痛作用，绝大多数还兼有抗炎、抗风湿作用的药物。糖皮质激素类药具有很强的抗炎作用，同为甾体类抗炎药。因二者化学结构不同，解热镇痛药又称为非甾体类抗炎药（nonsteroidal anti-inflammatory drugs，NSAIDs）。按照 NSAIDs 化学结构，本类药分为水杨酸类、苯胺类、吡唑酮类、其他有机酸类。根据 NSAIDs 对 COX 作用的选择性可分为非选择性 COX 抑制药和选择性 COX-2 抑制药。通过抑制花生四烯酸代谢过程中的环氧合酶（cyclo-oxygenase，COX，亦称环氧酶），使前列腺素（prostaglandins，PGs）合成减少，是 NSAIDs 解热、镇痛、抗炎作用的共同作用机制（图 17-1）。

NSAIDs 具有以下共同作用：

1. **解热** 人体体温调节中枢位于下丘脑，调控产热和散热过程，使体温维持在相对恒定的水平。病理条件下，外源性致热原包括病原体及其代谢产物和各种致热因子，刺激中性粒细胞产生并释放内热原（缓激肽、PGE_2、白细胞介素 -1β、白细胞介素 -6、干扰素、肿瘤坏死因子等）。内生性致热原在下丘脑引起 PGE_2 合成和释放增加，PGE_2 作为中枢性发热介质作用于体温调节中枢，使体温调定点升高，引起发热。NSAIDs 仅对内生致热原所致发热有效，且解热作用强弱与抑制 COX 活性程度大小相一致，而对脑室内直接注射微量 PGE_2 所致发热无效。本类药能降低发热者的体温，而对正常体温几乎无影响。这与氯丙嗪对体温的影响不同，后者不仅能降低发热患者体温，在物理降温配合下能使正常人体温降低。

2. **镇痛** 与吗啡类镇痛药不同，本类药物有中等程度镇痛作用，对慢性钝痛有效，

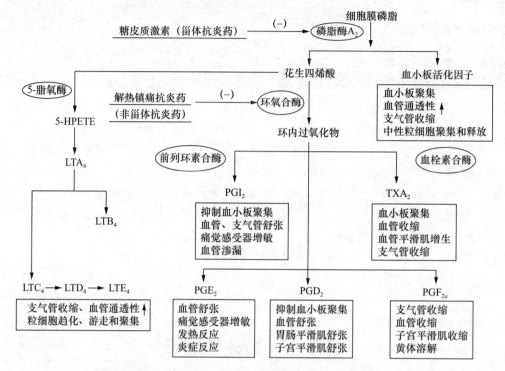

图 17-1　花生四烯酸的代谢过程和解热镇痛抗炎药作用示意图

说明：5-HPETE，5-过氧化氢廿碳四烯酸；LTA₄，白细胞三烯 A₄；LTB₄，白细胞三烯 B₄；LTC₄，白细胞三烯 C₄；

LTD₄，白细胞三烯 D₄；LTE₄ 白细胞三烯 E₄；PGI₂，前列腺素 I₂；PGE₂，前列腺素 E₂；PGD₂，前列腺素 D₂；

PGF₂ₐ，前列腺素 F₂ₐ；TXA₂，血栓素 A₂。

对急性锐痛、各种严重创伤性剧痛及内脏平滑肌绞痛无效。主要用于组织损伤或炎症引起的头痛、牙痛、神经痛、肌肉痛、关节痛、痛经等，具有良好镇痛效果；对口腔及眼部小手术后疼痛也有镇痛作用。长期应用不易产生成瘾性和欣快感。

本类药物镇痛作用部位主要在外周。在组织损伤或发炎时，局部可产生并释放致痛物质（也是致炎物质）如 PGs、5-HT 和缓激肽等，作用于痛觉感受器引起疼痛。PGE₁、PGE₂ 及 PGF₂ 还可提高痛觉感受器对致痛物质的敏感性。解热镇痛药可抑制炎症时 PGs 的合成，抑制致痛物质的产生，达到镇痛效果。这说明为何这类药物对尖锐的一过性刺痛（直接刺激感觉神经末梢引起）无效，而对持续性钝痛（多为炎性疼痛）有效。本类药物还可能部分地通过影响皮层下感觉传递而发挥镇痛作用。

3. 抗炎　尽管 NSAIDs 均具有解热、镇痛作用，但是它们的抗炎作用强度相差很大。多数药物具有较好的抗炎作用，而苯胺类药物几乎不具有抗炎作用。对控制风湿性及类风湿关节炎的症状有肯定疗效，起效迅速，但不能根治，也不能阻止疾病的发展以及并发症的发生。控制急性炎症发生时，局部产生大量 PGE₂。PGE₂ 是强效血管扩张物，与炎症局部的组胺、缓激肽和白三烯（LTs）等发生协同作用，加重血管渗漏、水肿等炎症反应。NSAIDs 抑制炎症部位 COX-2，减少 PGs 合成，从而抑制参与炎症反应的中性粒细胞游走聚集、向血管内皮黏附和内皮下间隙转移；NSAIDs 尚可抑制自由基、超氧化物和白介素生成，稳定溶酶体膜并抑制溶酶体酶释放，影响T淋巴细胞产生淋巴因子，降低血管对缓激肽和组胺的敏感性等。

目前研究发现环氧合酶至少有两种同工酶，即环氧合酶-1（COX-1）和环氧合酶-2（COX-2），二者为结构异构体。最近在人大脑和心脏组织发现一种新的同工酶COX-3。COX-1位于血管、胃和肾，参与血管舒缩、血小板聚集、胃黏膜血流、胃液分泌及肾功能等的调节；COX-2在炎症组织中由细胞因子和炎症介质诱导产生。抑制炎症部位的COX-2，可产生抗炎镇痛作用；抑制胃部COX-1，则产生胃肠道的不良反应（表17-1）。

表17-1 环氧合酶的生理学和病理学作用及药物分类

分类	COX-1	COX-2
来源	绝大多数组织	炎症反应细胞为主
生成条件	自然存在为主	刺激后诱导生成为主
生理作用	保护胃黏膜	肾脏发育
	调节血小板功能	调节肾血流、肾排钠和肾素分泌
	调节外周血管阻力	神经系统功能
	调节肾血流量和肾功能	生殖功能
病理作用	损伤早期的疼痛、风湿病	炎症反应、促进癌变和转移
NSAIDs分类（根据药物COX-2的IC$_{50}$/COX-1的IC$_{50}$的比值进行分类）		
COX非选择性抑制药	萘普生（0.6）、氟比洛芬（1.3）、双氯芬酸（0.7）、萘丁美酮（1.4）	
COX-1低选择性抑制药	布洛芬（15）、对乙酰氨基酚（7.5）	
COX-1高选择性抑制药	阿司匹林（166）、吲哚美辛（60）、舒林酸（100）、托美丁（175）	
COX-2选择性抑制药	塞来昔布（0.05）、尼美舒利（<0.07）	

常用的解热镇痛抗炎药按照其化学结构可分为水杨酸类、苯胺类、吡唑酮类和其他有机酸类（如吲哚乙酸类、邻氨基苯甲酸类、芳基丙酸类、芳基乙酸类、灭酸类、昔康类等）。其中苯胺类基本不具有抗炎、抗风湿作用。根据其对COX作用的选择性可分为非选择性COX抑制药和选择性COX-2抑制药。

一、非选择性环氧酶抑制药

（一）水杨酸类

水杨酸类（salicylate）药物包括阿司匹林（aspirin）、水杨酸钠（sodium salicylate）和氟苯水杨酸（diflunisal，二氟尼柳），其中阿司匹林最常用，氟苯水杨酸是水杨酸的衍生物。水杨酸因刺激性大，仅作外用，有抗真菌及溶解角质的作用。

阿司匹林（aspirin）

又称乙酰水杨酸、醋柳酸。

阿司匹林于1893年合成，是最古老的非甾体类抗炎药，也是目前最常用的药物之一。

【药动学特点】口服后易从胃和小肠上部吸收。被胃肠黏膜、血浆、红细胞和肝脏的酯酶迅速水解，产生水杨酸，故阿司匹林的 $t_{1/2}$ 仅有 15min 左右。代谢产物水杨酸以盐的形式存在，具有药理活性。水杨酸与血浆蛋白结合率为 80%～90%，游离型可分布于全身组织，也能进入关节腔、脑脊液、乳汁和胎盘。体内水杨酸盐约 25% 被氧化代谢，约 25% 以原形由肾脏排泄，其余与甘氨酸和葡萄糖醛酸结合后随尿液排出。尿液 pH 值的变化对水杨酸盐排泄量的影响很大，在碱性尿液时可排出 85%，在酸性尿液时仅为 5%。水杨酸盐是弱酸性药物，过量中毒时服用碳酸氢钠以碱化尿液增加其解离，减少肾脏对水杨酸盐重吸收，加速其排泄。

【药理作用】

1. 解热、镇痛　有较强的解热、镇痛作用，能有效降低发热者的体温。

2. 抗炎、抗风湿　作用较强，作用强度随剂量增大而增强。

3. 抗血栓　血栓素 A_2（TXA_2）是诱发血小板聚集和血栓形成的重要内源性物质，可直接诱发血小板释放二磷酸腺苷（adenosine diphosphate，ADP），加速血小板的聚集过程。小剂量阿司匹林抑制血小板 COX 活性，减少了血小板 TXA_2 的合成，因而可抑制血小板聚集，防止血栓形成。同时也可引起凝血障碍，延长出血时间。较大剂量的阿司匹林可抑制血管内皮细胞中 COX 活性，减少 PGI_2 的合成。PGI_2 是 TXA_2 的生理拮抗药，它的合成减少可能促进血栓形成，故常用小剂量的阿司匹林预防血栓形成，用于预防心肌梗死。

【临床应用】

1. 疼痛　对钝痛特别是伴有炎症者效果较好，是治疗头痛和短暂肌肉骨骼痛的常用药，也用于牙痛、关节痛、神经痛及痛经等轻、中度疼痛。

2. 发热　适用于感冒发热，对体温过高、持久发热者可降低体温，缓解并发症。

给药剂量：轻度疼痛或发热：①成人和大于 11 岁的儿童：按需口服或直肠用药 325～625mg，每 4h 一次；②2～11 岁的小儿：口服或直肠用药一次 10～15mg/kg，每 4h 一次。最大剂量为每天 80mg/kg。

3. 风湿性、类风湿关节炎　可使急性风湿热患者于 24～48h 内退热，关节红肿、疼痛缓解，血沉减慢，症状迅速减轻。由于控制急性风湿热的疗效迅速而确实，故可用于鉴别诊断。对类风湿关节炎也可迅速镇痛，使关节炎症消退，减轻及延缓关节损伤的发展。剂量比一般解热镇痛用量大 1～2 倍，且疗效与剂量成比例增加，临床最好用至最大耐受剂量。成人每日 3～5g，分 4 次于饭后服，但要注意防止中毒。

给药剂量：成人起始剂量为每天口服 2.4～3.6g，分次服用；维持剂量为每天 3.2～6g，分次服用。

4. 防止血栓形成　采用小剂量阿司匹林（75～150mg/d）可预防血栓形成，治疗缺血性心脏病和心肌梗死（心肌梗死风险下降 20%～25%），降低其病死率和再梗死率；也可用于心绞痛、血管或心脏瓣膜形成术、心房颤动、有脑血栓倾向的一过性脑缺血等，预防栓塞。

给药剂量：①抗栓治疗：成人每天口服 1.3g，分 2～4 次服用。②预防心肌梗死：成人每天口服 75～325mg。

【**禁忌证**】胃溃疡、严重肝损害、低凝血酶原血症、维生素 K 缺乏症、血友病、哮喘、鼻息肉、慢性荨麻疹。

【**护理用药作用评估**】

1. 药效　口服 5～30min 起效，25～40min 达血药浓度高峰，维持 1～4h，发挥解热、镇痛、抗炎的作用。

2. 不良反应　短期服用，不良反应少；长期大量用于抗风湿治疗则不良反应增多。

（1）胃肠道反应：与抑制胃黏膜 PGI_2 和 PGE_2 合成有关，因为内源性 PGI_2 和 PGE_2 具有保护胃黏膜的作用。应餐后服用，同服抗酸药或选用阿司匹林肠溶片。

（2）出血和凝血障碍：小剂量使用抑制血小板聚集，造成出血时间延长。长期或大剂量使用该药还可抑制凝血酶原生成，从而导致出血时间和凝血时间延长，易引起出血；维生素 K 可以预防。肝功能不全、凝血酶原合成功能低下者慎用。手术前周停用阿司匹林。

（3）水杨酸反应：阿司匹林剂量过大（5g/d）或敏感者可出现头痛、眩晕、恶心、呕吐、耳鸣、视力及听力减退，严重者出现高热、精神错乱甚至昏迷、惊厥等，称为水杨酸反应。一旦出现应立即停药，加服或静脉滴注碳酸氢钠，碱化尿液加速药物排泄。

（4）过敏反应：偶见皮疹、荨麻疹、血管神经性水肿和过敏性休克。

（5）阿司匹林哮喘：指某些哮喘患者服用阿司匹林或其他 NSAIDs 后诱发的哮喘，称"阿司匹林哮喘"。它不是以抗原-抗体反应为基础的过敏反应，而是由于药物抑制了 COX，使 PGs 合成受阻，导致通过脂加氧酶途径生成的白三烯增多，引起支气管痉挛，诱发哮喘。临床可用抗组胺药、糖皮质激素药和肾上腺素治疗。

（6）瑞夷综合征（Reye's syndrome）：病毒感染伴有发热的儿童和青少年服用阿司匹林后，偶致瑞夷综合征，表现为肝损害和脑病，可致死。病毒感染时应慎用，可用对乙酰氨基酚代替。

【**护理要点**】

1. 用药前　根据患者实际情况进行护理评估，做出护理诊断。慎用于以下情况的患者：胃肠病变、肾功能受损、低凝血酶原血症、维生素 K 缺乏、血小板减少（症）、血小板减少性紫癜或严重肝功能下降。

2. 用药期间

（1）口服或直肠用的含有阿司匹林或非阿司匹林水杨酸盐类药物不适用于已经或正在从水痘或流感样症状恢复的儿童和青少年，因为有发展成瑞夷综合征的危险。

护理警示

（1）与抗凝药合用会使出血的风险增加，应密切监测患者的凝血功能；

（2）会增加口服抗糖尿病药物的降糖作用，密切监测患者血糖水平。

（2）用于抗炎、治疗风湿热和血栓形成时，应该按计划用药而不应按需用药。

（3）由于肠衣片和缓释剂吸收缓慢，故不适用于快速缓解急性疼痛、发热或炎症，它们较少引起胃肠出血，更适用于长期应用，如关节炎的治疗。

（4）应用于有吞咽困难的患者时，可以将非肠衣制剂的阿司匹林研碎，混合于柔软的食物或液体中，立即服用，否则药物会迅速降解。

（5）对于不能忍受口服用药的患者，可以向医生要求应用直肠栓剂，注意直肠黏膜刺激性和出血。

（6）监测水杨酸盐水平，关节炎的治疗水平为150～300mg/ml，高于200mg/ml会出现耳鸣，但这不是中毒的可靠指征，尤其是对于年龄小的患者或大于60岁的患者，在长期治疗下，超过400mg/ml水平会出现严重的毒性反应。

（7）长期治疗时，应定期检查血常规、凝血功能和肾功能。

（8）阿司匹林不可逆地抑制血小板聚集，停药5～7天后才能行择期手术，以便新的血小板能形成和释放。

（9）观察患者是否发生过敏反应，如哮喘。

【健康教育】

（1）建议患者将该药与食物、牛奶、抗酸药或一大杯水一起服下，以便减轻胃肠道反应。

（2）告知患者及家属低盐饮食。

（3）由于许多药物可能会与阿司匹林发生相互作用，告知患者在用药前要咨询医生。

（4）告知患者不要研碎或咀嚼缓释片或肠衣片，而要整片吞下。

（5）告知患者应将有浓醋酸气味的阿司匹林药片扔掉。

（6）告知患者如果小儿用药超过5天或成人用药超过10天应咨询医生。

（7）告知患者若长时间大剂量应用阿司匹林，应注意皮肤上的红色圆斑、牙龈出血和胃肠出血的征象，多饮水，建议用软毛牙刷。

（8）告知孕妇在没有医生的专门指导下，在妊娠期后三个月里避免服用阿司匹林。

（9）阿司匹林是儿童中毒的最主要原因之一，告知父母把该药放在小孩不能触及的地方。

知识拓展

阿 司 匹 林

阿司匹林（人类在3500年前发现柳树皮可以止痛）与青霉素、安定并称医药史上三大经典药物。几乎每一次人类出现新的重大疾病，阿司匹林的新作用就会被发现，并被迅速大规模推广。

因发现阿司匹林作用机理而获得1982年诺贝尔医学奖的约翰·瓦内爵士说："尽管阿司匹林是一种古老的药物，但我们每天都可能在它身上发现新的东西。"《阿司匹林的妙用》的作者Eric Metcalf声称："每天一片阿司匹林，让你远离医生。"他在书中探讨了阿司匹林在乳腺癌、结肠癌、前列腺癌、帕金森、骨质疏松症等病症的预防和治疗中的最新医学进展。到2007年，应用阿司匹林预防心脏病已经和儿童时期免疫、戒烟预防措施一起成为2007年"美国预防服务工作组"（U. S. Preventive Service Task Force）推荐的首要医学预防措施。

水杨酸钠（sodium salicylate）

又称邻羟基苯甲酸钠。

水杨酸钠为白色鳞片状结晶或粉末，主治活动性风湿病、类风湿性关节炎等急症，对于风湿关节炎引起的局部疼痛、肿胀、行走疼痛等病情可以缓解。它用途广泛，既是解热镇痛药和抗风湿药，又是有机合成原料、防腐剂、测胃液中游离酸的试剂，用作分析试剂、有机合成等，广泛应用于医药、电子、仪表、冶金工业等领域。

氟苯水杨酸（diflunisal）

又称二氟尼柳。

氟苯水杨酸口服吸收完全，2～3h达C_{max}，血浆蛋白结合率达99%，体内药物的90%以葡萄糖醛酸结合物形式排泄，$t_{1/2}$为8～12h。抗炎作用强于阿司匹林，但解热作用很弱。主要用于轻、中度疼痛，如术后、骨骼肌扭伤及癌症疼痛等，该药500mg相当于阿司匹林650mg的镇痛效果；也可用于骨关节炎、类风湿关节炎，1g相当于阿司匹林4g的效果。不良反应发生率为3%～9%，可见恶心、呕吐、腹痛、头晕和皮疹等。

水杨酸

不同浓度的水杨酸表现出不用的作用。在低浓度（1%～2%）时有角质增生作用，能促进表皮的生长；高浓度（10%～20%）时可溶解角质，对局部有刺激性。在体表真菌感染时，可以软化皮肤角质层，角质层脱落的同时也将菌丝随之脱出而起一定程度的治疗作用。

（二）苯胺类

对乙酰氨基酚是非那西丁的活性代谢产物，两者均有较强的解热镇痛作用，但是它们的抗炎、抗风湿作用很弱，无临床实用价值。

对乙酰氨基酚（acetaminophen）

又称扑热息痛、退热净、醋氨酚、A-PAP。

对乙酰氨基酚是治疗轻、中度疼痛的最重要的止痛药之一。

【药动学特点】口服易吸收。常用临床剂量下，绝大部分药物在肝脏与葡萄糖醛酸和硫酸结合为无活性代谢物，$t_{1/2}$为2～4h。较高剂量时，上述结合反应达饱和后，少量药物经肝微粒体混合功能氧化酶代谢为有肝毒性的对乙酰苯醌亚胺（N-acetyl-p-benzoquinone mine）；治疗剂量时，肝脏谷胱甘肽与之结合而解毒。长期用药或过量中毒导致体内谷胱甘肽被耗竭时，此毒性产物以共价键形式与肝、肾中重要的酶和蛋白质不可逆性结合，引起肝细胞、肾小管细胞损伤。

【药理作用】解热作用和镇痛作用的强度与阿司匹林相似，几乎不具有抗炎、抗风湿作用和抗血小板作用。对患者凝血时间和尿酸水平亦无明显影响。

【临床应用】临床用于感冒发热、关节痛、头痛、神经痛和肌肉痛等。对阿司匹林过敏、消化性溃疡病、阿司匹林诱发哮喘的患者，可选用对乙酰氨基酚代替阿司匹林。因其不诱发溃疡和瑞夷综合征，儿童因病毒感染引起发热、头痛，需使用NSAIDs时，应首选对乙酰氨基酚。本药不能单独用于抗炎或抗风湿治疗。

【禁忌证】禁用于对该药过敏的患者。

【护理用药作用评估】

1. 药效 口服0.5～1h达C_{max}，有效缓解患者感冒发热、关节痛、头痛、神经痛和肌肉痛等症状。

2. 不良反应 治疗量且疗程较短时，很少产生不良反应。偶见溶血性贫血、中性粒细胞减少症、白细胞减少症、黄疸、低血糖、皮疹等。

护理警示

大剂量或长期使用巴比妥类药物、卡马西平、苯妥英钠、利福平和磺吡酮可能会影响对乙酰氨基酚的疗效并增加其肝毒性，避免合用。

【护理要点】

1. 用药前 根据患者实际情况进行护理评估，应清楚患者的病史及用药史，评估患者是否可以使用本药。

2. 用药期间

（1）慎用于长期饮酒的患者，因为治疗剂量也会产生肝毒性。

（2）许多药物含有对乙酰氨基酚，应注意每天药物总量的计算。

（3）儿童或有吞咽困难的患者可以用液体制剂。

（4）儿童用药每天不应超过五次剂量。

【健康教育】

（1）对小于2岁的小儿用药时，其父母应咨询医生。

（2）告知患者仅短期用药，如果小儿用药超过5天或成人用药超过10天时，应咨询医生。

（3）告知患者及家属许多非处方药物含有对乙酰氨基酚，计算每天药量时应考虑到这部分药量。

（4）告知患者如果没有医生的指导，不要用于高热（体温大于39.5℃）、超过3天的发热或回归热等。

（5）告知患者大剂量或长期擅自应用该药会导致肝损害，过度饮酒会增加肝损害，提醒长期饮酒者每天的用药量不超过2g。

（6）告知哺乳期的妇女，该药在乳汁中的浓度低（小1%的用药量），短期按量用药是安全的。

非那西丁（phenacetin）

解热作用强于镇痛作用。药效强度与阿司匹林相当，作用缓慢而持久，毒性较低。本药及其代谢产物扑热息痛均有解热作用，有轻度镇痛作用，一般能维持3～4h；与水杨酸类合用的协同作用使镇痛效果增强。临床上主要用于小动物的解热镇痛。本药也是复方阿司匹林（APC）片剂的组分之一。

长期服用非那西丁可损害肾脏，甚至诱发癌症，可能引起紫绀反应及溶血性贫血。由于非那西丁的潜在副作用大，又有其他更安全及同样有效的药物可以代替，所以许多国家已经禁售非那西丁。我国已经开始淘汰一些含非那西丁的药品，但并未完全禁止使用。

（三）吡唑酮类

氨基比林（aminopyrine）

氨基比林又名匹拉米洞，解热镇痛作用较强，缓慢而持久，消炎抗风湿作用与阿司匹林相似。因能引起骨髓抑制及能形成亚硝胺致癌物质，故单用制剂已淘汰。临床常用的是其复方制剂，如复方氨基比林（安痛定）、散痛片等。但是可引起粒细胞减少。长期服用含本品药物，可引起严重不良反应，应定期检查血象。偶有皮疹和剥脱性皮炎。在胃酸条件与食物作用，可形成致癌性亚硝基化合物，如亚硝胺，严重肝、肾功能不全患者及对本品过敏者禁用。

安乃近（metamizol sodium）

安乃近又称诺瓦经、罗瓦尔精，是氨基比林和亚硫酸钠相结合的化合物，解热、镇痛作用快而强。口服吸收完全，2h内达C_{max}。临床主要用于头痛、偏头痛、肌肉痛、关节痛、痛经等；也用于发热时的解热。一般不作首选药，仅在急性高热又无其他有效解热药可用的情况下，紧急退热。不宜长期使用。安乃近的胃肠道不良反应较小，但可引起粒细胞缺乏症，发生率约1.1%，严重时可致死，也可诱发再生障碍性贫血，偶见过敏性休克。

保泰松（phenylbutazone）和羟基保泰松（oxyphenbutazone）

保泰松和羟基保泰松具有很强的抗炎、抗风湿作用，但解热镇痛作用较弱。主要用于治疗风湿性关节炎、类风湿性关节炎、强直性脊柱炎。保泰松较大剂量可减少肾小管对尿酸盐的再吸收，可促进尿酸排泄，可用于治疗急性痛风。

保泰松和羟基保泰松不良反应发生率高，常见不良反应包括胃肠道反应、水钠潴留、甲状腺肿大、黏液性水肿、过敏反应和肝、肾损害，偶致肝炎及肾炎。服药期间应检查血象，监测肝和肾功能；不宜长期服用。本药能抑制香豆素类抗凝药和磺酰脲类降糖药的代谢，并可将其从血浆蛋白结合部位置换出来，从而明显增强其作用及毒性，可引起出血症状和血糖过低。

（四）其他有机酸类

吲哚美辛（indomethacin）

又称消炎痛。

【药动学特点】口服吸收迅速完全，约90%与血浆蛋白结合，主要经肝脏去甲基代谢，代谢物从尿、胆汁、粪便排泄，10%～20%以原形由尿排泄，$t_{1/2}$ 为2～3h。丙磺舒可通过抑制药物由肾脏和胆汁排泄而延长其半衰期。

【药理作用】最强的COX抑制药之一；其抗炎及镇痛作用强于阿司匹林；除抑制COX外，亦可抑制磷脂酶A和磷脂酶C，抑制中性粒细胞迁移以及T淋巴细胞和B淋巴细胞增殖。

【临床应用】临床主要用于急性风湿性及类风湿关节炎。对骨关节炎、强直性脊柱炎（阿司匹林的作用最弱）、癌症发热及其他不易控制的发热也有效。

【禁忌证】对该药高敏的患者或有非甾体类抗炎药物诱导的哮喘、鼻炎或荨麻疹病史者及妊娠期或哺乳期患者禁用；有以下情况的婴儿禁用：未治疗的感染、活动性出血、凝血缺陷或血小板减少、坏死性小肠结肠炎或肾功能受损。栓剂禁用于有直肠炎或近期有直肠出血的患者。

【护理用药作用评估】

1. **药效** 口服2h达 C_{max}，有效缓解患者关节红、肿、热、痛的症状。

2. **不良反应** 多见，发生率为35%～50%，20%的患者须停药。

（1）胃肠道反应：恶心、呕吐、腹泻，诱发或加重溃疡，严重者发生出血或穿孔。

（2）中枢神经系统：15%～25%患者可发生头痛、眩晕；偶见精神异常等。

（3）造血系统：引起粒细胞减少、血小板减少、再生障碍性贫血等。

（4）过敏反应：常见皮疹，严重者发生哮喘。

> **护理警示**
>
> （1）吲哚美辛可增加氨基苷类、环孢霉素和甲氨蝶呤的毒性，避免合用；
>
> （2）阿司匹林可降低吲哚美辛的血药水平，避免合用；
>
> （3）与呋塞米、噻嗪类利尿剂和抗高血压药物合用时，使药效降低。

【护理要点】

1. **用药前** 根据患者实际情况进行护理评估，做出护理诊断。慎用于癫痫、帕金森病、肝或肾病、心血管疾病、感染和精神疾病或抑郁患者，慎用于老年患者和有胃肠疾病病史的患者。

2. **用药期间**

（1）密切关注患者消化道的情况。

（2）对应用抗凝剂的患者、凝血缺陷者及新生儿应监测出血情况。

（3）由于非甾体类抗炎药物破坏肾前列腺素的合成，可使肾血流减少和导致可逆性肾功能损伤，尤其是对原先存在肾功能衰竭、肝功能不全或心力衰竭的患者、老年患者和服用利尿剂者，应密切监测。

（4）该药可引起钠潴留，注意患者的体重增加（尤其对老年患者）及高血压患者的血压增高，同时避免与引起尿潴留的其他药物一同使用。

（5）由于具有解热和抗炎作用，非甾体类抗炎药物可掩盖感染的症状和体征。

（6）注意如出现皮疹和呼吸抑制等过敏反应时，立即报告医生。

【健康教育】

（1）告知患者吲哚美辛与食物、牛奶或抗酸剂同时服用可防止胃肠不适。

（2）告知患者吲哚美辛与阿司匹林、酒精或皮质类固醇类合用可增加胃肠不良反应。

（3）患者在服用NSAIDs时，可在无胃肠道症状的情况下出现严重的胃肠道反应，包括消化性溃疡和出血；告知患者出现胃肠道出血的症状和体征，应立即与医护人员联系。

（4）告知患者在中枢神经系统的不良反应消失前避免进行需要精神集中的危险活动。

（5）告知患者如果视力和听力发生改变应立即通知医生。长期口服用药的患者应定期进行视听检测、全血细胞计数（complete blood count，CBC）和肾功能检测以监测毒性反应。

布洛芬（ibuprofen）

又称异丁苯丙酸、异丁洛芬、芬必得、大亚芬克、美林。

【药动学特点】布洛芬是苯丙酸的衍生物，口服吸收完全，血浆蛋白结合率大于99%，可缓慢进入关节腔滑液。主要经肝脏代谢，代谢物由尿液排泄，$t_{1/2}$为2h。

【药理作用】解热、镇痛和抗炎作用强，2.4g布洛芬的抗炎效果与4g阿司匹林相同。

【临床应用】主要用于风湿性及类风湿关节炎，也可用于一般性解热、镇痛。主要特点是疗效与阿司匹林相似，而严重不良反应发生率明显低于阿司匹林、吲哚美辛；对于因消化道不良反应而无法耐受NSAIDs的患者，可服用布洛芬。布洛芬本身不能降低患者的心血管风险。

【禁忌证】禁用于有以下情况的患者：血管神经性水肿、鼻息肉综合征、对阿司匹林或其他非甾体类抗炎药物发生支气管痉挛反应，或对该药过敏；妊娠期妇女禁用。

【护理用药作用评估】

1. 药效　口服1～2h达C_{max}，发挥解热、镇痛、抗风湿性及类风湿关节炎的作用。

2. 不良反应　临床少数患者出现过敏、血小板减少和视物模糊，一旦出现视力障碍应立即停药。

【护理要点】

1. 用药前　根据患者实际情况进行护理评估，做出护理诊断。慎用于有以下情况的患者：胃肠疾病、消化性溃疡病史、肝肾疾病、心脏功能失代偿、高血压或内源性凝血功能缺陷。

2. 用药期间

（1）患者在服药期间，可在无胃肠道症状的情

护理警示

（1）可降低抗高血压药、呋塞米和噻嗪利尿剂的抗高血压或利尿作用；

（2）布洛芬拮抗阿司匹林对血小板的作用，从而干扰阿司匹林的心血管保护效应，禁止合用。

况下出现严重的胃肠毒性反应，包括消化性溃疡和出血。

（2）长期治疗时应定期监测肝、肾功能，发生异常时应停止用药并告知医生。

（3）由于其解热和抗炎作用，可掩盖感染的症状和体征。

（4）可发生视觉模糊、减退或视色改变。

（5）用药1～2周后才出现良好的抗炎作用。

【健康教育】

（1）告知患者布洛芬与牛奶或食物一起服下可减少胃肠不良反应。

（2）告知患者在没有咨询医生的情况下不要擅自用药。

（3）告知患者对关节炎的充分治疗效果可延迟2～4周出现。虽然小剂量即可产生镇痛效果，但低于400mg每天4次的剂量无抗炎效果。

（4）告知患者用药期间不要饮酒，与酒、阿司匹林或皮质类固醇药物合用可增加胃肠道不良反应。

（5）指导患者对胃肠出血的症状和体征进行识别，包括呕吐物、尿或大便中带血咖啡样呕吐物、黑便。告知患者出现以上任何一种情况后应立即通知医生。

（6）告知患者在中枢神经系统的不良反应消失前避免进行需要精神集中的危险活动。

（7）告知患者用药期间接触阳光可引起光感反应，建议戴太阳镜。

吡罗昔康（piroxicam）

又称炎痛喜康、吡氧噻嗪。

属非选择性COX抑制药。口服吸收完全，2～4h达C_{max}。血浆蛋白结合率99%，$t_{1/2}$长约50h，每日给药1次即可。具有良好的抗炎作用，并能抑制中性粒细胞激活；后一作用与药物抑制COX无关。吡罗昔康可抑制中性粒细胞迁移，降低氧自由基产生，并能抑制淋巴细胞。给药后7～12天，血药浓度与关节腔滑液中的浓度相近。临床用于风湿性和类风湿关节炎，疗效与阿司匹林、吲哚美辛及萘普生相同。因该药起效较慢，达稳态血药浓度的时间较长，一般不用于急性疼痛。每日剂量超过20mg时，引起消化道溃疡和出血的风险高于其他NSAIDs 9.5倍。其他不良反应可见头晕、耳鸣、头痛、皮疹等。与锂盐合用时可抑制锂由肾脏排泄。

二、选择性COX-2抑制药

塞来昔布（celecoxib）

本药对COX-2的选择性高于COX-1约20倍，治疗剂量下对COX-1无明显影响。口服吸收良好，吸收受食物影响。血浆蛋白结合率约97%，主要经肝脏CYP2C9代谢，代谢物由粪便排泄，$t_{1/2}$为10～12h。临床用于骨关节炎、风湿性关节炎、类风湿关节炎、强制性脊柱炎、急性疼痛和原发性痛经。其主要特点是消化性溃疡发生率显著低于传统的NSAIDs。与非选择性NSAIDs相同，塞来昔布也抑制肾脏PG合成，可诱发高血压和水肿。塞来昔布对血小板TXA_2合成无影响，因此对于有心血管或脑血管疾病倾向的患者，应避免使用选择性COX-2抑制药（包括塞来昔布），以免诱发血栓、高血压等心血管疾病。临床使用昔布类药物时，应遵循最小有效量和最短疗程的原则，一般不推荐作为NSAIDs的首选药。常见不良反应为上腹疼痛、腹泻与消化不良。阿司匹林等其他NSAIDs以及磺胺类药物过敏者禁用。

帕瑞昔布（parecoxib）

帕瑞昔布是伐地考昔（valdecoxib）的水溶性非活性前体药物，是目前唯一可供注射的选择性COX-2抑制药，临床用于无法口服给药或需快速起效的患者如术后镇痛等。肌内或静脉注射后，帕瑞昔布在肝脏迅速转变成活性代谢物伐地考昔。因此其药动学和药效学特性与伐地考昔相同。伐地考昔被肝脏CYP2C9和CYP3A4代谢，$t_{1/2}$约8h。帕瑞昔布临床主要用于术后镇痛。用药期间一旦发现皮疹应立即停药，以免致命性皮肤过敏反应发生。伐地考昔因心血管不良反应而撤市，帕瑞昔布的使用亦应警惕相关不良反应。

美洛昔康（meloxicam）

对COX-2具有一定的选择性，约为COX-1的10倍。口服吸收较慢，$t_{1/2}$约20h，美洛昔康每日给药1次，7.5～15mg治疗骨关节炎，15mg治疗类风湿关节炎。胃肠道不良反应发生率低于吡罗昔康、双氯芬酸和萘普生。虽然该药抑制TXA_2合成，然而即使患者的用药剂量超过常用量也不抑制体内血小板的功能。其他不良反应与NSAIDs相似。

尼美舒利（nimesulide）

口服生物利用度大于90%，且不受食物影响。绝大部分药物经肝脏代谢，$t_{1/2}$为2～4.7h。尼美舒利具有很强的解热、镇痛和抗炎作用，对COX-2的选择性与塞来昔布相似。其作用机制还包括抑制中性粒细胞激活，减少细胞因子生成，可能激活糖皮质激素受体。口服尼美舒利的解热作用比对乙酰氨基酚强200倍，镇痛作用比阿司匹林强24倍。临床用于类风湿关节炎、骨关节炎、术后或创伤后疼痛、上呼吸道感染引起的发热等。有"阿司匹林哮喘"病史的患者需要使用NSAIDs时，可选用尼美舒利。尼美舒利的胃肠道不良反应发生率低，但可致急性肝炎、重症肝炎和重症肝损害，用药不应超过15天。对阿司匹林及其他NSAIDs过敏者禁用。

第二节 | 治疗痛风药

痛风（gout）是体内嘌呤代谢紊乱引起的一种疾病，表现为血液中嘌呤代谢终产物尿酸浓度过高，沉积于关节、结缔组织和肾脏，引起粒细胞局部浸润而产生炎症反应。急性痛风发作时外周关节（常为大趾关节）出现红、肿、热和剧烈疼痛，慢性痛风则由痛风反复间歇发作造成，尿酸盐析出结晶沉积在组织中形成痛风结石。在关节形成结石，可导致关节畸形和功能障碍；在肾脏形成结石，可导致肾脏慢性损害。

抗痛风药可通过抑制嘌呤代谢从而减少尿酸生成、促进尿酸排泄或抑制粒细胞浸润而产生作用，迅速终止急性关节炎，减少反复间歇发作，防止关节和肾脏损害。

一、抑制炎症反应药

秋水仙碱（colchicine）

又称秋水仙素。

秋水仙碱与中性粒细胞的微管蛋白结合，从而阻止微管蛋白聚合形成微管，导致中性粒细胞的迁移、趋化和吞噬功能降低。秋水仙碱也抑制白三烯 B_4 的形成。对急性痛风性关节炎有选择性抗炎作用，用药后数小时关节红、肿、热、痛等症状消退。对一般性疼痛及其他类型关节炎无效。对血中尿酸浓度及尿酸排泄无影响，故对慢性痛风无效。不良反应较多，常见消化道反应。中毒时出现水样腹泻、血便、脱水和休克，对肾及骨髓也有一定的损害作用。

萘普生（naproxen）

又称甲氧萘丙酸、消痛灵。

萘普生口服吸收迅速且完全。食物、氢氧化铝或氧化镁会减少其吸收，碳酸氢钠促进其吸收。血浆蛋白结合率大于99%，$t_{1/2}$ 为14h。主要通过CYP2C9代谢，原形药及代谢产物自尿中排出。该药的解热和镇痛活性分别是阿司匹林的22倍和7倍。还可抑制血小板聚集，使患者的心肌梗死风险下降10%。主要用于风湿性和类风湿关节炎、骨关节炎、强直性脊柱炎和各种类型的风湿性肌腱炎。对各种疾病引起的疼痛和发热也有良好缓解作用。其显著特点是毒性低，胃肠道和神经系统的不良反应明显少于阿司匹林和吲哚美辛，但仍多于布洛芬。长期服用可能增加心血管病风险。对阿司匹林过敏者禁用。

非甾体类抗炎药，如吲哚美辛、布洛芬、萘普生等，对急性痛风和痛风反复间歇发作的炎症和疼痛有较好疗效，有些药物如保泰松等还具有促进尿酸排泄的作用。甾体类抗炎药只用于上述抗痛风药不能耐受或顽固的病例，不能作为常规用药。

二、抑制尿酸生成药

别嘌醇（allopurinol）

又称痛风宁、痛风平、赛洛克。

别嘌醇是次黄嘌呤异构体，能抑制尿酸合成，是痛风间歇期的首选标准治疗药物。口服易吸收，约70%经肝脏代谢为有活性的别黄嘌呤。别嘌呤（$t_{1/2}$ 1～3h）和别黄嘌呤（$t_{1/2}$ 18～30h）均可抑制黄嘌呤氧化酶，使尿酸生成减少。别嘌醇临床用于原发性和继发性高尿酸血症，尤其是尿酸生成过多而引起的高尿酸血症，反复发作的痛风或慢性痛风，尿酸性肾结石或尿酸性肾病。患者对该药的耐受性较好，不良反应发生率为3%～5%，可见皮疹、胃肠道反应和氨基转移酶升高，罕见粒细胞减少、白内障。用药过程中，应警惕别嘌醇重症药疹的发生。

奥昔嘌醇（oxipurinol）

奥昔嘌醇为黄嘌呤氧化酶抑制药，是别嘌醇主要的活性代谢物，通过抑制黄嘌呤氧化酶而减少尿酸的生成，降低血浆和尿中的尿酸浓度。奥昔嘌醇作用较别嘌醇稍弱。口服速释制剂吸收良好。口服给药6周起效，有效血药浓度为30～100mmol/L。仅有少部分药物经肝脏代谢。肾脏清除率为15～30ml/min。$t_{1/2}$为16～30h。药物可经血液透析清除。用于高尿酸血症，对别嘌醇耐受不良者的痛风发作有效。出现中枢神经系统和胃肠道的不良反应，如头痛、恶心和呕吐等症状。使用时需注意对别嘌醇过敏者也可能对奥昔嘌醇过敏，与巯基嘌呤或硫唑嘌呤合用时应谨慎。奥昔嘌醇用于急性痛风发作的初始治疗时应谨慎。用药期间应足量饮水，并注意使尿液维持中性或弱碱性。

三、促进尿酸排泄药

丙磺舒（probenecid）

又称羧苯磺胺。

口服吸收完全。少量游离型药物经肾小球滤过，大部分药物经肾近曲小管中段分泌入原尿。偏酸性环境中，原尿中的丙磺舒经被动扩散机制几乎全部被重吸收。尿酸由肾小球滤过及肾小管分泌进入原尿，于肾近曲小管重吸收。丙磺舒竞争性抑制尿酸的重吸收，增加尿酸盐排泄而降低血中尿酸盐水平，临床上用于治疗慢性痛风。患者对黄嘌呤氧化酶抑制药有禁忌或不耐受时，丙磺舒可作为促尿酸排泄的一线药物。丙磺舒无抗炎和镇痛作用，治疗初期由于尿酸盐自关节部位转移入血，可使痛风症状暂时加重。增加饮水并碱化尿液可促进尿酸排泄，防止尿结石形成。

苯溴马隆（benzbromarone）

口服易吸收，主要在肝脏代谢，代谢物也有一定的活性。苯溴马隆主要通过抑制肾近曲小管对尿酸的重吸收，促进尿酸排泄，降低血中尿酸水平而产生抗痛风作用。用药后可缓解关节红、肿、热、痛等症状，并能使痛风结节消散。临床用于慢性痛风、原发性或继发性高尿酸血症。少数患者出现恶心、腹胀、肾绞痛、痛风急性发作和皮疹等。用药期间应定期检查血常规，少数患者在用药3个月后出现粒细胞减少。

附：具有痛风治疗作用的中成药

风湿骨痛胶囊（Fengshi Gutong Jiaonang）

【成分】制川乌、制草乌、红花、木瓜、乌梅、麻黄、甘草。

【性状】本品为糖衣片或薄膜衣片，除去包衣后，显棕黄色至棕褐色；气香，味苦。

【功能主治】温阳散寒，通络止痛。用于寒湿闭阻经络所致的痹病，症见腰脊疼痛、四肢关节冷痛、风湿性关节炎见上述症候者。

【用法用量】口服，一次2～4粒，一日2次。

【注意事项】

（1）服药后少数可见胃脘不舒，停药后可自行消失。

（2）高血压、严重消化道疾病慎用，服药期间注意血压变化。

（3）运动员慎用。

（4）含毒性药，不可多服。

（5）本品须辨证施治。

正清风痛宁片（Zhengqing Fengtongning Pian）

【成分】盐酸青藤碱。

【性状】本药为肠溶薄膜衣片，除去肠溶衣片后显白色或类白色；味苦。

【功能主治】祛风除湿，活血通络，消肿止痛。用于风寒湿痹病，症见肌肉酸痛，关节肿胀、疼痛、屈伸不利、僵硬、肢体麻木；类风湿性关节炎、风湿性关节炎见上述症候者。

【用法用量】口服，一次1～4片，一日3次：两个月为一疗程。

【注意事项】

（1）定期复查血象，并注意观察血糖和胆固醇。

（2）如出现皮疹，或少数患者发生白细胞减少等副作用时，停药后即可消失。

（3）支气管哮喘、肝和肾功能不全者禁用；孕妇或哺乳期妇女忌用；对青藤碱过敏者禁用。

（4）本品须辨证施治。

临床实训

一、处方分析

案例：王某菊，女，57岁。患2型糖尿病5年，一直服用格列本脲治疗，血糖控制良好。近日感冒，体温38.6℃，伴有头痛，医生给予以下处方。

Rp.

　　格列本脲片　2.5mg×60片

　　Sig.　5mg　t.i.d.　p.o.

　　阿司匹林片　0.3g×10片

　　Sig.　0.3g　p.o.　t.i.d.　p.c.

请问：该处方是否合理？为什么？

分析：该处方不合理。格列本脲为磺酰脲类降血糖药。阿司匹林和格列本脲的血浆蛋白结合率均较高，阿司匹林可从血浆蛋白结合部位置换出格列本脲，使格列本脲的游离型药物浓度增高，降血糖作用增强，易致低血糖反应。可用对乙酰氨基酚替代阿司匹林。

二、实训练习

案例：李某，男，56岁。患有类风湿性关节炎，半个月前服用阿司匹林逐渐增加到每日餐前口服0.6g，一日3次，关节肿胀明显缓解。近日出现上腹部胀痛、反酸、恶心、呕吐，刷牙时伴牙龈出血、鼻黏膜出血。入院内镜检查示十二指肠球部后壁溃疡。

请问：

（1）该患者应用阿司匹林治疗类风湿性关节炎是否合理？

（2）为什么会出现消化性溃疡和牙龈出血？如何用药护理？

（王亚榕）

？ 思考题

1. 简述解热镇痛药的共同作用机制、药理作用及主要临床应用。
2. 解热镇痛抗炎药和氯丙嗪对体温的影响有何不同？
3. 解热镇痛抗炎药与镇痛药的镇痛作用有何区别？
4. 阿司匹林的不良反应有哪些？如何护理？
5. 不同剂量阿司匹林对血栓形成有何不同的影响？为什么？

实训练习解析

思考题与参考答案

思维导图

第十八章

中枢兴奋药

学习目标 +

1. **掌握**　咖啡因的药理作用、临床应用、禁忌证和护理用药作用评估。
2. **熟悉**　尼可刹米、洛贝林等药物的作用特点、临床应用和用药监护。
3. **了解**　其他中枢兴奋药的特点及临床应用。

　　中枢兴奋药（central stimulants）是能提高中枢神经机能活动和促进大脑功能恢复的一类药物。根据它们的主要作用部位或效应可分为以下三类：①主要兴奋大脑皮质的药，如咖啡因、哌甲酯等；②主要兴奋延髓呼吸中枢的药，通常称为呼吸兴奋药，如尼可刹米、洛贝林等；③促进脑功能恢复的药，如胞磷胆碱等。多数中枢兴奋药选择性一般都不高，安全范围小，随着剂量增加，其中枢作用部位也随之扩大，过量可引起中枢各部位广泛兴奋而导致惊厥。在临床应用中给药时，应注意控制用量和给药间隔时间。

第一节 | 主要兴奋大脑皮质的药

咖啡因（caffeine）

　　咖啡因是从茶叶或咖啡豆中提取的一种生物碱，在化学结构上属于甲基黄嘌呤类。纯的咖啡因是白色的粉状物，有强烈苦味。目前已人工合成。

　　【药动学特点】咖啡因脂溶性高，口服、肌内注射均易吸收。吸收后迅速透过血脑屏障到达中枢神经系统，亦可通过胎盘进入胎儿体内。主要在肝脏代谢，代谢物及少部分原形药物经肾排出。咖啡因的半衰期受年龄、肝功能、怀孕与否以及同时服用其他药物的影响。正常人 $t_{1/2}$ 为 3～4h，已怀孕的女性为 9～11h，早产儿可长达 50h 以上。当有严重的肝脏疾病时，半衰期可延长至 96h 以上。吸烟等也会缩短咖啡因的半衰期。

　　【药理作用】

　　1. 中枢作用　咖啡因对大脑皮质的兴奋性随剂量的增加而增强。小剂量（50～200mg）兴奋大脑皮质，可出现精神振奋，思维活跃，工作效率提高；较大剂量（300～500mg）则可直接兴奋延髓呼吸中枢和血管运动中枢，增加呼吸中枢对 CO_2 的敏感性，使呼吸加快、加深，血压升高，在呼吸中枢处于抑制状态时，尤为明显；中毒剂量（>800mg）可引起中枢神经系统的广泛兴奋，甚至导致惊厥。

2. 心血管作用 小剂量兴奋迷走神经，引起心率减慢；大剂量对心脏有直接兴奋作用，使心率加快、心肌收缩力增强。咖啡因能直接扩张皮肤、肺、肾血管及冠状血管，而对脑血管却是收缩作用。

3. 其他作用 对支气管平滑肌和胆道平滑肌有舒张作用；增加肾小球的滤过率，减少肾小管对钠离子的重吸收而产生利尿作用；刺激胃酸和胃蛋白酶分泌；还可刺激垂体-肾上腺皮质轴，使肾上腺皮质激素和皮质醇的合成增加。

【临床应用】

1. 解除中枢抑制状态 主要用于严重传染病、镇静催眠药或抗组胺药过量引起的昏睡及呼吸、循环抑制等，促使患者从昏迷中苏醒。

2. 早产新生儿原发性呼吸暂停 对于之前未经过相关治疗的新生儿推荐给药方案：负荷剂量为枸橼酸咖啡因20mg/kg，使用输液泵或其他定量输液装置，缓慢静脉输注（30min）。间隔24h后，给予5mg/kg的维持剂量，给药方式为每24小时进行一次，缓慢静脉输注（10min）；或者，通过口服给药途径（如通过鼻胃管给药），每24h给予维持剂量5mg/kg体重。

如早产新生儿对推荐的负荷剂量临床应答不充分，可在24h后给予最大10～20mg/kg的第二次负荷剂量。

3. 治疗头痛

（1）治疗偏头痛：咖啡因可收缩脑血管，常与麦角胺配伍制成麦角胺咖啡因片，以治疗偏头痛。口服，1～2片/次，如无效，隔0.5～1h后再服1～2片，每次发作，1日总量不超过6片，1周内不超过10片。可使头痛减轻，但不能预防和根治，只宜头痛发作时短期使用，亦用于其他神经性头痛。

（2）治疗一般性头痛：与解热镇痛抗炎药（如氨基比林）配伍，用于缓解感冒、上呼吸道感染引起的头痛等症状。口服，一次1～2片，每日3次，或遵医嘱。

【禁忌证】

1. 因增加胃酸分泌，消化道溃疡患者禁用。

2. 引起骨骼发育迟缓，故孕妇、哺乳期妇女慎用。

【护理用药作用评估】

1. 药效 参见本药药动学特点和临床应用部分。

2. 不良反应 治疗量咖啡因不良反应少见，常见胃部不适、恶心、呕吐、胃酸增多；较大剂量可致激动、不安、失眠、心悸、头痛等；中毒时可致惊厥。小儿高热时易发生惊厥，不宜用含咖啡因的解热复方制剂。咖啡因久用可产生耐受性和依赖性。

护理警示

（1）咖啡因和茶碱可在早产新生儿体内发生相互转化，不宜同时使用。

（2）咖啡因和多沙普仑同时使用可能增强其对心肺和中枢神经系统的协同作用。如需要同时使用，应严格监测患者的心率和血压。

【护理要点】

1. 用药前 根据患者实际情况进行护理评估，做出护理诊断。

2. 用药期间

（1）密切关注不良反应，对于中毒的症状或征象需要特别注意，如激动、不安、失眠、心悸、头痛。发现后立即通知医生。

（2）密切关注患者肝功能、肾功能，避免药物蓄积。

（3）用于早产新生儿原发性呼吸暂停时，对临床应答不充分或出现毒性症状的患者，应在整个治疗过程中定期监测血浆咖啡因浓度。

（4）可根据患者个体临床疗效情况、治疗过程中呼吸暂停症状发作的持续状况，或其他疾病对该疗程时间进行调整。如患者持续5～7天不出现明显的呼吸暂停发作，建议停用枸橼酸咖啡因注射剂。

（5）与解热镇痛抗炎药配伍治疗一般性头痛时，用药前询问患者是否存在胃肠道出血、消化道溃疡的情况。

（6）如果患者已进行长期或大剂量的治疗，应确定药物逐步减量停药，保障患者安全。

（7）注意患者有无产生耐受或心理依赖。

【健康教育】

（1）告知患者减少咖啡因的摄取，可能的话从饮食中全部消除。

（2）告知患者该药物不可长期使用，以免产生依赖性。

（3）告知患者就寝前6h以内不宜使用。

哌甲酯（methylphenidate）

又称哌醋甲酯、利他林、匹普鲁多、米拉�“胱灵。

哌甲酯为人工合成的苯丙胺类衍生物。中枢兴奋作用温和，治疗量可兴奋大脑皮质和皮下中枢，可改善精神活动，消除睡意、缓解抑郁症状。较大剂量能兴奋呼吸中枢，过量可致惊厥。作用机制与促进去甲肾上腺素和多巴胺等脑内单胺类神经递质的释放及抑制这些递质的再摄取有关。

哌甲酯是国内治疗儿童注意缺陷多动障碍症（attention deficit hyperactivity disorder, ADHD）的主要药物，对70%～80% ADHD患者有效。按照规定，治疗ADHD时，每张处方限定哌甲酯不超过15日常用量。患儿用药后注意力集中，学习能力提高。因药物兴奋大脑皮质，使患儿易被尿意唤醒，故也治疗小儿遗尿症。还用于巴比妥类及其他中枢抑制药过量中毒及轻度抑郁症的治疗。治疗量时不良反应较少，偶有失眠、心悸、焦虑、厌食、口干等；大剂量时可使血压升高致眩晕、头疼等，甚至惊厥；久用可产生耐受性和精神依赖性，并影响儿童的生长发育。6岁以下儿童禁用；青光眼、癫痫、高血压、过度兴奋的患者禁用；孕妇和哺乳期妇女禁用。

第二节 | 主要兴奋延髓呼吸中枢的药

尼可刹米（nikethamide）

【**药理作用**】尼可刹米作用温和，起效快，作用时间短，静脉注射一次仅维持5～10min，安全范围大，需反复、间歇给药。治疗量直接兴奋延髓呼吸中枢，也可刺激颈动脉体和主动脉体化学感受器，反射性兴奋呼吸中枢，提高其对CO_2的敏感性，使呼吸加深、加快，当呼吸处于抑制状态时，兴奋作用更为明显。对大脑皮质、血管运动中枢及脊髓有轻度的兴奋作用，过量会引起惊厥。

【**临床应用**】用于各种原因引起的呼吸抑制的解救，对肺心病引起的呼吸衰竭及吗啡中毒引起的呼吸抑制疗效较好，但对巴比妥类药物中毒引起的呼吸抑制解救效果较差。皮下注射、肌内注射、静脉注射成人常用量1次0.25～0.5g，必要时1～2h重复用药，极量1次1.25g。小儿常用量6个月以下1次75mg，1岁1次0.125g，4～7岁1次0.175g。

【**禁忌证**】癫痫及惊厥患者禁用，误用对患者大脑皮层兴奋作用增强而致惊厥、癫痫。

【**护理用药作用评估**】

1. **药效**　吸收好，起效快，作用时间短暂，一次静脉注射只能维持作用5～10min，进入体内后迅速分布至全身，故需反复、间歇给药。

2. **不良反应**　治疗量不良反应少，常见有恶心、呕吐、烦躁不安。剂量过大或给药速度过快，可致血压上升、心动过速、肌震颤及僵直、惊厥。

> **护理警示**
>
> 与其他中枢兴奋药合用，有协同作用，可引起惊厥，应避免联合应用！

【**护理要点**】

1. **用药前**　根据患者实际情况进行护理评估，做出护理诊断。

2. **用药期间**

（1）治疗中密切观察患者用药反应，及时调整剂量，如出现烦躁不安等反应，需减慢滴速，若出现肌震颤、面部肌肉抽搐等反应，应立即停药，并告知医生。

（2）药物作用时间短暂，应视病情间隔给药。

（3）用药时要定期监测血压和心率。

（4）过量致血压上升、心动过速、肌震颤及僵直、惊厥，可静脉注射地西泮或小剂量硫喷妥钠或苯巴比妥钠等，加以控制，并静脉滴注10%葡萄糖注射液，促进排泄，同时给予对症治疗和支持疗法。

（5）罕见急性过敏反应，一旦发生应立即停药，并告知医生。

【**健康教育**】

（1）告知患者用药后会出现恶心、呕吐、烦躁不安，以消除其心理压力。

（2）告知患者若出现血压上升、心动过速、肌震颤及僵直、惊厥等严重不良反应时，立即告知护士或医生。

洛贝林（lobeline）

又称山梗菜碱。

【药理作用】洛贝林是从山梗菜中提取出的生物碱，现用人工合成品。本品无直接兴奋中枢的作用，但可通过刺激颈动脉体和主动脉体的化学感受器，反射性兴奋延髓呼吸中枢。作用弱、快、短暂，仅持续数分钟，但安全范围大，不易引起惊厥。

【临床应用】临床常用于新生儿窒息、小儿感染性疾病引起的呼吸衰竭，药物（阿片类及其他中枢抑制药）、一氧化碳中毒等各种原因引起的呼吸衰竭的急救。静脉注射常用量：成人一次3mg；极量：一次6mg，一日20mg；小儿一次0.3～3mg，必要时每隔30min可重复使用；新生儿窒息可注入脐静脉3mg。皮下或肌内注射常用量：成人一次10mg；极量：一次20mg，一日50mg；小儿一次1～3mg。

【禁忌证】小儿高热或无呼吸衰竭者禁用。

【护理用药作用评估】

1. 药效　静脉注射，药物作用弱、快、短暂，必要时每隔30min可重复使用；新生儿窒息可注入脐静脉。

护理警示

本药不可与碱性药物混合配伍。

2. 不良反应　偶有恶心、呕吐、腹泻、头痛、眩晕和震颤。较大剂量可兴奋迷走神经而致心动过缓和传导阻滞。过量可兴奋交感神经节及肾上腺髓质而引起出汗、心动过速、呼吸抑制、血压下降、体温下降，甚至可引起惊厥及昏迷。

【护理要点】

1. 用药前　根据患者实际情况进行护理评估，做出护理诊断。

2. 用药期间

（1）密切关注不良反应，对于产生中毒的症状或征象需要特别注意，如心动过缓和传导阻滞，出汗、心动过速、呼吸抑制、血压下降、体温下降，甚至可引起惊厥及昏迷。发现后立即通知医生。

（2）静脉滴注的速度要缓慢，避免剂量过大引起心动过速，严重时导致惊厥。

【健康教育】

（1）告知患者用药后会出现恶心、呕吐、腹泻、头痛、眩晕和震颤等症状，以消除其心理压力。

（2）告知患者若出现心动过速、传导阻滞、呼吸抑制甚至惊厥时，立即告知护士或医生。

贝美格（bemegride）

贝美格又称美解眠，为人工合成药，直接兴奋呼吸中枢及血管运动中枢，使呼吸增强，血压微升。药物作用快、强、短，主要用于巴比妥类药物中毒的解救。

第三节 | 促进脑功能恢复的药

吡拉西坦（piracetam）

吡拉西坦为γ-氨基丁酸的衍生物。能降低脑血管阻力，增加脑血流量。能促进大脑对磷脂、氨基酸和蛋白质的合成，增进线粒体内ATP的合成，提高脑组织对葡萄糖的利用率。对大脑缺氧有保护作用，并能促进大脑信息传递，改善记忆功能。可用于治疗阿尔茨海默病、脑动脉硬化、脑外伤及中毒等所致的思维障碍，也可用于治疗儿童智能低下和行为障碍。不良反应少见，偶见荨麻疹，大剂量时可有失眠、头晕、呕吐、过度兴奋，停药后可自行消失。妊娠期妇女及新生儿等患者禁用。

甲氯芬酯（meclofenoxate）

甲氯芬酯主要兴奋大脑皮质，能促进脑细胞代谢，增加葡萄糖的利用，使受抑制中枢神经功能恢复。临床主要用于外伤性昏迷、酒精中毒、新生儿缺氧症、儿童遗尿症。不良反应少见，偶可引起兴奋、怠倦。精神过度兴奋及锥体外系症状等患者禁用。

胞磷胆碱（citicoline）

又称胞二磷胆碱、胞苷二磷酸胆碱、尼可林、西替可灵。

胞磷胆碱为核苷衍生物，通过降低脑血管阻力，增加脑血流而促进脑物质代谢，改善脑循环。另外，本药可增强脑干网状结构上行激活系统的功能，增强锥体系统的功能，改善运动麻痹，故对促进大脑功能的恢复和促进苏醒有一定作用。临床主要用于治疗急性颅脑外伤和脑手术所引起的意识障碍、脑血管意外所导致的神经系统后遗症等。不良反应较少，偶有一过性血压下降、失眠、兴奋及用药后发热等，停用后即可消失。严重脑损伤和活动性颅内出血者慎用。用于脑梗死急性期意识障碍患者时，最好在卒中发作后的2周内开始给药。

醋谷胺（acetylglutamine）

醋谷胺又名乙酰谷酰胺，为谷氨酸的乙酰化合物，能通过血脑屏障，改善神经细胞代谢，维持神经的兴奋性，并有降低血氨的作用。临床用于脑外伤昏迷、肝性脑病、偏瘫、小儿麻痹后遗症、神经性头痛、记忆力障碍及注意力不集中等症的治疗。可引起血压下降，应加注意。

吡硫醇（pyritinol）

吡硫醇为维生素B_6的类似物，能促进脑内葡萄糖及氨基酸代谢，增加脑血流量，改善脑功能。对边缘系统和网状结构亦有兴奋作用。适用于脑震荡综合征、脑外伤后遗症、脑膜炎后遗症等引起的头晕、头痛、失眠、注意力不集中、记忆力减退等症状的改善，也可用于脑动脉硬化、老年痴呆症等辅助治疗。不良反应可见皮疹、恶心等。孕妇及肝功能不全者慎用。

托莫西汀（atomoxetine）

托莫西汀为选择性皮质下区NA再摄取抑制药，能提高突触间隙NA的浓度。早期用于治疗抑郁症，后发现对儿童ADHD效果良好。用于治疗7岁以上儿童、青少年及成人ADHD，可改善症状，间接促进认知功能，提高注意力，其疗效与哌甲酯相当。托莫西汀不改变皮质下区多巴胺水平，因而不诱发抽动或加重运动障碍，更适用于ADHD合并抽动障碍的患儿。也适用于ADHD合并抑郁或焦虑的患者。

口服吸收迅速，血药浓度达峰时间1～2h，血浆蛋白结合率为95%，$t_{1/2}$为5.2h。我国约有1.7%的托莫西汀慢代谢型，其$t_{1/2}$长达21.6h，血药浓度峰值可达正常代谢型的2～3倍。多剂量用药可能会导致慢代谢型患者体内药物蓄积临床应加注意。托莫西汀代谢产物80%以上从肾脏排出。

托莫西汀不良反应发生率与哌甲酯相似。可见服药初期食欲下降、恶心、头痛、头晕、疲倦等，多在服药后1～2周内消失。约近0.4%的用药患儿可产生自杀念头，应引起注意。

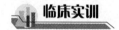 **临床实训**

一、处方分析

案例：王某平，男，66岁。因外伤在当地卫生院治疗，肌内注射吗啡20mg止痛。1h后，患者出现深昏迷，呼吸8～10次/分，双瞳孔针尖样而急诊转入市人民医院，诊断为急性吗啡中毒。医生为其开具下列处方治疗。

Rp.

尼可刹米注射液　0.375g×2支

Sig.　0.5g　i.m.

纳曲酮注射液　1mg×1支

Sig.　0.8mg　i.m.

请问：该处方是否合理？

分析：该处方合理。尼可刹米属于兴奋呼吸中枢药。临床常用于各种原因所致中枢性呼吸抑制。对吗啡中毒所引起的呼吸抑制效果较好。同时配合阿片受体阻断药纳洛酮，解救吗啡中毒引起的呼吸抑制，可很快改善中枢症状，使昏迷的患者意识清醒。

二、实训练习

案例：李某，女，1岁。临床诊断为重症肺炎合并急性呼吸衰竭，伴有高热，入院。医生给予盐酸洛贝林注射液3mg，立即静脉注射。

请问：（1）该处方用药是否合理？为什么？

（2）应用呼吸兴奋药时应注意哪些事项？

（王亚榕）

❓ 思考题

1．简述咖啡因的临床应用。

2．比较尼可刹米、洛贝林的作用机制、作用特点和临床应用的异同。

3．应用中枢兴奋药时应注意哪些护理措施？

实训练习解析　　　　　　思考题与参考答案　　　　　　思维导图

第四篇

系统疾病治疗和辅助治疗药物药理

第十九章
利尿药与脱水药

学习目标

1. **掌握**　呋塞米、氢氯噻嗪、螺内酯的药理作用、禁忌证和护理用药作用评估。
2. **熟悉**　利尿药按利尿效能和作用部位的分类及其主要利尿机制。
3. **了解**　常用脱水药甘露醇的药理作用、临床应用和不良反应。

第一节 | 利 尿 药

利尿药（diuretics）作用于肾脏，能够促进体内水和电解质（Na^+、Cl^-等）的排出，使尿量增多、水肿消除的药物。该药主要用于治疗各种原因引起的全身水肿，如心、肝、肾功能障碍引起的水钠潴留，还用于治疗某些非水肿性疾病，如高血压、高钙血症、肾结石等，亦可加速毒物排泄。

一、利尿药作用的肾脏生理学基础

尿液是通过肾小球滤过、肾小管和集合管重吸收及分泌而生成的，利尿药作用于肾单位和集合管的不同部位而产生作用（图19-1）。

（一）肾小球滤过

当血液流经肾小球毛细血管网时，除大分子蛋白质和血细胞外，其余成分（血浆中的水和小分子物质）均可通过滤过作用进入肾小囊腔内而形成原尿。有效滤过压、肾血流量及滤过系数是影响原尿量多少的主要因素。氨茶碱、强心苷等药物通过增加心肌收缩性，扩张肾血管，增加肾血流量及肾小球滤过率而利尿。但由于受到肾脏球管平衡机制的影响，其利尿作用极弱，一般不作利尿用。因此目前常用的利尿药作用部位不是肾小球，而是肾小管。

（二）肾小管和集合管的重吸收

正常人每日能形成180L原尿，但进入输尿管的终尿每日仅1～2L，原因是约99%的原尿在肾小管被再吸收，它是影响终尿量的主要因素。目前常用的利尿药多数是通过减少

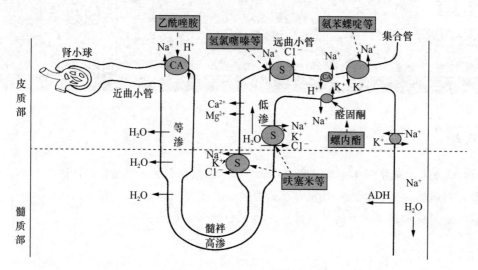

图 19-1　肾小管各段对水和电解质重吸收及利尿药作用部位示意图

CA：碳酸酐酶；S：同向转运体（转运蛋白）--▶药物作用靶位；—▶物质转运方向；ADH：抗利尿激素

肾小管对电解质及水的再吸收而发挥利尿作用的。肾小管包括近端小管、细段和远端小管，其中近端小管直部、细段、远端小管直部呈 U 字型，合称为髓袢。肾小管各段和集合管都具有重吸收的作用。

1. 近曲小管（近端小管曲部）　此段吸收的物质的种类多，数量大，是各类物质重吸收的主要部分，重吸收 Na^+ 约占原尿 Na^+ 量的 65% 左右，原尿中约有 85% 的 $NaHCO_3$ 及 60%$NaCl$ 以及葡萄糖、氨基酸和其他所有的可滤过的物质在此段被再吸收，60% 的水被动重吸收。Na^+ 被重吸收的方式有两种：一是钠泵泵入组织液；二是通过 H^+-Na^+ 反向转运系统与 H^+ 进行交换而进入细胞内，然后由钠泵将 Na^+ 送至组织间液。H^+ 的产生来自 H_2O 与 CO_2 所生成的 H_2CO_3，这一反应需碳酸酐酶催化，使得 H_2CO_3 解离成 H^+ 和 HCO_3^-，H^+ 将 Na^+ 换入细胞内，若 H^+ 的生成减少，则 H^+ 和 Na^+ 交换减少，致使 Na^+ 的再吸收减少而引起利尿。碳酸酐酶抑制药乙酰唑胺能使 H^+ 的生成减少而发挥利尿作用。但作用弱，易致代谢性酸血症，故现在较少作为利尿药使用。

2. 髓袢降支　降支内水的重吸收比较多，溶质吸收较少，管内渗透压增高，形成渗透梯度。

3. 髓袢升支粗段　高效利尿药主要作用于该部位。此段重吸收原尿中 20%～25% 的 Na^+，而不伴有水的再吸收。髓袢升支粗段 $NaCl$ 的重吸收受到腔膜侧 Na^+-K^+-$2Cl^-$ 共同转运系统（同向转运体）影响。该转运系统可将 2 个 Cl^-、1 个 Na^+ 和 1 个 K^+ 同向转运到细胞内，该转运系统的能量来自基底膜侧 Na^+-K^+ 泵（Na^+-K^+-ATP 酶）对胞内 Na^+ 的泵出作用而产生 Na^+ 浓度差的势能。进入细胞内的 K^+ 则沿着腔膜侧的钾通道进入小管腔内，形成 K^+ 的再循环，重新参与 Na^+-K^+-$2Cl^-$ 转运循环。细胞内的 Cl^- 通过基侧膜的氯通道进入组织间液。K^+ 返回小管腔中和 Cl^- 被转运到细胞内，管腔内形成正电位状态，从而影响 Mg^{2+} 和 Ca^{2+} 的重吸收。当原尿流经髓袢升支粗段时，随着 $NaCl$ 的重吸收，但不伴有 H_2O 的重吸收，小管液从肾乳头部流向肾皮质过程中渗透压由高渗变为低渗，形成无溶质的净水，此即为尿液的稀释过程。同时 Na^+ 和 Cl^- 被重吸收到髓质间液，在髓袢的逆流倍增作用和尿素的共同参与下，形成髓质高渗区。这样，当尿液流经开口于髓质乳头的集合管时，由于管腔内液体与高渗髓质间存在着渗透压差。在抗利尿激素（antidiuretic hormone，ADH）的作用下，水被重吸收，形成高渗尿，此即尿液的浓缩功能。髓袢利尿药呋塞米等，可抑制升支粗段 Na^+-K^+-$2Cl^-$ 同向转运体，使肾的稀释功能和浓缩功能降低，故有强大的利尿作用。而中效噻嗪类利尿药等，抑制髓袢升支粗段皮质部对 NaCl 的重吸收，使肾的稀释功能降低，但不影响肾的浓缩功能。

　　4. 远曲小管及集合管　远曲小管重吸收原尿中 Na^+ 约 10%，集合管重吸收原尿中 Na^+ 2%～5%。Na^+ 重吸收方式在此部位主要有：①在远曲小管近端 Na^+-Cl^- 同向转运体，Na^+ 和 Cl^- 转运至肾小管上皮细胞内，之后 Na^+ 通过钠泵进入细胞间质，Cl^- 被动重吸收。②远曲小管和集合管进行 H^+-Na^+ 交换，管腔液中的 Na^+ 可与该段的 H^+ 进行 H^+-Na^+ 交换，进入管腔中的 H^+ 则与肾小管上皮细胞产生的 NH_3 结合 NH_4^+ 随尿液排出体外。③Na^+-K^+ 交换过程，Na^+ 和 K^+ 分别通过远曲小管远端和集合管管腔膜侧 Na^+ 和 K^+ 通道后，管腔液里的 Na^+ 进入肾小管上皮细胞内，细胞内的 K^+ 排入管腔液中，形成 Na^+-K^+ 交换。此过程是在醛固酮调节下进行的。醛固酮能够增加渗透酶蛋白的合成而增强管腔膜侧 Na^+ 的内流，能够兴奋细胞间液侧的钠泵，促进细胞的生物氧化过程以提供 ATP，为钠泵活动供能，通过这些作用增加远曲小管和集合管对 Na^+ 的重吸收并分泌 K^+。螺内酯能拮抗醛固酮的调节，抑制 Na^+-K^+ 交换，就会造成排 Na^+ 保 K^+ 而致利尿。氨苯蝶啶和氨氯吡咪能够抑制该部位的 Na^+ 通道，减少 Na^+ 的重吸收产生利尿作用，因此它们又称保钾利尿药。集合管内的尿液经过髓质高渗区时，在 ADH 的影响下，大量的水被重吸收后形成浓缩的终尿。袢利尿药可影响髓质高渗区的形成，减少水分在集合管的重吸收，产生利尿作用。

　　了解利尿药的作用部位，有助于理解各类利尿药效能的高低，在实际用药效果还受药物用量、肾血流及血容量等因素的影响。

二、常用利尿药的分类及其作用机制

　　常用利尿药按照其效能和作用部位分为：

　　（1）高效能利尿药（Na^+-K^+-$2Cl^-$ 同向转运体抑制药）：常用药物有呋塞米（furosemide）、依他尼酸（etacrynic acid，利尿酸）、布美他尼（bumetanide）、托拉塞米（torasemide）等。主要作用于肾小管髓袢升支粗段，抑制 Na^+-K^+-$2Cl^-$ 同向转运体，减少对 Na^+、Cl^- 的重吸收，增加 NaCl 排出量，利尿作用强大，又称袢利尿药。

　　（2）中效能利尿药（Na^+-Cl^- 同向转运抑制药）：常用药物有氢氯噻嗪（hydrochlorothiazide）、氢氟噻嗪、氯噻酮等。主要作用于远曲小管，抑制远曲小管近端处的 Na^+-Cl^- 同向转运体，减少对 Na^+、Cl^- 的重吸收，影响肾脏稀释功能产生利尿作用。另外，该类药物也可抑制碳酸酐酶，抑制 H^+-Na^+ 交换，增加 Na^+-K^+ 交换，导致低血钾的发生。

（3）低效能利尿药：常用药物为乙酰唑胺（acetazolamide）、螺内酯（spironolactone）、氨苯蝶啶（triameterene）等。乙酰唑胺为碳酸酐酶抑制药，主要作用于近曲小管，减少H^+的生成，抑制H^+-Na^+交换，增加Na^+排出量，产生利尿作用。螺内酯主要作用于远曲小管和集合管，与醛固酮受体结合后抑制Na^+-K^+交换，增加K^+排泄，减少Na^+的重吸收，影响尿液的稀释过程，产生利尿作用。氨苯蝶啶主要作用于远曲小管和集合管，通过抑制钠通道，减少Na^+-K^+的交换，增加Na^+排出量产生利尿作用。

三、常用利尿药

（一）高效能利尿药

呋塞米（furosemide）

又称速尿、速尿灵、利尿磺胺、腹氨酸。

【药动学特点】本药口服吸收率为60%～70%，吸收迅速，服用食物会减慢其吸收，但不影响吸收率及疗效。主要分布于细胞外液，血浆蛋白结合率91%～97%，几乎均与白蛋白结合。本药能够通过胎盘屏障，并可分泌入乳汁中。本药80%以原形经肾脏排泄，20%经肝脏代谢由胆汁排泄。

【药理作用】

1. 利尿作用　利尿作用迅速而强大。该药主要作用机制为抑制髓袢升支粗段Na^+-K^+-$2Cl^-$同向转运体，减少对Na^+、Cl^-的重吸收，降低肾小管稀释和浓缩功能，从而导致H_2O、Na^+、Cl^-排泄增多，产生强大的利尿作用。同时由于Na^+重吸收减少，远曲小管Na^+浓度升高，促进Na^+-K^+和H^+-Na^+交换增加，K^+和H^+排出增多，因此可引起低钾血症。长期大剂量使用后，导致Cl^-排出多于Na^+，可引起低氯性碱中毒。

2. 扩血管作用　该药能扩张肾血管，降低肾血管阻力，使肾血流量尤其是肾皮质深部血流量增加，有助于预防急性肾功能衰竭。该药能扩张小静脉，降低肺毛细血管通透性，加上其利尿作用，使回心血量减少，降低左心室舒张末期压力，因此可用于急性左心衰竭的治疗。

【临床应用】

1. 水肿性疾病　起始剂量口服20～40mg，每日1次，必要时6～8h后追加20～40mg，直至出现满意利尿效果。紧急情况不能口服者，可静脉注射，开始剂量为20～40mg，必要时每2h追加一次，直至出现满意利尿效果。治疗小儿水肿性疾病史，起始剂量按1mg/kg静脉注射，必要时每隔2h追加1mg/kg。最大剂量可达每日6mg/kg。

2. 急性、慢性肾功能衰竭　治疗急性肾功能衰竭时，将该药200～400mg溶于100ml氯化钠注射液内静脉滴注，注意静脉滴注每分钟不超过4mg，每日总剂量不超过1g。治疗慢性肾功能不全时，一般每日剂量40～120mg。

3. 高钙血症和高钾血症　治疗高钙血症，每日口服80～120mg，分1～3次服用。静脉注射时，一次20～80mg。

4. 高血压　起始剂量每日40～80mg，分2次服用。治疗高血压危象时，起始剂量40～80mg静脉注射。

5. 急性药物中毒　主要是用于经肾排泄的药物中毒的抢救，如长效巴比妥类、水杨酸类、氟化物等。

【禁忌证】

（1）对本药及噻嗪类利尿药或其他磺酰胺类药物过敏者禁用。

（2）低钾血症、肝性脑病、超量服用洋地黄者禁用。

（3）无尿者禁用。

【护理用药作用评估】

1. 药效　口服吸收和静脉用药后作用开始时间分别是30～60min和5min，达峰时间为1～2h和30min～1h。作用持续时间分别为6h和12h。肝、肾功能同时严重受损者延长至11～20h。

2. 不良反应

（1）水、电解质紊乱，常为过度利尿所引起，表现为低血容量、低血钾、低血钠、低氯性碱血症，长期应用还可引起低血镁。

（2）耳毒性，表现为耳鸣、听力减退或暂时性耳聋，呈剂量依赖性。耳毒性的发生机制可能与药物引起内耳淋巴液电解质成分改变有关。肾功能不全或同时使用其他耳毒性药物，如并用氨基糖苷类抗生素时较易发生耳毒性。

（3）高尿酸血症，袢利尿药可能造成高尿酸血症，并引发痛风。

（4）胃肠道反应，可有恶心、呕吐，大剂量时还会出现胃肠出血。

（5）其他过敏反应，包括皮疹、间质性肾炎等，严重时可引发心搏骤停。

【护理要点】

（1）服用该药前，应首先观察患者是否有低钾血症或低钾血症倾向。

（2）本药利尿作用迅速、强大，因此要注意掌握开始剂量，防止过度利尿，引起脱水和电解质不平衡。

（3）静脉注射过程应注意速度不能过快，大剂量静脉注射过快时，患者可出现听力减退或暂时性耳聋。

（4）静脉滴注过程中，应密切观察患者可能出现轻微恶心、腹泻、药疹、瘙痒、视力模糊等副作用。

【健康教育】

（1）告知患者，服用该药时要每日监测血压，尤

护理警示

（1）本药为钠盐注射液，静脉注射时用氯化钠注射液稀释，而禁止用葡萄糖注射液稀释。

（2）对磺胺药和噻嗪类利尿药过敏者，对本药可能亦过敏。

（3）不宜与氨基糖苷类抗生素配伍应用。合用可增加耳毒性。

（4）不宜与碳酸氢钠合用，合用可增加发生低氯性碱中毒机会。

（5）服用水合氯醛后静脉注射该药，可致出汗、面色潮红和血压升高。

（6）本药引起的低钾可增强强心苷的毒性。

其是用于降压治疗。

（2）告知患者要定期检查血电解质、肾功能、肝功能，观察自身听力情况。

（3）告知患者，服药期间禁止饮酒，饮酒及含酒精制剂和可引起血压下降的药物能增强本药的利尿和降压作用，能增强降压药的作用。

（4）告知患者应早晨用药，以免夜间排尿次数增多。

依他尼酸（etacrynic aicd）

【药动学特点】本药口服吸收迅速且完全，与血浆蛋白结合率高，几乎均与白蛋白结合。本药能够通过胎盘屏障，并可分泌入乳汁中。本药88%以原形经肾脏排泄，12%经肝脏代谢由胆汁排泄。

【药理作用】

1. 利尿作用 其作用机制与呋塞米相似，抑制髓袢升支粗段对NaCl的主动重吸收，增加水、钠、氯、钾、钙、镁、磷等的排泄，产生强效利尿作用。本药非磺胺类，适用于对磺胺药物过敏者。

2. 扩血管作用 通过对血管床的直接作用影响血流动力学，同时该药还能抑制前列腺素分解酶的活性，升高前列腺素E_2的含量，起到扩血管作用。此机制为预防肾功能衰竭、心力衰竭以及治疗呼吸窘迫综合征提供了理论基础。

【临床应用】

1. 水肿性疾病 包括充血性心力衰竭、肝硬化、肾脏疾病及各种原因所致的急性、慢性肾功能衰竭，尤其是应用于其他利尿药效果不佳时，应用本类药物仍可能有效。与其他药物合用可用于治疗急性肺水肿和急性脑水肿。成人，口服起始剂量为50mg，顿服，一般于进餐或餐后立即服用。静脉用药，起始剂量为50mg或0.5～1mg/kg，溶于5%葡萄糖或生理盐水中缓慢滴注。

2. 高血压 一般不作为治疗原发性高血压的首选药物，当噻嗪类药物治疗效果不佳时，并伴有肾功能不全或出现高血压危象时，可应用本药。

3. 预防急性肾功能衰竭 用于各种原因导致肾脏血流灌注不足，例如失水、休克、中毒、麻醉意外及循环功能不全等。

4. 其他 可用于治疗高钾血症、高钙血症、稀释性低钠血症、抗利尿激素分泌过多症、急性药物毒物中毒（如巴比妥类药物中毒）等。

【禁忌证】无尿者、婴儿、孕妇和服用该药后发生严重腹泻者禁用。

【护理用药作用评估】

1. 药效 口服吸收快，30min起效，约2h左右达高峰，作用持续时间6～8h。静脉注射后5～30min起效，约1～2h达高峰，作用持续时间2h。

2. 不良反应 可出现口干、乏力、肌肉痉挛、感觉异常、食欲减退、头痛、暂时性或永久性耳聋、视物模糊等，此外还能引起高尿酸血症和高血糖症。

【护理要点】

（1）密切关注患者低钾血症的症状，如肌肉无力、抽搐等。

（2）监测患者的血压以及电解质水平，糖尿病患者注意监测血糖，痛风患者注意监测尿酸水平。

（3）不要肌内注射或皮下给药，以免局部疼痛。

（4）严重腹泻的患者在腹泻控制前禁用。

【健康教育】

（1）告知患者高钾饮食（富含钾的食物包括橘子、西红柿、香蕉、枣和杏）前应咨询医生，必要时注意补充氯化钾和钠盐。

（2）建议患者清晨服药，以免夜间排尿。若患者需服两次，则在下午早些时候服用。

（3）告知患者避免突然改变姿势，应缓慢起立以防止直立性低血压。

（4）提醒患者出现药物所致的困倦时，避免从事危险性活动。

布美他尼（bumetanide）

该药属于强效髓袢利尿药，利尿效果强大，为呋塞米的 40～60 倍。作用于近曲小管，抑制 Na^+-K^+-ATP 酶的活性，同时还具有一定扩张肾血管的作用。该药口服吸收完全迅速，口服和静脉注射的作用时间分别是 30～60min 和数分钟，作用达峰时间为 1～2h 和 15～30min 作用持续时间是 4h 和 3.5～4h。本药不被透析清除。77%～85% 经尿排泄，其中 45% 为原形，15%～23% 由胆汁和粪便排泄，经肝脏代谢较少。临床应用中，对呋塞米治疗无效的病例仍可能有效。主要用于各种顽固性水肿及急性肺水肿，对急、慢性肾功能衰竭患者尤为适宜。不良反应及禁忌证与呋塞米相同。

托拉塞米（torasamide）

托拉塞米属于高效髓袢利尿剂，安全性和耐受性好，通过肝、肾双通道代谢，80% 经肝脏代谢，20% 以原形经肾脏排泄，有效减轻了肾脏负担和药物蓄积。起效迅速，静脉用药 10min 即可起效，达峰时间为 1～2h。作用持久，体内半衰期为 3.8h，作用持续时间长达 5～8h。临床适用于治疗发生于多种组织由多种原因所致的中重度水肿、急慢性心力衰竭、急慢性肾衰竭、肝硬化腹水、脑水肿以及急性毒物和（或）药物中毒及原发性高血压危象和多器官功能衰竭等急重症。

（二）中效能利尿药

噻嗪类药物目前是临床应用比较广泛的利尿药。其化学结构由杂环苯并噻二嗪与磺酰胺基构成，该类药物有氢氯噻嗪（hydrochlorothiazide）、氢氟噻嗪等，代表药为氢氯噻嗪，是该类药物的原形药物。另外，吲达帕胺（indapamide）、氯噻酮（chlorthalidone）化学结构无噻嗪环但有磺胺类结构，故称为类噻嗪类，利尿作用与噻嗪类相似，临床上同属于中效能利尿药。

氢氯噻嗪（hydrochlorothiazide）

又称双氢克尿塞、双氢氯噻嗪、双氢氯消疾。

【药动学特点】口服吸收迅速但不完全，服用食物能够影响本药吸收，本药与血浆蛋白部分结合，还有一部分进入红细胞内。可经乳汁分泌，主要以原形由尿排泄。

【药理作用】

1. 利尿作用 通过抑制远曲小管近端处的 Na^+-Cl^- 同向转运体，减少对 Na^+、Cl^- 的重吸收，影响肾脏稀释功能，产生温和持久的利尿作用。另外该药物也可抑制碳酸酐酶，抑制 H^+-Na^+ 交换，增加 Na^+-K^+ 交换，导致低血钾的发生。

2. 降压作用 用药早期降压作用与排钠利尿、减少血容量有关，长期用药降压作用与血管平滑肌细胞内 Na^+ 含量降低，Na^+-Ca^{2+} 交换减少，细胞内 Ca^{2+} 含量降低，扩张外周血管而降压。

3. 抗尿崩症 可明显减少尿崩症患者尿量。作用机制尚未完全阐明，可能是通过排钠利尿，降低血 Na^+ 浓度及血浆渗透压，减轻患者口渴感，使饮水量减少，尿量减少。也可能通过抑制磷酸二酯酶，增加远曲小管和集合管细胞内 cAMP 浓度，使水重吸收增加、尿量减少。

【临床应用】

1. 水肿 排泄体内过多的钠和水，减少细胞外液容量，消除水肿。常见的适应证包括充血性心力衰竭、肝硬化腹水、肾病综合征、急慢性肾炎水肿、慢性肾衰竭早期、肾上腺皮质激素或雌激素治疗所致的水钠潴留。该药口服使用，每次25～50mg，每日1～2次，或隔日治疗，或每周连服3～5日。

2. 高血压 可单独或与其他降压药联合应用，主要用于治疗原发性高血压。该药口服使用，每日25～100mg，分1～2次服用，并按降压效果调整剂量。儿童：每日按体重1～2mg/kg或按体表面积30～60mg/m²，分1～2次服用，并按疗效调整剂量。

3. 尿崩症 单独用于肾性尿崩症，该药口服使用，每次25mg，每天2～3次。与其他抗利尿药联合亦可用于中枢性尿崩症。

4. 肾结石 主要用于预防含钙盐成分形成的结石。

【禁忌证】

（1）对本药或其他含磺酰胺基类药物过敏者禁用。

（2）无尿者禁用。

【护理用药作用评估】

1. 药效 口服2h起作用，达峰时间为4h，作用时间持续6～12h，半衰期为15h，肾功能受损者半衰期延长。

2. 不良反应

（1）水、电解质紊乱：如低钾血症、低血钠、低血镁、低氯性碱中毒等。常见反应有口干、烦渴、肌肉痉挛、恶心、呕吐和疲惫无力等。

（2）高尿酸血症：干扰肾小管排泄尿酸，少数可能会诱发痛风。

（3）代谢异常：本药降低糖耐量，使血糖升高。本药也可升高甘油三酯（triglyceride，TG）、血清总胆固醇（total cholesterol，TC）和低密度脂蛋白（low-density lipoprotein，LDL），降低高密度脂蛋白（high-density lipoprotein，HDL）。

（4）过敏反应：本药为磺胺类药物，与磺胺类有交叉过敏反应。可见皮疹、皮炎、荨麻疹等，偶见严重的过敏反应如溶血性贫血、血小板减少等。

【护理要点】

（1）服用应从最小有效剂量开始，以减少不良反应；

（2）少尿或有严重肾功能障碍者，一般在最大剂量用药后24h内如无利尿作用时应停用。

（3）可使糖耐量降低，血钙、血尿酸水平上升，应密切关注患者情况。

（4）使用该药时应定期监测尿量。

护理警示

（1）该药引起的低血钾可增强洋地黄类药物的毒性。

（2）该药不能与碳酸氢钠合用，否则会增加低氯性碱中毒机会。

（3）服用该药期间，不可给予静脉麻醉药，否则可导致严重低钾血症。

【健康教育】

（1）告知患者，要随访检测血电解质、血糖、血尿酸、肾功能。

（2）告知患者首次服用或增加剂量时，应注意起身缓慢，避免剧烈活动。

（3）老年人应用本药较易发生低血压、电解质紊乱和肾功能损害，应注意。

（4）告知患者，服药期间禁止饮酒，饮酒及含酒精制剂和可引起血压下降的药物能增强本药的利尿和降压作用，能增强降压药的作用。

（5）告知患者应早晨用药，以免夜间排尿次数增多。

（6）告知患者，用于尿崩症时，应限制钠盐的摄入。

（7）告知患者本药可升高尿酸及血糖水平，与抗痛风药或降血糖药同用时应注意。

吲达帕胺（indapamide）

吲达帕胺口服吸收快且完全，生物利用度达93%，吸收过程不受食物影响，口服后1～2h达高峰，在肝内代谢，经肾排泄。该药是一种磺胺类利尿剂，通过抑制肾脏远曲小管对钠的重吸收产生利尿作用。另外，该药还可通过刺激前列腺素 PGE_2 和前列腺素 PGI_2 的合成而起到利尿、扩张血管以及抑制血小板聚集作用。该药是一种降压作用强、利尿作用弱的药物。临床上主要用于高血压及多种原因所致的轻、中度水肿。不良反应比较轻且短暂，与剂量相关，较少见的有皮疹、瘙痒等过敏反应，也可出现腹泻、头痛、食欲减低、失眠等现象。

（三）低效能利尿药

低效能利尿药，按照作用方式不同分为保钾利尿药和碳酸酐酶抑制药。保钾利尿药主要作用于远曲小管末端和集合管，可直接拮抗醛固酮受体或者抑制管腔膜的钠通道发挥利尿作用，代表药有螺内酯、氨苯蝶啶、阿米洛利等。碳酸酐酶抑制药主要作用于近曲小管，阻止近曲小管和其他部位对碳酸氢钠的重吸收。代表药有乙酰唑胺、醋甲唑胺等。

螺内酯（spironolactone）

又称螺旋内酯固醇、安体舒通。

【药动学特点】口服吸收较好，生物利用度大于90%，血浆蛋白结合率在90%以上，进入体内后80%由肝脏迅速代谢为有活性的坎利酮。无活性代谢产物从肾脏和胆道排泄，约有10%以原形从肾脏排泄。

【药理作用】该药结构与醛固酮相似，为醛固酮的竞争性拮抗药。作用于远曲小管和集合管，与醛固酮竞争醛固酮受体，阻止醛固酮-受体复合物的核转位，进而影响醛固酮诱导蛋白的产生和对Na^+-K^+转运的调控，产生排Na^+保K^+的利尿作用。其利尿作用起效慢、作用弱而持久。

【临床应用】

1. 伴有醛固酮增多的顽固性水肿　如肝硬化、肾病综合征、晚期肾性高血压等引起的水肿，也常与噻嗪类或袢利尿药合用以增强利尿效果并减少K^+的丢失。口服，每日40～120mg，分2～4次服用，连续服用至少5日。该药用于治疗小儿水肿疾病时，开始每日按体重1～3mg/kg或体表面积30～90mg/m²给药，单次或分2～4次服用。最大剂量每日3～9mg/kg或90～270mg/m²。

2. 高血压　作为治疗高血压的辅助药物。开始每日40～80mg，分次服用，至少2周。

3. 原发性醛固酮增多症及其诊断　手术前患者每日用量100～400mg，分2～4次服用。该药用于诊断时：长期试验，每日400mg，分2～4次服用，使用3～4周；短期试验，每日400mg，分2～4次服用，使用4日。

【禁忌证】高钾血症患者禁用。

【护理用药作用评估】

1. 药效　口服后1日起效，2～3日达高峰，停药后药效仍可维持2～3日。

2. 不良反应

护理警示

（1）本药能使地高辛半衰期延长，二药合用将导致地高辛药物中毒。

（2）本药与具有肾毒性药物合用时，肾毒性增加。

（3）本药可使血糖升高，不宜与降糖类药合用。

（1）常见的不良反应有：高钾血症，最为常见，尤其是单独用药、进食高钾饮食、与钾剂或含钾药物（如青霉素钾等）联合使用以及肾功能减退、少尿、无尿者服本药时；②胃肠道反应，如恶心、呕吐、胃痉挛和腹泻。

（2）少见的不良反应有：①低钠血症，单独应用时少见，与其他利尿药合用时发生率增高；②抗雄激素样作用或对其他内分泌系统的影响，长期服用本药可致男性乳房发育、阳痿、性功能低下，可致女性乳房胀痛、声音变粗、毛发增多、月经失调、性机能下降；③中枢神经系统表现，长期或大剂量服用本药可发生行走不协调、头痛等。

（3）罕见的不良反应有：①过敏反应，出现皮疹甚至呼吸困难；②暂时性血浆肌酐、尿素氮升高，主要与过度利尿、有效血容量不足、引起肾小球滤过率下降有关；③轻度高氯性酸中毒。

【护理要点】

（1）给药应个体化，从最小有效剂量开始使用，以减少电解质紊乱等副作用的发生。

（2）用药前应了解患者的血钾浓度。

（3）用药期间必须密切观察患者心电图情况。

（4）用药期间不宜与血管紧张素转换酶抑制药合用，合用将会导致高钾血症。

【健康教育】

（1）告知患者，每日服药1次，应于早晨服药，以免夜间排尿次数增多。

（2）告知患者，用药期间定期随访血钾和心电图。

（3）告知患者，用药期间如出现高钾血症，应立即停药。

（4）告知患者，应于进食时或餐后服药，以减少胃肠道反应。

（5）告知患者不要过多地摄取含钾高的食物（如橘子、西红柿、香蕉、枣和杏）及含钾的盐类替代品、补钾剂，以防止严重的高血钾。

（6）提醒男性患者药物的副反应，如乳房变软、乳房女性化。

氨苯蝶啶（triamterene）

又称三氨蝶啶。

氨苯蝶啶口服后迅速吸收，生物利用度30%～70%。口服后1～2h起效，达峰时间为4～6h，作用持续时间12～16h。吸收后大部分迅速由肝脏代谢，经肾脏排泄，少数经胆汁排泄。作用于远曲小管和集合管皮质段，主要抑制肾脏远端小管和集合管管腔膜上Na^+通道，减少管腔液中Na^+的重吸收，同时使管腔负电位降低，K^+分泌减少，产生排Na^+保K^+的利尿作用。其排钠留钾作用与螺内酯相似，但该药不是醛固酮拮抗药。临床上用于治疗各种水肿，常与排钾利尿药合用治疗顽固性水肿。用法用量：口服，1日3次，1次100mg，饭后服。隔日或连续应用。不良反应少，长期服用可导致高钾血症、血糖升高。偶有嗜睡、恶心、呕吐等消化道症状。有高钾血症倾向者禁用。

阿米洛利（amiloride）

又称氨氯吡咪。

该药口服吸收较差，空腹可使吸收加快，但吸收率并不明显增加。血浆蛋白结合率很低，在体内不被代谢，$t_{1/2}$为6～9h，口服起效时间为2h，6～10h达高峰，作用持续时间24h。作用与氨苯蝶啶相似，抑制Na^+的重吸收，增加Na^+排泄而利尿，同时抑制K^+分泌，起到保钾作用。在高浓度时，阻滞Na^+-H^+和Na^+-Ca^{2+}反向转运体，可抑制H^+和Ca^{2+}

的排泄。临床主要应用于治疗充血性心力衰竭、肝硬化腹水和肾病综合征等水肿性疾病以及肾上腺糖皮质激素治疗过程中发生的水钠潴留。常见不良反应为高钾血症，因此高钾血症禁用。

乙酰唑胺（acetazolamide）

口服容易吸收，与蛋白结合率很高。口服或静脉注射后90%～100%以原形由肾脏排泄。乙酰唑胺通过抑制碳酸酐酶的活性而抑制HCO_3^-的重吸收。由于Na^+在近曲小管可与HCO_3^-结合排出，集合管Na^+重吸收会大大增加，使K^+的分泌相应增多（Na^+-K^+交换增多）。因而碳酸酐酶抑制药主要造成尿中HCO_3^-、K^+和水的排出增多。乙酰唑胺利尿作用较弱，又可引起代谢性酸中毒和低钾血症，其利尿药作用已被其他的利尿药代替。

第二节 | 脱 水 药

脱水药（dehydrate agent）又称渗透性利尿药（cosmotic diuretics）。该类药物能提高血浆渗透压而引起组织脱水。主要包括甘露醇、山梨醇、高渗葡萄糖。

甘露醇（mannitol）

甘露醇为己六醇结构，可溶于水，临床常用20%高渗水溶液。

【药动学特点】口服不吸收，静脉注射后迅速进入细胞外液而不进入细胞内。大量使用或机体存在酸中毒时，该药可通过血脑屏障。静脉注射后迅速经肾脏排泄。本药半衰期为100min，当存在急性肾功能衰竭时可延长至6h。

【药理作用】甘露醇静脉给药后不易通过毛细血管渗入组织，在体内不被代谢，经肾小球滤过后在肾小管内几乎不被重吸收，因而导致血浆渗透压和肾小管液的渗透压明显升高，产生组织脱水和渗透性利尿作用。

1. **组织脱水作用** 当给药途径为静脉注射或静脉滴注时，该药可提高血浆渗透压，导致组织内（包括眼、脑、脑脊液等）水分进入血管内，从而减轻组织水肿，降低眼内压、颅内压和脑脊液容量及其压力。

2. **利尿作用** 该药增加血容量，并促进前列腺素PGI_2分泌，从而扩张肾血管，增加肾血流量包括肾髓质血流量。肾小球入球小动脉扩张，肾小球毛细血管压升高，皮质肾小球滤过率升高。本药自肾小球滤过后极少（<10%）由肾小管重吸收，故可提高肾小管内液渗透浓度，减少肾小管对水及Na^+、Cl^-、K^+、Ca^{2+}、Mg^{2+}和其他溶质的重吸收。

【临床应用】

1. **脑水肿、颅内高压和青光眼** 剂量为0.25～2g/kg，配制为15%～25%浓度，在30～60min内静脉滴注。

2. **利尿** 一般用20%溶液静脉滴注，常用量为1～2g/kg，用于鉴别肾前性因素或急性肾功能衰竭引起的少尿。

3. 预防急性肾小管坏死 先给予12.5～25g，10min内静脉滴注，无特殊情况，再给予50g，1h内静脉滴注。

4. 治疗药物、毒物中毒 对某些药物过量或毒物中毒（如巴比妥类药物、锂、水杨酸盐和溴化物等），该药可促进上述物质的排泄，并防止肾毒性。50g以20%溶液静脉滴注，调整剂量使尿量维持在每小时100～500ml。

5. 术前肠道准备 术前4～8h，30min口服10%溶液1000ml。

【禁忌证】

（1）已确诊为急性肾小管坏死的无尿患者禁用；

（2）严重失水者禁用；

（3）颅内活动性出血者禁用；

（4）急性肺水肿或严重肺瘀血者禁用。

【护理用药作用评估】

1. 药效 在静脉注射后0.5～1h产生利尿作用，2～3h作用达高峰，持续6～8h。在静脉滴注后15min内出现降低眼内压和颅内压作用，达峰时间为30～60min，维持3～8h。

2. 不良反应

（1）水、电解质紊乱最为常见。快速大量静脉注射甘露醇可引起体内甘露醇积聚，血容量迅速大量增多（尤其是急、慢性肾功能衰竭时），导致心力衰竭（尤其有心功能损害时），稀释性低钠血症，偶可致高钾血症；不适当的过度利尿导致血容量减少，加重少尿；大量细胞内液转移至细胞外可致组织脱水，并可引起中枢神经系统症状。

（2）寒战、发热。

（3）排尿困难。

（4）血栓性静脉炎。

（5）甘露醇外渗可致组织水肿、皮肤坏死。

（6）过敏引起皮疹、荨麻疹、呼吸困难、过敏性休克。

（7）头晕、视力模糊。

（8）高渗引起口渴。

（9）渗透性肾病（或称甘露醇肾病），主要见于大剂量快速静脉滴注时。其机理尚未完全阐明，可能与甘露醇引起肾小管液渗透压上升过高，导致肾小管上皮细胞损伤。病理表现为肾小管上皮细胞肿胀，空泡形成。临床上出现尿量减少，甚至急性肾功能衰竭。渗透性肾病常见于老年肾血流量减少及低钠、脱水患者。

【护理要点】

（1）除作肠道准备外，均应静脉内给药。

护理警示 ???

（1）给予大剂量甘露醇应警惕血高渗情况的发生。

（2）该药严禁与血液配伍，否则会引起血液凝集及红细胞不可逆皱缩。

（3）该药不能与无机盐类药物（如氯化钠、氯化钾等）配伍，以免引起甘露醇结晶析出。

（2）甘露醇遇冷易结晶，故应用前应仔细检查，如有结晶，可置热水中或用力振荡待结晶完全溶解后再使用。当甘露醇浓度高于15%时，应使用有过滤器的输液器。

（3）根据病情选择合适的浓度，避免不必要地使用高浓度和大剂量甘露醇。

（4）使用低浓度和含氯化钠溶液的甘露醇能降低过度脱水和电解质紊乱的发生机会。

（5）用于治疗水杨酸盐或巴比妥类药物中毒时，应合用碳酸氢钠以碱化尿液。

（6）静脉滴注时如漏出血管外，应及时热敷扩张血管，改善局部血流，促进局部组织内液体的吸收，消除局部炎症，必要时可用0.5%普鲁卡因液局部封闭。

【健康教育】

（1）告知患者定期随访检查：血压、肾功能、血电解质浓度，尤其是Na^+和K^+。

（2）告知患者密切观察自身尿量。

山梨醇（sorbitol）

山梨醇为甘露醇的同分异构体，药理作用与临床应用与甘露醇相似。临床上常用25%高渗溶液，静脉注射。因进入体内后一部分在肝内转化为果糖，故作用较弱，持续时间较短。

高渗葡萄糖（hypertonic glucose）

50%的高渗葡萄糖也有脱水及渗透性利尿作用，但因其可部分地从血管弥散进入组织中且易被代谢，故作用弱而不持久。停药后，可出现颅内压回升而引起反跳，临床上主要用于脑水肿和急性肺水肿，一般与甘露醇合用。

第三节 | 利尿药的临床应用

1. 消除水肿是利尿药的主要适应证 水肿常见于心、肝、肾性疾病，其病因及病理变化虽不相同，但基本表现均是细胞间液增加，Na^+潴留是细胞间液增加的主要因素，利尿通过排Na^+、排水而治疗水肿。

在应用利尿药前要注意下列几点：①对基本疾病做病因治疗；②动员组织间水肿液或体腔中积液进血液循环，便于利尿消肿。这就要求患者卧床休息并采取支持疗法等；③用低盐饮食以减少体内Na^+量；④注意治疗失败的可能，如观察肾小球滤过率是否下降，醛固酮分泌是否继发性增多等。

（1）心源性水肿：治疗心源性水肿主要依靠改善心功能，利尿药能减少或消除水肿而降低心负荷、改善心功能。用噻嗪类利尿药，宜加用钾盐。对中度水肿可用氢氯噻嗪加保钾利尿药。对一般利尿药无效的严重水肿，可合用高效利尿药和留钾利尿药，要定期检查血钾含量。此外，利尿药的用量不宜过大，否则尿液排泄速度超过水肿液进入血浆的速度，会引起继发性醛固酮增多而降低利尿作用。

（2）肾性水肿：急性肾炎时，一般不用利尿药，必要时用氢氯噻嗪。主要采用无盐膳食和卧床休息以消退水肿。肾病综合征时，水肿的形成与大量蛋白尿引起血浆白蛋白减少及血浆胶体渗透压下降有关。又因循环血量减少可继发性地导致醛固酮分泌增加，导致NaCl及水再吸收的增加而加重水肿。故应限水限盐，并给予白蛋白以提高胶体渗透压。对高度水肿者可用噻嗪类药物加留钾利尿药。效果不明显时可用高效利尿药加留钾利尿药。

（3）肝性水肿：肝性水肿多伴有继发性醛固酮增多症，所以开始治疗时不宜采用高效利尿药，否则将会引起严重的电解质紊乱，甚至因严重低钾血症而诱发肝性脑病。一般宜先用留钾利尿药，或留钾利尿药加噻嗪类利尿药，如疗效不显著，可合用留钾及高效利尿药。

（4）急、慢性肾功能衰竭：高效利尿药可预防急性肾功能衰竭和治疗急性肾功能衰竭早期的少尿，能增加尿量及尿流速度，防止肾小管萎缩、坏死及急性肾功能衰竭时的无尿。呋塞米还可治疗慢性肾功能衰竭，但量需大。用药后可使尿量明显增加。当肾小球滤过率降至2ml/min时，或当其他利尿药无效时，仍可有效。

（5）急性肺水肿及脑水肿：静脉注射呋塞米等高效利尿药可对此发挥良好效果。它们能使血容量及细胞外液明显减少，进而降低回心血量，减少左心室充盈压及降低肺楔压。还可通过舒张血管、增加静脉容量、降低左心室舒张末压而消除肺水肿，已证明呋塞米等促进血管扩张活性物质——前列腺素的释放，也可加强上述效应。对脑水肿合并左心室功能不全者也有良效。

2. 充血性心力衰竭的治疗　详见第二十二章。

3. 高血压的治疗　详见第二十章。

4. 青光眼　乙酰唑胺已很少用作利尿药，但可用于治疗青光眼，因它可使眼房水生成减少而降低眼压。

附：具有利尿作用的中成药

济生肾气丸（Jisheng Shenqi Wan）

【**成分**】熟地黄、山茱萸（制）、牡丹皮、山药、茯苓、泽泻、肉桂、附子（制）、牛膝、车前子。

【**性状**】本品为蜜丸。

【**功能主治**】温肾化气，利水消肿。用于肾虚水肿，腰膝酸重，小便不利，喘咳。

【**用法用量**】口服，水蜜丸1次6g，小蜜丸1次9g，大蜜丸1次1丸，1日2～3次。

【**注意事项**】

（1）过敏体质者慎用。

（2）年老体弱者应在医师指导下服用。

（3）饮食宜清淡，低盐饮食，忌烟酒。

（4）防止感染，避免过度劳累。

（5）避免感受风寒，劳逸适度。

（6）勤做松弛腰部肌肉的体操，不可强力负重，不可负重久行。

（7）加强体育锻炼，增强体质。

（8）本品须辨证施治。

金匮肾气丸（Jinkui Shenqi Wan）

【**成分**】地黄、茯苓、山药、山茱萸（酒炙）、牡丹皮、泽泻、桂枝、牛膝（去头）、车前子（盐炙）、附子（炙）

【**性状**】本品为丸剂（大蜜丸）。

【**功能主治**】温补肾阳，化气行水。用于肾虚水肿，腰膝酸软，小便不利，畏寒肢冷。

【**用法用量**】口服，水蜜丸1次4～5g（20～25粒），大蜜丸1次1丸，1日2次。

【**注意事项**】

（1）忌房欲、气恼。忌食生冷食物。

（2）服用前应除去蜡皮、塑料球壳。

（3）本品不可整丸吞服。

（4）本品须辨证施治。

临床实训

一、处方分析

案例：胡某宇，男，63岁，因疲乏无力、下肢浮肿、胸闷、气急就诊，诊断为慢性心功能不全。医生给予以下处方。

Rp.

地高辛片　0.25mg×10片

Sig. 0.25mg　t.i.d　p.o.

氢氯噻嗪片　25mg×30片

Sig. 25mg　t.i.d　p.o.

醋酸泼尼松片 5mg×30片

Sig. 10mg　t.i.d　p.o.

请问：该处方是否合理？为什么？

分析：该处方不合理。原因如下：①氢氯噻嗪能够促进钠、水的排泄，减少血容量，降低心脏负荷，消除静脉淤血及其所引起的肺水肿和外周水肿，但是会引起血钾降低。②氢氯噻嗪引起的低血钾可增强地高辛等洋地黄类药物的毒性。③氢氯噻嗪片与醋酸泼尼松片等糖皮质激素类药物合用可增加电解质紊乱的发生率，尤其是低钾血症，同时醋酸泼尼松片具有保钠排钾的作用，可能会加重患者的水肿。

二、实训练习

案例：患者刘某某，男，41岁，因车祸伤及左下肢致功能障碍2h以"左胫腓骨骨折"收入院，入院测体温37℃，患肢局部有张力性水疱，给予患者甘露醇药物，患者右前臂输注甘露醇10min，巡视患者时发现药物外渗，局部红肿疼痛。

请问：患者出现甘露醇药物外渗情况，此时护理人员应做哪些处置？

（乔玉洁　段红珍）

? 思考题

1. 简述常用利尿药的分类、代表药及主要作用部位。
2. 试比较呋塞米与噻嗪类利尿药的异同点。
3. 简述甘露醇的作用特点及临床应用。

实训练习解析　　　　思考题与参考答案　　　　思维导图

第二十章

治疗高血压药

学习目标

1. 掌握　治疗高血压药的分类、代表药及其降压机制。硝苯地平、卡托普利、氯沙坦、氢氯噻嗪、普萘洛尔的药理作用、临床应用、禁忌证和护理用药作用评估。

2. 熟悉　哌唑嗪、可乐定、硝普钠等的药理作用、临床应用和用药监护。

3. 了解　其余抗高血压药的药理作用和临床应用。

　　凡能降低血压而用于高血压治疗的药物称为治疗高血压药。根据世界卫生组织/国际高血压联盟（WHO/ISH）规定，高血压标准为收缩压/舒张压≥140/90mmHg，我国《国家基层高血压防治管理指南2022版》指出，以140/90mmHg为界定，成人非同日3次测量诊室血压，收缩压≥140mmHg和（或）舒张压≥90mmHg，可诊断为高血压。

　　高血压按发病原因分为两大类——原发性高血压和继发性高血压。绝大多数高血压病病因不明，称为原发性高血压或高血压病。后者是由某些确定的疾病或原因所引起，称为继发性高血压或症状性高血压，如继发于肾动脉狭窄者、妊娠中毒症、原发性醛固酮增多症、嗜铬细胞瘤等。高血压病的并发症有脑血管意外、肾功能衰竭、心力衰竭、眼底病变等，这些并发症大多可致死或致残。总体而言，高血压人群如不经合理治疗，平均寿命较正常人群缩短。合理应用治疗高血压药物，保持血压的正常和平稳，可防止或减少心、脑、肾脏和血管等重要靶器官的损伤，从而提高高血压人群的生活质量，降低死亡率，延长寿命。目前，新药的研发向新作用靶点、缓控释技术、固定复方制剂三大方向发展。

表 20-1　血压水平分级和定义　　　　　　　　　　　　　　　　mmHg

分类	收缩压		舒张压
正常血压	<120	和	<80
正常高值	120～139	和（或）	80～89
高血压	≥140	和（或）	≥90
Ⅰ级高血压（轻度）	140～159	和（或）	90～99
Ⅱ级高血压（中度）	160～179	和（或）	100～109
Ⅲ级高血压（重度）	≥180	和（或）	≥110
单纯收缩期高血压	≥140	和	<90

第一节 | 治疗高血压药的分类

形成动脉血压的基本因素是心脏功能、循环血量和外周血管阻力。高血压发病机制尚不明确，研究表明高血压的发生与肾素-血管紧张素-醛固酮系统（RAAS）、交感神经系统、血管内皮松弛-收缩因子系统等密切相关。治疗高血压药可通过不同的方式直接或间接影响这些环节而呈现降压作用。根据治疗高血压的作用部位和作用机制不同，高血压药可分为以下几类：

1. 利尿药 如氢氯噻嗪等。

2. 肾素-血管紧张素-醛固酮系统抑制药

（1）血管紧张素Ⅰ转换酶抑制药（angiotensin-converting enzyme inhibitor，ACEI）：如卡托普利、依那普利等。

（2）血管紧张素Ⅱ受体阻断药（angiotensin Ⅱ receptor blockers，ARB）：如氯沙坦、缬沙坦等。

（3）肾素抑制药：瑞米吉仑等。

3. 钙通道阻滞药 如硝苯地平、氨氯地平等。

4. 血管扩张药 如硝普钠、肼屈嗪等。

5. 交感神经抑制药

（1）中枢性交感神经抑制药：如可乐定、甲基多巴等。

（2）神经节阻断药：如美加明、咪噻芬等。

（3）去甲肾上腺素能神经末梢阻断药：如利舍平、胍乙啶等。

（4）肾上腺素受体阻断药。

①β受体阻断药：如普萘洛尔、美托洛尔、阿替洛尔等。

②α受体阻断药：哌唑嗪、特拉唑嗪等。

③α和β受体阻断药：拉贝洛尔等。

临床常用的一线治疗高血压药物有利尿药、血管紧张素Ⅰ转换酶（ACE）抑制药、血管紧张素Ⅱ受体（AT_1受体）阻断药、钙通道阻滞药、β肾上腺受体阻断药等，单药治疗未达标的高血压患者应进行联合降压治疗，包括自由联合或单片复方制剂。

第二节 | 常用治疗高血压药

一、利尿药

20世纪50年代噻嗪类利尿药的问世，以其药物作用改变体内Na^+平衡成为治疗高血压的主要方法之一。各类利尿药单用即有降低血压的作用，并可增强其他降压药的作用。

利尿药降低血管阻力最可能的机制是持续地降低体内Na^+浓度及降低细胞外液容量。平滑肌细胞内Na^+浓度降低可能导致细胞内Ca^{2+}浓度降低，从而使血管平滑肌对缩血管物质的反应性减弱。临床常用噻嗪类利尿药治疗高血压病，其中以氢氯噻嗪最为常用。

氢氯噻嗪（hydrochlorothiazide）

又称双氢氯噻嗪、双氢克尿噻（双克）、双氢氯消疾、双氢氯散疾。

【**药动学特点**】口服吸收迅速但不完全，饮食可促进其吸收。进入体内后分布于各组织，以肾脏含量最高，肝脏次之。可经乳汁分泌，主要以原形由尿排泄。

【**药理作用**】

降压作用　噻嗪类药物作用于远曲小管近端，减少Na^+和水的重吸收，初期降压通过排钠利尿减少血容量，导致心排血量降低。长期降压作用为降低血管平滑肌内Na^+的浓度，并通过Na^+-Ca^{2+}交换机制，使细胞内Ca^{2+}减少，引起血管平滑肌舒张。其降压作用温和、持久，长期应用无明显耐受性。

【**临床应用**】

治疗高血压　口服，每日25～100mg，分1～2次服用，并按降压效果调整剂量。儿童：每日按体重1～2mg/kg或按体表面积30～60mg/m²给药，分1～2次服用，并按疗效调整剂量。单用氢氯噻嗪适用于轻、中度高血压，对于中、重度高血压，作为基础降压药与其他治疗高血压药物联合，同时还能防止其他降压药引起的水钠潴留，尤其适用于伴有心力衰竭的高血压患者。

老年高血压患者，长期应用噻嗪类利尿药能较好地控制血压，也能降低心血管疾病的发生率。

【**禁忌证**】对氢氯噻嗪或其他磺酰胺类药物过敏的患者禁用。

【**护理用药作用评估**】

1. 药效　口服2h起作用，达峰时间为4h，作用时间持续6～12h，半衰期为15h，肾功能受损者半衰期延长。一般情况下，大多数患者用药2～4周即可达最大疗效。

2. 不良反应

（1）水、电解质紊乱：如低钾血症、低血钠、低血镁、低氯性碱中毒等。常见反应有口干、烦渴、肌肉痉挛、恶心、呕吐和疲惫无力等。

（2）高尿酸血症：干扰肾小管排泄尿酸，少数可能会诱发痛风。

（3）代谢异常：该药降低糖耐量，使血糖升高。该药也可升高TG、TC和LDL，降低HDL。

（4）过敏反应：该药为磺胺类药物，与磺胺类有交叉过敏反应，可见皮疹、皮炎、荨麻疹等，偶见严重的过敏反应如溶血性贫血、血小板减少等。

【**护理要点**】

（1）服用应从最小有效剂量开始，以减少不良反应；

（2）慎用于有黄疸的婴儿，因本类药可使血胆红素升高。

（3）少尿或有严重肾功能障碍者，一般在最大剂量用药后24h内如无利尿作用时应停用。

（4）可使糖耐量降低，血钙、血尿酸水平上升，应密切关注患者情况。

（5）使用该药应定期监测尿量。

【健康教育】

（1）告知患者，要随访检查：①血电解质；②血糖；③血尿酸；④血肌酐、尿素氮；⑤血压。

（2）老年人应用该药较易发生低血压、电解质紊乱和肾功能损害，应注意。

（3）告知患者，服药期间禁止饮酒，饮酒及含酒精制剂和可引起血压下降的药物能增强该药的利尿和降压作用。

（4）告知患者应早晨用药，以免夜间排尿次数增多。

吲达帕胺（indapamide）

又称吲达胺、吲满胺。

与噻嗪类同属于磺酰胺类，但具有利尿和钙通道阻滞作用，是一种强效、长效的降压药。

该药钙通道阻滞作用强于利尿作用，主要通过阻滞钙内流，减少细胞内Ca^{2+}浓度，从而舒张全身小动脉与小静脉，降低外周阻力，从而降低血压。该药降压时对心输出量、心脏节律影响较小。长期用药很少影响肾小球滤过率或肾血流量。临床主要用于治疗轻、中度原发性高血压。该药对脂代谢、糖代谢影响较小，尤其适用于老年人、糖尿病与肾功能不全的高血压患者。该药不良反应较少，偶有腹泻、恶心、头晕、心悸等。长期服用可引起低血钾，须补钾。

二、肾素-血管紧张素-醛固酮系统抑制药

肾素-血管紧张素-醛固酮系统（rennin-angiotensin-aldosterone system，RAAS）是由肾素、血管紧张素及其受体所构成，对于调节血压、水和电解质平衡有重要的作用。肾素是由肾小球球旁器的球旁颗粒细胞在循环血容量减少或β受体激动时释放的一种蛋白水解酶，可使血液中的血管紧张素原活化为血管紧张素Ⅰ，血管紧张素Ⅰ在血管紧张素转化酶的作用下形成血管紧张素Ⅱ。血管紧张素维持机体血压和血容量平衡的作用显著，尤以血管紧张素Ⅱ活性最强，它可通过使全身小动脉平滑肌收缩，促进神经垂体释放血管升压素和催产素，强烈刺激肾上腺皮质分泌醛固酮，促进肾小管重吸收水、钠，兴奋交感神经等多种机制升高血压，是目前已知最有效的升压物质。肾素-血管紧张素-醛固酮系统抑制药能够抑制RAAS的激活，从而延缓高血压、心力衰竭、肾功能不全等疾病的进展并改善患者预后。

常见的RAAS抑制药包括血管紧张素转化酶抑制药（ACEI）和血管紧张素Ⅱ受体拮

抗药（ARB）以及肾素抑制药。ACEI通过抑制血管紧张素 I 转化为血管紧张素 II，产生降压效应。ARB则是通过阻断血管紧张素 II 与其受体的结合，达到降压的效果。肾素抑制药通过阻止血管紧张素原的结合，使血管紧张素 I 水平下降。此外，RAAS抑制药还包括醛固酮受体拮抗药（SRA），它们能够抑制醛固酮对其受体的结合，减少水和钠的潴留。

（一）血管紧张素 I 转化酶抑制药（ACEI）

ACEI是目前临床治疗高血压最常用的一线药物，卡托普利（captopril）是第一个被批准应用于临床的ACEI。目前已有20余种高效、长效且不良反应少的ACEI，如依那普利（enalapril）、贝那普利（benazepril）、西拉普利（cilazapril）、培哚普利（perindopril）、福辛普利（fosinopril）等。

ACEI降压作用的优势是：降压效果明显，对绝大多数高血压病均有效；不会激活交感神经系统，不会使心率增快，对心输出量亦无明显影响；降低血压的同时，还可以防止和逆转高血压患者心肌和血管壁的重构，改善心肌和动脉顺应性，提高患者生活质量并降低死亡率；不易引起脂质代谢紊乱和电解质紊乱，能增加肾血流量、保护肾脏；长期使用无耐受性及停药的反跳现象。对于高血压合并糖尿病、左心室肥厚、左心功能不全、急性心肌梗死、慢性肾功能不全等疾病时，ACEI为临床首选药物，同时还可以预防脑卒中复发。

卡托普利（captopril）

又称开博通、甲巯丙脯酸、刻甫定。

【药动学特点】口服后吸收迅速，吸收率在75%以上，胃中食物可使其吸收减少30%～40%。血液循环中该药的25%～30%与蛋白质结合。在肝内代谢为二硫化物等。经肾脏排泄，超过95%的吸收剂量经尿液消除，其中40%～50%以原形排出，其余为代谢物（卡托普利的二硫化物二聚体和卡托普利-半胱氨酸二硫化物）。

肾功能损害时会产生药物潴留。不能通过血脑屏障，可通过乳汁分泌，可以通过胎盘。

【药理作用】卡托普利为竞争性血管紧张素转换酶抑制药，使血管紧张素 I 不能转换为血管紧张素 II，从而降低外周血管阻力，并通过抑制醛固酮分泌，减少水钠潴留。还可通过干扰缓激肽的降解扩张外周血管。对心力衰竭患者，能舒张外周血管，增加心输出量，降低醛固酮水平，减轻心脏负荷，改善心脏泵血功能。

【临床应用】

1. 高血压 初次口服剂量为12.5mg，逐渐增至50mg，每日2～3次。适用于各种类型高血压，对原发性高血压和肾性高血压效果较好，尤其适用于合并有糖尿病及胰岛素抵抗、左心室肥厚、心力衰竭、急性心肌梗死的高血压患者。治疗中、重度高血压需联合应用其他的抗高血压药如利尿药、钙拮抗药、β受体阻断药等。

2. 慢性心功能不全 初次口服剂量为12.5mg，1日3次，剂量逐步增至50mg。适用于顽固性慢性心功能不全和使用洋地黄、利尿剂和血管扩张药效果欠佳的慢性心功能不全。

【禁忌证】

（1）对卡托普利或任何其他血管紧张素转换酶抑制药过敏的患者禁用。

（2）妊娠期妇女禁用，孕妇使用ACEI可影响胎儿发育，甚至引起胎儿死亡。

【护理用药作用评估】

1. 药效　口服起效迅速，15min生效，大约0.5～1h达血药峰浓度，持续3～4h。

2. 不良反应　卡托普利毒性小，长期小剂量应用，耐受性良好。

（1）刺激性干咳：发生率为5%～20%，为最常见的不良反应之一。可能与P物质、缓激肽、前列腺素等在体内蓄积有关。常于用药1周至6个月内出现，甚至致使不能耐受者中断用药，一般停药4天后干咳消失。

（2）低血压：与利尿药、其他抗高血压药合用或饮酒等，可能出现一过性低血压。心力衰竭或重度高血压患者由于肾素-血管紧张素系统（renin-angiotensin system，RAS）系统高度激活，在应用利尿药的基础上，首次应用可能出现低血压，即"首剂现象"，故宜从小剂量开始试用，并密切监测患者血压变化。

（3）高血钾：肾功能受损时，与保钾利尿药、补钾药、非甾体抗炎药、β-受体拮抗药合用易致高血钾。

（4）其他常见症状：粒细胞减少，味觉减退或丧失、皮疹、瘙痒、脱发。减量或停药后即消失。

（5）血管神经性水肿：发生率低但可危及生命，一旦出现血管神经性水肿的任何征象应立即停药。

（6）影响胎儿发育甚至死胎：本药虽无致畸作用，但持续应用可引起胎儿颅盖骨发育不全，生长迟缓，甚至胎儿死亡。

> **护理警示**
>
> （1）禁止与脑啡肽酶抑制药（如沙库巴曲）联合使用。
>
> （2）与内源性前列腺素合成抑制药（如吲哚美辛）同用，将使该药降压作用减弱。
>
> （3）与其他降压药合用，降压作用加强，应予警惕。

【护理要点】

（1）与利尿药同用使降压作用增强，但应避免引起严重低血压，故原用利尿药者宜停药或减量。

（2）开始用小剂量，逐渐调整剂量。

（3）可使血尿素氮、肌酐浓度增高，需关注。

（4）可能增高血钾，与保钾利尿剂合用时尤应注意监测血钾。

（5）与锂剂联合，可能使血清锂水平升高而出现毒性。

【健康教育】

（1）告知患者应在餐前1h服用卡托普利。

（2）告知患者若出现不可耐受的干咳，需及时报告医生。

（3）告知患者若出现任何提示血管性水肿的症状和体征（如面部、眼睛、嘴唇、舌头、咽喉及四肢肿胀，吞咽困难或呼吸困难，声音嘶哑）应立即报告医生并停止用药。

（4）告知患者出现任何感染迹象（如喉咙痛、发热）均应立即报告医生，可能是中性粒细胞减少症或进行性水肿的症状；进行性水肿与蛋白尿及肾病综合征有关。

（5）正在接受卡托普利治疗的心力衰竭患者不要过早活动。

（6）告知糖尿病患者不要同时服用阿利吉仑和卡托普利片。

依那普利（enalapril）

又称斯那普利、苯丁酯脯酸。

依那普利是临床常用的长效ACEI。口服后在体内水解为依那普利拉，从而强烈抑制血管紧张素转换酶，降低血管紧张素Ⅱ含量，达到降压的目的。其作用机制与卡托普利相似，但抑制ACE作用比卡托普利强数倍。降压作用强而持久，可每日给药1次。因其能降低总外周血管阻力，增加肾血流量，兼有增加心血流量和减慢心率的作用，从而改善充血性心力衰竭患者的心功能。故临床常用于原发性高血压、肾血管性高血压和充血性心力衰竭的治疗。不良反应与卡托普利相同。

ACEI还有赖诺普利（lisinopril）、贝那普利（benazepril），福辛普利（fosinopril）、雷米普利（ramipril）、培哚普利（perindopril）和西拉普利（cilazapri）等。它们的共同特点是都是长效降压药，每日只需服用1次。

（二）血管紧张素Ⅱ受体阻断剂

血管紧张素Ⅱ（Ang Ⅱ）受体分为血管紧张素1型受体（angiotensin type 1 receptor，AT_1受体）和2型受体（angiotensin type 2 receptor，AT_2受体）。血管紧张素受体分布在血管、肾脏、肾上腺、神经系统和内分泌系统中。1995年，氯沙坦作为首个AT_1受体阻断药获批用于治疗高血压，目前至少有9个AT_1受体阻断药用于临床。这类药物包括氯沙坦、坎地沙坦、奥美沙坦、替米沙坦、依普沙坦、厄贝沙坦、缬沙坦、阿奇沙坦、阿利沙坦。有些药物是无活性前药，需经体内代谢转化为活性产物才能发挥作用。与ACEI相比，其对Ang Ⅱ的拮抗作用更完全，降压作用更持久，同时还能逆转肥大的心肌细胞，并促进尿酸排泄，对心、肾有保护作用。因其不影响缓激肽的降解，故几乎不出现刺激性干咳、血管性水肿等不良反应。

氯沙坦（losartan）

又称科素亚、洛沙坦、氯沙坦钾。

【药动学特点】口服易吸收，主要与白蛋白结合，约14%在肝转化为羧酸型活性代谢物，生物利用度约为33%。食物不影响其吸收。经胆汁和尿液排泄。

【药理作用】氯沙坦及其活性代谢产物EXP3174能够阻断Ang Ⅱ与AT_1受体结合，产生缓慢而持久的降压作用，阻止Ang Ⅱ对心肌细胞和血管平滑肌细胞的增生作用，延迟或逆转心血管重构，从而逆转心肌肥厚，防止心肌纤维化。同时还能增加肾血流量和肾小球滤过率使尿量增加，促进尿酸排泄，对肾脏具有保护作用。

【临床应用】

1. 治疗高血压 口服，1日1次，每次50mg。维持量25～100mg。用于各种类型高血压的治疗。主要用于使用ACEI出现刺激性干咳且不能耐受的患者，若用药3～6周后血压下降仍不理想，可加用利尿药。

2. 治疗慢性心功能不全 口服，1日1次，每次50mg。适用于伴有心肌肥厚以及纤维化的慢性心功能不全。

【禁忌证】对氯沙坦制剂成分过敏者禁用。

【护理用药作用评估】

1. 药效 口服易吸收，用药后1h达到峰值。每日服用1次，降压作用可维持24h，降压作用平稳、持久。

2. 不良反应 氯沙坦的不良反应较少。少数患者用药后可出现眩晕、高血钾以及体位性低血压等，偶见皮疹、偏头痛、血管性水肿、肝功能异常。

【护理要点】

（1）与其他阻滞血管紧张素Ⅱ及其作用的药物一样，该药与保钾利尿药（如螺内酯、氨苯蝶啶、阿米洛利）、补钾剂或含钾的盐代用品合用时，可导致血钾升高。

（2）与其他抗高血压药物一样，非甾体抗炎药吲哚美辛可降低氯沙坦的抗高血压作用。

（3）糖尿病患者禁止与阿利吉仑片联合用药。

【健康教育】

（1）告知女性患者用药期间注意避免妊娠。

（2）告知患者避免补钾或使用含钾的盐替代品，确需使用，应在医务人员指导下使用。

缬沙坦（valsartan）

缬沙坦是强效选择性AT_1受体阻滞药，它对AT_1受体亲和力比对AT_2受体的亲和力强24000倍。其口服吸收迅速，主要从胆汁排泄。用药2周内达到降压效果，4周后达最大疗效。药理作用与氯沙坦相似，能竞争性地阻断Ang Ⅱ与AT_1受体结合。临床可用于治疗轻、中度高血压，高血压患者服用后2h产生降压作用，4～6h达作用高峰，降压效果可持续24h以上。长期用药也可逆转心肌肥厚和血管重构。不良反应发生率较低，偶有头晕、疲劳、关节痛、低血压等。钠和血容量不足、肾动脉狭窄、严重肾功能不全以及胆道梗阻患者服用缬沙坦有低血压的风险。妊娠期和哺乳期妇女禁用。联合用药时需要注意监测血清钾。

（三）肾素抑制药

肾素抑制药通过抑制肾素活性，而抑制AngI的形成，进而抑制肾素-血管紧张素系统的作用，降低血压。它是一种新型治疗高血压药，代表药物有瑞米吉仑（remikiren）、阿利吉仑（aliskinren）等。

瑞米吉仑（remikiren）

瑞米吉仑口服具有明显降压作用。通过扩张血管，抑制醛固酮引起的水钠潴留而降压，但生物利用度低、作用持续时间短，目前可用于对传统药物效果不佳或不能耐受者，或与其他降压药联合使用。

（四）醛固酮拮抗药

螺内酯（spironolactone）是醛固酮受体拮抗药，本药不是高血压病的首选药，具有辅助治疗效果，可与其他降压药联合使用以治疗顽固性高血压。

依普利酮（eplerenone）是一种新型的选择性醛固酮受体拮抗药，拮抗醛固酮作用较螺内酯强，对治疗高血压、心力衰竭和心肌梗死疗效确切，可改善高血压患者的预后。

三、钙通道阻断药

钙通道阻断药（calcium channel blocker，CCB）又称钙拮抗药（calcium antagonists）。本类药物主要通过阻断心肌和血管平滑肌细胞膜上的钙离子通道，抑制细胞外 Ca^{2+} 内流，使细胞内 Ca^{2+} 水平降低而引起心血管等组织器官功能改变。钙拮抗药通过减少平滑肌细胞内 Ca^{2+} 含量而松弛血管平滑肌，扩张血管，从而使血压下降。从化学结构上看，可将其分为二氢吡啶类和非二氢吡啶类。前者主要作用于动脉血管平滑肌，扩张血管作用较强，但对窦房结和房室结的负性肌力及负性传导作用较弱。作为治疗高血压药，常用的有硝苯地平（nifedipine）、尼群地平（nitrendipine）、氨氯地平（amlodipine）等。非二氢吡啶类包括维拉帕米等，对血管和心脏都有作用，主要用于治疗心绞痛、心律失常等。

这类药物在降压时具有以下优点：①对糖、脂类、尿酸以及半胱氨酸等代谢无不良影响。②对肾功能不全患者肾脏有保护作用，由于对肾血管有扩张作用，增加肾脏滤过率，不易发生水钠潴留。③可改善或逆转高血压所致的心肌肥厚和血管肥厚，对缺血心肌有保护作用。

硝苯地平（nifedipine）

又称心痛定、伲福达、拜新同。

【药动学特点】口服后吸收迅速、完全。在体内与血浆蛋白的结合率达80%，药物在肝脏内转换为无活性的代谢产物。约80%经肾排泄，20%随粪便排出。肝、肾功能不全的患者，硝苯地平代谢和排泄速率降低。

【药理作用】通过阻碍心肌及血管平滑肌钙离子的膜转运，抑制细胞外 Ca^{2+} 向细胞内流入，引起心肌的收缩性降低，降低心肌代谢，减少心肌耗氧量；舒张外周阻力血管，降低外周阻力，可使收缩压和舒张压降低。硝苯地平对血压正常者无明显影响。

【临床应用】口服，根据血压调剂剂量。缓释片一般每日1~2次，每次20mg；控释片一般每日1次，每次30~60mg。用于各型高血压、心绞痛，对高血压合并心绞痛、糖尿病、高脂血症、脑血管病、肾功能不全等并发症的治疗效果较好，也可单独使用。

【禁忌证】对硝苯地平过敏患者禁用。低血压患者禁用。

【护理用药作用评估】

1. 药效　普通片剂口服20～30min起效，1～2h作用达高峰，持续6～7h；舌下含服5～15min起效，静脉注射1min内起效。缓释制剂作用平稳而持久。

2. 不良反应　常见的有头晕、发热、头痛、心悸、面部潮红、踝部水肿等，一般停药后症状可消失，偶见一过性低血压、便秘、腹泻等。

【护理要点】

（1）与其他降压药同用可致血压过低。

（2）与硝酸酯类合用，治疗心绞痛作用可增强。

（3）绝大多数患者合用β-受体阻断药有较好的耐受性和疗效，但个别患者可能诱发和加重低血压、心力衰竭和心绞痛。

（4）与西咪替丁同用时，该药的血浆峰浓度增加，注意调整剂量。

> **护理警示**
>
> （1）本药可能增加血液地高辛浓度，提示在初次使用、调整剂量或停用该药时应监测地高辛的血药浓度。
>
> （2）与蛋白结合率高的药物如双香豆素类、苯妥英钠、奎尼丁、奎宁、华法林等同用时，这些药的游离浓度常发生改变。

【健康教育】

（1）告知患者若为缓释片，须吞服，勿嚼碎；如需减少剂量，也可沿片面"中心线"完整分开半片服用。

（2）告知患者中止服用钙通道阻断药时应逐渐减量，没有医生指示，不要中止服药。

（3）告知患者低血压患者慎用。

（4）严重主动脉瓣狭窄、肝肾功能不全患者慎用。

（5）告知患者硝苯地平由CYP3A4酶代谢，而葡萄柚汁可抑制CYP3A4酶相关的首过代谢，故服药后避免摄入葡萄柚和葡萄柚汁。

尼群地平（nitrendipine）

尼群地平药理作用与硝苯地平相似，抑制血管平滑肌和心肌细胞的跨膜Ca^{2+}内流，但以血管作用为主，对血管扩张作用比硝苯地平强10倍，降压作用温和而持久。适用于各种类型高血压。对于伴有心、脑血管供血不足的高血压患者疗效好。不良反应较少见的有头痛、面部潮红、头晕、足踝部水肿等不良反应。与地高辛联合用药时可使后者血浆浓度平均增加45%，故联用应监测地高辛的血药浓度。

氨氯地平（amlodipine）

又称阿莫洛地平、安洛地平。

氨氯地平药理作用与硝苯地平相似，但其降压作用较硝苯地平缓慢而持久，$t_{1/2}$约35～50h，每日口服一次，降压作用更为平稳。选择性抑制Ca^{2+}跨膜转运，对血管平滑肌的作用比心肌细胞的作用强，常用于治疗原发性高血压，也可用于稳定性心绞痛和变异型心绞痛。不良反应较少，常见的有水肿、面部潮红等。肝、肾功能不全者禁用。

四、肾上腺素受体阻断药

（一）β受体阻断药

β受体阻断药具有良好的抗高血压作用，是临床上常用的经典抗高血压药。其通过选择性地与β肾上腺素受体结合，降低心输出量、抑制肾素分泌，抑制心肌收缩，减慢心率，从而发挥降压作用。目前用于治疗高血压的β受体阻断药有普萘洛尔（propranolol）、美托洛尔（metoprolol）、阿替洛尔（atenolol）、比索洛尔（bisoprolol）等。

普萘洛尔（propranolol）

又称心得安、萘心安、恩得来。

【药动学特点】口服后吸收较完全，血浆蛋白结合率90%～95%。生物利用度约30%。经肝脏广泛代谢，原形较少经肾脏排泄，其代谢产物主要经肾脏排泄。不能经透析排出。

【药理作用】普萘洛尔为非选择性β_1与β_2肾上腺素能受体阻断药，降压机制与阻断β受体有关。①阻断心脏β_1受体，抑制心肌收缩力，降低心输出量。②阻断中枢β受体，使外周交感神经活性降低，通过改变中枢血压调节机制而产生降压作用。③抑制肾素释放，阻断肾小球球旁器上的β_1受体，抑制肾素分泌，从而阻碍肾素-血管紧张素-醛固酮系统（RAAS系统）对血压的调节作用而降低血压。④阻断去甲肾上腺素能神经突触前膜上的β_2受体，抑制去甲肾上腺素的释放。⑤促进前列环素的生成（与拮抗β受体无关），改变压力感受器的敏感性。

【临床应用】口服，每次5mg，一日4次，1～2周后增加1/4量，在密切关注下可逐渐增加至1日量100mg。用于各种程度的原发性高血压，可单独使用治疗轻、中度高血压，也可与其他治疗高血压药合用。尤其适用于高血压伴有心输出量偏高或血浆肾素水平偏高的患者。对伴有心绞痛、快速型心律失常、冠心病、脑血管病变的高血压患者疗效较好。

【禁忌证】①支气管哮喘。②心源性休克。③心脏传导阻滞（Ⅱ-Ⅲ度房室传导阻滞）。④重度或急性心力衰竭。⑤窦性心动过缓。

【护理用药作用评估】

1. 药效 口服吸收较完全，吸收缓慢，用药后1～1.5h达血药浓度峰值，$t_{1/2}$ 2～3h。用药后1～2周起效，3～4周降压作用明显。长期用药不易引起体位性低血压，不易产生耐受性，无水钠潴留。

2. 不良反应 用药后可见眩晕、神志模糊、嗜睡、失眠、低血压、心动过缓等不良反应，较少见的有支气管痉挛及呼吸困难。不良反应持续存在时，须格外警惕雷诺氏症样四肢冰冷、腹泻、倦怠、眼口或皮肤干燥、恶心、指趾麻木、异常疲乏等。

【护理要点】

（1）注意观察患者呼吸的变化，尤其是哮喘患者。

（2）注意观察患者的血压，停药后可能出现血压反跳，诱发心绞痛等，发现异常及时报告医师。

（3）根据血压、心脏节律调整剂量，宜从小剂量开始，逐渐增加剂量。

（4）注意监测血糖，因为本药可能会掩盖低血糖的症状。

【健康教育】

（1）告知患者在药效消失之前应避免从事需要保持警觉或协调的活动，因为本药可能导致过度嗜睡和认知受损。

（2）告知患者若出现缓慢性心律失常、四肢发冷、厌食、恶心、呕吐、失眠、感觉异常、呼吸困难和喘息等不良反应需及时就医。

（3）建议长期用药患者不能突然撤药，应逐渐减量至停药，至少经过3天，一般为2周，以免因突然停药而出现"停药综合征"，或诱发、加重高血压、心绞痛等。

（4）指导患者要饭后服用药物，并避免高脂食物及酒精饮料影响药物吸收。

知识拓展

雷 诺 氏 症

又称雷诺病、雷诺氏现象、肢端动脉痉挛症，在中医上属"手足厥寒"的范畴，因1862年医学家雷诺德（Reynaud）首先描述本病而得名。

雷诺氏症患者多为20～30岁的年轻女性，常因冬季受寒或手指低温作业而患病，也有因情绪激动、神经紧张而诱发者，多发病于手指、脚趾、耳、鼻等处，发作时患者手指等处麻木刺痛，皮肤颜色突然变白，继而变为青紫，然后转为潮红，呈间歇性发作，常自小指与无名指尖开始，随着病变进展逐渐扩展至整个手指甚至掌部，但拇指较少发病，伴有局部发凉、麻木、针刺样疼痛和肿胀不适或其他异常感觉。通常有全身和局部体温降低而桡动脉或足背动脉搏动正常。

雷诺氏症

美托洛尔（metoprolol）

又称美多心安、美他新、甲氧乙心安。

美托洛尔口服吸收迅速完全，吸收率大于90%，但肝脏代谢率达95%，首过效应为25～60%。血浆浓度达峰时间一般为1.5h，作用持续3～6h。体内分布容积为5.6L/kg，血浆蛋白结合率约12%，可透过血脑屏障和胎盘，也可从乳汁分泌。$t_{1/2}$为3～5h，经肾排泄。美托洛尔为选择性β_1受体阻断药，主要作用于心脏β_1受体，减慢心率，抑制心脏收缩力，减少心输出量，降低收缩压。临床常用于高血压和心绞痛的治疗。不良反应较少，偶有血压降低、外周血管痉挛、眩晕、头痛、疲乏、失眠、胃部不适等。慢性阻塞性肺部疾病和哮喘患者宜小剂量开始用药。

阿替洛尔（atenolol）

又称氨酰心安、阿坦罗尔。

阿替洛尔口服吸收不完全，小剂量可通过血脑屏障。服后2~4h作用达峰值，作用持续时间较久。半衰期为6~7h，主要以原形自尿排出。在血液透析时可予以清除。阿替洛尔为长效、选择性β₁肾上腺素受体阻滞药，其心脏选择性作用明显强于美托洛尔，而对血管及支气管平滑肌的β₂受体抑制较弱。无内在拟交感活性，无膜稳定性。适用于各种原因所致的中、轻度高血压病，包括老年高血压病和妊娠期高血压。可用于心绞痛中心律失常患者。个别患者用后可能出现心动过缓。

（二）α₁受体阻断药

该类药物可选择性阻断血管平滑肌突触后膜受体，产生抗肾上腺素作用，使血管扩张，外周阻力降低，血压下降。临床常用的药物有哌唑嗪（prazosin）、特拉唑嗪（terazosin）、多沙唑嗪（doxazosin）、曲马唑嗪（trimazosin）等。

哌唑嗪（prazosin）

【药动学特点】口服吸收完全，生物利用度50%~85%，蛋白结合率高达97%。主要在肝内代谢，随胆汁与粪便排泄，尿中仅占6%~10%，5%~11%以原形排出，其余以代谢产物排出。心力衰竭时清除率比正常慢，不能被透析清除。

【药理作用】为选择性突触后膜α₁受体阻滞药，能同时扩张阻力血管和容量血管。对突触前膜α₂受体无明显作用，故不引起反射性心动过速及肾素分泌增加等作用。能同时降低心脏前、后负荷，故可用于治疗顽固性充血性心力衰竭。哌唑嗪对血脂代谢有良好影响，能降低LDL胆固醇和增加HDL胆固醇，对尿酸、血钾及糖代谢无不良作用，对哮喘发作有轻度缓解作用。

【临床应用】

1. 各种类型高血压 常用于轻、中度高血压病，常在一线药物治疗不满意时使用，对于伴有前列腺肥大的高血压患者疗效较好。治疗重度高血压时，需要与利尿药或β受体阻断药联合使用。

2. 慢性心功能不全 哌唑嗪能同时扩张阻力血管和容量血管，同时降低心脏前、后负荷，可用于治疗顽固性心功能不全。

3. 其他 可用于治疗嗜铬细胞瘤。

【禁忌证】对喹唑啉、哌唑嗪及哌唑嗪的任何成分过敏的患者禁用。

【护理用药作用评估】

1. 药效 口服后2h起降压作用，血药浓度达峰时间为1~3h，持续作用时间10h。半衰期为2~3h，心力衰竭时可长达6~8h。

2. 不良反应 主要不良反应为首次应用时出现"首剂现象"，即严重的体位性低血压

（通常在首次给药后30～90min或与其他降压药合用时出现），表现为晕厥、心悸、意识消失等。这是由于阻断内脏交感神经的活性使静脉扩张，回心血量显著减少所致，将首次剂量减半，临睡前服用，可避免或减轻这种现象发生。首剂睡前服用，停用利尿剂，避免剧烈体位改变可减轻"首剂现象"。此外还有头晕、嗜睡、胃肠道不适、尿频、关节痛等不良反应。严重心脏病、精神病患者慎用。

【护理要点】

（1）首次给药及以后加大剂量时，均建议在卧床时给药，不做快速起立动作，以免发生体位性低血压。

（2）长期应用可能发生体液潴留，注意患者体重变化。

【健康教育】

（1）告知患者避免进行需要精神集中或协调性的活动，直至药物起效，因该药可能引起头晕和嗜睡。

（2）指导患者从坐位或卧位缓慢起身，因为该药可能引起直立性低血压。

（3）告知患者可能会出现晕厥或意识丧失，尤其是在首次服药后的24h内。

（4）告知患者服药期间，不能随便服用感冒药、咳嗽药及抗过敏的药物，因其可能干扰该药的疗效。

（5）告知患者不要突然停药，因为可能会导致反跳性高血压。

（6）告知患者服用该药期间应禁止饮酒。

特拉唑嗪（terazosin）

特拉唑嗪可选择性阻断突触后膜α_1受体，其降压作用与哌唑嗪相似，但作用持续时间长。特拉唑嗪能与膀胱颈和前列腺中的α_1受体结合，阻断α_1受体，引起其平滑肌松弛，抑制去甲肾上腺素所致的前列腺组织痉挛，可以改善前列腺肥大患者的尿流动力学和临床症状，特拉唑嗪可用于治疗高血压，可单独使用或与其他抗高血压药物如利尿剂或α_1肾上腺素受体阻断药合用。还可用于治疗良性前列腺增生症。不良反应与哌唑嗪相似，会导致体位性低血压和晕厥。

（三）α、β受体阻断药

拉贝洛尔（labetalol）

拉贝洛尔对选择性α_1受体和非选择性β受体均有竞争性阻断作用。能降低卧位血压和周围血管阻力，一般不降低心输出量或每搏输出量。其降压作用出现较快，但作用温和，降压效果比普萘洛尔好。卧位患者的心率没有明显变化，立位及运动患者的心率则减慢。拉贝洛尔治疗妊娠高血压综合征疗效较好，适用于治疗轻度至重度高血压和心绞痛，静脉注射可用于高血压危象。不良反应可能有支气管痉挛、支气管哮喘加重、呼吸困难，因此支气管哮喘患者禁用拉贝洛尔。此外还可能引起胃肠道反应、头痛、乏力和过敏反应等。

✚ **知识拓展**

高血压危象

高血压危象

高血压危象是指在原发性高血压或者继发性高血压发展过程中，在某些诱因的作用下，因周围小动脉发生暂时性强烈收缩，导致血压急剧升高，病情急剧恶化，并引起心、脑、肾等主要靶器官功能严重受损的并发症，多发生在缓进型高血压的各期，也见于急进型高血压病。

第三节 | 其他治疗高血压药

一、交感神经抑制药

（一）中枢交感神经抑制药

可乐定（clonidine）

又称可乐宁、压泰生、血压得平、氯压定、催压降。

【药动学特点】口服后70%～80%吸收，并很快分布到各器官，组织内药物浓度比血浆中高，能通过血脑屏障蓄积于脑组织。蛋白结合率为20%～40%。在肝脏代谢，约50%吸收的剂量经肝内转化。40%～60%以原药形式24h内经肾排泄，20%经肝肠循环由胆汁排出。

【药理作用】可乐定直接激动下丘脑及延髓的中枢突触后膜 α_2-肾上腺受体，导致交感神经从中枢神经系统传出冲动减少，从而降低外周血管阻力和肾血管阻力、减慢心率、降低血压。具有中等偏强的降压作用。正常血压亦有降低作用。可乐定有一定的镇静、镇痛作用，可能与其促进内源性阿片肽的释放有关，该作用可被阿片受体阻断药纳洛酮拮抗。可乐定还能抑制胃肠道的分泌和运动。可抑制交感神经、减少房水生成，增加房水流出，产生降眼压效果。

【临床应用】口服，每次服0.075～0.15mg，一日3次。可逐渐增加剂量，通常维持剂量为每日0.2～0.8mg。目前较少单独应用。主要用于中、重度高血压的治疗，适用于肾性高血压、伴有溃疡病的高血压患者；还可缓解阿片类成瘾性戒断症状。滴眼液可用于开角型青光眼的治疗。

【禁忌证】对可乐定过敏患者。

【护理用药作用评估】

1. 药效 起效相对较快，在口服给药后30～60min内，患者血压开始下降，在大约

3～5h，可乐定的血浆浓度达到高峰，作用持续时间 6～8h，血浆半衰期为12～16h。患有严重肾功能损伤的患者血浆半衰期增至41h。

2. 不良反应 常见不良反应有口干、头晕、便秘、镇静、戒断综合征等，较少见的有嗜睡、头痛、心悸、排尿困难等；长期用药因液体潴留及血容量扩充而产生耐药性，加用利尿剂可纠正；少数患者在突然停药或连续漏服后出现停药反应，可出现短时的交感神经功能亢进现象，如血压突然升高、神经紧张、心悸、出汗等，所以停药必须在1～2周内逐渐减量，同时加以其他降压治疗。

护理警示

（1）与乙醇、巴比妥类或镇静药等中枢神经抑制药合用，可加强中枢抑制作用。

（2）与其他降压药合用可加强降压作用。

（3）与β受体阻断药合用后停药，可增加可乐定的撤药综合征危象，故宜先停用β受体阻断药，再停用可乐定。

（4）与三环类抗抑郁药合用，减弱可乐定的降压作用。可乐定须加量。

（5）与非甾体类抗炎药合用，减弱可乐定的降压作用。

【护理要点】

（1）对有头痛、头晕的患者，让其卧床休息，并嘱其缓慢改变体位，防止发生直立性低血压。

（2）密切观察患者血压变化的情况，防止血压下降过低。

（3）为保证药物疗效，根据药物的半衰期，指导患者在固定的时间服用药物。

【健康教育】

（1）告知患者必须整片吞服可乐定缓释片，不得压碎、切割或咀嚼，在餐中或餐后服用药物，以减少胃肠道反应。

（2）如果患者漏服一剂可乐定，告知他们跳过此次剂量并按计划服用下一剂，在任意24h内服用的盐酸可乐定缓释片的每日总量，不能超过规定的总量。

（3）告知有晕厥病史或患有其他易患晕厥疾病（如低血压、直立性低血压、心动过缓或脱水）的患者在用药期间避免脱水或过热。

（4）用药期间，叮嘱患者不要开车或从事需要注意力高度集中的事情。

（5）告知患者应当避免将盐酸可乐定缓释片与其他中枢活性抑制药和酒精一同服用。

（6）告知患者不要突然停用可乐定。

（7）告知患者如果出现过敏反应的任何体征或症状，如全身性皮疹、荨麻疹或血管性水肿，应停用可乐定，并马上就医。

莫索尼定（moxonidine）

莫索尼定是第二代中枢降压药，是一种对咪唑啉Ⅱ受体有高度亲和力的选择性激动药，通过激动延髓咪唑啉受体，使外周交感神经活性降低，扩张血管，降低血压。莫索尼定对咪唑啉受体的亲和力高于可乐定，对中枢和外周α_2受体的亲和力弱，因此其降压时不减慢心率，无明显的中枢镇静作用。临床主要用于轻、中度原发性高血压。严重心律失常、严重心功能不全者禁用。不良反应较可乐定少，可出现口干、疲乏、头痛等症状，停药后反跳现象不明显。

（二）神经节阻断药

本类药物对交感神经和副交感神经节均有阻断作用，过去曾用于治疗高血压，因降压作用过快、过强，不良反应较多且严重，目前已很少用于治疗高血压，仅用于高血压危象、外科手术麻醉时控制性降低血压等。代表药物有美卡拉明（mecamylamine）、樟磺咪芬（trimethaphan）等。

（三）交感神经末梢抑制药

主要作用于去甲肾上腺素能神经末梢部位，通过消耗神经递质（儿茶酚胺类）影响其储存和释放，从而产生降压作用。常用的药物有利血平（reserpine）、胍乙啶（guanethidine）。

利血平（reserpine）

又称利舍平、血安平、蛇根。

利血平能降低血压和减慢心率，降压作用缓慢、温和、持久，对中枢神经系统有持久的安定作用。该药曾广泛用于轻、中度高血压，特别是与噻嗪类利尿药联合使用可增强疗效，是目前常用的复方降压药的主要成分之一。随着目前新型降压药不断上市，该药在高血压的治疗中很少单独应用。利血平不良反应较多，常见不良反应有鼻塞、胃酸增多、口干、抑郁、腹泻、皮疹等，大剂量可出现面红、心律失常、心绞痛样综合征、心动过缓，偶可产生帕金森综合征。

胍乙啶（guanethidine）

胍乙啶不易透过血脑屏障，无中枢镇静作用。胍乙啶能阻止交感神经末梢突触前膜去甲肾上腺素的释放，并耗竭其贮存，产生快速、强大且持久的降压作用。适用于轻、中度高血压或舒张压较高的重度高血压患者。因该药的不良反应较多，主要是体位性低血压、心脑血流灌注不足等，故不单独应用。

二、血管扩张药

（一）直接扩张血管药

本类药物能直接扩张血管，松弛血管平滑肌，降低外周阻力，降低血压。常用药物有硝普钠（sodium nitroprusside）、肼屈嗪（hydralazine）等。硝普钠对小动脉和静脉均有扩张作用，由于扩张静脉，使回心血量减少，因此不增加心输出量，但也反射性兴奋交感神经。而肼屈嗪主要扩张小动脉，对容量血管无明显作用，同时通过压力感受性反射，兴奋交感神经，出现心肌收缩力加强，心输出量增加、心率加快，从而部分对抗其降压效果。

由于本类药不良反应较多，治疗高血压病时极少单独使用，仅在利尿药、β受体阻断药或其他降压药效果欠佳时联用。

硝普钠（sodium nitroprusside）

【药动学特点】静脉滴注给药后由红细胞代谢为氰化物，在肝脏内氰化物代谢为硫氰酸盐，代谢物无扩张血管活性；氰化物也可参与维生素B_{12}的代谢。该药经肾排泄。

【药理作用】硝普钠为强有力的血管扩张剂，能直接松弛全身小动脉与静脉血管平滑肌，使血压明显下降，在血管平滑肌内代谢产生一氧化氮（NO），激活血管平滑肌中鸟苷酸环化酶（guanylate cyclase，GC），使cGMP升高，从而松弛血管平滑肌。能降低血压，减轻心脏的前、后负荷，从而减轻心肌负荷，降低心肌氧耗量，能使衰竭的左心室输出量增加。

【临床应用】开始每分钟0.5μg/kg给药。根据治疗反应以每分钟0.5μg/kg递增，逐渐调整剂量，常用剂量为每分钟3μg/kg给药。

1. 高血压急症 用于高血压危象、高血压脑病、恶性高血压、嗜铬细胞瘤手术前后阵发性高血压等的紧急降压，也可用于外科麻醉时控制性降压。

2. 急性心力衰竭 可用于伴有心力衰竭的高血压患者或难治性慢性心功能不全。

3. 其他 如嗜铬细胞瘤发作引起的血压升高。

【禁忌证】代偿性高血压（如动静脉分流或主动脉缩窄时）禁用。肝、肾功能不全者禁用。

【护理用药作用评估】

1. 药效 一般静脉滴注给药，起效快，1～2min即可出现明显的降压作用，并达作用高峰，静脉滴注停止后作用维持1～10min。肾功能正常者$t_{1/2}$为7天。降压作用强，维持时间短。

2. 不良反应 静脉滴注过快可引起血压过低（表现为腹痛、忧虑、出汗、头晕、头痛、肌肉抽搐、恶心、心悸、烦躁等），停药后症状逐渐消失。长期或大剂量连续使用时，其代谢产物硫氰酸盐浓度升高可引起中毒反应，可用硫代硫酸钠抢救。此外硫氰酸盐能抑制甲状腺对碘的摄取，从而导致甲状腺功能低下。

> **护理警示**
>
> （1）与多巴酚丁胺同用，可使心输出量增多而使肺毛细血管楔压降低。
>
> （2）与拟交感胺类同用，本药的降压作用减弱。
>
> （3）要避免与磷酸二酯酶Ⅴ抑制药同用，因会增强本药降压作用。

【护理要点】

（1）本药对光敏感，溶液稳定性较差，滴注溶液应新鲜配制并迅速将输液瓶用黑纸或铝箔包裹避光。新配溶液为淡棕色，如变为暗棕色、橙色或蓝色，应弃去。

（2）溶液的保存与应用不应超过24h。溶液内不宜加入其他药品。

（3）配制溶液只可静脉慢速点滴，切不可直接推注。最好使用微量输液泵，这样可以精确控制给药速度，从而减少不良反应发生率。

肼屈嗪（hydralazine）

又称肼苯哒嗪。

肼屈嗪主要扩张小动脉，使周围血管阻力降低、心率增快、心搏量和心输出量增加，对舒张压的降低作用强于收缩压。对静脉舒张作用较弱，对静脉无明显舒张作用，不引起直立性低血压。

口服后30min显效。1～3h达高峰，静脉滴注后10～20min生效，$t_{1/2}$为2～5h，降压作用可持续12h。其降压作用机制目前认为是干预血管平滑肌细胞钙内流或干预钙从细胞储存库释放。用于肾型高血压及舒张压较高的患者。单独使用效果不甚好，且易引起副反应，故多与利血平、氢氯噻嗪、胍乙啶或普萘洛尔合用，以增加疗效。

常见不良反应较多，有头痛、心悸、恶心、眩晕、面色潮红、低血压等血管扩张反应、反射性交感活性升高；因扩张动脉可引起血液从缺血区向非缺血区窃流，故伴有冠状动脉病变、脑血管硬化、心动过速及心绞痛患者禁用；长期大剂量使用，可引起类风湿性关节炎和红斑狼疮样反应，应立即停药，并用糖皮质激素处理；妊娠早期禁用。

（二）钾通道开放药

又称为钾通道激活药（potassium channel activators），通过促进细胞膜上钾通道开放，激活血管平滑肌细胞膜上ATP敏感性K^+通道，促进K^+外流，导致平滑肌细胞膜超极化，膜兴奋性降低，使Ca^{2+}通道难以激活，细胞外Ca^{2+}内流减少，从而使细胞内钙降低，血管平滑肌松弛，外周血管阻力降低，血压下降。常用药物有米诺地尔（minoxidil）、二氮嗪（diazoxide）等。

米诺地尔（minoxidil）

米诺地尔较持久地作用于动脉平滑肌，促使ATP敏感性通道开放，引起小动脉舒张；但对小静脉作用较弱，降压作用强。降压后肾素活性增高，引起水钠潴留。用于治疗高血压，为第二或第三线用药。可用于难治性严重的原发性或肾性高血压或其他降压药无效时的高血压患者。因其可使周围血管舒张，局部长期使用时，可刺激男性型脱发和斑秃患者的毛发生长，故常用于男性脱发的治疗。

（三）其他扩张血管药

酮色林（ketanserin）

又称酮舍林。

酮色林为5-羟色胺受体阻断药，对5-HT_2受体有选择性阻断作用，亦有较弱的α_1受体和H_1受体拮抗作用。能降低高血压患者的外周阻力，对正常血压无降压作用。对有阻塞性血管病变者，可改善下肢血流供应。对雷诺病患者可改善组织的血流灌注，使皮肤血流增加。静脉注射后可降低右心房压、肺动脉压及肺毛细管楔压。临床可用于各型高血压，也可用于充血性心力衰竭、雷诺病、间歇性跛行。有头晕、疲乏、水肿，口干、体重增加等不良反应，低血钾时用药后可出现Q-T延长，故不宜与排钾利尿药合用。

第四节 | 治疗高血压药的合理应用

高血压病是一种患病率较高、致残率较高且疾病负担较重的慢性疾病。发病原因与机制尚不明确，可能与多基因遗传、多种危险因素相互作用有关。近年来对高血压病因和治疗的研究进展迅速，但目前尚无针对病因的根治方法。治疗高血压的目标，不仅是为了提高血压达标率，更重要的是要降低心、脑、肾和血管并发症的发生率，改善患者的生活质量，延长寿命。抗高血压药物种类繁多，临床必须根据患者年龄、性别、药物特点以及患者个体差异等特点，制定适合患者的个体化治疗方案，注意联合用药，减少不良反应。

一、根据病情程度选择药物

轻度高血压患者血压不高一般先不用药物治疗，可采用控制体重、低盐低脂肪饮食、加强体育锻炼、限酒、戒烟等通过改变生活方式进行治疗。若采取这些措施仍不能达到理想血压时，才选择抗高血压药物进行治疗。

二、根据病情及药物特点选择应用抗高血压药

一线药物：噻嗪类利尿药、β受体阻断药、钙通道阻滞药、血管紧张素转化酶抑制药，及 AT_1 受体阻断药。能降低高血压患者脑血管病的发病率和死亡率。

患者对一种药效果不好，可加作用机制不同的另一种药。如利尿药可提高血管紧张素转化酶抑制药的降压作用，也可与β受体阻断药、钙通道阻滞药合用。

若两个药仍不能控制血压，可加用第三种药。联合应用，起到协同作用，并且使每种药物的用量均减少，不良反应减少。

三、根据并发症选用药物

①高血压合并冠心病、心绞痛或心力衰竭者，可选用利尿药、哌唑嗪、甲基多巴、ACEI等作用缓和而不使心率加快的药物，不宜选用肼屈嗪；②高血压合并肾功能不良者，应选用利尿药、ACEI等不影响肾功能的药物，胍乙啶降压同时使肾血流量减少，不宜选用；③高血压合并消化性溃疡者，宜用可乐定，不宜选用利血平；④高血压合并脑血管功能不全者，应慎用或禁用胍乙啶及神经节阻滞药，避免降压过快及引起直立性低血压；⑤高血压合并支气管哮喘、慢性阻塞性肺疾病患者，宜用利尿药、哌唑嗪等，不宜选用β

受体阻断药；⑥高血压合并糖尿病或痛风者，宜用ACEI、α受体阻断药和钙通道阻断药，不宜选用噻嗪类利尿药。

四、联合用药

轻度的高血压患者可单独选用利尿药、钙拮抗药、β受体阻断药、ACEI、ARB等其中一种即可；中度高血压患者可在利尿药或二氢吡啶类钙拮抗药的基础上加用其他一线降压药；重度高血压患者可采用三药联用，即在上述各种两药联合方式中加上另一种降压药物，构成三药联合方案；高血压危象可选用硝普钠静脉滴注给药。

联合用药的原则：①坚持个体化治疗；②尽量选用长效制剂；③小剂量联合用药；④推广固定剂量复方制剂。

🔲 知识拓展

健康中国：高血压药物防治新概念

高血压药物治疗的目标不仅是有效降低血压，更重要的是改善靶器官功能或降低心脑血管等并发症的发生率和死亡率，提高生活质量，延长患者生命。为此，高血压药治疗的新概念是：①平稳降压。应注意尽可能减少人为因素造成的血压不稳定。②保护靶器官时必须考虑逆转或阻止靶器官损伤。③联合用药。不同作用机制的药物联合应用多数能起协同作用，可使两种药物的用量均减少，副作用得以减轻。④有效治疗与终身治疗。

⚙️ 临床实训

一、处方分析

案例： 李某云，女，35岁，妊娠31周，血压170/115mmHg。

临床诊断： 妊娠高血压。

Rp.

     依那普利片　　10mg×16粒

     Sig.　10mg　q.d.　p.o.

请问： 该处方是否合理？为什么？

分析： 该处方不合理，依那普利为血管紧张素转换酶抑制药，降低血管紧张素Ⅱ生成，通过降低外周阻力而降低血压。依据FDA药物妊娠安全性分级，依那普利为C级（妊娠早期）和D级（妊娠中、晚期）。依那普利可通过胎盘。妊娠中晚期使用依那普利可导致胎儿心血管、神经系统畸形，故选用依那普利不合理，妊娠高血压禁用ACEI类和ARB类，可选择有内在拟交感活性的β受体阻断药（如拉贝洛尔）或钙通道阻断药。

二、实训练习

案例1：张某，女，38岁，血压190/100mmhg，蛋白尿（＋），尿素氮15.6mmol/L，尿酸440μmol/L，肌酐250μmol/L，诊断为慢性肾功能不全、肾性高血压。

请问：该患者应使用什么药物治疗？

案例2：胡某，男，59岁，主要因血压高就诊，既往血压最高160/90mmHg，既往查体曾发现存在双侧肾动脉中度狭窄。初步诊断：①高血压病2级；②双侧肾动脉中度狭窄，给予缬沙坦80mg，每天1次，口服。

请问：该患者用药是否合理？

（张小晶　张红云）

？思考题

1. 简述治疗高血压药物的分类及代表药。
2. 高血压的非药物治疗包含哪些方面？
3. 卡托普利的降压机制是什么？常见的不良反应有哪些？
4. 硝普钠配制时注意事项有哪些？
5. 普萘洛尔降压作用的机制是什么？可不可以突然停药，为什么？
6. 简述抗高血压药物的应用原则。

实训练习解析

思考题与参考答案

思维导图

第二十一章

治疗心绞痛药

学习目标

1. 掌握　硝酸甘油、普萘洛尔的治疗心绞痛作用、临床应用、禁忌证和护理用药作用评估及硝苯地平的作用特点、临床应用和用药监护。

2. 了解　其余治疗心绞痛药的药理作用和临床应用。

　　心绞痛是指由于冠状动脉供血不足导致心肌急剧的、暂时性的缺血、缺氧所引起以发作性胸痛或胸部不适为主要表现的临床综合征。发作时典型症状特点为胸骨后阵发性、压榨性疼痛，可由胸部放射至心前区、下颌、颈部及左上肢等部位，多由劳累、寒冷或情绪激动诱发。冠状动脉硬化性心脏病（冠心病）是心绞痛最常见的病因。

　　心绞痛发作的主要病理生理特征是心肌耗氧和供氧的平衡失调（图21-1），心肌耗氧量的主要决定因素有：①心肌收缩力：与心肌耗氧量成正比。心肌收缩力增加或收缩速度加快，可使心肌做功增加，从而增加心肌耗氧量。②心率：与心肌耗氧量成正比。心率加快、心肌收缩力和外周血管阻力增大，会增加心肌耗氧量。③心室壁张力：与心肌耗氧量成正比。心室壁张力与心室腔压力（相当于收缩期动脉血压）和心室容积成正比，与心室壁厚度成反比。心肌射血时，心室壁张力增大，动脉血压增高或心室容积增大时，均会导致心肌耗氧量增加。

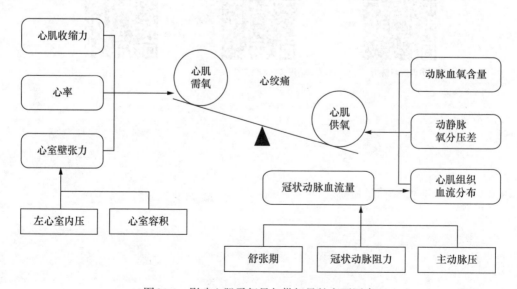

图21-1　影响心肌需氧量与供氧量的主要因素

　　心肌供氧量主要受动脉与静脉的氧分压差和冠状动脉血流量影响，而冠脉灌注压、冠脉灌注时间和冠脉阻力是影响冠脉血流量的主要因素。正常生理条件下，冠脉循环储备能力很强，运动或缺氧时冠脉代偿可使冠脉血流量增至休息时的数倍，从而维持心肌耗氧与供氧的平衡。当冠状动脉痉挛或发生粥样硬化时，动脉管腔狭窄或阻塞，导致冠脉血流减少。冠状动脉粥样硬化还可使内皮功能障碍、冠脉代偿性扩张减弱，于是冠脉循环储备能力下降，容易发生心肌缺血缺氧，诱发心绞痛。

　　根据世界卫生组织的《缺血性心脏病的命名及诊断标准》，心绞痛分为以下三种类型：①劳累型心绞痛（angina of effort），由体力劳累、情绪波动或其他明显增加心肌耗氧量的情况所诱发，休息或舌下含化硝酸甘油后缓解。此类心绞痛根据病程、发作频率和转归，又可分为稳定型心绞痛、初发型心绞痛和恶化型心绞痛。②自发性心绞痛（angina at rest）：疼痛发作与心肌耗氧量的增加无明显关系，持续时间较长，疼痛程度较重，不易因含服硝酸甘油所缓解，可分为变异型（冠状动脉痉挛所致）、卧位型（安静平卧位时发生）、中间综合征及梗死后心绞痛。③混合性心绞痛（mixed pattern of angina）：存在劳累型心绞痛和自发性心绞痛，由冠状动脉痉挛和狭窄引起，在心肌耗氧量增加或无明显增加时都可能发生。临床上常将初发型、恶化型和自发性心绞痛统称为不稳定型心绞痛（unstable angina）。不稳定型心绞痛主要是由于动脉粥样硬化斑块破裂，导致血栓形成，冠脉管腔狭窄，冠脉血流量减少所致。

　　抗心绞痛药用于缓解心绞痛症状或预防心绞痛发作。临床常用药物主要包括三类：硝酸酯类、β受体阻断药、钙通道阻滞药（又称钙拮抗药）。近年来，一些新型抗心绞痛药如能量代谢调节药、新的血管扩张药、特异性减慢心率药等在临床心绞痛防治方面取得较大进展。对于药物治疗不能有效控制症状的心绞痛，可根据病情考虑选择经皮冠状动脉介入治疗或冠状动脉旁路移植术。

第一节 | 硝 酸 酯 类

　　硝酸酯类（nitrate esters）药物治疗心绞痛已有100多年历史。主要药物有：硝酸甘油（nitroglycerin）、硝酸异山梨酯（isosorbide dinitrate）、单硝酸异山梨酯（isosorbide mononitrate）和戊四硝酯（pentaerithrityl tetranitrate）等。这类药物药理作用、作用机制及不良反应相似，仅起效时间和作用维持时间有所不同。目前临床上以硝酸甘油最为常用。

硝酸甘油（nitroglycerin）

　　又称硝化甘油。

　　【药动学特点】 舌下含服立即吸收，生物利用度为80%，口服因肝脏首过效应，生物利用度仅为8%。血浆蛋白的结合率约为60%。主要在肝脏代谢，中间产物为二硝酸盐和单硝酸盐，终产物为丙三醇。两种主要活性代谢产物1,2-二硝酸甘油和1,3-二硝酸甘油，与母体药物相比，作用较弱，半衰期更长。代谢后经肾脏排出。

【药理作用】硝酸甘油的基本作用是松弛各种平滑肌，对血管平滑肌作用尤为突出。硝酸甘油主要通过扩张外周静脉、动脉和冠状动脉发挥治疗心绞痛的作用。治疗剂量不同，对全身不同节段血管的舒张作用不同，小剂量即可明显扩张静脉血管，稍加大剂量可明显舒张外周动脉、心外膜冠状动脉和冠状小动脉（直径大于100nm），大剂量可使小动脉扩张，但对微血管扩张作用较弱。

（1）硝酸甘油使容量血管扩张而降低前负荷，心室舒张末压力及容量也降低。在较大剂量时也扩张小动脉而降低后负荷，从而降低室壁肌张力及氧耗。

（2）硝酸甘油能明显舒张较大的心外膜血管及狭窄的冠状血管以及侧支血管，此作用在冠状动脉痉挛时更为明显。它对阻力血管的舒张作用微弱。当冠状动脉因粥样硬化或痉挛而发生狭窄时，缺血区的阻力血管已因缺氧而处于舒张状态。这样，非缺血区阻力就比缺血区为大，用药后将迫使血液从输送血管经侧支血管流向缺血区，而改善缺血区的血流供应。

（3）硝酸甘油能使冠状动脉血流量重新分配。心内膜下血管是由心外膜血管垂直穿过心肌延伸而来的，因此内膜下血流易受心室壁肌张力及室内压力的影响，张力与压力增高时，内膜层血流量就减少。在心绞痛急性发作时，左心室舒张末压力增高，所以心内膜下区域缺血最为严重。硝酸甘油能降低左心室舒张末压，舒张心外膜血管及侧支血管，使血液易从心外膜区域向心内膜下缺血区流动，从而增加缺血区的血流量。

【临床应用】

1. 预防慢性心绞痛　成人一次用0.25～0.5mg舌下含服。每5min可重复0.5mg，直至疼痛缓解。如果15min内总量达1.5mg后疼痛持续存在，应立即就医。在活动或大便之前5～10min预防性使用，可避免诱发心绞痛，

2. 急性心绞痛　口含片：一次1mg放置于口颊犬齿龈上，一日3～4次。效果不明显，可每次增加2.5mg，一日3～4次。勿置于舌下，使其在3～5min内稳定溶解。如果不慎咽下，应再置1片。

3. 手术相关的高血压、心肌梗死后心力衰竭、应急条件下的心绞痛　用5%葡萄糖注射液或氯化钠注射液稀释后静脉滴注，开始剂量为5μg/min，最好用输液泵恒速输入。用于降低血压或治疗心力衰竭，可每3～5min增加5μg/min，如在20μg/min时无效可以10μg/min递增，以后可以20μg/min给药。个体差异较大，静脉滴注无固定适合剂量，应根据个体的血压、心率和其他血流动力学参数来调整用量。

【禁忌证】

1. 磷酸二酯酶抑制药（PDE-5）和可溶性鸟苷酸环化酶刺激剂（sGC）

（1）正在服用磷酸二酯酶抑制药的患者（如阿伐那非、西地那非、他达拉非或伐地那非），请勿使用硝酸甘油喷雾剂，并用可能导致严重的低血压、晕厥或心肌缺血。

（2）对于正在服用可溶性鸟苷酸环化酶（可溶性鸟苷酸环化酶）刺激剂（如利西瓜特）的患者，不要使用硝酸甘油喷雾剂，同时使用可引起低血压。

2. 严重贫血 严重贫血患者禁用硝酸甘油舌状喷雾剂，因为大剂量硝酸甘油可能导致血红蛋白氧化为高铁血红蛋白，并可能加剧贫血。

3. 颅内压升高 硝酸甘油喷雾剂可能沉淀或加重颅内压升高，所以不应用于颅内压可能升高（例如脑出血或脑外伤）的患者。

4. 过敏反应 对硝酸甘油、其他硝酸盐或亚硝酸盐或任何赋形剂过敏的患者禁用硝酸甘油喷雾剂。

5. 循环衰竭和电击 急性循环衰竭或休克患者禁用硝酸甘油喷雾剂。

【护理用药作用评估】

1. 药效 舌下给药约2～3min起效、5min达到最大效应，血药浓度峰值为2～3ng/ml，作用持续10～30min，半衰期约1～4min。

2. 不良反应 常见的有虚弱、嗜睡、体位性低血压、面色潮红、心悸、晕厥、恶心、呕吐、皮肤血管扩张、接触性皮炎、皮疹，高敏反应；严重的有心动过速。硝酸甘油大剂量或长期连续服用可产生耐受性，应避免大剂量给药和无间歇给药，减少耐受性的发生。

【护理要点】

（1）应使用能有效缓解急性心绞痛的最小剂量，过量可能导致耐受现象。

（2）小剂量可能发生严重低血压，尤其在直立位时。

（3）应慎用于血容量不足或收缩压低的患者。

（4）发生低血压时可合并心动过缓，加重心绞痛。

（5）加重肥厚梗阻型心肌病引起的心绞痛。

（6）舌下片剂、喷雾剂：指导患者使用该药时需取坐位。

（7）剂量过大可引起剧烈头痛。

（8）静脉滴注该药时，因塑料输液器可吸附硝酸甘油，故应采用非吸附该药的输液装置，如玻璃输液瓶等。

（9）静脉使用该药时须采用避光措施。

【健康教育】

（1）在药效发挥前，告知患者避免从事需要保持警觉性或协调性的工作，因该药可能引起头晕。

（2）不良反应可能包括头痛、面部潮红、皮疹及感觉异常。

（3）缓释胶囊、软膏或膜剂：告知患者每日用药时间间隔为10～12h以避免引起硝酸盐耐药。

（4）如果出现视力模糊或口干，应停药。

（5）使用膜剂：

①告诫患者切忌突然停药，因戒断作用可能导致胸痛及心肌梗死。

②告知患者行MRI检查前应移除膜剂。

（6）告知患者服药期间应限酒。

硝酸异山梨酯（isosorbide dinitrate）与戊四硝酯（pentaerithrityl tetranitrate）

硝酸异山梨酯又称消心痛。戊四硝酯又称硝酸戊四醇酯。

二者均为长效硝酸酯类药物，二者药理作用与硝酸甘油相似，但作用强度均较弱。舌下含服起效慢，口服吸收较硝酸甘油完全，生物利用度个体差异较大（1%～75%）。口服给药后20～30min起效，作用持续时间约4h。主要用于预防心绞痛发作。不良反应与硝酸甘油相同。

单硝酸异山梨酯（isosorbide mononitrate）

又称长效心痛治-20。单硝酸异山梨酯是硝酸异山梨酯的主要活性代谢产物，作用与硝酸异山梨酯相同，口服吸收迅速，无首过效应，生物利用度高，作用维持时间长。适用于冠心病的长期治疗、预防心绞痛发作、心肌梗死后的治疗，也适用于肺循环高压的治疗。不良反应与硝酸甘油相同。

第二节 | β-受体阻断药

β受体阻断药（β-adrenoceptor antagonists）可用于治疗心力衰竭、心律失常、高血压等心血管疾病。20世纪60年代开始用于治疗心绞痛，至今仍是临床一线用药。目前临床常用的β受体阻断药有十余种，主要包括普萘洛尔（propranolol）、阿替洛尔（atenolol）、美托洛尔（metoprolol）、阿普洛尔（alprenolol）、吲哚洛尔（pindolol）、索他洛尔（sotalol）、醋丁洛尔（acebutolol）、噻吗洛尔（timolol）、艾司洛尔（esmolol）、拉贝洛尔（labetalol）等。其中普萘洛尔、美托洛尔、阿替洛尔是最常用的抗心绞痛药物。

普萘洛尔（propranolol）

又称心得安、萘心安、恩得来。

【药动学特点】口服后胃肠道吸收较完全（90%），进入血液循环前大量本药被肝代谢而失活，生物利用度为30%。与血浆蛋白的结合率为93%，经肾脏排泄。

【药理作用】为非选择性的β肾上腺素受体拮抗药。阻断心脏上的$β_1$、$β_2$受体，拮抗交感神经兴奋和儿茶酚胺作用，降低心脏的收缩力与收缩速度，同时抑制血管平滑肌收缩，降低心肌耗氧量，使缺血心肌的氧供需关系在低水平上恢复平衡，可用于治疗心绞痛。

【临床应用】治疗心绞痛　口服，开始时5～10mg，每日3～4次；每三日可增加10～20mg，可渐增至每日200mg，分次服。

【禁忌证】可引起支气管痉挛及鼻黏膜微细血管收缩，故禁用于哮喘及过敏性鼻炎患者；禁用于窦性心动过缓、重度房室传导阻滞、急性心力衰竭、心源性休克、低血压症患者等；该药有增加洋地黄毒性的作用，对已洋地黄化而心脏高度扩大、心率又较不平稳的患者禁用。

【护理用药作用评估】

1. 药效　口服1～1.5h血药浓度达峰值，半衰期为2～3h。

2. 不良反应

（1）中枢神经系统：如眩晕、神志模糊、精神抑郁、反应迟钝。

（2）心血管系统：心率过慢、充血性心力衰竭。

（3）过敏反应：可见皮疹、皮炎、荨麻疹等。

不良反应持续存在时，须格外警惕雷诺氏症样四肢冰冷、腹泻、倦怠、眼口或皮肤干燥、恶心、指趾麻木、异常疲乏等。

【护理要点】

（1）本药口服可空腹或与食物共进，后者可延缓肝内代谢，提高生物利用度。

（2）β受体阻断药的耐受量个体差异大，用量必须个体化。第一次用本药时需从小剂量开始，逐渐增加剂量并密切观察反应以免发生意外。

（3）注意本药血药浓度不能完全预示药理效应，故还应根据心率及血压等临床征象指导临床用药。

（4）长期应用本药可在少数患者出现心力衰竭，倘若出现，可用洋地黄苷类和（或）利尿剂纠正，并逐渐递减剂量，最后停用。

（5）可引起糖尿病患者血糖降低，但非糖尿病患者无降糖作用，故糖尿病患者应定期检查血糖。

（6）服用本药期间应定期检查血常规、血压、心功能、肝肾功能等。

（7）服用本药时，测定血尿素氮、脂蛋白、肌酐、钾、甘油三酯、尿酸等都有可能提高，而血糖降低。但糖尿病患者有时会增高。肾功能不全者本药的代谢产物可蓄积于血中，干扰测定血清胆红质的重氮反应，出现假阳性。

【健康教育】

（1）如果患儿呕吐或不规律喂食，建议看护人员停止给药。

（2）告知看护人员患儿服用本药后可能会出现睡眠模式的变化。

（3）告知患者在药效消失之前应避免从事需要保持警觉或协调的活动，因为本药可能导致过度嗜睡和认知受损。

（4）告知患者若计划接受需要麻醉的大手术应提醒医生其正在使用本药，因为本药会损害心脏对反射性肾上腺素能刺激的反应能力。

（5）口服混悬液的副作用可能包括睡眠障碍、噩梦、支气管炎、腹泻、激动和易怒。

（6）口服片剂的副作用可能包括缓慢性心律失常、四肢发冷、厌食、恶心、呕吐、失眠、感觉异常、呼吸困难和喘息。

（7）告知患者或看护人员若有低血糖、心动过缓、传导阻滞恶化或低血压、支气管痉挛或下呼吸道感染恶化（即呼吸困难，喘息）的迹象时应马上报告。

（8）告知冠心病患者使用本药不宜骤停，否则可出现心绞痛、心肌梗死或室性心动过速。

（9）告知患者甲亢患者用本药不可骤停，否则使甲状腺功能亢进症状加重。

（10）告知患者长期用本药者撤药须逐渐递减剂量，至少经过3天，一般为2周。

美托洛尔（metoprolol）

美托洛尔为选择性的β_1受体拮抗药，有较弱的膜稳定作用，无内在拟交感活性。对心脏有较大的选择性作用，但较大剂量时对血管及支气管平滑肌也有作用。可减慢心率，减少心输出量，降低收缩压；立位及卧位均可降低血压；可减慢房室传导，使窦性心率减少。口服吸收迅速完全，有首关效应，生物利用度约50%。能通过血脑屏障，脑脊液中的药物浓度约为血浆浓度的70%。它在体内广泛分布。本药主要以代谢物自尿液排泄，$t_{1/2}$为3～7h。口服后约1h生效，作用持续3～6h。用于治疗各型高血压、心绞痛、心律失常、心肌梗死和心力衰竭、肥厚型心肌病。不良反应与普萘洛尔相似。

阿替洛尔（atenolol）

为选择性的β_1受体拮抗药，无膜稳定作用，无内在拟交感活性，无心肌抑制作用。其对β_1受体的拮抗作用强度与普萘洛尔相似，但并不抑制异丙肾上腺素的支气管扩张作用。它对心脏有较大的选择性作用，而对血管及支气管的影响较小。口服吸收仅50%，其口服生物利用度较低。t_{max}为1～3h。$t_{1/2}$为6～9h。血浆蛋白结合率低，约为6%～16%。主要以原形自尿液排泄。作用持续时间较久，且比较安全。主要用于治疗高血压、心绞痛、心肌梗死，也可用于心律失常、甲状腺功能亢进、嗜铬细胞瘤。严重窦性心动过缓、房室传导阻滞、心力衰竭患者及妊娠期妇女禁用。不良反应有头晕、乏力、抑郁、皮疹等。个别患者使用本药后出现心动过缓。

第三节 | 钙通道阻断药

20世纪70年代以来，钙通道阻断药（calcium channel blockers）被广泛用于心绞痛的预防和治疗。该类药既可单独使用，也可与硝酸酯类或β受体阻断药合用。常用于治疗心绞痛的药物主要有：二氢吡啶类（dihydropyridine，DHP）的硝苯地平（nifedipine）、尼卡地平（nicardipine）、氨氯地平（amlodipine）和非二氢吡啶类的维拉帕米（verapamil）、地尔硫䓬（diltiazem）、普尼拉明（prenylamine，心可定）、哌克昔林（perhexiline）等。钙通道阻断药主要作用于心脏和平滑肌，能显著解除冠脉痉挛，故对变异型心绞痛疗效最佳。

维拉帕米（verapamil）

又称异搏定、戊脉安。

维拉帕米是第一个临床使用的钙通道阻滞药。扩张冠状动脉作用较强，对外周血管的作用弱于硝苯地平，不易引起低血压。可降低心肌耗氧量，用于治疗稳定型心绞痛和不稳定型心绞痛，故对伴有心律失常的心绞痛患者尤其适用。对心脏的选择性优于血管，可抑制心脏，减慢心率，禁用于伴有心力衰竭、窦房结功能低下或明显房室传导阻滞的心绞痛患者。与β受体阻断药合用可显著抑制心肌收缩力和减慢传导速度，易引起心脏停搏，并诱发严重的心动过缓、房室传导阻滞及心力衰竭，故应避免联用。与地高辛合用可提高后者的血药浓度，易导致中毒。

硝苯地平（nifedipine）

硝苯地平属二氢吡啶类的短效钙通道阻滞药，硝苯地平对平滑肌的作用要大于心脏。口服、舌下含服吸收迅速、完全，起效较快、作用维持6～7h，可显著扩张冠状动脉，解除冠状动脉痉挛，故对变异型心绞痛效果好。扩张外周血管引起血压降低，可反射性兴奋心脏，使心率加快，增加心肌耗氧量，故对伴高血压或窦性心动过缓的患者尤为适用。对稳定型心绞痛效果不如β受体阻断药，两者合用有协同作用，不良反应也相应减少，但用药过程应注意观察血压变化和心脏反应。常见不良反应是由扩血管作用所引起，有面色潮红、血压下降、头痛、心悸、窦性心动过速和踝部水肿等。

地尔硫䓬（diltiazem）

地尔硫䓬为苯噻氮类钙通道阻滞药，其抑制心脏的作用弱于维拉帕米，而扩张血管作用弱于硝苯地平。能选择性扩张冠状动脉，对外周血管作用较弱，具有减慢心率和抑制传导作用，从而抑制心肌收缩力，降低心肌耗氧量，故适用于变异型心绞痛和劳累型心绞痛的预防和治疗，亦可作为禁用β受体阻断药患者的替代治疗。同时可降低心肌梗死后心绞痛的发病率。

第四节 | 其他治疗心绞痛药

尼可地尔（nicorandil）

尼可地尔是一种新型的血管扩张药，既可释放NO，使血管平滑肌细胞内cGMP生成增多，又可激活血管平滑肌细胞膜K^+通道，促使K^+外流，引起细胞超极化，进而阻止Ca^{2+}内流。主要扩张冠状动脉的输送血管，对阻力血管影响较弱，达到解除冠状动脉痉挛，增加冠脉血流量，不影响血压、心率及传导。用于变异型心绞痛，且不易产生耐受性。

附：具有治疗心绞痛作用的中成药

速效救心丸（Suxiao Jiuxin Wan）

【成分】川芎、冰片。

【**性状**】为棕黄色的滴丸；气凉，味微苦。

【**功能主治**】行气活血，祛瘀止痛，增加冠状动脉血流量，缓解心绞痛。用于气滞血瘀型冠心病、心绞痛。

【**用法用量**】含服，一次4～6丸，一日3次；急性发作时，一次10～15丸。

【**注意事项**】

（1）过敏体质者慎用。

（2）孕妇禁用。

（3）本品需辨证论治。

✚ 知识拓展

章臣桂与"速效救心丸"

救心丸，一颗小小的黄色药丸，却承载了无数人的生命。它源自中医药的智慧，集百草之精华，能迅速止痛救命，被誉为"中华第一救心丸"。

随着生活水平提高，越来越多的中老年人会随身携带这粒小小的"保命丸"，因为它不仅能化解心绞痛，还能改善多种老年疾病。速效救心丸是我国首创的中成药制剂，由著名中医药专家章臣桂教授成功研制，20世纪80年代上市后，迅速因为其显著的心血管药效而深受患者欢迎。在她研制出速效救心丸后，却一直处于默默无名的状态，而她为了研制药丸所付出的精力，更是无人知晓。

在那个年代，硝酸甘油一直是治疗心绞痛的首选药物，虽然有效，使用也便捷，但是缺陷也十分明显，因为成分过于单一而非常容易形成抗药性，再加上一旦保存不当就很容易失效。为了能够研制出可以替代硝酸甘油的药物，章臣桂将全部心思都投入到了速效救心丸上。

章臣桂与她的同事们一直埋头研究，翻遍了可以找到的所有古书，不停地反复筛选、研究、分离，再进行临床试验。西药专业出身的章臣桂，也没有想到自己居然会为了研制中药而拼命至此。功夫不负有心人，二十多年的时间，终于为她带来了成功之光，她成功研制出了胜过硝酸甘油的药剂——速效救心丸，挽救数以万计人的生命。

复方丹参滴丸（Fufang Danshen Diwan）

【**成分**】丹参、三七、冰片。

【**性状**】为棕色的薄膜衣滴丸，除去包衣后显黄棕色至棕色；气香，味微苦。

【**功能主治**】活血化瘀，理气止痛。用于气滞血瘀所致的胸痹，症见胸闷、心前区刺痛；冠心病心绞痛见上述证候者。

【**用法用量**】口服或舌下含服，一次10丸，一日3次，4周为一个疗程。

【注意事项】

（1）孕期、哺乳期妇女慎用。

（2）过敏体质者慎用。

（3）脾胃虚寒患者慎用。

（4）如果患者服药后有消化道反应，建议舌下含服或饭后服用，或遵医嘱。

（5）对于有出血倾向或使用抗凝、抗血小板治疗的患者，应在医生指导下使用本品，并注意监测。

（6）目前尚无儿童用药的临床证据。

（7）当使用本品出现不良反应时，应及时就医。

（8）中成药需辨证论治。

麝香保心丸（Shexiang Baoxin Wan）

【成分】人工麝香、人参提取物、人工牛黄、肉桂、苏合香、蟾酥、冰片。

【性状】为黑褐色有光泽的水丸，破碎后断面为棕黄色；味苦、辛凉，有麻舌感。

【功能主治】芳香温通，益气强心。用于气滞血瘀所致的胸痹，症见心前区疼痛、固定不移；心肌缺血引起的心绞痛，心肌梗死见上述证候者。

【用法用量】口服，一次1～2丸，一日3次，或症状发作时服用。

【注意事项】

（1）过敏体质者慎用。

（2）药品性状发生改变时禁止使用。

（3）请将此药品放在儿童不能接触的地方。

（4）运动员慎用。

（5）中成药需辨证论治。

地奥心血康（Diao Xinxuekang Jiaonang）

【成分】甾体总皂苷。

【性状】浅棕色的片或硬胶囊，内容物为浅黄色或浅棕黄色的颗粒和粉末；味微苦。

【功能主治】活血化瘀，行气止痛，扩张冠状动脉血管，改善心肌缺血。用于预防和治疗冠心病及心绞痛及瘀血内阻之胸痹、眩晕、气短、心悸、胸闷或痛。

【用法用量】口服，一次1～2粒，一日3次，饭后服用。

【注意事项】中成药需辨证论治。

苏合香丸（Suhexiang Wan）

【成分】苏合香、安息香、冰片、水牛角浓缩粉、人工麝香、檀香、沉香、丁香、香附、木香、乳香（制）、荜茇、白术、诃子肉、朱砂。

【性状】为赭色的大蜜丸；气芳香，味微苦、辛。

【功能主治】芳香开窍，行气止痛。用于痰迷心窍所致的痰厥昏迷，中风偏瘫，肢体不利，以及中暑、心胃气痛。

【用法用量】口服。一次1丸，一日1～2次。

【注意事项】孕妇禁用；中成药需辨证论治。

心可舒胶囊（Xinkeshu Jiaonang）

【成分】山楂、丹参、葛根、三七、木香。

【性状】为胶囊剂，内容物为棕色的粉末；气微，味酸、涩。

【功能主治】活血化瘀，行气止痛。用于气滞血瘀型冠心病引起的胸闷、心绞痛、高血压、头晕、头痛、颈项疼痛及心律失常、高血脂等症。

【用法用量】口服。一次4粒，一日3次。

【注意事项】中成药需辨证论治。

临床实训

一、处方分析

案例： 王某旺，男，58岁。心前区疼痛5天，加重2天来诊。5天前开始骑自行车上坡时感觉心前区闷痛，并向左肩和左上肢放射，停下休息可缓解。近2天走路稍快时即有类似情况发生，每次持续3min左右，含硝酸甘油后迅速缓解。发现高血压半年。

临床诊断： ①心绞痛。②高血压。

Rp.

　　　硝苯地平缓释片　　20mg×24片
　　　Sig.　20mg　b.i.d.　p.o.

请问： 该处方是否合理？为什么？

分析： 该处方合理，硝苯地平属于钙通道阻滞药，通过阻滞Ca^{2+}通道、抑制Ca^{2+}内流而具有抗心绞痛、降低血压、抗心律失常等作用，能显著扩张冠状动脉和外周小动脉，尤其适用于伴有高血压的心绞痛患者，该患者诊断为初发性心绞痛并伴有高血压，故适宜选用硝苯地平治疗。

二、实训练习

案例1： 秦某，男，67岁。

临床诊断： 慢性阻塞性肺疾病（轻度）；高血压1级；冠心病，慢性稳定型心绞痛。

Rp.

　　　噻托溴铵粉吸入剂　　18μg×10支
　　　Sig.　18μg　q.d.　inhal.

氨溴索片　30mg×20 片

Sig.　30mg　t.i.d.　p.o.

阿司匹林肠溶片　100mg×30 片

Sig.　100mg　q.d.　p.o.

阿托伐他汀钙片　20mg×7 片

Sig.　20mg　q.n.　p.o.

普萘洛尔片　10mg×100 片

Sig.　10mg　t.i.d.　p.o.

请问：该患者用药是否合理？

案例 2：张某，男，50 岁。

临床诊断：高血压 3 级（重度）；慢性稳定型心绞痛。

Rp.

盐酸贝那普利片　10mg×28 片

Sig.　20mg　q.d.　p.o.

苯磺酸氨氯地平片　5mg×21 片

Sig.　5mg　q.d.　p.o.

单硝酸异山梨酯缓释片　30mg×24 片

Sig.　30mg　b.i.d.　p.o.

请问：该患者用药是否合理？

（张小晶　张红云）

？ 思考题

1. 硝酸酯类（硝酸甘油）的药理作用、临床应用、不良反应有哪些？
2. β受体阻断剂（普萘洛尔）的药理作用、临床应用、不良反应有哪些？
3. 钙通道阻断剂（维拉帕米、硝苯地平、地尔硫䓬）的药理作用和临床应用有哪些？
4. 简述硝酸异山梨酯与普萘洛尔联合应用治疗心绞痛的优缺点及注意事项。
5. 简述钙通道阻断剂与β受体阻断剂联合应用治疗心绞痛的优缺点及注意事项。

实训练习解析

思考题与参考答案

思维导图

第二十二章

治疗充血性心力衰竭药

学习目标

1. **掌握**　强心苷类、肾素-血管紧张素-醛固酮系统抑制药、利尿药的药理作用、临床应用、禁忌证和护理用药作用评估。
2. **熟悉**　血管舒张药的作用特点、临床应用和用药监护。
3. **了解**　其他治疗充血性心力衰竭药的药理作用和临床应用。

充血性心力衰竭

充血性心力衰竭（congestive heart failure，CHF）又称慢性心功能不全（chronic heart failure），是一种障碍性疾病，指在适当的静脉回流下，心输出量降低，不能满足全身组织器官代谢需要的一种病理状态。同时又是一种"超负荷心肌病"，心肌收缩功能和（或）舒张功能出现障碍，造成体循环和/或肺循环瘀血而组织供血不足，最终发展成为充血性心力衰竭，也是多种心脏疾病终末阶段的表现。心力衰竭的患者约50%为心肌的收缩力（contractility）降低，不能正常搏出的血液沉积充盈在左心室，造成心室肥大（hypertrophy）和心脏功能衰竭，故在医学上命名为充血性心力衰竭。充血性心力衰竭是一种致命性疾病，5年平均生存率仅有约50%。严重的心力衰竭患者1年死亡率约为50%，5年死亡率约为90%。

CHF药物治疗可缓解症状，减少充血性心力衰竭急性发作次数；预防心律失常（心律不齐）病理发展；改善患者心脏功能，提高生存率，降低死亡率；提高患者生活质量。

目前用于治疗CHF的药物：

1. 强心苷

地高辛、洋地黄毒苷、毒毛花苷 K 等。

2. 减轻心脏负荷药

（1）肾素-血管紧张素-醛固酮系统抑制药：卡托普利、依那普利、氯沙坦等。

（2）利尿药：氢氯噻嗪、呋塞米等。

（3）血管舒张药：硝酸甘油、肼屈嗪、硝普钠、哌唑嗪等。

3. 作用于β受体的药

（1）β受体和α受体阻断药，如拉贝洛尔、美托洛尔、卡维地洛等。

（2）β受体激动药，如多巴酚丁胺等。

4. 非强心苷类正性肌力药

（1）磷酸二酯酶Ⅲ抑制药：氨力农、米力农等；

（2）钙增敏药：匹莫苯、硫马唑等。

第一节 | 强 心 苷

强心苷是一类选择性作用于心脏，具有加强心肌收缩力、减慢心率及抑制传导作用的苷类化合物。临床主要用于治疗慢性心力衰竭和部分心律失常。常用强心苷药物有洋地黄毒苷（digitoxin）、地高辛（digoxin）、西地兰（cedilanid，毛花洋地黄苷C）、毒毛花苷K（strophanthin K）等，地高辛口服制剂和西地兰注射剂在临床使用较多。

表 22-1　常用强心苷的药动学

分类	强心苷	消化道吸收率/%	起效时间/min	达峰时间/h	血浆蛋白结合率/%	肝肠循环/%	半衰期/h	作用持续时间/d	消除途径
长效	洋地黄毒苷	90～100	i. v. 15～30 p. o. >120	6～12	90～97	25	140	20	肝，少量肾
中效	地高辛	50～90	i. v. 15～30 p. o. 60	2～5	25	5	40	6	肾，少量肝
短效	毒毛花苷K	不良	i. v. 5～10	0.5～2	-	-	21	1	肾

【药理作用】

1. 增强心肌收缩力　又称正性肌力作用，强心苷能选择性地直接作用于心脏，通过增加心肌供氧量、降低衰竭心脏心肌耗氧、增加衰竭心脏的心输出量等方式增强衰竭心脏的心肌收缩力。由于强心苷的正性肌力作用，在心脏前、后负荷不变的条件下，心脏每搏做功明显增加，搏出量增多。临床表现只增加CHF患者的心输出量而不增加正常人心输出量，原因是强心苷对正常人有收缩血管作用，增加外周血管阻力，从而限制了心输出量的增加；慢性充血性心力衰竭状态下，强心苷抑制了交感神经活性，减弱血管收缩效应，导致外周阻力无明显升高，从而增加衰竭心脏的心输出量。

强心苷可升高心肌细胞内游离Ca^{2+}浓度。目前认为强心苷选择性地与心肌细胞膜上Na^+-K^+-ATP酶结合并抑制其活性，使Na^+-K^+交换受阻，细胞内Na^+量增多，通过Na^+-Ca^{2+}交换，使Na^+外流增加，Ca^{2+}内流增加，导致细胞内游离Ca^{2+}浓度升高，且促使肌浆网Ca^{2+}释放，使心肌收缩力增强。

2. 减慢心率　又称负性频率作用。CHF时心肌收缩力明显减弱，心输出量减少，由于反射性交感神经活动增强，心率加快。治疗量的强心苷使心肌收缩力增强，心输出量增加，从而刺激主动脉弓和颈动脉压力感受器，反射性兴奋迷走神经，交感神经兴奋性降低，使心率减慢。强心苷负性频率作用是由其正性肌力作用所致。同时强心苷还能兴奋迷走神经中枢，提高窦房结对乙酰胆碱的敏感性，从而减慢心率，心率减慢利于心脏休息，并且舒张期延长，静脉回流增加，回心血量增多，可提高心输出量。同时冠状动脉血液灌注增加，有益于心肌的营养供应，有利于衰竭心脏的供血。

3. 对传导组织和心肌电生理的影响　强心苷对心肌电生理特性的影响，既包括对心肌细胞的直接作用，又有提高迷走神经兴奋性的间接作用，其效应因药物剂量、作用心肌部位、心肌状态等因素而异，机制也各不相同。

（1）影响窦房结自律性：治疗量的强心苷能增强心肌收缩力，反射性兴奋迷走神经，促进K^+外流，抑制Ca^{2+}内流，使膜最大舒张电位负值加大，远离阈电位，从而降低窦房结自律性，减慢传导。中毒量的强心苷能直接抑制浦肯野纤维细胞膜Na^+-K^+-ATP酶，使细胞内失钾，减少最大舒张电位负值，接近阈电位，导致自律性升高。此外，最大舒张电位负值的减少易使快钠通道失活，而慢钙通道激活Ca^{2+}内流增多，触发迟后除极，导致自律性增高。

（2）减慢房室结传导速度：迷走神经兴奋能抑制慢反应细胞Ca^{2+}内流，使膜反应性降低，0相上升速率减慢，房室结传导减慢，此作用能被阿托品所取消。中毒量的强心苷能明显抑制Na^+-K^+-ATP酶，使细胞失钾，减少最大舒张电位负值，而减慢房室结传导，此作用不能被阿托品作用所取消。

4. 对心电图的影响　治疗量的强心苷对心肌电生理的影响在心电图上表现为：T波幅度变小，甚至倒置，S-T段降低呈鱼钩状，这与动作电位2相缩短相一致，可作为临床判断患者是否使用强心苷类药物的一个指标。随后出现P-R间期延长，反映房室传导的减慢，Q-T间期缩短反映浦肯野纤维和心室肌的ERP和APD缩短，P-P间期延长则反映窦性心率减慢。

中毒量的强心苷会引起各类心律失常，心电图表现为室性期前收缩、房性心动过速、室性心动过速、室颤等，部分中毒患者还表现为心动过缓和房室结传导阻滞，其中室性期前收缩出现较早，为强心苷中毒的特异性表现。

5. 其他作用

（1）收缩血管平滑肌：强心苷可使下肢血管、肠系膜血管及冠状血管收缩，致正常人外周血管阻力增加20%，使局部血流减少。但CHF患者，强心苷可直接或间接抑制交感神经活性，其作用超过强心苷的直接缩血管效应，反而使外周阻力有所下降。

（2）利尿：CHF时强心苷通过加强心肌收缩力，使心输出量增多，肾血流增加，可间接产生利尿作用。强心苷还可抑制肾小管细胞Na^+-K^+-ATP酶，减少肾小管对Na^+的重吸收，从而产生直接利尿作用。

（3）对神经系统的作用：中毒剂量的强心苷可兴奋延髓极后区催吐化学感受区而引起呕吐，严重中毒时还引起中枢兴奋症状，如行为失常、精神失常、谵妄甚至惊厥。中毒量的强心苷引起中枢和外周条件的改变，明显增强交感神经的活性，参与心律失常的发病过程。

（4）抑制肾素-血管紧张素-醛固酮（RAAS）系统：血管紧张素Ⅰ和醛固酮都有促进心肌细胞肥大、增殖，引起心室重构，加剧心力衰竭恶化的作用。强心苷可使血浆肾素活性降低，减少血管紧张素Ⅰ及醛固酮的含量，对心力衰竭时过度激活的RAAS产生拮抗作用。

【临床应用】

1. 慢性充血性心力衰竭　强心苷增强心肌收缩性，使心输出量增加，从而改善动脉系统缺血状况；强心苷使心脏排空完全，舒张期延长，使回心血量增多，静脉压下降，从而解除静脉系统瘀血症状。强心苷对不同原因引起的心力衰竭有不同程度的疗效：对伴有心房颤动或心室率过快的慢性心力衰竭疗效最好；对心瓣膜病、先天性心脏病、动脉硬化及高血压引起的心力衰竭效果良好；对继发于甲状腺功能亢进、重症贫血及维生素B缺乏等疾病的心力衰竭，疗效较差，因心肌能量代谢障碍；对肺源性心脏病、严重心肌损伤或活动性心肌炎（如风湿活动期）等，疗效不佳，因此时心肌缺氧、能量产生障碍，且缺氧又使血中儿茶酚胺增多和细胞进一步缺钾，这些因素都易引起强心苷中毒；对伴有机械性阻塞的心力衰竭，如缩窄性心包炎、严重二尖瓣狭窄等疗效不佳或无效，因心室舒张和充盈受阻，药物难以使之改善。

2. 心律失常 强心苷适用于某些室上性心律失常，是治疗心房颤动和心房扑动的常用药物。

（1）心房颤动：由于心房发生大量而杂乱的冲动（400～650次/分），使心室率（100～200次/分）快而不规则，影响心脏排出足够的血液，导致严重循环衰竭。强心苷可通过兴奋迷走神经或直接抑制房室结，增加房室结的隐匿性传导（隐匿性传导是指心房发生的细微冲动，引起房室结的微弱兴奋，但所形成的动作电位幅度低，在传导过程中隐匿而不能到达心室，并留下不应期，阻碍后继冲动的通过）。强心苷增加房室结的隐匿性传导可使较多的心房冲动不能通过房室结下达到心室，从而减慢心室率。

（2）心房扑动：为快速而规则的心房异位节律，每分钟约为250～300次。节律比心房颤动时规则，冲动的穿透力强，更容易传入心室，使心室率过快而难以控制。强心苷可缩短心房的有效不应期，使心房扑动转为颤动，继而减慢心室率。

（3）阵发性室上性心动过速：强心苷能兴奋迷走神经，降低心房内自律细胞的自律性，从而终止阵发性室上性心动过速的发作。

【护理用药作用评估】

1. 药效 参见表22-1。

2. 不良反应 强心苷安全范围小，一般治疗量即接近中毒量的60%，并且患者对强心苷的敏感性和生物利用度有较大个体差异，容易发生不同程度的毒性反应。

（1）胃肠道反应：是最常见的早期中毒表现。主要症状为厌食、恶心、呕吐及腹泻等。如出现剧烈呕吐可导致失钾并加重强心苷中毒，所以应注意补钾或考虑停药。须注意与因强心苷用量不足，心力衰竭未被控制导致的胃肠道静脉瘀血所引起的胃肠道反应相鉴别。

（2）中枢神经系统反应：其主要临床表现为眩晕、疲倦、头痛、失眠、谵妄及色视，如黄视、绿视和视物模糊等。色视是强心苷中毒的特有症状，亦为中毒的先兆，可作为停药指征。

（3）心脏毒性：为强心苷最严重、最危险的中毒反应，约有50%的病例发生各种类型的心律失常。快速性心律失常可出现室性早搏、二联律、三联律，以及有异位节律点所致的房性、房室结性或室性心动过速，甚至发展为室颤，其中室性早搏及联律最常见且最早出现，约占心脏毒性的33%，属中毒先兆，为停药指征。室性心动过速最为严重，应立即停药并抢救，以免发展为致死性的室颤。可出现各种程度的房室传导阻滞，约占18%。还可出现窦性心动过缓，当心率降至60次/分以下时为中毒先兆，应停止使用强心苷。

【中毒防治】识别强心苷的中毒先兆并及时停药，对于防止严重中毒反应的发生十分重要。除根据患者的临床表现、心电图变化诊断是否发生中毒反应外，测定强心苷的血药浓度也可作为诊断依据。一般地高辛血药浓度超过3ng/ml，洋地黄毒苷超过45ng/ml即可诊断为中毒。

1. 预防 低钾血症、高钙血症、低镁血症、心肌缺氧和肾功能低下等强心苷中毒的诱发因素，在用药过程中需加以注意。患者一旦出现中毒先兆症状，如室性早搏、窦性心动过缓（心率低于60次/分）、视色障碍等，均应及时减量或停药，并停用排钾利尿药和肾上腺皮质激素类药物。

强心苷的临床
给药方法

2. 治疗 首先应及时停用强心苷。对于表现为快速型心律失常的中毒患者，应及时补钾，可选用苯妥英钠，与强心苷竞争Na^+/K^+-ATP酶，控制期前收缩并减慢房室传导。对于室性心律失常，可选用利多卡因解救。对于危及生命的地高辛中毒，可静脉注射地高辛抗体Fab片段，与地高辛结合后，解除其对Na^+/K^+-ATP酶的抑制作用而迅速缓解药物的毒性反应。对于窦性心动过缓或传导阻滞者，可使用阿托品治疗。

【给药方法】

1. 全效量法 强心苷出现最大疗效的最小剂量称为全效量，或"洋地黄化量"，若患者病情较急，且在2周内未使用过强心苷，可在24h内（速给法）或3～4天（缓给法）给予全效量，之后每日给予维持量。

速给法：适用于急性CHF患者，重症且2周内未用过强心苷的患者，多采用速效强心苷（如毒毛花苷K等）静脉注射。

缓给法：适用于病情较缓和的患者，一般使用口服制剂，可选药物为地高辛、洋地黄毒苷。如首次口服地高辛0.25～0.5mg，以后每6～8h口服0.25mg，直至总药量达1.25～2.5mg（全效量），之后每日给予0.125～0.5mg（维持量）。

由于个体对强心苷的敏感性存在较大差异，此种给药方式必须做到剂量个体化，并根据患者个体的并发症及毒性反应随时调整给药剂量。

2. 维持量法 为减少强心苷的中毒发生率，对于非急症患者，可按照一级消除动力学的规律，按照恒定的时间间隔给予恒定剂量的药物，4～5个半衰期后，血中的药物浓度便达"稳态"而发挥恒定疗效。如地高辛为33～36h，每日给予维持量0.25mg，6～7天后即可获得疗效，而不良反应明显减少。

第二节 | 减轻心脏负荷药

一、肾素-血管紧张素-醛固酮系统抑制药

（一）血管紧张素 I 转化酶抑制药

ACEI是治疗CHF的基础用药，被证实能提高心力衰竭患者生存率，降低左心室重构的发生率。对于左心室收缩功能不全，不论有无症状，无论是否为心肌梗死后，均应使用ACEI，除非存在禁忌证或不能耐受。对无症状的左心室功能障碍的患者，ACEI能预防或延迟症状出现。对心肌梗死后伴随左心室功能障碍的患者，ACEI减少CHF的发生率，同时明显提高心肌梗死后CHF患者的生存率。此外，ACEI能明显提高有症状的CHF患者的运动耐力，提高其生活质量。ACEI抗CHF的主要作用机制是：

（1）减少血液循环和局部组织中的AngI的产生和醛固酮的产生，降低交感神经的活性，降低外周阻力和心脏负荷，加强利尿药的利尿作用。

（2）减少缓激肽降解。本类药物可减少缓激肽降解，刺激NO、cGMP、血管活性前列腺素的产生，从而发挥舒张血管等作用。

（3）调节心脏重构的过程。ACEI通过抑制左心室重构和心肌肥厚及纤维化而降低CHF病死率。ACEI能减少循环中特别是局部组织中Ang I的产生，阻止Ang II、NA和醛固酮的促生长作用，抑制心脏的重构，同时缓解CHF症状。

临床常与强心苷、利尿药合用。常用的药物有卡托普利（captopril）、依那普利（enalapril）等。

本类药的主要不良反应有干咳、血管神经性水肿、低血压、高血钾等。

（二）血管紧张素 II 受体（AT₁）阻断药

AT₁阻断药在CHF中的作用通过与Ang II AT₁受体结合而实现。Ang II受体拮抗药（ARB）既能阻断ACE途径产生的Ang II，又能阻断非ACE途径产生的Ang II，从而抑制Ang II所导致的缩血管、心肌肥厚、促生长等作用。Ang II受体拮抗药如氯沙坦、厄贝沙坦对Ang II受体有高度选择性，能拮抗Ang II的心血管作用，从而抑制心肌肥厚和心肌纤维化。此外，ARB还作用于交感神经突触前膜的AT₁受体，减少去甲肾上腺素释放，降低交感神经活性，恢复颈动脉窦的敏感性，降低心率。由于ARB不抑制缓激肽的降解，无刺激性咳嗽副作用，耐受性较好。因此，ARB在心力衰竭治疗中广泛应用。2022年AHA/ACC/HFSA心力衰竭管理指南均推荐ARB用于当前或既往有症状的心力衰竭和LVEF减低又不能耐受ACEI（为I类推荐）的患者。对于轻中度心力衰竭和LVEF减低的患者，选择ARB替代ACEI作为一线治疗药物也是合理的。临床上与ACEI合用可增强抗CHF效果。常用药物有氯沙坦（losartan）、伊贝沙坦（irbesartan，厄贝沙坦）等。

（三）醛固酮拮抗药

CHF 发生时，RAAS 系统激活，醛固酮合成分泌明显增加，可能引起心肌、血管间质纤维化，导致心室重构、血管壁增厚，还可阻止心肌摄取去甲肾上腺素，而游离的去甲肾上腺素增加又进一步诱发冠状动脉痉挛和心律失常，从而加速心力衰竭过程。此外，长期应用 ACE 抑制药和 ARB 治疗 CHF 时，循环醛固酮水平不能保持稳定、持续的降低，可能不降低反而升高（醛固酮"逃逸"），进一步加剧 CHF 症状。目前使用的药物有螺内酯（spironlactone）和依普利酮（eplerenone）等。因此，如能在 ACE 抑制药或 ARB 基础上加用醛固酮拮抗药，可有效减轻醛固酮"逃逸"现象，防止心肌纤维化，降低 CHF 病死率。

二、利尿药

心力衰竭与体内水钠潴留可形成恶性循环。当心脏前负荷过高而使心室舒张末期容量增加和压力过高时，可加重心力衰竭。若此时应用利尿药促进体内潴留的水、钠排出，减少血容量和回心血量，减轻心脏前负荷，则有利于改善心脏功能，增加心输出量。

在心力衰竭时，血管壁 Na^+ 含量增高，通过 Na^+/Ca^{2+} 交换升高血管平滑肌细胞内 Ca^{2+} 水平，使血管壁张力和对升压物质的反应性增加，即增加了心脏后负荷。利尿剂可增加 Na^+ 的排出，降低血管壁中的 Na^+ 含量，减少 Na^+/Ca^{2+} 交换，使血管张力和收缩性降低，从而减轻心脏后负荷，改善心脏泵血功能。

利尿药是治疗充血性心力衰竭的辅助用药，主要用于轻度或中度心力衰竭的患者，尤其适用于前负荷升高且易发生强心苷中毒的患者。在利尿药开始治疗后数天内就可降低颈静脉压，减轻肺瘀血、腹水、外周水肿和体重，并改善心功能和运动耐量。对于有液体潴留的心力衰竭患者，利尿药是唯一能充分控制和有效消除液体潴留的药物，是心力衰竭标准治疗的组成部分。

轻度心力衰竭，可单独使用噻嗪类利尿药；中度心力衰竭，可口服袢利尿药或与噻嗪类和保钾利尿药合用；重度心力衰竭、慢性急性发作、急性肺水肿或全身水肿者，噻嗪类利尿药一般疗效不佳，应静脉注射呋塞米。

目前推荐的利尿药给药方法为小剂量给药，同时与强心苷、ACEI/ARB 及 β 受体阻断药合用。因为长期大剂量的使用可减少有效循环血容量，降低心输出量，加重心力衰竭。长期大剂量应用利尿药可导致心律失常、糖代谢紊乱、高脂血症等。临床使用时应密切关注电解质指标，必要时纠正电解质紊乱。

三、血管舒张药

慢性心力衰竭与心脏前、后负荷都有密切关系，适当降低前、后负荷可改善心功能。血管舒张药不仅能改善 CHF 症状，而且可以降低病死率，提高患者生活质量。对肺静脉压明显升高、肺瘀血症状显著的患者，可选择扩张静脉为主的硝酸酯类，减少静脉回心血量，降低肺楔压、左心室舒张末压（LVEDP）等，降低心脏前负荷。硝酸酯类对小动脉也有较弱的舒张作用，故也能轻度降低后负荷。

对外周阻力升高，心输出量明显减少的患者，宜选用以扩张小动脉为主的肼屈嗪等，可明显降低外周阻力，减轻后负荷，增加心排出量，从而增加动脉供血，缓解组织缺血症状，弥补或抵消因小动脉扩张而可能发生的血压下降以及冠状动脉供血不足等影响。

对肺静脉压和外周阻力均升高，心输出量明显降低者，宜选用对动、静脉均扩张的哌唑嗪、卡托普利等，或合用硝酸酯类与肼屈嗪。

血管舒张药是治疗心力衰竭的辅助用药，主要用于对正性肌力药物和利尿药治疗无效的难治性病例。

第三节 | 作用于β受体的药

一、β受体和α受体阻断药

β受体阻断药是治疗心绞痛、高血压及心律失常等心血管系统疾病的常用药物，但由于抑制心肌收缩力，曾被列为CHF的禁忌用药。随着对CHF发病过程中交感神经活性增高及其不良影响的认识不断深入，1975年瑞典哥德堡大学的医生Wagstein F.等将第一个选择性β受体阻断药普萘洛尔用于扩张性心肌病导致的严重CHF，使症状缓解。由此改变了对CHF的治疗学概念。

β受体阻断药对CHF的治疗作用主要包括：①恢复β受体对正性肌力药的敏感性；②抑制RAAS激活和血管加压素的作用，减轻心脏的前、后负荷；③减慢心率，从而降低心肌耗氧量，改善心肌供血，并有利于心室充盈；④减少CHF时心律失常的出现，改善预后，降低CHF时猝死的发生率；⑤减少心室重构。可用于心功能比较稳定的Ⅱ～Ⅲ级CHF患者，尤为适用于扩张型或肥厚型心肌病患者。

常用于治疗CHF的β受体阻断药有拉贝洛尔（labetalol）、比索洛尔（bisoprolol）和美托洛尔（metoprolol）、卡维地洛（carvedilol）等。目前β受体阻断药仅在常规治疗无效或合并有高血压、心律失常、冠心病、心肌梗死等用药指征时，才谨慎使用。使用β受体阻断药后，不可骤然停药。该类药持续长期使用，使β受体数目增加，敏感性增加，骤然停药，会出现"反跳现象"，即病情恶化或出现心血管事件。特殊情况下，应缓慢逐渐减药至停药。严重心动过缓、严重左心室功能减退、明显房室传导阻滞、低血压及支气管哮喘者慎用或禁用。

拉贝洛尔（labetalol）

拉贝洛尔为双阻断药，兼有α受体及β受体阻滞作用。β-阻滞作用约为普萘洛尔的1/6～1/4，但无明显心肌抑制作用。其α-阻滞作用为酚妥拉明的1/6～1/10。口服时阻滞β：

α受体为3∶1，静脉注射时为6.9∶1。对β₁和β₂受体有相同的阻断作用，对突触后膜α受体也有阻断作用，但较弱。该药与单纯β-受体阻断药不同，在降低外周血管阻力的同时没有反射性心动过速的缺点。

口服吸收迅速，C_{max}为1～2h，主要分布于肺、肝、肾等脏器，在肝脏迅速被代谢灭活。半衰期平均5.5h，静脉给药半衰期为3.5～4.5h。24h从尿中排出55%～60%，从粪便中排泄12%～27%。作用可维持8h左右，生物利用度为25%～40%。脑出血、心动过缓及传导阻滞患者禁用；儿童、孕妇及哮喘、脑出血患者禁忌静脉用药。

口服每次100～200mg，每天2～3次，饭后服，如疗效不佳，可增加至每次200mg，每天3～4次，维持剂量200～400mg，每天2次。重度高血压患者用药剂量可增加至每天2 400mg，加用利尿剂可以适当减量。静脉注射：每次25～50mg，加入10%葡萄糖液20ml中，在5～10min内缓慢静脉注射；或以每分钟1～4mg的速度静脉点滴。静脉注射后为了预防直立性低血压，应静卧10～30min。

常见的不良反应有直立性低血压、胃肠道不适、头痛、精神抑郁、肌痉挛及阳痿、疲倦、恶心等。大剂量可有心动过缓和期前收缩等。心绞痛患者不能突然停药。头晕、瘙痒、乏力、恶心、胸闷，少数患者可发生体位性低血压。

美托洛尔（metoprolol）

美托洛尔对β₁受体有选择性阻断作用，对β₂受体阻断作用很弱。无内在拟交感活性和膜稳定作用。消除主要在肝脏，尿中排出原药很少，有效血药浓度252ng/ml。吸收率达95%，首过效应较高，达50%～60%，血浆蛋白结合率13%，生物利用度约38%，半衰期为3.2±0.2h。初始量一般美托洛尔6.25mg，1日2次，酌情加量，一般每1～2周加量1次，最终达到目标剂量，维持给药。目标剂量：一般美托洛尔每日100mg。禁用于心率低于每分钟45次、Ⅱ～Ⅲ度房室传导阻滞、PR间期大于或等于0.24s、收缩压低于13.33kPa、中到重度心力衰竭。用药过量的处理：①心动过缓时给予阿托品或异丙肾上腺素，必要时安装人工起搏器；②室性早搏时给予利多卡因或苯妥英钠；③心力衰竭时给予氧气、洋地黄苷类或利尿药；④低血压时给予升压药；⑤抽搐时给予地西泮或苯妥英钠；⑥支气管痉挛时给予异丙肾上腺素。

卡维地洛（carvedilol）

卡维地洛口服可吸收，1h可达最大血药浓度，口服首关消除为60%～75%。吸收进入血液的卡维地洛约98%～99%与血浆蛋白结合。卡维地洛具有非选择性的β₁和β₂肾上腺素能受体阻滞、α₁受体阻滞和抗氧化特性。通过选择性阻滞α₁肾上腺素受体而扩张血管。通过其血管扩张作用减少外周阻力，并有抑制肾素-血管紧张素-醛固酮系统的作用，使血浆肾素活性降低，并很少发生液体潴留。卡维地洛无内在拟交感活性，具有膜稳定特性和抗氧化特性，是一种强效抗氧化物和氧自由基清除剂。

给药剂量应从小剂量开始，逐渐增加。接受肾素-血管紧张素系统抑制药（ACEI和

ARB）强心苷和利尿剂治疗的患者需要等药物治疗稳定后再使用卡维地洛。推荐起始剂量：前两周每次3.125mg，每日2次；若耐受好，可依次增至每次6.25～12.5mg，再到每次25mg，每日2次，每次增加剂量至少2周，剂量必须增加到患者能耐受的最高限度。体重小于85kg最大推荐剂量为每次25mg，每日2次；体重大于85kg，最大推荐剂量为每次50mg，每日2次。评估有无心力衰竭加重或血管扩张的症状后，再增加剂量。一过性心力衰竭加重或水钠潴留需要增加利尿药剂量处理，有时需减少卡维地洛剂量或暂时中止卡维地洛治疗。卡维地洛停药超过两周者再次用药应从每次3.125mg，每日2次开始，然后逐渐增加剂量。血管扩张的症状，开始可通过降低利尿药剂量处理。若症状持续，先降低ACEI（如使用）剂量，再降低卡维地洛剂量。以上情况下，卡维地洛不能增加剂量，直至心力衰竭加重或血管扩张的症状稳定。

二、β受体激动药

在CHF的病理生理过程中，因心输出量的减少代偿性地使交感神经系统长期处于激活状态，内源性儿茶酚胺类的增多使β受体发生向下调节和敏感性下降，因此拟交感神经药通过激动β受体而加强心肌收缩力的作用较弱，却能加快心率而增加心肌耗氧量。故一般不宜使用拟交感神经药，仅用于其他药物治疗无效且无禁忌证的CHF患者。

多巴酚丁胺（dobutamine）

多巴酚丁胺主要激动心肌β_1受体，对β_2和α_1受体作用较弱，能明显增强心肌收缩力，增加衰竭心脏的心输出量。主要用于对强心苷反应不佳的心力衰竭患者的紧急处理。增加心肌收缩力作用较强，而增加心率作用较弱，很少引起心律失常，但剂量过大可引起心率加快，心肌耗氧量增加而诱发心绞痛或心律失常。应严格控制用药剂量和给药速度，在用药期间要监测患者血压、心脏节律的变化。

第四节 │ 非强心苷类正性肌力药

一、磷酸二酯酶Ⅲ抑制药

氨力农（amrinone）、米力农（milrinone）、维司力农（vesnarinone）等能抑制磷酸二酯酶Ⅲ的活性，减少CAMP的降解，增加心肌细胞内cAMP的水平，从而产生正性肌力作用，血管平滑肌细胞内cAMP增加可松弛血管平滑肌，扩张血管。

氨力农（amrinone）

又称安诺可、氨双吡酮、氨吡酮、安联酮、氨利酮、氨联比啶酮、强心隆。

本药为双吡啶类衍生物，具有明显增强心肌收缩性和舒张血管作用，能增加心输出量和心脏指数，降低外周阻力，但对心率、血压和心电图无明显影响。其作用机制与强心苷不同，通过抑制心肌磷酸二酯酶，增加心肌CAMP的含量而发挥正性肌力作用。

氨力农是最早应用的磷酸二酯酶抑制药，具有显著的正性肌力和血管扩张作用，能增加心输出量，降低心脏前、后负荷，降低左心室充盈压，改善左心室作用。主要用于治疗严重及对强心苷和利尿药不敏感的心力衰竭，能改善心功能，增加肾血流量，降低右心房压和外周阻力。静脉滴注：首剂0.75mg/kg缓慢注射，然后静脉滴注5～10μg/（kg·min）。口服：开始每日100mg，渐增至每日400～600mg。不良反应发生率很高，主要有血小板减少、皮肤干燥、皮疹、泪腺分泌减少、胃肠道反应、心律失常、低血压等。因其不良反应较多，仅用于急性CHF或经其他药物治疗无效的CHF，限于静脉滴注短期用药。

米力农（milrinone）

又称甲腈吡酮、米利酮。

与氨力农相似，属于双吡啶类衍生物。米力农对磷酸二酯酶Ⅲ（PDE-Ⅲ）选择性更高，其正性肌力作用是氨力农的30倍。米力农小剂量时主要为正性肌力作用，随剂量增大，扩血管作用逐渐增强。应用米力农后能有效增加心脏指数，降低肺毛细血管楔压和右心房压，不影响动脉血压和心率，长期用药，心力衰竭症状可继续得到改善，可增加运动耐量50%。不良反应较少，主要不良反应为头痛、心动过速、低血压及心肌缺血加剧等。室性心律失常亦有发生。现已取代氨力农用于严重CHF的治疗，但也仅限于静脉滴注短期用药。

左西孟旦（levosimendan）

左西孟旦是新型正性肌力药和血管扩张药，通过改变钙结合信息传递而起作用。左西孟旦直接与肌钙蛋白相结合，使钙离子诱导的心肌收缩所必需的心肌纤维蛋白的空间构型得以稳定，从而使心肌收缩力增加，而心率、心肌耗氧无明显变化。其作用机制是：抑制心肌磷酸二酯酶，产生较弱的正性肌力作用；与肌钙蛋白结合而增强心肌的钙敏感性，其作用与细胞内Ca^{2+}浓度有关；可激动血管平滑肌的钾离子通道，扩张冠脉和外周血管。同时左西孟旦具有强力的扩血管作用，通过激活ATP敏感的钾离子通道使血管扩张，左西孟旦主要使外周静脉扩张，降低心脏前负荷，对治疗心力衰竭有利。当大剂量使用左西孟旦时，具有一定的磷酸二酯酶抑制作用，可使心肌细胞内cAMP浓度增高，发挥额外的正性肌力作用。

左西孟旦口服可被肠道菌群还原，还原产物参与肠肝循环并且具有与左西孟旦相似的生物活性，使头痛、眩晕等副作用的发生率增高。不良反应较少，偶见头痛、眩晕、心悸等。

二、钙增敏药

近年来还研究了用于治疗CHF的钙增敏剂,如匹莫苯丹(pimobendan)、硫马唑(sulmazole)。这些药物除具有钙增敏作用(调节肌丝对钙的反应)外,还具有磷酸二酯酶Ⅲ的抑制作用,因而可增强心肌的收缩力。

临床实训

一、处方分析

案例: 李某群,男,65岁。心悸、喘咳、浮肿10余年,加重半月。

临床诊断: 难治性心力衰竭。

Rp.

    5%葡萄糖注射液　250ml×1支

    注射用多巴酚丁胺　250mg×1支

    Sig. i. v. g. t. t. 每分钟2～5μg/kg

请问: 该处方是否合理? 用药注意事项有哪些?

分析: 合理。多巴酚丁胺为选择性心脏β受体激动药,能增加心肌收缩力,增加心输出量,降低外周血管阻力,加快心律作用轻微。其改善左心室功能的作用优于多巴胺。对难治性心力衰竭可应用3～5天,不宜长期应用。不良反应有心悸、恶心、头痛、胸痛。梗阻型、肥厚性心肌病患者禁用。用药期间应严密监测血压、心律。多巴酚丁胺短期应用有良好的血流动力学效应,治疗难治性心力衰竭有较好效果。

二、实训练习

案例: 孟某林,男,68岁。

临床诊断: 高血压、心脏病、二尖瓣或主动脉瓣关闭不全、扩张型心肌病、心肌缺血及急性心肌炎所致的急性左心衰竭。

Rp.

    5%葡萄糖注射液　250ml

    注射用硝普钠　50mg

    Sig. i.v.g.t.t. 50～200μg/min

    5%葡萄糖注射液　20ml

    毛花苷C　0.4mg

    Sig. 0.4mg缓慢静脉注射

5%葡萄糖注射液 50ml

氨茶碱注射液 0.25g

Sig.　0.25g 15～20min 缓慢静脉注射

呋塞米注射液　20mg×2

Sig.　40mg　i. v.

请问：该患者用药是否合理？

（张小晶　张红云）

? 思考题

1. 试述治疗充血性心力衰竭的药物分类及代表药。

2. 试述强心苷类药物抗心力衰竭的药理作用、临床应用、不良反应、中毒机制及防治措施。

3. 试述肾素-血管紧张素-醛固酮系统抑制药抗心力衰竭的药理作用、临床应用、不良反应。

4. 试述利尿药抗心力衰竭的药理作用、临床应用、不良反应。

5. 试述血管舒张药抗心力衰竭的药理作用、临床应用、不良反应。

实训练习解析

思考题与参考答案

思维导图

第二十三章

治疗心律失常药

学习目标

1. 掌握　利多卡因、普萘洛尔、胺碘酮、维拉帕米的药理作用、临床应用、禁忌证和护理用药作用评估。

2. 熟悉　其他治疗心律失常药的作用特点、临床应用和用药监护。

3. 了解　治疗心律失常药的分类及基本作用。

心律失常（cardiac arrhythmia）是指心脏搏动的节律或（和）频率的异常。心律正常时，心脏协调而有规律地收缩、舒张，顺利地完成泵血功能。心律失常时，心脏泵血功能发生障碍，影响全身器官的供血。某些类型的心律失常，如心室颤动，可能危及生命，必须及时纠正。心律失常的治疗有药物治疗和非药物治疗（起搏器、电复律、导管消融和手术等）两种方式。药物治疗在心律失常方面发挥了重要作用但治疗心律失常药又存在致心律失常的副作用。掌握心脏电生理特征和心律失常的发生机制是正确应用治疗心律失常药物的基础。

第一节 ｜ 概　　述

一、正常心肌细胞电生理特性

正常的心脏冲动起自窦房结，顺序经过心房、房室结、房室束及浦肯野纤维，最后到达心室肌，引起心脏的节律性收缩。心脏活动依赖于心肌正常电活动，而心肌细胞动作电位（action potential，AP）的整体协调平衡是心脏电活动正常的基础。单个心肌细胞动作电位特性又取决于各种跨膜电流的平衡状态。不同部位的心肌细胞其动作电位不完全一样（图23-1）。按照电生理特性，心肌细胞可分为两类：一类为工作细胞，包括心房肌及心室肌，主要有机械收缩作用，具有兴奋性、传导性而无自律性；另一类为自律细胞，是一类特殊分化的心肌细胞，包括P细胞（起搏细胞）和浦肯野细胞，它们有自动产生节律的能力，具有兴奋性、传导性而无收缩性。

1. 心肌膜电位　心肌细胞在静息状态时，细胞膜两侧内膜负于外膜约90mV，处于极化状态，形成的电位差称为静息膜电位。心肌细胞受刺激而兴奋时，会发生除极和复极，形成动作电位。按照其发生顺序，动作电位分为不同时相，如快反应细胞（心房肌、心室

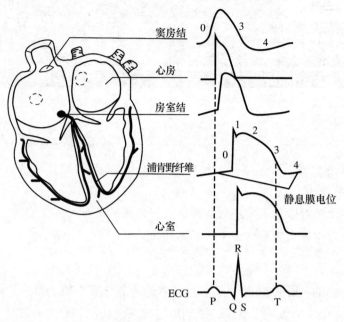

图23-1　心脏不同部位细胞的动作电位示意图

肌、浦肯野纤维）的AP分为5个时相：

0相为快速除极期，由Na^+快速内流所导致。

1相为快速复极初期，由K^+短暂外流所导致。

2相为缓慢复极期，由Ca^{2+}及少量Na^+经慢通道内流与K^+外流所导致，此相的复极缓慢，图形较平坦，故又称平台期。

3相为快速复极末期，由大量K^+快速外流所导致。0相到3相的时程称为动作电位时程（action potential duration，APD）。

4相为静息期，非自律细胞的膜电位维持在静息水平，自律细胞则为自发性舒张期除极，是特殊Na^+内流所导致。

2. 自律性　窦房结、房室结和浦肯野纤维细胞在没有外来刺激的作用下，自发地发生节律性兴奋的特性称为自律性。自律细胞在复极达到最大舒张电位（maximum diastolic potential，MDP）后，即开始自动缓慢除极，当达到阈电位时，导致动作电位再次发生。快反应细胞的自动除极主要由Na^+内流引起，慢反应细胞则由Ca^{2+}内流引起。影响自律性的因素主要是4相自动除极的速率。自动除极的速率越快，达到阈电位的时间越短，单位时间内发生兴奋的次数多，自律性就越高，反之则自律性低。影响自律性的因素还有阈电位与MDP之间的差距，该差距缩小，自律性就增高；反之降低。

3. 膜反应性和传导速度膜反应性　膜反应性和传导速度膜反应性是指膜电位水平与其所激发的0相除极化最大速率V_{max}之间的关系，是决定传导速度的重要因素。一般情况下膜电位越大，0相除极上升速率越快，动作电位振幅越大，兴奋的传导则越快；反之传导减慢。

4. 快反应和慢反应电活动　心脏工作肌和传导系统的静息膜电位负值较大，除极速率快，传导速度也快，呈快反应电活动，其除极化主要由 Na^+ 内流导致。窦房结和房室结细胞的膜电位负值较小，除极速率慢，传导速度也慢，呈慢反应电活动，其除极化主要由 Ca^{2+} 内流导致。当心肌病变时，由于缺血、缺氧等使膜电位减小，快反应细胞也会呈现出慢反应电活动。

5. 兴奋性与有效不应期　兴奋性是指细胞受到刺激后产生动作电位的能力，受静息膜电位水平、阈电位和有效不应期的影响。当复极过程中膜电位恢复到 $-60\sim-50mV$ 时，细胞才能对刺激产生可扩布的动作电位。从 0 相除极开始到这以前的一段时间即称为有效不应期（effective refractory period，ERP），可反映钠离子通道恢复有效开放所需的最短时间。这段时间内心肌细胞对刺激不反应，或虽产生兴奋，但兴奋不向周围扩布。ERP 的时间长短一般与 APD 长短变化相适应，但程度有所不同（以 ERP/APD 比值表示），如 ERP 的延长程度大于 APD，ERP/APD 的比值加大，心肌在一个动作电位时程中不起反应的时间相对较长，兴奋性降低，不易发生快速型心律失常。

二、心律失常的发生机制

窦房结是心脏的正常起搏点，窦房结的兴奋沿着正常传导通路顺序传导下行，直至整个心脏兴奋，即完成一次正常的心脏节律。当冲动形成障碍及冲动传导障碍或二者都发生时，就会产生心律失常。

（一）冲动形成障碍

1. 自律性增高　窦房结、心房传导系统、房室结、浦氏纤维均为自律细胞，其中窦房结为正常起搏点。正常人在安静状态下，窦房结有规律地发出 $60\sim100$ 次/分的冲动，产生正常窦性心律。当窦房结自律性异常增高、减低或不规则时，可分别产生窦性心动过速、窦性心动过缓或窦性心律不齐等心律失常。当窦房结以外的潜在起搏点自律性增高时，则可产生期前收缩、异位性心动过速等心律失常。另外，心房肌、心室肌等非自律心肌细胞，在缺血、缺氧条件下，当静息电位降低到 $-60mV$ 以下也会出现异常自律性，这种异常自律性向周围组织扩布，同样会发生心律失常。

2. 后除极与触发活动　某些情况下，心肌细胞在一个动作电位之后产生一个提前的除极化，称为后除极，其振幅小，频率快，呈震荡性波动，膜电位不稳。到达阈电位时可引起可扩布的动作电位，产生异常冲动的发放，即触发活动，产生心律失常。根据后除极发生时间不同，分为早后除极和迟后除极两种。早后除极发生在正常动作电位 2 相（缓慢复极期）或 3 相（快速复极末期），主要由 Ca^{2+} 内流增多所引起，在心肌细胞复极过程显著延长时易于发生，诱因有低血钾、药物作用等，所触发的心律失常，最常见的是尖端扭转型心动过速（伴 QT 间期延长）；迟后除极发生在复极化完成以后的 4 相（静息期），由心肌细胞内 Ca^{2+} 过多诱发 Na^+ 短暂内流所引起，如发生强心苷中毒、心肌缺血、细胞外高钙等疾病时。

（二）冲动传导异常

正常心脏冲动自窦房结发出后，按一定顺序和速度传导，如果传导顺序和速度发生异常，就可能产生相应的心律失常。

1. 单纯性传导阻滞 包括单向传导阻滞、传导阻滞、传导减慢等。当激动抵达部位的心肌细胞仍处于绝对不应期或有效不应期，此时不能兴奋或不能发生可扩布性兴奋，即发生完全性传导阻滞；如若抵达部位的心肌细胞处于相对不应期，此时传导速度变慢，即发生传导减慢和不完全性传导阻滞。

2. 折返 折返是指一次冲动沿传导通路下传后，又顺另一条传导通路返回至原处，再次兴奋原已兴奋的心肌，并反复运行。折返是引发期前收缩、心动过速、心房颤动、心房扑动、心室颤动、心室扑动等快速型心律失常的重要机制之一。折返有两种主要类型：解剖性折返和功能性折返。当心脏内两点间存在不止一条传导通路，而且这些通路具有不同的电生理特征时容易发生解剖性折返，如预激综合征。

三、治疗心律失常药的基本作用机制和分类

（一）治疗心律失常药的基本作用机制

1. 降低自律性 治疗心律失常药可通过降低动作电位4相斜率（如β肾上腺素受体阻断药）、提高动作电位的发生阈值（钠离子通道或钙离子通道阻断药）、增加静息膜电位绝对值（如腺苷和乙酰胆碱）、延长APD（钾离子通道阻断药）等方式来降低自律性。

2. 减少后除极 后除极的发生与心肌细胞复极过程显著延长、Na^+、Ca^{2+}内流增多有关，钠离子通道或钙离子通道阻断药（如奎尼丁或维拉帕米）或促进复极、缩短APD的药物可减少后除极的发生，有效地防止触发活动引起的心律失常。

3. 消除折返

（1）改变传导性：通过抑制0相Na^+或Ca^{2+}内流，减慢传导，使单向传导阻滞变为双相传导阻滞；另外促进K^+外流，加大膜电位，从而加快0相除极化速率，加速传导，可消除单向传导阻滞。加快传导和减慢传导都可消除折返。钙通道阻断药和β肾上腺素受体阻断药可减慢房室结的传导，从而消除房室结折返所致的室上性心动过速。

（2）改变ERP及APD，使邻近细胞ERP长短趋于一致，通过绝对延长或相对延长ERP，使邻近细胞不均一的ERP趋向均一化，使冲动同步下传，防止或消除折返。钠通道阻断药（如奎尼丁）、钙通道阻断药（如维拉帕米）和钾通道阻断药能延长ERP，即为绝对延长ERP；钠通道阻断药（如利多卡因）缩短ERP和APD，但缩短APD更明显，使ERP/APD的比值增大，称为相对延长ERP。

（二）治疗快速型心律失常药的分类

1. Ⅰ类：钠通道阻断药 本类药物可阻断心肌细胞膜快钠通道，抑制4相Na^+内流，

降低自律性，降低0相上升速率，从而减慢传导。根据阻断钠通道特点及程度的不同，又可分为 I a、I b、I c三个亚类：

（1）I a类：适度阻断钠通道，降低动作电位0相上升速率，此外，能不同程度抑制心肌细胞膜K^+、Ca^{2+}通透性，延长复极过程，且延长ERP更为显著。代表药物有奎尼丁、普鲁卡因胺、丙吡胺等。

（2）I b类：轻度阻断钠通道，轻度降低动作电位0相上升速率，对传导的影响较小，促进K^+外流，促进复极、缩短APD。代表药物有利多卡因、美心律、苯妥英钠、妥卡尼等。

（3）I c类：重度阻断钠通道，可显著降低动作电位0相上升速率和幅度，减慢传导性的作用最为显著，对复极过程影响较小。代表药物有普罗帕酮、氟卡尼等。

2. Ⅱ类：β肾上腺素受体阻断药 阻断心肌β受体，同时阻断钠通道，使自律性降低，传导减慢，复极时间缩短。代表药物有普萘洛尔、美托洛尔等。

3. Ⅲ类：延长动作电位时程药 又称钾通道阻断药，可明显阻断钾外流，使复极时间延长，显著延长APD和ERP，对动作电位的幅度和去极化速率影响小，不影响传导速度。代表药物有胺碘酮、索他洛尔等。

4. Ⅳ类：钙通道阻断药 阻断钙离子内流，降低窦房结和房室结细胞的自律性，减慢房室结的传导速度，从而延长房室结不应期。代表药物有维拉帕米、地尔硫䓬等。

第二节 | 常用治疗心律失常药

一、I类：钠通道阻断药

（一）I a类：适度钠通道阻断药

奎尼丁（quinidine）

奎尼丁是茜草科植物金鸡纳树皮中提取出的生物碱，是抗疟药奎宁的异构体。

【药动学特点】口服后吸收快而完全。生物利用度个体差异大，约44%～98%。肌内注射吸收不规则。由于蛋白亲和力强，广泛分布于全身，表观分布容积为0.47L/kg，蛋白结合率为70%～80%。

主要经肝脏代谢，部分代谢物具药理活性。由肾脏排泄。

【药理作用】奎尼丁为膜抑制性治疗心律失常药，能够适度阻断心肌细胞膜钠通道外，还能抑制K^+外流和Ca^{2+}内流，直接作用于心肌细胞膜，显著延长心肌不应期，降低自律性、传导性及心肌收缩力，延长ERP，特别对非窦性的异位节律性作用较强，对窦房结细胞的动作电位时间不变或延长，降低传导速度，延长有效不应期，减低兴奋性，对心房不应期的延长较心室明显，缩短房室交界不应期。

奎尼丁还有明显的抗胆碱作用，可竞争性地阻断M受体，使心率加快、房室结传导加快；还可阻断外周血管α受体，使外周血管舒张，血压下降而反射性兴奋交感神经。

【临床应用】

治疗心律失常 适用于房性早搏、心房颤动、阵发性室上性心动过速、预激综合征合并室上心律失常、室性早搏、室性心动过速及颤动或心房扑动经电转复后的维持治疗。

口服：一次0.2～0.3g，每日3～4次。用于转复心房颤动或心房扑动，第一日0.2g，每2小时1次，连续5次；如无不良反应，第二日增至每次0.3g，第三日每次0.4g，每2小时1次，连续5次。每日总量不宜超过2.4g。恢复窦性心律后改为维持量，一次0.2～0.3g，每日3～4次。成人处方极量：每日3g（一般每日不宜超过2.4g），应分次给予。

【禁忌证】有严重心肌病变、Ⅱ或Ⅲ度房室传导阻滞、洋地黄中毒、原有Q-T间期延长、妊娠、严重肝肾功能损害及对该药过敏者禁用。

护理警示

（1）与抗胆碱药合用，可增加抗胆碱能效应。

（2）可使神经肌肉阻滞药尤其是筒箭毒碱、琥珀胆碱及泮库溴铵的呼吸抑制作用增强并延长。

（3）与其他治疗心律失常药合用时可致作用相加。

（4）与肝药酶诱导剂（如苯巴比妥、苯妥英钠）合用，可加速奎尼丁的代谢，使血药浓度降低。

（5）与抗凝血药（双香豆素、华法林）合用，可竞争与血浆蛋白结合，使后者抗凝作用增强，应注意调整剂量。

【护理用药作用评估】

1. 药效 口服后30min作用开始，1～3h达最大作用，持续约6h。有效血药浓度为3～6μg/ml，中毒血药浓度为8μg/ml。半衰期为6～8h，小儿为2.5～6.7h。

2. 不良反应 奎尼丁安全范围小，用药过程中约1/3患者出现不良反应，主要不良反应有：

（1）胃肠道反应：用药早期常有恶心、呕吐、腹泻等反应，常使患者难以继续用药。

（2）心血管反应：奎尼丁可引起多种心律失常，QRS波增宽、QT间期延长、房室传导阻滞、心力衰竭等。严重者表现为尖端扭转型室性心动过速、心室颤动、心脏停搏、晕厥等，称为奎尼丁晕厥。奎尼丁抑制心肌收缩力及扩血管作用可引起血压下降。

（3）金鸡纳反应：长期用药可引起金鸡纳反应，轻者表现为头痛、头晕、耳鸣、腹泻、恶心、视物模糊等症状。重者出现精神失常、谵妄等症状。

（4）过敏反应：偶见发热、皮疹、血小板减少等。

【护理要点】

（1）用于纠正心房颤动、心房扑动时，应先给予饱和量洋地黄，以免心律转变后心跳加快导致心力衰竭。

（2）奎尼丁与地高辛联合应用时，由于奎尼丁可减少地高辛的经肾排泄而增加地高辛的血药浓度，故联合应用时应减少地高辛的用量。

（3）每次给药前应仔细观察心律和血压改变，必要时停药。同时避免夜间给药。在白天给药量较大时，夜间也应注意心律及血压。

（4）心房颤动的患者，用药过程中，当心律转至正常时，可能诱发心房内血栓脱落，产生栓塞性病变，如脑栓塞、肠系膜动脉栓塞等，应严密观察。

（5）对于有应用奎尼丁的指征但血压偏低或处于休克状态的患者，应先提高血压、纠正休克，然后再用药。

【健康教育】

（1）告知患者服用该药应从最小有效剂量开始，以减少不良反应。

（2）告知患者每次服药前要检查血压、心率和心律，并记录心电图，避免低血钾。

（3）告知患者应避免进行需要精神集中或协调性的活动，直至药效完全消失，因为药物可引起晕厥。

（4）指导患者应在饭前1h或饭后2h空腹服用此药。如果出现胃部刺激，患者可与食物或牛奶一起服用此药。

（5）建议患者不要突然停药。

普鲁卡因胺（procainamide）

普鲁卡因胺是普鲁卡因的衍生物，对血浆酯酶的耐受性较强，作用较久。

【药动学特点】口服吸收迅速而完全，生物利用度约80%。血中药物迅速而广泛地分布于多种组织。在肝中被代谢为N-乙酰普鲁卡因胺（乙酰卡尼），后者具有第Ⅲ类治疗心律失常药的活性。受遗传因素的影响，快乙酰化患者代谢迅速。

【药理作用】普鲁卡因胺对心肌的直接作用与奎尼丁相似，但无明显阻断胆碱受体或α肾上腺素受体作用。能抑制0相和4相Na^+内流，降低自律性，减慢传导，延长大部分心脏组织的APD和ERP。抑制心肌收缩力及扩张血管作用较奎尼丁弱，抗胆碱作用亦弱。

【临床应用】治疗心律失常 为广谱治疗心律失常药，对房性、室性心律失常均有效，但对心房扑动及心房纤颤的转复作用弱于奎尼丁，临床主要用于室性心律失常，可用作奎尼丁的替换药。用于抢救危急病例时静脉注射或静脉滴注，但对于急性心肌梗死时的持续性室性心律失常，普鲁卡因胺不作首选药（首选利多卡因）。

口服：一次0.25～0.5g，每4h 1次。静脉滴注：每次0.5～1g，溶于5%～10%葡萄糖溶液100ml内，开始10～30min内静脉滴注速度可适当加快，于1h内滴完。无效者，1h后再给1次，24h内总量不超过2g。静脉滴注仅限于病情紧急情况，如室性阵发性心动过速，尤其是并发有急性心肌梗死或其他严重心脏病者，应经常注意血压、心脏节律改变，待心律恢复后，即可停止静脉滴注。静脉注射：每次0.1g，静脉注射5min，必要时每个5～10min重复一次，总量不得超过10～15mg/kg。

【禁忌证】严重心力衰竭、完全性房室传导阻滞、束支传导阻滞或肝、肾功能严重损害者禁用。

【护理用药作用评估】

1. 药效 口服吸收迅速而完全，1h血药浓度达高峰，肌内注射后0.5～1h血药浓度达峰值，$t_{1/2}$为3～6h。

2. 不良反应 口服时常见厌食、恶心、呕吐、腹泻等胃肠道反应；静脉给药可引起低血压、传导阻滞、心动过缓。剂量过大可引起低血压、传导阻滞和室性心律失常。过敏反应也较常见，如出现皮疹、药热、白细胞减少、肌痛等。持续用药一个月以上，可发生红斑狼疮样反应，停药后可使症状消失。

护理警示

（1）与拟胆碱药合用，可抑制这类药对横纹肌的效应。

（2）与其他治疗心律失常药合用时，效应相加。

（3）与降压药合用，尤其静脉注射该药时，降压作用可增强。

（4）与神经肌肉阻滞药（包括去极化型和非去极化型阻滞药）合用时，神经肌肉接头的阻滞作用增强，时效延长。

【护理要点】

（1）静脉滴注可使血压下降，发生虚脱，应严密观察血压、心率和心律变化。

（2）心房颤动及心房扑动的病例，如心室率较快，宜先用洋地黄类强心药，控制心室率在每分钟70～80次以后，再用本药或奎尼丁。

（3）用药3天后，如仍未恢复窦性心律或心动过速不停止，则应考虑换药。

（4）有用普鲁卡因胺的指征但血压偏低者，可先用升压药（如间羟胺），提高血压后再用。

【健康教育】

（1）告知患者服用该药应严密观察有无过敏反应。

（2）告知患者每次服药前要检查血压、心率和心律，并记录心电图。

丙吡胺（disopyramide）

丙吡胺口服吸收较好，服后1～3h血药浓度达峰值，吸收率达90%，在体内广泛分布，血浆蛋白结合率约50%。部分经肝脏代谢，约50%以原形经肾排出。$t_{1/2}$为6～7h，肾功能降低时，$t_{1/2}$延长，经2h血药浓度达高峰。

对心肌电生理的影响与奎尼丁和普鲁卡因胺相类似，可抑制4相和0相Na^+内流，降低自律性，减慢传导，均较奎尼丁弱；在抑制心肌兴奋性，延长房室有效不应期方面较奎尼丁强，此外，还有明显的抗胆碱作用。用于房性期前收缩、阵发性房性心动过速、房颤、室性期前收缩等，对室上性心律失常的疗效较好。静脉注射用于利多卡因治疗无效的室性心动过速。

因有较强的抗胆碱作用，常引起口干、便秘、视物模糊、排尿困难、失眠等。因抑制钙离子内流出现的心血管反应可有心肌收缩力减弱、心脏停搏、传导阻滞和室性心律失常等。心力衰竭患者使用该药可加重心力衰竭，与普萘洛尔合用则更易发生。房室传导阻滞、青光眼、前列腺增生患者禁用。肝、肾功能不全者及老年人慎用。

（二）Ib类：轻度钠通道阻断药

利多卡因（lidocaine）

又称塞罗卡因。

【药动学特点】口服吸收好，但首过效应明显，生物利用度低，仅1/3进入血液循环，故不适宜口服，通常静脉注射给药，组织分布快而广，能透过血脑屏障和胎盘，血浆蛋白结合率为70%。分布广泛，主要在肝脏代谢，经肾排出，约用量的10%以原形排出，少量出现在胆汁中。

【药理作用】局部麻醉作用较普鲁卡因强，维持时间比它长1倍，毒性也相应加大。穿透性、扩散性强。利多卡因治疗心律失常的机制是抑制Na^+内流，促进K^+外流，但只对希-浦系统发生影响，对其他组织及植物神经并无作用。其碳酸盐的作用比其盐酸盐阻滞作用较强，起效较快，肌肉松弛也较好。

【临床应用】为窄谱治疗心律失常药，对心房的作用弱，仅用于治疗室性心律失常，如心脏手术、心导管术、急性心肌梗死或强心苷中毒所致的室性心动过速或心室颤动及频发室性期前收缩。对于危急病例以及急性心肌梗死引起的室性心律失常，利多卡因可作为首选药。

【禁忌证】严重室内和房室传导阻滞者、对该药过敏者、有癫痫大发作史者、肝功能严重不全者以及休克患者禁用。

【护理用药作用评估】

1. 药效　该药麻醉强度大、起效快、弥散力强，药物从局部消除约需2h，肾上腺素可延长其作用时间。

2. 不良反应　可作用于中枢神经系统，引起嗜睡、感觉异常、肌肉震颤、惊厥昏迷及呼吸抑制等不良反应；可引起低血压及心动过缓，血药浓度过高，可引起心房传导速度减慢、房室传导阻滞以及抑制心肌收缩力和心输出量下降。心力衰竭、肝功能不全者长期滴注可发生药物蓄积，儿童及老年人应适当减量。

【护理要点】

（1）与西咪替丁以及β受体阻断剂普萘洛尔、美托洛尔、纳多洛尔合用，利多卡因经肝脏代谢受抑制，利多卡因血浓度增加，可发生心脏和神经系统不良反应，应调整利多卡因剂量，并应监护心电图及监测利多卡因血药浓度。

（2）用药期间应注意检查血压、血清电解质，监测血药浓度及心电图，并备有抢救设备；心电图P-R间期延长或QRS波增宽，出现其他心律失常或原有心律失常加重者应立即停药。

（3）血管外注射时，毒性约为普鲁卡因的1～1.5倍；静脉注射时，毒性约为普鲁卡因的两倍，其体内代谢较普鲁卡因慢，连续滴注其速度应递减，因有蓄积作用，易引起中毒而发生惊厥。

（4）该药毒性较普鲁卡因大，且易于扩散，故用于局部麻醉的剂量应较后者小1/3～1/2，同时应按规定稀释，严格掌握浓度和用药总量，超量可引起惊厥及心搏骤停。

【健康教育】

（1）由于个体间耐受差异大，应先给予小剂量试探，无特殊情况才给常用量或足量。

（2）告知患者使用局部麻醉药可能导致高铁血红蛋白血症，这是一种必须及时治疗的严重情况。

（3）告知患者如果出现以下体征或症状，应立即就医：皮肤苍白、皮肤发灰或呈蓝色（紫绀）、头痛、心率加速、气短、头晕或疲劳。

美西律（mexiletine）

又称慢心律、慢心利。

美西律的化学结构与利多卡因相似，但可以口服，且作用时间持久。口服吸收迅速完全，血药浓度达峰时间为3h，作用维持8h，生物利用度为90%，$t_{1/2}$约12h。

美西律药理作用与利多卡因相似，亦属窄谱抗心律失常药。主要用于急慢性室性心律失常，如室性早搏，室性心动过速、心室纤颤引起的心律失常，对心肌梗死和洋地黄中毒引起的室性心律失常效果较好。对室上性心律失常疗效欠佳。

不良反应常有恶心、呕吐等胃肠反应，久用后可见中枢神经系统症状，如震颤、共济失调、复视、精神失常等。心血管反应一般较少发生。

苯妥英钠（phenytoin sodium）

苯妥英钠最开始是抗癫痫药。20世纪50年代初发现它有治疗心律失常作用，1958年以其治疗耐奎尼丁的室性心动过速获得成功。

【药动学特点】口服片剂的生物利用度约为79%，吸收后可分布至全身，易透过血脑屏障，脑中药物浓度较血中高2～3倍。主要经肝脏代谢，经肾排泄，碱性尿排泄较快。该药为零级药动学的典型药物，所以，当一定剂量使肝脏代谢饱和时，即使增加很小剂量的本品，也会造成血药浓度不成比例地升高而出现毒性反应。

【药理作用】苯妥英钠药理作用及临床应用与利多卡因类似，也仅作用于希-浦系统。除能阻断钠通道，减慢部分除极的浦肯野纤维4相自发除极速率，对心房与心室的异位节律点有抑制作用，也可加速房室的传导，降低心肌自律性，还能与强心苷竞争Na^+-K^+-ATP酶，抑制强心苷中毒所致的迟后除极及触发活动。

【临床应用】

治疗心律失常 主要用于治疗室上性或室性期前收缩、室性心动过速，尤其适用于强心苷中毒引起的室性心动过速，亦可用于心肌梗死、心脏手术、心导管术等所引发的室性心律失常，但疗效不如利多卡因。室上性心动过速也可用。

【禁忌证】对乙内酰脲类药有过敏史者及阿斯综合征、Ⅱ或Ⅲ度房室传导阻滞、窦房结阻滞、窦性心动过缓等心功能损害者禁用。

【护理用药作用评估】

1. 药效 口服本品消除半衰期平均为22h，但变异很大（7～42h）。长期服用后半衰期可为15～95h，甚至更长，静脉注射半衰期为10～15h。

2. 不良反应 常见的中枢不良反应有行为改变、笨拙或步态不稳、思维混乱、发声障碍、手抖、神经质或烦躁易怒，这些反应往往是可逆的，一旦停药很快就消失。严重者可出现呼吸抑制。较常见有齿龈肥厚、出血、面容粗糙、毛发增生。偶见有颈部或腋部淋巴结肿大（IgA减少）、发热或皮疹（不能耐受或过敏）、白细胞减少、紫癜。

【护理要点】

（1）本药可加速维生素D代谢，小儿长期应用可引起软骨病，心脏和神经系统不良反应，应调整利多卡因剂量，并应监护心电图及监测利多卡因血药浓度；

（2）对乙内酰脲类或同类药有交叉过敏现象；

（3）用药期间需注意检查：血常规、肝功能、皮肤、血钙、口腔、脑电图、血药浓度和甲状腺功能等。

（4）大量快速静脉注射可出现房室传导阻滞，偶见心动过缓或心脏停搏，短时心脏收缩力减弱，并扩张血管，降低血压等。

【健康教育】

（1）告知患者久服不可骤停，否则可使发作加剧或发生癫痫持续状态；

（2）告知患者过量的症状有视力模糊或复视、嗜睡、幻觉、恶心、语言不清，大剂量时对小脑有毒性损害，表现为步态不稳或步态蹒跚、眩晕。如果出现以上体征或症状，应立即就医。

（3）嗜酒、贫血、心血管病（尤其是老年人）、糖尿病、肝功能损害、肾功能损害、甲状腺功能异常者及妊娠期及哺乳期妇女谨慎使用。

妥卡尼（tocainide）

妥卡尼是利多卡因的衍生物，其药理作用与利多卡因相似。口服吸收迅速，经0.5～1.5h达最高血药浓度，半衰期为15h，血浆蛋白接合率约为10%。生物利用度接近100%。妥卡尼用于严重的室性心律失常的治疗。包括室性期前收缩、室性心动过速。尤其是急性心肌梗死和强心苷中毒所致室性心律失常。不良反应多轻微、短暂，常见的胃肠道系统症状有食欲减退、恶心、呕吐、便秘等；神经系统症状有眩晕、嗜睡、震颤、头痛、出汗、视力及听力下降等，也可致心律失常、传导阻滞。

（三）Ic类：重度钠通道阻断药

普罗帕酮（propafenone）

【药动学特点】普罗帕酮口服吸收良好，但由于肝脏首过效应，生物利用度只有24%。大部分经肝脏代谢。约1%原形药经肾排出，$t_{1/2}$为3～4h。有效血药浓度个体差异大。

【药理作用】普罗帕酮具有微弱的钙拮抗作用（比维拉帕米弱100倍），并能干扰钠快通道。治疗心律失常作用与其膜稳定作用及竞争性β受体拮抗作用有关。

（1）降低自律性，明显抑制4相Na^+内流，并提高心室肌的阈电位水平，降低浦肯野纤维心室肌细胞的自律性。

（2）减慢传导速度、减慢心率。明显抑制0相Na^+内流，使0相上升的速率和振幅降低，可使心房心室和浦肯野纤维的传导速度明显减慢。

（3）适度延长。ERP和APD对复极过程影响较奎尼丁弱。可降低心肌的应激性，作用持久，P-R间期及QRS时间均增加，延长心房及房室结的有效不应期。

（4）轻度抑制心肌收缩力。有轻度的抑制心肌作用，增加末期舒张压，减少搏出量，其作用均与用药的剂量成正比。

【临床应用】

治疗心律失常　用于预防或治疗室上性期前收缩、室性期前收缩、室性和室上性心动过速、心房颤动、预激综合征、电转复律后心室颤动发作等。对冠心病、高血压所引起的心律失常有较好的疗效。

【禁忌证】窦房结功能障碍、Ⅱ或Ⅲ度房室传导阻滞、双束支传导阻滞（除非已有起搏器）、肝或肾功能障碍患者禁用。心源性休克患者禁用。

【护理用药作用评估】

1. 药效　口服后自胃肠道吸收良好，服后2～3h治疗心律失常作用达峰效。作用可持续8h以上，其$t_{1/2}$为3.5～4h。

2. 不良反应　常见的不良反应有口干、舌唇麻木、恶心、呕吐、味觉改变等。早期的不良反应有头痛、头晕，其后可出现胃肠道障碍，如恶心、呕吐、便秘等。还可引起房室传导阻滞与体位性低血压、加重充血性心力衰竭、快速型心律失常。肝、肾功能不全时需减量。心电图QRS延长超过20%或Q-T间期明显延长者，宜减量或停药。

【护理要点】

（1）该药一般不宜与其他治疗心律失常药合用，以避免心脏抑制。

（2）心肌严重损害者慎用。

（3）严重的心动过缓者、肝、肾功能不全者、明显低血压患者慎用。

（4）如出现窦房性或房室性传导高度阻滞时，可静脉注射乳酸钠、阿托品、异丙肾上腺素或间羟肾上腺素等解救。

二、Ⅱ类：β-肾上腺素受体阻断药

β肾上腺素受体阻断药主要通过阻断心脏β受体而发挥作用，有些药物在高浓度时尚有膜稳定作用。常用于治疗心律失常的药物主要有普萘洛尔（propranolol）、美托洛尔（metoprolol）、噻吗洛尔（timolol）、阿普尔（alprenolol）、艾司洛尔（esmolol）、替洛尔（atenolol）、纳多洛尔（nadolol）、醋丁洛尔（acebutolol）等。

普萘洛尔（propranolol）

又称心得安、萘心安、恩得来。

【**药动学特点**】口服后胃肠道吸收较完全（90%），进入全身循环前即有大量被肝代谢而失活，生物利用度为30%。血浆蛋白结合率90%～95%。经肝脏广泛代谢，原形较少经肾脏排泄，其代谢产物主要经肾脏排泄。

【**药理作用**】普萘洛尔能竞争性地阻断β受体，大剂量尚有膜稳定作用，抑制Na^+内流，从而产生治疗心律失常作用。

1. 降低自律性 抑制窦房结、心房、浦肯野纤维自律性，此作用在运动及情绪激动时尤为明显，也能降低儿茶酚胺所致的迟后去极而防止触发活动。

2. 减慢传导 在其阻断β受体的浓度时，并不影响传导速度，但当血药浓度超过100ng/ml时，由于膜稳定性作用，可降低0相上升速率，明显减慢房室结及浦肯野纤维的传导。

3. 对动作电位时程和有效不应期的影响 治疗量缩短动作电位时程和有效不应期，高浓度时则使之延长，对房室结的有效不应期有明显的延长作用。

【**临床应用**】纠正室上性快速心律失常、室性心律失常、洋地黄类及儿茶酚胺引起的快速心律失常。尤其适用于治疗与交感神经兴奋有关的各种心律失常、甲状腺功能亢进及嗜铬细胞瘤等引起的窦性心动过速。与强心苷或地尔硫䓬合用，控制心房扑动、心房颤动及阵发性室上性心动过速时的室性频率过快效果较好。普萘洛尔还可用于运动或情绪变动所引发的室性心律失常，减少肥厚型心肌病所致的心律失常。对急性心肌梗死患者，长期使用可减少心律失常的发生，降低病死率。

口服，1次10～30mg，1日3～4次，应根据需要及耐受程度调整用量。严重心律失常应急时可静脉注射1～3mg，以每分钟不超过1mg的速度静脉注射，必要时2min后可重复1次，以后隔4小时1次。小儿用量尚未确定，一般口服按体重每日0.5～1.0mg/kg，分次服；静脉注射按体重0.01～0.1mg/kg，缓慢注入，一次量不宜超过1mg。

【**禁忌证**】

（1）可引起支气管痉挛及鼻黏膜微细血管收缩，哮喘及过敏性鼻炎患者禁用。

（2）窦性心动过缓、重度房室传导阻滞、急性心力衰竭、心源性休克、低血压症患者等禁用。

（3）本品有增加洋地黄毒性的作用，对已洋地黄化而心脏高度扩大、心率又较不平稳的患者禁用。

【**护理用药作用评估**】

1. 药效 口服吸收较完全，服药后1～1.5h血药浓度达峰值，药物消除半衰期为3.5～6h。

2. 不良反应 可致窦性心动过缓、房室传导阻滞、心力衰竭、低血压、视觉障碍、幻觉等，并可能诱发哮喘、记忆力减退等，对有病态窦房结综合征、房室传导阻滞、严重左心室心功能不全、支气管哮喘患者禁用。长期应用会引起血糖升高、血脂升高，故慎用于高脂血症和糖尿病患者慎用。突然停药可出现反跳现象。

【护理要点】

（1）用量必须强调个体化，不同个体、不同疾病用量不尽相同，肝、肾功能不全者用小量；

（2）糖尿病患者虽可引起血糖过低，但在非糖尿病患者中则无降血糖作用；

（3）注意本药血药浓度不能完全表示药理效应，还应根据心率及血压等临床征象指导临床用药；

（4）冠心病患者使用本药不宜骤停，否则可出现心绞痛、心肌梗死或室性心动过速；

（5）甲状腺功能亢进患者用本药也不可骤停，否则使甲状腺功能亢进症状加重；

（6）应用该药过程中应定期检查血常规、血压、心功能、肝功能、肾功能，糠尿病患者应定期查血糖。该药与保钾利尿药（如螺内酯、氨苯蝶啶、阿米洛利）、补钾剂，或含钾的盐代用品合用时，可导致血钾升高。

【健康教育】

（1）告知患者长期用本药撤药须逐渐递减剂量，至少经过3天，一般为2周；

（2）告知患者长期应用可在少数患者出现心力衰竭，倘若出现，应立即就医；

（3）告知患者口服本药可以在空腹时，也可与食物共进，与食同进可使本药在肝内代谢减慢，生物利用度增高。

美托洛尔（metoprolol）

美托洛尔为短效β受体阻断药，具有心脏选择性，其作用与普萘洛尔相似但较弱。能明显抑制窦房结及房室结的自律性、传导性，尤其适用于对儿茶酚胺所诱发的室性、室上性心律失常的治疗。严重心动过缓、房室传导阻滞、病态窦房结综合征、严重左室心功能不全、低血压患者禁用。

阿替洛尔（atenolol）

阿替洛尔是长效受体阻断药，对心脏β受体作用较强，对血管和支气管β_2受体作用较弱。该药抑制窦房结及房室结自律性，减慢房室结传导，对希-浦系统也有抑制作用。可用于室上性心律失常的治疗，减慢心房颤动和心房扑动时的心室率。对室性心律失常亦有效。口服后2～3h达峰浓度，$t_{1/2}$为7h。不良反应与普萘洛尔相似，可用于糖尿病和哮喘患者，但剂量不宜过大。

三、Ⅲ类：延长动作电位时程药

本类药物又称钾通道阻断药，减少K^+外流，明显抑制心肌的复极过程，能选择性延长APD，主要延长心房肌、心室肌和浦肯野纤维的ERP、APD，但对动作电位0相除极化幅度和速率影响轻微，较少影响传导速度。

胺碘酮（amiodarone）

又称安律酮、乙碘酮、乙胺碘呋酮。

【药动学特点】口服给药吸收迟缓，生物利用度约为50%，血浆蛋白结合率95%。静脉注射10min起效，吸收后药物迅速分布到各组织器官中，尤以脂肪组织及含脂肪丰富的器官分布较多。主要在肝脏代谢，由胆汁和粪便排泄。

【药理作用】胺碘酮对心脏多种离子通道均有阻断作用，能阻断心肌细胞膜钾通道，明显延长复极过程，还能阻断钠通道和钙通道。此外，还有拮抗α、β受体和舒张外周血管的作用，该药能扩张冠状动脉，增加冠状动脉流量，降低心肌耗氧量。

1. 降低自律性　主要降低窦房结和浦肯野纤维的自律性，因其可阻断钠、钙通道及拮抗受体。

2. 减慢传导　减慢房室结和浦肯野纤维的传导速度，因其可阻断钠、钙通道。

3. 显著延长APD和ERP　通过抑制K^+外流，明显延缓复极过程，显著延长心房肌、心室肌、浦肯野纤维和房室旁路的APD和ERP。

【临床应用】为广谱治疗心律失常药，用于各型室性和室上性心动过速和期前收缩、阵发性心房扑动和颤动、预激综合征等。由于本药抗快速性心律失常效率高，且可降低心肌耗氧量，故也可用于伴有充血性心力衰竭和急性心肌梗死的心律失常患者。对其他治疗心律失常药（如丙吡胺、维拉帕米、奎尼丁、β受体拮抗药）无效的顽固性阵发性心动过速常能奏效，本药是目前治疗冠心病等器质性心脏病或心功能不全伴潜在恶性和恶性快速心律失常的最常用药物。

【禁忌证】房室传导阻滞、心动过缓、甲状腺功能障碍及对碘过敏者禁用。

【护理用药作用评估】

1. 药效　口服后4～6h血药浓度达峰值。约1个月可达稳态血药浓度，半衰期为14～28天，停药后半年仍可测出血药浓度。静脉注射后5min起效，停药可持续20min～4h。血液透析不能清除该药。

2. 不良反应　不良反应较多，且与用药多少及给药时间长短有关。常见心血管反应如窦性心动过缓、房室传导阻滞及Q-T间期延长，偶见尖端扭转型室性心动过速。静脉注射过快可引起血压下降、心力衰竭。因其少量可经泪腺排出，可见角膜色素沉着，一般不影响视力，停药后逐渐消失。长期服用可引起甲状腺功能亢进或低下及肝坏死。

主要有胃肠道反应（食欲缺乏、恶心、腹胀、便秘等），偶见皮疹及皮肤色素沉着，停药后可自行消失。

【护理要点】

（1）长期服药者应定期进行肺部X光检查、肝功能检查及血清T_3、T_4监测。

（2）可增加华法林的抗凝作用，合用时应密切监测凝血酶原时间，调整抗凝药的剂量。

（3）增强其他治疗心律失常药对心脏的作用。

（4）β受体阻断药或钙通道阻断药合用可加重窦性心动过缓、窦性停搏及房室传导阻滞。如果发生，则该药或前两类药应减量。

（5）可加强洋地黄类药对窦房结及房室结的抑制作用。

（6）与排钾利尿药合用，可增加低血钾所致的心律失常。

（7）可抑制甲状腺摄取。

【健康教育】

（1）告知妊娠期女性了解盐酸胺碘酮对胎儿的潜在危险。建议具有生殖潜能的女性若确认发生妊娠或疑似妊娠应告知其医生。

（2）告知患者在使用盐酸胺碘酮治疗期间不宜进行哺乳。

（3）告知患者不要将盐酸胺碘酮与葡萄柚汁或圣约翰草同服。

（4）告知患者若出现肺毒性、心律失常恶化、心动过缓、视觉障碍、甲状腺功能减退或亢进的体征和症状，应及时就医。

索他洛尔（sotalol）

索他洛尔是钾通道阻断药，也是非选择性β受体阻断药，无内在拟交感作用，可以通过延长动作电位平台期，减慢窦律，延缓房室传导，使心房、心室及传导系统（包括旁路）不应期延长，起到治疗心律失常作用。口服吸收迅速完全，无首过消除，生物利用度为90%～100%，t_{max} 2～3h。在体内不代谢，以原形经肾排泄。半衰期为12～15h。该药阻断β受体，降低自律性，减慢房室结传导。抑制K^+外流，延长动作电位平台期，使心房、心室及传导系统（包括旁路）不应期延长。临床适用于各种严重室性心律失常，包括室性期前收缩、持续性和非持续性室性心动过速，也可治疗阵发性室上性心动过速及心房颤动。不良反应少，可见眩晕、神志模糊（尤见于老年人）、精神抑郁、反应迟钝等中枢神经系统不良反应，可出现β受体阻断的副作用，如低血压心动过缓和诱发哮喘发作等；最严重的是导致心律失常，少数Q-T间期延长者偶可发生尖端扭转型室性心动过速。

四、Ⅳ类：钙通道阻断药

钙通道阻断药能与膜上的钙通道蛋白结合，阻止Ca^{2+}内流，降低胞质内Ca^{2+}浓度，抑制Ca^{2+}所调节的细胞功能，故又称钙拮抗药。

维拉帕米（verapamil）

又称凡拉帕米、戊脉安、异搏定。

【药动学特点】口服吸收完全。口服后2～3h血药浓度达峰值。由于首过消除，生物利用度仅10%～35%。口服药物的85%经肝灭活，故口服剂量较静脉注射剂量大。血浆蛋白结合率为90%。大部分在肝脏代谢。

【药理作用】维拉帕米为钙通道阻断药，能阻断心肌细胞膜的钙通道，抑制Ca^{2+}内流，同时对钾通道也有抑制作用。抑制钙离子内流而降低心脏舒张期自动去极化速率，使窦房结的电脉冲减慢，也可减慢动作电位的传导。主要减慢前向传导，因而可以消除房室结折返。对外周血管有扩张作用，使血压下降，但较弱。一般情况下引起心率减慢，但也可因血压下降而反射性使心率加快。

【临床应用】

治疗心律失常　治疗室上性心动过速和房室结折返引起的心律失常及因急性心肌梗死、心肌缺血及强心苷中毒引起的室性期前收缩效果好，是阵发性室上性心动过速治疗的首选药。可降低心房颤动和扑动的心室率，并可使部分患者恢复为窦性节律，故对房室交界区心动过速疗效佳。尤其适用于伴有冠心病、高血压的心律失常患者。

口服：1次40～120mg，1日3～4次。维持剂量为1次40mg，1日3次。静脉给药：必须在持续监测心电和血压情况下使用。一般起始剂量为10mg（或按0.07～0.15mg/kg体重），稀释后缓慢静脉推注，至少2min。如果初反应不满意，在首次给药15～30min后可以再次给予5～10mg（或0.15mg/kg）。静脉滴注给药：每小时5～10mg，加入到氯化钠注射液或5%葡萄糖注射液中静脉滴注，一日总量不超过50～100mg。症状控制后改用片剂口服维持。

【禁忌证】心源性休克、急性心肌梗死并发心动过缓、低血压、左心衰竭、严重心脏传导阻滞（Ⅱ或Ⅲ度窦房或房室传导阻滞）、病窦综合征、充血性心力衰竭、房颤或房扑与预激综合征并存，且对维拉帕米或其中成分过敏者禁用。

【护理用药作用评估】

1. 药效　口服30min起效，维持5～6h。静脉注射立即起效，注射后1～2min开始作用，10min达最大效应，作用持续15min。$t_{1/2}$为3～7h。

2. 不良反应　口服安全，可出现眩晕、恶心、呕吐、便秘、心悸、瘙痒等。静脉注射过快或剂量过大可引起心动过缓、房室传导阻滞甚至心脏停搏，也可引起血压下降，诱发心力衰竭。

【护理要点】

（1）若与β受体拮抗药合用，易引起低血压、心动过缓、传导阻滞，甚至停搏，禁止与β受体拮抗药合用。

（2）禁止与丙吡胺合用。

（3）与地高辛合用可使后者的血药浓度升高，如需合用时，应调整地高辛剂量。

【健康教育】

（1）建议患者在药效完全消失之前避免从事需要保持警觉或协调性的活动，因为该药可能导致头晕和目眩。

（2）建议患者报告起始用药时和剂量变化时的低血压症状。

（3）警告患者避免饮酒。

（4）建议患者避免饮用葡萄柚汁。

地尔硫䓬（diltiazem）

地尔硫䓬口服吸收迅速而完全，生物利用度为40%，其中65%由肝脏代谢。$t_{1/2}$约为4h。地尔硫䓬的药理作用与维拉帕米相似，降低窦房结和房室结细胞的自律性，减慢房室结的传导速度，延长房室结不应期。此外，还可抑制心肌收缩力，扩张血管。临床常用于阵发性、室上性心动过速。不良反应与维拉帕米相似，有眩晕、低血压、口干和心动过缓等。

五、其他治疗心律失常药

腺苷（adenosine）

腺苷是一种遍布人体细胞的内源性核苷，为三磷酸腺苷（ATP）的前体和降解产物，参与心肌能量代谢，同时还参与扩张冠状动脉血管，增加血流量。作用于G蛋白耦联的腺苷受体，激活窦房结、房室结和心房肌的乙酰胆碱敏感K^+通道，促进K^+外流，缩短APD，使心肌细胞膜超极化、自律性降低。腺苷还可抑制cAMP激活的Ca^{2+}内流，延长房室结ERP，减慢房室传导，抑制交感神经兴奋所致的迟后除极。静脉注射后在体内迅速起效，作用时间短，消除半衰期约10s。该药可被体内大多数组织细胞所摄取，被腺苷脱氨酶灭活，故使用时需要静脉注射快速给药，否则在药物还未到达心脏即被灭活。临床主要用于迅速终止房室结参与折返的阵发性室上性心动过速。不良反应主要为呼吸困难、胸闷等，静脉注射过快可致短暂心脏停搏。伴支气管哮喘、病态窦房结综合征和房室传导阻滞患者禁用。

第三节 | 治疗心律失常药的合理应用

治疗心律失常的药物种类多，不同治疗心律失常药的药理作用和适应证又各不相同，而且易引发不同的不良反应。因此，合理选药需要考虑影响因素。如明确心律失常的类型、各药的药理作用和适应证，重点关注药物不良反应，特别是致心律失常作用，以及药物的禁忌证和注意事项等。

一、遵循用药原则

心律失常药的用药原则是：先单一用药，然后联合用药；以最小剂量取得满意的临床疗效；先考虑降低危险，再考虑缓解症状；尽量减少药物不良反应。

二、减少引起心律失常的诱因

心律失常的诱发因素包括电解质紊乱（如低钾血症），心肌缺血、缺氧，药物如强心苷类、茶碱类，病理状态如甲状腺功能亢进症等。消除诱发因素是最基本的治疗方法。

三、合理选药

以奎尼丁、普萘洛尔、维拉帕米为代表的三类药物为广谱治疗心律失常药，对室上性和室性心律失常疗效较好，而普萘洛尔和维拉帕米类对室上性心律失常疗效佳。普萘洛尔对控制窦性心动过速最有效。维拉帕米对阵发性室上性心动过速疗效较好。普萘洛尔、维拉帕米尤其适用于合并有需要降压和治疗心绞痛的患者。利多卡因、苯妥英钠主要对室性心律失常疗效佳，同时也是治疗洋地黄中毒所致室性心律失常最有效的药物。伴有心肌缺血或心肌梗死的室性心律失常首选利多卡因，疗效不佳时可选用美西律等药物。

四、减少不良反应

治疗心律失常药既能治疗心律失常也可以导致心律失常，后者即为药物的"致心律失常作用"，它包含引起新的心律失常和加重原有的心律失常两种情况。Ⅰa类和Ⅲ类药物所致的尖端扭转型室性心动过速、Ⅰc类中的氟卡尼所致的恶性室性心动过速均易导致心室颤动甚至猝死。为此，以上药物必须选用时，应在心电监护下，小剂量使用。一些非心血管疾病也会影响治疗心律失常药物的选择，如慢性类风湿关节炎患者不选用普鲁卡因胺，以减少红斑狼疮发生；有慢性肺部疾病的患者不选用胺碘酮，避免出现药物所致的肺纤维化。

临床实训

一、处方分析

案例：王某卿，女，41岁。

临床诊断：风湿性心脏病；心房颤动。

处方内容：

Rp.

地高辛片　0.25mg×30片

Sig.　0.125mg　q.d.　p.o.

琥珀酸美托洛尔缓释片　47.5mg×7片

Sig.　47.5mg　q.d.　p.o.

呋塞米片　20mg×100片

Sig.　20mg　q.d.　p.o.

螺内酯片　20mg×100片

Sig.　20mg　q.d.　p.o.

请问：该处方是否合理？为什么？

分析：该处方合理，该患者为中年女性，原发病为风湿性心脏病，在此基础上发生心房颤动，需要长期使用药物控制心室率。因为风湿性心脏病患者瓣膜受到损害（主要为二尖瓣狭窄），常合并心力衰竭，故长期联合使用β受体拮抗药琥珀酸美托洛尔缓释片和地高辛以控制心室率，可改善症状和心功能。呋塞米和螺内酯用于心力衰竭症状的改善。故该处方合理。

二、实训练习

案例：常某，男，80岁。

临床诊断：原发性高血压；心律失常。

处方内容：

Rp.

地高辛片　0.25mg×30片

Sig.　0.25mg　q.d.　p.o.

盐酸胺碘酮片　0.1g×30片

Sig.　0.1g　q.d.　p.o.

请问：该患者用药是否合理？

（张小晶　张红云）

? 思考题

1. 试述抗心律失常药的分类、基本作用及代表药。
2. 试述利多卡因抗心律失常的药理作用、临床应用、不良反应和注意事项。
3. 试述普萘洛尔抗心律失常的药理作用、临床应用、不良反应和注意事项。
4. 试述苯妥英钠抗心律失常的药理作用、临床应用、不良反应和注意事项。
5. 试述维拉帕米抗心律失常的药理作用、临床应用、不良反应和注意事项。

实训练习解析

思考题与参考答案

思维导图

第二十四章

调血脂药和抗动脉粥样硬化药

学习目标

1. **掌握**　他汀类调血脂药的药理作用、临床应用、禁忌证和护理用药作用评估。
2. **熟悉**　贝特类调血脂药的作用特点、临床应用和用药监护。
3. **了解**　其他调血脂药和抗动脉粥样硬化药的药理作用和临床应用。

动脉粥样硬化（atherosclerosis，AS）是一种慢性炎症过程，是常见的心血管疾病，指动脉内膜有脂质成分的沉积、纤维组织增生和钙质的沉着，形成泡沫细胞、脂纹及纤维斑块，进而引起血管壁硬化、管腔变窄，最终导致所支配的器官发生缺血性病变。主要发生在大动脉和中动脉，尤其是冠状动脉、脑动脉和主动脉等。

第一节 | 血脂异常与动脉粥样硬化

一、正常脂蛋白代谢

血脂是血浆中所含脂类的总称，包括甘油三酯（triglyceride，TG）、胆固醇（cholesterol，CH）、胆固醇酯（cholesterol ester，CE）、游离脂肪酸（free fatty acid，FFA）和磷脂（phospholipid，PL）。血浆中的脂类与载脂蛋白（apolipoprotein，Apo）结合成为脂蛋白复合物，是脂类在血液中存在、转运及代谢的形式。脂蛋白复合物呈球形，表面由磷脂、游离胆固醇以及载脂蛋白组成的单分子层外壳覆盖，内部则为非极性分子如胆固醇酯和甘油三酯。

脂蛋白根据密度可分为乳糜微粒（chylomicron，CM）、极低密度脂蛋白（very low-density lipoprotein，VLDL）、低密度脂蛋白（low density lipoprotein，LDL）、中间密度脂蛋白（intermediate density lipoprotein，IDL）和高密度脂蛋白（high density lipoprotein，HDL）及脂蛋白 a［lipoprotein a，LPa］。

CM 主要含有外源性甘油三酯，是转运外源性甘油三酯和胆固醇到肝脏及外周组织的主要形式，而 VLDL、LDL、IDL 可将肝内合成的内源性脂质转运至肝外组织。一般 CM 和 VLDL 颗粒较大，不易透过血管内膜，因此均无致 AS 作用。但在病理状态下，CM 和 VLDL 的分解代谢产物直径相对较小，胆固醇含量相对较高，因而会产生强烈的致 AS 作用。

VLDL 在肝细胞内合成，是转运肝脏合成的 TG 进入血液循环的主要形式。

LDL由VLDL转变而来，富含胆固醇，其主要功能是把胆固醇运输到全身各处细胞。

HDL是颗粒最小的血浆脂蛋白，其主要功能是将外周的胆固醇转给LDL或IDL，然后被肝脏利用，可将内源性胆固醇（以胆固醇酯为主）从组织往肝脏逆向转运，因此具有保护血管的作用。HDL是抗动脉粥样硬化因子，是冠心病的保护因子，俗称"血管清道夫"。

LPa是一种特殊独立的血浆脂蛋白，由载脂蛋白a和LDL-C颗粒（载脂蛋白B100）组成。LPa与纤溶酶原（plasminogen，PLG）的结构具有高度同源性。LPa水平的升高可能增加患动脉粥样硬化、冠心病、心肌梗死的风险，是心血管疾病的高危因素。

二、血脂异常与动脉粥样硬化

血脂异常即血液脂质代谢异常，按病因可以分为原发性和继发性两大类。原发性血脂异常指由于遗传因素或后天的饮食习惯、生活方式以及其他自然环境因素等引起的脂质代谢异常。继发性血脂异常多由于代谢紊乱性疾病或其他因素所致，如肾病综合征、糖尿病、甲状腺功能减退、肝脏疾病和药物因素如应用β肾上腺素受体阻断药、噻嗪类利尿药等。血脂代谢异常主要表现为易致动脉粥样硬化的脂蛋白（如IDL、LDL、VLDL）及其载脂蛋白（如ApoB）含量过高，或是抗动脉粥样硬化的脂蛋白（如HDL）及其载脂蛋白（如ApoA）含量过低，前者称为高脂血症或高脂蛋白血症。

轻度动脉粥样硬化常采用合理膳食，适量增加体力活动和运动，保持心理平衡，避免动脉粥样硬化发生、发展的危险因素，如吸烟、肥胖、长期饮用烈性酒、积极治疗相关疾病，如高血压、高脂血症、糖尿病等。重度的患者除一般性疗法外，需联合抗动脉粥样硬化的药物治疗。此外还可以采取手术治疗、基因治疗等方法。

目前，动脉粥样硬化主要采用调血脂药物治疗。临床上使用的调血脂药的主要作用：①降低脂蛋白的生成；②增加血浆脂蛋白的代谢；③增加胆固醇的清除。临床最常用的是他汀类药物，其他治疗药物还包括胆汁酸结合树脂类、胆固醇吸收抑制药、贝特类药物、烟酸类、抗氧化类等，此外还有多二十烷醇、多烯脂肪酸、PCSK9抑制药等。

第二节 | 调 血 脂 药

一、他汀类

羟甲基戊二酸单酰辅酶A（HMG-CoA）还原酶在内源性胆固醇合成的早期发挥催化作用，是胆固醇合成的限速酶。抑制HMG-CoA还原酶可减少内源性胆固醇的合成。他汀类（statins）药物是HMG-CoA还原酶的竞争性抑制药，是目前治疗高胆固醇和LDL最有效的药物。目前临床常用的他汀类药物包括洛伐他汀、普伐他汀、辛伐他汀、氟伐他汀、阿托伐他汀、瑞舒伐他汀等。

洛伐他汀（lovastatin）

洛伐他汀是从红曲霉中提取的真菌代谢物，是第一个应用于临床的HMG-CoA还原酶抑制药，用于原发性高胆固醇血症（Ⅱa及Ⅱb型）、高胆固醇血症合并高甘油三酯血症，而以高胆固醇血症为主的患者。洛伐他汀在体内被水解成β羟基酸代谢物而发挥作用，可抑制HMG-CoA还原酶。该还原酶可催化HMG-CoA转化为甲基戊酸（mevalonate，为胆固醇的前体物）。胆固醇合成的减少可触发肝脏代偿性地增加LDL受体的合成，因而增加LDL受体，增加肝脏对LDL的摄取，使血脂降低，从而降低血浆总胆固醇（total cholesterol，TC）、LDL及VLDL的水平，也能降低TG的水平，增加HDL，使TC/HDL-C及LDL-C/HDL-C比值下降，使高脂血症和高脂蛋白胆固醇血症风险降低。洛伐他汀为无活性的内酯环结构，可快速水解为开环羟酸而呈现药理活性。它在胃肠道的吸收率约为30%，口服2～4h血药浓度达峰值。调血脂作用稳定、可靠，有剂量依赖性，一般用药2周出现效应，4～6周可达最佳治疗效果。妊娠期妇女及哺乳期妇女禁用；对该药过敏者及持续肝功能异常者禁用。不良反应较轻，可出现头痛、倦怠、胃肠道反应（腹胀、便秘、腹泻、腹痛、恶心、消化不良等）及皮疹等。

普伐他汀（pravastatin）

普伐他汀为开环活性结构，口服吸收迅速，亲水性强。该药降脂作用机制与洛伐他汀相同，但除稳定、安全的降脂作用外，还有非降脂作用如抗炎作用、抑制单核-巨噬细胞向内皮聚集和黏附等作用。普伐他汀适用于饮食限制仍不能控制的原发性高胆固醇血症或合并有高甘油三酯血症者（Ⅱa和Ⅱb型）。对急性冠状动脉综合征患者，早期应用普伐他汀可改善内皮功能，减少冠状动脉再狭窄和心血管病的发生。不良反应可见轻度转氨酶升高、皮疹、肌痛、头痛、胸痛、恶心、呕吐、腹泻、疲乏等。

辛伐他汀（simvastatin）

辛伐他汀为洛伐他汀的甲基衍生物，亦为无活性的内酯。调血脂作用较洛伐他汀强。辛伐他汀经口服后对肝脏有高度的选择性，它在肝脏中的浓度明显高于其他组织，辛伐他汀的大部分经肝组织吸收，主要在肝脏发挥作用，随后从胆汁中排泄。临床研究表明，长期应用辛伐他汀能有效降低胆固醇，同时能延缓动脉粥样硬化病变的进展和恶化，减少不稳定型心绞痛等的发生。辛伐他汀一般耐受性良好，大部分不良反应轻微且为一过性，如腹痛、便秘、胃肠胀气、疲乏、无力、头痛等。

氟伐他汀（fluvastatin）

氟伐他汀是第一个人工合成的、具氟苯吲哚环的甲羟内酯衍生物，能同时阻断HMG-CoA和中间产物MVA而发挥调血脂作用。其作用及机制与洛伐他汀相同，同时具有直接抑制动脉平滑肌细胞增殖，延缓内膜增厚的功能。口服吸收迅速而完全，首关效应显著，$t_{1/2}$ 为 0.5～1.2h，95% 经胆道排泄。在他汀类药物中，氟伐他汀与其他药相互作用最少，引起肌病的概率最低。不良反应轻微，多为胃肠道不适，肌酸磷酸激酶（creatine phosphokinase，CPK）水平显著升高者需停药。

阿托伐他汀（atorvastatin）

又称立普妥、阿乐。

【药动学特点】口服吸收快，肝药酶 P-450 代谢后其活性代谢产物仍有 70% 抑制 HMG-CoA 还原酶的活性。血浆蛋白结合率 ≥98%。经肝脏和（或）肝外代谢后经胆汁清除。

【药理作用】阿托伐他汀是 HMG-CoA 还原酶的一种选择性、竞争性抑制药。HMG-CoA 还原酶为一种限速酶，该酶将 3-羟基-3-甲基-戊二酰基辅酶 A 转化为甲羟戊酸（包括胆固醇在内的固醇前体）。极低密度脂蛋白（VLDL）在肝脏内生成，它运载甘油三酯和胆固醇，释放到血浆中以进一步输送至周围组织。低密度脂蛋白（LDL）由极低密度脂蛋白（VLDL）转化而来，大多数低密度脂蛋白（LDL）是由肝细胞内和肝外的受体分解和代谢。

阿托伐他汀通过抑制肝脏内 HMG-CoA 还原酶及胆固醇的生物合成从而降低血浆中胆固醇和血清脂蛋白浓度，并通过增加肝脏细胞表面的 LDL 受体以增强 LDL 的摄取和代谢。

阿托伐他汀降低低密度脂蛋白生成和低密度脂蛋白颗粒数。阿托伐他汀导致低密度脂蛋白受体活性显著和持久性增加，进而使循环中的低密度脂蛋白颗粒质量发生有益变化，可有效降低纯合子家族性高胆固醇血症患者的低密度脂蛋白胆固醇水平。

【临床应用】用于原发性高胆固醇血症、混合型高脂血症或饮食控制无效杂合子家族型高胆固醇血症患者。口服，每日 10mg，如有需要，4 周后可增至每日 1 次 80mg。儿童和青少年：10～17 岁，初始剂量 1 次 10mg，睡前顿服。如有必要，可间隔 4 周后，1 次最大剂量 20mg；17～18 岁青少年：初始剂量 1 次 10mg，间隔 4 周后，1 次最大剂量 80mg。

【禁忌证】活动性肝病患者、妊娠妇女、哺乳期妇女及对该药任何成分过敏者禁用。

【护理用药作用评估】

1. 药效 口服吸收迅速，1～2h 血药浓度达高峰，平均血浆消除半衰期约为 14h。

2. 不良反应 本药可被较好地耐受，不良反应多为轻度和一过性，最常见的是便秘、腹胀、消化不良和腹痛。

【护理要点】

（1）可在任何时间服用，进食或非进食时均可。

（2）与含有炔诺酮和炔雌醇的口服避孕药合用时，能分别使炔诺酮和炔雌醇的 AUC 增加 30% 和 20%，因此要减少口服避孕药用量。

（3）与红霉素合用时，本药的血浆浓度约增高 40%；

（4）与地高辛合用时，多次给药后，地高辛的稳态血药浓度增加约 20%，应对地高辛浓度进行监测；

（5）与考来烯胺（消胆胺）合用时，本药的血浆浓度降低约25%。

（6）与环孢素、烟酸、红霉素及吡咯类抗真菌药合用，发生肌病的危险性增加。

【健康教育】

（1）告知服用阿托伐他汀钙片的患者胆固醇异常是一种慢性问题，患者应坚持用药并采取国家胆固醇教育计划（National Cholesterol Education Program，NCEP）推荐的饮食方案，同时进行适量、定期的锻炼，并定期监测血脂水平以确定是否达到目标水平。

（2）告知患者不宜与阿托伐他汀钙片同时服用的药物。当医生为患者开具新的处方时，患者应告知医生其正在服用的阿托伐他汀钙片。

（3）告知患者使用阿托伐他汀钙片治疗可能有产生肌病的风险。

（4）建议患者在开始接受阿托伐他汀钙治疗前及出现肝损伤迹象或症状时进行肝酶检测。告知患者若出现任何可能提示肝损伤的症状，包括疲劳、厌食、右上腹部不适、尿色加深或黄疸，应立即报告医生。

（5）建议有生殖潜能的女性患者了解阿托伐他汀钙片对胎儿的潜在生殖风险，在治疗期间采用有效的避孕措施，并将确认的或疑似的妊娠情况告知医生。

（6）告知患者使用阿托伐他汀钙片治疗期间不建议进行母乳喂养。

（7）告知患者服用该药应从最小有效剂量开始，以减少不良反应。

瑞舒伐他汀（rosuvastatin）

瑞舒伐他汀口服给药，t_{max}约为5h。与食物同服时，吸收速率降低20%，但AUC不受影响。被肝脏大量摄取，与血浆蛋白结合率为88%。给药量的10%左右经肾排泄，90%经粪便排泄。在降低血总胆固醇、低密度脂蛋白胆固醇（LDL-C）方面作用显著，同时也能降低TG。不良反应与其他他汀类相似。但应特别注意肌痛的不良反应。

✚ 知识拓展

他汀类药物与横纹肌溶解

2008年8月8日，美国食品药品监督管理局（US Food and Drug Administration，FDA）发布了关于辛伐他汀（包括辛伐他汀的复方药）与胺碘酮合用的安全性公告。公告称，辛伐他汀与胺碘酮合用时有导致罕见的横纹肌溶解的风险，并可引起肾衰竭或死亡。这种风险的发生概率与剂量相关，当辛伐他汀日剂量超过20mg时，这种风险将增加。无论是否与胺碘酮合用，所有的他汀类药物都有发生横纹肌溶解症的风险。但与其他他汀类药物相比，辛伐他汀与胺碘酮合并使用时发生横纹肌溶解症的风险更大。这一事例表明，药物的临床应用并不是一成不变的，需要及时地反馈与纠正，才能保证药物使用的安全性，保障人民的生命和健康安全。

他汀类药物与
横纹肌溶解症

二、胆汁酸结合树脂

考来烯胺（cholestyramine）

又称消胆胺、降胆敏、消胆胺脂。

考来烯胺为碱性阴离子交换树脂，为白色粉末，有刺激臭及异味。

【药动学特点】不溶于水，进入肠道后不被吸收，与胆汁酸牢固结合，阻滞胆汁酸的肝肠循环和反复利用，减少胆固醇的吸收。

【药理作用】本药可降低TC和LDL-C，ApoB也有所降低，但HDL几乎无改变。胆汁酸作为胆固醇在体内代谢的主要去路，正常情况下，95%可在空肠和回肠被重吸收。用药后，它在肠道中螯合胆汁酸，阻止其重吸收而中断肝肠循环，减少外源性胆固醇的吸收，促进内源性胆固醇在肝脏代谢成为胆汁酸。

用药后可使胆固醇的排泄量增加10倍之多。胆固醇生成胆汁酸的过程由7α-羟化酶催化，胆汁酸能反馈性抑制此酶活性。本药阻碍了胆汁酸的重吸收，促进其排出，于是解除了胆汁酸对7α-羟化酶的抑制作用，加速胆固醇向胆汁酸的转化，降低血浆和肝脏中胆固醇的含量。外源性胆固醇吸收减少和内源性胆固醇代谢进入胆汁酸增加导致了肝细胞表面LDL受体增加或活性增强，从而使血浆中TC和LDL-C水平降低。该药不影响血浆HDL-C，但可能增加TC水平。另外，该药物可以反馈性地增强HMG-CoA还原酶的活性，使胆固醇的合成增多。因此，本药与他汀类合用可增强其降脂作用。

【临床应用】主要用于治疗以TC和LDL-C升高为主，而且适用于TG水平正常不能使用他汀类的高胆固醇血症患者，如杂合子家族性1a型高脂血症。对纯合子家族性高脂血症无效。对Ib型高脂血症，应与降TG和VLDL的药物配合使用。

临床上主要与其他调血脂药联合应用，如与他汀类、贝特类合用可起到协同作用，如考来烯胺与普罗布考合用，有协同降脂作用，同时可以减少不良反应。

降血脂用法用量：成人：1日2～24g（无水考来烯胺）。儿童：初始剂量：每日4g（无水考来烯胺），分2次服用，维持剂量：1日2～24g（无水考来烯胺），1日2次或多次服用。

【禁忌证】完全性肠道梗阻患者、对该药任何成分过敏者禁用。

【护理用药作用评估】

1. 药效 用药后1～2周，血浆胆固醇浓度开始降低，可持续降低1年以上。部分患者在治疗过程中，血清胆固醇浓度开始降低，后又恢复至或超过基础水平。

用药后1～3周，因胆汁淤滞所致的瘙痒得到缓解。停药后2～4周，血浆胆固醇浓度恢复至基础水平。

停药1～2周后，再次出现因胆汁淤滞所致的瘙痒。

2. 不良反应 不良反应较多，由于使用剂量较大，可出现不良反应，如胃肠道不适、腹胀和便秘等。血浆TC水平增加。高剂量会发生脂肪痢等。因以氯化物形式使用，长期用药可引起高氯性酸血症。

【护理要点】

（1）长期服用可使肠内结合胆盐减少，引起脂肪吸收不良，应适当补充维生素A、D、K等脂溶性维生素及钙盐。

（2）长期应用可能干扰脂溶性维生素及一些药物的吸收，如干扰氯噻嗪、地高辛和华法林等的吸收，应尽量避免其配伍使用，必要时在给予该药物前1h或4～6h后用上述药物。

（3）该药味道难闻，可用调味剂伴服。

（4）不可随意加大剂量，以免引起胃肠道不适、腹泻等。

【健康教育】

（1）告知患者考来烯胺不应以干燥形式服用。服用前务必将考来烯胺与水或其他液体混合。

（2）告知患者考来烯胺也可以与高流动性汤或水分含量高的果肉混合，如苹果酱或碎菠萝。

（3）告知患者应告诉医生是否已怀孕或计划怀孕或正在哺乳。

（4）告知患者应饮用大量的液体。

（5）告知患者长时间啜饮或将树脂悬浮液含在口中可能导致牙齿表面发生变化，导致牙釉质变色、腐蚀或蛀坏；故应保持良好的口腔卫生。

三、胆固醇吸收抑制药

依折麦布（ezetimibe）

依折麦布是第一个上市的胆固醇吸收抑制药，可降低胆固醇的吸收，以达到调血脂的作用。

【药动学特点】口服后吸收迅速，吸收后大部分在小肠和肝脏广泛结合成具有药理活性的酚化葡萄糖苷酸，代谢物和原形药物经胆汁及肾脏排出。

【药理作用】依折麦布作为第一个胆固醇吸收抑制药，主要阻断胆固醇的外源性吸收途径。吸收后进入肝肠循环并被糖脂化，依折麦布及其糖脂化代谢产物反复作用于胆固醇吸收部位——小肠细胞刷状缘，通过抑制表达胆固醇吸收的NPCIL1转运蛋白活性，选择性地抑制饮食和胆汁中的胆固醇跨小肠壁转运到肝脏中，持久地抑制胆固醇的吸收，从而降低胆固醇和相关植物固醇的吸收，使肝脏胆固醇储存减少，导致肝脏LDL受体合成增加，LDL代谢加快，使血浆中LDL-C水平降低。此外，依折麦布可降低高脂血症患者的总胆固醇水平、载脂蛋白B和TG水平，并增加HDL-C水平，与HMG-CoA还原酶抑制药合用更能有效地改善血清TC、LDL-C、apoB、TG和HDL-C水平。

【临床应用】

1. 原发性高胆固醇血症　作为饮食控制以外的辅助治疗，可单独或与HMG-CoA还原酶抑制药联合应用，治疗原发性（杂合子家族性或非家庭性）高胆固醇血症，可降低总胆固醇（TC）、低密度脂蛋白胆固醇（LDL-C）、脂质蛋白B（Apo B）。每日一次，每次

10mg。

2. 与他汀类联合应用 可降低纯合子家族性高胆固醇血症患者的TC和LDL-C水平。也可用于降低纯合子家族性谷甾醇血症患者的谷甾醇和植物甾醇水平。如依折麦布辛伐他汀片为依折麦布与辛伐他汀的合剂，含依折麦布10mg及辛伐他汀20mg，在降低血脂尤其是LDL-C方面具有更好的效果。

【禁忌证】活动性肝炎或原因不明的血清转氨酶持续升高者、重度肝功能损害者、妊娠期妇女、哺乳妇女、10岁以下儿童及对该药任何成分过敏者禁用。

【护理用药作用评估】

1. 药效 口服后，$C_{\max}$ 为 $3.4\sim5.5\mu g/L$，$4\sim12h$ 出现平均血药峰浓度，$t_{1/2}$ 为22h。

2. 不良反应 不良反应较少，口服后部分患者出现疼痛、痉挛和无力的肌肉失调症状及血清肌酸激酶升高、氨基转移酶升高、血小板减少等不良反应。

【护理要点】

（1）依折麦布和环孢素同时治疗的患者应监测环孢素浓度。

（2）贝特类药物可能会增加胆固醇向胆汁中的排泄，导致胆石症。

（3）考来烯胺可使依折麦布的平均曲线下面积（AUC）降低约55%。在考来烯胺中加入依折麦布可增强LDL-C的作用时，其增强效果可能会因为上述相互作用而降低。

（4）如果依折麦布与华法林同用，应适当监测国际标准化比值（INR）。

【健康教育】

（1）告知患者可能引起腹痛、腹泻、背痛、头痛、鼻窦炎、肝炎或血管神经性水肿（眼周、嘴唇及某些时候手足部的深部肿胀）。

（2）建议当患者出现关节痛或肌痛时及时就医。

（3）指导患者在用药前至少2h或用药后4h服用胆汁酸螯合剂（如考来烯胺）。

四、贝特类

贝特类又称苯氧酸类，能明显降低TG和VLDL，但不良反应较多。由于此类药物的译名中大多含有"贝特"二字，故又称为贝特类调脂药。贝特类主要包括吉非贝齐（gemfibrozil）、苯扎贝特（benzafibrate）、非诺贝特（fenofibrate）、氯贝丁酯（clofibrate，氯贝特）等，调脂作用较强。根据国际上对此类药物的受益与风险评估结果，认为除非患者有严重的高甘油三酯血症同时又禁用他汀类或不能耐受他汀类，否则贝特类一般不作为一线治疗药物。

吉非贝齐（gemfibrozil）

又称二甲苯氧戊酸、吉非罗齐、吉非洛齐。

吉非贝齐口服吸收迅速而完全，起效快，作用时间短，$1\sim2h$ 后血药浓度达峰值。70%以原形由肾排泄，6%经粪便排出。孕妇慎用，肝、肾功能不全者禁用。能降低VLDL

的合成，增加肝外脂蛋白酶活性，促进VLDL分解而使甘油三酯减少。尚可抑制肝脏的甘油三酯酶，使HDL含量增加。其作用比氯贝丁酯强而持久，对血浆TC明显增高伴有HDL-C降低或LDL-C升高类型的高脂血症疗效最好。长期应用可明显降低冠心病的病死率。原发性胆汁性肝硬化患者禁用。妊娠期妇女慎用。不良反应可见胃肠道反应。偶有谷丙转氨酶升高，但停药后可恢复正常。

苯扎贝特（benzafibrate）

又称苯基安妥明、降脂酰胺。

苯扎贝特口服后吸收迅速，接近完全。口服后2h血药浓度达峰值。血浆蛋白结合率为95%。主要经肾排出，50%为原形，48h后94.6%经尿排出，少量由粪便排出。$t_{1/2}$为1.5～2h，肾病腹膜透析患者可长达20h。可促进VLDL分解代谢，使TG水平降低，用于治疗高甘油三酯血症、高胆固醇血症、混合型高脂血症，因其可降低空腹血糖，故还适用于伴有血脂升高的2型糖尿病。可降低血浆游离脂肪酸（FFA）、纤维蛋白原和糖化血红蛋白，抑制血小板聚集，长期应用可使血浆LP（a）水平降低。孕妇及肾功能不全者禁用。最常见的不良反应为胃肠道不适，如消化不良、厌食、恶心、呕吐、饱胀感、胃部不适等，其他较少见的不良反应还有头痛、头晕、乏力、皮疹、瘙痒、贫血及白细胞计数减少等。

非诺贝特（fenofibrate）

又称苯酰降脂丙酯、降脂异丙酯。

【药动学特点】口服后胃肠道吸收良好，与食物同服可使非诺贝特的吸收增加并加快，血浆蛋白结合率99%，吸收后在肝、肾、肠道中分布多，其次为肺、心和肾上腺，在睾丸、脾、皮肤内有少量分布。在肝内和肾组织内代谢，经羧基还原与葡糖醛酸化，代谢产物以葡糖醛酸化产物占大多数，大约60%的代谢产物经肾排泄，25%的代谢产物经大便排出。

【药理作用】非诺贝特为氯贝丁酸衍生物类血脂调节药，通过抑制极低密度脂蛋白和甘油三酯的生成并同时使其分解代谢增多，降低血低密度脂蛋白、胆固醇和甘油三酯；还使载脂蛋白AⅠ和AⅡ生成增加，从而增高高密度脂蛋白。同时还可降低正常人及高尿酸血症患者的血尿酸。

【临床应用】用于高脂血症，尤其是高甘油三酯血症、混合型高脂血症。口服：1次100mg，每日2～3次。

【禁忌证】严重肾功能不全、肝功能不全、原发性胆汁性肝硬化、胆石症患者与儿童及孕妇禁用。

【护理用药作用评估】

1. **药效** 口服后约4～7h血药浓度达到峰值，消除半衰期为20h。

2. **不良反应** 不良反应少而轻，患者多耐受良好。少数患者用药后可见转氨酶升高，停药2～4周后可恢复正常。偶见口干、食欲减退、皮疹、大便次数增多等不良反应。

【护理要点】

（1）本药可增强香豆素类抗凝剂的作用，二者同时使用可使其凝血酶原时间延长，故合用时应减少口服香豆素类抗凝药剂量。

（2）应慎与HMG-CoA还原酶抑制药，如普伐他汀、氟伐他汀、辛伐他汀等合用，可引起肌痛、横纹肌溶解、血肌酸磷酸激酶增高等肌病，严重时应停药。

（3）与其他高蛋白结合率的药物合用时，可使它们的游离型增加，药效增强，如甲苯磺丁脲及其他磺脲类降糖药、苯妥英钠、呋塞米等，在降血脂治疗期间服用上述药物，则应调整降糖药及其他药的剂量。

【健康教育】

（1）告知患者本药主要经肾排泄，在与免疫抑制药（如环孢素）或其他具肾毒性的药物合用时，可能有导致肾功能恶化的危险，应减量或停药。

（2）告知患者与胆汁酸结合树脂（如考来烯胺等）合用，则至少应在服用这些药物之前1h或4～6h之后再服用非诺贝特。因胆汁酸结合药物还可结合同时服用的其他药物，进而影响其他药的吸收。

（3）告知患者需告诉医生正在使用的所有药物、补充剂和草药制剂以及他们的医疗状况的任何变化。

（4）告知患者，出现肝损伤症状，如黄疸、异常疼痛、恶心、不适、尿色深、大便异常、瘙痒以及任何肌肉疼痛、压痛或虚弱、腹痛发作等，需及时就医。

氯贝丁酯（clofibrate）

又称氯贝特、安妥明、冠心平。

氯贝丁酯能抑制胆固醇和甘油三酯的合成，增加固醇类的排泄。降甘油三酯作用较降胆固醇作用明显，对Ⅲ、Ⅳ、Ⅴ型血脂蛋白过高症较有效。此外，尚能降低血浆纤维蛋白原含量和血小板的黏附性，可减少血栓的形成。但需长期服用，停药后，血中胆固醇可能逐渐回升至原有水平。有时在开始服药的第1个月内疗效不显著，继续服用可见效。严重肝、肾功能不全患者禁用。因它能通过胎盘，故妊娠期妇女禁用。临床上常见的不良反应有腹泻与恶心。长期用本药会加剧胆石症、胆囊炎患者病情，还有增加周围血管病、肺栓塞、血栓性静脉炎、心绞痛、心律失常和间歇性跛行发生的危险。

五、烟酸类

烟酸（nicotinic acid）

烟酸是B族维生素之一，与烟酰胺（nicotinamide）统称为"维生素PP"，存于肝脏、肉类、米糠、麦麸、酵母、番茄、鱼等内，现多用其人工合成品，是许多重要代谢过程的必需物质。在剂量为克数量级应用时，则具有调血脂作用。

【药动学特点】 口服吸收迅速而完全。30～60min达到血药峰浓度，$t_{1/2}$短，仅为20～

45min，血浆蛋白结合率低，迅速被肝、肾和脂肪组织摄取，代谢物及原形经肾排出。

【药理作用】烟酸在体内变为烟酰胺。大剂量的烟酸可以通过抑制肝TG的产生和VLDL的分泌而降低TG、LDL-C和LP（a）水平，同时升高HDL-C水平，有利于胆固醇的逆行转运，阻止动脉粥样硬化病变的发展。

【临床应用】为广谱降血脂药，除I型以外的各型高脂血症均可用，主要作为他汀类药物和饮食治疗的辅助用药。用于血脂障碍，尤其是低HDL-C和高TG患者，亦可用于他汀类药物禁用的患者。与胆汁酸结合树脂或苯氧酸类药物合用时，可提高疗效。

【禁忌证】痛风、肝功能异常、溃疡病、糖尿病患者及孕妇等禁用。

【护理用药作用评估】

1. **药效** 口服后30～60min达到血药峰浓度，血浆半衰期为60min。

2. **不良反应** 不良反应有皮肤潮红、热感、瘙痒，有时可引起荨麻疹、恶心、呕吐、心悸、视觉障碍等。潮红与前列腺素的产生有关，若在用药前30min给予阿司匹林可减轻症状。大剂量使用时可引起肝功能失调、糖耐量异常，可使循环中尿酸增加而诱发痛风等，停药后可以恢复。

【护理要点】

（1）应单独使用，更换输液时应注意冲管。

（2）第一次使用时宜从低剂量开始，使用过程中应缓慢给药。

（3）新生儿、婴幼儿、儿童、孕妇及哺乳期妇女慎用，老年人酌情减量使用。

（4）使用含烟酸制剂治疗可能使尿酸升高，有痛风倾向的患者慎用。

（5）与他汀或贝特类药物联合应用时应谨慎，因为有烟酸与这类降脂药联合应用时横纹肌溶解事件增加的报道。

（6）与降糖药（格列本脲、胰岛素）合用的情况下，应注意观察血糖水平，可能存在减弱降血糖作用的风险。

（7）与含有大量烟酸或相关化合物如烟酰胺的维生素制剂、其他营养补充剂合用，可能增加本药的不良反应。

（8）酒精或热饮料的摄入可能增加潮红和瘙痒等不良反应的发生，因而在服用本药时，应避免饮酒和热饮。

（9）本药与蛋白水解物、清开灵注射液在体外配伍时可产生沉淀或发生药品理化性质改变，禁止配伍。

（10）配液后缓慢滴注使用。

【健康教育】

（1）应告知患者坚持国家胆固醇教育计划（NCEP）推荐的饮食，定期锻炼，并定期检测空腹血脂。

（2）应告知患者当要服用其他药物时要向医生报告他们正在服用烟酸缓释片。

（3）告知患者烟酸缓释片应在睡前吃完低脂餐后服用。不建议空腹服用。

（4）告知患者烟酸缓释片不应被打碎、碾碎或咀嚼而应整片吞下。

（5）告知患者如果中断用药时间过长，在重新开始治疗前应与医生联系。

（6）告知患者如果出现不明原因的肌肉疼痛、压痛或虚弱，应及时通知医生。

（7）告知患者潮红（皮肤发热、发红、发痒和/或刺痛）是烟酸治疗的常见副作用，在持续使用烟酸缓释片几周后可能会消退。潮红的严重程度不同，在开始治疗时或增加剂量时更容易发生。在睡前服用，潮红很可能在睡眠中发生。

（8）告知患者在服药前约30min服用阿司匹林（不超过推荐剂量325mg）可以最大限度地减少潮红。

（9）告知患者在服用烟酸缓释片时，避免摄入酒精、热饮和辛辣食物，以减少潮红。

（10）告知患者若正在服用含有烟酸或烟酰胺的维生素或其他营养补充剂，请通知医生。

（11）告知患者若出现头晕的症状，请通知医生。

（12）告知患者，若患有糖尿病，需注意血糖的变化。

（13）告知患者将已知或疑似怀孕的情况及时告知医生。

（14）告知患者在使用烟酸缓释片治疗期间不要进行母乳喂养。

阿昔莫司（acipimox）

阿昔莫司是1980年发现的烟酸异构体，为烟酸的衍生物。它能抑制脂肪组织的分解，减少游离脂肪酸自脂肪组织释放，从而降低甘油三酯在肝中合成；抑制LDL及VLDL的合成，减少它们在血浆中的浓度。还可抑制肝脏脂肪酶的活性，减少HDL的分解。口服吸收迅速、完全，t_{max}为2h。大部分以原形由肾排出。$t_{1/2}$为12～24h。对该药过敏及消化道溃疡者、孕妇、哺乳期妇女、儿童禁用。除适用于Ⅱb、Ⅲ和Ⅴ型高脂血症外，也适用高LP（a）血症及2型糖尿病伴有高脂血症患者。此外，与胆汁酸结合树脂配伍使用可加强其降LDL-C作用，作用强而持久，不良反应较少、较轻。开始服用时，可能由于皮肤血管扩张而出现红斑、热感和瘙痒。偶见上腹不适、头痛、乏力等。

第三节 | 抗 氧 化 药

氧自由基对LDL进行氧化修饰后产生氧化型LDL（oxydized LDL，ox-LDL），ox-LDL可损伤血管内皮，诱导单核细胞黏附并向内皮下趋化，促进巨噬细胞泡沫化，加剧动脉粥样硬化的发生和发展。抗氧化药如普罗布考、维生素E等可阻止ox-LDL形成，具有抗动脉粥样硬化的作用。

普罗布考（probucol）

又称丙丁酚、丙丁醇。

【药动学特点】口服吸收差，生物利用度仅为5%～10%，血清浓度较低。进餐同服可增加吸收。吸收后主要分布在脂肪组织和肾上腺，脂溶性强，主要蓄积在脂肪组织和肾上腺。主要经胆道途径排泄，仅有2%经肾排泄。

【药理作用】普罗布考可能的药理作用主要为抗氧化和调血脂。

（1）抗氧化作用：其抗氧化作用强大，进入体内后分布于LDL，并易于进入动脉内膜，本身被氧化成普罗布考自由基，降低血浆氧自由基浓度，阻滞脂质过氧化、减少脂质过氧化物（lipid peroxide，LPO）的产生，减轻内皮细胞损伤。

（2）降血脂作用：能竞争性抑制HMG-CoA还原酶，减少胆固醇的合成，使血浆TC、LDL-C、HDL-C等同时明显下降，对血浆TG和VLDL基本无影响。普罗布考亦可缩小HDL颗粒，但HDL数量和活性却提高，以便于其对胆固醇的转运清除。对TG和VLDL基本无影响。当与他汀类或胆汁酸结合树脂联用时，可协同增强调血脂作用。

【临床应用】适用于各型高胆固醇血症，包括纯合子和杂合子家族性高胆固醇血症。继发于肾病综合征或糖尿病的I型脂蛋白血症。与其他调血脂药（如考来烯胺、烟酸、HMG-CoA还原酶抑制药等）联合治疗高胆固醇血症可产生协同作用。口服，每次500mg，每日2次，早、晚餐时服用。

【禁忌证】心肌受损患者、严重室性心律失常患者、Q-T间期异常患者、晕厥患者及妊娠期妇女及急性心肌梗死患者、心肌缺血患者、感染患者禁用。

【护理用药作用评估】

1. 药效 口服消除缓慢，用药后24h达血药浓度高峰，1～3天出现最大效应，约为24h，半衰期长，约为23～47天。服用3～4个月达稳态。

2. 不良反应 一般较轻微，以胃肠道反应为主，如腹泻、腹胀、腹痛、恶心等。部分患者有嗜酸白细胞增多、肝功能不全、感觉异常、血管神经性水肿、血小板减少等。因该药使部分患者心电图Q-T间期延长，不宜与奎尼丁等延长Q-T间期的药物同用，同时服药期间需注意心电图的变化。儿童、妊娠期和哺乳期妇女慎用。

【护理要点】

（1）与可导致心律失常的药物，如三环类抗抑郁药、Ⅰ类及Ⅲ类抗心律失常药和吩噻嗪类药物合用时，应注意不良反应发生的危险性增加。

（2）能加强香豆素类药物的抗凝血作用。

（3）能加强降糖药的作用。

（4）本药与环孢素合用时，与单独服用环孢素相比，可明显降低后者的血药浓度。

维生素E（vitamin E）

维生素E有50%～80%在肠道内吸收，吸收过程需有胆盐和脂肪的存在。与血中β-脂蛋白结合，贮于全身组织，特别是脂肪组织中。经肝脏代谢，从胆汁和肾脏排泄。能改善脂质代谢，缺乏时可使动物的胆固醇、甘油三酯等的含量增加，导致动脉粥样硬化。国外报道，每天摄入维生素100mg以上，能够减慢轻、中或重度冠状动脉粥样硬化的进展。

第四节 | 其 他 类

一、多廿烷醇

多廿烷醇（policosanol）

多廿烷醇为从甘蔗蜡汁中提取的八种高级脂肪醇的混合物，通过抑制胆固醇的生物合成，通过降低胆固醇的生物合成，降低肝脏、脂肪组织、心脏中的胆固醇。口服后吸收迅速，会出现两个峰值，口服约1h后会出现第一个峰值，4h后出现第二个最大峰值。健康受试者单剂量给药，绝大部分通过粪便排泄，只有约1%通过尿液排出体外。

多廿烷醇通过激活腺苷酸激酶，调节 HMG-CoA 还原酶的活性来抑制胆固醇的合成。此外，多廿烷醇还可以通过增加LDL与受体的结合和内化过程，促进LDL-C的分解代谢，从而降低血浆中LDL-C的水平。同时多廿烷醇还可以增加高密度脂蛋白胆固醇（HDL-C）的水平，降低甘油三酯和极低密度脂蛋白胆固醇（VLDL-C）水平。

适用于原发型 II a（总胆固醇及LDL-C升高）和 II b（总胆固醇、LDL-C、甘油三酯升高）的高脂血症患者。当仅靠饮食不足以控制血浆中总胆固醇及LDL-C的水平时，推荐使用多廿烷醇治疗。用多廿烷醇治疗前，应排除其他原因引起的高胆固醇血症，如未良好控制的糖尿病、肾病综合征、甲状腺功能减退或活动性肝脏疾病等。多廿烷醇还对I型高胆固醇血症合并非胰岛素依赖型糖尿病、肝肾功能不全、高危冠心病、高血压、心力衰竭等疾病的患者以及对他汀类药物耐受患者、绝经期妇女、胃肠不适者也有很好疗效。

多廿烷醇非常安全且耐受性极好，在短期及长期双盲对照的临床研究中，5～20mg/d剂量组只有0.1%的患者出现皮疹等轻微不良反应。

二、多烯脂肪酸

n-6（或ω-6）型多烯脂肪酸（n-6 polyunsaturated fatty acid）

n-6型多烯脂肪酸（n-6-PUFAs）主要为亚油酸（linoleic acid），来源于植物油如大豆油、玉米油及葵花籽油等。常用的有月见草油（evening primrose oil）和亚油酸。

月见草油约含有90%的不饱和脂肪酸，其中含亚油酸约70%，亚麻酸7%～10%。制剂中亚油酸和亚麻酸有较弱的调血脂作用。亚油酸与其他脂肪酸一起，以甘油酯的形式存在于动植物油脂中。进入体内后能转化成系列n-6-PUFAs，通过软化血管、降低血脂促进微循环，防止胆固醇在血管壁沉积，进而发挥调血脂和抗动脉粥样硬化作用。常做成胶丸或与其他调血脂药和抗氧化药做成多种复方制剂在临床应用。

三、PCSK9抑制药

PCSK9抑制药前蛋白转化酶枯草溶菌索9（proprotein convertase subtilisin/kexin type 9，PCSK9）属于前蛋白转化酶（PC）家族蛋白酶K亚家族，主要在人体的肝脏、小肠和肾等部位表达。PCSK9在维持体内胆固醇稳态方面发挥着关键的调节作用，抑制PCSK9能显著降低体内LDL-C水平。

目前已经有多种PCSK9抑制药已完成或正在进行Ⅲ期临床试验，如以AMG-145、RGEN727、SAR236553、RN316/PF-04950615等为代表的单克隆抗体；有些还处于Ⅰ期临床试验或临床前研究阶段，如干扰小核糖核酸、反义寡核苷酸、小分子抑制药、模拟抗体蛋白药等。

PCSK9抑制药作为新的靶点降脂药受到越来越多的关注。通过近几年的研发，PCSK9抑制药的临床研究已经取得重要进展。有望作为新型降脂药物上市。

附：具有调血脂作用的中成药

血脂康胶囊（Xuezhikang Jiaonang）

【成分】红曲。

【性状】为胶囊剂，内容物为紫红色的颗粒及粉末；气微酸，味淡。

【功能主治】除湿祛痰，活血化瘀，健脾消食。用于脾虚痰瘀阻滞症的气短、乏力、头晕、头痛、胸闷、腹胀、食少纳呆等；用于高脂血症；也可用于由高脂血症及动脉粥样硬化引起的心脑血管疾病的辅助治疗。

【用法用量】口服，1次2粒，1日2次，早晚饭后服用；轻、中度患者1日2粒，晚饭后服用，或遵医嘱。

【注意事项】

（1）用药期间应定期检查血脂、血清氨基转移酶和肌酸磷酸激酶；有肝病史者服用本药尤其要注意肝功能的监测。

（2）在治疗过程中，如发生血清氨基转移酶增高达正常高限3倍，或血清肌酸磷酸激酶显著增高时，应停用该药。

（3）不推荐孕妇及乳母使用。

（4）儿童用药的安全性和有效性尚未确定。

（5）本品需辨证论治。

临床实训

一、处方分析

案例： 王某琼，男，58岁，总胆固醇6.23mmol/L。

临床诊断： 高胆固醇血症。

Rp.

　　辛伐他汀片　　20mg×14片

　　Sig.　20mg　q.d.　p.o.

　　考来烯胺散　5g×12袋

　　Sig.　5g　t.i.d.　p.o.

请问： 该处方是否合理？

分析： 该处方合理。辛伐他汀和考来烯胺合用，虽然二者作用机制不同，但是可产生协同作用，可显著降低血TC水平。

二、实训练习

案例： 李某，男，42岁。

临床诊断： 混合型血脂异常（血TC、TG均显著升高）。

处方内容：

Rp.

　　氟伐他汀钠胶囊　　20mg×14个

　　Sig.　20mg　q.d.　p.o.

　　苯扎贝特缓释片　　0.4g×30片

　　Sig.　0.4g　q.d.　p.o.

请问： 该患者用药是否合理？

（张小晶　张红云）

❓ 思考题

1. 简述抗动脉粥样硬化药的分类及各类代表药。
2. 常用的他汀类调血脂药有哪些？试述其药理作用、临床应用、不良反应和注意事项。
3. 试述贝特类调血脂药的作用特点及临床应用。

实训练习解析　　　　　思考题与参考答案　　　　　思维导图

第二十五章
作用于呼吸系统的药

学习目标

1. 掌握　选择性β_2受体激动药、茶碱类药物的药理作用、临床应用、禁忌证和护理用药作用评估。

2. 熟悉　根据作用机制不同对平喘药进行分类；熟悉可待因、糖皮质激素、色甘酸钠的临床应用和用药监护；熟悉可待因的镇咳作用特点、临床应用及用药监护。

3. 了解　祛痰药及其他镇咳药的药理作用及临床应用。

呼吸系统由呼吸道和肺组成，主要功能是与外界进行气体交换。呼吸系统疾病是临床常见病（如上呼吸道感染、支气管炎、支气管哮喘、肺炎等），常见有咳嗽、咳痰和喘息等共同症状。本章主要介绍临床上治疗这些症状的平喘药、止咳药和祛痰药，三类药物经常联合使用，可以有效改善临床症状，改善患者的通气功能，预防并发症。

知识拓展

共和国勋章获得者——钟南山

共和国勋章获得者钟南山，是我国呼吸疾病研究领域的领军人物。他勇于担当，提出的防控策略和防治措施挽救了无数生命，在非典型肺炎和新冠肺炎疫情防控中作出了巨大贡献。他投身呼吸系统疾病的临床、教学和科研工作50年，是推进中国呼吸病学发展的学科带头人之一。在"非典"疫情中，他率先带领团队投入疾病救治，组织团队人员进行"非典"防治研究。2019年新冠肺炎疫情发生后，他强调严格防控，领导撰写新冠肺炎诊疗方案，在疫情防控、重症救治、科研攻关等方面作出杰出贡献。从非典型肺炎到新冠肺炎，钟南山一直站在抗疫一线，成为公共卫生事件应急体系建设的推动者，促成了国家多项政策、法规的制定，更成为突发公共卫生事件的代言人，成为稳定民心的科学家代表。

第一节 | 平 喘 药

哮喘是由免疫性和非免疫性多种因素共同参与、以呼吸道炎症和呼吸道高反应性并存为特征的疾病。由多种炎症细胞（嗜酸性粒细胞、肥大细胞、T细胞等）和介质（如组胺、5-羟色胺、白三烯等）与气道组织细胞相互作用引起。平喘药是一类可以缓解或消除哮喘及喘息症状的药物。根据机制不同，平喘药可分为：①支气管扩张药，常用β肾上腺素受体激动药、茶碱类和M胆碱受体阻断药，可快速缓解支气管平滑肌痉挛及哮喘症状；②抗炎平喘药（糖皮质激素类药物），用于防治慢性支气管炎症，消除哮喘症状；③抗过敏平喘药，色甘酸钠等药物可以抑制过敏介质释放，用于预防哮喘发作。其作用机制如图25-1所示。

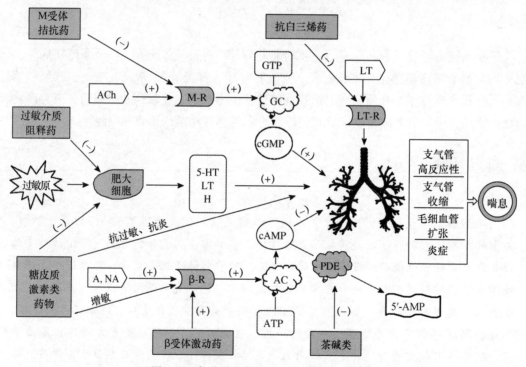

图25-1 各种平喘药的主要作用机制示意图

ACh，乙酰胆碱；M-R，M胆碱受体；GC，鸟苷酸环化酶；GTP，三磷酸鸟苷；cGMP，环磷酸鸟苷；LT，白三烯；LT-R，白三烯受体；5-HT，5-羟色胺；H，组胺；A，肾上腺素；NA，去甲肾上腺素；β-R，β肾上腺素受体；AC，腺苷酸环化酶；ATP，三磷酸腺苷；cAMP，环磷酸腺苷；5′-AMP，5′-磷酸腺苷；PDE，磷酸二酯酶。

一、支气管扩张药

（一）肾上腺素受体激动药（adrenergic receptor agonists）

1. 非选择性β受体激动药 肾上腺素、异丙肾上腺素和麻黄碱曾是治疗哮喘的药物，但是由于该类药物除了激动β₂受体，起到平喘作用外，还可以激动β₁受体，易导致心脏不良反应的发生，目前已经较少应用。

2. 选择性β₂受体激动药 选择性β₂受体激动药选择性激动支气管平滑肌的β₂受体，对支气管有很强的扩张作用，对心脏的β₁受体的激动作用较弱，对α受体无作用。β₂受体激动药由于其稳定性好，作用维持时间长，选择性高并且可多途径给药，目前已成为哮喘对症治疗的首选药物之一。常见的药物主要有沙丁胺醇、特布他林、福莫特罗、沙美特罗、班布特罗、丙卡特罗等。

【药动学特点】

表25-1　常见β₂受体激动药的药动学特点

药物	给药途径与剂量	消除
沙丁胺醇	吸入：0.1～0.2mg	79%原形经肾排出
	口服：2～4mg	$t_{1/2}$ 2.7～5h
特布他林	吸入：0.25～0.5mg	60%～90%原形经肾排出
	口服：2.5～5mg	$t_{1/2}$ 8.8～16h
	皮下：0.25mg	
福莫特罗	吸入：4.5～9μg	肝代谢
	口服：40～80μg	$t_{1/2}$ 8.8～16h
沙美特罗	吸入：50～100μg	尿和粪排泄
班布特罗	每晚睡前口服：10mg	转化为特布他林发挥作用
丙卡特罗	口服：25～50μg	尿和粪排泄
		$t_{1/2}$ 3～8.4h

【药理作用】选择性激动支气管平滑肌的β₂受体，对支气管有很强的扩张作用。激活兴奋型G蛋白，继而活化腺苷酸环化酶（AC），使ATP转化为cAMP，引起细胞内cAMP水平升高，活化蛋白激酶A（PKA），产生多种药理效应。①激动支气管平滑肌β₂受体，使平滑肌松弛，解除支气管痉挛。②激动肺组织肥大细胞β₂受体，抑制组胺、白三烯等炎症介质释放，解除炎症介质所致的支气管痉挛。③激动纤毛上皮细胞β₂受体，促进黏液分泌和纤毛运动，增强黏液-纤毛系统的气道清除功能。④激动肺泡I型细胞β₂受体，促进表面活性物质的合成与分泌。这些作用均有利于哮喘的治疗，其中以松弛支气管平滑肌的作用最为重要。

【临床应用】主要用于支气管哮喘和喘息性支气管炎，也可以用于肺气肿、慢性阻塞性肺病及其他呼吸系统病所致的支气管痉挛。

沙丁胺醇（salbutamol，舒喘灵）

（1）成人：①口服：每次2～4mg，1日3次。②气雾吸入：每次0.1～0.2mg（即喷吸1～2次），必要时每4h重复1次，但24h内不宜超过8次，粉雾吸入，成人每次吸入

0.4mg，1日3～4次。③静脉注射：1次0.4mg，用5%葡萄糖注射液20ml或氯化钠注射液2ml稀释后缓慢注射。④静脉滴注：1次0.4mg，用5%葡萄糖注射液100ml稀释后滴注。肌内注射：一次0.4mg，必要时4h可重复注射。

（2）儿童：①口服：1个月～2岁，1次0.1mg/kg，1日3～4次，1次最大剂量不超过2mg；2～6岁，1次1～2mg，1日3～4次；6～12岁，1次2mg，1日3～4次；12～18岁，1次2～4mg，1日3～4次。②吸入：气雾剂，儿童缓解症状或运动接触过敏原之前10～15min给药，1次0.1～0.2mg；在急性发作时第一小时内可每20min给药1次，共连续3次，此后按需每2～4h给药。③溶液：主要用来缓解急性发作症状。12岁以下儿童的最小起始剂量为1次2.5mg，用氯化钠注射液1.5～2ml稀释后，由驱动式喷雾器吸入；在急性发作时第一小时内可每20min给药1次，共连续3次。此后按需每2～4h给药。

特布他林（terbutaline，博利康尼，间羟舒喘灵，叔丁喘宁）

成人用量：口服：2.5～5mg/次，每日3次。皮下注射：1次0.25mg。气雾吸入：1次0.25～0.5mg，每日4次。

儿童用量：口服：1次1.25mg，每日3次。

福莫特罗（formoterol）

成人：口服，每次40～80μg，每日2次；气雾吸入：每次4.5～9μg，每日2次。

多用于6岁以上儿童：吸入，常用量为1次4.5～9μg，1日1～2次，早晨和晚间用药；或1次9～18μg，1日1～2次，1日最高剂量36μg。哮喘夜间发作，可于晚间给药1次。

沙美特罗（salmeterol）

粉雾吸入：成人，每次50μg，每日2次，气雾吸入：剂量、用法与粉雾吸入相同。

【禁忌证】

（1）对本品及其他肾上腺素受体激动药过敏者禁用。

（2）对氟利昂过敏者禁用该类药物气雾剂。

【护理用药作用评估】

1. 药效

表25-2　常见β₂受体激动药的药效特点

药物	起效时间/min	维持时间/h
沙丁胺醇	吸入：1～5	3～4
	口服：15～30	4～6
特布他林	吸入：5～15	4～5
	口服：30	4～7
	皮下：5～15	1.5～5
福莫特罗	吸入：2～5	8～12
	口服：30	20
沙美特罗	吸入：5～15	8～12

续表

药物	起效时间/min	维持时间/h
班布特罗	24	
丙卡特罗	60	5～12

2. 不良反应

（1）骨骼肌震颤：最常见的不良反应。用药早期出现四肢和面颈部骨骼肌震颤。

（2）心脏反应：心悸可伴有头痛、头晕及恶心。

（3）代谢异常：β_2受体激动药能增加肌糖原的分解，引起血乳酸、丙酮酸升高并产生酮体。糖尿病患者应用时应该注意这类药物可能引起酮症酸中毒和乳酸性酸中毒。β_2受体激动药还能兴奋骨骼肌细胞膜上的钠钾ATP酶（Na^+/K^+-ATP酶），使钾离子进入细胞内而引起血钾降低，过量应用或与糖皮质激素合用时，可能引起低钾血症。

【护理要点】同种药品可由于不同包装规格有不同的用法或用量。用药前应注意查看药品说明书。

【健康教育】

（1）告知患者长期用药可形成耐药性，不仅疗效降低，而且可能使哮喘加重。

（2）告知患者该药缓释片不能咀嚼，应整片吞服。

（3）告知患者应早晨用药，以免夜间排尿次数增多。

（二）茶碱类（theophylline）

茶碱为常用的支气管扩张药，对气道平滑肌起松弛作用。常见的药物主要有氨茶碱、胆茶碱、二羟丙茶碱、多索茶碱等。

【药动学特点】各类茶碱类制剂口服吸收好，血浆蛋白结合率为60%。约90%在肝内，主要通过CYP1A2代谢灭活。

【药理作用】

1. 舒张支气管平滑肌　其主要机制是：①茶碱类药物是磷酸二酯酶（PDE）抑制药，能够抑制PDE_3、PDE_4，使细胞内cAMP、cGMP水平升高，cAMP和cGMP通过激活蛋白激酶A（protein kinase A，PKA）和cGMP依赖性蛋白激酶（cGMP-dependent protein kinase，PKG），进而舒张支气管平滑肌。②茶碱类药物促进肾上腺髓质释放肾上腺素，肾上腺素激动支气管β_2受体，起到松弛支气管平滑肌的作用。③茶碱类药物能够拮抗腺苷受体，腺苷可引起气道肥大细胞释放组胺和白三烯，进而引起气道平滑肌收缩，茶碱类药物能够有效预防腺苷引起的气道收缩。④茶碱类药物可干扰气道平滑肌钙离子的转运，抑制

> **护理警示**
>
> （1）该药为β_2受体激动药，不能和β受体拮抗药（如普萘洛尔）合用，否则会拮抗该药的支气管扩张作用。
>
> （2）该药不宜与甲基多巴合用，严重时将导致严重急性低血压反应。
>
> （3）该药不能与洋地黄类药物合用，否则可增加心动过速的不良反应。

气道平滑肌细胞外钙离子内流和细胞内钙离子释放，松弛气道平滑肌。

2. 免疫调节和抗炎作用　茶碱在较低血药浓度（5～10mg/L）时具有免疫调节与抗炎作用，可增加IL-10的分泌，促进嗜酸性粒细胞和中性粒细胞的凋亡，抑制气道肥大细胞释放组胺，降低NF-κB激活，减少气道炎症细胞。

3. 改善呼吸肌功能　茶碱类药物增强膈肌收缩力，减轻膈肌疲劳，有利于改善呼吸肌功能。

4. 强心作用　茶碱类药物可直接作用于心脏，增强心肌收缩力，增加心输出量，因此在应用时应注意剂量及静脉注射速度，以防引起心脏不良反应。

5. 利尿作用　茶碱类药物能增加肾血流量和肾小球滤过率，并抑制肾小管对Na^+、Cl^-的重吸收。

6. 松弛胆道平滑肌　茶碱类药物能够解除胆管痉挛。

【临床应用】

1. 支气管哮喘及喘息性支气管炎　扩张作用不如β_2受体激动药，起效慢，用于吸入β_2受体激动药，口服用于慢性哮喘的维持治疗及预防急性发作。静脉滴注或注射给药用于哮喘持续状态和β_2受体激动药不能控制的严重哮喘。

2. 慢性阻塞性肺疾病　通过对气道和呼吸肌的作用，改善患者气促的症状。

3. 其他　心源性哮喘的辅助治疗；缓解胆绞痛等。

茶碱（theophylline）：临床用药多为缓释剂，血药浓度稳定、血药浓度维持时间长，给药次数少。口服给药，由于哮喘常发生于凌晨或于凌晨加重，服药时间一般选在晚上20点左右。成人，一般每日200mg，最大剂量每日不超过600mg。

氨茶碱（aminophylline）：临床上使用较多，但对胃肠道刺激较大，中枢兴奋性较强。给药剂量如下：①口服：成人常用量，1次0.1～0.2g，1日0.3～0.6g；极量：1次0.5g，1日1g；小儿常用量，每次按体重3～5mg/kg，1日3次。②静脉注射和静脉滴注：成人常用量1次0.125～0.25g，1日0.5～1g，每次0.125～0.25g，用50%葡萄糖注射液稀释至20～40ml，注射时间不得短于10min。静脉滴注，1次0.25～0.5g，1日0.5～1g，以5%～10%葡萄糖注射液稀释后缓慢滴注。注射给药，极量1次0.5g，1日1g；小儿，1次剂量按体重2～4mg/kg，以5%～25%葡萄糖注射液稀释后缓慢注射。

胆茶碱（choline theophyllinate）：口服：成人常用量，1次0.1～0.2g，1日3次；极量：1次0.5g，1日1g。小儿，1日剂量按体重10～15mg/kg，分3～4次。

二羟丙茶碱（doxofylline）：平喘疗效不及氨茶碱，但胃肠刺激作用小，心脏兴奋作用较弱，主要用于伴有心动过速或不耐受氨茶碱的哮喘患者。口服给药：成人常用量，1次0.1～0.2g，1日3次；极量：1次0.5g；静脉滴注：1次0.25～0.75g，用5%～10%葡萄糖注射液稀释。

多索茶碱（doxofylline）：松弛气道平滑肌作用较氨茶碱强10～15倍，有镇咳作用，且作用时间长，无依赖性。但是大剂量可引起血压下降。口服给药，成人每次0.2～0.4g，每日2次，饭前或饭后3h服用。静脉注射：成人每次200mg，每12h一次，用25%葡萄糖注射液稀释后缓慢注射，时间应在20min以上。

【禁忌证】

（1）对本品过敏者禁用。

（2）急性心肌梗死伴有血压显著降低。

（3）严重心律失常。

（4）活动性消化溃疡。

（5）未经控制的惊厥性疾病。

【护理用药作用评估】

1. 药效 各类茶碱类药物，t_{max}为2~3h，成人$t_{1/2}$为8~9h，儿童$t_{1/2}$为3.5h，茶碱类药物有明显的个体间差异。

2. 不良反应 茶碱类药物安全窗窄，不良反应的发生与血药浓度相关，当血药浓度超过治疗窗（>20mg/L），易发生不良反应。

（1）常见不良反应：上腹部疼痛、恶心、呕吐、失眠以及胃食管反流等。

（2）剂量过大或静脉注射过快会引起严重心律失常、低血压、惊厥以及昏迷等症状，严重时将会引起呼吸停止及心搏骤停导致死亡。

【护理要点】

（1）应用本类药时，应监测血清茶碱浓度，以保证最大的疗效而不发生血药浓度过高的危险。

（2）静脉滴注或静脉注射过程应注意速度不能过快，大剂量静脉注射过快时，患者可引发心脏不良反应。

（3）在静脉滴注过程中，应密切观察患者可能出现上腹部疼痛、恶心、呕吐、失眠等副作用。

【健康教育】

（1）告知患者该类药物缓释片不可压碎或咀嚼。

（2）告知患者高蛋白、低糖饮食可加速茶碱在人体内的生物转化，缩短茶碱的消除半衰期；

（3）富含呋喃香豆素的食物（如西柚、无花果等）可抑制肝药酶活性，导致茶碱蓄积，增加茶碱类药物中毒风险。

（4）告知患者服药期间禁止饮酒，饮酒及含酒精制剂和可引起血压下降的药物能增强茶碱浓度，易引发茶碱类药物中毒风险。

氨茶碱（aminophylline）

又称茶碱胺、二乙氨茶碱。

氨茶碱是茶碱与乙二胺的复盐，药理作用主要来自茶碱（含量约77%~83%），乙二胺可使水溶性增强。该药可作用于呼吸道平滑肌，起直接松弛作用。临床上主要用于支气管哮喘、慢性喘息性支气管炎、慢性阻塞性肺病等，可缓解喘息症状，也可用于心功能不全和心源性哮喘。不良反应早期常见恶心、呕吐、易激动、失眠等，当血清浓度超过40μg/ml，可发生发热、脱水、惊厥等症状，严重将会引起呼吸、心跳暂停。

胆茶碱（choline theophyllinate）

胆茶碱是茶碱的胆碱盐，茶碱含量约60%～64%。口服易吸收，对胃肠刺激小，可耐受较大剂量，对心脏和神经系统的影响较少。该药对呼吸道平滑肌有直接松弛作用。临床上主要用于支气管哮喘，也可用于心源性哮喘。

（三）抗胆碱药（M胆碱受体阻断剂）

M胆碱受体有3个亚型，阿托品为非选择性M胆碱受体阻断剂，对支气管选择性低，因此不良反应较多，一般不用于哮喘治疗。用于哮喘治疗的M胆碱受体亚型为M_3，M_3受体位于气道平滑肌、气管黏膜下腺体及血管内皮细胞，可引起气道平滑肌收缩，增加黏液分泌，扩张血管。

异丙托溴铵（ipratropium bromide）

又称异丙托品、溴化异丙阿托品。

对支气管平滑肌M受体有较高选择性的强效抗胆碱药，松弛支气管平滑肌作用较强，对呼吸道腺体和心血管系统的作用较弱。本药一般为季铵盐，口服不易吸收。气雾吸入后5min左右起效，约30～60min作用达峰值，维持4～6h。气雾吸入本品40μg或80μg对哮喘患者的疗效相当于气雾吸入2mg阿托品、70～200μg异丙肾上腺素或200μg沙丁胺醇的疗效。用药后痰量和痰液的黏滞性均无明显改变。成人：气雾吸入，一次40～80μg，每日3～4次；雾化吸入，一次100～500μg，用生理盐水稀释到3～4ml，置雾化器中吸入。儿童：《支气管哮喘防治指南（2020年版）》推荐：雾化吸入，1个月～6岁，1次20μg，1日3次；6～12岁，1次20～40μg，1日3次；12～18岁，1次20～40μg，每日3～4次；急性发作的患者病情稳定前可重复给药；单剂量小瓶中每1ml雾化吸入液可用氯化钠注射液稀释至终体积2～4ml；剂量应根据患者个体需要做适量调节，在治疗过程中，患者应该在医疗监护之下。粉剂吸入，12～18岁，1次40μg，1日3～4次。气雾吸入，6岁以下，1次20μg。6岁以上，1次20～40μg，1日3次。常见口干、头痛、鼻黏膜干燥、咳嗽、震颤。偶见心悸、支气管痉挛、眼干、眼调节障碍、尿潴留。极少见过敏反应。对该药及阿托品类药物过敏者、幽门梗阻者禁用。

噻托溴铵（tiotropium bromide）

又称泰乌托品。

用于慢性阻塞性肺疾病（COPD，包括慢性支气管炎和肺气肿）及其相关呼吸困难的维持治疗，改善COPD患者的生活质量，能够减少COPD急性加重。每次应用药粉吸入器吸入1粒胶囊。1日1次。常见不良反应为上呼吸道感染、口干、声音嘶哑、窦炎、咽炎、非特异性胸痛、泌尿道感染、消化不良。少数老年患者可发生青光眼的恶化、便秘及尿潴留。

氧托溴铵（oxitropium bromide）

又称氧托品。

常用剂型为气雾剂。为平喘药。用于伴有支气管平滑肌可逆性张力增高的慢性阻塞性呼吸道疾病、慢性阻塞性支气管炎、支气管哮喘和肺水肿性哮喘。本药为季铵盐，口服不易吸收，须采用气雾吸入给药。气雾吸入5min后，气道阻力显著下降，30min内作用增强，2h后达高峰，8h后气道阻力仍均低于开始阶段。气雾剂：成人和学龄儿童每日吸入2次，每次喷2下（相当100μg）。呼吸困难患者可增至3次，每次喷2下。预防用药时，每日2次。必要时可与其他支气管扩张药如β受体激动药合用。

二、抗炎平喘药

（一）糖皮质激素

糖皮质激素（glucocorticoid，GC）用于哮喘的治疗，是抗炎平喘药中抗炎作用最强的药物，并有抗过敏作用。局部抗炎作用强，主要直接作用于呼吸道，所需剂量较小，全身性不良反应较少。可有效控制气道炎症、降低气道高反应性、减轻哮喘症状、改善肺功能、提高生活质量、减少哮喘发作的频率和减轻发作时的严重程度，降低病死率。

【药理作用】

1. 抗炎作用　糖皮质激素有快速、强大而非特异性的抗炎作用。对各种炎症均有效。诱导抗炎因子的合成。抑制炎性因子的合成。诱导炎性细胞的凋亡。

2. 抑制气道高反应性　降低哮喘患者因吸入抗原、胆碱受体激动药或冷空气刺激及运动引起的支气管收缩反应。

3. 增强支气管和血管平滑肌对儿茶酚胺的敏感性　使体内儿茶酚胺类物质对支气管扩张及血管收缩作用增强，缓解支气管痉挛和黏膜水肿。

【临床应用】用于支气管扩张药不能有效控制病情的慢性哮喘患者，反复应用可减少或终止哮喘的发作，但是不能缓解急性症状。

1. 吸入给药　吸入性糖皮质激素（inhaled corticosteroid，ICS）是治疗慢性气道炎症的安全有效的药物，雾化吸入的激素直接作用于病变部位，因而与全身激素相比具有用药剂量小、见效快、作用强而副反应少、使用方便等优点。吸入性糖皮质激素不能很快缓解慢性阻塞性肺疾病患者气流受限及哮喘急性发作症状，故不宜单独用于治疗哮喘急性发作及慢性阻塞性肺疾病急性加重，需与支气管舒张剂（如沙丁胺醇）等药物联合应用。常见的吸入性糖皮质激素有布地奈德粉吸入剂、布地奈德福莫特罗粉吸入剂、丙酸氟替卡松吸入气雾剂和丙酸倍氯米松气雾剂。

表25-3 成人和青少年临床上常用的吸入性糖皮质激素每日低、中、高剂量

药物	每日剂量/μg		
	低剂量	中剂量	高剂量
二丙酸倍氯米松（pMDI，标准颗粒，HFA）	200~500	>500~1000	>1000
二丙酸倍氯米松（pMDI，超细颗粒，HFA）	100~200	>200~400	>400
布地奈德（DPI）	200~400	>400~800	>800
环索奈德（pMDI，超细颗粒，HFA）	80~160	>160~320	>320
丙酸氟替卡松（DPI）	100~250	>250~500	>500
丙酸氟替卡松（pMDI，标准颗粒，HFA）	100~250	>250~500	>500
糠酸莫米松（DPI）	200		400
糠酸莫米松（pMDI，标准颗粒，HFA）	200~400		>400
糠酸氟替卡松（DPI）	100		200

注：pMDI：定量气雾吸入剂；HFA：氢氟烷烃抛射剂；DPI：干粉吸入剂

2. 口服给药 主要有泼尼松和泼尼松龙。用于吸入激素无效或需要短期加强治疗的患者。一般使用半衰期较短的激素（如泼尼松等），推荐采用每天或隔天清晨顿服给药的方式，以减少外源性激素对下丘脑-垂体-肾上腺轴的抑制作用。轻中度哮喘发作时，若初始治疗（一般为吸入治疗）和增加控制治疗（增加吸入用药物的次数）2~3天后患者症状未完全缓解；或者症状迅速加重，PEF（peak expiratory flow）或FEV1（forced expiratory volume in one second）占预计值%<60%；或者患者既往有突发严重哮喘急性发作史，应口服激素治疗，建议给予泼尼松0.5~1.0mg/kg或等效剂量的其他口服激素治疗5~7天。中重度哮喘急性发作应尽早使用全身激素。口服激素吸收好，起效时间与静脉给药相近。推荐用法：泼尼松0.5~1.0mg/kg或等效的其他激素。长期使用可以引起骨质疏松症、高血压、糖尿病、下丘脑-垂体-肾上腺轴抑制、肥胖症、白内障、青光眼、皮肤变薄、肌无力等。对于伴有结核病、糖尿病、真菌感染、骨质疏松、青光眼、严重抑郁或消化性溃疡的哮喘患者，应慎重全身给药，需要密切随访。

3. 静脉使用 严重的急性发作患者或不宜口服激素的患者，可以静脉给药。推荐用法：甲泼尼龙80~160mg/d，或氢化可的松400~1000mg/d，分次给药。地塞米松因半衰期较长，对肾上腺皮质功能抑制作用较强，一般不推荐使用。无激素依赖倾向者，可在短期（3~5天）内停药；有激素依赖倾向者应适当延长给药时间，症状缓解后逐渐减量，然后改口服和吸入剂维持（《支气管哮喘防治指南（2020年版）》）。

【护理用药作用评估】

1. 药效 与生物利用度、肠道的吸收、肝脏首过代谢率及全身吸收药物的半衰期等因素有关。

2. 不良反应 口咽局部的不良反应包括声音嘶哑、咽部不适和念珠菌感染。选用干粉吸入剂或加用储雾器可减少上述不良反应。ICS全身不良反应的大小与药物剂量、哮喘患者长期吸入临床推荐剂量范围内的ICS是安全的，但长期高剂量吸入激素后也可出现全身不良反应，如骨质疏松、肾上腺皮质轴抑制及增加肺炎发生的危险等。

【护理要点】

（1）在确保达到治疗目标情况下以最短持续时间使用最小剂量；

（2）治疗已有的并发症，以避免共存疾病增加激素相关不良反应风险；

（3）药物使用期间严密监测相关不良反应，及时处理不良反应。

（4）在开始糖皮质激素治疗前，需要评估和治疗的已有疾病，包括糖尿病、控制不佳的高血压、心力衰竭和外周性水肿、白内障或青光眼、消化性溃疡病、感染、骨密度低或骨质疏松。注意非甾体类抗炎药（NSAIDs）或抗凝药物的使用情况。

【健康教育】

（1）告知患者，吸药后应及时用清水含漱口咽。

（2）告知患者需要关注药物的副作用，长期大剂量应用可能会出现肥胖、多毛、皮肤菲薄、肌无力、水肿、高血压、糖尿病、骨质疏松等不良反应。

（二）抗白三烯药

白三烯是导致支气管哮喘发生的重要炎症介质，在这个过程中，有多种炎性细胞参与，通过各种炎性介质和细胞因子相互作用，引起不同程度的气道慢性非特异性炎症。引起气道炎症的一个重要炎性介质叫作过敏性慢反应物质，这个过敏性慢反应物质是花生四烯酸，经脂氧化酶途径代谢产生，是具有多种生物活性的脂肪酸，包含白细胞三烯 C_4、白细胞三烯 D_4 和白细胞三烯 E_4。过敏性慢反应物质在过敏反应发生后开始合成和分泌，它在肺内的活性作用是，可引起呼吸道平滑肌收缩；增高血管通透性；损伤气道黏膜纤毛的清理功能；增加黏液分泌，以及使炎性细胞向肺内趋化。抗白三烯药物通过拮抗白三烯而消除气道的炎症、缓解哮喘。

目前抗白三烯药物有：扎鲁斯特（zafirlukast）和孟鲁司特（montelukast）。前者是一种选择性半胱胺酰白三烯拮抗药，能够阻断半胱氨酰白三烯而起到抗炎作用，后者是一种有强选择性的长效抗白三烯药物。

三、抗过敏平喘药

本类药物通过抑制免疫球蛋白 E 介导的肥大细胞释放介质对抑制巨噬细胞、嗜酸性粒细胞、单核细胞等炎症细胞的活性发挥抗过敏作用和轻度的抗炎作用。其平喘作用起效较慢，不宜用于哮喘急性发作期的治疗，临床上主要用于预防哮喘的发作。包括肥大细胞膜稳定剂——色甘酸二钠、奈多罗齐和 H_1 受体阻断剂——酮替芬。

色甘酸二钠（disodium cromoglycate，SCG）

对支气管平滑肌无直接松弛作用，对炎性介质亦无拮抗作用，所以对正在发作的哮喘无效。但在接触抗原 7 到 10 天给药，可以预防哮喘的发作，抑制抗原抗体结合后过敏性介质的释放。色甘酸钠起效慢，尤其适用于抗原明确的青少年患者，可预防变态反应或运动引起的速发型或迟发型哮喘。色甘酸二钠还可减轻重症哮喘的糖皮质激素用量，目前已成为轻、中度哮喘的一线药。亦用于变应性鼻炎、溃疡性结肠炎及其他胃肠道过敏性疾病。本药口服无效，只能喷雾吸入。不良反应较少，少数患者可有咽痛气管刺激症状，甚至诱发哮喘，与少量异丙肾上腺素同时吸入可以预防呛咳。

酮替芬（ketotifen）

用于过敏性鼻炎、过敏性支气管哮喘。它不仅抗过敏作用较强，而且药效持续时间较长，可预防各种支气管哮喘发作，对外源性哮喘的疗效比内源性哮喘更佳。与多种中枢神经抑制药或酒精并用时，可增强本品的镇静作用，应予避免。此外，该药品不得与口服降血糖药并用。

奈多罗米（nedocromil）

能抑制支气管黏膜炎症细胞释放多种炎症介质，作用比色甘酸二钠强。吸入给药能降低哮喘患者的气道反应，改善症状和肺功能。可预防性治疗哮喘、喘息性支气管炎。偶有头痛。儿童、妊娠期妇女慎用。

第二节 止 咳 药

咳嗽是人体防御反射之一，能清除呼吸道分泌物和有害因子，咳嗽中枢位于延髓的背侧部，靠近呼吸中枢，一般认为与孤束核有关，且受大脑皮质控制。是否需要止咳，需要根据临床情况而定。在一般情况下，轻度的咳嗽会随着痰液或异物的排出而自然缓解，不必服用止咳药。但频繁、剧烈的咳嗽可引起患者不适，影响休息和睡眠，导致生活质量下降，此时就应该使用止咳药。

一、中枢性止咳药

直接抑制延髓咳嗽中枢而发挥镇咳作用；该类药物对延脑中枢有抑制作用，根据其是否具有成瘾性和麻醉作用，又可分为依赖性和非依赖性镇咳药。前者为吗啡类生物碱及其衍生物，具有十分明显的镇咳作用，由于具有成瘾性，仅在其他治疗无效时短暂使用。后者多为人工合成的镇咳药，如右美沙芬和喷托维林等，临床应用十分广泛。

常见中枢性镇咳药分为依赖性镇咳药和非依赖性镇咳药。

依赖性镇咳药：①可待因。直接抑制延脑中枢，止咳作用强而迅速，同时亦具有镇痛和镇静作用，可用于病因不明、治疗效果不佳且剧烈干咳和刺激性咳嗽，尤其是伴有胸痛的干咳。②福尔可定。作用与可待因相似，但成瘾性较之为弱。非依赖性镇咳药：①右美沙芬。目前临床上应用最广的镇咳药，作用与可待因相似，但无镇痛和催眠作用，治疗剂量对呼吸中枢无抑制作用，亦无成瘾性。②喷托维林。作用强度为可待因的三分之一，同时具有抗惊厥和解痉作用。青光眼及心功能不全者应慎用。③右啡烷：为右美沙芬的代谢产物，患者的耐受性更好，今后可能取代右美沙芬而用于临床治疗。

可待因（codeine）

又称甲基吗啡。

【药动学特点】口服后由胃肠道黏膜吸收，其生物利用度（F）为40%~70%。主要在肝脏与葡萄糖醛酸结合，约15%经脱甲基变为吗啡。其代谢产物主要经尿排泄。肌内注射和皮下注射，镇痛起效时间为10~30min，镇痛最大作用时间肌内注射为30~60min。本品易于透过血脑脊液屏障，又能透过胎盘。血浆蛋白结合率一般在25%左右。$t_{1/2}$约为2.5~4h。主要在肝脏与葡糖醛酸结合，约15%经脱甲基变为吗啡，作用持续时间，镇痛为4h，镇咳为4~6h。经肾排泄，主要为葡糖醛酸结合物。

【药理作用】对延髓呼吸中枢有选择性抑制作用，镇咳作用为吗啡的四分之一，镇痛作用为吗啡的七分之一到十分之一。本品为中枢性止咳药，能直接抑制延髓的咳嗽中枢，镇咳作用迅速而强大，其作用强度约为吗啡的1/4。也有镇痛作用，约为吗啡的1/12~1/7，但强于一般解热镇痛药。其呼吸抑制、便秘、耐受性及成瘾性等作用均较吗啡弱。

【临床应用】各种原因引起的剧烈干咳和刺激性咳嗽，尤适用于伴有胸痛的剧烈干咳。因为此药能抑制呼吸道腺体分泌和纤毛运动，故对有少量痰液的剧烈咳嗽，应与祛痰药并用，镇痛作用仅用于中等疼痛。成年人口服每次15~30mg，每日2~3次，儿童口服0.2~0.5mg/kg，每日2~3次。

【禁忌证】

（1）哺乳期妇女禁用；分娩期妇女禁止使用，否则将导致新生儿呼吸抑制。

（2）多痰患者禁用，以防因抑制咳嗽反射，使大量痰液阻塞呼吸道，继发感染而加重病情。

（3）12岁以下儿童禁用。

（4）已知为CYP2D6超快代谢者禁用。

【护理用药作用评估】

1. 药效　口服或注射均可吸收，口服后30~45min起效，约1h血药浓度达到峰值。

2. 不良反应　偶见恶心、呕吐、便秘及眩晕等，大剂量可导致烦躁等中枢兴奋症状，长期用药可引起耐受性和依赖性。

【健康教育】

（1）告知患者重复给药可产生耐药性，久用有成瘾性。

（2）缓释片必须整片吞服，不可嚼碎或掰开。

右美沙芬（dextromothorphan）

又称美沙芬、右甲吗喃。

【药动学特点】口服吸收好，血浆中原型药物浓度很低。其主要活性代谢产物3-甲氧吗啡烷在血浆中浓度高，$t_{1/2}$为5h。

【药理作用】本品为吗啡类左吗喃甲基醚的右旋异构体，通过抑制延髓咳嗽中枢而发挥中枢性镇咳作用。其镇咳强度与可待因相等或略强。无镇痛作用，长期应用未见耐受性和成瘾性。治疗剂量不抑制呼吸。

【临床应用】用于干咳，适用于感冒、急性或慢性支气管炎、支气管哮喘、咽喉炎、肺结核及其他上呼吸道感染时的咳嗽。口服。成人：每次10～30mg，1日3次。1日最大剂量120mg。儿童：2～6岁，1次2.5～5mg，1日3～4次；6～12岁，1次5～10mg，1日3～4次。

【禁忌证】妊娠3个月内妇女及有精神病史者禁用。

【护理用药作用评估】

1. 药效　口服吸收好，15～30min起效，作用可维持3～6h。

2. 不良反应　偶有头晕、轻度嗜睡、口干、便秘等不良反应。

【护理要点】

（1）使用前关注患者痰量，痰量多者不用。

（2）与单胺氧化酶抑制药并用时，可致高烧、昏迷，甚至死亡。

【健康教育】

（1）告知患者服用该药期间禁止饮酒，酒精可增强本品的中枢抑制作用。

（2）服药期间不得驾驶机、车、船及从事高空作业、机械作业和操作精密仪器。

二、外周性止咳药

通过抑制咳嗽反射弧中的感受器、传入神经、传出神经或效应器中任何环节而发挥镇咳作用。

那可丁（noscapine）

阿片所含的异奎琳类生物碱，作用与可待因相当，无依赖性，对呼吸中枢无抑制作用，适用于不同原因引起的咳嗽。

苯丙哌林（benproperine）

非麻醉性镇咳药，作用为可待因的2～4倍。可抑制外周传入神经，亦可抑制咳嗽中枢。

三、中枢兼外周性止咳药

喷托维林（pentoxyverine）

又称咳必清、维静宁、托可拉斯。

【药理作用】喷托维林为人工合成的非成瘾性中枢性镇咳药，选择性抑制延髓咳嗽中枢。除对延髓咳嗽中枢有直接抑制作用外，还有微弱的阿托品样作用和局部麻醉作用。喷托维林镇咳作用强度约为可待因的1/3。可轻度抑制支气管内感受器，减弱咳嗽反射，并可使痉挛的支气管平滑肌松弛，降低气道阻力，故兼有外周镇咳作用。

【临床应用】用于急、慢性支气管炎等上呼吸道感染引起的无痰干咳。以刺激性干咳或阵咳症状为主，首选苯丙哌林或喷托维林，喷托维林可治疗百日咳。片剂：每片25mg。滴丸：每丸25mg。冲剂：每袋10g。糖浆：0.145%；0.2%；0.25%。复方咳必清糖浆：每100ml内含维静宁0.2g，氯化铵3g。口服，1次10ml，1日3或4次。复方咳必清片：含咳必清及愈创甘油醚，口服1次1片，1日3次。

【禁忌证】妊娠期妇女及昏迷、呼吸困难、有精神病史的患者禁用。

【护理用药作用评估】

1. 药效 口服吸收好，15～30min起效，作用可维持3～6h。

2. 不良反应 常见幻想；少见惊厥、耳鸣、震颤或不能自控的肌肉运动、流涕、寒战、睡眠障碍、嗜睡、多汗、疲乏、无力、情绪激动或原因不明的发热；长期应用产生依赖性，常用量引起药物依赖性的倾向较其他吗啡类药为弱。呼吸系统不良反应常见呼吸微弱、呼吸缓慢或不规则；少见打喷嚏、打呵欠；偶见胸闷。

氯哌斯汀（cloperastine）

氯哌斯汀应用于急性上呼吸道炎症、慢性支气管炎、结核、肺癌所致的干咳。无耐受性和成瘾性。偶见口干、嗜睡等症状。可透过胎盘屏障，孕妇及哺乳期妇女禁用。成人口服，每次10～30mg，每日3次。

第三节 | 祛 痰 药

祛痰药（expectorants）是指能让痰液变稀，黏稠度降低，加速呼吸道黏膜纤毛运动，促使痰液排出的药物。根据作用机制不同，祛痰药可分为稀释性祛痰药和黏液溶解性祛痰药。

一、黏痰溶解药

结构中含巯基的氨基酸，吸入后与黏蛋白的双硫键结合，可使黏蛋白分子裂解，从而降低痰液的黏稠度，使黏性痰液化而易于咳出。代表药有：

乙酰半胱氨酸（acetylcysteine）

对白色黏痰或脓痰均有效，适用于大量黏痰阻塞引起的呼吸困难、术后咳痰困难、各种原因引起的痰液黏稠。吸入治疗常无不良反应，口服也较安全。支气管哮喘、严重呼吸道阻塞、严重呼吸功能不全的老年患者禁用。此药口服可干扰其他药物或抗生素的吸收，如减弱青霉素、头孢菌素类的抗菌活性，故不宜联用，但对红霉素、阿莫西林的吸收无影响。本品直接滴入呼吸道可产生大量痰液，需用吸痰器吸引拍痰；可引起呛咳、支气管痉挛等不良反应，一般减量可缓解，支气管痉挛可用异丙肾上腺素缓解。不宜与金属、橡皮类物、氧化剂接触，故喷雾器需用玻璃或塑料制作。应临用前配制，用剩的溶液应严密封存于冰箱中，48h 内用完。

二、黏痰调节药

能分解黏蛋白、糖蛋白多肽链上的二硫键，使分子变小，降低痰液的黏度，并改变其组分和流变学特性，同时调节黏液的分泌。代表药有溴己新、羧甲司坦、氨溴索。

溴己新（bromhexine）

多用于急慢性支气管炎、哮喘、支气管扩张、肺气肿、矽肺痰液黏稠咳出困难者；能增加四环素类抗生素在支气管的分布浓度，联用能增强疗效。胃肠道不易耐受，并损害胃黏膜屏障，胃溃疡患者不宜服用。

羧甲司坦（carbocysteine）

适用于慢性支气管炎、慢性阻塞性肺疾病及支气管哮喘等呼吸道疾患引起的痰液黏稠、咳出困难和气管阻塞等；防治手术后咳痰困难和肺炎并发症。孕妇及哺乳妇女、胃炎或胃溃疡患者需慎用；不宜与强镇咳药联用，以防痰液堵住气道而致呼吸不畅；脓性痰患者需加用抗生素以控制感染。

氨溴索（ambroxol）

呼吸道润滑祛痰药能调节浆液性与黏液性物质的分泌，增加中性黏液多糖分泌，减少酸性黏多糖合成，使呼吸道黏液理化性质趋于正常以利于排出。痰黏而不易咳出者，可选用氨溴索。注意事项：妊娠初始 3 个月的妇女及哺乳妇女、青光眼、胃溃疡、肝肾功能不全者慎用。对因感染而引起的咳嗽多痰，可与抗生素联用；常见不良反应有轻度胃肠不适，个别患者出现过敏反应，如皮疹、荨麻疹，应立即停药。

三、恶心性和刺激性祛痰药

如氯化铵、愈创甘油醚属恶心性祛痰药，口服后可刺激胃黏膜，引起轻度恶心，反射性地促进呼吸道腺体的分泌增加，从而使黏痰稀释便于咯出；刺激性祛痰药是一些挥发性物质，如桉叶油、安息香酊等，加入沸水中，其蒸气挥发也可刺激呼吸道黏膜，增加分泌，使痰稀释便于咯出。

氯化铵（ammonium chloride）

口服后刺激胃黏膜而引起轻度恶心，经迷走神经传入中枢，反射性兴奋支气管、支气管内腺体的迷走神经传出纤维。促使腺体分泌增加，使痰液稀释，降低黏度，易于咳出。主要用于呼吸道炎症初期痰少而稠、不易咳出者。用法：口服，每次0.3~0.6g，每日3次。

碘化钾（potassium iodide）

口服后刺激胃黏膜，反射性地增加呼吸道分泌，亦可从呼吸道排出，稀释痰液的作用强。适用于痰少而稠的慢性支气管炎患者。用法：10%碘化钾，口服，每次6~10ml，每日3次。

附：具有止咳、祛痰、平喘作用的中成药

1. 具有止咳作用的中成药

复方甘草片（Fufang Gancao Pian）

【成分】甘草、樟脑、八角茴香油、苯甲酸钠、硬脂酸镁。

【性状】本品为棕色片；有特臭，味甜；易吸潮。

【功能主治】用于镇咳祛痰。

【用法用量】口服或含化。成人1次3~4片，1日3次。

【注意事项】

（1）本品服用一周，症状未缓解，请咨询医师。

（2）对本品成分过敏者禁用。

（3）孕妇及哺乳期妇女慎用。

（4）胃炎及胃溃疡患者慎用。

（5）儿童用量请咨询医师或药师。

（6）当药品性状发生改变时禁用。

（7）如服用过量或发生严重不良反应时应立即就医。

（8）儿童必须在成人监护下使用。

（9）请将此药品放在儿童不能接触的地方。

（10）本品临床须辨证施治。

2. 具有祛痰作用的中成药

羚羊清肺丸（Lingyang Qingfei Wan）

【成分】浙贝母、蜜桑白皮、前胡、麦冬、天冬、天花粉、地黄、玄参、石斛、桔梗、蜜枇杷叶、炒苦杏仁、金果榄、金银花、大青叶、栀子、黄芩、板蓝根、牡丹皮、薄荷、甘草、熟大黄、陈皮、羚羊角粉。

【性状】丸剂（大蜜丸），每丸重6g。

【功能主治】清肺利咽，清瘟止嗽的功效。用于肺胃热盛，感受时邪，身热头晕，四肢酸懒，咳嗽痰盛，咽喉肿痛，鼻衄咳血，口干舌燥。

【用法用量】口服。1次1袋，1日3次。

【注意事项】

（1）服用前应除去蜡皮、塑料球壳；

（2）忌辛辣刺激性食物。

（3）本品临床须辨证施治。

牛黄蛇胆川贝液（Niuhuang Shedan Chuanbei Ye）

【成分】人工牛黄、川贝母、蛇胆汁、薄荷脑。辅料为蔗糖、蜂蜜、羟苯乙酯。

【性状】本品为淡黄色或棕黄色液体；味甜、微苦，有凉喉感。本品的相对密度（《中国药典》1985年版一部附录）应不低于1.08。

【功能主治】具有清热、化痰、止咳作用。用于外感咳嗽中的热痰咳嗽、燥痰咳嗽。

【用法用量】口服。1次10ml，1日3次。

【注意事项】

（1）服药期间忌烟酒，忌食辛辣刺激性食物和生冷食物及油腻食物，忌食凉水果，忌饮冷饮，多喝热水。

（2）服药1周后如果症状不见明显好转，建议停药及早就医。

（3）本品临床须辨证施治。

百合固金丸（Baihe Gujin Wan）

【成分】百合、地黄、熟地黄、麦冬、玄参、川贝母、当归、白芍、桔梗、甘草。

【性状】本品为黑褐色的水蜜丸或大蜜丸；味微甜。

【功能主治】养阴润肺，化痰止咳。用于肺肾阴虚，燥咳少痰，痰中带血，咽干喉痛。

【用法用量】口服。水蜜丸一次6g，大蜜丸1次1丸，1日2次。

【注意事项】

（1）忌烟、酒及辛辣食物。

（2）风寒咳嗽者不宜服用，其表现为咳嗽声重、鼻塞流清涕。

（3）脾胃虚弱、食少腹胀、大便稀溏者不宜服用。

（4）痰湿壅盛患者不宜服用，其表现为痰多黏稠或稠厚成块。

（5）有支气管扩张、肺脓疡、肺结核、肺心病及糖尿病的患者应在医师指导下服用。

（6）服用三天，症状无改善，应去医院就诊。

（7）按照用法、用量服用，小儿、年老体虚者应在医师指导下服用。

（8）长期服用，应向医师咨询。

（9）药品性状发生改变时禁止服用。

（10）儿童必须在成人的监护下使用。

（11）请将本药品放在儿童不能接触的地方。

（12）如正在服用其他药品，使用本品前请咨询医师或药师。

（13）本品临床须辨证施治。

二母宁嗽丸（Ermu Ningsou Wan）

【成分】川贝母、知母、石膏、栀子（炒）、黄芩、桑白皮（蜜炙）、茯苓、瓜蒌子（炒）、陈皮、枳实（麸炒）、甘草（蜜炙）、五味子（蒸）。

【性状】本品为棕褐色的蜜丸；气微香，味甜、微苦。

【功能主治】清肺润燥，化痰止咳。燥热蕴肺，痰黄而黏不易咳出，胸闷气促，久咳不止，声哑喉痛。

【用法用量】口服。每次1丸，每日2次。

【注意事项】

（1）忌烟、酒及辛辣食物。

（2）外感风寒、痰涎壅盛者禁用，其表现为咳嗽气急，痰多稀薄色白，易咳出，伴鼻塞，流清涕，头身疼痛，恶寒发热。

（3）有支气管扩张、肺脓疡、肺结核、肺心病的患者及孕妇应在医师指导下服用。

（4）服用3日，症状无改善，应停止服用，并去医院就诊。

（5）按照用法、用量服用，小儿、年老体虚者应在医师指导下服用。

（6）药品性状发生改变时禁止服用。

（7）儿童必须在成人的监护下使用。

（8）请将本药品放在儿童不能接触的地方。

（9）如正在服用其他药品，使用本品前请咨询医师或药师。

（10）本品临床须辨证施治。

3. 具有平喘作用的中成药

通宣理肺丸（Tongxuan Lifei Wan）

【成分】紫苏叶、前胡、桔梗、苦杏仁、麻黄、甘草、陈皮、半夏（制）、茯苓、枳壳（炒）、黄芩。

【性状】本品为水蜜丸，每100丸重10g；大蜜丸，每丸重6g。

【功能主治】解表散寒，宣肺止嗽。用于风寒束表、肺气不宣所致的感冒咳嗽，症见发热、恶寒、咳嗽、鼻塞流涕、头痛、无汗、肢体酸痛。

【用法用量】口服，1次2丸，1日2～3次。

【注意事项】

（1）忌烟、酒及辛辣、生冷、油腻食物。

（2）不宜在服药期间同时服用滋补性中药。

（3）风热或痰热咳嗽、阴虚干咳者不适用。

（4）支气管扩张、肺脓疡、肺心病、肺结核患者出现咳嗽时应去医院就诊。

（5）高血压、心脏病患者慎用。有肝病、糖尿病、肾病等慢性病严重者应在医师指导下服用。

（6）儿童、孕妇、哺乳期妇女、年老体弱者应在医师指导下服用。

（7）服药期间，若患者发热体温超过38.5℃，或出现喘促气急者，或咳嗽加重、痰量明显增多者应去医院就诊。

（8）服药3天症状无缓解，应去医院就诊。

（9）运动员慎用。

（10）对本品过敏者禁用，过敏体质者慎用。

（11）本品性状发生改变时禁止使用。

（12）儿童必须在成人监护下使用。

（13）请将本品放在儿童不能接触的地方。

（14）如正在使用其他药品，使用本品前请咨询医师或药师。

（15）服用前应除去蜡皮、塑料球壳；本品可嚼服，也可分份吞服。

（16）本品临床须辨证施治。

蛤蚧定喘丸（Gejie Dingchuan Wan）

【成分】蛤蚧、瓜蒌子、紫菀、麻黄、鳖甲（醋制）、黄芩、甘草、百合、麦冬、黄连、苦杏仁（炒）、石膏、紫苏子（炒）、石膏（煅）

【性状】本品为黑褐色的小蜜丸或大蜜丸；气微，味苦、甜。

【功能主治】滋阴清肺，止咳平喘。用于肺肾两虚、阴虚肺热所致的虚劳咳喘、年老久咳、气短烦热、胸满郁闷、自汗盗汗。

【用法用量】口服，水蜜丸1次5～6g，小蜜丸1次9g，大蜜丸1次1丸，1日2次。

【注意事项】

（1）忌烟、酒及辛辣、生冷、油腻食物。

（2）本品用于虚劳咳喘，咳嗽新发者不适用。

（3）支气管扩张、肺脓疡、肺心病、肺结核患者出现咳嗽时应去医院就诊。

（4）高血压、心脏病患者慎用。有肝病、糖尿病、肾病等慢性病严重者应在医师指导下服用。

（5）儿童、孕妇、哺乳期妇女、年老体弱及脾虚便溏者应在医师指导下服用。

（6）服药期间，若患者发热体温超过38.5℃，或出现喘促气急者，或咳嗽加重、痰量明显增多者应去医院就诊。

（7）若哮喘急性发作，或胸闷严重者应及时去医院就诊。

（8）服药7天症状无缓解，应去医院就诊。

（9）对本品过敏者禁用，过敏体质者慎用。

（10）本品性状发生改变时禁止使用。

（11）儿童必须在成人监护下使用。

（12）请将本品放在儿童不能接触的地方。

（13）如正在使用其他药品，使用本品前请咨询医师或药师。

（14）本品临床须辨证施治。

临床实训

一、处方分析

案例： 王某强，男，25岁，职业司机。患者主诉近日头痛、咳嗽并伴痰多。医生给予以下处方：

Rp.

　　　　复方磷酸可待因溶液　　100ml×1瓶

　　　　Sig.　10ml　t.i.d.　p.o.

　　　　复方氨酚烷胺胶囊　　0.4g×12粒

　　　　Sig.　0.8g　b.i.d.　p.o.

请问： 该处方是否合理？为什么？

分析： 该处方不合理。

原因是： ①可待因为中枢性镇咳药，具有强大的镇咳、镇痛和镇静作用，适用于无痰干咳，有痰、咳嗽者禁用，以免有痰咳不出而栓塞呼吸道；②复方氨酚烷胺中含氯苯那敏，有中枢抑制作用，二药合用会产生中枢协同抑制作用，服药期间不得驾车；③复方氨酚烷胺胶囊正确用法，应为1次1~2粒，1日3次。

二、实训练习

案例： 女，45岁，20年前，患者受凉后出现气喘症状，之后反复发生，春季常见。支气管扩张试验阳性，诊断为支气管哮喘。每次哮喘发作，吸入沙丁胺醇气雾剂后迅速缓解。患者于1周前因窦性心动过速就诊，口服普萘洛尔10mg，每日3次。2天前，无明显诱因出现气喘症状，夜间明显，影响睡眠。患者在家中反复吸入沙丁胺醇未缓解，来院就诊。听诊：呼吸急促，28次/分，双肺弥漫哮鸣音。SaO_2（吸空气）：92%。

患者询问： 之前哮喘急性发作时使用沙丁胺醇就可快速缓解，为什么此次发作用药后症状缓解不明显？

（乔玉洁　段红珍）

? 思考题

1. 简述平喘药物的分类、作用机制，并列举代表药。
2. 试述氨茶碱的平喘机制、临床应用及用药注意事项。
3. 简述祛痰药的分类依据及其代表药。
4. 与异丙肾上腺素相比，沙丁胺醇平喘的优点是什么？

实训练习解析

思考题与参考答案

思维导图

第二十六章
作用于消化系统的药

学习目标

1. **掌握** 雷尼替丁、奥美拉唑、硫酸镁的药理作用、临床应用、禁忌证和护理用药作用评估。
2. **熟悉** 氢氧化铝、枸橼酸铋钾、甲氧氯普胺、多潘立酮的作用特点、临床应用和用药监护。
3. **了解** 助消化药、止泻药等药物的药理作用和临床应用。

第一节 | 治疗消化性溃疡药

一、胃酸分泌抑制药

（一）M₁胆碱受体阻断药

哌仑西平（pirenzepine）

该药为选择性M胆碱受体阻断药，对胃黏膜（特别是壁细胞）的M_1受体有高度亲和力，使胃酸和胃蛋白酶分泌减少，用于胃溃疡和十二指肠溃疡、应激性溃疡、急性胃黏膜出血以及胃泌素瘤。口服用药每次50～75mg，每天2次，进食会减少口服用药的吸收，宜空腹服用。静脉注射或肌内注射：每次10mg，每天2次，好转后改口服。可有口干、视力模糊、腹泻、便秘、恶心、头痛、精神错乱、嗜睡、头晕和震颤等。个别患者可出现虚弱、疲劳、胃灼热、饥饿感、食欲减退、呕吐、瘙痒等。孕妇及有过敏史者禁用。

替仑西平（telenzepine）

替仑西平是新的选择性抗胆碱药，具有抑制胃酸分泌和抑制胃肠痉挛的作用，与其他传统抗胆碱药相比，本药优先作用于M_1受体，且较哌仑西平作用强，作用持续时间长，生物利用度高，不良反应少而轻。

（二）H₂受体阻断药

H_2受体阻断药竞争性拮抗H_2受体，本类药物能明显抑制基础胃酸及食物和其他因素所引起的胃酸分泌。抑制胃酸分泌较M胆碱受体阻断药强且持久，治疗消化性溃疡疗程短，愈合率较高，不良反应少。H_2受体阻断剂容易被小肠吸收，食物对H_2受体阻断剂在肠道的吸收无显著影响。但同时服用碱性抗酸药时，则会使H_2受体阻断药受到抑制，不能从肠道被吸收。常用药物有西咪替丁、雷尼替丁、法莫替丁、尼扎替丁和罗沙替丁，它们的药动学特点、药理作用、不良反应见第三十章第二节。

（三）促胃液素受体阻断药

促胃液素受体阻断药与促胃液素竞争促胃液素受体，拮抗促胃液素的作用，抑致胃酸分泌。主要药物有丙谷胺等。

丙谷胺（proglumide）

又称二丙谷酰胺、疡得平。

本药结构与胃泌素相似，可竞争性阻断胃泌素受体，抑制胃酸和蛋白酶分泌，同时可以促进胃黏液合成，增强胃黏膜的胃黏液HCO_3^-盐屏障，保护胃黏膜，促进溃疡愈合的作用。用于胃和十二指肠溃疡、急性胃黏膜病变和急性上消化道出血。目前很少单独用于溃疡病的治疗。不良反应主要有口干、腹泻、便秘等。

（四）质子泵抑制药（proton pump inhibitor，PPI）

本类药物经吸收入血液后分布到壁细胞内的分泌小管，在酸性条件下，转变成活化体，作用于H^+/K^+-ATP酶，使此酶失去活性，导致壁细胞内的H^+不能转移到胃腔中，使胃液内的pH显著升高，从而起到抑制胃酸分泌的作用。质子泵抑制药的抑酸作用时间比较长，是当前抑酸作用最强的抑酸药。本类药物还对幽门螺杆菌（Hp）有抑制作用。目前临床上使用的质子泵抑制药约五种：奥美拉唑、兰索拉唑、泮托拉唑、雷贝拉唑和埃索美拉唑等。质子泵抑制药是目前最强而且时间长的抑酸药物。口服奥美拉唑20mg，连续7天后，基础胃酸排出量和最大胃酸排出量分别被抑制83.6%和83.6%，基础胃液pH由服药前的平均1.4上升到6.3。其他四种质子泵抑制药的抑酸作用相似，且加大剂量与抑酸作用成正比。抑制胃酸能力，按单次剂量依次为雷贝拉唑、兰索拉唑、泮托拉唑、奥美拉唑，奥美拉唑遇酸后容易转化成磺胺化合物，因此临床应用的奥美拉唑制剂肠溶胶囊，只有在pH为6以上的环境下才能将胶囊内的奥美拉唑释放出来。奥美拉唑与食物同时服用时，此药被吸收的速度明显减慢，因此，奥美拉唑宜空腹时服用。其他四种质子泵抑制药均有上述情况。

虽然质子泵抑制药是强力的胃酸分泌抑制药，对于长期和大剂量服用者，还是要注意其可能出现的不良反应，据报道近年来发现长期不规律服用可能出现的不良反应包括：增加骨折、低镁血症风险；服用某些质子泵抑制药会降低氯吡格雷的疗效，从而使得患者的血栓不良事件增加；可能增加感染机会及导致铁和维生素B_{12}缺乏引起缺铁性贫血和维生素B_{12}缺乏症。所以，临床医生在给予患者质子泵抑制药治疗时，要衡量药物的有效性和风险，谨慎用药。

奥美拉唑（omeprazole）

又称喔米哌唑。

【药动学特点】口服给药后，2h内排泄约42%，96h从尿中排出总量的83%，尿中无药物原形。餐后给药吸收延迟，但不影响吸收总量。健康人口服10mg，平均t_{max}为0.21h，$t_{1/2}$为0.5～1h，C_{max}为0.55μmol/L，AUC为0.31（μmol·h）/L。服用本药40mg的生物利用度约为60%；血浆蛋白结合率约为95%。

【药理作用】为质子泵抑制药，是一种脂溶性弱碱性药物。易浓集于酸性环境中，特异性地作用于胃黏膜壁细胞顶端膜构成的分泌性微管和胞质内的管状泡上，即胃壁细胞质子泵（H^+/K^+-ATP酶）所在部位，并转化为亚磺酰胺的活性形式，通过二硫键与质子泵的巯基发生不可逆性的结合，从而抑制H^+/K^+-ATP酶的活性，阻断胃酸分泌的最后步骤，使壁细胞内的H^+不能转运到胃腔中，使胃液中的酸含量大为减少。对基础胃酸和刺激引起的胃酸分泌都有很强的抑制作用。对组胺、五肽胃泌素及刺激迷走神经引起的胃酸分泌有明显的抑制作用，对H_2受体拮抗药不能抑制的由二丁基环腺苷酸引起的胃酸分泌也有强而持久的抑制作用。用药后随胃酸分泌量的明显下降，胃内pH迅速升高。对胃灼热和疼痛的缓解速度较快。对十二指肠溃疡的治愈率亦较高，且复发率较低。

【临床应用】

1. 胃和十二指肠溃疡

（1）成人：可口服或静脉给药。每日1次，每次20mg，疗程2～4周。（2）儿童：口服。1日1次，清晨顿服。1个月～2岁：1次0.7mg/kg，必要时增加至3mg/kg（最大量20mg）。体重10～20kg：10mg，必要时增加至20mg（伴有严重的溃疡性反流食管炎，大剂量最长可应用12周）。体重20kg以上：20mg，必要时增加至40mg（伴有严重的溃疡性反流食管炎，大剂量最长可应用12周）。

2. 消化性溃疡出血

（1）成人：静脉注射，1次40mg，每12h 1次，连用3天。（2）儿童：静脉注射。1个月～12岁，最初0.5mg/kg（最大20mg），必要时可增加至2mg/kg（最大40mg），一日1次。12～18岁：一次40mg，一日1次。静脉注射时先把10ml专用溶剂完全抽出，然后

护理警示

（1）溶液剂量不宜大：0.9%氯化钠注射液体积以100ml为宜，如使用250ml或500ml输液，由于配制后整体溶液pH值降低，增加了溶液不稳定性，且滴注时间延长，更容易变色。

（2）现用现配：配制好的输液最好在2小时内用完，最多不要超过4小时。

（3）光线也是造成药液缓慢变色，整个静脉滴注过程中应注意避光。一旦注射用奥美拉唑输液发生变色、浑浊或产生沉淀，不能再继续使用。

（4）彻底脱碘：使用碘伏、碘酊等含碘消毒剂消毒瓶塞时，要用75%乙醇（酒精）彻底脱碘，否则，微量的碘渗入药液中会立即与奥美拉唑发生化学反应，导致溶液变色。

（5）奥美拉唑对肝细胞微粒体的P450氧化酶有抑制作用，因此，可以干扰苯妥英钠、华法林、茶碱等药物在肝内的代谢，延长在体内的潴留时间。

打进有冻干药物的小瓶内，溶解后即组成静脉注射液，应在4h内使用，注射速度不宜过快（每40mg不可少于2.5min）

3. 卓-艾综合征　初始剂量为每日1次，每次60mg。90%以上患者用每日20～120mg即可控制症状。如剂量大于每日80mg，则应分2次给药。

4. 反流性食管炎

（1）成人：每日20～60mg。（2）儿童：开始治疗1mg/kg（1日最大剂量40mg），1日1次，早餐前半小时顿服，有效后减量至0.5mg/kg维持4～8周。

幽门螺杆菌

5. 根除幽门螺杆菌　需协同抗生素同时应用。（1）成人：每日1次，每次20mg（2）儿童：根除幽门螺杆菌：1～12岁，1次1～2mg/kg（最大40mg）；12～18岁，1次40mg。

【禁忌证】严重肾功能不全者禁用。

【护理用药作用评估】

1. 药效　胃内容物影响药物吸收，口服给药后1～3h达血药浓度高峰，有效抑酸时间12～24h。

2. 不良反应　神经系统表现为头痛、头晕、失眠、外周神经炎等；消化系统表现为恶心、胀气、腹泻、便秘、上腹痛等。其他还可见皮疹、胆红素升高，一般是轻微和短暂的，大多不影响治疗。长期使用可抑制胃酸分泌，导致胃内细菌增多。

【护理要点】

1. 护理人员均应详细阅读药品说明书　在临床应用时，不同厂家的同一种注射用奥美拉唑在药品说明书中均有着不同的规定，应严格执行药品说明书，保证用药安全。

2. 两种配方不混用　奥美拉唑冻干制剂分为供静脉滴注和供静脉推注两种配方，前者因给药时间长，通常加入稳定剂依地酸二钠。依地酸二钠可与溶液中微量金属离子形成螯合物，避免金属离子加速奥美拉唑的自身氧化作用；而后者推注时间短，一般不加入稳定剂。当用供静脉滴注用制剂进行静脉推注时，由于稀释剂用量减少，配制后pH值过高，易造成局部刺激；而当使用供静脉推注用制剂稀释后用于静脉滴注时，由于配制后pH值偏低，且制剂中不含有稳定剂，在配制和使用过程中容易造成变色和沉淀等。因此，应避免两种制剂混用。

3. 单独使用不添药　配好的输液不应再添加其他药物。配制注射用奥美拉唑使用的一次性注射器及输液器应单独使用，不宜接触其他药液。

4. 序贯给药要冲管　序贯给药时应在输液后用0.9%氯化钠注射液冲洗输液管道或分开输液。奥美拉唑的半衰期是0.5～1h，若同时静脉滴注与奥美拉唑具有配伍禁忌的药物，建议在静脉滴注奥美拉唑后3h再输注。

【健康教育】

（1）告知患者，胃酸是人体完成消化吸收功能的一种重要物质，长期吃奥美拉唑抑制正常胃酸分泌，维生素B_{12}、铁元素等的正常吸收都因胃酸分泌被抑制而受到影响，进而影响人体的正常造血功能，引发缺铁性贫血、巨幼红细胞性贫血等问题。

（2）告知患者，长期服用奥美拉唑，导致胃酸分泌不足，很多食物中的钙、镁等矿物质，也需要胃酸的充分消化分解才能被更好地吸收，因此长期服用奥美拉唑，还会导致钙、镁等物质吸收的减少，这些矿物质营养的缺乏，会带来骨质疏松的问题，加大骨折风险。

（3）告知患者，长期服用奥美拉唑会增加罹患萎缩性胃炎的风险。

兰索拉唑（lansoprazole）

又称南索拉唑、朗索拉唑。

兰索拉唑属于抗酸药及抗溃疡病药，新一代质子抑制药，作用于胃酸分泌最后一环，强力抑制胃酸，肠溶片剂。该药口服后1h左右起效，达峰时间为3.6h。该药从小肠吸收经门静脉而广泛分布于以胃壁和小肠壁为中心的各组织中。该药主要在肝脏被代谢，大多经胆汁于粪中排泄。原型药及其代谢物在体内无蓄积。主要作用于胃壁细胞的H^+/K^+-ATP酶，使壁细胞的H^+不能转运到胃中去，以致胃液中胃酸量大为减少，对胃蛋白酶有轻中度抑制作用，可使血清胃泌素的分泌增加。对基础胃酸和所有刺激物所致的胃酸分泌均有明显的抑制作用，其抑制作用明显优于H_2受体阻断药。对幽门螺杆菌（Hp）有抑制作用，虽然对Hp无根除作用，但与抗生素联合应用可明显提高Hp的根除率。临床上主要用于：（1）十二指肠溃疡，通常成人每日1次，口服兰索拉唑15mg～30mg，连续服用4～6周；（2）胃溃疡、反流性食道炎、卓-艾综合征、吻合口部溃疡，通常成人每日一次，口服兰索拉唑30mg，连续服用6～8周。但用于维持治疗者、高龄者、有肝功能障碍者、肾功能低下者，每日一次，口服兰索拉唑15mg。该药副作用轻微，主要表现为口干、头晕、恶心。

泮托拉唑（pantoprazole）

泮托拉唑是消化性溃疡等疾病常用药物，是苯并咪唑类质子泵抑制药，其作用及其机制与奥美拉唑相同。但与质子泵的结合选择性更高，而且更为稳定。临床主要应用于胃食管反流性疾病（包括侵蚀性反流性食管炎、糜烂性食管炎）；十二指肠溃疡、胃溃疡、急性胃黏膜病变、复合型胃溃疡及所致急性上消化道出血。与其他抗菌药物（如克拉霉素、阿莫西林、甲硝唑）合用，根除幽门螺杆菌感染，减少十二指肠溃疡和胃溃疡复发。

用法用量：口服：一般患者每日服用1片（40mg），早餐前或早餐间用少量水送服，不可嚼碎。个别对其他药物无效的病例可每日服用2次；老年患者及肝功能受损者每日剂量不得超过40mg。十二指肠溃疡疗程2周，必要时再服2周；胃溃疡及反流性食管炎疗程4周，必要时可再服4周。总疗程不超过8周。静脉滴注：一日1次40mg，疗程依照需要而定，但一般不超过8周。

不良反应：①消化系统：可见恶心、呕吐、腹胀、腹泻、便秘、腹痛等。可能与服用药物后胃酸度下降、影响消化功能有关。②神经系统：头痛、头晕、失眠、嗜睡、外周神经炎等症状。长期用药可使既往存在的焦虑、抑郁加重。③血清胃泌素水平升高：胃灼热、反酸等症状。由于胃窦黏膜中的G细胞分泌胃泌素受胃液pH的反馈机制调节。凡能够使胃酸分泌减少的药物或疾病都可以引起血清胃泌素水平增高，促进分泌胃酸的黏膜增生，长期服用者，应定期检查胃黏膜有无肿瘤样增生。④其他：可见皮疹、溶血性贫血、转氨酶增高、男性乳腺发育等。新近有引起特发性水肿的报道，表现为皮肤潮红、荨麻疹，甚至引起剥脱性皮炎。

雷贝拉唑（rabeprazole）

雷贝拉唑钠属于抑制胃酸分泌的药物，是苯并咪唑的替代品，无抗胆碱能及抗H_2组胺特性，但可附着在胃壁细胞表面通过抑制H^+/K^+-ATP酶来抑制胃酸的分泌。此酶系统被看作是酸质子泵，故雷贝拉唑钠作为胃内的质子泵抑制药阻滞胃酸的产生，抑制胃酸分泌特性：在口服雷贝拉唑钠20mg后1h内发挥药效，在2～4h内血药浓度达峰值。作用机制为抑制H^+/K^+-ATP酶。雷贝拉唑钠对胃酸分泌的抑制作用随剂量增加可轻微增强，但在3天后可达稳定水平。即使在停药后，此稳定水平也可保持2～3天。临床上主要应用于活动性十二指肠溃疡、良性活动性胃溃疡和伴有临床症状的侵蚀性或溃疡性的胃-食管反流征（GORD）；与适当的抗生素合用，可根治幽门螺杆菌阳性的十二指肠溃疡；侵蚀性或溃疡性胃-食管反流征的维持期治疗。目前疗程超过12个月的药效尚未进行评估。

✚ 知识拓展

抗消化道溃疡新药物——艾普拉唑

艾普拉唑，原名依立拉唑是首个由我国制药企业自主研发上市的质子泵抑制药，属于一类新药，这是非常难得的成就。该药从立项到批准生产历时8年，是百余位科研工作者呕心沥血的成果。目前在消化系统尤其是溃疡治疗领域，艾普拉唑具有重要地位。该药具有抑制胃酸活性强、起效快、个体差异小及作用时间长等特点。其剂型有两种：艾普拉唑肠溶片（规格：5mg）和注射用艾普拉唑钠（规格：10mg）。两种药均为处方药，且都被纳入了医保，患者需凭医生开具的处方在医院药房或者药店购买。

二、抗酸药

【药理作用】抗酸药是一类能中和胃酸、降低胃内酸度，迅速缓解胃灼热、疼痛等症状的弱碱性无机化合物。不能直接抑制胃酸分泌，但对胃黏膜屏障有细胞保护作用。可缓解胃酸过多引起的胃痛、胃灼热感（烧心）、反酸。

【临床应用】可用于消化性溃疡或出血、急性胃黏膜病变、慢性胃炎、反流性食管炎及功能性消化不良等。代表药物：碳酸氢钠（小苏打）、氢氧化铝、氢氧化镁、铝碳酸镁、碳酸钙等。抗酸药直接中和胃酸，起效快，但随着胃排空，不能中和继续不断分泌的胃酸，作用持续时间很短。抗酸药的剂型效果：液体（如胶体）>粉剂>片剂。抗酸药物中和胃酸后胃内pH升高，促进胃酸分泌反弹，因此，胃食管反流病及消化道溃疡患者需联用其他药物。某些抗酸药物易发生药物不良反应，如产气、便秘、腹泻等；如服用不当，会增加不良反应发生率，因此，应根据疾病及患者情况选用适宜的药物，并注意用法、用量。

【禁忌证】含镁剂：禁用于高镁血症者；含钙剂：禁用于高钙血症、高钙尿症、肾结石或有肾结石病史者；复方碳酸钙：正在服用强心苷禁用；氢氧化铝：阑尾炎、急腹症、早产儿、婴幼儿禁用。

【不良反应】碳酸氢钠、碳酸钙：呃逆、腹胀和嗳气，引起反跳性胃酸分泌增加；氢氧化镁：腹泻，肾功能不良者可引起血镁过高；铝、钙剂：便秘。

【健康教育】

（1）抗酸药与抑酸药不能同时服用，因为抗酸药会减少抑酸药的吸收。

（2）抗酸药若需要与胃黏膜保护剂同服，需间隔1h左右。因为胃黏膜保护剂类药物需要在酸性环境下形成保护膜。

（3）胃动力药不能与抗酸药同时服用，因为抗酸药需要在胃里停留时间长，而胃动力药在促进肠蠕动时会缩短抗酸药在胃里停留的时间。

（4）若长期服用抗酸药或抑酸药，应加强对骨质疏松的检查和预防。若患者病情需要持续服用抗酸药，应该选用最小有效剂量治疗，并且每服用两年到医院检查骨密度，这样可以降低骨质疏松、骨折的危险。已有骨质疏松的，应避免长期使用抗酸药。

（5）抗酸药一般连续服用不超过7天。如长期使用抗酸药，很可能引起胃酸反跳性分泌过多或高钙血症。因此，服用抗酸药超过7天，且症状无明显改善时，应立即找医生复诊，避免因服药时间过长而延误病情，发展成胃及十二指肠溃疡。

三、黏膜保护药

黏膜损伤是消化科室常见症状，但是由于黏膜损伤临床表现多样、缺乏特异性，除内镜检查外尚无特异性检查方法，给临床诊断带来困难。因此，除密切关注攻击因子（胃酸、幽门螺杆菌、药物、免疫）外，更应重视黏膜屏障的防护，因此规范应用黏膜保护剂十分重要。

（一）前列腺素衍生物

米索前列醇（misoprostol）

本药有强大的抑制胃酸分泌的作用。用药后不论是基础胃酸或组胺、胃泌素及食物刺激引起的胃液分泌量和酸排出量均显著降低，胃蛋白酶排出量也减少。但作用机制尚未阐明，可能与影响腺苷酸环化酶的活性从而降低壁细胞cAMP水平有关。口服吸收良好，$t_{1/2}$半衰期为20~40min。血浆蛋白结合率为80%~90%。药物在肝、肾、肠、胃等组织中的浓度高于血液。适用于胃及十二指肠溃疡。每次200μg，每日4次，于餐前和睡前口服。疗程4~8周。主要不良反应为稀便或腹泻，其他可有轻微短暂的恶心、头痛、眩晕和腹部不适。对妊娠子宫有收缩作用，因此妊娠期妇女禁用；对前列腺素类过敏者、青光眼、哮喘、过敏性结肠炎及过敏体质者禁用。女性患者使用本药可能出现月经过多和阴道出血。服用本药1周内，避免服用阿司匹林和其他非甾体抗炎药。

表26-1　其他前列腺素衍生物药物

药物	作用	应用	不良反应
恩前列醇（enprostil）	PGE_2衍生物，抑制胃酸分泌和胃泌素释放，保护黏膜作用持久	消化性溃疡的防治	腹痛、腹泻；恶心、头痛。孕妇禁用
利奥前列素（rioprostil）	PGE_1衍生物，抑制胃酸分泌，保护黏膜	消化性溃疡	稀便、腹泻。孕妇禁用
阿巴前列素（arbaprostil）	PGE_2衍生物，抑制胃酸分泌，保护黏膜	消化性溃疡	稀便、腹泻
曲莫前列素（trimoprostil）	PGE_2衍生物，抑制胃酸分泌，保护黏膜	消化性溃疡	腹痛、恶心、呕吐

（二）其他黏膜保护药

铝碳酸镁片（hydrotalcite）

铝碳酸镁既是黏膜保护剂又是抗酸剂，可吸附胃蛋白酶、结合胆汁酸，还可刺激胃黏膜使前列腺素 E_2 合成增加，从而增强胃黏膜的屏障功能。铝碳酸镁抗酸起效迅速，作用温和而持久，由于可结合胆汁酸，对胆汁反流性胃炎效果良好。铝碳酸镁可引起便秘、腹泻等不良反应，但要注意，铝、镁两种金属离子能干扰多种药物如四环素类、铁剂、喹诺酮类、抗凝剂、地高辛、雷尼替丁等的吸收，服用时必须错开时间。服用方法口服（咀嚼后服用）。一次1~2片，一日3次，餐后1~2h、睡前或胃部不适时服用。

枸橼酸铋钾（colloidal bismuth subcitrate）

又称迪乐、胶体次枸橼酸铋、可维钾。

作用机制枸橼酸铋钾在胃的酸性环境中形成弥散性的保护层覆盖于溃疡面上，阻止胃酸及酶对溃疡的侵袭；具有降低胃蛋白酶活性，促进黏膜释放前列腺素的作用，从而保护胃黏膜；对幽门螺杆菌具有杀灭作用，因而可促进胃炎的愈合。服用方法成人一次1粒，一日4次，前3次于三餐前0.5h，第4次于晚餐后2h服用；或一日2次，早晚各服2粒。注意枸橼酸铋钾不可长期服用，另外，牛奶和抗酸药同服可干扰其吸收，故不能同时服用。

硫糖铝（sucralfate）

硫糖铝能与溃疡面上带正电荷的蛋白质结合，形成保护性屏障；吸附胆盐和胆汁酸，阻止胃酸、胃蛋白酶侵蚀；与胃蛋白酶络合，使胃蛋白酶失活。可用于消化性溃疡的治疗。服用方法一次5~10ml，一日2~4次，晨起饭前1h及晚间休息前空腹服用。

替普瑞酮（teprenone）

替普瑞酮可直接增加黏液分泌和促进细胞再生，从而减轻胃黏膜的受损，并可使已受损的胃黏膜甚至溃疡得以恢复，对胃黏膜起直接保护作用。服用方法一次1粒，一天3次，饭后服用（与空腹服用相比，饭后服用生物利用度显著增加）。

瑞巴派特（rebamipide）

瑞巴派特通过增加胃黏膜中前列腺素E_2含量，增加胃黏液量和胃血流量，抑制阿司匹林、乙醇等对胃黏膜的损伤，从而保护胃肠黏膜。服用方法一次1片，一天3次，早、晚及睡前口服。

四、抗幽门螺杆菌药

幽门螺杆菌（Hp）是一种革兰阴性杆菌，该细菌生存能力极强，能够在强酸性环境中生存，是目前发现的唯一能够在胃里面生存的细菌。被幽门螺杆菌感染后，一部分人没有明显症状，也有一部分人会出现腹痛、腹胀、反酸、嗳气等症状。如果幽门螺杆菌长期没有得到有效控制，可能会发展为慢性萎缩性胃炎、胃溃疡甚至胃癌。因此在检查感染后，应尽快进行根除幽门螺杆菌的药物治疗。

根除幽门螺杆菌的药物包括抗菌药物、质子泵抑制药和铋剂。临床上目前普遍应用"四联"疗法，其根治率相对较高，方案是：一种抑制胃酸的质子泵抑制药（PPI，常用的如奥美拉唑、雷贝拉唑、泮托拉唑等）联合两种抗生素（如阿莫西林＋甲硝唑、阿莫西林＋克拉霉素、阿莫西林＋左氧氟沙星等）以及铋剂（如果胶铋），共计四种药物，每日2次，早晚服用，其中2种是餐前0.5h服用（PPI和铋剂），另2种是餐后服用（抗生素），连服10天或14天，根除治疗结束后，空腹做呼气试验，复查幽门螺杆菌，必要时复查胃镜，确认是否根除成功。

▇ 知识拓展

幽门螺杆菌

幽门螺杆菌，*Helicobacter pylori*，简称Hp。1982年，两位澳大利亚科学家罗宾·沃伦（J. RobinWarren）和巴里·马歇尔（BarryJ. Marshall）发现了幽门螺杆菌。它是一种单极、多鞭毛、末端钝圆、螺旋形弯曲的细菌，长2.5～4.0μm，宽0.5～1.0μm，主要寄生在胃幽门、胃窦等附近的黏膜上。2005年度诺贝尔生理学或医学奖授予这两位科学家，以表彰他们发现了幽门螺杆菌及其在胃炎和胃溃疡等疾病中的作用。经过30多年的深入研究，幽门螺杆菌在慢性胃炎、消化性溃疡和胃癌中的重要作用已被充分证明。目前认为90%的十二指肠溃疡、80%的胃溃疡和80%胃癌与幽门螺杆菌感染有关。幽门螺杆菌的根除使消化性溃疡的复发率由每年的80%降低到了5%，使消化性溃疡成为真正可以治愈的疾病。幽门螺杆菌的发现是20世纪医学史上最重大的发现之一。

第二节 | 消化功能调节药

一、助消化药

助消化药（digestants）分两大类：一类是能够直接发挥消化食物的消化酶制剂，起效快，针对性较强；一类是能够间接帮助消化食物的药物，它们发挥不同的助消化作用，对改善症状有较好的帮助。

表26-2 常见助消化药

药物	作用	应用	注意事项
胃蛋白酶（pepsin）	直接消化胃中蛋白质食物	胃蛋白酶缺乏症、蛋白性食物过多导致消化不良、病后恢复期消化功能减退	适用高蛋白摄入过多的饱胀治疗；餐中或餐后服用；根据腹胀程度可适当增加剂量；与酸性食品同用疗效会更好；与硫糖铝等碱性药物合用疗效会下降
胰酶（pancreatin）	消化脂肪、蛋白质和淀粉。含胰蛋白酶、胰淀粉酶及胰脂肪酶	消化不良、食欲不振、胰液分泌不足、糖尿病性消化不良等	酸性溶液中易被破坏，制成肠衣片吞服，偶有过敏反应
乳酶生（lactasin）	干燥活乳酸杆菌，分解糖类产生乳酸，增高肠内酸性，抑致肠内腐败菌的繁殖，减少蛋白质发酵和产气	消化不良、肠发酵、腹胀、小儿消化不良性腹泻及二重感染的防治	不宜与抗菌药物或收敛剂同时服用，以免降低疗效，冷暗处保存
干酵母（dried yeast）	干燥活酵母菌，含少量B族维生素，尚含转化酶和麦芽糖酶	消化不良、食欲不振、维生素B缺乏症辅助用药	嚼碎服用，用量过大可发生腹泻
稀盐酸（dilute hydrochloric acid）	口服后提高胃内酸度，增强胃蛋白酶活性	慢性胃炎、胃癌、发酵型消化不良等	10%盐酸溶液，宜在餐前或进餐时与胃蛋白酶同服

二、止吐药及胃肠促动药

（一）止吐药

呕吐是机体的一种重要的反射活动，受延髓呕吐中心调控。根据发病机制不同，呕吐可分为反射性呕吐、中枢性呕吐及前庭障碍性呕吐。止吐药物是一类通过影响呕吐反射的不同环节而起止吐作用的药物，包括5-HT$_3$受体拮抗药、抗精神失常药物、糖皮质激素、抗胆碱药物、NK-1受体拮抗药、维生素类药物。

5-HT$_3$受体拮抗药 该类药物作用于周围和中枢神经局部的神经元5-HT$_3$受体，5-HT$_3$受体阻断剂是目前国内治疗化疗引起的恶心和呕吐的主要药物，因为它可在化疗过程阻断中枢或外周释放5-HT$_3$，因此5-HT$_3$受体阻断剂可有效止吐。这类药物的通用名中都带有"司琼"，目前常见的有昂丹司琼、格雷司琼、托烷司琼、雷莫司琼、阿扎司琼、帕洛诺司琼等。

昂丹司琼（ondansetron）

又名枢复宁、恩丹西酮、奥月西隆、安美舒。

餐前1h服用，口服吸收迅速，持续2～6h，生物利用度为60%，$t_{1/2}$为3～4h。

临床用于：（1）治疗由化疗和放疗引起的恶心、呕吐。①成人：给药途径和剂量应视患者情况因人而异。剂量一般为8～32mg；对可引起中度呕吐的化疗和放疗，应在患者接受治疗前，缓慢静脉注射8mg；或在治疗前1～2h口服8mg，之后间隔12h口服8mg。对可引起严重呕吐的化疗和放疗，可于治疗前缓慢静脉注射本药8mg，之后间隔2～4h再缓慢静脉注射8mg，共2次；也可将本药加入50～100ml生理盐水中于化疗前静脉滴注，滴注时间为15min。对可能引起严重呕吐的化疗，也可于治疗前将本药与20mg地塞米松磷酸钠合用静脉滴注，以增强本药的疗效。对于上述疗法，为避免治疗后24h出现恶心、呕吐，均应让患者持续服药，每次8mg，每日2次，连服5天。②儿童：化疗前按体表面积计算，静脉注射5mg/m^2，12h后再口服4mg，化疗后应持续给予病儿口服4mg，每日2次，连服5天。③老年人：可依成年人给药法给药，一般不需调整。

预防或治疗手术后呕吐：①成人：一般可于麻醉诱导同时静脉滴注4mg，或于麻醉前1h口服8mg，之后每隔8h口服8mg，共2次。已出现术后恶心呕吐时，可缓慢静脉滴注4mg进行治疗。

注意事项：静脉滴注时，在下述溶液中是稳定的（在室温或冰箱中可保持稳定1周）：0.9%氯化钠注射液、5%葡萄糖注射液、复方氯化钠注射液和10%甘露醇注射液，但该类药物仍应于临用前配制。

不良反应：头痛、头部和上腹部发热感、静坐不能、腹泻、皮疹、急性张力障碍性反应、便秘等；部分患者可有短暂性氨基转移酶升高。罕见不良反应有支气管痉挛、心动过速、胸痛、低钾血症、心电图改变和癫痫大发作。

抗精神失常药物　该类药物作用机制为阻断中脑边缘系统及中脑皮层通路的多巴胺（DA$_2$）受体，对各种原因引起的呕吐都有止吐作用，但对晕动症无效。以氯丙嗪为代表。患者基底神经节病变、帕金森病、帕金森综合征、骨髓抑制、青光眼者禁用。用药期间需定期检测肝功能和白细胞计数，同时不宜驾驶、操作机械、高空作业和饮酒。

抗组胺类药物　该类药物通过拮抗H$_1$受体而发挥作用，以苯海拉明为代表。60岁及以上老人在使用该类药物时更易出现头晕、镇静和低血压等症状，应慎用。新生儿、早产儿应禁用。

糖皮质激素　该类药物可通过抗炎及抗毒素的作用减轻外周神经的损害，保持正常的胃肠动力，从而减轻呕吐，以地塞米松为代表。在使用时需尽量避免与非甾体类抗炎药合用。

抗胆碱药物　该类药物通过阻断M胆碱受体发挥作用，以东莨菪碱为代表。使用时常见不良反应包括口干、视力模糊、镇静等。

抗多巴胺类药物 该类药物为DA_2受体拮抗药，对5-HT_3受体也有轻度抑制作用，可作用于延髓催吐化学感受区（CTZ）中DA_2受体而提高CTZ的阈值，以甲氧氯普胺为代表。大剂量长期应用可能会因阻断DA_2受体，使胆碱能受体相对亢进而导致锥体外系反应，产生肌震颤、发音困难、共济失调等症状，儿童及老年人需谨慎使用。此外，因其有潜在致畸作用，所以孕妇不宜应用。

NK-1受体拮抗药 该类药物是人P物质神经激肽1（NK-1）受体的选择性高亲和力拮抗药，以阿瑞匹坦为代表。使用时应避免与CYP3A4抑制/诱导剂合用，与华法林合用可能会降低凝血酶原时间的INR值。

维生素类药物 以维生素B_6为代表，可用于减轻妊娠呕吐，在肾功能正常时几乎不产生毒性，但长期、过量应用该药可致严重的周围神经炎，出现神经感觉异常、步态不稳、手足麻木。

（二）胃肠促动药

甲氧氯普胺（metoclopramide）

又称胃复安、灭吐灵。

【**药动学特点**】口服给药后，经胃肠道吸收，进入血液循环后，可迅速与血浆蛋白结合，在肝脏中代谢。经肾脏排泄，口服量约有85%以原形以葡糖醛酸结合物随尿排出。

【**药理作用**】甲氧氯普胺能拮抗CTZ的D_2受体，产生强大的中枢性止吐作用。除了胃肠道多巴胺D_2受体拮抗效应外，还有激动5-HT_4受体的作用，进而使5-HT_4受体阳性神经末梢释放乙酰胆碱，增强平滑肌收缩，增加食管下段括约肌张力，发挥促动力效应。

【**临床应用**】甲氧氯普胺常用于各种病因所致恶心、呕吐、嗳气、消化不良、胃部胀满、胃酸过多等症状的对症治疗。还适用于糖尿病性胃轻瘫、尿毒症、硬皮病等胶原疾患所致胃排空障碍；残胃排空延迟症、迷走神经切除后胃排空延缓。也用于反流性食管炎、胆汁反流性胃炎、功能性胃滞留、胃下垂等。口服给药：片剂：每次5～10mg，每日3次。用于糖尿病性胃排空功能障碍患者，于症状出现前30min口服10mg；或于餐前及睡前服5～10mg，每日4次。成人1日总剂量不得超过0.5mg/kg。静脉给药：肌内或静脉注射，1次10～20mg，1日剂量不超过0.5mg/kg。建议使用时间不要超过14天。

【**禁忌证**】禁用于胃肠活动增加后有危险的患者，如消化道出血、梗阻或穿孔患者及嗜铬细胞瘤、癫痫和对本药过敏者。

【**护理用药作用评估**】

1. 药效 口服30～60min后开启起效，持续时间一般为1～2h。

2. 不良反应 头晕、腹泻、困倦，长期用药可导致锥体外系反应、溢乳及月经紊乱。

【**护理要点**】

（1）询问患者是否有抑郁、帕金森病以及高血压，应用该药时应谨慎。

（2）注意患者肠鸣音。

（3）可按医嘱静注苯海拉明25mg以拮抗本药大剂量使用时导致的锥体外系副反应。

【健康教育】

（1）告知患者服药2h内应避免从事精神高度紧张的活动。

（2）告知患者出现持续或严重的副反应及时报告。

（3）告知患者应避免饮酒。

多潘立酮（domperidone）

又称丙哌双酮、味哌酮、哌双味酮。

多潘立酮是外周多巴胺受体拮抗药。多潘立酮直接作用于胃肠壁，可增加胃肠道的蠕动和张力，促进胃排空，增加胃窦和十二指肠运动，协调幽门的收缩，同时也能增强食道的蠕动和食道下端括约肌的张力，抑制恶心、呕吐。多潘立酮常用于胃排空延缓、胃食管反流等引起的消化不良相关症状，如腹胀、嗳气、恶心、呕吐、腹部胀痛等。每日3次，每次10mg，必要时剂量可加倍或遵医嘱，建议在饭前15～30min服用。通常每日剂量不建议超过30mg。12岁以下儿童（尤其是婴儿）、体重小于35kg的青少年和成人慎用。使用多潘立酮增加严重室性心律失常和心源性猝死的风险，尤其是60岁以上患者或每日口服剂量大于30mg的患者，因此，老年患者使用本药应谨慎，尽可能在最短的时间内使用所需的最低剂量，一般使用不得超过1周。分泌催乳素的垂体肿瘤（催乳素瘤）、嗜铬细胞瘤、乳腺癌患者禁用。

莫沙必利（mosapride）

莫沙必利是选择性5-羟色胺受体激动药，通过兴奋胃肠道胆碱能中间神经元及肌间神经丛的5-HT$_4$受体，促进乙酰胆碱的释放，从而增加胃和小肠的运动。莫沙必利具有促进胃及十二指肠运动，加快胃排空的作用。莫沙必利对全胃肠道均有促动力作用，因此，较为适合用于全胃肠道动力不足者，临床主要用于功能性消化不良伴有胃灼热、嗳气、恶心、呕吐、早饱、上腹胀等消化道症状；也可用于胃食管反流性疾病、糖尿病性胃轻瘫及部分胃切除患者的胃功能障碍治疗。片剂/胶囊剂：口服，1次5mg，1天3次，饭前服用，或遵医嘱。分散片：口服，1次5mg，1天3次，饭前或饭后服用，或遵医嘱。莫沙必利具有受体选择高、安全性高、作用部位广等特点，几乎没有锥体外系的副作用，目前临床广泛使用。建议使用时间不要超过14天。

曲美布汀（trimebutine）

曲美布汀为胃肠道运动双向调节药，可对胃肠道平滑肌的兴奋与抑制进行双向调节。当胃肠道平滑肌运动低下时，曲美布汀可作用于胃肠道平滑肌肾上腺素受体，抑制肾上腺素的释放，从而增加胃肠道平滑肌运动节律；当胃肠道平滑肌运动亢进时，曲美布汀可作用于胃肠道平滑肌胆碱能受体，抑制乙酰胆碱释放，从而减少胃肠道平滑肌运动节律。

临床主要用于胃肠道运动功能紊乱引起的食欲不振、恶心、呕吐、嗳气、腹胀、腹鸣、腹痛、腹泻、便秘等症状的改善和肠道易激惹综合征。成人口服，每次1～2片（0.1～0.2g），一日3次，根据年龄、症状适当增减剂量。服药后出现皮疹的患者应停药观察。

三、泻药和止泻药

（一）泻药

1. 容积性泻药　容积性泻药是一类不被肠壁吸收，在肠道内吸收水分膨胀，增加大便体积，软化大便，扩张肠道，刺激肠道蠕动，从而起到缓解便秘作用的药物。常使用的容积性泻药主要有硫酸镁、硫酸钠、乳果糖等。

硫酸镁（magnesium sulfate）

口服不吸收，在肠腔内形成高渗而减少水分吸收，肠内容积增大，刺激肠壁，导致肠蠕动加快，引起泻下。镁盐还能引起十二指肠分泌缩胆囊素，刺激肠液分泌和蠕动。口服高浓度硫酸镁或用导管直接注入十二指肠，因反射性引起胆管括约肌松弛，胆囊收缩，产生利胆作用。亦用于阻塞性黄疸、慢性胆囊炎。硫酸镁抑制中枢神经系统，不能用于中枢抑制性药物中毒的抢救或有中枢抑制症状的患者。

硫酸钠（sodium sulfate）

硫酸钠导泻作用机制与硫酸镁相似，但作用较硫酸镁弱，也较安全。

临床应用的容积性泻药还有乳果糖（lactulose）、山梨醇（sorbitol）及甘露醇（manmitol）等。

2. 接触性泻药　又称刺激性泻药。本类药物或其代谢产物刺激肠壁，使肠道蠕动加强；同时改变肠黏膜的通透性，使电解质和水分向肠腔水分增加，蠕动增强，引起泻下。

酚酞（phenolphthalein）

用于习惯性顽固性便秘。也可在各种肠道检查前用作肠道清洁剂。口服后在肠内遇胆汁及碱性液形成可溶性钠盐，刺激结肠黏膜，促进其蠕动，并阻止肠液被肠壁吸收而起缓泻作用。由于小量吸收后（约15%）进行肝肠循环的结果，其作用可持续3～4日。连用偶能引起发疹，长期应用可使血糖升高、血钾降低；也可出现过敏反应、肠炎、皮炎及出血倾向等。过量或长期滥用可造成电解质紊乱、诱发心律失常，也可发生神志不清、肌痉挛以及倦怠无力等症状。本药如与碳酸氢钠及氧化镁等碱性药并用，能引起尿液及粪便变色。禁忌证：①阑尾炎、肠梗阻、未明确诊断的肠道出血患者及充血性心力衰竭和高血压患者禁用。②哺乳期妇女及婴儿禁用。

比沙可啶（bisacodyl）

为刺激性缓泻药，通过与肠黏膜接触刺激其神经末梢，引起结肠反射性蠕动增强而导致排便。还可刺激局部轴突反射和节段反射，产生广泛的结肠蠕动；同时可抑制结肠内钠离子、氯离子和水分的吸收，增大肠内容积，引起反射性排便。餐后给药10～12h内发挥疗效，直肠给药后约15～60min可引起排便。主要经粪便排出，少量以葡萄糖醛酸化合物的形式自尿排出。临床研究表明本药对急、慢性便秘均有效。用于急、慢性便秘。也可用于腹部X线检查、内镜检查和术前肠道清洁。整片吞服，每次5～10mg，每日1次。栓剂：成人，1次1粒，1日1次。少数患者服药后有腹痛感，排便后自行消失，未见其他不良反应。急腹症、炎症性肠病及电解质紊乱患者禁用。

3. 润滑性泻药 润滑类泻药是通过润滑肠腔，帮助粪便顺利排出。

液体石蜡（liquid paraffin）

属矿物油，在肠内不被消化，吸收极少，对肠壁和粪便起润滑作用，且能阻止肠内水分吸收，软化大便，使之易于排出。久服可干扰维生素A、D、K及钙、磷的吸收，导泻时可致肛门瘙痒。老年患者服药不慎，偶可致脂性肺炎。

（二）止泻药

腹泻是多种疾病的一种症状，可引起疼痛，腹泻分为急性腹泻和慢性腹泻。急性腹泻绝大多数是"感染性腹泻"或"食物中毒"。"感染性腹泻"的病原体包括但不限于各种病毒、细菌。"食物中毒"可能是吃了各种各样过期的、变质的食物，病原体则可能是副溶血弧菌、沙门菌、葡萄球菌、肉毒杆菌、变形杆菌、肠出血性大肠杆菌等。急性腹泻也可能是特殊病原体，包括菌痢、霍乱、阿米巴、隐孢子虫、贾第虫、血吸虫。急性腹泻原因还有出血性坏死性肠炎、抗生素相关性肠炎、炎症性肠病急性发作、缺血性肠病、变态反应性肠炎。另外，全身感染性疾病、毒物中毒（菌菇、河豚、重金属等）、系统性疾病（如腹型紫癜）、内分泌疾病（甲状腺功能亢进、肾上腺素皮质功能减退）都可能引起急性腹泻。

慢性腹泻大多数为功能性腹泻，包括肠易激综合征、功能性腹泻，也可由胃肠消化不良或胆汁、胰酶分泌不足引起，比如慢性萎缩性胃炎、胃大部切除后胃酸缺乏、炎症性肠病、放射性肠炎、乳糜泻、慢性胰腺炎、慢性胆囊炎，内分泌疾病（甲状腺功能亢进、肾上腺皮质功能减退、胃泌素瘤、血管活性肠肽瘤、甲状腺髓样癌、类癌综合征、糖尿病、尿毒症）、系统性疾病（系统性红斑狼疮、硬皮病等）均可引起慢性腹泻。

地芬诺酯（diphenoxylate）

为合成的具有止泻作用的吗啡类似物，具较弱的阿片样作用，但无镇痛作用，现已替代阿片制剂成为有效的非特异性止泻药。临床应用的是本药和阿托品的复方制剂。本药对肠道作用类似吗啡，可直接作用于肠平滑肌，通过抑制肠黏膜感受器，降低局部黏膜的蠕动反射而减弱肠蠕动，使肠内容物通过延迟，有利于肠内水分的吸收。用于急、慢性功能性腹泻及慢性肠炎。口服，1次2.5～5mg，1日2～4次。腹泻被控制时，即应减少剂量。服药后偶见口干、腹部不适、恶心、呕吐、嗜睡、烦躁、失眠等，减量或停药后即消失。

鞣酸蛋白（albumin tannate）

服后在胃内不分解，至小肠分解出鞣酸，使蛋白凝固，有收敛止泻作用，用于急性胃肠炎、非细菌性腹泻。能影响胰酶、胃蛋白酶、乳酶生等的药效，不宜同服。治疗菌痢时，应先控制感染。

附：具有泻下作用的中成药

麻仁丸（Maren Wan）

【成分】火麻仁、苦杏仁、大黄、枳实（炒）、厚朴（姜制）、白芍（炒）

【性状】本品为水蜜丸。

【功能主治】润肠通便。用于肠热津亏所致的便秘，症见大便干结难下、腹部胀满不舒；习惯性便秘见上述证候者。

【用法用量】口服，水蜜丸1次6g，1日1～2次。

【注意事项】

1．服药期间饮食宜清淡，忌酒及辛辣食物。不宜在服药期间同时服用滋补性中药。

2．本品须辨证施治。

第三节 | 治疗胆道、肝脏疾病的药

一、胆石溶解药和利胆药

熊去氧胆酸（ursodeoxycholic acid）

熊去氧胆酸为由胆固醇衍生而来的天然亲水性胆汁酸，在人体总胆汁酸中含量较低。口服熊去氧胆酸后，可通过抑制胆固醇在肠道内的重吸收和降低血液中的胆固醇向胆汁转移，从而降低胆汁中胆固醇的饱和度，进而使胆固醇结石逐渐溶解。主要用于胆囊收缩功能正常且X射线能穿透的胆囊胆固醇性结石。不良反应主要有腹泻，其他偶见的不良反应有便秘、过敏、头痛、头晕、胰腺炎和心动过速等。急性胆系感染者、胆道梗阻者、孕妇及哺乳期妇女禁用。

苯丙醇（phenylpropanol）

又称利胆丸。

有促进胆汁分泌作用，服后可减轻腹胀、腹痛、恶心、厌油等症状，并有促进消化、增加食欲、排出结石、降低血胆固醇等作用。用于胆囊炎、胆道感染、胆石症、胆道手术后综合征和高胆固醇血症等。1日3次，每次0.1～0.2g，餐后服。如治疗超过3周，每日剂量不宜超过0.1～0.2g，偶有胃部不适，减量或停药后即消失。胆道完全阻塞患者禁用。

二、治疗肝性脑病药

肝性脑病（hepatic encephalopathy，HE）是指一大类在肝病基础上又出现神经病学和神经精神病学异常症状的综合征。HE是一个从认知功能正常、意识完整到昏迷的连续性表现，可产生广泛的神经、精神和肌肉骨骼症状。目前，对肝性脑病患者，在综合治疗的基础上多用降血氨药物治疗，但疗效并不是很理想。

左旋多巴（levodopa）

为多巴胺（dopamine，DA）的前体药物，本身无药理活性，通过血脑屏障进入中枢，经多巴脱羧酶作用转化成多巴胺而发挥药理作用。多巴胺用于肝性脑病可使患者清醒，症状改善。每日0.3～0.4g，加入5%葡萄糖溶液500ml中静脉滴注，待完全清醒后减量至每日0.2g，继续1～2日后停药；或用该药5g加入生理盐水100ml中鼻饲或灌肠。

谷氨酸（glutamic acid）

本药与精氨酸的摄入有利于降低及消除血氨，从而改善脑病症状。在ATP供能和谷氨酰胺合成酶的催化下，本药可通过肝脏细胞与血液中的氨结合，成为无害的谷氨酰胺，使血氨下降；同时本药也有利于天门冬氨酸生成，帮助鸟氨酸循环促进尿素合成，解除氨中毒。肝性脑病、精神神经系统疾病：口服给药，1次2～3g，1日3次。

精氨酸（arginine）

本药可参与体内鸟氨酸循环，促进尿素生成而降低血氨，对外科烧伤、肝功能不全所致的高氨血症及肝性脑病患者有效。用于肝性脑病。适用于禁钠患者，也适用于其他原因引起的血氨过高所致的精神症状。口服给药，1次0.75～1.5g，1日3次。静脉滴注，一次15～20g，于4h内滴注完。本药禁止与强心苷类药物合用。用于抢救肝性脑病伴缺钙的患者，可与谷氨酸合用。

乳果糖（lactulose）

为一种人工合成的酸性双糖，不被肠内双糖酶破坏，进入结肠后在细菌参与下分解为乳酸、醋酸和少量甲酸等弱酸。由于一分子乳果糖能生成四分子的酸，故能明显降低结肠 pH，有利于易吸收的非离子化氨（NH_3）转变为不易吸收的离子化铵（NH_4^+），使经肠黏膜吸收的氨减少。当结肠内 pH 由 7.0 降至 5.0 时，不但结肠黏膜不再吸收氨，血液中的氨也会经肠黏膜扩散进入肠腔，从而使血氨降低。本药也能通过对细菌代谢的作用，直接减少氨的生成。因其本身不被吸收，可发挥渗透性导泻作用，减少氨的吸收。用于肝性脑病的辅助治疗，也用于内毒素血症和治疗便秘。治疗肝性脑病和内毒素血症：开始每次 10～20g，每日 2 次，后改为每次 3～5g，每日 2～3 次；以每日排软便 2～3 次为宜。治疗肝性脑病时可将本药 200g 加入 700ml 水或生理盐水中，保留灌肠 30～60min，每 4～6h 一次。该药与新霉素合用可提高对肝性脑病的疗效。不良反应少且轻微，偶有腹部不适、腹胀、腹痛；大剂量时偶见恶心、呕吐。长期大剂量使用致腹泻时可出现水和电解质紊乱，减量后不良反应可消失。对本药过敏者、阑尾炎、胃肠道梗阻、不明原因腹痛、尿毒症及糖尿病酸中毒患者禁用。

临床实训

一、处方分析

案例： 李某洋，男，43 岁。因间断性上腹痛 3 个月余就诊，查体：上腹轻度压痛，余未见异常。血常规、大便常规及潜血化验未见异常。查 ^{13}C 尿素呼吸试验，结果显示阳性。胃镜检查显示十二指肠溃疡。快速尿素酶检测阳性。诊断：幽门螺杆菌感染；十二指肠溃疡。医生给予以下处方。

Rp.

艾司奥美拉唑镁肠溶片　20mg×7 片

Sig.　20mg　q.d.　p.o.

枸橼酸铋雷尼替丁片　0.2g×12 片

Sig.　0.2g　b.i.d.　p.o.

阿莫西林分散片　0.25g×12 片

Sig.　1g　b.i.d.　p.o.

克拉霉素分散片　0.25g×6 片

Sig.　0.5g　b.i.d.　p.o.

请问： 该处方是否合理？为什么？

分析： 该处方不合理。用法、用量不适宜。根除 Hp 的含铋剂四联疗法，PPI 的用量不适宜，建议 PPI 宜每日 2 次，以使胃内达到最佳 pH；枸橼酸铋雷尼替丁含有铋剂和雷尼替丁，两者的比例为 1：1.1，每天 2 次，每次 1 片的方案中所含的铋剂剂量不足，且本处方中已有抑酸剂。本处方属遴选药品不适宜，用法、用量不适宜。

二、实训练习

案例：王某，男，40岁，间歇性腹痛3月余，发作时上腹部疼痛，于饭后发作，胃镜检查确诊为胃溃疡。医生开具奥美拉唑和阿莫西林等药物治疗。

请问：奥美拉唑的主要不良反应和注意事项有哪些？同类药物还有哪些？

（乔玉洁　段红珍）

❓思考题

1. 简述治疗消化性溃疡药物分类、代表药物及其作用机制。
2. 临床根除幽门螺杆菌的治疗为什么要选择联合用药？用哪些药联合治疗？
3. 简述泻药、胃肠促动药的分类和代表药。

　实训练习解析　　　　　思考题与参考答案　　　　　思维导图

第二十七章

作用于血液系统的药

人体血液凝固与纤溶系统组成及功能

　　血液凝固是多种凝血因子参与的一系列蛋白水解活化过程，凝血酶原酶复合物可通过内源性凝血途径和外源性凝血途径生成。两条途径的主要区别在于启动方式和参与的凝血因子有所不同；但两条途径中的某些凝血因子可以相互激活，故两者关系密切，并不完全独立。①内源性凝血途径：是指参与凝血的因子全部来自血液，由 FXⅡ被激活启动，通常因血液接触带电荷的异物表面接触而启动。②外源性凝血途径：由来自血液之外的组织因子暴露于血液而启动的凝血过程称为外源性凝血途径。组织因子（Ⅲ因子）在于大多数组织、细胞中，在组织损伤、血管破裂的情况下，凝血因子Ⅲ释放，与血浆中的 FVⅡ、Ca^{2+} 形成复合物，将 FX 激活为 FXa。最终生成纤维蛋白，形成血凝块。正常情况下，体内也存在着低水平的凝血系统激活，但血管中的血液却保持流体状态而不会凝固；正常人在轻微组织损伤发生生理性止血时，血液凝固仅限于受损组织的局部而不蔓延到其他部位，且全身血液循环不会受到影响。即使当组织损伤而发生生理性止血时，止血栓也只局限于损伤部位，并不延及未损伤部位，这主要是因为血浆中有很强的生理性抗凝物质（图 27-1）。因此血液中凝血和抗凝血、纤溶和抗纤溶系统保持动态平衡，共同维持血液的流动性，一旦平衡失调，可导致血管内凝血，形成血栓栓塞性疾病，或引起出血性疾病。

第一节 促 凝 血 药

　　促凝血药（coagulants）可通过激活凝血过程的某些凝血因子而防治某些凝血功能低下所导致的出血性疾病。

一、促进凝血因子活性的药

维生素 K（vitamine K）

维生素 K 分为维生素 K_1、K_2、K_3、K_4。天然的维生素 K_1、维生素 K_2 是脂溶性的，其

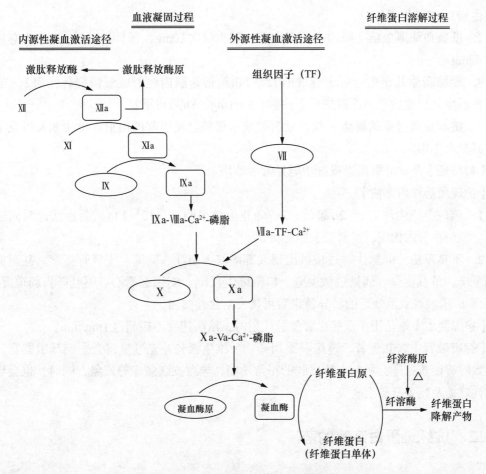

图27-1 血液凝固和纤溶过程示意图

"▢"为肝素的作用环节；"⬭"为香豆素类的作用环节；"△"为链(尿)激酶、组织型纤溶酶原激活物的作用环节

吸收有赖于胆汁的正常分泌，而水溶性的维生素K_3和维生素K_4由人工合成。

【药动学特点】维生素K_1、K_2口服吸收需要胆盐的协助，维生素K_3、K_4吸收不依赖于胆汁，可在肠道中直接吸收，进入血液循环。各种维生素肌内注射均可很快被吸收，大部分以原形经胆汁或从尿中排除。

【药理作用】

1. 止血作用 维生素K为肝脏合成凝血酶原（因子Ⅱ）的必需物质，还参与因子Ⅶ、Ⅸ、Ⅹ的合成。缺乏维生素K可致上述凝血因子合成障碍，影响凝血过程而引起出血。

2. 镇痛作用 其机制可能与阿片受体和内源性阿片样物质介导有关。用于胆石症、胆道蛔虫症引起的胆绞痛。

【临床应用】

1. 维生素K缺乏症 对饮食影响尤为突出，可导致进食困难或不能进食，严重导致阻塞胆道，慢性腹泻所致吸收不良综合征，长期使用抗生素致内源性合成减少，此时应补

充维生素 K_1 或维生素 K_3。

2. 低凝血酶原血症 肌内或深部皮下注射，每次10mg，每日1～2次，24h内总量不超过40mg。

3. 预防新生儿出血 可于分娩前12～24h给母亲肌内注射或缓慢静脉注射2～5mg。也可在新生儿出生后肌内注射或皮下注射0.5～1mg，8h后可重复。

4. 抗凝血药过量的解毒 双香豆素类或水杨酸过量引起的出血，维生素K可竞争性拮抗其凝血作用。

【禁忌证】严重肝脏疾患或肝功能异常者禁用。

【护理用药作用评估】

1. 药效 肌内注射1～2h起效，3～6h止血效果明显，12～14h后凝血酶原时间恢复正常。该药在肝内代谢，经肾脏和胆汁排出。

2. 不良反应 静脉注射过快可出现面部潮红、出汗、胸闷、支气管痉挛，甚至血压急剧下降，危及生命。偶见过敏反应。口服维生素 K_3、K_4 引起恶心、呕吐等胃肠道反应；葡萄糖-6-磷酸脱氢酶缺乏的特异质患者可诱发溶血性贫血。

【护理要点】该药用于重症患者静脉注射时，给药速度不应超过1mg/min。

【健康教育】告知患者，遵医嘱服用药物。维生素K补充过量将会影响呼吸器官，从而导致呼吸困难；还会影响人体皮肤的正常功能，导致皮肤瘙痒等现象；同时，也会导致溶血性贫血及相关肝脏疾病等。

二、抗纤维蛋白溶解的药

氨甲苯酸（aminomethylbenzoic acid）

又称对羧基苄胺、止血芳酸、抗血纤溶芳酸。

【药动学特点】口服后胃肠道吸收率为69%左右。体内分布浓度依次为肾＞肝＞心＞脾＞肺＞血液等。

【药理作用】血液循环中存在各种纤溶酶（原）的天然拮抗物，如抗纤溶酶（原）等。正常情况下，血液中抗纤溶物质活性比纤溶物质活性高很多倍，所以不致发生纤溶性出血。但这些拮抗物不能阻滞已吸附在纤维蛋白网上的激活物（如尿激酶等）所激活而形成的纤溶酶。纤溶酶是一种肽链内切酶，在中性环境中能裂解纤维蛋白（原）的精氨酸和赖氨酸肽链，形成纤维蛋白降解产物，并引起凝血块溶解出血。纤溶酶原通过其分子结构中的赖氨酸结合部位而特异性地吸附在纤维蛋白上，赖氨酸则可以竞争性地阻抑这种吸附作用，减少纤溶酶原的吸附率，从而减少纤溶酶原的激活程度，以减少出血。

【临床应用】该药主要用于因原发性纤维蛋白溶解过度所引起的出血，包括急性和慢性、局限性或全身性的高纤溶出血，后者常见于癌肿、白血病、妇产科意外、严重肝病出血等，也可作为纤维蛋白溶解药过量的解毒剂。静脉注射或滴注。1次0.1～0.3g，1日不超过0.6g。

【禁忌证】肾功能不全者禁用。

【护理用药作用评估】

1. 药效　服药后3h血药浓度即达峰值，口服剂量为7.5mg/kg，峰值一般为4～5μg/ml。口服8h血药浓度已降到很低水平；静脉注射后有效血药浓度可维持3～5h。

2. 不良反应　偶有头昏、头痛、瞳部不适。有心肌梗死倾向者应慎用。

【护理要点】

（1）应用该药时，应监护血栓形成并发症的可能性。

（2）应用该药时应注意静脉注射速度，过快可引起低血压。

（3）如患者应用凝血因子，应在使用后8h再用本药。

> **护理警示**
>
> （1）该药与青霉素或尿激酶等溶栓剂有配伍禁忌；
>
> （2）口服避孕药、雌激素或凝血酶原复合物浓缩剂与该药合用，有增加血栓形成的危险。

氨甲环酸（tranexamic acid）

又称凝血酸、止血环酸。

抗纤溶活性是氨甲苯酸的7～10倍，但不良反应较氨甲苯酸多。氨甲环酸口服后吸收较慢且不完全，吸收率为30%～50%，约为2h，达峰值时间一般在3h。用于治疗急性或慢性、局限性或全身性原发性纤维蛋白溶解亢进所致的各种出血。对该药中任何成分过敏者禁用或正在使用凝血酶的患者禁用。

三、凝血因子制剂

凝血酶（thrombin）

使纤维蛋白原转化为纤维蛋白。局部应用后使病灶表面的血液很快形成稳定的凝血块，用于控制毛细血管、静脉出血，或作为皮肤、组织移植物的黏合剂、固定剂，也可口服或局部灌注用于消化道止血。止血作用快，局部止血时1～2min即可使出血停止。凝血酶对血液凝固系统的其他作用尚包括诱发血小板聚集及继发释放反应等。临床用于局部止血：以干燥粉末或溶液（50～200U/ml）喷洒或喷雾于创伤表面；消化道止血：用生理盐水或温开水溶解成10～100U/ml的溶液，口服或局部灌注。也可根据出血部位及程度增减浓度、次数。

> **护理警示**
>
> （1）该药严禁注射，如误入血管内可导致血栓形成、局部坏死而危及生命；
>
> （2）该药必须直接与创面接触才能起止血作用；
>
> （3）该药应新鲜配制使用。

凝血酶原复合物（prothrombin complex）

含有凝血因子Ⅱ、Ⅶ、Ⅸ、Ⅹ，因子Ⅸ参与内源性凝血系统，因子Ⅶ参与外源性凝血过程。维生素K缺乏或严重肝脏疾患都可能造成上述4种因子缺乏而导致凝血功能障碍。输注该药可以提高血液中凝血因子 Ⅱ、Ⅶ、Ⅸ、Ⅹ浓度。用于治疗先天性和获得性凝血因子 Ⅱ、Ⅶ、Ⅸ、Ⅹ 缺乏症（单独或联合缺陷），包括乙型血友病（凝血因子Ⅸ缺乏症）、手术、急性重型肝炎、肝硬化等所致出血的防治。对甲型和丙型血友病（分别缺乏凝血因子Ⅷ和Ⅺ）无效。首剂 10～20IU/kg，之后对于凝血因子Ⅶ缺乏者每隔6～8h、凝血因子Ⅸ缺乏者每隔24h、凝血因子Ⅱ和凝血因子Ⅹ缺乏者每隔24～48h可酌情减少输注剂量，一般历时2～3天。在出血量较大或大手术时可根据病情适当增加剂量。快速滴注时可引起发热、潮红、头疼。偶有报道因大量输注导致弥散性血管内凝血、深静脉血栓和肺栓塞。

抑肽酶（aprotinin）

为广谱蛋白酶抑制药，静脉注射和滴注时 $t_{1/2}$ 约为10h，经代谢后以无活性代谢产物形式由尿排出。药理作用主要有：①通过抑制纤维蛋白溶酶和纤维蛋白溶酶原的激活因子阻止纤溶酶原的活化；通过对过度激活的纤溶酶的直接抑制作用，该药可以保护纤维蛋白不被纤溶酶降解，并且保护血浆中的纤维蛋白原、凝血因子 Ⅴ、Ⅷ及血清中的 α_2 球蛋白，从而起到抗纤溶和止血作用；临床上可用于纤维蛋白溶解引起的急性出血，每日静脉注射44.8～67.2单位（8万～12万kIU）；②本药还能抑制激肽释放酶（血管舒缓素），抑制其舒张血管，增加毛细血管通透性，降低血压，临床上可用于休克的治疗，首剂10min内静脉注射280单位（50万kIU），以后每6小时注入112～168单位（20万～30万kIU），6h内注射完，连续48～96h；③本药通过抑制胰蛋白酶及糜蛋白酶，阻止胰腺中其他活性蛋白酶原的激活及胰蛋白酶原的自身激活，可用于胰腺炎的治疗与预防，发病第1日、第2日每日注射224～336单位（40万～60万kIU），首次用量大一些，静脉缓慢注射，每分钟不超过56单位（10万kIU）；维持剂量应采用静脉滴注，一般每日4次，每日总量为56～112单位（10万～20万kIU）。偶有恶心、呕吐、腹泻等。极少数患者有血清肌酐一过性增高、休克、心悸、胸闷、呼吸困难、发热等过敏反应及类过敏反应发生。

护理警示

（1）该药不得用于静脉外的注射途径；

（2）该药需用前新鲜配制，用带有滤网装置的输血器缓慢静脉滴注。滴速开始时约15滴/分，15min后可稍加快滴速（40～60滴/分）

（3）该药一旦开瓶应立即使用（不超过3h），未用完部分不能保留再用。

护理警示

（1）临用前须做过敏反应试验，将该药制成1ml含1.4单位（2500kIU）的溶液，静脉注射1ml，严密观察15min，如果发生过敏反应，则不能使用；

（2）该药通过中心静脉给药，不可经同一静脉通道输入其他药物；

（3）该药注射时不宜过快，否则将会出现恶心、发热、瘙痒、荨麻疹等症状；

（4）该药不宜与β-内酰胺类抗生素合用。

人凝血因子Ⅷ（human coagulation factor Ⅷ）

在内源性凝血过程中，凝血因子Ⅷ作为一种辅助因子，在Ca^{2+}和磷脂存在下，与激活的凝血因子Ⅸ参与凝血因子Ⅹ的激活，最终使凝血酶原形成凝血酶，从而使凝血过程正常进行。生物半衰期为8～12h。主要用于防治甲型血友病（凝血因子Ⅷ缺乏症）或因患获得性因子Ⅷ抑制物增多症而导致的出血症状，以及这类患者的手术出血治疗。该药对其他凝血因子缺乏疾病，如乙型血友病（凝血因子Ⅸ缺乏）和丙型血友病（凝血因子Ⅺ缺乏）无效。大量输注该药可产生溶血反应或超容量性心力衰竭，一日输注超过20IU/kg时可出现肺水肿。此外，尚有高凝血因子Ⅰ血症或血栓形成。可能出现寒战、发热、荨麻疹、恶心、面红、皮疹、眼睑水肿及呼吸困难等过敏反应，严重者可致血压下降及休克。

护理警示

（1）稀释时应用塑料注射器，因为玻璃注射器表面可吸附凝血因子Ⅷ；

（2）配制好的溶液勿激烈振荡，配制后的溶液不能再置入冰箱中；

（3）应单独输注，不可与其他药物合用，输血器应带有滤网装置；

（4）滴注速度一般宜为60滴/分左右，应在1h内输完。

鱼精蛋白（protamine）

鱼精蛋白是一种碱性蛋白，具有强碱性基团，能与强酸性的肝素结合形成无活性的稳定复合物，这种拮抗作用使肝素失去抗凝血能力。注射后0.5～1min发挥止血作用，持续约2h。用于因注射肝素过量而引起的出血，以及其他自发性出血（如咳血）；心血管手术、体外循环或血液透析过程中应用肝素者，在结束时用硫酸鱼精蛋白中和体内残余的肝素。临床应用：①成人：静脉注射，用量应与最后一次所用肝素量相当（该药1mg可中和肝素100U），但一次不超过50mg；静脉滴注，10min内注入量不超过50mg，2h内不宜超过100mg。②儿童：抗自发性出血，静脉滴注，每日5～8mg/kg，分2次，间隔6h，每次以生理盐水300～500ml稀释，3日后改用半量，一次用量不

护理警示

（1）使用本药时切记不可过量；

（2）本药口服无效；

（3）本药禁与碱性物质接触，注射器具不能带有碱性；

（4）鱼精蛋白已显示与特定抗生素不相容，包括几种头孢菌素和青霉素类抗生素。

（5）本药应缓慢静脉注射，静脉注射速度过快可致热感、皮肤发红、低血压心动过缓等。

（6）有鱼类过敏史的患者可能对鱼精蛋白发生超敏反应。

超过25mg；抗肝素过量，缓慢静脉注射，用其1%溶液，每次不超过2.5ml（25mg）。注射后可有恶心、呕吐、面部潮红、疲倦及呼吸困难；静脉注射过快可导致血压下降、心动过缓及过敏性休克。

酚磺乙胺（etamsylate）

酚磺乙胺能增强毛细血管抵抗力，降低毛细血管通透性，减少血液渗出。能增加血

液中血小板数量，增强其聚集性和黏附性，促使血小板释放凝血活性物质，缩短凝血时间，加速血块收缩。止血作用迅速，静脉注射后1h作用达高峰，作用维持4～6h。口服也易吸收。用于预防和治疗外科手术出血过多，血小板减少性紫癜或过敏性紫癜，以及其他原因引起的出血，如脑、胃肠道、泌尿道、眼底、齿龈、鼻和皮肤等出血。预防手术出血：术前15～30min 静脉或肌内注射，1次0.25～0.5g，必要时2h后再注射0.25g，1日0.5～1.5g。治疗出血：成人口服，每次0.5～1g，1日3次；肌内或静脉注射，每次0.25～0.5g，1日2或3次。也可与5%葡萄糖注射液或

护理警示

（1）该药与其他类型止血药（如氨甲苯酸、维生素K等）合用可增强止血效果；

（2）与氨基己酸混合注射时可引起中毒；

（3）与右旋糖酐同用可降低该药疗效。如必须联用，应间隔一定时间（尽量先使用该药）。

生理盐水混合静脉滴注，每次0.25～0.75g，1日2或3次。可有恶心、头痛、皮疹、暂时性低血压、血栓形成等，偶见静脉注射后发生过敏性休克。

第二节　抗凝血药

一、凝血酶间接抑制药

肝素（heparin）

【药动学特点】口服无效（肝素带有大量负电荷，在肠道易被破坏），须注射给药。血浆蛋白结合率高，约为80%。V_d 为0.06L/kg。在肝脏代谢，经肾排出。$t_{1/2}$ 约为1h，可随剂量增加而延长。

【药理作用】在体内外均有抗凝血作用，可延长凝血时间、凝血酶原时间和凝血酶时间。现认为肝素通过激活抗凝血酶Ⅲ（antithrombin Ⅲ，AT Ⅲ）而发挥抗凝血作用。AT Ⅲ是一种血浆 α_2 球蛋白，可与许多凝血因子结合，并抑制这些因子的活性，因此影响凝血过程的许多环节：①灭活凝血因子Ⅻa、Ⅺa、Ⅸa、Ⅹa、Ⅱa和Ⅷa；②络合凝血酶原（Ⅱa）；③中和组织凝血酶原（Ⅲ）。肝素与AT Ⅲ结合后，可加速AT Ⅲ的抗凝血作用。肝素在体内还有降血脂作用，这是由于它能活化和释放脂蛋白脂酶，使乳糜微粒中的甘油三酯和低密度脂蛋白水解。

【临床应用】

1. 预防血栓形成和栓塞　如深部静脉血栓、心肌梗死、肺栓塞、血栓性静脉炎及术后血栓形成等。

2. 治疗各种原因引起的弥散性血管内凝血（DIC）　如细菌性脓毒血症、胎盘早期剥离、恶性肿瘤细胞溶解所致的DIC，但蛇咬伤所致的DIC除外。早期应用可防止纤维蛋白原和其他凝血因子的消耗。成人：深部皮下注射：首剂5000～10 000U，以后每8h

8000～10 000U或每12h 15 000～20 000U。静脉注射：首剂5000～10 000U，以后按体重每4小时100U/kg，用氯化钠注射液稀释后应用。静脉滴注：每24小时20 000～40 000U加于1000ml氯化钠注射液中持续滴注。滴注前可先静脉注射5000U作为初始剂量。预防性治疗：多用于腹部手术之后，在外科手术（麻醉方式应避免硬膜外麻醉）前2h先皮下注射5000U，然后每隔8～12小时5000U，共约7日。儿童：静脉注射：首剂按体重注入50U/kg，以后每4小时50～100U。静脉滴注：首剂按体重注入50U/kg，以后按体表面积每24小时给予20 000U/m²，加入氯化钠注射液中缓慢滴注。

3. 用于其他体内外抗凝血　如心导管检查、心脏手术体外循环、血液透析等。

【禁忌证】

（1）对该药过敏者禁用；

（2）有出血倾向及凝血功能障碍、消化性溃疡、严重肝肾功能不全、严重高血压、颅内出血、细菌性心内膜炎、活动性结核、先兆流产或产后、内脏肿瘤、外伤及手术后患者均禁用。

【护理用药作用评估】

1. 药效　静脉注射后均匀分布于血浆，并迅即发挥最大抗凝效果，作用维持3～4h。

2. 不良反应

（1）出血，可能发生在任何部位；

（2）常见寒战、发热、荨麻疹等过敏反应；

（3）长期用药可致脱发和短暂的可逆性秃头症、骨质疏松和自发性骨折；

（4）注射局部可见局部刺激、红斑、轻微疼痛、血肿、溃疡等。肌内注射后更严重；

（5）血小板减少症。肝素诱发的血小板减少症（HIT）是由于肝素与血小板Ⅳ因子形成复合物，刺激形成特异性抗体所致，如出现HIT，应立即停用肝素。

【护理要点】

（1）用药过量可致自发性出血，表现为黏膜出血（血尿、消化道出血）、关节积血和伤口出血等，用药期间应测定活化部分凝血酶原时间（APTT）。如APTT＞90s（＞正常对照3倍）表明用药过量，应暂停静脉滴注，1h后再根据APTT调整剂量。如发现自发性出血，应立即停药。严重出血可静脉注射硫酸鱼精蛋白注射液以中和肝素钠，以注射速度不超过20mg/min或在10min内注射50mg为宜。通常1mg鱼精蛋白在体内能中和100U肝素钠。

（2）60岁以上老人对该药更为敏感，应减少用量，并加强监测。

（3）肌内或皮下注射刺激性较大，应选用细针头做深部肌内或皮下脂肪组织内注射。

> **护理警示**
>
> （1）肝素与下列药物合用可加重出血风险：香豆素及其衍生物、阿司匹林及非甾体消炎镇痛药、双嘧达莫、右旋糖酐、肾上腺皮质激素、促肾上腺皮质激素、组织纤溶酶原激活物、尿激酶、链激酶等。
>
> （2）肝素与透明质酸酶混合注射，既能减轻肌内注射痛，又可促进肝素吸收。但肝素可抑制透明质酸酶活性，故两者应临时配伍使用，药物混合后不宜久置。
>
> （3）不能与碱性药物合用。

【健康教育】

（1）告知患者及家属注意观察和及时报告出血体征；

（2）告诉患者避免用含阿司匹林、其他水杨酸盐或会和肝素发生药物作用的非处方药。

✚ 知识拓展

弥散性血管内凝血（DIC）

　　弥散性血管内凝血（disseminated intravascular coagulation，DIC）不是单独的疾病，而是由于多种病因所引起的一种复杂的病理过程和临床综合征。其特征是微循环内发

生广泛的血小板凝集和纤维蛋白沉积，导致DIC早期弥散性微血栓形成，同时继发性凝血因子和血小板的大量被消耗，以及纤维蛋白溶解亢进，从而引起DIC晚期微循环障碍、出血、溶血等一系列严重的临床表现。急性弥散性血管内凝血的病情进展迅速，如不及时治疗，往往危及生命。

弥漫性血管内凝血

低分子量肝素（low molecular weight heparin）

　　低分子量肝素多为普通肝素经化学分离方法制备而获得的一种短链制剂。具有明显而持久的抗血栓作用，其抗血栓形成活性强于抗凝血活性，因而在出现抗栓作用的同时出血的危险性较小。其机制在于通过与抗凝血酶Ⅲ（AT Ⅲ）及其复合物结合，加强对 X a 因子和凝血酶的抑制作用。但由于其分子链较短，抗 X a 活性较强而持久，对凝血酶抑制作用较弱。此外，还能促进组织型纤溶酶原激活物（t-PA）的释放，发挥纤溶作用，并能保护血管内皮，增强抗栓作用。对血小板的功能影响较小。不同的制剂的抗 X a 活性特点及其生物利用度、$t_{1/2}$ 等药物代谢动力学均不相同。临床上可用于预防深部静脉血栓形成和肺栓塞；治疗已形成的急性深部静脉血栓；在血液透析或血液滤过时，防止体外循环系统中发生血栓或血液凝固；治疗不稳定型心绞痛及非 ST 段抬高心肌梗死。禁用于严重出凝血疾患、组织器官损伤出血、细菌性心内膜炎、急性消化道和脑出血、对该药过敏者。可能出现的不良反应为皮肤黏膜、牙龈出血，偶见血小板减少、肝脏氨基转移酶升高及皮肤过敏。

　　临床常用的低分子量肝素有依诺肝素（enoxaparin）、那屈肝素（nadroparin）等。

　　低分子量肝素类似物有达那肝素（danaparoid）等主要影响 X a 因子。

华法林（warfarin）

又称苄丙酮香豆素。

华法林是香豆素类抗凝剂，其他还有双香豆素、醋硝香豆素。

【药动学特点】 口服易吸收，生物利用度达100%，血浆蛋白结合率为99.4%，V_d 为 0.11～0.2L/kg，$t_{1/2}$ 为40～50h。可通过胎盘，并经乳汁分泌。经肝脏代谢成无活性的代谢

产物，由尿和粪便中排泄。

【药理作用】为香豆素类口服抗凝血药，化学结构与维生素K相似。其抗凝血作用的机制是竞争性地拮抗维生素K的作用。维生素K环氧化物在体内必须转变为氢醌形式，方能参与凝血因子Ⅱ、Ⅶ、Ⅸ、Ⅹ的蛋白质末端谷氨酸残基的γ-羧化作用，使这些因子具有活性。该药可阻断维生素K环氧化物转变为氢醌形式，致使这些凝血因子的γ-羧化作用产生障碍，导致产生无凝血活性的Ⅱ、Ⅶ、Ⅸ、Ⅹ因子的前体，从而抑制血液凝固。此作用只发生在体内，故在体外无效。该药对已合成的上述凝血因子无对抗作用，在体内需待已合成的上述四种凝血因子耗竭后才能发挥作用，故起效缓慢，用药早期可与肝素并用。

【临床应用】防治血栓栓塞性疾病，可防止血栓形成与发展，如治疗血栓栓塞性静脉炎，降低肺栓塞的发病率和死亡率，减少外科大手术、风湿性心脏病、髋关节固定术、人工置换心脏瓣膜手术等的静脉血栓发生率；心肌梗死的治疗辅助用药。口服。成人常用量：不建议给予负荷剂量，从小剂量开始，第1～3日3～4mg（年老体弱及糖尿病患者半量），3天后可给予维持量1日2.5～5mg（可参考凝血时间调整剂量使INR达2～3）。该药起效缓慢，如果需要立即产生抗凝作用，可在开始同时应用肝素，待该药充分发挥抗凝效果后再停用肝素。儿童：《中国国家处方集·化学药品与生物制品卷·儿童版》推荐：1个月～18岁小儿，首日0.2mg/kg，1日1次口服，最大量10mg，从第2天开始改为0.1mg/kg，1日1次口服，最大量5mg（但是如果INR低于1.5，可应用0.2mg/kg，1日1次口服，最大量10mg；如INR高于3.0可下调剂量为0.05mg/kg，1日1次口服，最大量2.5mg，如INR高于3.5，则须停药，此后根据INR调整剂量，一般维持量为0.1～0.3mg/kg，1日1次）。

【禁忌证】

（1）对该药过敏者禁用；

（2）有出血倾向及凝血功能障碍、消化性溃疡、严重肝肾功能不全、严重高血压、颅内出血、细菌性心内膜炎、活动性结核、先兆流产或产后、内脏肿瘤、外伤及手术后患者均禁用。

【护理用药作用评估】

1. 药效　口服后12～24h出现抗凝血作用，1～3日达高峰，持续2～5日。静脉注射和口服的效果相同。

2. 不良反应　主要不良反应是出血，最常见为鼻出血、齿龈出血、皮肤瘀斑、血尿、子宫出血、便血、伤口及溃疡处出血等；偶有恶心、呕吐、腹泻、白细胞减少、粒细胞增高、肾病、过敏反应等；可能会出现丙氨酸氨基转移酶（ALT）、天门冬氨酸氨基

护理警示

（1）增强本药抗凝作用的药物有阿司匹林、水杨酸钠、胰高血糖素、奎尼丁、吲哚美辛、保泰松、奎宁、依他尼酸、甲苯磺丁脲、甲硝唑、别嘌醇、红霉素、氯霉素、某些氨基糖苷类抗生素、头孢菌素类、苯碘达隆、西咪替丁、氯贝丁酯、右旋甲状腺素、对乙酰氨基酚等；

（2）降低本药抗凝作用的药物有苯妥英钠、巴比妥类、口服避孕药、雌激素、考来烯胺、利福平、维生素K类、氯噻酮、螺内酯、扑米酮、皮质激素等；

（3）不能与本药合用的药物有盐酸肾上腺素、阿米卡星、维生素B$_{12}$、间羟胺、缩宫素、盐酸氯丙嗪、盐酸万古霉素等。

转移酶（AST）、碱性磷酸酶、胆红素升高。

【护理要点】

（1）用药期间应定时测定凝血酶原时间，应保持在25～30s，而凝血酶原活性至少应为正常值的25%～40%。不能用凝血时间或出血时间代替上述两个指标。

（2）无测定凝血酶原时间或凝血酶原活性的条件时，切勿随便使用该药，以防过量引起低凝血酶原血症，导致出血。凝血酶原时间超过正常的2.5倍（正常值为12s）、凝血酶原活性降至正常值的15%以下或出现出血时应立即停药。

（3）严重时可用维生素K，口服（4～20mg）或缓慢静脉注射（10～20mg），用药后6h凝血酶原时间可恢复至安全水平。必要时也可输入新鲜全血、血浆或凝血酶原复合物。目前有的实验室采用"国际标准比值"（international normalized rate，INR），可靠性更高。

（4）在长期应用最低维持量期间，如需进行手术，可先静脉注射50mg维生素K$_1$，但进行中枢神经系统及眼科手术前应先停药。

【健康教育】

（1）强调依从处方剂量和听从医嘱的重要性，告诉患者携带血友病卡以确认他是易出血者。

（2）指导患者及家属观察和及时报告出血体征。

（3）告诉患者避免用含阿司匹林、其他水杨酸盐或会和华法林发生药物作用的非处方药。

（4）告诉女性患者如果月经量比平时多应通知医生，可要求调整剂量。

（5）告诉患者用电剃须刀刮胡子以避免划破皮肤，并用柔软的牙刷。

（6）提醒患者要看食谱，含维生素K的食物和小肠食品可削弱抗凝作用。

（7）告诉患者每天吃同量的绿叶蔬菜，其含维生素K。因为改变食量会改变抗凝作用。

二、凝血酶直接抑制药

水蛭素（hirudin）

水蛭素是一类很有前途的抗凝化瘀药物，它可用于治疗各种血栓疾病，尤其是静脉血栓和弥散性血管凝血的治疗；也可用于外科手术后预防动脉血栓的形成，预防溶解血栓后或血管再造后血栓的形成；改善体外血液循环和血液透析过程。在显微外科手术中常因为吻合处血管栓塞而导致失败，采用水蛭素可促进伤口愈合。研究还表明，水蛭素在肿瘤治疗中也能发挥作用。它能阻止肿瘤细胞的转移，已证明有疗效的肿瘤，如纤维肉瘤、骨肉瘤、血管肉瘤、黑素瘤和白血病等。水蛭素还可配合化学治疗和放射治疗，由于促进肿瘤中的血流而增强疗效。

第三节 | 纤维蛋白溶解药

链激酶（streptokinase，SK）

又称溶栓酶。

【药动学特点】静脉给药，进入体内后迅速分布全身，15min后主要分布在肝（34%）、肾（12%）、胃肠（7.3%），在血浆中的浓度呈指数衰减。从血浆中的消除有快、慢两个时相，$t_{1/2}$分别为5～30min和83min，主要从肝脏经胆道排出，仍保留生物活性。

【药理作用】通过两步激活纤维蛋白溶酶原，纤维蛋白溶酶原和链激酶形成复合物以暴露纤维蛋白溶酶原的活化部位，纤维蛋白溶酶原转化为纤维蛋白溶酶，后者使纤维蛋白溶解。

【临床应用】

1. 急性心肌梗死静脉溶栓治疗：一般推荐本药150万IU溶解于5%葡萄糖100ml，静脉滴注1h。

2. 急性心肌梗塞溶栓治疗应尽早开始，争取发病12h内开始治疗，对于特殊患者（如体重过低或者明显超重），此时可根据2万IU/kg体重剂量适当增减剂量。

【禁忌证】

（1）2周内有出血、手术、外伤史、心肺复苏或不能实施压迫止血的血管穿刺患者；

（2）近2周内有溃疡出血病史、食管静脉曲张、溃疡性结肠炎或出血性视网膜病变的患者；

（3）未控制的高血压患者及血压高于180/110mmHg以上或不能排除主动脉夹层患者；

（4）凝血功能障碍及出血性疾病患者；

（5）严重肝、肾功能障碍患者；

（6）二尖瓣狭窄合并心房颤动伴左房血栓者（溶栓后可能发生脑栓塞）、感染性心内膜炎患者；

（7）链球菌感染和亚急性心内膜炎患者；

（8）妊娠期妇女；

（9）对链激酶过敏患者。

【护理用药作用评估】

1. **药效** 静脉注射立即起效，达峰时间20min～2h，维持时间4h。

2. **不良反应** 可发生急性特发性多神经炎、低血压、血管炎、眶周水肿、血管水肿、恶心、出血、轻微呼吸困难、支气管痉挛、肺水肿、荨麻疹、静脉炎（注射部位）、过敏反应（变态反应）、迟发过敏反应（间质性肾炎、血清病样反应）、肌肉关节痛、发热。

【护理要点】

（1）与抗凝药合用时增加患者出血危险性，应严密监测患者；

（2）本药使用前用5%葡萄糖溶液溶解，溶解液应在4～6h内使用；

（3）准备好氨基己酸治疗出血，用肾上腺皮质激素治疗过敏反应；

（4）开始治疗前，检查凝血试验、红细胞压积、血小板数量、血型和交叉配血，根据凝血时间和链激酶耐受度决定输入速度；

（5）治疗前遵医嘱皮内给予100IU以检查有无过敏反应，20min内有风团和发红的反应说明可能有过敏，应频繁监测患者生命体征；

（6）每小时观察患者生命体征、肢端颜色和体温。

【健康教育】告知患者及家属及时关注不良反应。

尿激酶（urokinase，UK）

可直接使纤维蛋白溶酶原转变为纤维蛋白溶酶，因而可溶解血栓。它对新鲜血栓效果较好。静脉注射后迅速由肝脏代谢，$t_{1/2} \leq 20min$。临用前以注射用灭菌生理盐水或5%葡萄糖溶液配制。

临床应用：①外周动脉血栓：以生理盐水配制成2500U/ml浓度的尿激酶溶液，以4000U/min速度将尿激酶经导管注入血凝块。每2h夹闭导管1次，可调整滴速为1000U/min，直至血块溶解。②防治心脏瓣膜替换术后的血栓形成：按4400U/kg，以生理盐水配制后10～15min滴完。然后以4400U/（kg·h）的速度静脉滴注维持。当瓣膜功能正常后停止用药；如用药24h仍无效或发生严重出血倾向应停药。

不良反应：①可引起出血。使用尿激酶剂量较大时，少数患者可能有出血现象，轻度出血如皮肤、黏膜、肉眼及显微镜下血尿、血痰或小量咳血、呕血等；严重出血可见大量咯血或消化道大出血、腹膜后出血及颅内、脊髓、纵隔内或心包出血等。②可见头痛、恶心、呕吐、食欲缺乏、疲倦、丙氨酸氨基转移酶（ALT）升高等。③可见皮疹、支气管痉挛等过敏反应，偶见过敏性休克。

禁忌证：禁用于近期（14天内）有活动性出血、手术后、活体组织检查、心肺复苏、不能实施压迫部位的血管穿刺以及外伤史、控制不满意的高血压或不能排除主动脉夹层者、出血性脑卒中史者、对扩容和血管加压药无反应的休克者、妊娠期妇女、细菌性心内膜炎、二尖瓣病变并有房颤且高度怀疑左心腔内有血栓者、糖尿病合并视网膜病变者、出血性疾病或出血倾向、严重的肝、肾功能障碍及其进展性疾病、意识障碍患者、低纤维蛋白原血症及出血性体质者。

注意事项：①在使用过程中需测定凝血情况，如发现有出血倾向，应立即停药，并给予抗纤维蛋白溶酶药。严重高血压、严重肝病及出血倾向者慎用。②除非明确需要，否则不应用于妊娠期和哺乳期妇女。③溶解后应立即应用，不得用酸性溶液稀释，以免药效下降。其他请参阅链激酶。④肝功能损害者$t_{1/2}$延长。肝素和口服抗凝血药不宜与大剂量本药同时使用，以免出血风险增加。

第四节 | 抗血小板药

一、影响血小板代谢酶的药

（一）环加氧酶抑制药

阿司匹林（aspirin）

口服后吸收快而完全。吸收部位主要在小肠上部。吸收率和溶解度与胃肠道pH有关。食物可降低吸收速率，但不影响吸收量。肠溶片剂吸收慢。吸收后分布于各组织。对生理性环氧酶的抑制作用较强，它通过抑制血小板的环氧酶（PG合成酶），减少血栓素 A_2（TXA_2）的生成，起到抑制血小板聚集的作用，常用于预防心脑血管疾病。每日1次，每次75～150mg。较常见胃肠道反应，包括恶心、呕吐、上腹部不适或疼痛等，停药后多可消失。长期或大剂量服用可有胃肠道溃疡、出血或穿孔。禁用于：活动性溃疡病或其他原因引起的消化道出血；血友病或血小板减少症；有阿司匹林或其他非甾体抗炎药过敏史者，尤其是出现哮喘、血管神经性水肿或休克者等。

（二）TXA_2抑制药

奥扎格雷（ozagrel）

为高效、选择性血栓素合成酶抑制药，能阻碍前列腺素 H_2 生成血栓素 A_2（TXA_2），改善 TXA_2 与前列环素（PGI_2）的平衡异常，从而抑制血小板聚集。本药还具有扩张血管作用，可抑制大脑血管痉挛，增加血流量，改善大脑内微循环障碍和能量代谢异常，从而改善蛛网膜下腔出血术后患者的大脑局部缺血症状和脑血栓（急性期）患者的运动失调。静脉滴注。①改善急性血栓性脑梗死：每次40～80mg，溶于500ml生理盐水或5%葡萄糖溶液中，每次滴注须持续2h，每日1～2次，1～2周为1疗程。②蛛网膜下腔出血术后并发的脑血管痉挛及伴随而产生的脑缺血症状：每次80mg，1日1次，24h持续静脉滴注，可连续用药2周。不良反应可见过敏性皮疹、肝功能异常、发热等。偶见室上性心律失常、血压下降、贫血、恶心、呕吐、腹泻、食欲缺乏、血尿素氮升高等。严重不良反应可有出血性脑梗死、硬膜外血肿、消化道出血、皮下出血等。对该药过敏者，有出血及出血倾向者，严重心、肺、肝、肾功能不全者，严重高血压者，脑出血、脑梗死并发出血、大面积脑梗死伴深度昏迷患者禁用。

（三）PDE抑制药

双嘧达莫（dipyridamole）

对冠状动脉有较强的扩张作用，可显著增加冠状动脉流量，增加心肌供氧量。但因其主要扩张冠状动脉的小阻力血管，而在心肌缺血区小阻力血管已代偿性地扩张以维持其最大的血液供应，因此，应用本药不能扩张缺血区的血管，改善其供血情况，反而会使缺血区的血液流向非缺血区，对心肌梗死患者不利。对心绞痛患者短期亦难见效，只有在长期使用后，可能由于促进侧支循环形成而逐渐发挥疗效。能抑制血小板聚集，防止血栓形成。用于弥漫性血管内凝血症、血栓栓塞性疾病的治疗，也可防止冠心病发展。

（四）前列腺素类

依前列醇（epoprostenol）

为血管内皮产生的一种天然前列腺素。直接扩张肺和全身的动脉血管床，抑制血小板聚集，因而具有舒张血管、降低血压及抗血小板聚集、防止血栓形成的作用。静脉滴注的 $t_{1/2}$ 约为 3min。用于不稳定型心绞痛、心肌梗死、顽固性心力衰竭、外周血管痉挛性疾病及肺动脉高压。可用于防止血栓形成。一般静脉滴注给药，起始滴速建议每分钟 2ng/kg，之后根据临床反应，至少间隔 15min，逐渐增加每分钟 1～2ng/kg，一般不超过每分钟 30ng/kg，连续滴注时间根据病情而定，直到生效或出现不良反应为止。静脉滴注速度超过每分钟10ng/kg 时，可出现头痛、腹部不适、高血糖等；超过 20ng/kg 时，可出现血压下降、心率减慢，甚至昏厥。

二、ADP 拮抗药

噻氯匹定（ticlopidine）

口服后易吸收，t_{max} 1～2h，$t_{1/2}$ 6h 左右。血药峰值与最大效应间有 24～48h 的延迟，第 4～6 天达最大作用，其作用时间与血小板存活半衰期（7日）相关，故停药之后其抑制血小板聚集作用尚持续数日。在血浆中迅速清除，仅一小部分以原形药随尿排出。活性成分的 60% 转化为代谢物，随粪便排泄。对二磷酸腺苷（ADP）诱导的血小板聚集有较强的抑制作用；对胶原、凝血酶、花生四烯酸、肾上腺素及血小板活化因子等诱导的血小板聚集亦有不同程度的抑制作用。它对血小板聚集还有一定的解聚作用，并可抑制血小板的释放反应，因而可阻止血小板聚集，减少血栓形成。用于预防脑血管、心血管及周围动脉硬化伴发的血栓栓塞性疾病。亦可用于体外循环心外科手术，以预防血小板丢失；也可用于慢性肾透析，以增强透析器的功能。口服，每次 0.25g，每日 1～2 次。宜就餐时服用。常见不良反应为消化道症状（如恶心、腹部不适及腹泻）及皮疹，餐后服用可减少其发生。偶可有中性粒细胞减少、血小板减少、瘀斑、齿龈出血、黏膜皮肤出血。如有发生，应立即停药，并按粒性白细胞缺乏症处理，一般 1～3 周可恢复正常。也可见皮疹、胆汁淤积、轻度氨基转移酶升高。

氯吡格雷（clopidogrel）

本药是血小板聚集抑制药，选择性地抑制 ADP 与血小板受体的结合及 ADP 介导的糖蛋白 GP Ⅱ b/ Ⅲ a 复合物的活化，而抑制血小板聚集，也可抑制非 ADP 引起的血小板聚集。对血小板 ADP 受体的作用是不可逆的。口服吸收迅速，血浆中蛋白结合率为 98%。在肝脏代谢，代谢产物没有抗血小板聚集作用。用于预防和治疗因血小板高聚集引起的心、脑及其他动脉循环障碍疾病，如近期发作的脑卒中、心肌梗死和确诊的外周动脉疾病，口服，成人每日 1 次，每次 75mg；与阿司匹林联合用药，用于非 ST 段抬高急性冠状动脉综合征（不稳定型心绞痛或非 Q 波心肌梗死）患者，以单次负荷剂量 300mg 开始，然后以每次 75mg、每日 1 次连续服药（合用阿司匹林每日 50～100mg）。常见不良反应为消化道出血、中性粒细胞减少、腹痛、食欲减退、胃炎、便秘、皮疹等。偶见血小板减少性紫癜。对该药过敏者、溃疡病患者及颅内出血患者禁用。

三、血小板 GP Ⅱ b/ Ⅲ a 受体拮抗药

阿昔单抗（abciximab）

本药是一种含有精氨酸-甘氨酸-天门冬氨酸（RGD）的肽，它不与 RGD 位点结合，而是按顺序与血小板糖蛋白 Ⅱ b/ Ⅲ 受体结合，通过空间障碍和/或结构形态的作用，阻断大分子进入受体。本药为嵌合性单克隆抗体 7E3 的碎片，它与血小板表面的糖蛋白 Ⅱ b/ Ⅲ a 受体结合，以阻断纤维蛋白原、VWD 因子和其他有黏性的分子与受体位点结合，从而抑制血小板聚集，防止形成血栓，堵塞血流而致心肌急性缺血。本药适用于经皮穿刺冠状血管成形术或动脉粥样化切除术，为防止患者突然发生冠状动脉堵塞引起心肌急性缺血的辅助治疗。处于突然发生堵塞的高危患者，至少要伴有以下情况之一：不稳定的心绞痛或无 Q 波心肌梗死；在 12h 内发作的急性 Q 波心肌梗死；在扩张动脉时 Ⅱ 型血管损伤；至少 65 岁以上的妇女，在扩张动脉时 Ⅰ 型血管损伤；糖尿病患者扩张动脉时 Ⅰ 型血管损伤或与 7 日内发生的心肌梗死有关的血管成形术。在这些情况下，本药与阿司匹林和肝素是必须使用的。本药对正在进行的血管成形术有抗血栓形成的活性并可预防血管再狭窄的发生。本药应冷藏，但不可冻结或振摇。

第五节｜血容量扩充药

右旋糖酐（dextran）

该药能提高血浆胶体渗透压，吸收血管外的水分而补充血容量，维持血压；减低血小板黏附性并抑制红细胞凝聚，也能使已经聚集的红细胞和血小板解聚，降低血液黏稠度，改善微循环，防止休克后期的血管内凝血。抑制凝血因子 Ⅱ 的激活，使凝血因子 Ⅰ 和 Ⅷ 活性降低，可防止血栓形成。本药具有强抗原性。鉴于正常肠道中有产生本药的细菌，因此，即使初次注射本药，部分患者也可有过敏反应发生。静脉滴注后，立即开始从血流中

消除。用药1h内经肾脏排出50%，24h排出70%，少部分进入胃肠道，从粪便中排出。体内存留部分经缓慢氧化代谢。$t_{1/2}$约3h。本药应用于：①失血、创伤、烧伤及中毒性休克，还可早期预防因休克引起的弥散性血管内凝血；②体外循环时，可代替部分血液预充心肺机；③血栓性疾病，如脑血栓形成、心绞痛和心肌梗死、血栓闭塞性脉管炎、视网膜动静脉血栓、皮肤缺血性溃疡等；④器官移植和血管外科手术，可预防术后血栓形成，并可改善血液循环，提高移植成功率。本药偶见发热反应。少数患者用药后可出现皮肤瘙痒、荨麻疹、红色丘疹等皮肤过敏反应，也可引起哮喘发作。可引起凝血障碍，使出血时间延长，出现出血倾向，常与剂量有关，因此，每日用量不应超过20ml/kg。充血性心力衰竭及其他血容量过多者、严重血小板减少及凝血障碍等出血性疾病患者、伴有急性脉管炎者、少尿或无尿者及对本药过敏者禁用。

临床实训

一、处方分析

案例：张某慧，女，63岁，因疲乏无力、气促就诊，诊断为冠心病合并心房颤动。医生给予以下处方。

Rp.

　　华法林钠片　2.5mg×60片

　　Sig.　2.5mg　t.i.d.　p.o.

　　蓝酸胺碘酮片　0.2g×10片

　　Sig.　0.2g　t.i.d.　p.o.

请问：该处方是否合理？为什么？

分析：该处方不合理。原因是胺碘酮能够与华法林竞争血浆蛋白结合位点，使得华法林浓度升高，增高华法林抗凝血作用，可能引发不良反应。

二、实训练习

案例：李某，男，45岁，因头痛6月余入院，入院第二天，因凝血功能障碍，遵医嘱予维生素K_1注射液20mg＋5%葡萄糖注射液250ml静脉滴注。当维生素K_1组静脉输入5min时，突发胸闷，主诉恶心、心慌，继而呼吸急促，口唇紫绀，测血压80/49mmHg，心率50次/分，立即停止输液，保留静脉通道，静脉注射地塞米松注射液5mg，肌内注射盐酸肾上腺素0.5mg，吸入氧气2L/min，心电监控监测生命体征30min后，患者症状缓解，血压101/70mmHg，心率78次/分，呼吸频率为16次/分。

请问：维生素K_1的不良反应有哪些？

（乔玉洁　段红珍）

❓ 思考题

1. 试述抗凝血药的分类及代表药物。
2. 肝素为什么可用于体内及体外抗凝血？而华法林仅用于体内抗凝血？
3. 肝素、华法林及链激酶过量所致出血分别用何药解救？为什么？
4. 简述作用于纤维蛋白溶解系统药物的代表药及临床应用。
5. 简述维生素K作用机制及临床应用。

实训练习解析

思考题与参考答案

思维导图

第二十八章

治疗贫血的药和生血药

第一节 | 治疗贫血的药

红细胞的发育
成熟过程

当循环血液中的红细胞数量和（或）血红蛋白含量长期低于正常值，这种病理现象称为贫血。常见的三种贫血现象为：①缺铁性贫血。由血液损失过多或铁吸收不足所致，主要表现为红细胞体积小，血红蛋白含量低，在我国较多见。②巨幼细胞贫血。由叶酸或维生素B缺乏所致，主要表现为红细胞体积大，血红蛋白含量高，白细胞及血小板亦有异常。③再生障碍性贫血。主要由感染、药物放疗等因素致骨髓造血功能障碍所致，主要表现为红细胞、粒细胞及血小板减少。抗贫血药主要根据贫血的类型选择不同的药物进行补充治疗。

一、铁剂

铁是人体所必需的元素，是构成血红蛋白、肌红蛋白、细胞色素系统、组织酶系（如过氧化酶等）的重要组成部分。人体需要的铁元素的主要来源有外源性铁，如从食物获得，每日需摄取10～15mg；还有内源性铁，由红细胞破坏后释放出来，每日约25mg，是机体重要的铁来源。

当机体摄取铁不足时，或者胃肠道吸收发生障碍，或慢性失血造成机体铁缺乏时，影响血红蛋白的合成而引起贫血，此时应及时补充铁剂。

常用的铁剂包括硫酸亚铁（ferrous sulfate）、富马酸亚铁（ferrous fumarate，富血铁）、枸橼酸铁铵（ferric ammonium citrate）和右旋糖酐铁（iron dextran）等。

【**药动学特点**】血红素铁比非血红素铁容易吸收，有机铁比无机铁容易吸收。因酸性环境有利于无机铁的溶解，有助于吸收。相比Fe^{3+}，大部分Fe^{2+}易以被动转运方式在小肠上段被吸收，少部分以主动转运方式吸收，所以还原性物质如维生素C、果糖、半胱氨酸等有助于铁的吸收。鞣酸、磷酸盐、抗酸药等可妨碍铁的吸收。考来烯胺、四环素、喹诺酮等药物与铁易形成难溶性络合铁，互相影响吸收。

吸收入肠黏膜细胞的 Fe^{2+} 可被氧化成 Fe^{3+}，并与去铁蛋白结合成铁蛋白而被储存，也可以转铁蛋白为载体，输送至骨髓供造血用。铁主要随肠黏膜细胞脱落或胆汁、汗液、尿液等排出，总量约为每日 1mg。

【药理作用】铁是合成血红素所必需的元素。铁可吸附在骨髓红幼细胞膜上，并进入细胞内的线粒体，与原卟啉结合形成血红素，再与珠蛋白结合形成血红蛋白，最终发育为成熟红细胞。

【临床应用】主要用于治疗铁的需要量增加、摄入不足、失血过多所致的缺铁性贫血。用药 10～15 日，网织红细胞达高峰，用药 4～8 周，血红蛋白接近正常。血红蛋白正常后，减半继续服药 2～3 个月，可使体内铁储存恢复正常。

硫酸亚铁　口服，成人治疗用量，每次 0.3g，1 日 3 次，餐后服用；缓释片，1 次 0.45g，1 日 2 次。预防用量，每次 0.3g，1 日 1 次。

儿童：（1）硫酸亚铁片：①12 岁以上，预防量，1 次 0.3g，1 日 1 次，餐后服用；治疗量，1 次 0.3g，1 日 3 次。②12 岁以下，预防量，1 日 5mg/kg；治疗量：1 岁以下，1 次 60mg，1 日 3 次；1～5 岁，1 次 120mg，1 日 3 次；6～12 岁，1 次 0.3g，一日 2 次。（2）硫酸亚铁缓释片：6 岁以上儿童 0.45g，1 日 1 次；6 岁以下儿童 0.25g，1 日 1 次。

富马酸亚铁　口服，1 次 0.2～0.4g，1 日 3 次，疗程：轻症 2～3 周，重症 3～4 周。

枸橼酸铁铵　口服，1 次 0.5～2g，1 日 3 次，餐后服。

右旋糖酐铁　深部肌内注射，每日 1ml。

【禁忌证】对铁过敏者禁用。

【护理用药作用评估】

1. 药效　口服给药，起效时间 4 天，达峰时间 7～9 天左右。

2. 不良反应　常见腹部不适、腹痛、腹泻、呕吐等，也可发生便秘，可能是由于硫化氢与铁生成硫化铁，减少了硫化氢对肠蠕动的刺激作用。

【护理要点】

（1）肌内注射期应停用口服铁剂。

（2）治疗期间需做下列检查：测定血红蛋白、网织红细胞计数、测定血清铁蛋白及血清铁。

【健康教育】

（1）告知患者，长期用药可引起便秘，产生黑便。

（2）告知患者，服用该药时，应减少饮茶。

（3）告知患者，由于恢复体内正常贮铁量需较长时间，故对重度贫血者需连续用药数月，不可随意停药。

护理警示

（1）小儿误服过量铁剂（＞1g）可引起急性中毒，表现为恶心、呕吐、休克、血性腹泻、惊厥，甚至死亡。解毒措施包括用 1%～2% 碳酸氢钠洗胃，胃内给予去铁铵等。

（2）与制酸药、磷酸盐类、含鞣酸的药物或饮料、西咪替丁、去铁胺、二巯丙醇、胰酶、胰脂肪酶合用，影响铁的吸收。

（3）与四环素类、氟喹诺酮、青霉胺、锌制剂等同服，可妨碍铁的吸收。

（4）饭后或饭时服用，以减轻胃部刺激。

二、叶酸

叶酸（folic acid）

【药动学特点】口服后主要在十二指肠及近端空肠吸收，服后数分钟即出现在血液中。贫血患者吸收速度较正常人快。在肝中贮存量约为全身总量的1/3～1/2。$t_{1/2}$约为40min。治疗量的叶酸约90%自尿中排泄，大剂量注射后2h，即有20%～30%出现于尿中。

【药理作用】叶酸是由蝶啶、对氨基苯甲酸和谷氨酸的残基组成的一种B族维生素，是细胞生长和分裂所必需的物质，在体内被叶酸还原酶及二氢叶酸还原酶还原为四氢叶酸。后者与多种一碳单位结合成四氢叶酸类辅酶，传递一碳单位，参与体内嘌呤、嘧啶等物质的合成，叶酸缺乏将会影响核苷酸的合成，主要表现为巨幼红细胞性贫血。

【临床应用】

（1）用于各种巨幼细胞性贫血，尤其适用于由于营养不良或婴儿期、妊娠期叶酸需要量增加所致的巨幼细胞贫血。口服：成人，每次5～10mg，1日5～30mg。肌内注射：每次10～20mg，一日1次。

（2）用于妊娠期和哺乳期妇女，以预防胎儿神经管发育缺陷。口服，1次0.4mg，1日1次。

【禁忌证】

> **护理警示**
>
> （1）维生素C与本药合用，可抑制叶酸吸收。
>
> （2）本药与柳氮磺吡啶、胰酶合用，可减少合用药物的吸收。
>
> （3）本药与苯妥英钠、苯巴妥、扑米酮合用，减弱合用药物的作用。
>
> （4）本药与甲氨蝶呤、乙胺嘧啶合用，药物疗效均可降低。

【护理用药作用评估】

1. 药效 口服后主要在空肠近端被吸收，5～20min即出现于血中，1h后达高峰，其$t_{1/2}$约为0.7h。贫血患者吸收速度较正常人快。

2. 不良反应 不良反应较少，罕见过敏反应，长期服用可出现畏食、恶心、腹胀等。

【护理要点】

（1）营养性巨幼细胞贫血常合并缺铁，应同时补铁，并补充蛋白质及其他B族维生素。

（2）不宜静脉注射，因易引起不良反应。

（3）肌内注射时，不宜与维生素B_1、维生素B_2、维生素C同管注射；

（4）维生素B_{12}缺乏所致的贫血，应以补充维生素B_{12}为主，叶酸为辅。

【健康教育】

（1）告知患者，维生素B_{12}缺乏引起的巨幼细胞贫血不能单用叶酸治疗。

（2）告知患者，大量服用叶酸时可使尿液呈黄色。

三、维生素B₁₂

维生素B₁₂（vitamin B₁₂）

【**药动学特点**】维生素B₁₂口服后与胃黏膜壁细胞分泌的内因子形成维生素B₁₂内因子复合物，该复合物进入回肠末端时与回肠黏膜细胞的微绒毛上的受体结合，通过胞饮作用进入肠黏膜细胞，再吸收入血液，肝脏为主要贮存部位，除机体需求量外，大部分由胆汁分泌，随粪便排出，少量也可由泪液、唾液或乳汁排出。

【**药理作用**】维生素B₁₂在体内转化为甲基钴铵和辅酶B₁₂产生活性，甲基钴铵参与叶酸代谢，缺乏时妨碍四氢叶酸的循环利用，从而阻碍胸腺嘧啶脱氧核苷酸的合成，使DNA合成受阻，细胞的分裂与增殖受到抑制，导致巨幼细胞性贫血；辅酶B₁₂促进脂肪代谢的中间产物甲基丙二酰辅酶A转变成琥珀酰辅酶A并参与三羧酸循环。当维生素B₁₂缺乏时，甲基丙二酰辅酶A堆积，引起甲基丙二酸排泄增加和脂肪酸代谢异常，同时影响神经髓鞘脂类的合成及鞘神经纤维正常功能的维持，出现神经损害的临床症状。

【**临床应用**】用于恶性贫血或巨幼红细胞性贫血，也可用于神经系统疾病（如神经萎缩、神经炎等）、肝脏疾病等辅助治疗，也可与叶酸合用治疗高同型半胱氨酸血症。

【**护理用药作用评估**】

1. 药效 口服8～12h血药浓度达峰值，肌内注射后吸收迅速而完全，约1h血药浓度达峰值；体内分布较广，但主要贮存于肝脏，成人总贮量为4～5mg；大部分在8h后经肾脏排泄，剂量越大，排泄越多。

2. 不良反应 肌内注射偶可引起皮疹、瘙痒、腹泻及过敏性哮喘，极个别患者出现过敏性休克。

【**护理要点**】

（1）在用药过程中应监测血中的维生素B₁₂浓度。

（2）治疗巨幼细胞性贫血，及时关注血钾情况，以防低钾血症。

（3）肌内注射时，应避免同一部位反复给药。

> **护理警示**
>
> 该药与氨基水杨酸、氯霉素合用时，可降低该药作用。

【**健康教育**】

（1）告知患者，该药可致过敏反应，甚至过敏性休克，不宜滥用。

（2）告知患者，该药可导致痛风患者血尿酸升高，诱发痛风发作。

第二节｜造血细胞生长因子

一、促红细胞生成素

EPO是促红细胞生成素（erythropoietin）的英文简称。人体中的促红细胞生成素是由肾脏近曲小管管周间质细胞产生的糖蛋白激素，分子量约34kDa。促红细胞生成素促进未分化的干细胞分化成红细胞系干细胞，使之变成前成红细胞。

EPO与骨髓红系祖细胞表面特异性的EPO受体结合，刺激红系祖细胞的增殖与分化，促进有核红细胞加快成熟，加快血红蛋白合成，刺激网织红细胞和成熟红细胞释放，稳定红细胞膜，提高红细胞膜的抗氧化能力。临床应用的主要为重组人促红细胞生成素（recombinant human erythropoietin, rhEPO），主要用于肾性贫血、肾衰竭血液透析造成的贫血、恶性肿瘤、化疗及艾滋病药物治疗等引起的贫血。

静脉注射开始应用较低剂量50～100IU/kg，每周3次，如果在4周内，网状红细胞计数、血细胞比容和血红蛋白水平未见明显增加，本品的剂量可递增，如果在任何2周中血细胞比容的增加大于4%以上，本品的剂量应减少，建议以血细胞比容达30%～33%或血红蛋白水平达100～120g/L为指标，调节维持剂量，同时应个别测定最佳血细胞比容的水平。接受长期血液透析的患者，通常在每一次透析结束时给予本品。皮下给药剂量与静脉注射相同。腹膜内给药剂量等于或大于静脉注射剂量。

常见有红细胞上升过快导致的血压升高、心悸。肾脏透析患者有凝血增强的现象。偶见瘙痒感、皮疹、痤疮、恶心、呕吐、眩晕、头痛、发热、血钾升高等。

血液透析不能控制动脉血压升高的患者，白血病、铅中毒及感染患者禁用，有药物过敏者、变态反应体质者慎用。应及时对用本品治疗者的血压进行监测，必要时给予抗高血压药物。应注意血管栓塞情况，有时需增加肝素的剂量。必要时补铁，使患者的转铁蛋白饱和度维持在20%以上。

二、促白细胞生成药

粒细胞集落刺激因子

粒细胞集落刺激因子（granulocyte stimulating factor, G-CSF）是一种糖蛋白，由血管内皮细胞、单核细胞以及成纤维细胞合成。主要用于骨髓移植及多种血液系统病所致的中性粒细胞减少。

开始用药指征：成年患者化疗后，中性粒细胞数降至1000/mm^3（白细胞计数2000/mm^3）以下者；儿童患者化疗后，中性粒细胞数降至500/mm^3（白细胞计数1000/mm^3）以下者。用法用量：重组人粒细胞集落刺激因子2～5μg/kg，每日1次，皮下或静脉注射给药。部分药品说明书推荐，成人及儿童推荐剂量为50μg/m^2，皮下注射，每日一次，如皮下注射困难，应改为100μg/m^{2}静脉滴注（成人及儿童），每日一次。用药期间监测血常规：本药使用过程中，应定期每周监测血常规2次，特别是中性粒细胞数目变化的情况。停药指征：当中性粒细胞数回升至5000/mm^3（白细胞计数10000/mm^3）以上时，停止给药。特别注意事项：重组人粒细胞集落刺激因子应在化疗药物给药结束后24～48h开始使用。对癌症化疗引起的中性粒细胞减少症患者，在给予癌症化疗药物的前24h内以及给药后的24h

内应避免使用本药。以下患者严禁使用：对粒细胞集落刺激因子过敏者以及对大肠埃希菌表达的其他制剂过敏者；严重肝、肾、心、肺功能障碍者；骨髓中幼稚粒细胞未显著减少的骨髓性白血病患者或外周血中检出幼稚粒细胞的骨髓性白血病患者。

粒细胞-巨噬细胞集落刺激因子

粒细胞-巨噬细胞集落刺激因子（granulocyte-macrophage，GM-CSF），也称为集落刺激因子2（CSF2），在淋巴细胞、单核细胞、成纤维细胞及血管内皮细胞均有合成，能与白细胞系细胞膜受体结合而发挥作用。重组人GM-CSF称为沙格司亭（sargramostin），可用于预防和治疗骨髓造血机能障碍及骨髓增生异常综合征等。不良反应：发热、寒战、恶心、呼吸困难、腹泻等。有过敏史者、孕妇和哺乳期妇女、18岁以下患者禁用。

三、促血小板生成药

白细胞介素-2（IL-2）

本药用于实体瘤、非髓性白血病化疗后Ⅲ、Ⅳ度血小板减少症的治疗；实体瘤及非髓性白血病患者前一疗程化疗后发生Ⅲ/Ⅳ度血小板减少症（即血小板数不高于$50×10^9$/L）者，下一疗程化疗前使用本品，以减少患者因血小板减少引起的出血和对血小板输注的依赖性。同时有白细胞减少症的患者必要时可合并使用人粒细胞集落刺激因子（人G-CSF）。该药有严重过敏反应风险。因此对人IL-Ⅱ及本品中其他成分过敏者禁用，对血液制品、大肠杆菌表达的其他生物制剂有过敏史者慎用。该药应在化疗后24～48h开始使用，不宜在化疗前或化疗过程中使用。使用本品过程中应定期检查血象（一般隔日一次），注意血小板数值的变化。在血小板升至$100×10^9$/L时应及时停药。器质性心脏病患者，尤其是充血性心力衰竭及房颤、房扑病史的患者慎用。使用期间应警惕可能发生的过敏反应，喉部水肿，呼吸急促，喘息，胸痛，低血压，发音困难，意识丧失，精神状态改变，皮疹，荨麻疹，潮红和发热等。用前应将制品放至室温；溶解时，灭菌注射用水应贴壁缓缓注入，并轻轻摇匀，避免剧烈摇晃，以免产生气泡或蛋白絮；溶解时可能出现少量细小蛋白质絮状物或蛋白质颗粒，属正常现象。

重组血小板生成素

本药适用于治疗实体瘤化疗后所致的血小板减少症，适用对象为血小板低于$50×10^9$/L且医生认为有必要升高血小板的患者。临床用于：①原发免疫性血小板减少症（ITP）的辅助治疗，适用对象为血小板低于$20×10^9$/L的糖皮质激素治疗无效（包括初始治疗无效，或有效后复发而再度治疗无效）的未接受脾切除治疗的患者。②用于血小板减少及临床具有出血风险增加的患者，不应用于试图使血小板计数升至正常数值的治疗。对本药成分过敏者及严重心、脑血管疾病者禁用；患有其他血液高凝状态疾病者，近期发生血栓病者禁用；合并严重感染者，宜控制感染后再使用本药。使用本药过程中应定期检查血常规，密切注意外周血小板计数的变化，血小板计数达到所需指标时，应及时停药。在用药之前、用药过程中以及用药之后的随访中，监测包括血小板计数和外周血涂片在内的血常规。在应用本药前检查外周血细胞分类，建立红细胞和白细胞异常形态的基线水平。定期检查血常规，包括血小板计数和外周血涂片。停药后定期监测至少两周。

第三节 | 促血液成分生成的辅助性药

维生素 B_4（vitamin B_4）

又称磷酸氨基嘌呤、磷酸腺嘌呤，是核酸和某些辅酶的组成部分，参与体内 RNA 和 DNA 的合成。可促进白细胞生成，尤其是白细胞减少时作用更为明显。临床主要用于放疗、化疗、苯中毒等引起的粒细胞减少症。

肌苷（inosine）

又称次黄嘌呤核苷，直接透过细胞膜后转变为肌苷酸及磷酸腺苷，参与体内蛋白质的合成，活化丙酮酸氧化酶系，提高辅酶 A 的活性，促进肌细胞能量代谢，改善缺氧状态下的细胞代谢。主要用于白细胞减少症及血小板减少症。主要不良反应有胃部不适。静脉注射可引起颜面潮红、过敏反应。

利可君（leucogen）

该药为半胱酸衍生物，口服后在十二指肠碱性条件下与蛋白结合形成可溶性物质并迅速被肠吸收，增强骨髓造血系统的功能。主要用于治疗肿瘤放化疗引起的白细胞减少和血小板减少症。

鲨肝醇（batilol）

该药物为 α-正十八碳甘油醚，存在于动物体内，骨髓造血组织中含量较多。能促进白细胞增殖，增强抗放射线的作用，对抗由于苯中毒和细胞毒类药物引起的造血系统抑制。用于治疗各种原因引起的白细胞减少症，如放射性、抗肿瘤药物等所致的白细胞减少症。偶见口干、肠鸣音亢进。

附：具有生血作用的中成药

健脾生血颗粒（Jianpi Shengxue Keli）

【成分】党参、茯苓、白术（炒）、甘草、黄芪、山药、鸡内金（炒）、龟甲（醋制）、

麦冬、南五味子（醋制）、龙骨、牡蛎（煅）、大枣、硫酸亚铁（$FeSO_4 \cdot 7H_2O$）

【**性状**】本品为颗粒剂。

【**功能主治**】健脾和胃，养血安神。用于小儿脾胃虚弱及心脾两虚型缺铁性贫血；成人气血两虚型缺铁性贫血。症见面色萎黄或㿠白，食少纳呆，腹胀脘闷，大便不调，烦躁多汗，倦怠乏力，舌胖色淡，苔薄白，脉细弱等。

【**用法用量**】饭后用开水冲服，1岁以内，1次2.5g；1～3岁，1次5g；3～5岁，1次7.5g；5～12岁，1次10g；成人1次15g；1日3次，或遵医嘱，4周为一疗程。

【**注意事项**】

（1）忌茶。

（2）勿与含鞣酸类药物合用。

（3）服药期间，部分患儿可出现牙齿颜色变黑，停药后可逐渐消失。

（4）少数患儿服药后，可见短暂性食欲下降、恶心、呕吐、轻度腹泻，多可自行缓解。

（5）本品须辨证施治。

益气养血口服液（Yiqi Yangxue Koufuye）

【**成分**】人参、黄芪、党参、麦冬、当归、白术（炒）、地黄、制何首乌、五味子、陈皮、地骨皮、鹿茸、淫羊藿。

【**性状**】本品为棕黄色至棕褐色的液体；味甜，微苦。

【**功能主治**】益气养血。用于气血不足所致的气短心悸、面色不华、体虚乏力。

【**用法用量**】口服。1次15～20ml，1日3次。

【**注意事项**】

（1）忌不易消化食物。

（2）感冒发热患者不宜服用。

（3）糖尿病患者及高血压、心脏病、肝病、肾病等慢性病严重者应在医师指导下服用。

（4）儿童、孕妇、哺乳期妇女应在医师指导下服用。

（5）服药4周症状无缓解，应去医院就诊。

（6）对本品过敏者禁用，过敏体质者慎用。

（7）本品性状发生改变时禁止使用。

（8）儿童必须在成人监护下使用。

（9）请将本品放在儿童不能接触的地方。

（10）如正在使用其他药品，使用本品前请咨询医师或药师。

（11）本品须辨证施治。

临床实训

一、处方分析

案例：王某佟，男，15岁。临床诊断：肾病综合征、慢性肾功能不全（CKD5期）、肺部感染。

医生给予以下处方：

Rp.

  甲泼尼龙片　4mg×30片

  Sig.　16mg　q.d.　p.o.

  多糖铁复合物胶囊　150mg×10个

  Sig.　300mg　b.i.d.　p.o.

  左氧氟沙星片　0.5g×4片

  Sig.　0.5g　q.d.　p.o.

请问：该处方是否合理？为什么？

分析：该处方不合理。

原因：（1）多糖铁复合物胶囊用药与诊断不相符，缺乏贫血诊断，使用多糖铁复合物胶囊无指征，建议补充相关诊断；

（2）多糖铁复合物胶囊剂量、用法不正确，单次处方总量不符合规定，用药、用量不适宜。多糖铁复合物胶囊300mg，每天2次，给药频次过高。说明书推荐1～2粒（150～300mg），每天1次，患者300mg，每天2次剂量过大。建议按照150～300mg，每天1次给药。

（3）左氧氟沙星片剂量、用法不正确，单次处方总量不符合规定，给药频次不适宜。左氧氟沙星片0.5g，每天1次，用法不适宜。患者慢性肾功能不全（CKD5期）由于肌酐清除率下降，需要剂量调整，如调整给药间隔，延长给药间隔。

（4）多糖铁复合物胶囊、左氧氟沙星片有相互作用情况，多糖铁复合物胶囊与左氧氟沙星片同时使用可能存在相互作用，铁剂可能影响左氧氟沙星在胃肠道的吸收，影响药效。建议避免联用或错开给药时间。

（5）左氧氟沙星片有用药禁忌。患者15岁，使用左氧氟沙星片存在用药禁忌，喹诺酮类药物禁用于18岁以下患者。建议开具其他抗菌药物。

二、实训练习

案例：李女士，50岁。因乏力、心悸3月到医院就诊。确诊子宫肌瘤病史3年余。近半年，月经量增多明显。经实验室检查，诊断为缺铁性贫血。给予硫酸亚铁片、维生素C片口服治疗。

请问： 以上用药是否合理？如何对该患者进行用药指导？

（乔玉洁　段红珍）

❓ 思考题

1. 简述贫血的主要类型及治疗药物。
2. 简述口服铁剂的注意事项。

实训练习解析　　　　　思考题与参考答案　　　　　思维导图

第五篇

免疫和其他自体活性
物质类药物药理

第二十九章

影响免疫功能的药

⚙ 学习目标

1. **熟悉** 环孢素、硫唑嘌呤、雷公藤多苷的药理作用、临床应用、禁忌证和护理用药作用评估。
2. **了解** 干扰素、转移因子的药理作用和临床应用。

免疫系统由免疫组织、免疫器官、免疫细胞和免疫分子组成，它与体内各系统、脏器相辅相成，帮助我们抵御外部细菌和病毒等病原体的入侵。免疫系统是机体执行免疫应答及免疫功能的重要系统，具备防御、稳定自身、免疫监视三大功能。影响免疫功能的药物通过免疫抑制、免疫耐受和免疫增强三种方式调控机体免疫反应，防治免疫功能异常所致的疾病，在恶性肿瘤、自身免疫性疾病、免疫缺陷、器官移植排斥、慢性感染性疾病的治疗中具有重要意义。影响免疫功能的药物主要有两大类：用于抗器官移植排斥反应和自身免疫病治疗的免疫抑制药（immunosuppressive drugs）；用于感染或癌症所致的免疫功能低下治疗的免疫调节药（immunomodulating drugs）。

第一节 ┃ 免 疫 反 应

一、免疫应答

免疫应答（immune response）是指机体接受抗原刺激后，免疫细胞对抗原识别、活化、增殖和分化以及产生免疫物质，发生特异性免疫的过程，是机体的免疫系统识别自己、排除异己、维持机体内环境的平衡和稳定的一种生理功能。免疫应答有两种类型，即天然免疫应答（非特异性免疫应答）和获得性免疫应答（特异性免疫应答）。非特异性免疫应答是指机体遇到病原体之后，能迅速被激活，直接清除病原体，主要反应细胞有肥大细胞、中性粒细胞、单核巨噬细胞、自然杀伤细胞以及血液中存在的具有抗菌作用的补体。特异性免疫应答分为T细胞介导的免疫应答和B细胞介导的免疫应答，在非特异性免疫应答之后发挥作用，并最终清除病原体，促进疾病治愈。

免疫反应可分为三个阶段，即抗原识别阶段、淋巴细胞活化阶段和抗原清除阶段。主要过程为：巨噬细胞和免疫活性细胞处理和识别抗原；淋巴细胞被抗原激活，分化增殖并产生免疫活性物质；活化T细胞或抗体与相应的靶细胞或抗原接触，产生T细胞介导的细胞免疫（cellular immunity）和 B 细胞介导的体液免疫（humoral immunity）；最后免疫效应细胞和抗体发挥作用将抗原灭活并从体内清除。

二、免疫病理反应

免疫系统对抗原的适当应答是机体执行免疫防御、自我稳定及免疫监视功能所不可缺少的。但免疫系统中任何环节的功能障碍都会导致免疫病理反应。

（1）超敏反应（hypersensitivity）是指致敏的机体再次接触相同抗原，免疫应答异常引起异常增高的免疫反应，可导致机体生理功能障碍和组织损伤。

（2）自身免疫疾病（autoimmune diseases，AD）是指机体对自身组织成分产生抗体或致敏淋巴细胞，造成自身组织的损伤，如系统性红斑狼疮、I_A 型糖尿病、类风湿关节炎等。

（3）免疫增殖病（immunoproliferative disease）是指由于产生免疫球蛋白的细胞异常增殖，导致免疫球蛋白异常增多所致的一些疾病，如多发性骨髓瘤和巨球蛋白血症等；

（4）免疫缺陷病（immunodeficiency disease）是指由于机体免疫系统结构或功能障碍对"非己"抗原产生过弱或负应答而引起的疾病，包括先天性和获得性免疫缺陷病，主要表现为免疫功能低下，前者如免疫系统遗传基因异常，后者如人类免疫缺陷病毒（human immunodeficiency virus，HIV）感染引起的获得性免疫缺陷综合征（AIDS），免疫功能低下者容易患实体瘤、血液肿瘤或感染性疾病。

（5）对移植器官的排斥反应（graft rejection）该排斥反应是由免疫系统介导的，它是器官移植的重要障碍。

影响免疫功能的药物主要通过影响免疫反应的一个或多个环节而发挥免疫抑制、免疫增强或诱导免疫耐受作用，从而防治免疫功能异常所致疾病。

第二节 | 免疫抑制药

一、免疫抑制药的分类

免疫抑制药是一类抑制机体免疫功能的药物，能抑制免疫细胞（T细胞、B细胞和巨噬细胞等）的增殖和功能，或影响抗体形成，从而抑制免疫反应。免疫抑制药主要用于器官移植和自身免疫病（如类风湿关节炎、系统性红斑狼疮、炎性肠病和 I_A 型糖尿病等）的治疗。

临床常用的免疫抑制药分为：

（1）糖皮质激素类药，如泼尼松、甲泼尼龙等。

（2）神经钙蛋白抑制药（钙调磷酸酶抑制药），如环孢素、他克莫司等。

（3）抗增殖与抗代谢药物，如硫唑嘌呤、吗替麦考酚酯、来氟米特和甲氨蝶呤等。

（4）增殖信号抑制药，如西罗莫司等。

（5）抗体类，如抗淋巴细胞球蛋白、莫罗单抗等。

（6）其他类，如雷公藤多苷等。

二、常用的免疫抑制药

（一）糖皮质激素

糖皮质激素是强效的免疫抑制药。通常认为其免疫抑制作用是通过其转录调节机制实现的。最近的研究发现，糖皮质激素也可以通过减弱Lck-CD4和fyn-CD3的偶联而抑制这些激酶向T细胞复合体募集，从而发挥免疫调节作用。

糖皮质激素对免疫过程有抑制作用的环节有：抑制巨噬细胞对抗原的吞噬和处理；阻碍淋巴母细胞的增殖，加速致敏淋巴细胞的破坏和解体；使血中淋巴细胞迅速降低；抑制B淋巴细胞转化为浆细胞，而使抗体生成减少；不影响淋巴因子的合成，但能抑制淋巴因子引起的炎症反应。同时糖皮质激素可抑制抗原-抗体反应所致的肥大细胞脱颗粒现象，从而减少组胺、5-HT、慢反应物质（slow reacting substance，SRS）、缓激肽等过敏介质的释放，减轻过敏性症状。

临床主要用于：①自身免疫性疾病。如风湿性关节炎、肾病型慢性肾炎、自身免疫性溶血性贫血、特发性血小板减少性紫癜、皮肌炎、硬皮病等，对上述疾病采用中剂量、长疗程治疗。②器官移植排斥反应。异体器官移植手术后也可使用糖皮质激素抑制免疫性排斥反应，与环孢素等免疫抑制药合用疗效更好，并可减少两药的剂量。③过敏性疾病。用于荨麻疹、支气管哮喘、过敏性鼻炎、过敏性皮炎、过敏性休克、血清病、血管神经性水肿、输血反应等过敏性疾病的治疗，本药作用强但不良反应多，通常不作为首选药。所以轻症时以H_1受体阻断药和钙剂为主，重症或治疗无效时，以糖皮质激素类药为主。

（二）神经钙蛋白抑制药（钙调磷酸酶抑制药）

神经钙蛋白（calcineurin）抑制药为临床有效的免疫抑制药，代表药物有环孢素和他克莫司。二者的化学结构不同，作用的靶位不同，但均作用于T细胞活化过程中的信号转导通路，通过抑制神经钙蛋白抑制T细胞生长与分化。

环孢素（cyclosporin）

又称环孢素A（cyclosporin A，CsA）。

【药动学特点】本药口服或静脉均可给药，吸收缓慢、不规则且不完全，不同个体差异较大，生物利用度约30%，与血浆蛋白结合率为90%，成人$t_{1/2}$为19h，由肝脏代谢，大部分经胆道排泄至粪便。

【药理作用】环孢素是选择性作用于T细胞的免疫抑制药，可抑制抗原刺激引起的T细胞信号转导过程，减弱IL-1和凋亡蛋白等细胞因子的表达；增加转化生长因子-β（transforming growth factor-β，TGF-β）的表达，TGF-β对IL-2刺激T细胞增殖有强大抑制作用。环孢素与环孢素受体结合形成复合物，抑制神经钙蛋白对活化T细胞核因子（nuclear factor of activated T cells，NFAT）去磷酸化的催化作用，并抑制NFAT进入细胞核，阻止其诱导的基因转录过程。NFAT在免疫系统的发育、成熟和功能中起关键性作用，它们在多数免疫细胞中均有表达，并作为转录因子，在调节许多细胞因子（如IL-2、IL4、IL-3）产生、发展中具有决定性意义。

环孢素可抑制辅助T细胞（helper T cell，Th细胞）阻断淋巴细胞在抗原或丝裂原刺激下的增殖、分化和成熟，而促进抑制性T细胞（suppressor T cell，Ts细胞）的增殖，因此可降低Th/Ts细胞的比值，同时也能抑制T淋巴细胞和自然杀伤细胞（natural killer cell，NK细胞）的细胞毒作用。该药不影响吞噬细胞的功能，不产生明显的骨髓抑制作用。

【临床应用】

1. 器官移植　口服：剂量依患者情况而定，一般器官移植前的首次量为每日每千克体重14～17.5mg，于术前4～12h 1次口服，按此剂量维持到术后1～2周，然后根据肌酐和环孢素血药浓度，每周减少5%，直到维持量为每日每千克体重5～10mg。同时给予激素辅助治疗。静脉滴注仅用于不能口服的患者，首次静脉注射应在移植前4～12h进行，剂量为每日每千克体重5～6mg（相当于口服量的1/3），按此剂量持续到手术后，直到可以口服环孢素为止。使用前应以5%葡萄糖或等渗生理盐水稀释成1：20至1：100浓度，缓慢地于2～6h内滴完。

2. 自身免疫性疾病　用于治疗系统性红斑狼疮、类风湿关节炎、肾病综合征，能改善大疱性天疱疮及类天疱疮的皮肤损害，使自身抗体水平下降。该药也为再生障碍性贫血的一线治疗药物。环孢素为脂溶性药物，局部应用可治疗接触性过敏性皮炎，对银屑病亦有效。

3. 其他　环孢素还可治疗血吸虫病，对雌虫作用更明显。

【禁忌证】对环孢素过敏者禁用。孕妇和哺乳期妇女禁用。

【护理用药作用评估】

1. 药效　口服后达峰时间为1.5～4h。

2. 不良反应

（1）肾毒性：较常见，急性和慢性肾毒性均可出现，可能是本药抑制了肾内舒血管物质（如缓激肽、前列环素等）合成，而增加血管收缩物质的合成，使肾单位皮质血流重新分布，导致肾小管受损，但减量后可恢复。每日剂量以不超过17mg/kg为宜，若血清肌酐水平超过用药前30%时，应减量或停药。用药期间监测肾功能，肾功能不全者慎用，并不宜与两性霉素、氨基糖苷类抗生素等肾毒性药物合用。

（2）肝损害：多发生于用药早期，表现为高胆红素血症，氨基转移酶、乳酸脱氢酶、碱性磷酸酶升高。减少剂量可缓解，用药期间要注意定期检查肝功能。此外，还可引起厌食、恶心、腹泻等。

（3）神经系统毒性：表现为惊厥、癫痫样发作、精神错乱、共济失调、昏迷等。减量或停用后可缓解。

（4）诱发肿瘤：有报道器官移植患者用该药后，肿瘤的发生率高达一般人的30倍。以淋巴瘤和皮肤癌多见。

（5）继发性感染：长期用药可引起病毒感染、真菌感染、肺孢子菌感染，病死率高，应进行有效的抗感染治疗。

此外，还可引起高血压、红细胞增多症（polycythemia，PTE）、嗜睡、多毛症、齿龈增生等不良反应。

【护理要点】

（1）由于环孢素的治疗窗狭窄，用药周期长，且其不良反应较大，故临床在使用本药时需定期监测血药浓度，及时调整药量，保证用药有效安全。

（2）CsA主要通过肝细胞色素P450酶系（CYP）中的CYP3A3/4酶代谢，临床许多药物通过抑制和诱导此酶而增加或降低CsA的血药浓度，进而导致CsA浓度的波动，因此在监测CsA血药浓度时应分析可能影响监测结果的药物因素。

【健康教育】

（1）告知患者每天最好同一时间服药；

（2）告诉患者不要将环孢素与柚子汁同服；

（3）告知患者若出现恶心症状，建议患者将药液与牛奶同服；

（4）告知患者需要定期进行生化检测；

（5）告知患者本药能降低人体对感染的抵抗力，注意保护自身，尽量避免感染；

（6）告知患者用药后应该及时漱口，进行仔细的口腔护理；

（7）告知女性患者服用本药期间不要使用口服避孕药；

（8）告知患者避免过多地暴露在阳光下，外出做好防晒措施。

他克莫司（tacrolimus，FK506）

他克莫司的作用机制与环孢素相同，主要是抑制白细胞介素-2的合成。他克莫司对肝脏有较强的亲和力，并可促进肝细胞的再生和修复，用于肝脏移植病例疗效显著，可降低急性排斥反应的发生率和再移植率，减少糖皮质激素类药物的用量。他克莫司对肾脏移植及骨髓移植等均取得较好的临床疗效。与环孢素相比，在减少急性排斥反应的发生率、增加移植物存活时间和延长患者生存期方面均具有明显优势。此外，还可用于风湿免疫性疾病、特应性皮炎和银屑病的治疗。静脉注射常发生神经毒性，轻者表现为头痛、震颤、失眠、畏光、感觉迟钝，重者可出现运动不能、缄默症、癫痫发作、脑病等，但多数情况下减量或停药后可消失。还会影响肾小球滤过率，诱发急性或慢性肾毒性。对胰岛细胞的毒性可导致高血糖；大剂量应用可产生生殖系统毒性。

（三）抗增殖与抗代谢药

吗替麦考酚酯（mycophenolate mofetil，MMF）

又称霉酚酸酯。

MMF为前药，口服后迅速在体内水解转化为活性代谢物麦考酚酸（MPA），通过非竞争性抑制嘌呤合成途径中次黄嘌呤核苷酸脱氢酶（IMPDH）的活性，阻断淋巴细胞内鸟嘌呤核苷酸（GMP）的合成，使DNA合成受阻，从而抑制T和B淋巴细胞的增殖反应，抑制B细胞抗体形成和细胞毒T细胞的分化。

临床应用于：①接受同种异体肾脏或肝脏移植的患者，预防器官的排斥反应。空腹口服，成人每日1.5~2.0g，小儿10~30mg/kg，分2次服，首剂应在器官移植后72h内服用；静脉注射，主要用于口服不能耐受者，每次注射时间多于2h。②用于不能耐受其他免疫抑制药或疗效不佳的类风湿关节炎、全身性红斑狼疮、原发性肾小球肾炎、银屑病等自身免疫性疾病。成人每日1.5~2.0g，维持量0.25~0.5g，一日2次，空腹服用。

不良反应可见厌食、腹泻、食管炎、胃炎、胃肠道出血、干咳、呼吸困难，偶见血小板减少、贫血及中性粒细胞减少，可致皮肤疱疹病毒和巨细胞病毒感染，偶见发热、皮疹、腿痛、骨痛及乏力、头痛等。妊娠期和哺乳期妇女禁用。

硫唑嘌呤（azathioprine）

硫唑嘌呤是巯嘌呤（6-MP）的咪唑衍生物，在体内分解为巯嘌呤而起作用。具有嘌呤拮抗作用，由于免疫活性细胞在抗原刺激后的增殖期需要嘌呤类物质，此时给予嘌呤拮抗药即能抑制DNA、RNA及蛋白质的合成，从而抑制淋巴细胞的增殖，可同时抑制细胞免疫和体液免疫反应。本药对T淋巴细胞的抑制作用较强，对B细胞的抑制作用较弱。

临床应用于：①主要用于器官移植时抗排斥反应，多与皮质激素并用，或加用抗淋巴细胞球蛋白（ALG），疗效较好。口服：每日2~5mg/kg，维持量每日0.5~3mg/kg。②用于类风湿关节炎、系统性红斑狼疮、自身免疫性溶血性贫血、特发性血小板减少性紫癜、活动性慢性肝炎、溃疡性结肠炎、重症肌无力、硬皮病等自身免疫性疾病。口服：每日1~3mg/kg，一般每日100mg，一次服用，可连服数月。

不良反应：①骨髓抑制，可导致粒细胞减少，甚至再生障碍性贫血。②也可有中毒性肝炎、胰腺炎、脱发、黏膜溃疡、腹膜出血、视网膜出血、肺水肿以及厌食、恶心、口腔炎等。③增加细菌、病毒和真菌感染的易感性。④可能致畸胎。此外尚可诱发癌瘤。

来氟米特（leflunomide）

本药通过抑制嘧啶的全程生物合成，从而直接抑制淋巴细胞和B细胞的增殖，用于成人风湿性关节炎的治疗。由于来氟米特半衰期较长，建议间隔24h给药。建议开始治疗的最初3日给予负荷剂量为50mg/d，之后给予维持剂量为20mg/d。主要不良反应包括瘙痒、剂量依赖性皮疹、可逆性脱发、氨基转移酶升高、胃肠道不良反应，最常见的有厌食、腹痛、腹泻、呕吐、胃炎及胃肠炎。

（四）增殖信号抑制药

西罗莫司（sirolimus）

本药为T细胞活化和增殖抑制药，它与循环血中的亲免蛋白——FK结合蛋白12（FKBP-12）结合，生成西罗莫司-FKBP-12免疫抑制复合物。该复合物与体内西罗莫司靶分子（mTOR，一种关键的调节激酶）结合，并抑制其活性，阻止了细胞因子活化的T细胞的增殖。不仅抑制Ca^{2+}依赖性T、B细胞活化，也抑制Ca^{2+}不依赖性T、B细胞活化，并可抑制金黄色葡萄球菌引起的B细胞免疫球蛋白的合成及淋巴细胞激活的杀伤细胞（LAK）、自然杀伤细胞（NK）和抗体依赖性细胞毒作用，可治疗和逆转发展中的急性排斥反应。由于可抑制生长因子导致的成纤维细胞、内皮细胞、肝细胞和平滑肌细胞的增生，并抑制血管内皮细胞增殖，故对预防慢性排斥反应也有效。用于器官移植抗排斥反应及自身免疫性疾病的治疗。涂西罗莫司的血管内洗脱支架可减少冠状动脉支架置入术后再狭窄的发生。口服：成人一次负荷剂量6mg，随后的维持量为每日2mg。肝功能不全者维持量应减少1/3。服用口服液时需稀释。不良反应可见：畏食、腹泻及呕吐，严重者可出现消化性溃疡、间质性肺炎及脉管炎，也可出现贫血、血小板及血红蛋白减少、高脂血症、低钾血症、高血压，诱发淋巴瘤和其他恶性肿瘤，尤其是皮肤癌，应减少在阳光和紫外线下接触，可穿防护衣、使用高保护系数的防晒用品。

（五）抗体制剂

抗淋巴细胞球蛋白（antilymphocyte globulin，ALG）

ALG是强免疫抑制药，能使外周淋巴细胞减少，也能使淋巴结及脾内胸腺依赖区的淋巴细胞减少。其淋巴细胞减少与免疫抑制呈正相关。它主要作用于T细胞，对细胞免疫有较强的抑制作用。ALG可抑制经抗原识别后的淋巴细胞激活过程，特异性地破坏淋巴细胞，ALG主要通过直接抗淋巴细胞抗体起作用，它与淋巴细胞结合，在补体作用下，使淋巴细胞裂解。ALG对骨髓没有毒性作用。

临床用于抑制器官移植排斥反应，特别是肾移植的患者，主要对急性排斥期有效，对体液免疫所致的超急性排斥无效。与硫唑嘌呤、泼尼松合用可提高脏器移植的成功率。骨髓移植时，供者和受者在手术前均给予ALG，有防治移植物抗宿主反应的作用。ALG对肾小球肾炎、红斑狼疮、类风湿关节炎、重症肌无力等自身免疫性疾病有效，对顽固性皮炎、脉管炎、原发性肝炎、交感性眼炎也有一定疗效。

莫罗单抗-CD₃（muromonab-CD₃，OKT3）

该药可特异性结合T细胞表面CD₃糖蛋白，阻止抗原结合，抑制T细胞活化、细胞因子释放，从而抑制T细胞参与的免疫反应，这种作用可防止器官移植时的排斥反应。莫罗单抗-CD₃主要用于防止肝、肾、心移植时的排斥反应，特别是急性排斥反应，亦可用于骨髓移植前从供体骨髓中清除T细胞。

常见不良反应有细胞因子释放综合征、类变态反应、中枢神经毒性及由于免疫抑制作用引起的副作用。

达克珠单抗（daclizumab）

本药是人源性IL-2Rα单克隆抗体，采用基因重组技术制备。达克珠单抗是分子调控的人IgG，可与鼠单克隆L-2Rα抗体的抗原结合区结合，90%为人IgG和10%为鼠源性抗体。

IL-2与抗原激活的T细胞受体结合，促进T细胞分化增殖。该受体至少由3个亚单位组成（α、β和γ），其中只有α亚单位对IL-2有特异性。人源性L-2Rα单克隆抗体与IL-2受体的α亚单位高度亲和，阻滞IL-2介导的T淋巴细胞增殖，发挥免疫抑制作用

临床上多用于防止肾移植后的急性排斥反应，治疗效果较好。

不良反应：因它具有人源性特点，过敏反应和首剂反应极少发生，偶见淋巴细胞增殖障碍，同时不增加免疫抑制药相关的毒副作用发生率和严重程度。

抗TNF-α单克隆抗体（anti-TNF-α monoclonal antibody）

本药是一种与TNF-α结合的抗体，TNF-α是一种在炎症和免疫应答中自然出现的细胞因子。抗TNF-α单克隆抗体能阻止TNF-α结合炎症细胞上的TNF受体，抑制下游产生炎性细胞因子，如IL-1、IL-6及参与白细胞活化和迁移的黏附分子等，发挥抗炎、免疫抑制作用。使用抗TNF-α单克隆抗体通常使肺结核、乙型病毒性肝炎等疾病发生的风险增加，患者患恶性肿瘤的风险也增加。

（六）其他类

雷公藤多苷（tripterygium glycosides）

本药具有较强的抗炎及免疫抑制作用。在抗炎作用方面，它能拮抗和抑制炎症介质的释放及实验性炎症及关节炎的反应程度。在抑制免疫作用方面，它能抑制T细胞功能，抑制延迟型变态反应，抑制白介素-1的分泌，抑制分裂原及抗原刺激的T细胞分裂与繁殖。可用于类风湿关节炎、红斑狼疮、皮肌炎、白塞综合征、肾小球肾炎等，外用于银屑病（牛皮癣）的治疗。主要不良反应为胃肠反应，一般可耐受，可导致白细胞减少，偶可见血小板减少，停药后可恢复。

第三节 | 免疫调节药

一、免疫调节药的分类

免疫调节药（immunomodulating drugs）主要用于增强机体的抗肿瘤作用、抗感染能力，纠正免疫缺陷。此类药物能激活一种或多种免疫活性细胞，增强机体特异性和非特异性免疫功能，使机体低下的免疫功能恢复正常；或具有佐剂作用，增强与之合用的抗原的免疫原性，加速诱导免疫应答反应；或替代体内缺乏的免疫活性成分，产生免疫替代作用；或对机体的免疫功能产生双向调节作用，使过高或过低的免疫功能趋于正常。

临床上常用的药物依其来源分为四类。

（1）微生物来源的药物：卡介苗。

（2）人或动物免疫系统产物：单克隆抗体、胸腺肽、转移因子、干扰素、白介素等。

（3）化学合成药物：如左旋咪唑、聚肌胞等。

（4）中药及其他：人参、黄芪等中药有效成分等。

二、常用免疫调节药

卡介苗（bacillus calmette guerin，BCG）

卡介苗以无毒牛型结核菌悬液制成，为非特异性免疫增强剂，具有免疫佐剂作用，能增强抗原的免疫原性，加速诱导免疫应答反应，能增强单核-巨噬细胞系统的吞噬功能，促进白介素 1（IL-1）的生成，促进 T 细胞增殖并增强其功能，增强体液免疫反应，增强天然杀伤细胞（NK）的功能。用于：①肿瘤的辅助治疗；②预防结核病；③治疗小儿哮喘性支气管炎及预防小儿感冒。瘤内注射、胸腔内注射及皮肤划痕均可引起全身性反应（如发热）。有活动性结核病的患者禁用。

左旋咪唑（levamisole）

左旋咪唑无佐剂作用，对抗体生成有双向调节作用，对免疫功能正常机体的抗体形成无影响，但当机体免疫功能低下时，则能使之恢复。左旋咪唑可使被抑制的细胞免疫功能恢复正常，增强植物血凝素（phytohemagglutinin, PHA）诱导淋巴细胞的增殖反应。此外，还能增加巨噬细胞和中性多形核粒细胞的趋化与吞噬功能，增强杀菌作用，这一作用可能与其激活磷酸二酯酶，从而降低淋巴细胞和巨噬细胞内 cAMP 含量有关。左旋咪唑还可以使机体产生一种血清因子，在体外促进 T 细胞分化，诱导 IL-2 的产生，发挥免疫增强作用。

临床应用于降低免疫缺陷患者感染的发病率，对反复细菌感染（如麻风感染及布鲁菌感染）亦有效；作为化疗药物的辅助用药，可治疗多种肿瘤，左旋咪唑可延长缓解期，降低复发率，延长寿命。对鳞状上皮癌的疗效较好，并减轻抗癌药物所致的骨髓抑制、出血、感染。

不良反应主要有消化道反应、神经系统反应（头晕、失眠）和变态反应（荨麻疹）。长期用药，可出现粒细胞减少症，偶见肝功能异常。

干扰素（interferon，IFN）

本药可用于调节抗体生成，增加或激活单核-巨噬细胞的功能，增加特异性细胞毒性作用和自然杀伤细胞（NK细胞）的杀伤作用。小剂量IFN干扰素增强细胞和体液免疫，大剂量干扰素则有抑制作用；IFN既可以抑制肿瘤细胞的生长（抗增殖作用），又可以调节免疫作用。

该药是广谱抗病毒药，临床用于病毒感染性疾病，如疱疹性角膜炎、病毒性眼炎、带状疱疹和慢性乙型病毒性肝炎；对成骨肉瘤疗效好，对肾细胞癌、黑色素瘤、乳腺癌有效，对肺癌、胃肠道肿瘤及某些淋巴瘤无效。

高剂量干扰素具有一般生物制剂的反应，即发热、流感样症状、肌肉酸痛等，其次是轻度骨髓抑制。一般对肝、肾功能无影响，少数有氨基转移酶、血肌酐升高。

白细胞介素-2（interleukin-2，IL-2）

IL-2与相应细胞的IL-2受体特异结合，产生免疫增强和免疫调节作用，其主要功能是诱导Th细胞和细胞毒性T细胞增殖，激活B细胞产生抗体，活化巨噬细胞，增强NK细胞杀伤细胞（LAK）的活性以及诱导INF-γ活性。临床应用于转移性肾癌和黑色素瘤等，还可用于病毒与细菌的感染。

沙利度胺（thalidomide）

通过稳定溶酶体膜、抑制中性粒细胞趋化性发挥免疫抑制、免疫调节作用。尚有抗前列腺素、组胺及5-羟色胺作用等。单药或与其他药物联合治疗多发性骨髓瘤、皮肤结节性红斑（erythema nodosum leprosum，ENL）、艾滋病病毒（human immunodeficiency virus，HIV）感染、移植物抗宿主病、类风湿关节炎、克罗恩病及多种肿瘤。

转移因子（transfer factor，TF）

转移因子是从健康人白细胞提取的一种多核苷酸和低分子量多肽，无抗原性。可以将供体的细胞免疫信息转移给未致敏受体，使获得供体样的特异性和非特异性的细胞免疫功能，其作用可持续6个月；也可起佐剂作用，不促进抗体形成。临床用于先天性和获得性细胞免疫缺陷病，如胸腺发育不良、免疫性血小板减少性紫癜，某些抗菌药难以控制的病毒性和真菌感染，对恶性肿瘤可以作为辅助治疗。其不良反应较少，少数患者可出现皮疹，注射部位产生疼痛。

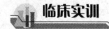 **临床实训**

一、处方分析

案例：李某青，男，60岁，临床诊断为肾移植术后脑卒中。

医生给予以下处方：

Rp.

　　环孢素软胶囊　　25mg×50个

　　Sig.　100mg　q.d.　p.o.

　　达比加群酯胶囊　110mg×14个

　　Sig.　110mg　b.i.d.　p.o.

请问：该处方是否合理？为什么？

分析：该处方不合理。原因是：①环孢素软胶囊剂量、用法不正确，单次处方总量不符合规定。环孢素软胶囊给药频次不是1天1次，环孢素软胶囊应该1天2次，1次2粒服用。②环孢素为P-糖蛋白（转运体）抑制剂，达比加群酯为P-糖蛋白转运底物。两药合用，因环孢素抑制P-糖蛋白转运体活性，所以环孢素会导致达比加群酯血药浓度增高，造成出血风险，应避免环孢素与达比加群酯的合用。

二、实训练习

案例：李某，女，35岁。半月前出现乏力、全身不适．双膝关节肿痛，近日面部出现蝶形红斑伴口腔溃疡。实验室检查结果：血小板、红细胞、白细胞均低于正常值。抗ds-DNA抗体阳性，抗SM抗体阳性，狼疮细胞阳性，尿蛋白（＋＋＋）。尿素氮和肌酐均增高。诊断：系统性红斑狼疮。

请问：患者宜选用哪种药物治疗？用药时需注意哪些问题？

（乔玉洁　段红珍）

? **思考题**

1. 简述环孢素的用途及其主要不良反应。
2. 常用免疫抑制药有哪些？
3. 常用免疫调节药有哪些？

实训练习解析　　　　　思考题与参考答案　　　　　思维导图

第三十章

组胺受体拮抗药

组胺（histamine）是广泛存在人体各组织中的一种自体活性物质，由 L-组氨酸脱羧形成。主要以无活性的复合物形式贮存在组织肥大细胞、嗜碱性粒细胞和肠嗜铬样细胞（enterochromaffin-like cell，ECL 细胞）的分泌颗粒中。在肥大细胞及嗜碱性粒细胞中，组胺与酸性蛋白、高分子肝素等结合，此时结合型组胺无生理活性。在变态反应中，肥大细胞脱颗粒释放出组胺，可引起变应性鼻炎、荨麻疹和血管神经性水肿等过敏性疾病。ECL 细胞兴奋后释放出的组胺是引起胃酸分泌的主要生理刺激物。脑中的组胺作为神经递质或影响递质释放的物质存在。组胺还参与机体的免疫功能和白细胞趋化作用。组胺受体有 H_1、H_2、H_3、H_4 四种亚型，其分布组织、生物效应和阻断药见表 30-1。

表 30-1　组胺受体分布及效应

受体	H_1	H_2	H_3	H_4
大小（氨基酸）	487	359	329~445	390
分布	平滑肌、内皮细胞、中枢神经	胃壁细胞、心肌、肥大细胞、中枢神经	中枢神经；突触前膜	嗜酸性粒细胞、中性粒细胞、CD_4 T 细胞
效应	支气管、胃肠道平滑肌收缩、血管扩张、通透性增高、渗出增加，水肿	胃酸分泌、血管扩张，心肌兴奋，抑制肥大细胞释放组胺	负反馈性调节，抑制组胺释放	趋化反应、分泌细胞因子

第一节 | H_1 受体拮抗药

H_1 受体拮抗药多属乙基胺的共同结构，乙基胺与组胺的侧链相似，共同竞争 H_1 受体而拮抗组胺的作用，但无内在活性。第一代 H_1 受体拮抗药（如苯海拉明、异丙嗪等）多有明显的镇静催眠作用，成为抗过敏治疗时的主要副作用。第二代 H_1 受体拮抗药（如氯雷他定、西替利嗪等）因不易透过血脑屏障，中枢作用较弱或无。常用 H_1 受体拮抗药列于表 30-2。

表30-2　常用H₁受体拮抗药

药物	作用特点				维持时间/h	口服剂量 /（ng/次）
	H₁阻滞	镇静催眠	抗晕止吐	抗胆碱		
苯海拉明	++	+++	++	+++	4～6	25～50
异丙嗪	+++	+++	++	+++	4～6	12.5～25
曲吡那敏	++	++			4～6	25～50
氯苯那敏	+++	+	+	++	4～6	4
赛庚啶	+++	++	+	++		4
氯马斯汀	++++	+	-	+	12	2
氮䓬斯汀	++++	±	-	-	24	2
非索非那定	+++	-	-	-	24	60
氯雷他定	+++	-			24	
西替利嗪	+++	-			12～24	5～10

【药动学特点】大部分H₁受体拮抗药口服吸收完全，第一代H₁受体拮抗药在体内分布广泛，能透过血脑屏障，主要在肝脏代谢灭活，第二代H₁受体拮抗药不易透过血脑屏障。本类药具有肝药酶诱导作用，可加速自身代谢。该类药物经肝脏代谢后从肾排出。

【药理作用】

1. 阻断H₁受体　H₁受体拮抗药能阻断组胺引起的胃肠道、支气管和子宫平滑肌的痉挛性收缩作用。显著对抗组胺引起的毛细血管的扩张和通透性增加，部分对抗组胺引起的血管扩张、血压下降和局限性水肿。对H₁受体兴奋所致胃酸分泌无影响。

2. 中枢抑制作用　多数第一代H₁受体拮抗药可通过血脑屏障，能够阻断中枢的H₁受体，拮抗组胺介导的觉醒反应，产生镇静催眠作用，其作用强度与患者对药物的敏感性和药物品种有关，异丙嗪和苯海拉明作用最强。第二代H₁受体拮抗药因不易透过血脑屏障，几乎无中枢抑制作用。

3. 抗胆碱作用　苯海拉明、异丙嗪等具有中枢抗胆碱作用。防晕止吐作用较强，苯海拉明局部注射还有弱的局部麻醉作用。外周性抗胆碱作用可引起阿托品样副作用。第二代H₁受体拮抗药的抗胆碱作用很弱或没有该作用。

【临床应用】

1. 变态反应性疾病　该类药物临床用于治疗因组胺释放所致的荨麻疹、花粉症，可减轻鼻痒打喷嚏、流涕、流泪等症状，疗效最好。对昆虫咬伤、药物性皮炎和接触性皮炎及其他疾病所致的瘙痒、水肿也有较强的抑制作用。

2. 晕动病和呕吐　苯海拉明、异丙嗪等用于晕动病、放射病、妊娠及药物所致的恶心、呕吐的治疗。

3. 镇静、催眠　异丙嗪、苯海拉明对中枢抑制作用较强，可用于治疗失眠、紧张不安等。

【护理用药作用评估】

1. 药效 15～30min起效，1～2h达峰。第一代H_1受体拮抗药效应维持时间一般为4～6h，而第二代H_1受体抗药的作用可长达12～24h。

2. 不良反应 常见不良反应有镇静、嗜睡、乏力，驾驶员和高空作业者工作时间不宜使用，还可引起视物模糊、便秘、尿潴留等，其他还有胃肠道反应、恶心、呕吐、腹泻等，局部外敷可致接触性皮炎，偶见粒细胞减少及溶血性贫血。

第二节 | H_2受体拮抗药

H_2受体拮抗药能特异性拮抗胃壁细胞H_2受体，拮抗组胺或组胺受体激动药所致的胃酸分泌。该类药物的化学结构特点是以甲硫乙胺的侧链取代H_1受体拮抗药的乙基胺链。常用药物有西咪替丁（cimetidine）、雷尼替丁（ranitidine）、法莫替丁（famotidine）、尼扎替丁（nizatidine）、罗沙替丁（roxatidine）。

西咪替丁（cimetidine）

又称甲氰咪胍、泰胃美。

【药动学特点】 本药口服生物利用度约为70%，进餐时服药可延缓吸收并延长作用时间。肌内注射与静脉注射生物利用度基本相同。可广泛分布于全身组织，可透过胎盘屏障和血脑屏障，并可分泌入乳汁，且乳汁浓度可高于血浆浓度。血浆蛋白结合率为15%～20%，$t_{1/2}$约为2h，44%～70%以原形从尿中排出。可经血液透析或腹膜透析清除。

【药理作用】 主要作用于胃壁细胞上的H_2受体，由于结构与组胺相似，竞争性地抑制组胺的作用，从而抑制胃酸的分泌，也抑制由食物、五肽胃泌素、咖啡因与胰岛素等刺激所诱发的胃酸分泌，使胃酸分泌量和酸度均降低。本药对因胆盐、乙醇等刺激引起的腐蚀性胃炎有预防和保护作用，对阿司匹林及其他非甾体抗炎药所致的胃黏膜损伤、应激性胃溃疡和上消化道出血也有明显疗效。

【临床应用】 用于十二指肠溃疡、胃溃疡、上消化道出血等的治疗。

（1）成人：①口服：每次200～400mg，一日2～4次，餐后及睡前各服1次，疗程一般为4～6周。也可以1次400mg，1日2次。②注射：用葡萄糖注射液或葡萄糖氯化钠注射液稀释后静脉滴注，每次200～600mg；或用上述溶液20ml稀释后，缓慢静脉注射，每次200mg，4～6h 1次。1日剂量不宜超过2g。也可直接肌内注射，一次200mg，在4～6h后可重复给药。

（2）儿童：①口服，新生儿：1次5mg/kg，1日4次。1个月～12岁：一次5～10mg/kg（最大量400mg），1日4次。12～18岁：1次400mg，1日2～4次。均为饭后、晚间睡前服用。②静脉注射：1次5～10mg/kg，将本药用葡萄糖注射液或葡萄糖氯化钠注射液20ml稀释后，缓慢静脉注射（长于5min），一次最大剂量200mg，每4～6h 1次，1日剂量不宜超过2g。③静脉滴注：剂量与静脉注射相同，本药200mg用5%葡萄糖注射液或氯化钠注射液或葡萄糖氯化钠注射液250～500ml稀释后静脉滴注，滴速为每小时1～4mg/kg，1次最大剂量200～600mg，1日剂量不宜超过2g。④肝、肾功能不全者应减量。

本药停药后复发率很高，6个月复发率为24%，1年复发率可高达85%。目前认为采用长期服药或每日400～800mg或反复足量短期疗法可显著降低复发率。

【禁忌证】妊娠期妇女和哺乳期妇女禁用，因本药可通过胎盘屏障，并能进入乳汁，可引起胎儿和婴儿肝功能障碍。

【护理用药作用评估】

1. 药效 本药口服后约60%～70%经肠道吸收，30min起效，90min作用达峰，作用可持续4～5h。

2. 不良反应

（1）消化系统反应：较常见的有腹泻、腹胀、口苦、口干、血清氨基转移酶轻度升高等，偶见严重肝炎、肝坏死、肝脂肪性变等。突然停药，可能引起慢性消化性溃疡穿孔。

（2）泌尿系统反应：有不少关于本药引起急性间质性肾炎、导致肾衰竭的报道。但此种毒性反应是可逆的，停药后肾功能一般均可恢复正常。为避免肾毒性，用药期间应注意检查肾功能。

（3）造血系统反应：本药对骨髓有一定的抑制作用，少数患者可发生可逆性中等程度的白细胞或粒细胞减少，也有出现血小板减少以及自身免疫性溶血性贫血的，其发生率为用药者的0.02%。尚有报道本药可引起再生障碍性贫血。用药期间应注意检查血象。

（4）中枢神经系统反应：本药可通过血脑屏障，具有一定的神经毒性。头晕、头痛、疲乏、嗜睡等较常见。少数患者可出现不安、感觉迟钝、语言含糊不清、出汗、局部抽搐或癫痫样发作及幻觉、妄想等症状。引起中毒症状的血药浓度多在2μg/ml以上。

（5）心血管系统反应：可有心动过缓、面部潮红等。静脉注射时偶见血压骤降、房性期前收缩及心跳、呼吸骤停。

（6）对内分泌和皮肤的影响：由于具有抗雄性激素作用，用药剂量较大（每日在1.6g以上）时可引起男性乳房发育、女性溢乳、性欲减退、阳痿、精子数量减少等，停药后即可消失。

（7）可抑制皮脂分泌，诱发剥脱性皮炎、皮肤干燥、皮脂缺乏性皮炎、脱发、口腔溃疡等。皮疹、巨型荨麻疹、药热等也有发生。

【护理要点】

（1）密切观察患者是否有腹痛，注意观察呕吐物、大便及胃内抽吸物有无出血现象。

（2）应在服药后至少15min再使用潜血检测试纸及胃呼气试验检测试纸，并严格按厂家说明书进行。

护理警示

（1）本药曾有导致急性胰腺炎的报道，故不宜用于急性胰腺炎患者；

（2）本药可引起胃黏膜血管充血扩张而加重出血的危险，故应慎用于上消化道出血，加强护理监护。

（3）应注意西咪替丁不能与二甲硅油混合使用。

【健康教育】

（1）告知患者应在睡前服用西咪替丁。

（2）告知患者服用西咪替丁应遵医嘱，不超过推荐的最大剂量，持续服用。

（3）用药时间不超过14天。

（4）告知患者肌内注射可引起疼痛。

（5）告知患者戒烟，吸烟可增加胃酸的分泌，使病情恶化。

（6）告知患者应时刻注意是否腹痛以及观察大便、呕吐物是否带血。

雷尼替丁（ranitidine）

【药动学特点】该药吸收快，不受食物和抗酸剂的影响。口服生物利用度约为50%，$t_{1/2}$约为2～2.7h，较西咪替丁稍长。口服后12h内能使五肽胃泌素引起的胃酸分泌减少30%。大部分以原形从肾排泄，肾清除率为每分钟7.2ml/kg。少量被代谢为N-氧化物或S-氧化物和去甲基类似物并从尿中排出。24h尿中回收原形及代谢产物为口服总量的45%。与西咪替丁不同，它与细胞色素P-450的亲和力仅为西咪替丁1/10，因而不干扰华法林、地西泮及茶碱在肝中的灭活和代谢过程。

【药理作用】为选择性的H_2受体拮抗药，能有效地抑制组胺、五肽胃泌素及食物刺激后引起的胃酸分泌，降低胃酸和胃酶的活性，但对胃泌素及性激素的分泌无影响。作用比西咪替丁强5～8倍，对胃及十二指肠溃疡的疗效高，具有速效和长效的特点，不良反应小而且安全。

【临床应用】

1. 溃疡病及预防应激性溃疡　每次150mg，每日2次，早、晚餐时口服，或每晚睡前顿服300mg。维持剂量为150mg，每晚睡前顿服，维持治疗的疗程应达1年以上。

2. 反流性食管炎　每次150mg，每日2次，早、晚饭时口服，或每晚睡前顿服300mg，疗程为8～12周，维持剂量为150mg，每晚睡前顿服。

3. 卓-艾综合征　宜用大剂量，每日口服600～1200mg。

4. 上消化道出血　用葡萄糖注射液或氯化钠注射液稀释后静脉滴注，或用20ml溶媒稀释后静脉注射，或直接肌内注射，每次25～50mg，每4～8小时1次，一旦患者可恢复进食，可每次口服150mg，每日2次，代替注射给药。

【禁忌证】

（1）对雷尼替丁过敏的患者禁用。

（2）有急性卟啉病史的患者禁用。

【护理用药作用评估】

1. 药效　静脉注射1mg/kg，瞬时血药浓度为3000ng/ml，维持在100ng/ml以上可达4h；以每小时0.5mg/kg速度静脉滴注后30～60min血药浓度达峰值，血药峰浓度与剂量间呈正相关。

2. 不良反应 常见头痛、头晕、皮疹、恶心、腹泻等，本药注射后部分患者出现面热、出汗及注射部位瘙痒和发红，短时间内可消失。

【护理要点】

1. 用药过量的处理 当本药使用过量时，发生心动过缓甚至惊厥，应首先进行洗胃以清除肠道内尚未吸收的药物，并积极进行人工呼吸等对症治疗，由于本药可经血液透析和腹膜透析清除，必要时进行血液透析，以清除过量药物。

2. 使用的疗程和剂量 停药后复发率很高，如停药后1年，溃疡复发率约30%，采用低剂量长期服药或反复足量短程疗法可显著降低复发率，因此应按时服药、坚持疗程。急性症状开始治疗时，可先用注射剂，症状控制后，可改为口服制剂。

用于反流性食管炎治疗时，应适当增加剂量并延长疗程，用于卓-艾综合征、多发性内分泌腺瘤等治疗时，应大剂量长期用药。

【健康教育】

（1）片剂，避光，密闭保存于阴凉处，可掰开服用。

（2）胶囊剂，避光，密闭保存于阴凉处，不可掰开服用。

（3）注射剂，避光，密闭保存于阴凉处，缓慢注射。

（4）枸橼酸铋雷尼替丁（金得乐片、瑞倍胶囊）：本药为枸橼酸铋和雷尼替丁经化学合成得到的一种新型抗溃疡药，既具有H_2受体阻断作用，又具有抗幽门螺杆菌和胃黏膜保护作用，其生物学特征明显优于枸橼酸铋和雷尼替丁的混合物，适用于消化性溃疡的治疗或预防，或联合抗生素协同根除幽门螺杆菌。

> **护理警示**
>
> （1）与抗酸药合用可使本药的血药浓度峰值下降，吸收率降低。
>
> （2）可降低维生素B_{12}的吸收，长期使用可导致维生素B_{12}缺乏。
>
> （3）与普鲁卡因胺合用，可使后者的清除率降低。
>
> （4）减少肝脏血流量，因而与普萘洛尔、利多卡因等代谢受肝血流量影响大的药物合用时，可升高这些药物的血药浓度。
>
> （5）可减少胃酸分泌，导致三唑仑的生物利用度升高。

法莫替丁（famotidine）

法莫替丁是H_2受体拮抗药，其作用强度比西咪替丁或雷尼替丁均大。口服生物利用度约为50%，口服或静脉注射$t_{1/2}$均为3h。在体内分布广泛，消化道、肾、肝、颌下腺及胰腺有高浓度分布；但不透过胎盘屏障。主要自肾脏排泄，胆汁排泄量少，也可自乳汁中排出。本药不抑制肝药代谢酶，因此不影响茶碱、苯妥英钠、华法林及地西泮等的代谢，也不影响普鲁卡因胺等的体内分布。临床应用：成人：①口服，每次20mg，1日2次（早餐后、晚餐后或临睡前），4～6周为一疗程，溃疡愈合后维持量减半，睡前服。肾功能不全者应调整剂量。②缓慢静脉注射或静脉滴注20mg（溶于生理盐水或葡萄糖注射液20ml中），1日2次（间隔12h），疗程5天，一旦病情允许，应迅速将静脉给药改为口服给药。儿童：①口服。胃食管反流病：一日0.6～0.8mg/kg（1日最大剂量40mg），每12h 1次或睡前1次服用，疗程4～8周。消化性溃疡：1日0.9mg/kg（1日最大剂量40mg），睡前1次服用，疗程2~4周。②静脉滴注。1次不能超过20mg，应把本药溶解于5%葡萄糖溶液250ml中，滴注时间不少于30min。每12h一次。不良反应较少，最常见的有头痛、头晕（1.3%）、便秘和腹泻。偶见皮疹、荨麻疹（应停药）、白细胞减少、氨基转移酶升高等；罕见腹部胀满感、食欲缺乏及心率增加、血压上升、颜面潮红、月经不调等。

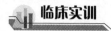

临床实训

一、处方分析

案例： 张某彤，女，43岁。因腹痛半月余就诊。确诊哮喘病2年，规律服用氨茶碱。胃镜示胃溃疡。诊断：胃溃疡；哮喘。

医生给予以下处方：

Rp.

    西咪替丁片　0.2g×18片

    Sig.　0.2g　t.i.d　p.o.

    氨茶碱片　0.2g×100片

    Sig.　0.2g　b.i.d.　p.o.

请问： 该处方是否合理？为什么？

分析： 该处方不合理。氨茶碱主要通过肝药酶代谢，西咪替丁可抑制肝药酶，影响氨茶碱的代谢，使其血药浓度升高。氨茶碱安全范围小，血药浓度增加，易引起氨茶碱中毒。

二、实训练习

案例： 张某，男，45岁，从事驾驶工作。患有过敏性鼻炎，经常出现打喷嚏、鼻塞、鼻痒、流清涕等现象，每年春季发作更为频繁。近几日症状又发作，自行服用苯海拉明，用药后症状缓解，但是出现口干、嗜睡等不良反应，严重影响其正常工作。

请问： 该患者使用苯海拉明是否合理？

（乔玉洁　段红珍）

？思考题

1. 比较第一代和第二代H_1受体阻断药在药理作用、临床应用、不良反应的异同点。
2. 简述H_2受体阻断药的药理作用和临床应用。

实训练习解析　　　　思考题与参考答案　　　　思维导图

第三十一章

影响其他自体活性物质的药

学习目标

1. 掌握 前列腺素、5-羟色胺、白三烯、血管紧张素和内皮素等自体活性物质的生物学功能以及相关药物的药理作用、临床应用和不良反应。

2. 熟悉 利尿钠肽、激肽类、一氧化氮的生物学功能及相关药物应用；熟悉花生四烯酸的代谢通路。

3. 了解 腺苷类药物的作用和应用。

自体活性物质（autacoids）也称局部激素，包括有前列腺素、组胺、5-羟色胺、白三烯、多肽类（P物质、激肽类和内皮素等）、NO和腺苷等。机体受到伤害刺激时，由局部组织产生自体活性物质，这些物质以旁分泌的方式到达邻近部位发挥作用，而不进入血液循环。自体活性物质广泛存在于体内各个组织，具有不同的结构和药理学活性。本章所介绍的药物包括天然和人工合成的自体活性物质以及抑制某些自体活性物质或干扰其与受体相互作用的自体活性物质拮抗药。

第一节 | 膜磷脂代谢产物类药物及拮抗药

膜磷脂可衍生两大类自体活性物质：花生四烯酸（arachidonic acid，AA）和血小板活化因子（platele activating factor，PAF），具有广泛的生物活性。

一、膜磷脂-花生四烯酸代谢通路

细胞膜受到外部刺激后，磷脂酶A_2将细胞膜磷脂转化为花生四烯酸和血小板活化因子，在一系列酶的催化下代谢为前列腺素类（prostaglandine，PG）、血栓素类（thromboxane，TX）和白三烯类（leukotriene，LT）和环氧二十碳三烯酸（epoxyeicosatrienoic acid，EET）。花生四烯酸在体内有三种代谢途径，包括环加氧酶途径（cyclo-oxygenase，COX）、脂加氧酶途径（lipoxygenase，LOX）和P_{450}表氧化酶途径以及一种非酶代谢途径即异十二烷途径。其中以COX途径为主，其次为LOX途径。

1. COX途径 AA经COX途径生成PG及其类似物。PG是一类由五碳环（环戊烷核心）和两条侧链的20个碳原子组成的不饱和脂肪酸，基本骨架由前列烷酸组成。PG是重要的细胞调节物，从细胞中释放出来作用于邻近的细胞。

2. LOX途径 LOX途径包括1-、3-、5-、12-和15-脂加氧酶代谢类型，其中5-LOX是最重要的一种。5-LOX在体内主要分布于肺和气管等组织和血液中，可催化AA产生LTA、LTB、LTC、LTD和LTE等LT。LT参与许多疾病（如动脉粥样硬化、心血管疾病心脏病等）的病理生理过程，是重要的炎症介质。其中LTC_4和LTD_4是支气管强烈收缩剂和引起过敏反应的慢反应物质。研究还发现5-LOX在多种癌（如前列腺癌、口腔癌、结肠癌和膀胱癌中）细胞过量表达，LTB_4在这些癌细胞中含量较高。

3. P_{450}表氧化酶途径和异十二烷途径 前者主要生成EET，可导致血管平滑肌舒张。后者主要是经非酶过程转化为异前列烷等异十二烷类。

二、前列腺素类药物

（一）前列腺素和血栓素的生理作用

前列腺素和血栓素的作用广泛，对血管、呼吸道、消化道和生殖器官等平滑肌及血小板、传出神经和中枢神经系统均有明显作用。

1）血管平滑肌：TXA_2和$PGF_{2\alpha}$能收缩血管（对静脉血管作用更显著）；TXA_2还能促进血管平滑肌细胞分裂、增殖。而PGE_2和$PGI_{2\alpha}$可激活腺苷酸环化酶（adenylate cyclase，AC），升高cAMP水平，松弛小动脉。

2）内脏平滑肌

（1）胃肠道平滑肌：多数前列腺素、血栓素和白三烯能调节胃肠平滑肌张力。如$PGF_{2\alpha}$收缩纵形肌和环形肌，PGE_2收缩纵形肌，松弛环形肌，PGI_2收缩环形肌但效果较弱。

（2）呼吸道平滑肌：TXA_2、PGD_2和$PGF_{2\alpha}$收缩呼吸道平滑肌，PGE_2和PGI_2可松弛呼吸道平滑肌。

（3）子宫平滑肌：TXA_2、$PGF_{2\alpha}$和低浓度PGE_2导致子宫平滑肌收缩，而PGI_2和高浓度PGE_2引起子宫平滑肌松弛。

3）中枢神经系统和外周神经系统

（1）发热：致热原促使白细胞介素-1（IL-1）释放，导致PGE_2的合成和释放增加，使体温升高，此途径可被解热镇痛抗炎药物阻断。外源性$PGF_{2\alpha}$和PGI_2也可使体温升高。

（2）睡眠：脑室内注射PGD_2可使动物产生自然睡眠，下丘脑后部注射PGE导致失眠。

（3）神经传递：PGE_2可抑制交感神经节后神经末梢释放去甲肾上腺素。

4）炎症与免疫：PGE_2和PGI_2与炎症发生密切相关，在炎症区域导致白细胞移出和水肿的形成。PGE_2抑制B淋巴细胞转化为浆细胞，同时抑制T淋巴细胞增殖。

5）骨代谢：在骨中含有丰富的PG，主要作用是刺激骨转化，如骨再吸收和成骨，以PGE_2作用最明显。抑制PG合成将影响骨折愈合。

（二）常用前列腺素药物

天然PG代谢快，选择性作用差，不良反应多等。目前临床常用人工合成的前列腺素类药物。

伊洛前列腺素（iloprost）

为依前列醇（epoprostenol，PGE₁）的同类物，作用、应用及不良反应均相似，但性质较稳定。可扩张血管，抗血小板聚集作用强，临床主要用于防治血栓病、外周血管病、缺血性心脏病、肺动脉高压。不良反应有低血压、潮红、胃肠道反应等。

贝前列素（beraprost）

为前列环素衍生物，可扩张血管，抗血小板聚集作用较强，可防止血栓形成。本药可口服，临床主要用于慢性动脉闭塞性疾病，如雷诺病、雷诺综合征、脑梗死和肺动脉高压等。不良反应有出血倾向（如脑出血、消化道出血、肺出血、眼底出血）、休克、间质性肺炎等。

米索前列醇（misoprostol）

米索前列醇能抑制基础胃酸或组胺、胃泌素及食物刺激引起的胃酸分泌。临床上用于治疗胃及十二指肠溃疡，还可用于抗早孕。不良反应为稀便或腹泻，其他可有轻微短暂的恶心、头痛、眩晕和腹部不适（见第二十六章）。

卡前列素（carboprost，15-甲基PGF$_{2\alpha}$）

兴奋子宫平滑肌作用比PGF$_{2\alpha}$强20～100倍，有扩张子宫颈和刺激子宫收缩的双重作用，一般不推荐与其他宫缩药合用。临床上用于终止妊娠以及中期引产。作用时间长，副作用小。有恶心、呕吐、头晕、腹泻等不良反应。

三、白三烯及其拮抗药

白三烯包括LTA₄、LTB₄、LTC₄和LTE₄等。其生理作用如下：

（1）呼吸系统：LTs特别是LTC₄和LTD₄引起支气管强烈收缩，促进呼吸道黏液分泌，增强毛细血管的通透性，导致黏膜水肿。

（2）心血管系统：LTs可引起冠状动脉、肺和肠系膜血管收缩。但LTC₄和LTD₄可能会减少冠状动脉血流量，引起低血压，抑制心肌收缩力和减少血容量。LTs还可使毛细血管和微静脉通透性增加，导致局部水肿，其作用是组胺的1000倍以上。

（3）过敏反应和炎症反应：LT是强的单核细胞和巨细胞趋化因子，促进白细胞向炎症部位游走聚集，是引起Ⅰ型超敏反应晚期相的主要介质。较高浓度下还能使嗜酸性粒细胞黏附、脱颗粒，释放细胞因子和化学因子，产生氧自由基。LT通过增加血管内皮细胞的通透性，促进炎症细胞向炎症区域移行，从而参与急性炎症反应。LT与慢性炎症的发病同样密切相关，如哮喘、炎症性肠病等。

（4）肾脏：LT可收缩肾血管，减少肾小球滤过率，但易产生耐受性。

白三烯受体拮抗药

白三烯受体中的 LTB_4 受体有 BLT_1 和 BLT_2 两种亚型，BLT_1 主要在白细胞尤其是中性粒细胞、单核细胞和嗜酸性粒细胞表达，参与白细胞趋化，介导炎症反应和变态反应；BLT_2 组织分布广泛，尤其在粒细胞和淋巴细胞中高表达，其功能可能与免疫反应有关。

白三烯受体拮抗药包括白三烯受体拮抗药和白三烯合成和释放的抑制药，主要用于哮喘、鼻炎、银屑病等炎症性疾病。白三烯受体拮抗药主要包括扎鲁斯特、孟鲁司特，临床用于治疗过敏性哮喘及季节性变应性鼻炎。白三烯合成和和释放的抑制药主要有糖皮质激素类、色甘酸盐等。

四、血小板活化因子

血小板活化因子（platelet activating factor，PAF）主要由血小板、中性粒细胞、巨噬细胞肥大细胞、内皮细胞等经 PLA_2 途径或非酶促途径产生，作用于细胞膜表面的PAF受体，是一类重要的磷脂类递质，产生广泛的生理和病理作用。

1. PAF的生物效应 PAF是强血小板活化剂，对中性粒细胞具有趋化作用，促使其向缺血及梗死区游走、聚集，加重心肌缺血及再灌注损伤；能够扩张血管，增加毛细血管通透性，刺激多形核白细胞，促进单核细胞积聚，引起嗜酸性粒细胞脱颗粒，导致炎症反应的发生；促进血小板聚集、黏附，形成小血栓块，导致血栓和动脉粥样硬化的形成；收缩胃肠道、子宫和呼吸道平滑肌；减少肾血流量、肾小球滤过和尿液生成；导致溃疡发生，是导致动脉粥样硬化心脑缺血、变态反应、支气管哮喘、消化性溃疡、中毒性休克、肾脏疾病、银屑病等疾病发生的重要因素。

2. PAF受体拮抗药 包括非特异性受体拮抗药和特异性受体拮抗药两大类。前者常见有3-去偶氮腺苷和L-高半胱氨酸等，可干扰磷脂甲基化而减少血小板合成PAF。后者包括天然和合成两大类。天然PAFR拮抗药主要来源于自然界中植物、微生物的代谢，具有疗效强、毒副作用少等特点，已在临床上广泛应用。如银杏萜内酯类化合物中的银杏二萜内酯。人工合成的PAF受体拮抗药，如以植物成分木脂素类等为母体的合成药物，均能抑制PAF与受体结合，阻止鸟苷酸环化酶活化、胞内钙离子升高和磷脂酰肌醇升高等作用。合成PAFR拮抗药目前主要处于基础研究阶段。

第二节 | 5-羟色胺类药

一、5-羟色胺及其受体

5-羟色胺（5-hydroxytryptamine，5-HT）由色氨酸经过色氨酸羟化酶代谢衍生而来。

5-HT在中枢和外周神经系统均有分布，约90%的5-HT合成并分布于肠嗜铬细胞，通常与ATP等物质共存于细胞颗粒内。在刺激因素作用下从颗粒内释放，弥散到血液，并被血小板摄取和储存。在中枢神经系统（CNS）和肠道神经丛，5-HT作为抑制性神经递质，作用于其受体后，参与多种生理功能的调节。在外周组织，5-HT是强血管收缩剂和平滑肌收缩刺激剂。主要经单胺氧化酶代谢成5-色醛和5-羟吲哚乙酸，并随尿液排出体外。

5-HT受体目前所知有5-HT$_1$～5-HT$_7$ 7个亚型，除5-HT$_3$受体亚型为阳离子通道受体外，其余受体亚型均为G蛋白偶联受体。其介导的药理作用主要包括：

1. 心血管系统 静脉注射5-HT后，可引起血压三项反应：首先通过化学感受器上的5-HT$_3$受体使心率减慢，心输出量减少，血压短暂下降；其次，激动5-HT$_2$受体使血管平滑肌收缩，肾、肺血管尤为明显，缩血管效应引起持续数分钟的血压升高；最后，由于骨骼肌血管扩张导致长时间的低血压。此外，激动5-HT$_2$受体可引起血小板聚集。

2. 平滑肌 激动胃肠道平滑肌5-HT$_2$受体和肠神经系统神经节细胞的5-HT$_4$受体，收缩胃肠道平滑肌，增加胃肠道张力，加快肠蠕动，也可兴奋支气管平滑肌和刺激ACh释放，使张力增加。

3. 神经系统 在外周神经系统中，5-HT受体在感觉运动、心血管功能、呼吸、睡眠及食欲等多方面发挥重要作用。中枢神经系统5-HT的含量及5-HT受体的功能异常可能与焦虑、抑郁、偏头痛等多种疾病的发病有关。虫咬和植物刺伤可刺激局部5-HT释放，作用于感觉神经末梢。激动胃肠道和延髓呕吐中枢5-HT$_3$受体参与呕吐反射调节。脑内5-HT能神经元集中分布于脑干的中缝核群和低位脑干网质区。松果体内的5-HT为褪黑素和促黑色素细胞因子的前体。

二、5-羟色胺受体激动药

1. 普坦类（triptane） 常用药物为舒马普坦（sumatriptan），为5-HT的衍生物，选择性激动血管5-HT$_{1D}$，收缩脑血管，改善脑血流供应，主要用于治疗急性偏头痛，作用强度与麦角类相当或更强，已成为最主要的抗偏头痛药物。主要不良反应包括感觉异常、冠脉痉挛性胸闷和不适，禁用于缺血性心脏病患者。

2. 5-HT受体激动药 丁螺环酮（buspirone）等选择性激动5-HT$_{1A}$受体，为有效的非苯二氮䓬类抗焦虑药。不良反应有头晕、头痛、恶心、呕吐及胃肠功能紊乱。

3. 5-HT$_{2c}$受体激动药 芬氟拉明和右芬氟拉明选择性激动5-HT$_{2c}$受体，具有较强的抑制食欲作用，用于控制体重和治疗肥胖症。不良反应有大便次数增多、头晕、嗜睡等。

4. 5-HT$_4$受体激动药 西沙必利（cisapride）可选择性激动肠壁神经节丛神经细胞的5-HT受体，促进神经末梢释放ACh，增强胃肠动力，用于治疗胃食管反流症、功能性消化不良、胃轻瘫。不良反应有肠鸣、腹泻、腹痛等。

5. 选择性5-HT再摄取抑制药 氟西汀（fluoxetine）、帕罗西汀（paroxetine）、西酞普兰（citalopram）、舍曲林（sertraline）等选择性抑制5-HT再摄取，间接激动5-HT受体。

用于抑郁症治疗（详见第十四章）。

6. 麦角生物碱 麦角生物碱（egrot alkaloid）按化学结构分为胺生物碱和脑生物碱两类，可影响5-HT、α受体和DA受体。麦角新碱属于胺生物碱，主要激动5-HT$_2$受体，其次是α受体，为DA受体的部分激动药，明显兴奋子宫平滑肌，用于产后出血。

三、5-羟色胺受体拮抗药

1. 赛庚啶和苯噻啶 赛庚啶和苯噻啶选择性拮抗5-HT$_2$受体兼具H$_1$受体拮抗作用和较弱的M受体拮抗作用，用于治疗荨麻疹、湿疹、接触性皮炎、皮肤瘙痒和变应性鼻炎等。不良反应相似，可致口干、恶心、乏力、嗜睡。由于兴奋下丘脑摄食中枢，使食欲增加，体重增加。青光眼、前列腺肥大及尿闭症患者忌用。驾驶员及高空作业者慎用。

2. 昂丹司琼 昂丹司琼选择性拮抗5-HT$_3$受体，对放化疗引起的恶心呕吐有强大的预防作用，用于癌症放化疗引起的恶心呕吐的治疗。同类药物还有格雷司琼、托巴司琼、阿扎司琼、多拉司琼等。不良反应有头痛、疲劳、便秘或腹泻等。

第三节 | 多肽类药物

多肽类是一类生物活性多肽，大多分布于神经组织，在自主神经系统和中枢神经系统中发挥重要作用。有些多肽可作用于血管平滑肌，产生血管收缩作用，如血管紧张素Ⅱ、抗利尿激素、内皮素、神经肽Y和尾紧张素，有些产生血管舒张作用如激肽类、钠尿肽、血管活性肠肽、P物质、神经降压肽、降钙素基因相关肽和肾上腺髓质激素等。

一、激肽类

1. 生物合成和代谢 激肽主要包括缓激肽、胰激肽和甲二磺酰赖氨酰缓激肽。缓激肽是血中激肽的主要形式，由血浆中高分子量激肽原透过血浆激肽释放酶催化裂解而成。胰激肽是尿中激肽的主要形式，由低分子量的激肽原透过毛细血管壁成为组织中激肽原，之后经过组织激肽释放酶催化生成，而经胃蛋白酶或胃蛋白酶样物质催化生成甲二磺酰赖氨酰缓激肽。激肽被激肽酶（包括激肽酶Ⅰ和激肽酶Ⅱ）水解失活。

2. 药理作用

（1）激肽受体：激肽通过作用于激肽受体而发挥作用，激肽受体有B$_1$和B$_2$亚型。B$_1$受体可能参与了炎症反应过程；B$_2$受体组织分布广泛，与钙动员、氯离子转运、NO产生及磷脂酶C（PLC）、PLA$_2$和腺苷酸环化酶的激活有关。B$_2$受体拮抗药艾替班特（icatibant）主要用于治疗遗传性血管性水肿。

（2）对血管的作用：激肽可扩张心、肾、肠、骨骼肌和肝内动脉血管，增加毛细血管通透性。作用强度是组胺的10倍；可收缩静脉血管，其机制与直接刺激静脉血管平滑肌，或促进$PGF_{2\alpha}$释放有关。激肽酶 II 抑制药，如卡托普利，通过抑制激肽酶 II 减少缓激肽降解而扩张血管作用（详见第二十章）。

（3）对平滑肌的作用：激肽可收缩呼吸道平滑肌诱发哮喘，也可收缩子宫和胃肠等内脏平滑肌。

（4）炎症和疼痛：组织损伤可在局部迅速产生激肽，导致炎症反应。作为致痛物质作用于皮肤和内脏感觉传入神经末梢，引起剧烈疼痛。抑肽酶（aprotinin）通过抑制激肽原裂解激肽发挥作用，用于治疗急性胰腺炎、中毒性休克等血浆激肽过高症。

二、内皮素

1. 内皮素的生理作用

（1）血管和血压：内皮素（endothelin，ET）是最强的血管收缩物质之一。静脉注射 ET-1，先出现血压短暂下降，之后血压持久升高。前者与促PGI_2和 NO 的释放有关，后者是血管平滑肌收缩所致。

（2）心脏：增强心肌收缩力，作用强而持久，增加心肌耗氧量；收缩冠状动脉，可加重心肌缺血。

（3）肾脏：收缩肾小球血管，滤过率下降，尿量减少。

（4）呼吸系统：对气管、支气管平滑肌有很强的收缩作用。

（5）细胞分裂：促使血管平滑肌、心肌和肾小球系膜细胞增殖。

2. 内皮素抑制药　内皮素参与了高血压、心肌肥厚、心力衰竭、冠心病、心肌梗死及呼吸系统疾病（如哮喘、肺动脉高压）以及肾衰竭等多种疾病的病理过程，故内皮素抑制药可能存在良好的临床价值。

（1）内皮素转化酶抑制药（ECE inhibitor，ECEI）：磷酸阿米酮（phosphoramidone）为第一个 ECEI，但特异性较低，无临床应用价值。一些选择性高的药物正在研究中。

（2）内皮素受体拮抗药：波生坦（bosentan）为双重内皮素受体拮抗药，对内皮素受体 A 和 B 均有亲和力，主要用于治疗肺动脉高压，长期用药可致肝损害。

三、P 物质

P 物质（substance P，SP）是最早发现的神经肽，由 11 个氨基酸组成，为速激肽家族成员。广泛分布于神经系统和其他外周组织器官内，是在脑、下丘脑、脊髓中含量最高的突触颗粒的肽类神经递质。SP 的生理功能主要包括参与痛觉的传递与调制，调节锥体外系功能，调节神经内分泌，参与学习记忆过程，参与调节情感行为和应激反应；在外周的作用包括参与免疫反应、炎症反应、哮喘的发生以及肠肌反射等。通过作用于血管内皮细胞释放 NO，产生血管舒张作用和降压作用；也能引起静脉血管、胃肠道、子宫和支气管平滑肌的强烈收缩；刺激唾液分泌、排钠利尿等。SP 主要通过激动神经肽 1（neurokinin-1，

NK)受体发挥作用。NK₁受体拮抗药阿瑞匹坦（aprepitant）用于预防化疗引起的急性和延迟性恶心、呕吐，常见不良反应有厌食、虚弱、疲劳、便秘、腹泻和恶心呕吐等。

四、钠尿肽

钠尿肽主要包括心房钠尿肽（ANP）、脑钠肽（BNP）、C型利尿钠肽（CNP）和尿舒张肽（urodinlatin，Uro）。心房肌主要合成和分泌ANP，心室肌主要合成和分泌BNP，CNP主要在中枢神经系统（central nervous system，CNS）合成。血液循环中的钠尿肽主要为ANP，BNP浓度很低，几乎无CNP。钠尿肽受体有ANP_A、ANP_B、ANP_C三种亚型。钠尿肽类激素具有利钠排尿、扩张血管和抑制肾素及醛固酮的作用。ANP激活ANP受体后，可增加肾小球滤过率，减少近曲小管纳重吸收，具有很强的利钠利尿、舒张血管和降压作用；BNP和Uro的作用与ANP相似，Uro的利尿作用更强；CNP利钠、利尿作用弱，扩血管作用强。

奈西立肽（nesiritide）是一种重组人BNP，主要用于治疗严重心力衰竭，但对肾脏损害严重。乌拉利肽(ularitide)是一种人工合成Uro，主要用于严重心力衰竭和伴有水钠潴留的肝硬化的治疗。

五、血管紧张素及相关药物

肾素-血管紧张素系统（RAS）调节人体血压、水分、电解质，保持人体内环境的稳定性，与循环系统功能调节密切相关，可导致血管收缩、血压升高、心脏和血管重构。血管紧张素转化酶抑制药（ACEI）和AT_1受体拮抗药主要用于高血压、充血性心力衰竭的治疗，对糖尿病、肾病等也有改善作用（具体见第二十章、第二十二章）。

第四节 | 腺苷类药物

一、腺苷及其受体

腺苷（adenosine）是一种在体内广泛分布的内源性核苷。在氧含量正常时，腺苷保持低水平持续释放；而在损伤和应激状态下，腺苷的浓度可明显增加，并可通过调节局部组织和细胞的能量代谢，减轻组织损伤，促进血管新生和组织恢复等。目前已发现4种腺苷受体，即腺苷A_1、A_{2A}、A_{2B}和A_3四种受体亚型。腺苷与上述受体结合后，可发挥不同的药理学作用，调节心血管系统等功能。

二、腺苷的生物学效应及腺苷类药物

腺苷作用于腺苷受体，可产生复杂的生物学效应，如改变血管反应性、调节体温、低氧适应调节、炎症反应和免疫调节等，特别是参与缺血预适应（ischemic preconditioning）过程。

1. A$_1$受体　激动 A$_1$ 受体，使肾入球小动脉收缩，降低肾血流量；抑制脂肪分解；抑制兴奋性递质释放和细胞除极化，降低细胞的兴奋性；抑制胰岛素和胰高血糖素释放；降低体温；降低自律性，减慢心率，治疗心律失常；具有催眠、镇痛作用；介导缺血预适应对缺血组织产生保护。

2. A$_{2A}$受体　维持觉醒，参与神经元退变，抑制免疫，舒张血管，抑制血小板聚集。

3. A$_{2B}$受体　保持血管完整性，参与预适应和疼痛调节。

4. A$_3$受体　使肥大细胞活化脱颗粒，收缩支气管平滑肌，致炎症性疼痛、白细胞趋化。由于腺苷受体分布广泛，效应复杂，激动药开发难度较大，以拮抗药的开发为主，如 A$_3$ 受体拮抗药开发试用于帕金森病患者的辅助治疗，A$_3$ 受体拮抗药开发用于改善肾功能。

第五节　一氧化氮及其相关药物

一氧化氮（nitric oxide，NO）广泛存在机体组织器官，由血管内皮细胞产生并释放，其化学性质活泼，半衰期短，许多细胞都能合成 NO，作为非典型性神经递质，NO 对机体多种生理和病理过程发挥重要作用。

一、一氧化氮的产生

L-精氨酸是体内合成 NO 的前体，L-精氨酸经一氧化氮合酶（NOS）催化转变成 L-瓜氨酸，并释放出 NO。NOS 有三种亚型，分别为神经元型 NOS（nNOS）、内皮型 NOS（eNOS）、损伤诱导型 NOS（iNOS）。这三种亚型在不同的细胞和组织中有不同的表达模式和功能。nNOS 主要表达于神经元和骨骼肌，中枢神经系统表达的 nNOS 与生物的学习、记忆等密切相关，外周神经系统中 nNOS 产生的 NO 有调节肠道蠕动、舒张血管的作用；eNOS 主要表达于内皮细胞和神经元，可抑制血小板聚集和黏附于血管壁，还可通过调控动脉粥样硬化相关基因的表达，减少血管炎症，从而预防动脉粥样硬化；iNOS 主要表达于巨噬细胞和平滑肌细胞，炎症介质可诱导 iNOS 基因的转录激活，导致 iNOS 的堆积和 NO 的大量产生。

二、一氧化氮的生物学效应

NO 与鸟苷酸环化酶（guanylate cyclase，GC）的血红素部位结合并激活 GC，催化 GTP 生成 cGMP，cGMP 激活蛋白激酶 G（PKG），进一步激活磷蛋白产生生物学效应。

1. 血管和血液　NO 增加细胞内 cGMP 含量，松弛血管平滑肌；抑制血小板黏附于内皮细胞，减少凝聚；抑制单核细胞、中性粒细胞黏附性和趋化性，降低氧化型低密度脂蛋白的形成，抑制动脉粥样硬化的发生与发展。

2. 呼吸系统　NO吸入可经肺泡直接弥散入肺血管平滑肌内，激活鸟苷酰环化酶，提高细胞内环磷鸟苷水平，从而松弛血管平滑肌。

3. 神经系统　NO为神经系统的神经递质，突触后释放的NO扩散至突触前膜，参与动物的学习、记忆过程，参与神经递质释放的调节、脑血流的调节及痛觉的调节机制。

4. 胃肠道和生殖系统　NO是肠道中非肾上腺素能、非胆碱能神经终末抑制性递质，参与胃肠功能调节；也可舒张阴茎海绵体血管平滑肌，引起阴茎勃起。

5. 炎症　NO激活环氧化酶-2（COX-2），产生大量炎症因子，舒张血管，导致血管通透性增加，引起水肿等急性炎症反应。无论在急性炎症还是慢性炎症，持久、过量的NO产生均加重组织损伤。

三、常用NO供体药及NOS抑制药的应用

1. NO吸入　吸入NO可用于肺动脉高压、呼吸窘迫综合征的治疗。

2. NO供体　硝普钠、硝酸酯类、有机硝酸盐、呋喃唑酮可作为NO供体，可释放NO，扩张血管，可用于高血压、冠心病、心绞痛、肺动脉高压、神经退行性疾病和勃起功能障碍等疾病的治疗。

3. NOS抑制药　由于NO参与急慢性炎症反应，选择性iNOS抑制药对关节炎可能有治疗作用。

（乔玉洁　段红珍）

? 思考题

1. 试述前列腺素的生物学功能以及相关药物的药理作用。
2. 试述5-羟色胺、白三烯、血管紧张素和内皮素的生物学功能。

思考题与参考答案　　　　　　　　思维导图

第六篇

激素类、生殖和代谢类药物药理

第三十二章

肾上腺皮质激素类药

1. **掌握**　糖皮质激素的药理作用、临床应用、不良反应和注意事项。
2. **熟悉**　糖皮质激素的疗程和用法。
3. **了解**　盐皮质激素、促肾上腺皮质激素、皮质激素抑制药的特点及临床应用。

　　肾上腺皮质激素（adrenocortical hormones）是肾上腺皮质分泌合成的各类激素总称，属于甾体化合物，但通常不包括性激素。肾上腺皮质是构成肾上腺外层的内分泌腺组织，该内分泌腺组织由外向内依次可分为球状带、束状带和网状带三个同心带。由于皮质各层内分泌细胞存在的酶系不同，球状带细胞主要分泌盐皮质激素（mineralocorticoid，MC），主要影响水盐代谢，以醛固酮（aldosterone）为代表；束状带细胞主要分泌糖皮质激素（glucocorticoid，GC），主要影响其糖类、脂肪类和蛋白质类代谢，并受促肾上腺皮质激素（adrenocorticotropic hormone，ACTH）调节，以氢化可的松、可的松（cortisone）为代表，临床应用广泛；网状带可分泌糖皮质激素，以及少量的性激素（sex hormones），如雌二醇等。临床常用的肾上腺皮质激素主要指糖皮质激素。

　　肾上腺皮质激素分泌受下丘脑-垂体-肾上腺皮质轴（The hypothalamic–pituitary–adrenal axis，HPA轴）的调节（图32-1）。下丘脑的神经细胞分泌促肾上腺皮质激素释放激素（corticotropin releasing hormone，CRH），主要受生物节律和应激刺激的调节。促进促肾上腺皮质激素（ACTH）的合成和分泌，从而调节肾上腺皮质激素的合成与释放。ACTH对CRH有负反馈调节作用，肾上腺皮质激素又在下丘脑及垂体水平反馈抑制ACTH的分泌。体内的ACTH、CRH以及肾上腺皮质激素水平，通过反馈调节机制维持相对平衡状态。血浆中肾上腺皮质激素水平升高时，会负反馈于垂体，使ACTH合成和分泌减少，同时，

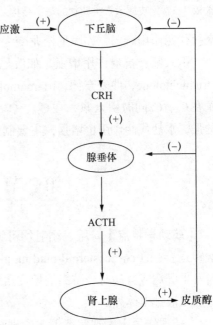

图32-1　肾上腺皮质激素分泌调节示意图
CRH：促肾上腺皮质激素释放激素；ACTH：促肾上腺皮质激素；"（＋）"：表示促进；"（－）"：表示反馈抑制

肾上腺皮质激素内
源性分泌规律

也能负反馈于下丘脑，使CRH的合成和分泌受抑制。长时间应用人工合成的皮质激素制剂会抑制HPA轴，受抑制的HPA轴将失去对刺激的反应性，因此，当突然撤除这类药物时，将引起急性肾上腺皮质功能减退的危急症状。

正常人肾上腺皮质激素分泌存在昼夜规律，成人一般每日分泌$20\sim30mg$。如长期每日应用超过30mg的肾上腺皮质激素，垂体分泌ACTH将减少，可引起肾上腺皮质萎缩。肾上腺皮质激素昼夜分泌规律是临床隔日疗法应用肾上腺皮质类药物的依据。

【构效关系】肾上腺皮质激素为甾体（steroid）类化合物，共有的结构特点为C_3上有酮基，$C_4\sim C_5$之间为双键，C_{17}有一个β醇酮基，C_{20}上有一个羰基。这是保持其生理活性的必需结构（图32-2）。

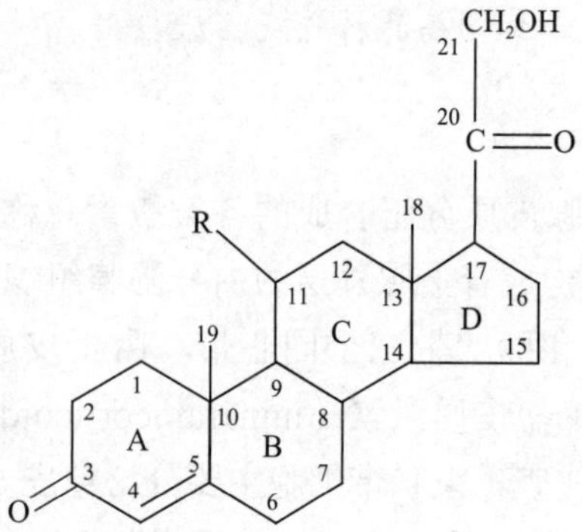

由于皮质激素作用广泛，为了提高其临床疗效，减少不良反应，对该类药物结构进行改造，已合成了一系列皮质激素类衍生物。

C_1、C_2之间引入双键：糖代谢作用和抗炎作用增强，水盐代谢作用稍减弱，如可的松引入双键变为泼尼松，氢化可的松引入双键变为泼尼松龙。

图32-2 常用皮质激素类药物的基本结构

引入甲基：在C_6上引入甲基，抗炎作用增强，水盐代谢作用减弱，如泼尼松龙变为甲泼尼龙（6α-methylprednisolone）。

引入氟：抗炎作用增强，如泼尼松龙在C_9上引入氟，C_{16}加α-羟基，则成为曲安西龙（triamcinolone，曲安奈德，triamcinolone acetate），抗炎作用增强，水盐代谢减弱。泼尼松龙在C_6、C_9同时引入氟，在C_{16}、C_{17}上接缩丙酮，成为氟轻松（fluocinolone），抗炎作用增强，水盐代谢作用也增强，主要制成膏剂外用以治疗皮肤病。

第一节 | 糖皮质激素类药

【药动学特点】口服、注射均可吸收，与血浆蛋白结合率高，主要与血浆中的皮质激素转运蛋白（corticosteroid-binding globulin，CBG）结合，CBG主要在肝脏和肾脏合成，当发生肝病或肾病时，游离的糖皮质激素增多，易引起不良反应。主要在肝脏代谢，大部分随尿液排出体外。

【药理作用】生理状态下，生理剂量的糖皮质激素主要影响物质代谢，超生理剂量的糖皮质激素还有抗炎、免疫抑制、抗休克等药理作用。

1. 影响物质代谢

（1）影响糖代谢：糖皮质激素可以促进糖原异生，使葡萄糖分解减慢，减少组织对葡萄糖的利用。可以增加肝糖原、肌糖原含量，同时升高血糖，维持血糖的正常水平。如果糖皮质激素分泌过多，或服用此类激素药物过多，可引起血糖升高，甚至出现尿糖。

（2）影响蛋白质代谢：糖皮质激素可以促进肌肉、皮肤、骨组织、淋巴结、胸腺等组织对蛋白质的分解，大剂量可以抑制蛋白质的合成。

（3）影响脂肪代谢：长期大剂量使用糖皮质激素可以促进脂肪分解，并抑制其合成，使血清胆固醇含量增高，四肢皮下脂肪减少，脂肪重新分配在面部、颈部、背部、腹部、臀部等，形成向心性肥胖（如水牛背、满月脸）。

（4）影响水盐代谢：糖皮质激素具有保钠排钾的作用，还能促进肾脏对钙的排出，抑制小肠对钙的吸收，长期使用可引起骨质疏松。

2. 抗炎作用　糖皮质激素具有很强的非特异性抗炎作用，能抑制感染性炎症和非感染性炎症。在急性炎症早期，能够降低毛细血管通透性，减少渗出，减弱白细胞的浸润吞噬作用，减少多种炎症因子释放，改善炎性反应红、肿、热、痛症状。对于急性炎症或慢性炎症，能够抑制毛细血管和成纤维细胞的增生，抑制肉芽组织的形成，减轻疤痕和粘连。但是，这种抗炎作用同时会降低机体的防御功能，加重感染和延缓伤口愈合。因此，在应用糖皮质激素抗炎时，要同时注意对因治疗。

3. 免疫抑制和抗过敏作用　糖皮质激素对免疫过程的多个环节都有抑制作用，常用治疗剂量首先抑制细胞免疫，大剂量才抑制体液免疫。表现为：①抑制巨噬细胞对抗原的吞噬处理；②通过抑制T淋巴细胞增殖与分化来抑制细胞免疫；③促进致敏淋巴细胞解体，促进淋巴细胞转移至血管外组织，暂时性地减少循环中淋巴细胞的数量；④大剂量通过抑制B淋巴细胞增殖及将其转化为浆细胞，从而减少抗体生成，抑制体液免疫；⑤消除免疫反应导致的炎症反应等。

糖皮质激素可以通过抑制抗原-抗体反应所致的肥大细胞脱颗粒，抑制组胺、5-羟色胺、慢反应物质、缓激肽等过敏介质释放，减轻过敏症状。

4. 抗细菌内毒素作用　糖皮质激素通过提高机体对内毒素的耐受力，缓和机体对内毒素的反应，从而减轻细胞损伤，缓解毒血症症状。不能破坏内毒素，对外毒素无效。

5. 抗休克作用　超大剂量的糖皮质激素用于感染性休克、过敏性休克、心源性休克等的抢救，抗休克机制与以下因素有关：①抗炎、免疫抑制作用。②兴奋心脏，加强心肌收缩力，保障重要器官的血液供应。③降低血管对肾上腺素、去甲肾上腺素、加压素、血管紧张素等缩血管活性物质的敏感性，解除小血管痉挛，改善微循环。④稳定溶酶体膜，减少蛋白水解酶释放，减少心肌抑制因子形成，从而阻止和延缓休克的发展。

6. 影响血液和造血系统　糖皮质激素能够刺激骨髓造血功能，提高血液中红细胞和血红蛋白含量。大剂量导致血液中血小板和纤维蛋白原增多，缩短凝血时间。刺激骨髓中性粒细胞释放入血，使血液中嗜中性粒细胞增多，降低吞噬、游走功能。抑制淋巴细胞分裂，降低血液中淋巴细胞含量。

7. 其他作用

（1）退热：糖皮质激素对严重的中毒性感染和癌症晚期的发热，具有迅速且良好的退热作用。作用机制可能与其能抑制体温中枢对致热原的反应、稳定溶酶体膜、减少内源性致热原的释放有关。但是，对于诊断不明确的发热，不可盲目滥用糖皮质激素类药物。

（2）中枢兴奋作用：氢化可的松可以通过减少脑中抑制性递质 γ-氨基丁酸的浓度，提高中枢神经系统的兴奋性，使患者出现欣快、失眠等症状，偶可诱发精神失常。

（3）促进消化：糖皮质激素可以增加胃酸及胃蛋白酶的分泌，促进消化。

（4）影响骨骼：长期应用糖皮质激素可引起骨质疏松，出现腰背酸痛、压缩性骨折等。作用机制可能与抑制骨细胞活力、骨中胶原合成，促进胶原和骨基质分解，导致骨形成障碍有关。

（5）允许作用（permissive action）：糖皮质激素对某些组织无直接作用，但是可以增加其他激素发挥作用，称为允许作用。

【临床应用】

1. 肾上腺皮质功能不全（替代疗法）　主要用于垂体功能减退、肾上腺次全切除、肾上腺皮质功能减退和肾上腺危象。

2. 严重感染　对于中毒性感染或同时伴有休克的患者，短期利用大剂量糖皮质激素的抗炎、抗内毒素、抗休克作用，可以迅速缓解症状，但是必须同时使用有效足量的抗菌药物，避免感染扩散。病毒性感染一般不适用，但是对于传染性肝炎、乙型脑炎等严重的病毒感染，糖皮质激素也可以迅速缓解症状，为治疗赢得时间。如冠状病毒感染引起的严重急性呼吸窘迫综合征（severe acute respiratory syndrome，SARS），恰当地使用糖皮质激素可以减轻肺组织渗出及损伤，提高患者对毒素的耐受力，减轻后期肺纤维化程度。

3. 休克　对于各种休克，合理使用糖皮质激素有助于度过危险期。同时针对不同类型休克，应采取相应综合治疗措施。对感染性休克，在有效的抗菌药物治疗下，早期大剂量冲击使用糖皮质激素，产生效果后即可停药。对过敏性休克，先采用肾上腺素，随后合用糖皮质激素。对低血容量性休克，经补液电解质或输血后效果不明显的，可以合用超大剂量的糖皮质激素。

4. 某些炎症的后遗症　对于发生在人体重要器官的炎症，如脑膜炎、胸膜炎、腹膜炎、心包炎、睾丸炎等，由于炎症损伤或恢复时产生粘连和瘢痕，将引起严重的功能障碍。使用糖皮质激素可以减少炎性渗出，减轻愈合过程中纤维组织过度增生，抑制粘连及瘢痕的形成，防止后遗症发生。对于眼科炎症，如虹膜炎、角膜炎、视网膜炎等，外用糖皮质激素，可以迅速消炎止痛，防止角膜混浊和粘连。

5. 自身免疫性疾病、过敏性疾病和器官移植

（1）自身免疫性疾病：此类疾病如类风湿疾病、系统性红斑狼疮、硬皮病、肾病综合征、自身免疫性贫血等与机体免疫异常有关，在机体内形成自身抗体或针对自身组织的细胞免疫，引起机体组织细胞的损害或生理功能紊乱。应用糖皮质激素只能缓解症状，不能根治。一般采用综合疗法。

（2）过敏性疾病：应用其他抗过敏药物无效或者严重病例，选用糖皮质激素作为辅助治疗。糖皮质激素吸入剂已作为防治支气管哮喘的一线用药，广泛应用于临床。

（3）器官移植排斥反应：糖皮质激素与环孢素等免疫抑制药联合使用，用于对抗器官移植后的排斥反应。

6. 血液病及肿瘤 用于改善急性淋巴细胞性白血病、再生障碍性贫血、粒细胞缺乏、血小板减少症和过敏性紫癜等血液系统疾病的症状，停药后易复发。对于肿瘤引起的毒血症、发热不退，可短期使用糖皮质激素。

7. 皮肤病 局部使用可治疗接触性皮炎、湿疹、银屑病、肛门瘙痒等。

【用法用量】

1. 大剂量突击疗法 对于严重中毒性感染及各种休克，应使用氢化可的松，首次静脉滴注200～300mg，每日剂量可达1g以上，疗程3～5天；或甲泼尼龙1g，每日1次，静脉滴注，疗程3～5天。

2. 小剂量替代疗法 每日晨起给药1次，常用短效制剂可的松12.5～25mg，或氢化可的松10～20mg。

3. 一般剂量长期疗法 用于一般免疫性疾病、过敏性疾病、血液病及肿瘤等。开始口服泼尼松10～30mg或其他同等剂量的糖皮质激素，每日3次。起效后，每3～5天减量20%，至最小维持量，持续数月。

4. 隔日疗法 糖皮质激素的分泌具有昼夜节律性，上午8～10时分泌最多，午夜12时分泌最小，由ACTH昼夜节律所致。在一般剂量长期疗法中，对某些慢性病采用隔日一次给药法，即将2日的总量隔日上午7～8时一次服完。此次给药对肾上腺素皮质功能抑制最小。常用中效制剂泼尼松、泼尼松龙。

【禁忌证】糖皮质激素类药物的禁忌证主要为抗菌药物不能控制的病毒、真菌或细菌感染；活动性结核、胃或十二指肠溃疡、严重高血压、动脉硬化、糖尿病、角膜溃疡、骨质疏松、孕妇、创伤或手术修复期、骨折、肾上腺皮质功能亢进、严重的精神病和癫痫、心或肾功能不全等。但是，一般情况下，当病情危急时，虽有禁忌证存在，仍需慎重使用，危急情况解除后，及时减量停药。

【护理用药作用评估】

1. 药效 氢化可的松血浆$t_{1/2}$为1.5～2.5h，但其生物学效应可长达8h以上。根据作用持续时间，本类药物可分为短效糖皮质激素，如氢化可的松、可的松，作用持续8～12h；中效糖皮质激素，如泼尼松、泼尼松龙、甲泼尼龙、曲安西龙，作用持续12～36h；长效糖皮质激素，如地塞米松、倍他米松，作用持续36～54h。

2. 不良反应 一般不产生不良反应，长期大剂量使用，易产生各种不良反应：

医源性肾上腺皮质功能亢进症（Cushing's syndrome，库欣综合征）是长期大剂量使用糖皮质激素导致脂肪代谢和水盐代谢紊乱的结果。表现为满月脸、水牛背、向心性肥胖、肌无力与肌萎缩、皮肤变薄、痤疮、多毛、水肿、高血压、高脂血症、低钾血症、糖尿、骨质疏松等，停药后一般可自行恢复正常。

诱发或加重感染 由于糖皮质激素只有抗炎作用，没有抗菌作用，同时能够降低机体防御功能。长期应用，细菌、真菌易乘虚而入诱发感染，或使体内潜在病灶扩散，如真菌、结核病灶扩散恶化，特别是在原有疾病已使机体抵抗力降低时更易发生。在治疗严重感染性疾病时，必须给予有效、足量、敏感的抗菌药物。可使原来静止的结核病灶扩散、恶化，因而肺结核、脑膜结核、淋巴结结核、腹膜结核等患者使用本类药物应合用抗结核病药物。

消化系统并发症 糖皮质激素可刺激胃酸和胃蛋白酶分泌,抑制胃黏液分泌,降低胃肠黏膜对胃酸的抵抗力,可诱发或加重胃、十二指肠溃疡,严重时可引起出血或穿孔。如与水杨酸类药物合用则更易发生。少数患者可诱发胰腺炎或脂肪肝。

心血管系统并发症 长期大剂量使用糖皮质激素,导致水钠潴留和血脂升高,可致高血压和动脉粥样硬化。

骨质疏松、肌肉萎缩、伤口愈合迟缓 糖皮质激素对机体物质代谢影响较大,导致骨质疏松、肌肉萎缩和伤口愈合迟缓。骨质疏松多见于儿童、绝经期妇女和老人。

糖尿病 糖皮质激素影响体内糖代谢,长期大剂量使用导致糖代谢紊乱,出现糖耐量受损或类固醇性糖尿病,故糖尿病患者忌用。

青光眼、白内障 大剂量长期使用糖皮质激素可引起前房角小梁网结构胶原束肿胀,诱发青光眼;可致晶状体混浊引起白内障。

反跳现象 反跳现象指患者症状基本控制后,突然停药或减量过快引起原病复发或恶化的现象。原因可能是患者对激素产生了依赖性或症状尚未被充分控制。常需加大剂量再行治疗,待症状缓解后再缓慢减量、停药。

医源性肾上腺皮质功能不全 医源性肾上腺皮质功能不全是指长期大剂量使用糖皮质激素,反馈性抑制下丘脑-垂体-肾上腺皮质轴,引起肾上腺皮质萎缩。减量过快或突然停药,尤其是遇到感染、创伤、手术等严重应激情况时,可引起肾上腺皮质功能不全或危象,表现为恶心、呕吐、食欲减退、肌无力、低血糖、低血压、休克等,需要及时抢救。防治措施:停药时必须逐步减量,不可骤然停药;停药后可连续应用适量ACTH;停药后1年内,如遇应激情况时,应及时给予足量的糖皮质激素。

【护理要点】

(1)近期有心肌梗死的患者慎用。

(2)有胃肠溃疡、肾脏疾病、高血压、骨质疏松、糖尿病、甲状腺功能低下、肝硬化、非特异性溃疡性结肠炎、近期行肠吻合术、血栓栓塞、癫痫发作。重症肌无力、心力衰竭、结核、疱疹性眼炎、情绪不稳定及有精神病倾向的患者慎用。

(3)确定患者对其他皮质类固醇试剂的敏感性。

(4)为达最佳疗效并降低毒性反应,可于晨间顿服。

(5)为了减少胃肠激惹,可将药物与牛奶或食物同时服用。

(6)深部肌内注射,更换注射部位,以免发生肌萎缩。避免皮下注射,因为可能会出现营养不良和脓肿。

(7)药物应给予最低有效剂量。

(8)要遵医嘱,严格监测血压和血清电解质及体重的水平。

(9)监测患者是否有抑郁症或情绪改变,特别是对那些接受大剂量治疗的患者。

(10)对糖尿病患者可能需要增加胰岛素的剂量,须密切监测血糖。

(11)药物可能掩盖或加重感染,包括潜在的阿米巴病。

（12）长期用药的老年患者易患骨质疏松，需高度重视。

（13）密切观察患者皮肤瘀斑。

（14）长期用药患者要遵医嘱逐渐减量，该药可能影响患者睡眠。

【健康教育】

（1）告诉患者不要突然停药或不经医生同意停药。

（2）指导患者药物与食物或牛奶同时服用。

（3）告诉患者早期可能出现肾上腺功能不全有关症状，包括疲乏、无力、关节痛、发热、恶心、呼吸困难、头晕、晕厥。

（4）告诫长期治疗的患者注意类库欣综合征，在体重突然增加或发胖时告知医生。

（5）警告患者避免碰伤。

（6）建议接受长期治疗的老年患者进行锻炼或物理治疗。告知他们要向医生询问维生素D和钙的补充量。

（7）建议接受长期治疗的患者定期进行眼科检查。

（8）建议患者避免接触感染人群（例如水痘、麻疹），如果已经接触要通知医生。

第二节　盐皮质激素类药

盐皮质激素（mineralocorticoid）主要有醛固酮（aldosterone）和去氧皮质酮（desoxycorticosterone）两种。盐皮质激素可促进肾远曲小管和集合管对Na^+的主动重吸收，伴有Cl^-和水的重吸收，同时使K^+和H^+排出增加，具有明显的保钠排钾作用。与下丘脑分泌的抗利尿激素协同作用，共同维持水、电解质平衡。用于慢性肾上腺皮质功能减退症。补充皮质功能减退引起的盐皮质激素分泌不足。过量的盐皮质激素可引起高钠血症、低钾血症、高血压和肌无力等不良反应。其糖皮质激素样作用弱，仅为可的松的1/3。

醛固酮在肠内不易吸收，肌内注射后吸收良好，血浆蛋白结合率为70%～80%。迅速在肝脏代谢失活，无蓄积作用。去氧皮质酮在肠内不易吸收，而且易被破坏，在体内代谢转化为孕二醇，从肾脏排泄。

第三节　促肾上腺皮质激素与皮质激素抑制药

一、促肾上腺皮质激素

促肾上腺皮质激素（adrenocorticotropic hormone，ACTH），也叫促皮质素，是垂体前叶分泌的一种多肽类激素，主要作用于肾上腺皮质束状带。临床所用的ACTH多从牛、羊、猪垂体提取所得。临床主要用于诊断腺垂体-肾上腺皮质功能水平及长期用糖皮质激素停药前后，防止皮质功能不全的发生。

二、皮质激素抑制药

抗醛固酮类药如螺内酯等。皮质激素抑制药可代替外科的肾上腺皮质切除术，常用的有米托坦、美替拉酮、氨鲁米特等。

米托坦（mitotane）

又称氯苯二氯乙烷。

米托坦能选择性地作用于肾上腺皮质束状带及网状带，使其细胞萎缩、坏死，对球状带无影响，不影响醛固酮分泌。临床应用于不能手术切除的皮质癌、复发癌以及皮质癌术后辅助治疗。有厌食、恶心、腹泻、皮疹、嗜睡、头痛、乏力、运动失调等不良反应，减少剂量症状可消失。

美替拉酮（metyrapone）

又称甲吡酮。

美替拉酮能抑制11β-羟化反应，干扰11-去氧皮质酮转化为皮质酮，也能抑制11-去氧氢化可的松转化为氢化可的松，降低其血浆水平。同时反馈性地促进ACTH分泌。临床上用于治疗肾上腺皮质肿瘤、垂体肿瘤所引起的氢化可的松过多症，减轻肾上腺皮质癌临床症状，也用于垂体释放ACTH功能试验诊断。不良反应有眩晕、消化道反应等。

氨鲁米特（aminoglutethimide）

又称氨基导眠能。

氨鲁米特能抑制氢化可的松和醛固酮的合成，有效减少肾上腺皮质肿瘤和ACTH过度分泌时氢化可的松的增多。

酮康唑（ketoconazole）

酮康唑是抗真菌咪唑类衍生物，能够抑制胆固醇侧链分解，用于治疗肾上腺皮质功能亢进综合征。

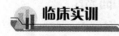 **临床实训**

一、处方分析

案例：王某香，女，38岁。主诉：系统性红斑狼疮病史1年，一直服用维持量泼尼松。近期经常胃疼。因感冒发热、头痛就诊。医生给予以下处方。

Rp.

　　醋酸泼尼松片　5mg×100片

Sig.　10mg　q.d.　p.o.

阿司匹林泡腾片　　500mg×10片

Sig.　500mg　b.i.d.　p.o.　温开水溶解后口服

请问：以上处方是否合理？为什么？

分析：该处方不合理。泼尼松为糖皮质激素类药，长期服用可引起胃酸和胃蛋白酶分泌增加，在这种情况下用阿司匹林可诱发消化性溃疡甚至出血。阿司匹林为非选择性环氧酶抑制药，容易引起胃黏膜损伤，加上偏酸性，对胃刺激更大，建议改用其他对胃肠刺激性小的选择性环氧酶抑制药。

二、实训练习

案例：林某，男，51岁，因"反复水肿4个月，加重2天"入院。4月前无诱因颜面及双下肢水肿，诊断为"肾病综合征"，给予抗凝、降脂、护肾并口服泼尼松（强的松）治疗。病情好转后，患者自行停药。2天前病情复发，腰腹部水肿伴腹胀、少尿、乏力、纳差。

治疗过程：①一般治疗：优质蛋白饮食。②泼尼松50mg q.d.。泼尼松治疗8周后，症状明显好转，尿蛋白转阴。然后泼尼松逐渐减量，每1～2周减原剂量的10%，2个月后症状消失，4个月后停药。

请问：

1. 简述泼尼松治疗肾病综合征的原理及其在此疾病中的治疗地位。

2. 糖皮质激素长期应用应注意哪些问题？

（赵　刚　张红云）

❓ 思考题

1. 简述糖皮质激素的药理作用、主要临床应用。

2. 简述糖皮质激素抗休克作用机制。

3. 简述糖皮质激素的抗炎作用机制。

4. 长期应用糖皮质激素可引起哪些代谢紊乱？主要临床表现是什么？

5. 糖皮质激素应用于严重感染的目的是什么？应用时有哪些注意事项？

6. 简述糖皮质激素的给药方法。

7. 长期使用糖皮质激素后突然停药为什么会出现肾上腺皮质功能不全症？防治措施有哪些？

实训练习解析　　　　　思考题与参考答案　　　　　思维导图

第三十三章

胰岛素和口服降血糖药

学习目标

1. 掌握　胰岛素、磺酰脲类、噻唑烷二酮类、双胍类、α-葡萄糖苷酶抑制药的药理作用、临床应用和不良反应。

2. 熟悉　胰岛素、磺酰脲类、噻唑烷二酮类、双胍类、α-葡萄糖苷酶抑制药作用特点。

3. 了解　新型降血糖药的药理作用。

糖尿病是因胰岛素分泌绝对或者相对不足引起的糖代谢紊乱的一种疾病，以高血糖为主要标志。临床上表现为多饮、多食、多尿和体重减轻。糖尿病可分为胰岛素依赖型糖尿病（insulin dependent diabetes mellitus，IDDM，1型）、非胰岛素依赖型糖尿病（non-insulin dependent diabetes mellitus，NIDDM，2型）、妊娠糖尿病和特殊类型糖尿病，其中2型糖尿病占90.0%以上。1型糖尿病患者由于胰岛β细胞破坏，引起胰岛素绝对缺乏，需要胰岛素治疗才能生存。2型糖尿病患者胰岛β细胞功能低下，胰岛素分泌不足或存在胰岛素抵抗，应该在控制饮食和加强体育锻炼等前提下，口服降血糖药物或使用胰岛素治疗。

目前降血糖药物可分为胰岛素、磺酰脲类、双胍类、α-葡萄糖苷酶抑制药、胰岛素增敏剂及餐时血糖调节药等药物。此外新型降血糖药，如以胰高血糖素样肽-1（GLP-1）为作用靶点的药物和胰淀粉样多肽类似物等，也已进入临床。

第一节｜胰　岛　素

胰岛素（insulin）

胰岛素是由胰岛β细胞分泌的一种多肽类激素，由51个氨基酸残基排列成的A、B两条多肽链组成，A链含21个氨基酸残基，B链含30个氨基酸残基，中间由二硫键连接。药用胰岛素可以由猪、牛胰腺提取制得，也可通过DNA重组技术生产人胰岛素，也可将猪胰岛素B链第30位的丙氨酸用苏氨酸代替而获得人胰岛素。

✚ 知识拓展

人工合成牛胰岛素

中国科学院上海生物化学研究所、中国科学院上海有机化学研究所和北京大学化学系三个单位联合，以钮经义为首的研发团队，在前人对胰岛素结构和肽链合成方法研究的基础上，从确定合成策略到合成过程，最后经活性检测，用化学方法合成了胰岛素。1965年9月17日，世界上第一个人工合成的蛋白质——牛胰岛素在中国诞生，它的生物活性达到天然牛胰岛素的80%。该工作开启了胰岛素类药物发展的新征程。这是世界上第一次人工合成与天然胰岛素相同化学结构并具有完整生物活性的蛋白质，标志着人类在揭示生命本质的征途上实现了里程碑式的飞跃，被誉为我国"前沿研究的典范"。

【药动学特点】胰岛素口服无效，一般采用皮下注射，紧急情况下可静脉滴注。主要在肝、肾、肌肉组织中灭活，经谷胱甘肽转氢酶还原二硫键成巯基，而使A、B两链分开而灭活，再由蛋白水解酶水解成短肽或氨基酸。

【药理作用】

1. 降血糖　胰岛素可以增加葡萄糖进入细胞，加速葡萄糖的有氧氧化和无氧酵解，促进糖原的合成和贮存，使血糖的去路增加。还可以抑制糖原分解和糖异生，使血糖来源减少。

2. 对脂肪代谢的影响　胰岛素可以促进脂肪合成，抑制脂肪分解，从而减少游离脂肪酸和酮体的生成，防止酮症酸中毒的发生。

3. 对蛋白质代谢的影响　胰岛素促进氨基酸进入细胞合成蛋白质，并能抑制蛋白质分解，所以对人体生长过程有促进作用。

4. 钾转运　胰岛素促进K^+进入细胞内，增加细胞内K^+浓度，纠正细胞缺钾症状。

【临床应用】

1. 糖尿病　胰岛素对各型糖尿病均有效。临床上主要用于：1型糖尿病，需终身服药；糖尿病发生急性并发症者，如酮症酸中毒及非酮症高渗性糖尿病昏迷；合并有急症和各种并发症（如严重感染、高热、甲亢、妊娠、分娩、创伤及手术）的各型糖尿病；2型糖尿病经饮食控制、口服降血糖药治疗效果不佳或口服降糖药有禁忌而不能耐受的患者。

2. 心律失常　用葡萄糖、胰岛素、氯化钾配成极化液静脉滴注，促进K^+进入细胞，纠正细胞内缺钾，防治心肌梗死后的心律失常，降低病死率。

3. 脓毒症　胰岛素能够减轻脓毒症炎症反应，维护脏器血管内皮细胞完整性，促进细胞增殖，抑制细胞凋亡，保护脏器组织。

4. 胰岛素与ATP、辅酶A组成能量合剂　用于心、肝、肾等疾病的辅助治疗。

【禁忌证】对此类药物过敏者禁用。

【护理用药作用评估】

1. 药效　胰岛素代谢较快，$t_{1/2}$为9～10min，但作用持续数小时。为延长胰岛素作用时间，可制成中效及长效制剂。用碱性蛋白质如精蛋白、珠蛋白等与之结合，使等电点提高到7.3，接近体液pH，再加入微量锌，使之稳定。这类制剂经皮下注射后，在注射部位溶解度小而形成沉淀，然后缓慢溶解吸收，故作用出现慢，维持时间长。胰岛素制剂根据起效快慢和作用持续时间长短可分为短效、中效和长效三类。

表33-1　胰岛素制剂的特点

类别	制剂	注射途径	起效	达峰	维持
速效	赖脯胰岛素	皮下	15min	0.5～1h	2～4h
	门冬胰岛素	皮下	5～15min	1～2h	4～5h
中效	低精蛋白锌胰岛素	皮下	3～4h	8～12h	18～24h
长效	精蛋白锌胰岛素	皮下	4～6h	14～20h	24～36h
	甘精胰岛素	皮下	1～2h	6～24h	>24h

2. 不良反应

（1）低血糖反应：最常见的不良反应，一般与给药后未及时进食、给药剂量过量、体力活动剧烈有关。主要表现为出汗、乏力、头晕、饥饿感、心动过速、焦虑、震颤等，严重可导致昏迷、惊厥、休克，不及时抢救可导致死亡。

（2）过敏反应：一般胰岛素制剂为生物制品，纯度低容易引起过敏反应。近年来随着技术进步，高纯度胰岛素和人胰岛素制剂已广泛使用，过敏反应显著减少。过敏反应主要表现为皮疹、荨麻疹、血管神经性水肿，偶发过敏性休克。可给予抗组胺药物和糖皮质激素治疗。

（3）胰岛素抵抗：分为急性抵抗和慢性抵抗。急性抵抗：常由于合并感染、创伤、手术、情绪激动等应激状态，导致血中抗胰岛素物质增多，葡萄糖的转运和利用受阻。通过消除诱因，并在短时间内给予大量胰岛素可以解决。慢性抵抗：指无并发症的糖尿病患者每日胰岛素用量在200U以上。其产生的原因可能与体内产生了胰岛素抗体、靶细胞膜上胰岛素受体数目减少或靶细胞膜上葡萄糖转运系统失常等因素有关。可通过换用低抗原性、高纯度胰岛素或人胰岛素制剂，并适当调整剂量或加用口服降血糖药解决。

（4）脂肪萎缩：长期同一部位注射易出现皮下脂肪萎缩或皮下硬结，应经常更换注射部位。

【护理要点】

（1）糖尿病患者怀孕期间应使用胰岛素治疗，产后立即减量，调整回原治疗方案。

（2）胰岛素制剂应存放于阴凉处，用时要适当摇晃。

（3）普通胰岛素与中长效胰岛素混用时先要把前者抽到注射器中。

（4）低鱼精蛋白胰岛素或慢胰岛素锌混悬液与普通胰岛素合用时即抽即用。

（5）注射后按压局部不宜按摩，经常变换注射部位。

（6）性状改变时，如颜色改变或有颗粒出现时应停止使用。

【健康教育】

（1）告知患者胰岛素只能缓解症状。

（2）告知糖尿病的一般知识且强调糖尿病饮食控制、体重控制、适当锻炼的重要性。

（3）告知患者应当使用同一型号和品牌的胰岛素，不可随意更换。应正确使用胰岛素笔，按时按量给药。

（4）告知患者如何根据症状判断高血糖及低血糖，及时就医。

（5）告知患者注射胰岛素后30min内不要吸烟。

（6）旅行时注意随身携带胰岛素及注射器并注意按时用药。

地特胰岛素（detemir insulin）

地特胰岛素是采用化学方法对人胰岛素分子结构进行修饰的胰岛素类似物。与人胰岛素同源性达到97%，基本保留了人胰岛素的生物特性。在皮下组织与蛋白质结合，形成可逆的地特胰岛素-蛋白复合物，可进一步降低地特胰岛素吸收速度，延长吸收过程。从而使地特胰岛素能达到平缓、持久、24h无峰值的血药浓度，每天只需注射1次。地特胰岛素降低空腹高血糖效果好，低血糖发生率低，可作为1型糖尿病首选的基础胰岛素用药。对体重的影响小，可作为空腹血糖升高，特别是肥胖型及口服降糖药不达标的2型糖尿病患者首选用药。地特胰岛素相对安全，可作为老年及儿童糖尿病患者首选的基础胰岛素用药。

第二节 | 口服降血糖药

与胰岛素相比，口服降血糖药物作用弱而慢，但是胰岛素必须注射给药，应用极不方便。常用的主要有磺酰脲类、双胍类、α-葡萄糖苷酶抑制药、胰岛素增敏药及非磺酰脲类促胰岛素分泌药。

一、磺酰脲类

磺酰脲类药物临床应用广泛，与胰岛β细胞膜上磺酰脲受体结合，触发胞吐作用，使胰岛素释放。主要有三代：第一代药物有甲苯磺丁脲（tolbutamide）和氯磺丙脲（chlorpropamide），发展到第二代药物有格列本脲（glibenclamide，优降糖）、格列吡嗪（glipizide），第三代药物有格列齐特（gliclazide）等，其降糖作用大大增强。

【药动学特点】磺酰脲类药物口服吸收迅速完全，与血浆蛋白结合率很高。多数药物在肝内氧化成羟基化合物，并迅速从尿排出。

【药理作用】

1. 降血糖 磺酰脲类药物通过刺激胰岛β细胞释放胰岛素，降低血清胰高血糖素的水平，同时通过提高靶细胞对胰岛素的敏感性、增加靶细胞膜上胰岛素受体的数目和亲和力、减少胰岛素代谢等多种机制增强胰岛素的作用。对正常人和胰岛功能未完全丧失的糖尿病患者均有降血糖作用。

2. 抗利尿作用 氯磺丙脲和格列本脲能促进抗利尿激素的分泌并增强其作用，从而起到抗利尿作用。

3. 影响凝血功能 格列齐特可以减少血小板数目、降低黏附力，还可刺激纤溶酶原的合成，恢复纤溶酶活力。可以预防或减轻糖尿病患者的微血管并发症。

【临床应用】

1. 糖尿病 用于单用饮食控制无效的2型糖尿病。对每日需要40U以上胰岛素的患者疗效不好。可刺激内源性胰岛素的分泌而减少胰岛素的用量，可使糖尿病微血管病变和大血管病变发生的风险下降。有肾功能轻度不全的患者，宜选择格列喹酮。

2. 尿崩症 单用氯磺丙脲，可使尿崩症患者尿量明显减少。

【禁忌证】可饮食控制的糖尿病、胰岛素依赖型糖尿病、糖尿病并发酮症酸中毒、高渗性昏迷、严重外伤、严重感染、妊娠及哺乳期妇女或过敏者禁用。

【护理用药作用评估】

1. 药效 第一代磺酰脲类中，甲苯磺丁脲作用最弱、维持时间最短；氯磺丙脲排泄缓慢，作用维持时间最长，每日只需给药1次。第二代磺酰脲类作用较强，维持时间较长，每日需给药1～2次。

2. 不良反应

（1）低血糖：服药剂量过大、不按时进餐，可诱发低血糖。对于老人和肝、肾功能不全者发生率高。第二代磺酰脲类降糖药较少引起低血糖。

（2）消化道反应：常见恶心、呕吐、腹痛、腹泻。

（3）中枢反应：过量使用氯磺丙脲可引起精神错乱、嗜睡、眩晕、共济失调等中枢不良反应。

（4）其他：体重增加。可引起皮疹、皮炎等过敏性反应，也可出现粒细胞减少、血小板减少、再生障碍性贫血和溶血性贫血、胆汁淤滞性黄疸和肝功能损害等。

【护理要点】

（1）老年人、肝肾功能不全患者应注意用药剂量。

（2）同类药物调整时不需要过渡期。

（3）定期监测血糖和糖化血红蛋白水平，必要时调整剂量。

【健康教育】

（1）告知患者用药可控制症状但不能治愈疾病，应按时按量服药。

（2）告知糖尿病的一般知识且强调糖尿病饮食控制、体重控制、适当锻炼的重要性。

（3）发现血糖或尿糖异常，应及时就医，不要自行调整药物剂量。

（4）应随身携带糖果或其他单糖应对轻度低血糖。

（5）怀孕前先咨询医生，孕期及哺乳期可能需要胰岛素治疗。

二、双胍类

常用的有二甲双胍（metformin）和苯乙双胍（phenformin）。

【药动学特点】二甲双胍口服后不经肝脏代谢，主要以原形经肾排出。苯乙双胍口服后，大部分在肝脏代谢，小部分以原形经肾排出。

【药理作用】双胍类药物对糖尿病患者有降血糖作用，不刺激胰岛素分泌，对正常人血糖无影响。作用机制可能是：减少葡萄糖在肠道吸收。抑制糖原异生。促进组织对葡萄糖摄取和促进糖的无氧酵解而增加糖的利用。抑制胰高血糖素释放。

【临床应用】

1. 2型糖尿病 主要用于饮食控制无效的轻、中度2型糖尿病，尤其适用于肥胖型患者。常与磺酰脲类联合使用。能改善血脂的合成和代谢，抑制平滑肌细胞增殖，改善内皮细胞功能和血管及心脏的舒张功能。可减少体重，对控制血压也有一定的作用。

2. 预防糖尿病 二甲双胍能对胰岛素抵抗和胰岛素分泌异常进行治疗，从而改善糖代谢，防止糖耐量受损向糖尿病转化，对减少糖尿病的发病率具有重要意义。

【禁忌证】肝肾功能不全、严重感染、缺氧或接受大手术的患者禁用。在造影检查使用碘化造影剂时，应停用二甲双胍3天以上。

【护理用药作用评估】

1. 药效 二甲双胍口服后约2h血药浓度达峰值，$t_{1/2}$约2h。苯乙双胍口服后，2～3h血药浓度达峰值，$t_{1/2}$为3～5h，作用持续时间4～6h。缓释胶囊剂可持续8～14h。

2. 不良反应 常见腹胀、恶心、呕吐等；巨细胞性贫血；乳酸酸中毒。

【护理要点】

（1）用药之前检查肾功能，用药后至少每年检查1次肾功能，尤其是老年患者。

（2）用药为每日1次时，在早餐时服用药物，如用药为每日2次时，则在早餐及晚餐时服用。

（3）如用本药替换氯磺丙脲，用药前2周注意监测血糖水平，替换其他口服降糖药，一般不需要过渡期。

（4）最大剂量4周不能控制血糖者，可加用磺酰脲类降糖药，如仍无效，则两者均需停药，用胰岛素治疗。

（5）引起乳酸酸中毒的概率较小，但在老年肾功能不全、缺氧脱水及有其他并发症时易出现，注意观察。

【健康教育】

（1）告知糖尿病的一般知识且强调糖尿病饮食控制、体重控制、适当锻炼的重要性。

（2）发现血糖或尿糖异常，及时就医，不要自行调整药物剂量。

（3）随身携带糖果或其他单糖以应对轻度低血糖。

三、α-葡萄糖苷酶抑制药

α-葡萄糖苷酶（α-glucosidase）抑制药常用的有阿卡波糖（acarbose）、伏格列波糖（voglibose）和米格列醇（miglitol）等。

【药理作用】主要可降低餐后高血糖，口服后在小肠黏膜刷状缘竞争性抑制葡萄糖苷酶和蔗糖酶，减慢多糖、蔗糖生成葡萄糖的速度并延缓葡萄糖的吸收，从而降低餐后高血糖。

【临床应用】主要用于空腹血糖正常而餐后血糖明显升高的2型糖尿病。可单独应用，也与其他降糖药合用以增强疗效。

【禁忌证】糖尿病酮症酸中毒、肝硬化、炎症性肠病、肠道梗阻消化吸收障碍、肠胀气可加重病情者及对本药过敏者禁用。

【护理用药作用评估】

1. 药效　口服后约1h血药浓度达峰值，可持续2～4h。

2. 不良反应　腹痛、腹泻、腹胀、低钙血症。

【护理要点】

（1）血肌酐水平超过2mg/dl、孕妇哺乳期妇女、肝硬化患者及肾功能不全者不推荐使用本药。

（2）已用磺酰脲类降糖药及胰岛素的患者应谨防低血糖出现，如发生低血糖可口服葡萄糖。

（3）儿童用药的安全性和有效性未明。

（4）监测餐后1h血糖水平以调整药物剂量，定期检查糖化血红蛋白。

（5）如每次剂量超过50mg，每日3次，应定期监测转氨酶的血浓度。

【健康教育】

（1）进餐时应同时服药。

（2）告知糖尿病的一般知识且强调糖尿病饮食控制、体重控制、适当锻炼的重要性。

（3）随身携带糖果或其他单糖以应对轻度低血糖。

四、胰岛素增敏药

该类药物结构为噻唑烷酮类（thiazolidone，TZD）衍生物，主要药物有吡格列酮（pioglitazone）、环格列酮（ciglitazone）和恩格列酮（englitazone）。

【药理作用】主要通过与细胞核过氧化物酶增殖活化受体γ（peroxisomal proliferator activated receptor γ，PPARγ）结合，激活胰岛素反应基因，使胰岛素调节糖类、脂质代谢的相关基因活化，从而提高靶细胞对胰岛素的敏感性，提高组织对葡萄糖的利用而发挥降血糖作用。

【临床应用】主要用于有胰岛素抵抗的1型糖尿病或2型糖尿病。胰岛素增敏剂降糖作用温和、缓慢，降糖效应偏弱，只有在胰岛尚有一定的分泌胰岛素功能时才能发挥其应有的作用，如果胰岛无分泌胰岛素功能（如1型糖尿病），单独使用则不能起到降血糖的作用，因此胰岛素增敏剂需与磺酰脲类口服降糖药或胰岛素联用才能获得可靠疗效。

【禁忌证】有心力衰竭、活动性肝病或转氨酶升高超过正常上限2.5倍及严重骨质疏松和有骨折病史的患者应禁用本类药物。

【护理用药作用评估】

1. **不良反应**　体重增加和水肿是常见不良反应，这些不良反应在与胰岛素联合使用时表现更加明显。可增加骨折和心力衰竭风险。

五、非磺酰脲类胰岛素促分泌药物

它是一种新型的胰岛素促分泌剂，是苯甲酸类衍生物，也被称为"餐时血糖调节药"。我国上市的有瑞格列奈（repaglinide）、那格列奈（nateglinide）和米格列奈（mitiglinide）。其作用及作用机制与磺酰脲类相似，可阻断胰岛β细胞膜上ATP敏感K^+通道，促进胰岛素释放而降低血糖。本药需在餐前即刻服用，口服吸收迅速，起效快而持续时间短，主要作用于餐后高血糖，以降低与饮食有关的血糖浓度，适用于2型糖尿病患者，可餐时服用。此类药物的常见不良反应是低血糖和体重增加，但低血糖的发生风险和程度较磺脲类药物轻。可以在肾功能不全的患者中使用。

六、其他新型降血糖药

（一）胰高血糖素样肽-1（GLP-1）受体激动药和DPP-Ⅳ抑制药

胰高血糖素样肽-1（GLP-1）以葡萄糖依赖的方式作用于胰岛β细胞，促进胰岛素的合成和分泌增加。GLP-1受体激动药有依克那肽（exenatide，艾塞那肽）、利拉鲁肽（liraglutide）等。而GLP-1在体内可迅速被二肽基肽酶4（dipeptidyl peptidase 4，DPP-4）降解而失去生物活性。DPP-Ⅳ抑制药主要有西他乐汀（sitagliptin，西格列汀）。

依克那肽（exenatide）

又称艾塞那肽。

依克那肽是人工合成的肠促胰岛素样类似物，属长效GLP-1受体激动药。能明显改善2型糖尿病患者的血糖，主要药理作用为增加胰岛素葡萄糖依赖性分泌；抑制2型糖尿病患者不适当的胰高血糖素分泌；抑制餐后胃动力及分泌功能，降低食欲，减少食物摄入；通过增加胰岛素分泌主基因表达，增加胰岛素生物合成；刺激β细胞增生，抑制β细胞凋亡，增加β细胞数量。二甲双胍、磺酰脲类制剂或两种药物联合治疗血糖控制不佳的患者，需皮下注射。GLP-1受体激动药可有效降低血糖，并有显著降低体重和改善甘油三酯、血压的作用。最常见的副作用是恶心、呕吐、腹泻等消化道反应，通常随继续用药而减轻。其禁忌证包括严重的胃肠道疾病和明显的肾功能不全。

西他列汀（sitagliptin）

又称西格列汀。

西他列汀是一种DPP-4抑制药，保护内源性GLP-1免受DPP-4的迅速降解，由此促进胰腺分泌胰岛素并抑制肝脏生成葡萄糖、最终达到降低血糖效果。该药可提高人体自身降血糖的能力，GLP-1分泌有障碍的患者不适用。此类药物还有沙格列汀（saxagliptin）、维格列汀（vildagliptin）、利格列汀（linagliptin）和阿格列汀（alogliptin）等。

（二）胰淀粉样多肽类似物

普兰林肽（pramlintide）

普兰林肽与内源性胰淀粉样多肽有着相同的生物学功能，也是至今为止第二个获准用于治疗1型糖尿病的药物。胰淀粉样多肽与胰岛素一起贮存于β细胞中，在刺激剂作用下与胰岛素按照1:100比例每6～10min一次脉冲式协同分泌。可以增加抑制食欲、延缓胃排空并能改善1型糖尿病的血糖控制，增加胰岛素分泌，抑制进餐所诱导的胰高血糖素分泌等。主要用于1型和2型糖尿病患者胰岛素治疗的辅助治疗，但不能替代胰岛素。不可用于胰岛素治疗依从性差、自我监测血糖依从性差的患者。常见不良反应有关节痛、咳嗽、头晕、疲劳、头痛及咽炎等。

附：具有降血糖作用的中成药

消渴丸（Xiaoke Wan）

【成分】葛根，地黄，黄芪，天花粉，玉米须，南五味子，山药，格列本脲。

【性状】本品为黑褐色至黑色的丸剂（浓缩水丸）。

【功能主治】滋肾养阴，益气生津。用于气阴两虚所致的消渴病，症见多饮，多尿，多食，消瘦，体倦乏力，眠差、腰痛；2型糖尿病见上述证候者。

【用法用量】口服。饭前用温开水送服。1次5～10丸，1日2～3次。或遵医嘱。

【注意事项】

（1）低血糖反应，其诱因为进餐延迟、剧烈体力活动，或药物剂量过大，以及合用一些可增加低血糖发生的药物，发生低血糖反应后，进食、饮糖水通常均可缓解。对肝、肾功能不全的年老体弱者，若剂量偏大（成年患者的一般剂量对年老体弱者而言即可能过量），则可引起严重低血糖。

（2）偶见药疹。

（3）偶见轻度恶心、呕吐等消化道反应。

（4）罕见脱发。

（5）本品须辨证施治。

临床实训

一、处方分析

案例：常某华，男，53岁。多饮、多食、多尿1月余，身高176cm，体重93kg。连续多日空腹血糖分别为18.0～20.0mmol/L，糖化血红蛋白为9.2%，诊断为2型糖尿病。

Rp.

　　盐酸二甲双胍片　0.5g×20片

　　Sig.　0.5g　b.i.d.　p.o.

请问：

1. 服用二甲双胍应注意什么？

2. 一个月后，该患者复测血糖发现餐后2h血糖为14.9mmol/L，医生加用阿卡波糖片，每天2次，每次口服50mg。是否合理？应该注意什么？

分析：

1. 服用二甲双胍应注意：

（1）用药之前检查肾功能，用药后至少每年复查一次，尤其是老年患者。

（2）用药为每日2次，每次1片，在早餐及晚餐时服用。

（3）最大剂量连用4周如不能控制血糖者，可加用磺酰脲类降糖药，如仍无效，则停用该两药，改用胰岛素治疗。

（4）引起乳酸酸中毒的概率较小，但在老年肾功能不全、缺氧脱水及有其他并发症时易出现酸中毒，注意观察。

2. 合理。阿卡波糖主要可降低餐后高血糖，口服后在小肠黏膜刷状缘竞争性抑制葡萄糖苷酶和蔗糖酶，减慢多糖、蔗糖生成葡萄糖的速度并延缓葡萄糖的吸收，从而降低餐后高血糖。

使用阿卡波糖应注意：

（1）血肌酐水平超过2mg/dl、孕妇哺乳期妇女、肝硬化患者及肾功能不全者不推荐使用本药。

（2）阿长波糖不能与磺酰脲类降糖药及胰岛素联合应用，否则会协同导致低血糖反应。

（3）监测餐后1h血糖水平以调整药物剂量，定期检查糖化血红蛋白。

（4）如每次剂量超过50mg，每日3次，应定期监测转氨酶的血浓度。

二、实训练习

案例：患者，男，18岁。患者于7年前出现口渴、多饮，尿频，量多，基本与日饮用水量相当，多食易饥，每餐进食约400g。在当地医院检查空腹血糖12.9mmol/L，尿酮体（+++），诊断为Ⅰ型糖尿病，给予胰岛素治疗。一周前因情绪变化，上述症状加重，实验室检查结果：空腹血糖18.79mmol/L，甘油三酯2.76mmol/L。经胰岛素治疗，症状缓解。

请问：

1. 该患者为什么使用胰岛素治疗？
2. 可否仅使用口服降糖药物治疗或者合用口服降糖药物？

（赵　刚　张红云）

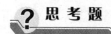

思考题

1. 请简述各类口服降糖药的分类、代表药及其作用机制、针对的糖尿病类型。
2. 论述胰岛素的生理、药理作用、临床应用及不良反应。
3. 重症糖尿病用什么药物治疗？其作用机制是怎样的？

实训练习解析　　　　　思考题与参考答案　　　　　思维导图

第三十四章
甲状腺激素与抗甲状腺药

学习目标

1. **掌握**　硫脲类药物的药理作用、临床应用及不良反应。
2. **熟悉**　碘和碘化物、β受体阻断药的作用、临床应用及不良反应。
3. **了解**　甲状腺激素的作用、临床应用。

第一节 | 甲状腺激素

甲状腺激素是由甲状腺合成和分泌的，主要作用是维持机体正常的代谢和生长发育，包括甲状腺素（thyroxine，T_4）和三碘甲状腺原氨酸（triiodothyronine，T_3），正常人每日释放T_4和T_3的量分别为75μg和25μg。两者作用相同，作用强度和持续时间不同。在外周组织中的T_4可以转化为T_3起作用。甲状腺激素类药物主要包括天然的取猪、牛、羊等食用动物的甲状腺体制成的甲状腺片和人工合成的左甲状腺素钠和碘塞罗宁（liothyronine）。

【甲状腺激素的生物合成、分泌与调节】甲状腺激素在体内的过程主要包括碘的摄取、合成、分解与释放、调节等过程。

1. 碘的摄取　甲状腺细胞通过碘泵主动摄取浓集血液中的碘化物，其碘浓度在正常情况下为血浆的25倍，甲亢时可达250倍。临床上常用摄碘率来评价甲状腺功能。

2. 合成　碘化物在过氧化酶的作用下被氧化为活性碘（I^0），活性碘与甲状腺球蛋白（thyroglobulin，TG）上的酪氨酸残基结合，生成一碘酪氨酸（monoiodotyrosine，MIT）和二碘酪氨酸（diiodotyrosine，DIT），一个MIT和一个DIT耦合成为T_3，两个DIT耦合成为T_4，T_3与T_4与TG结合贮存在腺泡腔内。

3. 分解与释放　在蛋白分解酶的作用下，T_3、T_4被分解并释放入血液。T_4的释放占总分泌量的90%左右，在外周组织脱碘酶作用下，约35%T_4脱碘为T_3，T_3的生物活性较T_4大5倍。T_3可与分布在垂体、心脏、肝脏、肾脏、骨骼肌、肺、肠等组织的甲状腺受体结合。

4. 调节　T_3、T_4的调节主要通过下丘脑分泌的促甲状腺激素释放激素（thyrotropin-releasing hormone，TRH）和腺垂体分泌的促甲状腺激素（thyroid stimulating hormone，TSH）进行调节。TRH促进TSH的合成、释放，TSH促进T_3、T_4的合成、释放。血液中过高浓度的T_3、T_4又可以负反馈调节TSH的释放。

左甲状腺素钠（levothyroxine sodium）

临床上主要应用的为左甲状腺素钠片，与甲状腺自然分泌的甲状腺素相同，在外周器官中转化为T_3而发挥作用。

【药动学特点】口服易吸收，与血浆蛋白结合率可达到99%以上，主要在肝脏、肾脏内代谢后经肾脏排泄。可通过胎盘，也可通过乳汁分泌。

【药理作用】

1. 维持生长发育 甲状腺激素主要促进骨骼和脑的生长发育，尤其是对长骨和大脑的发育尤为重要。婴幼儿甲状腺功能低下，可表现为以身材矮小和智力低下为特征的呆小病（cretinism）；成年人甲状腺功能不全时，可引起黏液性水肿。

2. 促进代谢 甲状腺激素可促进物质的氧化，增加耗氧量，提高基础代谢率，使产热增加。

3. 提高交感-肾上腺系统的敏感性 甲状腺激素能够使机体对儿茶酚胺等的敏感性提高，过多的甲状腺激素会使人体出现心率加快、血压升高、情绪激动、失眠等症状。

【临床应用】

1. 甲状腺功能低下 本药主要用于呆小病和黏液性水肿。成人：初始剂量25～50μg，维持剂量100～200μg，每日一次性口服。儿童：初始剂量12.5～50μg，维持剂量100～150μg/m² 体表面积，每日一次性口服，对于患呆小病的婴幼儿患者应在出生后三个月内补充甲状腺激素，若治疗过晚，婴幼儿躯体虽可以正常发育，但是智力仍然低下且难以恢复。

2. 单纯性甲状腺肿 甲状腺素可抑制促甲状腺激素（thyroid stimulating hormone，TSH）的分泌，以缓解甲状腺组织的增生肥大。每日75～200μg，一次性口服。

【禁忌证】

（1）患有非甲状腺功能低下性心力衰竭、快速型心律失常和近期出现心肌梗死者禁用。

（2）对本药过敏者禁用。

（3）心功能不全者慎用。

护理警示

（1）酶诱导剂可增加甲状腺激素的代谢，降低其疗效，需要增加替代治疗的剂量。

（2）甲状腺素能增强香豆素类口服抗凝药的作用，两药合用时需要对口服抗凝药进行密切监测。

（3）胺碘酮和β受体拮抗药可减少外周组织T_4向T_3的转化，合用时应注意。

（4）可能会增加胰岛素或者口服降血糖药的需要量。

【护理用药作用评估】

1. 药效 甲状腺激素血浆$t_{1/2}$较长，正常人体内T_3为1～2日，T_4为6～7日。T_3对蛋白质的亲和力低于T_4，T_3的游离量约为T_4的10倍，部分T_4在效应器组织内脱碘成T_3后才产生效应，故T_3作用快、强而短，T_4作用慢、弱而长。

2. 不良反应 甲状腺激素过量可引起甲状腺功能亢进症的临床表现，如心悸、手震颤、多汗、体重减轻和失眠等。对老年和心脏病患者可发生心绞痛和心肌梗死。

【护理要点】在临床使用中，应注意甲状腺激素的给药剂量，从小剂量开始逐步加量，一旦出现过量引起的不良反应，应立即停药，用β受体拮抗药对抗，待症状消失后再从小剂量开始应用。

【健康教育】在使用甲状腺素类药物时，一定要遵从医嘱，不可随意更改服药剂量，一旦出现心悸、手震颤、多汗、体重减轻和失眠等甲亢症状时，应立即停药并及时就医。

第二节｜抗甲状腺药

甲状腺功能亢进症（简称甲亢）指多种病因导致甲状腺激素分泌过多而引起的临床综合征。抗甲状腺药是指能消除甲状腺功能亢进症状的药物，主要包括硫脲类、碘及碘化物、放射性碘和β受体阻断药。

一、硫脲类

硫脲类是最常用的抗甲状腺药，可分为两类：第一类，硫氧嘧啶类，包括甲硫氧嘧啶（methylthiouracil）和丙硫氧嘧啶（propylthiouracil）；第二类，咪唑类，包括甲巯咪唑（thiamazole，他巴唑）和卡比马唑（carbimazole，甲亢平）。

【药动学特点】硫氧嘧啶口服吸收迅速，生物利用度约为80%，血浆蛋白结合率约为75%，分布于全身各组织，甲状腺中浓度较高，其次是乳汁，可通过胎盘屏障。大部分在肝脏代谢。

【药理作用】

（1）抑制甲状腺激素的合成：硫脲类通过抑制过氧化物酶的活性，影响酪氨酸的碘化及耦联，使甲状腺激素合成受阻。对已合成的甲状腺激素无作用，需体内甲状腺激素消耗到一定程度才能呈现疗效。

（2）抑制外周组织 T_4 转化为 T_3：丙硫氧嘧啶可以抑制外周组织的 T_4 转化为 T_3，作用较快。

（3）抑制甲状腺免疫球蛋白的生成。

（4）硫氧嘧啶还可以减少心肌、骨骼肌β受体数目，降低腺苷酸环化酶活性，减弱β受体介导的糖代谢。

【临床应用】

（1）甲状腺功能亢进症：适用于轻症和不适宜手术或放射性碘治疗者。开始治疗时，应选择大剂量，待症状缓解后减量为维持剂量，继续用药1～2年。

（2）甲状腺手术前准备：为减少手术时麻醉意外、并发症及甲状腺危象的发生，甲状腺切除手术的患者在术前宜先用硫脲类将甲状腺功能控制接近至正常。由于硫脲类可使甲状腺增生充血，术前应服用两周大剂量碘剂，以便手术顺利进行。

（3）甲状腺危象的辅助治疗：甲状腺危象（thyroid storm 或 thyroid crisis）是甲状腺功能亢进最严重的并发症，多发生在甲亢未治疗或控制不良患者，在感染、手术、创伤或突然停药后，表现以高热、大汗、心动过速、心律失常、严重呕吐腹泻、意识障碍等为特征的临床综合征。大剂量碘剂能阻止甲状腺激素释放，并采取其他措施消除症状、控制症状。同时辅助使用大剂量硫脲类药物，可阻止甲状腺激素的合成。

【禁忌证】严重肝功能损害、粒细胞缺乏、对硫脲类过敏者禁用。

【护理用药作用评估】

1. 药效　硫氧嘧啶口服吸收后，1h血药浓度可达峰值。甲巯咪唑在甲状腺组织中药物浓度可维持16~24h，卡比马唑在体内转化成甲巯咪唑后发挥作用，故起效慢。

2. 不良反应　甲硫氧嘧啶不良反应较多，丙硫氧嘧啶和甲巯咪唑发生较少。

（1）粒细胞缺乏症：最严重的不良反应，应定期检查血象，一旦出现白细胞减少或出现发热、咽痛、感染等症状时应立即停药并应用升白细胞药。

（2）甲状腺肿：长期应用硫脲类后，体内甲状腺激素水平降低，负反馈作用促进TSH分泌，腺体代偿性增生充血。

（3）过敏反应：常见的有皮疹、发热、荨麻疹等轻症过敏症状，少数发生剥脱性皮炎等严重反应。

（4）其他：消化系统反应，如厌食、呕吐、腹痛、腹泻等，也可引起黄疸和肝炎。

【护理要点】患者在用药过程中，容易出现皮疹、发热等过敏症状或轻度消化系统症状，长期应用时应监测血象和肝功能，同时注意观察甲状腺功能减退的症状，必要时应及时就医。

【健康教育】

（1）就餐时服用可减少胃肠道不适。

（2）食用碘含量高的食物如碘盐、牡蛎等可影响药物效果，应咨询医生。

二、碘及碘化物

在硫脲类药物出现前，碘及碘化物是抗甲状腺治疗的主要药物。目前该药物已不再单独用于抗甲状腺治疗。常用卢戈液（Lugol's solution）治疗，它含碘5%、碘化钾10%。也可用碘酸钾、碘化钾、碘化钠等治疗。

【药理作用】

不同剂量的碘和碘化物对甲状腺功能产生不同的影响。

（1）小剂量碘参与甲状腺激素的合成：碘是甲状腺激素合成的必需原料，小剂量的碘促进甲状腺激素合成，用于治疗单纯性甲状腺肿。

（2）大剂量碘具有抗甲状腺作用：大剂量碘抑制蛋白水解酶，使T_4、T_3不能和甲状腺球蛋白解离，使甲状腺激素释放减少，同时抑制甲状腺激素的合成。

【临床应用】

1. 地方性甲状腺肿　碘缺乏是地方性甲状腺肿的主要发病原因，使用碘盐和其他含碘食物可有效预防。

2. 甲亢术前准备及甲状腺危象　应用大剂量碘可抑制甲状腺腺体增生和血管增生，使腺体变韧，以利于手术。大剂量碘可抑制甲状腺激素释放，迅速缓解甲状腺危象症状。应配合硫脲类一起使用。

【禁忌证】对碘过敏者禁用。甲状腺功能亢进、老年结节型甲状腺肿、甲状腺癌患者禁用。有发热或有心、肝、肺疾患者禁用。肾功能受损者慎用。

【护理用药作用评估】大剂量碘缓解甲亢症状，起效迅速，但疗效不能维持，用药2～7天起效，10～15天达到最大效应。继续应用会引起甲亢症状的复发，不能单独用于甲亢的内科治疗。

【健康教育】餐后服用，并将药物稀释在水、牛奶等中可以减少胃肠道不适。

碘主要通过肾脏排泄，大量饮水和增加食盐，均能加速碘的排泄。

✚ 知识拓展

食盐加碘政策

近年来，我国的食盐加碘政策正在发生变化。2011年，我国修改了国家食盐加碘的标准，将碘浓度从原来的不低于40mg/kg修改为20～30mg/kg，也就是食盐加碘的量减少了1/3～1/2。新标准规定，允许根据本地区自然分布的碘资源实际情况，调整食盐加碘的量或者取消部分地区食盐加碘，其目的是预防和控制甲状腺疾病的发生和发展。

在低碘或者碘含量正常的地区，食盐加碘的量是20～30mg/kg。如果是在高碘地区，食盐加碘的量可以减少或者不加。流行病学的调查资料说明，在减少食盐摄入量的大背景下，食盐内的碘含量仅仅是一个基本量，所以我国大多数地区人群所食用的盐依然是加碘盐。

三、放射性碘

临床上常用的放射性碘为^{131}I。

【药理作用】^{131}I被甲状腺摄取后，放出的射线大部分为射程较短的β射线，因此辐射损伤只限于甲状腺实质，可破坏甲状腺腺泡组织，起到类似手术切除的效果。

【临床应用】

1. 甲状腺摄碘功能测定　患者口服小剂量^{131}I后1、3及24h各测定一次甲状腺的放射性，计算摄碘率，并画出摄碘曲线。甲亢患者摄碘率较正常人高，且摄碘高峰前移，甲减患者相反。

2. 甲亢治疗　不能手术、硫脲类药物无效、过敏者及术后复发者可使用本药治疗。

【禁忌证】肾功能不全禁止使用。

【护理用药作用评估】在正常情况下，口服^{131}I后3～6min，即开始被胃肠道所吸收，

1h后可吸收75%，3h以后则几乎全部被吸收。^{131}I的$t_{1/2}$为8天，用药后56天（7个$t_{1/2}$）放射性可衰减99%以上。

【护理要点】

（1）本药仅在具有放射性药品使用许可证的医疗单位使用。

（2）20岁以下患者慎用本药治疗。

（3）^{131}I治疗甲状腺功能亢进症后，大多数患者无不良反应，少数在一周内有乏力、食欲减退、恶心等轻微反应，一般在数天内即可消失。服用^{131}I后，由于射线破坏甲状腺组织，释放出大量甲状腺激素进入血液，服用^{131}I后2周左右可出现甲状腺功能亢进症状加剧的现象，个别患者甚至发生甲状腺危象。

（4）^{131}I治疗甲亢最重要的并发症是永久性甲状腺功能低下症。治疗时间越长，发生率越高。

（5）使用^{131}I治疗甲亢后，不应重新服用抗甲状腺药物，可以服用普萘洛尔控制甲状腺症状。

（6）对服用^{131}I患者的排泄物应正确处理，尿液和唾液在24h内有轻微放射性，呕吐物在4～8h内有较强放射性。

四、β受体阻断药

普萘洛尔是甲亢及甲状腺危象时辅助治疗药，可阻断β受体，改善甲亢症状，还能抑制T_4转化为T_3。临床用于改善甲亢症状，尤其是甲亢所致的心率加快、血压升高等，是治疗甲亢、甲状腺危象及甲亢术前准备的辅助治疗用药。与硫脲类合用，疗效迅速而显著。

临床实训

一、处方分析

案例： 王某玉，女，36岁，一周前出现胸闷、气短，加重一天，甲状腺功能检查结果显示：T_3、T_4升高，TSH降低，甲状腺超声检查显示甲状腺弥漫性病变，甲状腺中度肿大，心率约120次/分，诊断为"甲状腺功能亢进症"。医生给予以下处方。

Rp.

甲巯咪唑片　　10mg×50片

Sig.　30mg　q.d.　p.o.

盐酸普萘洛尔片　　10mg×100片

Sig.　10mg　b.i.d　p.o.

请问： 该处方是否合理？为什么？用药的护理要点有哪些？

分析：该处方合理。甲巯咪唑是甲亢的主要治疗药物，治疗成人甲亢，作用机制为抑制甲状腺内过氧化物酶，从而抑制甲状腺激素的合成。普萘洛尔作为β受体阻断剂，能够通过阻断β受体改善甲亢症状，还能抑制T_4转化为T_3。两者联用疗效迅速而显著。

护理要点：甲巯咪唑常见的不良反应有粒细胞缺乏症、甲状腺肿以及常见的过敏反应，如皮疹、发热、荨麻疹等轻度过敏症状，少数发生剥脱性皮炎等严重反应。还有消化系统反应，如厌食、呕吐、腹痛、腹泻等，也可引起黄疸和肝炎。用药后如果出现粒细胞缺乏或肝炎的症状和体征及不能耐受的过敏及胃肠道反应，应当停止用药。

普萘洛尔剂量的个体差异较大，宜从小到大试用，以选择适宜的剂量。长期用药时不可突然停药。

二、实训练习

案例：许某，女，43岁。近一年来情绪暴躁，食量增加，体重减轻，在颈前部可触及肿块。入院诊断：甲状腺肿伴甲状腺功能亢进。先入内科用甲硫氧嘧啶治疗，在基础代谢率接近正常之后转入外科准备手术治疗，同时给予口服复方碘液一周。

请分别说明甲硫氧嘧啶和复方碘液的作用机理及其应用意义。

（赵　刚　张红云）

？思考题

1. 比较硫脲类与大剂量碘剂治疗甲状腺功能亢进时有何不同？为什么？
2. 试论述甲状腺术前准备应用的药物及其药理依据。

实训练习解析

思考题与参考答案

思维导图

第三十五章

性激素类药和避孕药

学习目标

1. **掌握**　雌激素、孕激素和雄激素类药的临床应用及不良反应。
2. **熟悉**　雌激素、孕激素和雄激素类药的药理作用。
3. **了解**　抗雌激素类药物的临床应用、避孕药的分类。

第一节 | 雌激素类药及雌激素受体阻断药

一、雌激素类药

天然雌激素（estrogens）主要有卵巢分泌的雌二醇（estradiol）及其代谢产物雌酮（estrone）和雌三醇（estriol）及其他激素。以雌二醇为母体，人工合成许多高效的衍生物，如炔雌醇（ethinylestradiol）、炔雌醚（quinestrol）。此外也合成了一些有雌激素活性的非甾体化合物，如己烯雌酚（diethylstilbestrol）。

【**药动学特点**】天然雌激素如雌二醇易在肝被代谢，生物利用度低，需注射给药。人工合成的炔雌醇、炔雌醚或己烯雌酚破坏较慢，口服效果好，作用较持久。代谢时大部分以葡糖醛酸及硫酸结合的形式从肾脏排出，也有部分从胆道排泄并形成肝肠循环。

【**药理作用**】

1. 促进、维持女性性征和参与月经周期形成　对未成年女性，可促进子宫发育、乳腺腺管增生，保持女性性征。对成年女性，还使子宫内膜变厚（增殖期），使子宫内膜转变为分泌期，提高子宫平滑肌对缩宫素的敏感性，形成月经周期。还可使阴道上皮增生，浅表层细胞发生角化。

2. 对乳腺的作用　小剂量雌激素可刺激乳腺导管和腺泡生长发育，大剂量可抑制泌乳。

3. 影响代谢　有轻度水钠潴留作用。能增加骨骼的钙盐沉积，加速骨骺闭合。大剂量能升高血清甘油三酯和磷脂，降低血清胆固醇，也可使糖耐量降低。

【**临床应用**】

1. 绝经期综合征　雌激素可抑制垂体促性腺激素的分泌，从而减轻绝经期妇女因雌激素分泌减少引起的阵发性发热、出汗、头痛、恶心、失眠、情绪不安等内分泌平衡失调症状，并能防止雌激素水平降低所引起的骨质疏松症等。此外，局部用药可用于老年性阴道炎及女阴干枯症等。

2. 卵巢功能不全与闭经　对于卵巢功能低下的患者，可给予雌激素替代治疗，促进外生殖器、子宫及第二性征的发育。与孕激素合用，可形成人工月经。

3. 治疗功能性子宫出血　雌激素有促进子宫内膜增生的作用，可以修复创面而止血。

4. 乳房胀痛及退乳　对于停止授乳后发生的乳房胀痛的患者，可给予大剂量雌激素反馈性抑制垂体催乳素的分泌，减少乳汁分泌，达到退乳消痛的效果。

5. 晚期乳腺癌　对于绝经五年以上的晚期乳腺癌患者用雌激素治疗能缓解症状，但对于绝经期以前的患者可能促进肿瘤的生长，应禁用。

6. 前列腺癌　大剂量雌激素可使前列腺癌肿瘤病灶退化，改善症状，因为雌激素可抑制垂体促性腺激素分泌，拮抗雄激素的作用，使睾丸萎缩及雄激素分泌减少。

7. 痤疮　雌激素可抑制雄激素分泌，用于因雄激素分泌过多所致的青春期痤疮。

8. 避孕　与孕激素合用起到避孕作用。

【禁忌证】除前列腺癌和绝经期后乳腺癌外，禁用于其他肿瘤。

【护理用药作用评估】

1. 药效　参见本药药动学特点和临床应用部分。

2. 不良反应

（1）类早孕反应：晨起多见，常见有恶心、呕吐、食欲不振、头晕等。应从小剂量开始，逐渐增加剂量，发生反应后，减少剂量，均可减轻反应。

（2）子宫不规则出血：有子宫出血倾向者及子宫内膜异常患者慎用，长期大量应用可致子宫内膜过度增生而引起出血。

（3）水肿：大剂量雌激素可引起水钠潴留导致水肿。

（4）其他：在肝内代谢，有可能引起胆汁淤积性黄疸，故肝功能不良者慎用。

【护理要点】

（1）糖尿病患者可能需要增加胰岛素用量，需密切监测。

（2）接受长期治疗的患者应每年检查肝功能、血压、血脂等。

（3）妊娠期用药可能对后代的生殖器官产生改变，女性更易发生宫颈癌或子宫腺癌，男性更易发生睾丸肿瘤、生育能力下降、附睾囊肿。

（4）有消化道反应可于进食时或进食后服药。

（5）注意防止血栓栓塞，尤其是需要手术的患者应提前停药。

二、雌激素受体阻断药

本类药物主要包括氯米芬（clomiphene，克罗米酚）、他莫昔芬（tamoxifen）、雷洛昔芬（raloxifene）等。对生殖系统表现为雌激素阻断作用，而对骨骼系统及心血管系统则发挥拟雌激素样作用，称为选择性雌激素受体调节药（selective estrogen-receptor modulator，SERM）。

氯米芬（clomiphene）

氯米芬有较强的拮抗雌激素作用和较弱的雌激素活性，能促进腺垂体分泌促性腺激素，使卵泡发育，诱发排卵。临床用于不孕症、乳房纤维囊性疾病和晚期乳腺癌等。长期大剂量服用可引起卵巢肥大，故卵巢囊肿患者禁用。

第二节 | 孕激素类药及孕激素受体阻断药

一、孕激素类药

孕激素（progestogens）主要由卵巢黄体分泌，可从黄体中分离出天然的孕激素黄体酮（progesterone）。临床应用的为人工合成品及其衍生物。常用的有甲地孕酮（megestrol）、氯地孕酮（chlormadinone）、炔诺酮（norethisterone）、炔诺孕酮（norgestrel）等。

【药动学特点】给药后可迅速吸收，绝大部分在胃肠道及肝脏被代谢，采用注射给药，肌内注射可发挥长效作用。代谢产物主要与葡糖醛酸结合，从肾排出。炔诺酮、甲地孕酮等在肝内代谢较慢，作用较强，可以口服。

【药理作用】

（1）对女性生殖系统的作用：在月经后期，促使子宫内膜继续增厚、充血，腺体增生，转为分泌期，利于孕卵着床和胚胎发育。降低子宫对缩宫素的敏感性，抑制子宫收缩。大剂量的孕激素可抑制排卵。促使乳腺腺泡发育，为哺乳做准备。

（2）利尿作用：竞争性地对抗醛固酮，从而促进Na^+的排泄并利尿。

（3）轻度升高体温：通过影响下丘脑体温调节中枢，使月经周期的黄体期基础体温增高。

【临床应用】

（1）功能性子宫出血：孕激素可使子宫内膜协调一致地转为分泌期，可用于黄体功能不足所致子宫内膜不规则的成熟与脱落而引起子宫出血，在行经期有助于子宫内膜全部脱落。

（2）流产：孕激素对黄体功能不足所致的先兆性流产有一定的安胎作用。

（3）痛经及子宫内膜异位症：孕激素与雌激素合用，可通过抑制排卵并减轻子宫痉挛性收缩而止痛，也可使异位的子宫内膜退化。

（4）子宫内膜腺癌：大剂量孕激素可使子宫内膜癌细胞加速分泌而致腺癌萎缩退化。

（5）前列腺肥大或癌症：雌激素可抑制垂体前叶分泌间质细胞刺激激素，减少睾酮分泌，使前列腺细胞萎缩退化。

【禁忌证】对本药或花生、芝麻过敏者及活动性血栓性疾病患者、脑血管疾病患者、诊断未明的阴道流血患者、严重肝功能不全患者、乳腺癌患者、过期流产及怀孕者禁用。

【护理用药作用评估】不良反应：偶见头晕、恶心、乳房胀痛等。长期应用可引起月经量减少，子宫内膜萎缩，并易发生阴道真菌感染。黄体酮有时也可能引起生殖系统畸形。

二、孕激素受体阻断药

米非司酮（mifepristone）

【药动学特点】米非司酮口服吸收迅速，吸收后主要分布在大脑和垂体、肾上腺皮质、卵巢和子宫内膜。体内最主要代谢物是N-去甲代谢物。大部分经肝代谢进入胆汁，经消化道排出体外，其余小部分由泌尿系排出体外。

【药理作用】米非司酮与孕酮竞争受体而达到阻断孕酮的作用，具有终止早孕、抗着床、诱导月经及促进宫颈成熟等作用，能明显增高妊娠子宫对前列腺素的敏感性。小剂量米非司酮序贯合并前列腺素类药物，可达到终止早孕的效果。

【临床应用】对于停经49天内的妊娠，序贯给予米非司酮片与米索前列醇可达到终止妊娠的效果。

【禁忌证】

（1）对本品过敏者。

（2）心、肝、肾疾病患者及肾上腺皮质功能不全者。

（3）有使用前列腺素类药物禁忌者，如青光眼、哮喘及对前列腺素类药物过敏者等。

（4）带宫内节育器妊娠和怀疑宫外孕者，年龄超过35岁的吸烟妇女。

【护理用药作用评估】

1. 药效 血浆药物平均达峰时间为0.7～1h，达峰浓度为2.34mg/L，半衰期平均为34h，服药后72h血浆药物浓度水平仍可维持在0.2mg/L。

2. 不良反应 部分患者可出现轻度恶心、呕吐、腹泻、眩晕、乏力和下腹痛及肛门坠胀感和子宫出血。少数有潮红和发麻现象。个别出现皮疹。

【护理要点】

（1）确认为早孕者，停经天数不应超过49天，孕期越短，效果越好。

（2）米非司酮片必须在具有急诊、刮宫手术和输液、输血条件下使用。

（3）服药前必须详细告知治疗效果及可能出现的副反应。治疗或随诊过程中，如出现大量出血或其他异常情况，应及时就医。

（4）服药后，一般会较早出现少量阴道出血，部分妇女流产后出血时间较长，少数早孕妇女服用米非司酮片后即可自然流产。大部分孕妇在使用前列腺素类药物后，6h内排出绒毛胎囊，少数孕妇在服药后一周内排出妊娠物。

【健康教育】为确定流产效果，服药后8～15天应去原治疗单位复诊。做超声波检查或测定血HCG，如确诊为流产不全或继续妊娠，应及时处理。使用本品终止早孕失败者，必须进行人工流产以终止妊娠。

第三节 | 雄激素类药和同化激素类药

一、雄激素类药

天然雄激素（androgens）主要是睾酮（testosterone），临床常用的雄激素还有人工合成的甲睾酮（android；甲基睾丸素，methyltestosterone）、丙酸睾酮（andronate；丙酸睾丸素，testosterone propionate）和苯乙酸睾酮（testosterone phenylacetate，苯乙酸睾丸素）。

【药动学特点】睾酮在肝脏内被迅速代谢，首过效应强，因此口服无效。一般通过肌内注射或皮下给药，吸收缓慢，作用时间长。代谢产物随尿排出。甲睾酮口服效果较好，不易被肝脏代谢，也可舌下给药。

【药理作用】

1. 对生殖系统的作用 雄激素主要作用为促进男性第二性征和性器官发育成熟，促进精子的生成及成熟。

2. 同化作用 雄激素能增加蛋白质的合成，减少蛋白质分解，使肌肉增长，体重增加，还可增强机体的免疫功能。

3. 兴奋骨髓造血功能 在骨髓功能低下时，较大剂量雄激素可促进肾脏分泌促红细胞生成素，使红细胞生成增加。

4. 其他 雄激素有类似糖皮质激素的抗炎作用，还可增加肾脏远曲小管对水、钠的重吸收和保钙作用。

【临床应用】

1. 睾丸功能不全 睾酮替代治疗，用于睾丸功能不足（无睾症或类无睾症）。

2. 功能性子宫出血 睾酮的抗雌激素作用，适用于更年期子宫出血的患者，可使子宫平滑肌及其血管收缩、使子宫内膜萎缩而止血。对严重出血病例，可用己烯雌酚、黄体酮和丙酸睾酮三种混合物注射，疗效更好，停药后可出现撤退性出血。

3. 晚期乳腺癌 采用雄激素治疗可使部分病例的病情得到缓解。这可能与其抗雌激素作用有关。雄激素还可对抗催乳素对乳腺癌的刺激作用。癌细胞中雌激素受体含量高，疗效较好。

4. 贫血 大剂量丙酸睾酮或甲睾酮可刺激骨髓造血，可以用于某些慢性疾病伴发的贫血。

【禁忌证】孕妇及前列腺癌患者禁用。

【护理用药作用评估】

1. 药效 参见本药药动学特点和临床应用部分。

2. 不良反应

（1）女性患者男性化：女性患者长期应用本类药物，可引起如痤疮、多毛、声音变粗、闭经、乳腺退化、性欲改变等男性化体征。男性患者可发生性欲亢进，也可出现女性化。长期用药后睾丸萎缩，精子生成受到抑制。

（2）肝损伤：17α位有烷基取代的睾酮类药物干扰肝内毛细胆管的排泄功能，引起胆汁淤积性黄疸。发生黄疸或肝功能障碍时，应停药。

（3）其他：长期大量应用可出现水钠潴留。

【护理要点】

（1）老年患者，有心、肝、肾疾病者及青春期延迟的健康男性慎用。

（2）育龄期妇女使用前要排除怀孕。

（3）儿童患者治疗期间骨骼发育较快，需定时进行X线监测。用药前及用药中进行腕骨X线检查，以了解骨骼发育情况。

（4）女性患者注意男性化征象。

（5）无禁忌情况，应高热量、高蛋白饮食，少量多餐。

（6）注意体重，水肿时可限钠并利尿。

（7）注意：乳腺癌患者临床症状3个月可缓解。如加重，则需停药。

（8）出现高钙血症的症状应及时报告。在乳腺癌转移患者中，如出现高钙血症意味着发生了骨转移。

（9）隔3～4个月需进行精液检查，尤其是青少年患者。

（10）该药不应用于运动员比赛。

【健康教育】

（1）服药期间用非激素类避孕方法。

（2）嘱患者含服用药时不要进食、咀嚼、吸烟，更换用药部位以减少局部刺激。

（3）告知女性患者有男性化征象时及时就诊。

（4）告知患者本药有低血糖的表现，并嘱其低血糖时及时就诊。

（5）告知女性患者性交后清洗以防阴道炎。

二、同化激素类药

同化激素（anabolic hormone）是以同化为主、男性化作用较弱的睾酮的衍生物，如苯丙酸诺龙（nandrolone phenylpropionate）、司坦唑醇（stanozolol，康力龙）等。弥补了雄激素常因出现女性男性化现象临床应用不广泛的缺点。

【药理作用】与雄激素比较，同化激素男性化作用很弱，它能促进蛋白质合成，减少蛋白质分解，使肌肉增长，体重增加。

【临床应用】临床上主要用于因营养不良、严重烧伤、肿瘤恶病质手术后恢复期、骨折不易愈合、老年性骨质疏松、肾功能衰竭、再生障碍性贫血及慢性消耗性疾病等导致的蛋白质合成不足和分解增多的患者。服用时应同时增加食物中的蛋白质含量。

【禁忌证】对本药过敏者、男性乳腺癌和前列腺癌患者、孕妇、哺乳期妇女、女性乳腺癌患者、高钙血症患者、肾功能受损者禁用。

【护理用药作用评估】

1. 药效 参见本药药动学特点和临床应用部分。

2. 不良反应 长期使用可引起水钠潴留、血钙过高，肾炎、心力衰竭和肝功能不良者慎用。女性患者可出现月经紊乱及轻度男性化。可引起胆汁淤积而发生黄疸。

【护理要点】

（1）癫痫、偏头痛、糖尿病及心、肝、肾疾病或体液潴留的患者慎用。

（2）育龄期妇女使用要排除妊娠。

（3）儿童患者治疗期间骨骼发育较快，需定时行X线监测。

（4）肌内注射部位要深，转换注射部位，避免肌肉萎缩。

（5）除非禁忌，宜高热量、高蛋白饮食，少量多餐。

（6）女性患者注意男性化征象，停药后该症状可能不可逆。

（7）对7岁以下男孩要注意性早熟。

（8）隔3～4个月需行精液检查，尤其是青少年患者。

（9）定期检测肝功能，观察是否有黄疸，调节药量，可能会好转。如肝功能异常需停药。

（10）定期检查体重，有水肿可限盐及利尿。

（11）糖尿病患者应注意监测血糖，防止低血糖。

（12）监测尿量及血钙水平，乳腺癌患者易发生高钙血症。

（13）用于难治性贫血患者以提高血红蛋白时，要保证患者摄入足够的铁。

【健康教育】

（1）告诉患者服药期间需用非激素类避孕方法。

（2）告知女性患者若出现男性化征象及时就诊。

（3）告知女性患者性交后清洗以防阴道炎。

（4）告知患者本药有低血糖的表现，并嘱其低血糖时及时就诊。

（5）告知患者若体重突然增加，及时就诊。

（6）告知女性患者出现月经不规则须及时报告，并停止治疗。

第四节 | 避 孕 药

生殖包括精子和卵子的形成与成熟、排卵、受精、着床以及胚胎发育等许多环节。在理论上，只要阻断其中任何一个环节，都能达到避孕和终止妊娠的目的。这些环节多发生在女性体内，这使女性避孕药较男性避孕药发展为快。

一、主要抑制排卵的女性口服避孕药

【药理作用】 本类药物均由不同类型的雌激素和孕激素组成，主要通过抑制排卵而发挥避孕作用。还可干扰生殖过程的其他环节，如抑制子宫内膜的正常增殖，使其萎缩退化，不利于受精卵着床，改变受精卵在输卵管中的运行速度，阻碍受精卵适时地到达子宫。可使宫颈黏液增稠，不利于精子进入宫腔。

【临床应用】

1. 短效口服避孕药　由雌激素和孕激素配伍而成，主要抑制排卵。需从月经周期第5天起，每晚服药1片，连服22天，不能间断。如停药7天仍未来月经，则应立即开始服下一周期的药物。偶尔漏服时，应于24小时内补服一片。

2. 长效口服避孕药　它是由长效雌激素类药炔雌醚与孕激素类药18-甲基炔诺酮或氯地孕酮配伍组成的复方片剂。从月经来潮当天算起，第5天服1片，最初两次间隔20天，以后每月服1次，每次服1片。

3. 长效注射避孕药　包括复方己酸孕酮注射液和复方甲地孕酮注射液等。注射后可贮存于局部，缓慢释放。首次于月经周期第5日深部肌内注射2支，以后每隔28天或于每次月经周期第11～12天注射1次。

4. 埋植剂　用己内酯小管（约2mm×30mm）装入炔诺孕酮70mg，形成棒状物，植入臂内侧或左肩胛部皮下。

5. 多相片剂　为了使服用者的激素水平近似月经水平，并减少月经期间出血的发生率，可将避孕药制成多相片，如炔诺酮双相片、三相片。双相片是开始10天每日服1片含炔诺酮0.5mg和炔雌醇0.035mg的片剂，后11天每日服1片含诺酮1mg和炔雌醇0.035mg的片剂，这种服用法很少发生突破性出血，是其优点。三相片则分为开始7天每日服1片含炔诺酮0.5mg和炔雌醇0.035mg的片剂，中期7天，每日服用1片含炔诺酮0.75mg和炔雌醇0.035mg的片剂，最后7天每日服用1片含炔诺酮1mg和炔雌醇0.035mg的片剂，其效果较双相片更佳。

【禁忌证】宫颈癌患者禁用。充血性心力衰竭或有其他水肿倾向者慎用。高血压患者慎用。急慢性肝病及糖尿病需用胰岛素治疗者不宜使用。如长期用药过程中出现乳房肿块，应立即停药。

【护理用药作用评估】

1. 药效　参见本药药动学特点和临床应用部分。

2. 不良反应

（1）类早孕反应：服药初期可出现恶心、呕吐及择食等类早孕现象。

（2）子宫不规则出血：常见于用药后最初几个周期，可加服炔雌醇。

（3）闭经：原月经史不正常者较易发生。如连续两个月闭经，应予停药。

（4）乳汁减少：见于少数哺乳期妇女。

（5）凝血功能亢进：可引起血栓性静脉炎、肺栓塞和脑梗死，可能与其中雌激素成分有关，减少雌激素含量可减少血栓发生率。

（6）轻度损害肝功能：服药者应定期检查肝脏，有肝大者宜停药。

【护理要点】

（1）心、肾、肝功能不全及高脂血症、高血压、偏头痛、癫痫发作、哮喘者慎用。

（2）三相口服避孕药引起的不良反应可能较轻。

（3）服用避孕药可能降低卵巢癌和子宫内膜癌的发生率，不增加乳腺癌的发生率，但可能增加宫颈癌的发生率。

（4）定期检测肝功能、血压、血脂、体重。

（5）了解雌、孕激素对血糖水平的影响，糖尿病患者应用本药时须调整胰岛素用量。

（6）发生肉芽肿性结肠炎时，及时停药并通知医生。

（7）手术前1周停用以减少血栓性疾病的发生。

【健康教育】

（1）告知患者须在每天同一时间用药，夜间用药可减少恶心、头痛。

（2）告知第1个周期用药时可加用其他避孕方式。

（3）告知患者在中期漏服会极大地增加受孕的可能性。

（4）漏服情况的处理：告知患者如果漏服1片，应及时补服或第2天服2片；如果漏服2片，后来2天需每日服2片，并从漏服日起7天内采用其他避孕方式；如果漏服3片以上告诉患者采用其他方法避孕。如月经正常，可于最后一次服药后7天起重新开始下一周期用药；如果未来月经，服药前要排除怀孕。

（5）告诉患者服药后可出现头痛、恶心、乳房压痛，这些症状可于6个月后消失。

（6）告诉患者至少每2周测体重一次，发现体重突然增加应及时就诊。

（7）患者应避免紫外灯照射或日晒过久。

（8）告知患者若出现以下情况，及时就诊：腹痛、麻木、臀部及下肢僵硬胸闷、气促、严重头痛、阴道流血及异常分泌物、手足浮肿、乳腺肿块、皮肤巩膜黄染、尿色深、大便色浅。

（9）告诫患者吸烟可增加药物副作用。

（10）告诉患者如果1次未来月经且已开始下一周期用药时可继续用药，如果2次未来月经，则要停药检查是否怀孕。

（11）服同一药物达12个月要向医生咨询。

（12）停药后2个月内不要怀孕。

（13）用药5年以上考虑换用其他方法避孕。

（14）与某些抗生素合用时须加用其他避孕方法。

二、抗着床女性口服避孕药

该类药物称为探亲避孕药，可快速改变子宫内膜发育和分泌，阻碍孕卵着床。我国多用大剂量炔诺酮（5mg/次）、甲地孕酮（2mg/次）。本类药物的优点是使用灵活，起效迅速，效果较好。用法为同居当晚或事后服用。同居14日以内，每晚服1片，必须连服14片。如超过14日，应接服复方炔诺酮片或复方甲地孕酮片。

三、以阻碍受精为主的小剂量孕激素

本类药物为单一孕激素避孕药，如炔诺酮、炔诺孕酮、甲羟孕酮等。小剂量孕激素口服后，使黏液量减少但黏稠度增高，细胞含量增加，使精子不易通过，达到阻碍受精的效果。在整个月经周期连续服用小剂量孕激素，避孕效果较雌激素和孕激素的复方制剂差，且不规则出血的发生率较高，已少用。

四、男性避孕药

棉酚（gossypol） 它是棉花根、茎和种子中含有的一种黄色酚类物质。可破坏睾丸曲细精管的生精上皮，使精子数量逐渐减少，直至无精子生成。停药后生精能力可逐渐恢复。可引起乏力、食欲减退、恶心、呕吐、心悸及肝功能改变等不良反应。

庚酸睾酮 通过负反馈抑制促性腺激素释放，是一种新型男性避孕药。不良反应有红细胞增加、水钠潴留等。

临床实训

一、处方分析

案例：女，27岁，已婚，近3年不考虑怀孕，来医院咨询避孕方法。医生给予复方炔诺酮片。

请问：该药的主要作用和注意事项是什么？

分析：该类药物需从月经周期第5天起，每晚服药1片，连服22天，不能间断。一般于停药后2～4天就可以发生撤退性出血，形成人工月经周期。下次服药仍从月经来潮第5天起。如停药当天仍没有来月经，则应立即开始服下一周期的药物。偶尔漏服时，应于24h内补服一片。

二、实训练习

案例：王某，女，30岁，患者停经45天，于就诊前一天有少量阴道流血，无腹痛，未引起重视，一天来阴道流血无缓解，但量亦未增多，无组织块排出，来院就诊。检查结果如下：①血常规：WBC 4.5×10^{12}/L，N70%，Hb110g/L，PLT 250×10^{9}/L。②尿妊娠HCG试验：阳性。③B超：如孕44天，宫腔内见孕囊，见胚芽，见胎心；孕囊周围见小的液性暗区，附件无异常发现。诊断：先兆流产。给予黄体酮肌内注射。

试述：黄体酮保胎作用的机理。

（赵　刚　张红云）

? 思考题

1. 治疗功能性子宫出血可用哪种激素？其作用机制是什么？
2. 试比较雌、孕激素的药理作用、临床应用及不良反应的异同点。
3. 简述避孕药的分类和代表药物。

实训练习解析　　　　　思考题与参考答案　　　　　思维导图

第三十六章

影响其他代谢的药

学习目标

1. 掌握　双膦酸盐类、雌激素、降钙素和甲状旁腺激素对骨吸收、骨形成的药理作用和临床应用。

2. 熟悉　钙剂、维生素 D 制剂的药理作用和临床应用。

3. 了解　降低体重药的临床应用。

第一节 | 骨吸收抑制药

一、双膦酸盐类

双膦酸盐类为人工合成的焦磷酸盐类似物：第一代药物为依替膦酸（etidronate）；第二代药物有阿仑膦酸（alendronate）、帕米膦酸（pamidronate）；第三代药物有利塞膦酸（risedronate）、唑来膦酸（zoledronate）、伊班膦酸（ibandronate）等。双膦酸盐类药物作用机制相同，生物利用度均很低。双膦酸盐的立体结构使其可以螯合 Ca^{2+}，因而与骨有很强的亲和性，选择性吸附在重构的骨基质表面，被破骨细胞摄入后，产生抑制骨吸收的作用。另外也有刺激成骨细胞增殖和分化的作用。主要用于治疗骨质疏松症和畸形性骨炎，也用于恶性肿瘤及其骨转移引起的高钙血症和骨质溶解破坏。

依替膦酸二钠（etidronate disodium）

【药动学特点】口服吸收率低，食物可降低其吸收，应餐前或餐后 2h 服用，主要分布在骨组织和肾脏。在体内不经生物转化，由肾脏排出体外，未吸收的药物经粪便排出。

【临床应用】主要用于治疗原发性和各种继发性骨质疏松症。通常用药后 3 个月骨吸收与骨形成达到新的平衡，可有效地逆转脊椎骨质进行性丢失，减慢脊椎变形程度，降低骨折的危险性。

【禁忌证】严重肾损害者及骨软化症患者禁用。

【护理用药作用评估】

1. 药效　参见本药药动学特点和临床应用部分。

2. 不良反应　腹部不适、腹泻、便软、呕吐、口炎、咽喉灼热感、头痛、皮肤瘙痒、皮疹等症状。骨矿化受损：表现为骨痛、骨软化，甚至骨折。

【护理要点】避免咽喉灼热、食管炎的发生，应用200～300ml清水送服，确保药物进入胃部，同时，服药后应保证上半身直立30min以上。

【健康教育】出现皮肤瘙痒、皮疹等过敏症状或者发生骨折后，应停药。

二、雌激素

包括尼尔雌醇（nilestriol）、甲羟孕酮（medroxyprogesterone）、炔雌醇（ethinylestradiol）、替勃龙（tibolone）。

雌激素能有效地预防绝经后骨丢失，增加骨质，保持骨量，减缓骨质疏松的进程，对骨的各个部位有保护作用，减少骨折发生率。为防治原发性Ⅰ型骨质疏松症的首选药，此疗法称为激素替代疗法。用于50岁以前存在原发性卵巢功能衰竭及在绝经期出现骨质稀少或骨质疏松的妇女，以及有骨质疏松症家族史和心血管疾病家族史的患者。也用于预防或延缓未到自然绝经期而切除卵巢的妇女发生骨质疏松症。与孕激素合用对骨质疏松的防治作用增强，用药半年可使骨密度增加8%～10%。

替勃龙（tibolone）

替勃龙本身缺乏活性，通过代谢产物发挥弱的雌激素、孕激素和雄激素样作用。主要用于自然绝经和手术绝经引起的各种症状及骨质疏松症的防治。不良反应较轻，偶有体重变化、眩晕、阴道出血和肝功能异常等，伴有肾功能障碍、偏头痛和癫痫病患者可引起水钠潴留。禁用于妊娠、已确诊或怀疑有激素依赖性肿瘤、血栓性静脉炎、不明原因的阴道出血和严重肝病患者。

三、其他药物

降钙素（calcitonin）

降钙素为多肽类激素，可来自鲑鱼、鳗鱼或人工合成。

【药动学特点】皮下或肌内注射给药的生物利用度约70%，95%经肾脏排出。

【药理作用】

1. **降低血钙**　降钙素通过激动降钙素受体，作用于骨骼、肾脏和肠道使血钙降低。抑制肾小管近端对钙的重吸收，增加尿钙排泄。抑制肠道对钙的转运等。

2. **其他作用**　具有镇痛作用，能缓解或减轻骨痛、腰背和四肢疼痛，也可抑制胃壁细胞分泌胃酸。

【临床应用】

1. **停经后骨质疏松症**　能有效抑制骨质疏松症的骨吸收亢进，维持骨矿化含量，降低骨折发生率，并能缓解骨痛，缩短卧床时间，减少并发症。适用于不能接受雌激素治疗或骨痛明显的骨质疏松患者。

2. 变形性骨炎　可缓解骨痛，改善骨畸形。

3. 高钙血症和高钙血症危象　适用于甲状腺和甲状旁腺功能亢进、甲状旁腺癌和维生素D中毒等所致的高钙血症和高钙血症危象的早期治疗。

4. 其他　用于骨生成缺陷症、高磷酸血症及甲状腺髓样癌的早期诊断。

【禁忌证】孕妇、哺乳期妇女、14岁以下儿童禁用依降钙素。支气管哮喘患者、肝功能异常者慎用依降钙素。

【护理用药作用评估】

1. 药效　t_{max}为1h，作用持续8～24h。

2. 不良反应　可引起恶心、呕吐、腹泻、面部潮红和手部麻刺感，继续用药或减小用量可减轻。大剂量可出现继发性甲状腺功能低下。过敏体质和支气管哮喘病史者慎用。

第二节 | 骨形成促进药

一、甲状旁腺激素

甲状旁腺激素（parathyroid hormone，PTH）由甲状旁腺主细胞分泌。临床应用的是家畜甲状旁腺的提取物。重组人甲状旁腺激素——特立帕肽（teriparatide）具有PTH相似的作用。

【药理作用】

1. 对骨骼的作用　能高效、选择性地刺激成骨细胞形成新骨。能预防雌激素水平下降而导致的骨量丢失，且能逆转骨量丢失，增加骨密度，显著降低绝经后妇女发生骨折的危险。对骨重建有双重作用，小剂量时促进骨形成，而大剂量时则抑制成骨细胞，动员骨钙入血，提高血钙浓度。

2. 对肾脏的作用　促进远曲小管对钙的重吸收；抑制近曲小管对磷酸盐的重吸收并加速其排泄；促进肾脏的25-(OH)D_3羟化为1,25-(OH)$_2D_3$，使肠对钙的吸收增加，血钙浓度提高。

【临床应用】

（1）男性骨质疏松症和绝经期后妇女骨质疏松症患者应用本药，可显著增加椎体骨小梁的体积、骨矿密度、骨松质的骨量，使整个骨骼的强度和质量提高，减少骨折的危险。

（2）假性和原发性甲状旁腺功能减退症的鉴别诊断：若静脉注射后患者尿磷增多，血钙升高，血中维生素D_3生成增多，可初步诊断为甲状旁腺功能减退。

【护理用药作用评估】不良反应：可引起过敏反应，用药前应作皮试。大剂量可引起骨溶解，增加骨质疏松性骨折的危险。过量导致血钙浓度过高，引起肾脏和血管骨化，心、肾疾病患者应慎用。用药期间应测定血钙浓度。

二、雄激素及同化激素类

这类药物能通过促进成骨细胞的产生抑制骨吸收，从而增加骨量和骨密度。临床适用于由于衰老、运动减少、服用糖皮质激素导致的骨质疏松。主要不良反应是肝毒性、女性男性化和血清脂蛋白异常等，这限制了本类药物的长期应用。

第三节 | 骨矿化促进药

一、钙剂

临床应用的钙剂主要有无机钙（碳酸钙、磷酸钙）和有机钙（葡萄糖酸钙和乳酸钙）等。钙是骨质矿化的主要原料，有了足够的钙才能有效地发挥维生素D_3的催化效果，达到增强骨质正常钙化的作用。服用钙剂对于绝经后的妇女，尤其是钙摄入低者，有防止骨丢失和骨折的作用。钙剂是治疗骨质疏松症的基础药物，也可用于佝偻病、骨软化病等的治疗。但单纯补钙往往达不到理想的效果，常与维生素D等药物联合应用，以增强疗效。钙剂过量可引起高钙血症、高钙尿症，用药期间应定期监测血清钙和尿钙变化。

二、维生素D及其活性代谢物

包括天然维生素D，即维生素D_2（calciferol）和维生素D_3（cholecalciferol）；维生素D活性代谢物，包括骨化三醇（calcitriol）和阿法骨化醇（alfacalcidol）。

【药动学特点】天然维生素D无生理活性，需经肝细胞、肾小管上皮细胞代谢后，生成具有活性的骨化三醇。

【药理作用】

（1）促进小肠和肾小管对钙、磷的吸收。

（2）抑制甲状旁腺激素过度分泌造成的骨吸收增强及促进破骨细胞增殖的作用。

（3）提高成骨细胞的功能，促进钙、磷沉积于骨组织中，使骨钙化，并促进牙齿健全。

（4）在甲状旁腺激素协同作用下，促进骨钙入血，维持血浆钙、磷平衡。

（5）控制细胞的分化和生长等。

通过以上作用，可有效地预防骨质疏松症，缓解骨质疏松症患者的疼痛，并降低骨折发生率。

【临床应用】适用于原发性骨质疏松症及糖皮质激素诱发的继发性骨质疏松症，尤其适用于老年患者，是治疗骨质疏松症的基础药物，也用于佝偻病、骨软化病等的治疗。常与钙剂合用，以加速小肠对钙的转运，提高疗效。

【禁忌证】维生素D增多症、高钙血症、高磷血症伴肾性佝偻病患者禁用。

【护理用药作用评估】

1. 药效 维生素D_2和维生素D_3给药后12～24h显效，作用持续时间可达数月。骨化三醇为活性维生素D。口服后吸收迅速，t_{max}为3～6h，$t_{1/2}$为8～24h。阿法骨化醇需经肝脏或成骨细胞催化而发挥作用。口服迅速吸收，$t_{1/2}$为17.6h。

2. 不良反应 天然维生素D的主要不良反应有食欲减退、恶心、呕吐、胃痛和腹泻等消化道反应。活性维生素D过量或合用钙剂时易发生高钙血症、高钙尿症及肾结石。需定期检测血钙和尿钙。

【护理要点】大量或注射使用维生素D可发生中毒，一旦出现中毒症状，应立即停用维生素D。如血钙过高可静脉注射呋塞米以加速钙的排泄，或每日口服泼尼松抑制肠对钙的吸收，一般1～2周后，血钙可降至正常。重症可口服氢氧化铝或依地酸二钠以减少钙吸收，也可皮下或肌内注射降钙素，并需保持水、电解质平衡。

第四节 | 降低体重药

降低体重药是指能够抑制食欲，产生饱感，或抑制脂肪吸收及脂肪酸合成，辅助肥胖症的综合治疗以减轻体重的药物，又称为减肥药。应在适当限制热量摄入和加强运动消耗等基础治疗效果不佳时适当选用，不可单独使用。根据作用机制可分为中枢性食欲抑制药和抑制胃肠道脂肪吸收药。

一、中枢性食欲抑制药

中枢性食欲抑制药的作用机制主要是通过影响中枢神经递质或受体来增强饱食感，从而达到控制能量摄入的目的。儿童肥胖症患者不宜应用食欲抑制药，以免影响生长发育。

氯卡色林（lorcaserin）

2012年被美国FDA批准为减肥药物，也是自1999年以来美国FDA批准的首个减肥药物。t_{max}为1.5～2h，血蛋白结合率为70%，可分布于中枢神经系统和脑脊液，经肝脏代谢，经肾脏排泄，$t_{1/2}$约11h。通过抑制食欲、增加饱腹感，从而降低体重，服药1年，体重可降低5%～10%。用于肥胖症，或BMI≥27的成年人（同时伴有一种以上与体重相关疾病如高血压、2型糖尿病或高胆固醇症）。避免了传统减肥药（芬氟拉明和右芬氟拉明）引起心脏瓣膜病变及肺动脉高压的危险。不良反应有头痛、抑郁和眩晕，这是中断用药的主要原因。还可出现疲劳、便秘、口干、腹泻和尿路感染等。国内尚未用于临床。

利拉鲁肽（liraglutide）

为人胰高血糖素样肽-1（GLP-1）的重组DNA产品，为2014年美国FDA批准的降低体重药物，可激动GLP-1受体，降低食欲。临床应用与氯卡色林相同。常见低血糖和胃肠道反应。严重者出现急性胰腺炎和胆囊疾病、肾功能障碍以及自杀倾向，动物实验显示有得甲状腺C细胞瘤的风险。

二、抑制胃肠道脂肪吸收药

体内过多储藏的脂肪主要来自饮食，减少脂肪从胃肠道的吸收有利于降低体重。饮食中甘油三酯的消化和吸收有赖于胰酶的作用，它将甘油三酯分解为脂肪酸，从而使人体吸收。药物对肠道胰酶的抑制作用，能降低食物中甘油三酯的消化吸收。

奥利司他（orlistat）

奥利司他（120mg）1999年被美国FDA批准为减肥的处方药物；2007年FDA又批准奥利司他（60mg剂量）为非处方药物。本品口服几乎不吸收，在肠道内发挥作用并代谢失活。作用机制是通过与胃肠道内胃脂肪酶、胰脂肪酶活性丝氨酸部位形成共价键，使脂肪酶失活。失活的脂肪酶不能将食物脂肪中的甘油三酯水解为可吸收的游离脂肪酸和甘油一酯，从而发挥抑制食物脂肪吸收、减轻体重的作用。在常用剂量下，脂肪的吸收可被抑制30%。适用于饮食控制和运动未能减轻或未能控制体重的肥胖症治疗，也可用于并发2型糖尿病、冠心病的肥胖症和高脂血症的治疗。不良反应主要为胃肠道副作用，常见恶心、呕吐、腹痛、软便或稀便、脂肪泻、大便失禁等，也可减少脂溶性维生素E和维生素A的吸收。慢性吸收不良综合征、胆汁淤积症、对本品过敏的患者禁用。

临床实训

一、处方分析

案例：田某香，50岁，已婚，大学本科学历，干部。腰背疼痛2年，加重1月。双能X线骨密度检查（DXA）：$L_1 \sim L_4$骨密度T-2.7（即低于正常2.7个标准差）。X线摄片无明显异常。

诊断：严重骨质疏松症。

Rp.

　　　碳酸钙D_3咀嚼片300mg：60IU×30片

　　　Sig. 600mg　q.d.　p.o.

　　　骨化三醇软胶囊　0.25μg×20粒

Sig. 0.25μg　q.d.　p.o.

阿仑膦酸钠片 70mg×1 片

Sig. 70mg，每周一次　p.o.

请问：该处方是否合理？为什么？用药的护理要点有哪些？

分析：合理。

钙是骨质矿化的主要原料，有了足够的钙才能有效发挥维生素D_3的催化效果，达到增强骨质正常钙化的作用。服用钙剂对绝经后的妇女，尤其是钙摄入低者，有防止骨丢失和骨折的作用。钙剂是治疗骨质疏松症的基础药物。

骨化三醇为维生素D活性代谢物，可以促进小肠和肾小管对钙、磷的吸收。抑制甲状旁腺激素过度分泌造成的骨吸收增强及促进破骨细胞增殖的作用。提高成骨细胞的功能，促进钙、磷沉积于骨组织中，使骨钙化，并促进牙齿健全。在甲状旁腺激素协同作用下，促进骨钙入血，维持血浆钙、磷平衡。控制细胞的分化和生长等。通过以上作用，可有效地预防骨质疏松症，缓解骨质疏松症患者的疼痛。

阿仑膦酸钠与骨有很强的亲和性，选择性吸附在重构的骨基质表面，被破骨细胞摄入后产生抑制骨吸收的作用。另外也有刺激成骨细胞增殖和分化的作用。服用阿仑膦酸钠应避免咽喉灼热、食管炎的发生，可用200～300ml清水送服，确保药物进入胃部，同时，服药后应保证上半身直立30min以上。

二、实训练习

案例：林女士，56岁，退休教师。临床诊断：停经后骨质疏松症

请问：该患者可服用哪些药物？为什么？

（赵　刚　张红云）

? 思考题

1. 治疗骨质疏松的药物有哪些？

实训练习解析　　　　思考题与参考答案　　　　思维导图

第七篇

化学治疗药物药理

第三十七章

抗菌药概论

学习目标

1. **掌握**　常用术语的概念、含义及抗菌药物的作用机制与细菌耐药性的产生机制。
2. **熟悉**　抗菌药物的合理应用的基本原则、抗菌药物联合应用后的可能效果与原因。
3. **了解**　机体、药物、病原微生物三者的关系及意义。

　　对病原生物包括细菌和其他微生物、寄生虫以及癌细胞所致疾病的药物治疗统称为化学治疗（chemotherapy），简称化疗。化学治疗药物包括抗病原生物药物（抗菌药物、抗真菌药物、抗病毒药物、抗寄生虫药物）和抗肿瘤药物。

　　在应用抗病原生物药物治疗感染性疾病过程中，应注意机体、病原体与药物三者的相互关系：①药物对病原体的抑制或杀灭作用和作用机制及病原体对药物的耐药性。②病原体对机体的致病作用及机体抗病原体感染的能力。③药物对机体的药效学过程（包括防治作用和不良反应）及机体对药物的药动学过程（图37-1）。制止病原微生物感染引起的疾病的发展，调动机体的防御功能，为机体彻底消灭或清除病原体创造有利条件，充分发挥药物的治疗作用，同时明确药物对病原体的选择性作用，避免和减少药物的不良反应和病原体耐药性的产生，保证合理用药。

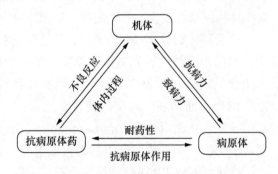

图37-1　机体、病原体和抗病原体药物三者之间的相互关系示意图

　　理想的抗病原微生物药物应具备以下特点：对病原体具有高度选择性；对人体无毒或少害，且对病原体不易产生耐药性；可以提高机体免疫力、抗菌能力；有良好的药代动力学特性，最好为长效、速效、强效药物；使用方便；价格低廉。

第一节 | 抗菌药的基本概念和常用术语

一、基本概念

抗菌药物（antimicrobial agent） 指具有抑制或杀灭病原菌能力的化学物质，包括存在于自然界中的抗生素和人工合成的化合物。

抗生素（antibiotics） 是指来自真菌、细菌或其他生物在代谢过程中产生的对其他病原微生物具有抑制或杀灭作用的化学物质。包括天然抗生素或在天然抗生素结构基础上改造得到的半合成抗生素。

二、常用术语

抗菌谱（antimicrobial spectrum） 是指抗菌药物的抗菌范围，包括窄谱（narrow spectrum）和广谱（broad extended spectrum）两种。如典型的窄谱抗菌药物，如异烟肼，只对分枝杆菌属的结核分枝杆菌有效，青霉素主要对革兰氏阳性菌有效；广谱抗菌药物如四环素和氯霉素，不仅对革兰氏阳性菌有效，对革兰氏阴性菌有效，甚至对某些原虫也有效；广谱抗菌药物如广谱青霉素、第三代和第四代头孢菌素，抗菌谱比最早发现的青霉素和头孢菌素的抗菌谱明显要宽。

抗菌活性（antimicrobial activity） 是指药物抑制或杀灭病原菌的能力。体外抗菌活性常用最低抑菌浓度（minimal inhibitory concentration，MIC）和最低杀菌浓度（minimal-bactericidal concentration，MBC）表示。

抑菌药（bacteriostatic drug） 是指仅能抑制细菌生长繁殖，而无杀灭作用的药物，需要机体免疫系统配合以清除细菌，如四环素、氯霉素、磺胺类等。

杀菌药（bactericidal drug） 是指既能抑制病原菌生长繁殖，且又有杀灭作用的药物，如 β-内酰胺类、氨基糖苷类等。机体免疫功能降低尤其是免疫功能丧失的患者，应选用此类药物。杀菌药又可以分为浓度和时间依赖性两种，前者的杀菌作用随着药物浓度的增加而增加，如氨基糖苷类药物，后者的杀菌作用取决于血药浓度高于MBC的时间，缺乏抗菌后效应（post-antibiotic effect，PAE）的药物血药浓度在整个治疗过程中应高于MIC，如 β-内酰胺类和万古霉素。

抗菌后效应（PAE） 是指细菌暴露于高于MIC的某种抗菌药物后，在去除抗菌药物后的一定时间内，细菌繁殖不能恢复正常的现象。可能与靶位恢复正常功能、细菌恢复生长时间延长有关。

化疗指数（chemotherapeutic index，CI） 是指化疗药物导致动物的半数致死量（LD_{50}）和治疗感染动物的半数有效量（ED_{50}）之比（LD_{50}/ED_{50}）或 5% 致死量（LD_5）与 95% 有效量（ED_{95}）的比值（LD_5/ED_{95}），是评价化疗药物对机体毒性、疗效的重要指标。通常情况下，化疗指数越大，表明药物的毒性越小、疗效越大，临床应用的价值也可能越高。但化疗指数高者并不表示绝对安全，如几乎无毒性的青霉素仍有引起过敏性休克的可能。

首次接触效应（first exposure effect） 是指抗菌药物在首次接触细菌时有强大的抗菌作用，再度接触或连续与细菌接触，并不明显增加或再次出现这种明显的效应，需要相隔相当长时间（数小时）以后才会再起作用。

第二节 | 抗菌药的作用机制

抗菌药物主要是通过干扰病原微生物的生化代谢过程，或破坏其结构的完整性而产生杀菌作用，如图37-2所示。

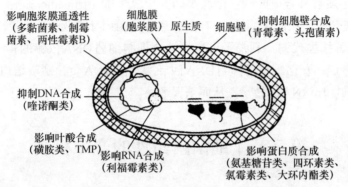

图37-2 细菌的基本结构与抗菌药物的作用机制示意图

1. 干扰细菌细胞壁合成 细菌细胞壁位于细胞膜（胞浆膜）之外，是维持菌体内环境（如渗透压等）及细菌正常生长的重要结构。细胞壁的组成依细菌的种类而有所不同。革兰氏阳性菌细胞壁坚韧厚实，主要的构成物质是黏肽，占细胞壁干重的50%～80%。β-内酰胺类抗生素可抑制转肽酶而阻碍黏肽合成，致使细胞壁缺损，菌体内的高渗透压使水分内渗，细菌肿胀、变形，加之细胞壁自溶酶活性被激活，细菌最终破裂溶解而死亡。而革兰氏阴性菌细胞壁较薄，黏肽仅占细胞壁干重的1%～10%，在黏肽层外还有由磷脂、脂多糖和一系列特异性蛋白组成的外膜，能阻止青霉素等抗生素进入胞内。青霉素类、头孢菌素类、磷霉素、万古霉素等药物通过抑制细胞壁的合成而发挥抗菌作用。

2. 改变细菌细胞膜（胞浆膜）的通透性 细菌细胞膜位于细胞壁内侧，哺乳动物的胞浆膜含有胆固醇，真菌的胞浆膜含有麦角固醇，细菌胞浆膜不含胆固醇和麦角固醇，主要是由类脂质和蛋白质分子构成的一种半透膜，具有渗透屏障、合成黏肽和脂多糖及运输物质等功能。多黏菌素类能选择性地与细菌胞浆膜中的磷脂结合，制霉菌素和两性霉素B能与真菌胞浆膜中麦角固醇类结合，咪唑类能抑制真菌胞浆膜麦角固醇合成，使胞浆膜受损，使膜通透性增加，菌体内物质外漏造成菌体死亡。

3. 抑制细菌蛋白质合成 核糖体是蛋白质合成的重要场所。细菌的核糖体是由30S和50S亚单位组成的70S复合体，而人体的核糖体是由40S和60S亚单位组成的80S复合体，在生理、生化功能方面都有不同，所以抗菌药物在临床常用剂量下，可以选择性地影响细菌核糖体的功能而不会影响人体细胞的功能。部分抗菌药（如四环素类、氨基糖苷类、氯霉素类、林可霉素类和大环内酯类等）作用于核糖体的亚单位，对蛋白质合成过程的不同阶段起抑制作用，从而产生抑菌或杀菌作用：①起始阶段：氨基糖苷类药物可抑制细菌70S始动复合物的形成。②肽链延伸阶段：四环素类特异性地与核糖体30S亚基上的A位结合，阻止氨酰tRNA进入该位，从而阻碍肽链的形成；氯霉素和林可霉素能选择性地抑制肽酰基转移酶；大环内酯类可抑制移位酶，阻止肽链延伸。③终止阶段：氨基糖苷类阻止终止因子R进入A位，使已形成的肽链不能释放，致使核糖体循环受阻，合成无功能的肽链，从而产生杀菌作用。

4. 抑制细菌叶酸代谢 哺乳动物的细胞能直接利用周围环境中的叶酸进行代谢，而大多数致病菌必须自身合成叶酸。磺胺类药和甲氧苄啶（trimethoprim，TMP）可通过干扰敏感细菌叶酸合成，从而影响核酸的合成，抑制细菌生长繁殖。

5. 抑制细菌核酸代谢 利福平可特异性地抑制细菌DNA依赖的RNA多聚酶，阻碍细菌mRNA的合成；喹诺酮类可抑制DNA回旋酶，使DNA负超螺旋结构不能形成，妨碍细菌DNA的复制和mRNA的转录，从而杀灭细菌。

第三节 │ 细菌耐药性的产生机制

耐药性又称抗药性（drug resistance），是指在常规治疗剂量下，细菌与抗菌药物反复接触后，对药物的敏感性降低甚至消失，导致药物对耐药菌的疗效降低或无效。

细菌对某一药物产生耐药性后，对其他药物也产生耐药性称为交叉耐药性，多出现于化学结构相似的抗菌药之间。根据耐药程度的不同，又有完全交叉耐药和不完全交叉耐药之分。如细菌对一种磺胺药产生耐药性后，对其余的磺胺药也不再敏感，这称为完全交叉耐药性。此外，细菌对某一类抗菌药的不同品种可以存在单向交叉耐药现象，如氨基糖苷类抗生素中链霉素与庆大霉素、卡那霉素、新霉素之间有单向交叉耐药性，即对链霉素不敏感的细菌可能对庆大霉素、卡那霉素、新霉素敏感，而对庆大霉素、卡那霉素、新霉素不敏感的细菌对链霉素也不会敏感。

耐药性分为固有耐药性（intrinsic resistance）和获得耐药性（acquired resistance）。固有耐药性又称天然耐药性，是由细菌染色体基因决定的，代代相传不会改变，比如链球菌对氨基糖苷类抗生素有天然耐药性。获得耐药性与病原体多次接触药物有关，病原体通过改变自身代谢途径。使其对抗菌药物的敏感性下降或消失。如金黄色葡萄球菌产生β-内酰胺酶，从而对β-内酰胺类抗生素耐药。

▓ 知识拓展

超级细菌（superbug）

泛指对许多抗菌药物多重耐药的细菌，如临床常见的3种多重耐药菌包括耐甲氧西林金黄色葡萄球菌（methicillin-resistance staphylococcus aureus，MRSA）和产超广谱β-内酰胺酶细菌和耐碳青霉烯类肠杆菌科细菌。超级细菌的出现和不断传播很可能使人类面临无抗感染药物可用的地步，已成为现代社会公共卫生问题关注的焦点。

细菌耐药性产生的机制主要有：

1. 产生灭活酶　此类酶通过水解、基团修饰等方式，改变抗微生物药物的化学结构，从而导致药物失去抗菌活性。如细菌产生的β-内酰胺酶可以水解青霉素类和头孢菌素类的β-内酰胺环，使它们失去抗菌活性；革兰氏阴性菌可产生钝化酶，改变氨基糖苷类的抗菌必需结构，使药物效力降低或失效。

2. 改变抗菌药物作用靶位　抗菌药物所影响的细菌生化代谢过程的某部位称为抗菌作用的靶位。耐药菌通过多种途径影响靶位而产生耐药。包括：①降低靶蛋白与抗菌药物的亲和力，如肺炎链球菌对青霉素的耐药。②增加靶蛋白的数量，如金黄色葡萄球菌增加自身产生的对氨基苯甲酸的量，与磺胺类竞争二氢叶酸合成酶，使磺胺的抗菌作用下降甚至消失。③合成新的功能相同但与抗菌药亲和力低的靶蛋白，如耐喹诺酮类细菌基因突变导致自身DNA回旋酶A亚基变异，降低了喹诺酮类与DNA回旋酶的亲和力，使其失去抗菌作用。④产生靶位酶代谢拮抗物（对药物有拮抗作用的底物），如耐链霉素菌株核糖体30S亚基发生结构改变，导致链霉素与之结合的能力下降，出现耐药。

3. 降低外膜的通透性　耐药菌的这种改变使药物不易进入靶位。如革兰氏阴性菌外膜孔蛋白的数量减少或孔径减小，会减少经这些通道进入的物质，阻抑抗菌药物进入菌体。如耐喹诺酮类细菌基因突变，使喹诺酮进入菌体的特异孔道蛋白的表达减少，喹诺酮类不易进入菌体，抗菌活性降低。

4. 加强主动流出系统　某些细菌能将进入胞内的药物泵出胞外，这种泵需要能量，故称为主动流出系统（active efflux system）。主动流出系统由转运子、附加蛋白和外膜蛋白三种蛋白组成，联合将药物泵出菌体细胞外，称为三联外排系统（tripartite efflux system）。如大肠埃希菌、金黄色葡萄球菌、铜绿假单胞菌和空肠弯曲杆菌等存在主动流出系统，对四环素类、氯霉素类、氟喹诺酮类、大环内酯类和β-内酰胺类产生多重耐药。

由于耐药基因以多种方式在细菌之间移动，促进了耐药性和多重耐药的快速发展，导致新研发的抗菌药物很难跟上细菌耐药性的进展，在世界范围内对人类的健康构成了威胁。因此，临床医护人员必须严格掌握药物的抗菌谱和适应证，合理使用抗菌药物，降低耐药性的发生率和危害性。

细菌耐药基因的
转移方式

✚ 知识拓展

基因突变与细菌耐药性

基因突变（gene mutation）是产生细菌耐药性的原因之一，其耐药基因能垂直传给子代，如对喹诺酮类和利福平耐药性的产生都是通过突变引起的。但更多地以水平转移的方式进行，包括：①接合（conjugation）：细菌间通过菌毛（fimbriae）或桥接相互沟通，将遗传物质如质粒或染色体的DNA从供体菌转移给受体菌，这是耐药扩散的重要方式之一。②转导（transduction）：以噬菌体为媒介，将噬菌体蛋白外壳中的含有耐药基因的遗传物质，由供体菌转移给受体菌。③转化（transformation）：少数细菌还可以从周围环境中摄取含有耐药基因的游离DNA，掺入自身染色体当中，从而变成耐药菌。

第四节 | 抗菌药合理应用原则

　　抗菌药物的临床应用包括治疗性和预防性应用两种。合理应用现有的抗菌药物是提高疗效、降低不良反应发生率、减少或减缓细菌耐药性发生的关键，也是延缓药物使用周期的有效手段。抗菌药物不合理应用主要表现在无指征的预防用药、无指征的治疗用药、抗菌药物品种和剂量的选择错误、给药途径和给药次数及疗程不合理等。因此，抗菌药物临床应用是否正确、合理，基于以下两方面：①有无指征应用抗菌药物；②选用的品种及给药方案是否正确、合理。

知识拓展

抗菌药物滥用的危害

　　滥用抗菌药物已成为影响人类健康的重大问题。其危害表现为：①加快了细菌耐药性的产生：滥用抗菌药物最大的危害就是产生广泛而迅速的耐药性，严重威胁人类身体健康和生命安全；②不良反应增多：会引起许多不良反应及药源性疾病，如肝、肾损害及神经系统损害、药物性营养不良等；③增加过敏反应：轻者增加痛苦，重则危及生命，以过敏性休克最为严重；④导致人体菌群失调：特别在使用广谱抗生素时，对体内正常菌群产生不同程度的影响，破坏人体内微生态环境的稳定，引起菌群失调、二重感染和造成内源性感染（医院感染）；⑤浪费医药资源：增加患者的痛苦，延长住院时间，增加病死率，增加国家和患者的经济负担。因此，我们要正确认识抗生素的利弊，科学合理地运用抗生素。

抗菌药物滥用
的危害

一、抗菌药治疗性应用的基本原则

　　（1）诊断为细菌性感染者，方有指征应用抗菌药物。经验性诊断为细菌性感染者或经病原检查确诊为细菌性感染者方有指征应用抗菌药物。由真菌、结核分枝杆菌、非结核分枝杆菌、支原体、衣原体、螺旋体、立克次体及部分原虫等病原微生物所致的感染亦有指征应用抗菌药物。缺乏细菌及上述病原微生物感染的证据、病毒性感染者，均无指征应用抗菌药物。

　　（2）根据病原种类及细菌药敏试验结果、抗菌药物的特点和患者的情况选用抗菌药物应尽早查明感染病原，在了解病原菌种类及病原菌对抗菌药物敏感（药敏）情况，综合考虑抗菌药物的抗菌谱和抗菌活性、药动学（吸收、分布、代谢和排泄过程）特点以及患者的脏器功能和生理状态后选择恰当的抗菌药物。

二、抗菌药预防性应用的基本原则

抗菌药物预防性应用根据预防用药的目的而不同。

1. 外科手术预防用药 外科手术预防用药的原则根据手术野是否有污染或污染可能，决定是否预防用抗菌药物。清洁手术通常不需预防用抗菌药物，除非手术范围大、时间长、污染机会增加或者重要脏器和组织手术或者高龄或免疫缺陷者等高危人群才需预防用药。清洁-污染手术或者污染手术需预防用药。外科预防用抗菌药物为预防术后切口感染，应针对金黄色葡萄球菌选药。预防手术部位感染或全身性感染，则需依据手术野污染或可能的污染菌种类选用。选用的抗菌药物必须是疗效肯定、安全、使用方便及价格相对较低的品种。

2. 内科及儿科预防用药 内科及儿科预防用药对预防一种或两种特定病原菌在某段时间内引起的感染可能有效，但长期预防用药想防止任何细菌入侵则往往无效。患者原发病可治愈或缓解者，预防用药可能有效，而原发病不能治愈或缓解者（如免疫缺陷者），预防用药应尽量不用或少用。普通感冒、麻疹、水痘等病毒性疾病患者及昏迷、休克、中毒、心力衰竭、肿瘤、应用肾上腺皮质激素等患者通常不宜常规预防性用药。

三、抗菌药在特殊病理、生理状况患者中应用的基本原则

（1）根据患者的肝肾功能情况选择药物，对有肝肾功能损害者应选择无肝肾毒性的药物。

（2）老年人肾功能呈生理性减退，应选用毒性低并具杀菌作用的抗菌药物。接受主要自肾排出的抗菌药物时，应按轻度肾功能减退情况减量给药，可用正常治疗量的1/2～2/3。

（3）新生儿和小儿的肝、肾等器官均未发育成熟，因此此类患者感染时应避免应用对组织、器官毒性大的抗菌药物。

四、抗菌药的联合应用

1. 抗菌药物联合应用的指征 多数细菌感染只应使用单一药物，单一药物可有效治疗的感染，不需联合用药，否则将导致药物毒性的增加、治疗费用的增加甚至药物拮抗效应的出现。仅在下列情况时有联合用药指征：

（1）病原菌尚未查明的严重感染，包括免疫缺陷者的严重感染。

（2）单一抗菌药物不能控制的需氧菌及厌氧菌混合感染，两种或两种以上病原菌感染。

（3）单一抗菌药物不能有效控制的感染性心内膜炎或脓毒症等重症感染。如青霉素类、头孢菌素类等其他β-内酰胺类与氨基糖苷类联合治疗感染性心内膜炎。

（4）需长程治疗，而且病原菌易对某些抗菌药物产生耐药性的感染，如结核病、深部

真菌病。联合用药通常采用2种药物联合，仅结核病的治疗需要3种及3种以上药物联合用药。

（5）为减少药物的毒副反应，采用联合用药。如两性霉素B与氟胞嘧啶联合治疗隐球菌脑膜炎时，前者的剂量可适当减少，从而减少其毒性反应。

2. 联合用药可能产生的结果　两种或两种以上抗菌药物联合用药可能产生协同、相加、无关、拮抗四种效果。

抗菌药物依其作用性质可分为四大类：一类为繁殖期杀菌剂，如β-内酰胺类、万古霉素类等；二类为静止期杀菌剂，如氨基糖苷类、多黏菌素等，它们对静止期、繁殖期细菌均有杀灭作用；三类为速效抑菌剂，如四环素类、氯霉素类、大环内酯类抗生素等；四类为慢效抑菌剂，如磺胺类等。一类和二类合用常可获得协同（增强）作用，例如青霉素、氨苄西林与链霉素、庆大霉素合用治疗草绿色链球菌或肠球菌心内膜炎。一类与三类合用可能出现拮抗作用，如青霉素类与氯霉素、四环素类合用。二类和三类合用可获得增强或相加作用。四类与一类可以合用，如复方磺胺甲噁唑与万古霉素或去甲万古霉素联合治疗甲氧西林耐药的金黄色葡萄球菌肺炎。

五、抗菌药临床应用的管理

为加强抗菌药物的临床应用，国家要求医疗机构按照《抗菌药物临床应用指导原则》中"非限制使用""限制使用"和"特殊使用"的分级管理原则，建立健全抗菌药物分级管理制度，明确各级医师使用抗菌药物的处方权限。"特殊使用"类抗菌药物的使用应严格掌握临床应用指征，经抗感染专家或有关专家会诊同意，由具有高级专业技术职务任职资格的医师开具处方。

"特殊使用"类药物包括：

1. 第四代头孢菌素　头孢吡肟、头孢匹罗、头孢噻利等。

2. 碳青霉烯类抗菌药物　亚胺培南-西司他丁，美罗培南、帕尼培南-倍他米隆、比阿培南等。

3. 糖肽类与其他抗菌药物　万古霉素、去甲万古霉素、替考拉宁、利奈唑胺等。

4. 抗真菌药物　卡泊芬净、米卡芬净、伊曲康唑（口服液、注射剂）、伏立康唑（口服剂、注射剂）、两性霉素B含脂制剂等。

（王亚榕）

❓ 思考题

1. 从药理学的角度分析化疗药物与非化疗药物的主要区别是什么？

2. 根据你对机体、病原体与药物三者之间关系的理解，抗菌药物应用时有哪些注意事项？

3. 你认为在抗菌药物的应用过程中，应如何防止细菌耐药性产生？

4. 抗菌药物在哪些情况下可以联合用药？

5. 简述抗菌药物的主要作用机制及代表药物。

思考题与参考答案

思维导图

第三十八章

β-内酰胺类抗生素和其他作用于细菌细胞壁的抗生素

学习目标

1. 掌握 青霉素类药物的药理作用、临床应用、禁忌证和护理用药作用评估；各代头孢菌素、碳青霉烯类的特点、临床应用；糖肽类药物的抗菌谱、临床应用、禁忌证。

2. 熟悉 磷霉素、达托霉素的抗菌作用特点、临床应用。

3. 了解 β-内酰胺类抗生素的分类；其他β-内酰胺类抗生素的分类、代表药物、抗菌谱特点、临床应用。

抑制细菌细胞壁合成的药物是临床上广泛使用的一类抗生素，主要为β-内酰胺类（β-lactam）、糖肽类、环丝氨酸磷霉素。此外，达托霉素的抗菌作用也与抑制细菌细胞壁合成有关。

第一节 β-内酰胺类抗生素

β-内酰胺类抗生素是指化学结构中含有β-内酰胺环的一类抗生素。根据化学结构不同，可分为青霉素类、头孢菌素类、碳青霉烯类、头霉素类、氧头孢烯类、单环β-内酰胺类、β-内酰胺酶抑制药及其复方制剂。本类抗生素抗菌活性强，毒性低，品种多，临床应用广泛，是一类最常用的抗菌药物。

β-内酰胺类抗生素具有以下共同特点：

1. 抗菌作用机制 β-内酰胺类抗生素的作用机制主要是作用于细菌细胞膜上的青霉素结合蛋白（penicillin-binding protein，PBP），通过抑制细菌细胞壁的合成，使菌体失去渗透屏障而膨胀、裂解，同时通过增强细菌自溶素（autolysin）的作用，导致菌体破裂死亡。

革兰氏阳性菌细胞壁的主要成分是黏肽（mucopeptide，肽聚糖，peptidoglycan），由N-乙酰葡萄糖胺（N-acetyl glucosamine，GlcNAc）和N-乙酰胞壁酸（N-acetyl muramic acid，NAM）重复交替联结而成。黏肽的合成分为三个阶段：①胞浆内阶段：合成黏肽的前体物质——N-乙酰胞壁酸五肽。②胞浆膜阶段：形成黏肽单体——双糖十肽。③胞浆膜外阶段：在转肽酶的作用下，将黏肽单体交叉联结形成黏肽层。PBP具有转肽酶作用，催化转肽反应，使细菌形成结构坚韧的细胞壁。肽链的末端是D-丙氨酰-D-丙氨酸，β-内酰胺类抗生素与其结构相似，因此β-内酰胺类抗生素能与细菌细胞膜上的PBP结合，竞争性地抑制PBP转肽酶的作用，破坏了黏肽合成的最后一步，从而抑制了细菌细胞壁的合成。

根据β-内酰胺类抗生素的作用机制，可以得出其作用特点：①对繁殖期细菌作用强（细菌在繁殖期需要大量合成细胞壁）。②对革兰氏阴性（G^-）杆菌不敏感（革兰氏阴性杆菌细胞壁黏肽含量低）。③对人体毒性小，对真菌无效（哺乳类动物和真菌无细胞壁）。

2. 耐药机制

（1）产生β-内酰胺酶：β-内酰胺酶（β-lactamase）是由耐β-内酰胺类抗生素细菌产生的，能使药物结构中的β-内酰胺环水解裂开并失去抗菌活性的酶。革兰氏阳性菌（G^+菌）能产生大量的β-内酰胺酶（以青霉素酶为主）并分泌到细胞外；G^-菌产生β-内酰胺酶的量相对较少，存在于G^-菌的细胞内外膜之间，对青霉素类、头孢菌素类均有水解作用。β-内酰胺酶还能与某些耐酶β-内酰胺类抗生素迅速结合，使药物停留在胞浆膜外间隙中，不能到达PBP靶位而发挥抗菌作用。

（2）改变PBP：敏感菌由于突变或获得耐药基因，使原有PBP发生结构改变，成为对β-内酰胺类抗生素低亲和力的蛋白；或正常PBP合成量增加；或产生新的PBP，使与β-内酰胺类抗生素的结合减少，失去抗菌作用。

（3）改变菌膜通透性：由于基因突变，G^-菌外膜的孔道蛋白（porin）表达减少或缺失，使得β-内酰胺类抗生素难以大量进入菌体并达到有效浓度，而导致细菌产生耐药性。

（4）增强药物主动外排：一些有多重耐药的G^-菌对β-内酰胺类抗生素的耐药性通过增强本身对药物的主动外排辅助机制完成。常见的有铜绿假单胞菌、大肠埃希菌、淋病奈瑟球菌、嗜麦芽糖寡养单胞菌等，这些细菌的转运蛋白都有非常广泛的外排底物。

（5）缺乏自溶酶：当β-内酰胺类抗生素的杀菌作用下降或仅有抑菌作用时，原因之一是细菌缺少了自溶酶。

一、青霉素类

青霉素类的基本结构是由母核6-氨基青霉烷酸（6-aminopenicillanic acid，6-APA）和侧链组成（图38-1）。母核中的β-内酰胺环是维持抗菌活性的必需结构，β-内酰胺环被破坏则抗菌活性消失；侧链决定了药物的抗菌谱和药理学特性。青霉素类药物按来源分为天然青霉素和半合成青霉素两类。

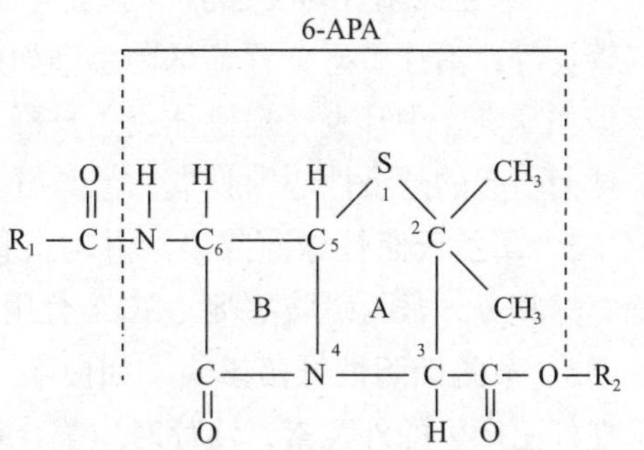

（一）天然青霉素

天然青霉素是从青霉菌培养液中提取获得的，共有5种。其中以青霉素G性质相对稳定，产量高，作用强，最早应用于临床的抗生

图38-1　青霉素的化学结构

A. 饱和噻唑环；B. β-内酰胺环

素。由于它具有杀菌力强、毒性低、价格低廉、使用方便等优点，迄今仍是处理敏感菌所致各种感染的首选药物。

青霉素 G（penicillin G）

又称苄青霉素、盘尼西林、苄西林。

临床常用青霉素 G 的钠盐和钾盐，并制备成干燥粉末，可在室温中保存数年仍有抗菌活性。易溶于水，但水溶液极不稳定，遇酸、碱、醇、重金属离子及氧化剂易被破坏，室温放置 24h 基本失效。因此，必须临用前配制，并避免配伍禁忌。

【**药动学特点**】青霉素遇酸易被分解，口服吸收差，肌内注射 100 万单位（U）后吸收快且完全，0.5h 达血药浓度峰值，约为 20U/ml，$t_{1/2}$ 为 0.5h。6h 内静脉滴注 500 万单位青霉素钠，2h 后能获得 20～30U/ml 的血药浓度。青霉素的血浆蛋白结合率为 46%～58%。青霉素主要分布在细胞外液，并能广泛分布于各种关节腔、浆膜腔、间质液、淋巴液、胎盘、肝、肾、肺、横纹肌、中耳液中。青霉素的脂溶性低，进入细胞量较少；房水与脑脊液含量也较低，但炎症时青霉素透入脑脊液和眼的量可略提高，能达到有效浓度。青霉素几乎全部以原形迅速经尿排泄，约 10% 经肾小球滤过，90% 经肾小管分泌。无尿患者青霉素 $t_{1/2}$ 可延长达 10h。丙磺舒可与青霉素竞争肾小管的有机阴离子转运体，两药合用时，肾小管先分泌丙磺舒（丙磺舒和转运体亲和力更高），故能提高青霉素血药浓度，延长其半衰期。

【**抗菌作用**】为繁殖期杀菌药，通过抑制细菌青霉素结合蛋白的转肽酶活性发挥抑制细菌细胞壁合成的作用。

青霉素 G 抗菌作用强，但抗菌谱较窄。对大多数 G^+ 球菌（如肺炎球菌、敏感金黄色葡萄球菌及表皮葡萄球菌、溶血性链球菌）作用强，但对肠球菌作用差；G^+ 杆菌（如白喉杆菌、炭疽杆菌、破伤风杆菌、产气荚膜杆菌）均对青霉素 G 敏感；G^- 球菌（如淋病奈瑟菌和脑膜炎奈瑟菌）对青霉素 G 高度敏感；部分放线菌、螺旋体（梅毒螺旋体、钩端螺旋体、回归热螺旋体、鼠咬热螺旋体等）对青霉素 G 也高度敏感。但该药对支原体、衣原体、病毒、真菌、立克次体无效。

【**临床应用**】

1. 革兰氏阳性球菌感染　肺炎球菌感染如大叶性肺炎、支气管肺炎、脓胸、急性支气管炎等；治疗敏感金葡萄球菌感染如疖、痈、脓肿、败血症、脊髓炎等；溶血性链球菌感染如咽炎、中耳炎、扁桃体炎、丹毒、猩红热、心内膜炎、蜂窝组织炎等；治疗草绿色链球菌引起的感染性心内膜炎，需与氨基糖苷类联合使用。

2. 革兰氏阴性球菌感染　淋病奈瑟菌感染，如淋病；脑膜炎奈瑟菌感染，如流行性脑脊髓膜炎，常与磺胺嘧啶（SD）合用。

3. 革兰氏阳性杆菌感染　如白喉、气性坏疽、破伤风等，青霉素 G 不能中和革兰氏阳性杆菌产生的外毒素，治疗时应配合特异的抗毒素。

4. 其他感染　如放线菌引起的放线菌病；螺旋体感染如梅毒、回归热、钩端螺旋体病等。

【**禁忌证**】对本药和其他青霉素类药物过敏的患者及限制钠盐、钾盐的患者禁用；对其他药物特别是头孢菌素过敏的患者慎用，可能发生交叉过敏反应。

【**护理用药作用评估**】

1. 药效　静脉给药，立即起效，立即达血药浓度峰值；肌内注射，立即起效，0.5h达血药浓度峰值，用于治疗敏感的G⁺球菌、杆菌、G⁻球菌、螺旋体所致的感染。

2. 不良反应　青霉素G毒性很低，最主要的不良反应是过敏反应。

（1）变态反应：青霉素溶液中的降解产物青霉噻唑、青霉烯酸以及各种高分子聚合物与组织蛋白质、多肽结合形成完全抗原，可诱发过敏反应。可出现迟发型的过敏反应，包括药疹、药热、接触性皮炎、血清病等，多数不严重，停药后消失。严重者可出现速发型过敏反应，包括血管神经性水肿、过敏性休克。过敏性休克大多数在用药30min内发生，先后出现皮肤瘙痒、四肢麻木、喉头水肿、支气管痉挛、呼吸窘迫、面色苍白、血压下降、循环衰竭以及抽搐、昏迷、大小便失禁等，抢救不及时可在短时间内死亡。

（2）青霉素脑病：青霉素极少进入中枢神经系统，当鞘内注射或全身大剂量应用或静脉注射过快时，可对中枢神经系统产生兴奋作用，引起肌肉痉挛、抽搐、癫痫样发作、昏迷等反应，脑膜炎及肾功能减退的患者易出现。

（3）赫氏反应（Herxheimer reaction）：青霉素治疗梅毒、钩端螺旋体、雅司、鼠咬热和炭疽时，可有症状加剧现象，出现寒战、发热、肌肉疼痛、心跳加快等症状，个别严重者可危及生命，原因可能与螺旋体释放致热原有关。

> **护理警示**
>
> （1）阿司匹林、吲哚美辛、保泰松、丙磺舒可与青霉素竞争肾小管的分泌载体，提高青霉素的血药浓度，延长半衰期，增强抗菌作用，应避免一同使用。
>
> （2）与氨基苷类抗生素理化性质不相容，分开使用。

（4）其他大剂量静脉注射青霉素钾盐或钠盐可引起高钾、高钠血症。肌内注射钾盐可有局部刺激症状，出现疼痛、红肿或硬结。

【**护理要点**】

1. 用药前　根据患者实际情况进行护理评估，应清楚患者的病史及用药史，评估患者是否可以使用本药，避免严重过敏反应发生。

青霉素过敏反应的防治

为防止出现严重的过敏反应，使用青霉素时应注意：①详细询问过敏史，对青霉素过敏者禁用。②注射前必须做皮肤过敏试验，包括初次使用、中途更换批号、生产厂家及用药间隔24h以上重新用药者。反应阳性者禁用，要警惕个别患者皮试中发生过敏性休克。③应避免局部用药和饥饿时用药。④注射液要临用现配。⑤皮试及给药前应准备好抢救药品和设备。⑥给药后应观察30min以上，一旦出现过敏性休克，必须及时就地抢救，肌内注射肾上腺素0.5～1.0mg，严重者可静脉给药，必要时可给予糖皮质激素、抗组胺药等，呼吸困难者应给予氧气吸入或作气管切开。⑦应清楚患者的血常规、肾功能、血清电解质、心功能状态等，如不正常，应提醒医生慎用本药。⑧应清楚高钾血症、高钠血症、心律失常的早期临床症状，以备用药后，一旦发生这些情况，能及时发现。⑨提前告知患者本药有局部刺激等不良反应，减轻患者的心理压力。

2. 用药期间

（1）遵医嘱用药。

（2）长期应用或大剂量静脉给予青霉素钠盐或钾盐，应监测血清钾和钠水平，监测心脏及肾脏功能。

（3）密切监护患者是否发生细菌和真菌的二重感染，特别是老年、疲劳过度和免疫抑制的患者。如出现异常，应及时报告医生。

（4）注意观察患者是否有皮肤过敏症状或呼吸状态的改变，如发现患者出现胸闷、喉头发痒、大汗及呼吸困难等过敏情况，应及时报告医生并采取措施。

（5）大剂量静脉滴注青霉素时，应注意观察患者有否头痛、喷射性呕吐、肌震颤、惊厥、昏迷等症状出现，婴儿、老人及肾功能不全的患者尤其应注意，一旦发生应及时报告医生。

（6）给药方式和时间根据感染病因和部位选择。

（7）严重感染宜静脉滴注给药。

（8）深部肌内注射，肌内注射部位：对成人取臀部的外上象限，对幼儿和儿童取大腿中侧面，并注意更换给药部位。不要皮下给药，不要按摩注射部位。禁止在主要神经和血管部位注射，以免产生永久性神经肌肉损害。

（9）对含有普鲁卡因的药物制剂需注意，严禁静脉注射。由于普鲁卡因的中枢神经系统毒性，静脉注射不慎可造成死亡。

（10）注意：制定预防癫痫发作的措施。血药浓度高的患者可致癫痫发作。

（11）遵医嘱定期监测肾功能和造血功能。

（12）对药效做出评价，感染是否得到控制，血象是否恢复正常。

【健康教育】

（1）告知患者发生不良反应时要及时报告。

（2）告知患者静脉注射部位出现不适时，请及时通知护士。

（3）告知患者肌内注射部位可能产生疼痛，冷敷可以减轻不适。

（二）半合成青霉素

由于青霉素有不耐酸而不能口服、不耐青霉素酶、抗菌谱窄和容易引起过敏反应等缺点，其临床应用受到一定限制。为了克服上述缺点，根据临床细菌流行病学变化和细菌耐药性的变化，对青霉素进行化学改造得到许多半合成的青霉素，将其应用于临床。因此，半合成青霉素是满足临床对药物剂型的要求和细菌流行病学变化、细菌耐药性变化的产物。其母核6-APA上引入不同侧链，得到一系列半合成衍生物。这些药物具有耐酸、耐酶、广谱的特性，但与青霉素存在交叉过敏反应。

1. 耐酸青霉素 耐酸青霉素耐酸，可口服，抗菌谱与青霉素G相似，抗菌活性不及青霉素G，不耐酶。本类药物包括青霉素V（penicillin V，苯氧甲青霉素）、非奈西林（phenetidllin，苯氧乙青霉素）、丙匹西林（propicillin，苯氧丙青霉素）、叠氮西林（azidocillin）。

青霉素V（penicillin V）

又称苯氧甲基青霉素钾。

青霉素V耐酸，口服吸收较好，生物利用度约60%，食物可减少其吸收。体内分布广泛，但不能进入房水、脑脊液和骨组织，经肝脏代谢，肾脏排泄，半衰期1～2h。抗菌谱与青霉素G相同，但抗菌活性较青霉素弱。易被β-内酰胺酶水解。临床用于敏感菌引起轻度感染及预防用药。不良反应与青霉素相似，偶尔引起轻度胃肠道反应。

2. 耐酸、耐酶青霉素　耐酸、耐酶青霉素不易被水解，抗菌谱与青霉素G相似，抗菌活性不及青霉素G，有口服制剂和注射剂。本类药物包括苯唑西林（oxacillin）、甲氧西林（methicillin）、萘夫西林（nafcillin，新青霉素Ⅲ）、氯唑西林（cloxacillin）、双氯西林（dicloxacillin）、氟氯西林（flucloxacillin），均耐酸、耐酶。

甲氧西林（methicillin）

甲氧西林对青霉素酶稳定，为耐青霉素酶青霉素，其抗菌作用机制与青霉素相同。对革兰阳性菌和奈瑟菌属有抗菌活性，对耐青霉素金黄色葡萄球菌的抗菌活性强，但对青霉素敏感葡萄球菌和各种链球菌的抗菌作用，则较青霉素为弱。可口服、肌内注射。主要用于耐青霉素葡萄球菌所致的各种感染，如脓毒症、呼吸道感染、脑膜炎、软组织感染等，也可用于化脓性链球菌或肺炎链球菌与耐青霉素葡萄球菌所致的混合感染。对青霉素敏感的细菌感染，则不应采用该药治疗。可作为严重金黄色葡萄球菌耐药的标志药物。不良反应可出现和青霉素相似的各种过敏反应；可引起肝功能损害；静脉注射大剂量甲氧西林（每日达18g）可引起抽搐等神经毒性反应，尤多见于肾功能减退患者；偶见有中性粒细胞减少症或粒细胞缺乏症。

氯唑西林（cloxacillin）、苯唑西林（oxacillin）、萘夫西林（nafcillin）

氯唑西林又称邻氯青霉素钠、氯苯唑青霉素钠、邻氯苯甲异噁唑青霉素钠。

氯唑西林、苯唑西林、萘夫西林是半合成青霉素，对青霉素酶稳定，为耐酶青霉素，其抗菌作用机制与青霉素相同。可口服与注射给药，对G^+球菌和奈瑟菌属菌有抗菌活性。对产酶金黄色葡萄球菌有效（氯唑西林强于苯唑西林），对青霉素敏感的阳性球菌的抗菌作用不如青霉素。主要用于耐青霉素葡萄球菌所致的各种感染，如脓毒症、心内膜炎、烧伤、骨髓炎、呼吸道感染、脑膜炎、软组织感染等，也可用于化脓性链球菌或肺炎链球菌与耐青霉素金黄色葡萄球菌所致的混合感染。萘夫西林是治疗耐青霉素金黄色葡萄球菌引起的骨髓炎的首选药物，但是对耐甲氧西林金黄色葡萄球菌无效。

3. 广谱青霉素　广谱青霉素结构上属于氨基青霉素，易于透过G^-杆菌的细胞外膜而进入细胞内，阻止肽聚糖的合成，因此对G^-杆菌有较强的抗菌作用。特点是耐酸不耐酶，广谱，对G⁺菌和G⁻菌均有杀灭作用。

氨苄西林（ampicillin）

又称氨苄青霉素钠、沙维西林钠、色维西林钠、安比西林钠。

氨苄西林虽耐酸可口服，但吸收不完全，严重感染仍需注射给药。由于其结构为青霉素苄基上的一个氢被氨基取代，使药物易透过细菌外壁的脂多糖和磷脂层，故对G⁻杆菌也有较强的抗菌作用，但铜绿假单胞菌、肺炎杆菌对其不敏感。对G⁺菌作用不及青霉素，但对肠球菌较敏感。主要用于敏感菌（如百日咳杆菌、流感嗜血杆菌、布氏杆菌、变形杆菌、大肠埃希菌、伤寒杆菌等）引起的呼吸道、消化道、泌尿道、胆道感染及伤寒、副伤寒。严重感染时可与氨基糖苷类抗生素合用。

阿莫西林（amoxicillin）

又称羟氨苄青霉素。

阿莫西林结构为氨苄青霉素侧链的苯环上多了一个羟基，药理特性与氨苄青霉素略有不同。耐酸能力强，口服吸收良好。1h血药浓度达高峰，血浆药物浓度比相同剂量的氨苄青霉素高2倍，血浆蛋白结合率为17%，8h尿中排泄达70%，半衰期为1h。本药在尿液、胆汁中有较高的浓度，并能渗入痰液达到有效抗菌浓度。

对于溶血性链球菌、草绿色链球菌、肺炎球菌、金黄色葡萄球菌、流感嗜血杆菌、肠球菌、沙门菌、伤寒杆菌、变形杆菌等均有抗菌活性。抗菌机制与青霉素相同，对产酶金黄色葡萄球菌无效，与氨苄西林有完全交叉耐药性。用于敏感菌引起的上呼吸道感染、咽炎、扁桃体炎、急慢性支气管炎、肺炎、尿路感染、皮肤及软组织感染等。偶有腹泻、恶心、呕吐等胃肠反应及皮疹，长期应用或儿童患者应注意二重感染的发生。

4. 抗铜绿假单胞菌广谱青霉素　包括羧苄西林（carbenicillin，羧苄青霉素）、替卡西林（ticarcillin，羧噻吩青霉素）、磺苄西林（sulbenicillin，磺苄青霉素）、呋苄西林（furbenicillin，呋苄青霉素）、哌拉西林（piperacillin，氧哌嗪青霉素）、阿洛西林（azlocillin）、美洛西林（mezlocillin）、呋洛西林（furazlocilin）、阿帕西林（apalcillin）。本类药物不耐酸，需注射给药。

羧苄西林（carbenicillin）

又称卡比西林、羧苄青霉素、羧苄青、羧比西林。

羧苄西林口服不吸收，可肌内或静脉注射给药，但肌内注射局部疼痛感强。部分透过血脑屏障，在胆汁中的浓度约与血清浓度相等；约90%以原形由肾脏排泄，尿药浓度很高。$t_{1/2}$约1h。

羧苄西林具有广谱的抗菌作用。对G⁻菌的作用强，抗菌谱较氨苄西林为广，对普通变形杆菌、普罗威登斯菌和摩氏摩根菌具有良好的抗菌作用且优于氨苄西林，对大肠埃希菌、沙门菌属和志贺菌属等的作用与氨苄西林相当；对G⁺菌的作用类似氨苄西林但稍弱；

对铜绿假单胞菌有显著的抗菌活性，但目前耐药性也较严重。

临床主要用于治疗敏感的铜绿假单胞菌、变形杆菌属以及某些大肠埃希菌、沙雷菌属、肠杆菌属引起的中耳炎、肺炎、心内膜炎、膀胱炎、肾盂肾炎、手术后的脑膜炎、脓毒症、胆道感染、皮肤及软组织感染。羧苄西林常与庆大霉素合用治疗烧伤继发铜绿假单胞菌感染，但两药不能用同一容器给药，以防庆大霉素生成氨基酰胺化合物而失效。

哌拉西林（piperacillin）

一般用其钠盐（哌拉西林钠），又称氧哌嗪青霉素钠、哔哌西林钠、哌氨苄青霉素钠。

抗菌谱广，与羧苄西林相似，而抗菌作用较强，对各种厌氧菌均有一定作用。与氨基糖苷类合用对铜绿假单胞菌和某些脆弱类杆菌及肠杆菌科细菌有协同作用。除产青霉素酶的金黄色葡萄球菌外，对其他革兰阴性球菌和炭疽芽孢杆菌等均甚敏感。不良反应较少，可供肌内注射及静脉给药。目前在临床已广泛应用。

替卡西林（ticarcillin）

替卡西林对革兰氏阳性球菌及革兰氏阳性杆菌、螺旋体、厌氧芽孢梭菌、放线菌以及部分拟类菌有抗菌作用，对铜绿假单胞菌有显著的抗菌活性。静脉给药。血浆蛋白结合率为50%～60%；广泛分布于全身组织和体液，在肝、肾组织中浓度较高，可透过血脑屏障、胎盘屏障、血眼屏障，脑膜有炎症时，脑脊液浓度可达血药浓度的45%～89%，可分泌至乳汁中。大部在肝脏代谢。24h内5%～10%以原形由肾小球滤过排泄，80%以无活性的代谢产物由肾小管分泌排泄。临床上主要用于敏感菌所致脓毒症、泌尿系统感染、呼吸道感染、腹内感染、皮肤和软组织感染。

阿洛西林（azlocillin）和美洛西林（mezlocillin）

阿洛西林又称苯咪唑青霉素。美洛西林又称唑酮氨苄青霉素。

阿洛西林和美洛西林在组织间液、伤口渗出物中浓度较高。阿洛西林、美洛西林抗菌谱和羧苄西林相似，抗菌活性与哌拉西林相近，强于羧苄西林。对多数肠杆菌科细菌和肠球菌、铜绿假单胞菌均有较强作用。对耐羧苄西林和庆大霉素的铜绿假单胞菌也有较好作用。主要用于治疗铜绿假单胞菌、大肠埃希菌及其他肠杆菌科细菌所致的感染（如腹腔感染、肺部感染、尿路感染、妇科感染）及败血症等。

5. 主要作用于革兰氏阴性菌的青霉素

本类药物对G^+菌作用弱，主要用于治疗敏感G^-菌感染。本类药为抑菌药，若与作用于其他PBP的抗菌药合用可提高疗效。

美西林（mecillinam）

美西林口服生物利用度较低，需要注射给药。抗菌谱窄，对G^-菌产生的β-内酰胺酶较稳定，对铜绿假单胞菌无效，对G^+菌作用弱。对G^-菌，包括大肠埃希菌、克雷白杆菌、枸橼酸杆菌、志贺菌、沙门菌等有良好的抗菌作用。主要用于大肠埃希菌及某些敏感肠杆菌科细菌所致的尿路感染。治疗败血症、脑膜炎、肺炎、心内膜炎等严重感染时常与氨苄西林、替卡西林、头孢菌素等其他β-内酰胺类抗生素合用。

匹美西林（pivmecillinam）

匹美西林是美西林的前药，口服吸收较好，在体内水解为美西林。替莫西生物利用度较低，抗菌谱较美西林广。对大多数G⁻菌均有较强作用，包括肠杆菌科细菌、脑膜炎奈瑟菌、淋病奈瑟菌、流感嗜血杆菌等。对β-内酰胺酶稳定性高。临床用于敏感菌引起的尿路感染和软组织感染。

二、头孢菌素类

头孢菌素类（cephalosporin）曾用名先锋霉素，是以从冠头孢菌培养液中分离的有效成分——头孢菌素C水解得到的7-氨基头孢烷酸（7-amino-cephalosporanic acid，7-ACA）为母核，用化学方法接上不同的侧链而成的半合成抗生素，其活性基团也是β-内酰胺环。经结构改造后得到的一系列衍生物，种类多达60种，产量占世界抗生素产量的60%以上，按其发明年代的先后和头孢菌素类药物的抗菌活性、对β-内酰胺酶的稳定性和不良反应的不同而分为一、二、三、四代，各代头孢菌素举例如表38-1所示。

表38-1 临床常用各代头孢菌素举例

代数	口服剂	注射剂
第一代	头孢噻吩（cephalothin）	头孢乙氰（cefacetrile）
	头孢唑林（cefazolin）	头孢氨苄（cephalexin）
	头孢拉定（cephradine）	头孢羟氨苄（cefadroxil）
	头孢替唑（ceftezole）	头孢拉定（cephradine）
	头孢噻啶（cephaloridine）	头孢沙定（cefroxadine）
	头孢硫脒（cefathiamidine）	头孢来星（cephaloglycin）
第二代	头孢孟多（cefamandole）	头孢丙烯（cefprozil）
	头孢替安（cefotiam）	头孢克洛（cefaclor）
	头孢尼西（cefonicid）	头孢替安酯（cefotiamhexetil）
	头孢呋辛（cefuroxime）	头孢呋辛酯（cefuroximeaxetil）
		氯碳头孢（loracarbef）
第三代	头孢噻肟（cefotaxime）	头孢克肟（cefixime）
	头孢米诺（cefminox）	头孢地尼（cefdinir）
	头孢曲松（ceftriaxone）	头孢布烯（ceftibuten）
	头孢他啶（ceftazidime）	头孢特仑新戊酯（cefterampivoxil）
	头孢哌酮（cefoperazone）	头孢泊肟酯（cefpodoximeproxetil）

续表

代数	口服剂	注射剂
第三代	头孢甲肟（cefmenoxime）	头孢妥仑匹酯（cefditorenpivoxil）
	头孢咪唑（cefpimizole）	头孢他美酯（cefetametpivoxil）
	头孢地嗪（cefodizime）	
	头孢唑南（cefuzonam）	
	头孢拉宗（cefbuperazone）	
	头孢唑肟（ceftizoxime）	
第四代		头孢吡肟（cefepime）
		头孢唑兰（cefozopran）
		头孢噻利（cefoselis）
		头孢匹罗（cefpirome）

头孢菌素类与青霉素类结构相似，因此抗菌作用机制相似，但相比具有抗菌谱较广、耐青霉素酶、疗效高、毒性低，过敏反应少等优点。需注意的是，头孢菌素类具有与青霉素类似的β-内酰胺环，但其母核结构为7-ACA，虽然与青霉素相比过敏反应少，但与青霉素存在部分交叉过敏性，对青霉素过敏者有10%～30%对头孢菌素过敏，而对头孢菌素过敏者绝大多数对青霉素过敏。

头孢菌素类共同特点：

【药动学特点】大部分头孢菌素类药物不耐酸，需注射给药，静脉注射、肌内注射均可；头孢噻吩易引起局部疼痛，只适合静脉注射；但是头孢氨苄、头孢羟氨苄、头孢拉定、头孢丙烯、头孢克洛、头孢呋辛酯、头孢泊肟酯、头孢克肟能耐酸，口服吸收较好。

吸收后分布较广，易透过胎盘，在滑囊液、心包积液中浓度较高。头孢呋辛及第三代头孢菌素类可透过血脑屏障，在脑脊液中浓度较高，亦能分布于前列腺、房水和胆汁中。头孢曲松半衰期约8h，但大多数头孢菌素的半衰期均较短（0.5～2.0h）。头孢菌素类药物一般以原形经肾脏排泄，头孢噻吩、头孢噻肟代谢后经肾排泄，头孢哌酮、头孢曲松主要经胆汁排泄。

【抗菌作用】第一代头孢菌素类药物对革兰氏阳性菌作用强，对大多数革兰氏阳性球菌及耐药金黄色葡萄球菌敏感，对大肠埃希菌、奇异变形杆菌、肺炎杆菌、沙门菌、痢疾杆菌也有一定活性；对革兰氏阴性细菌效果差。对金黄色葡萄球菌产生的β-内酰胺酶稳定，但可被多种革兰氏阴性细菌产生的β-内酰胺酶破坏。

第二代头孢菌素对革兰氏阳性菌的作用略差，对多数革兰氏阴性菌作用增强，部分药物对厌氧菌有效，但对铜绿假单胞菌无效。对革兰氏阴性菌产生的β-内酰胺酶稳定。

第三代头孢菌素对革兰氏阳性菌作用不如第一、二代；对革兰氏阴性菌包括肠杆菌属和铜绿假单胞菌及厌氧菌均有较强的作用，对流感嗜血杆菌、淋病奈瑟菌亦有良好的抗菌活性，对多种β-内酰胺酶有较高的稳定性。

第四代头孢菌素对革兰氏阳性细菌、革兰氏阴性细菌均有高效：对革兰氏阳性细菌比第三代强，但比第一代差；对枸橼酸菌属、肠杆菌属、沙雷菌属较敏感，对铜绿假单胞菌有效，对耐第三代头孢菌素的革兰氏阴性杆菌有效。对耐甲氧西林金黄色葡萄球菌、耐甲氧西林表皮葡萄球菌无效。对β-内酰胺酶的稳定性更高。

【临床应用】第一代头孢菌素主要用于革兰氏阳性菌及耐药金葡萄球菌引起的各种感染，亦可用于预防外科手术后感染。口服头孢拉定、头孢氨苄、头孢羟氨苄主要用于轻度感染，重者需注射给药。

第二代头孢菌素用于治疗大肠埃希菌、克雷伯菌、肠杆菌、变形杆菌等敏感菌所致的肺炎、胆道感染、尿路感染、菌血症；流感嗜血杆菌、肺炎球菌、各种链球菌引起的呼吸道感染。应用较多的是头孢孟多、头孢呋辛、头孢替安等注射剂。可口服的有头孢克洛、头孢呋辛酯等，主要适用于上述感染的轻症病例。

第三代头孢菌素用于革兰氏阴性杆菌引起的脑膜炎；肠杆菌科细菌引起的全身严重感染，如肺炎、脊髓炎、败血症等，尤其是耐药菌感染和院内感染；病原菌尚未查明的严重感染。头孢他啶、头孢哌酮常用于铜绿假单胞菌感染的治疗；头孢曲松用于产酶淋病奈瑟菌所致单纯性尿道炎，可获满意疗效。

第四代头孢菌素的适应证与第三代相似。因其对β-内酰胺酶尤其超广谱酶和染色体介导的Ⅰ型酶稳定，可用于对某些第二代或第三代头孢菌素耐药的革兰氏阴性杆菌所致感染，对革兰氏阳性球菌作用优于第三代头孢菌素。

所有头孢菌素类对甲氧西林耐药葡萄球菌、肠球菌抗菌作用均差，故不宜选用于这类细菌所致感染。

【禁忌证】对本类药和其他头孢菌素类过敏的患者禁用；慎用于对其他药物特别是青霉素药过敏（可能发生交叉过敏）的患者。

【护理用药作用评估】
不良反应

护理警示

（1）头孢拉定不宜与青霉素钠、呋塞米、阿托品放在同一输液中；

（2）头孢呋辛不宜与青霉素钠、呋塞米、阿米卡星、氟康唑、硫酸镁、法莫替丁、维生素C放在同一输液中；

（3）头孢他啶不宜与万古霉素、氟康唑、维生素C放在同一输液中；

（4）头孢哌酮不宜与洛美沙星、维生素B_6、维生素C、硫酸镁放在同一输液中。

1. **过敏反应**　一般为皮疹、药热、哮喘等，发生率和严重程度均低于青霉素，过敏性休克较罕见。与青霉素存在交叉过敏反应，对青霉素过敏者慎用。

2. **肾毒性**　第一代头孢菌素如头孢噻啶、头孢噻吩等大剂量使用后，可造成近曲小管损伤，出现蛋白尿、血尿、血浆尿素氮升高，甚至急性肾功能衰竭，应避免与其他有肾毒性药物如氨基糖苷类抗生素、高效利尿药等联合应用。第二代头孢菌素的肾毒性有所降低，第三代、第四代头孢菌素基本没有肾毒性。

3. **凝血功能障碍**　高剂量的头孢孟多、头孢哌酮可干扰体内维生素K的合成，引起低凝血酶原血症或血小板减少而造成出血。与其他抗凝血药、水杨酸制剂、非甾体抗炎镇痛药等合用时可增加出血的危险性，可用维生素K预防和治疗。

4. 双硫仑样反应　头孢哌酮、头孢曲松、头孢孟多等头孢类药物能够抑制肝脏内乙醛脱氢酶的活性，从而影响乙醇在体内的代谢，造成体内乙醛蓄积，出现与戒酒药双硫仑类似的现象，表现为面部潮红、恶心、呕吐、出汗和烦躁不安，严重者出现呼吸困难、心律失常、血压下降，甚至引起休克，称为双硫仑样反应。因此使用此类药物期间及停药一周内应避免服用含乙醇的食物。

5. 二重感染　第二代、第三代头孢菌素有出现二重感染的危险，临床应严格掌握其适应证。

6. 其他　口服制剂或从胆汁中排泄较多的注射剂常可引起胃肠道反应，如恶心、呕吐、食欲减退、腹泻等。静脉滴注局部浓度过高时易出现静脉炎。头孢曲松可诱发胆囊结石和肾结石。大剂量应用偶可发生头痛、头晕、抽搐等中枢神经系统反应。

✚ 知识拓展

二 重 感 染

二重感染

广谱抗生素长期使用，使敏感菌受到抑制，不敏感菌趁机在体内繁殖生长，造成二重感染，又称菌群交替症。合并应用肾上腺皮质激素、抗代谢药物或抗肿瘤药物更易引发二重感染。引起新感染的细菌可以是在正常情况下对身体无害的寄生菌，也可以是原发感染菌的耐药菌株。但长期大量使用广谱抗菌药物时，则容易引起感染，尤其是抵抗力低下的患者，如癌症患者、肺心病患者，以及老幼病残者。

为减少或避免引起二重感染，应该严格控制适应证，避免抗生素的滥用；有明确指征的严重混合感染才选用广谱抗生素，对一般感染应根据诊断和药敏试验结果，使用具有高度选择性的窄谱抗生素；根据具体病情合理控制使用剂量和时间；对长期大剂量应用广谱抗生素，尤其与免疫抑制药联用，出现原因不明的发热、腹泻或肺炎，应用抗生素治疗无效时，应考虑二重感染，并注意改善患者的抵抗力。

【护理要点】

1. 用药前　根据患者实际情况进行护理评估，做出护理诊断。给药前询问患者是否有青霉素类药物或者头孢菌素药物的过敏史。

2. 用药期间

（1）应用该药进行长期治疗时，可导致不敏菌群出现和增殖，注意监测二重感染的症状体征。

（2）勿将头孢菌素药物互相混淆。

头孢氨苄（cephalexin）

又称苯甘孢霉素、头孢力新、先锋霉素Ⅳ。

口服给药，半衰期约0.6h。对金黄色葡萄球菌（包括耐青霉素G菌株）、溶血性链球菌、肺炎球菌作用强，对流感嗜血杆菌、变形杆菌、肺炎杆菌等也有效。临床主要用于敏感菌所引起的呼吸道、泌尿道、皮肤、软组织、生殖器官（包括前列腺）等感染。口服后可见胃肠道反应。

头孢唑啉（cefazolin）

又称先锋霉素Ⅴ、先锋唑啉、唑啉头孢菌素。

头孢唑啉注射给药，半衰期约1.8h，是第一代头孢菌素中抗革兰氏阴性杆菌作用最强的一种，对革兰氏阳性球菌及耐药金黄色葡萄球菌亦有作用。临床主要用于葡萄球菌（包括耐药菌株）、链球菌（肠链球菌除外）、肺炎球菌、大肠埃希菌、变形杆菌、流感嗜血杆菌、肺炎杆菌等敏感菌所致的呼吸道、泌尿道、皮肤、软组织、胆道等感染，也可用于心内膜炎、败血症的治疗。少数人可致转氨酶升高和蛋白尿。

头孢呋辛（cefuroxime）

又称头孢呋肟、呋肟头孢菌素、头孢呋新、头孢氨呋肟。

头孢呋辛注射给药，半衰期1～2h。对革兰氏阴性杆菌及耐药菌株（耐氨苄青霉素及第一代头孢菌素）作用强大，临床主要用于敏感的革兰氏阴性杆菌所致的下呼吸道、泌尿道、皮肤、软组织、骨、关节等部位及妇科感染。对肝、肾均有一定损害。

头孢克洛（cefaclor）

又称头孢克罗、头孢氯氨苄。

头孢克洛为可口服给药的第二代头孢菌素类。对革兰氏阳性菌（如产酶的金黄色葡萄球菌、表面葡萄球菌、腐生葡萄球菌、化脓链球菌、肺炎链球菌）作用强；对革兰氏阴性菌（如副流感嗜血杆菌、流感嗜血杆菌、卡他莫拉菌、大肠埃希菌、肺炎克雷伯菌、奇异变形杆菌等）均有效，临床主要用于敏感菌所致的急性支气管炎和慢性支气管炎急性发作、咽炎、扁桃体炎、肺炎、鼻窦炎、单纯性下尿路感染及皮肤软组织感染。与氨基糖苷类、多肽类抗生素合用可增加肾毒性。

头孢哌酮（cefoperazone）

又称头孢氧哌唑、先锋必素、先锋派唑酮、氧哌羟苯唑头孢菌素。

头孢哌酮注射给药，半衰期约2h。革兰氏阳性菌中仅对溶血性链球菌有较强作用，对大多数革兰氏阴性菌疗效好，大肠杆菌、变形杆菌、流感嗜血杆菌、肺炎杆菌、沙门杆菌对本品敏感，对铜绿假单胞菌作用强。临床主要用于敏感菌所致的呼吸道、泌尿道、皮肤、软组织、胆道、骨、关节等部位感染的治疗，也可用于脑膜炎和败血症的治疗。

头孢曲松（ceftriaxone）

又称头孢三嗪、头孢泰克松、头孢噻肟三嗪。

头孢曲松注射给药，半衰期约8h。对革兰氏阴性菌作用强，对β-内酰胺酶稳定，治疗耐药金黄色葡萄球菌、耐氨苄青霉素的流感嗜血杆菌、耐第一代头孢菌素和庆大霉素的一些革兰氏阴性菌引起的感染效果好。临床主要用于敏感菌所致的呼吸道、泌尿道、皮肤、软组织、胆道、骨、关节等部位的感染，也可用于胸膜炎、腹膜炎、脑膜炎、五官感染及败血症的治疗。

头孢他啶（ceftazidime）

又称头孢噻甲羧肟、头孢噻羧肟、头孢塔齐定。

头孢他啶注射给药，半衰期约1.8h。对流感嗜血杆菌、铜绿假单胞菌和肠杆菌科细菌（如大肠埃希菌、肺炎杆菌）有较高的抗菌活性，肺炎球菌、溶血性链球菌亦敏感，对某些厌氧菌也有一定的抗菌活性，但对脆弱类杆菌抗菌作用差。对多种β-内酰胺酶有较高的稳定性。可用于敏感革兰氏阴性杆菌所致的败血症、下呼吸道感染、胆道感染、尿路感染和严重皮肤软组织感染等，对由多种耐药革兰氏阴性杆菌引起的免疫缺陷者感染及铜绿假单胞菌或革兰氏阴性杆菌所致中枢神经系统感染亦有较好疗效。不良反应主要有局部反应、过敏反应和胃肠道反应，过量使用可产生神经系统症状，如癫痫、昏迷、脑病、抽搐等。

头孢吡肟（cefepime）

头孢吡肟注射给药，半衰期约2h。对革兰氏阳性菌和阴性菌均有作用，对肠杆菌属、肺炎克雷白杆菌、大肠埃希菌、奇异变形杆菌、铜绿假单胞菌、对甲氧西林敏感的金黄色葡萄球菌、化脓性链球菌、肺炎链球菌有较高抗菌活性。对多种β-内酰胺酶有较高的稳定性。临床主要用于治疗敏感细菌引起的中重度感染，包括下呼吸道感染、尿路感染、皮肤和软组织感染、复杂性腹腔内感染、妇产科感染和败血症，也可用于儿童细菌性脑脊髓膜炎。不良反应主要有恶心、呕吐、腹泻、过敏反应和注射部位的疼痛和炎症等。肾功能不全患者使用时应调整剂量，否则可引起脑病、肌痉挛、癫痫。

✚ 知识拓展

"头孢第一人"——安静娴

全国先进生产者、全国先进科技工作者、中国工程院院士安静娴是我国头孢菌素系列产品的研发者。20世纪80年代初，安静娴亲自组织了东北制药总厂头孢系列产品的研制开发计划。头孢系列的第一个产品，从论证到向生产过渡历时4年。1985年，头孢噻肟作为"六五"国家重点科技攻关项目通过了国家医药管理局主持的鉴定，很快就推向了生产，推向市场，填补了国内的空白。后来，安静娴还研制出头孢氨苄复方制剂。1992年，她主持的"七五"国家重点科技攻关项目头孢三嗪开始投产。1993年，她主持的另一个"七五"国家重点科技攻关项目头孢他啶也投产了。安静娴研制的头孢系列对促进我国医药工业发展、提高我国临床用药水平起到了非常重要的作用。

三、其他 β- 内酰胺类

本类抗生素的化学结构中虽有 β- 内酰胺环，但无青霉素类与头孢菌素类典型的结构，故又称为非典型 β- 内酰胺类抗生素。本类药物包括头孢霉素类、碳青霉烯类、氧头孢烯类、单环 β- 内酰胺类抗生素。

（一）头霉素类

头霉素类（cephamycins）具有头孢菌素的母核，是由链霉菌（*S. lactamdurans*）产生的头霉素 C 经半合成改造侧链而制得的。此类药物化学结构与头孢菌素相似，其母核 7 位碳增加了一个甲氧基，故仍以头孢命名，抗菌作用和抗菌谱类似第二代头孢菌素，因此也常被认为是第二代头孢菌素，但抗菌作用均较头孢菌素弱。本类药物有头孢西丁（cefoxitin）、头孢美唑（cefmetazole）、头孢替坦（cefotetan）等。

头孢西丁（cefoxitin）

头孢西丁口服难吸收，采用注射给药，可迅速分布于各种组织和体液，能透过血脑屏障，主要以原形经肾排泄，半衰期约 0.7h。抗菌谱与第二代头孢菌素相似，对革兰氏阴性菌作用较强，对厌氧菌包括脆弱类杆菌敏感，对革兰氏阴性菌产生的 β- 内酰胺酶有较高的稳定性。临床用于治疗盆腔感染、妇科感染及腹腔需氧菌与厌氧菌混合感染等。不良反应为皮疹、静脉炎、蛋白尿、嗜酸性粒细胞增大等。

（二）碳青霉烯类

碳青霉烯类（carbapenems）是抗菌谱最广、抗菌活性最强的非典型 β- 内酰胺类抗生素。其化学结构与青霉素类的青霉环相似，不同之处是噻唑环中 C_2 和 C_3 间有不饱和链；1 位的硫原子为碳原子所替代；另外，其 6 位羟乙基侧链为反式构象。正是这个构型特殊的基团使该类化合物与通常青霉烯的顺式构象显著不同，具有超广谱的、极强的抗菌活性、对 β- 内酰胺酶高度的稳定性，而且具有明显的抗生素后效应。因其具有对 β- 内酰胺酶稳定以及毒性低等特点，已经成为治疗严重细菌感染最主要的抗菌药物之一。该类药物按照"特殊使用"类别管理使用。本类药物包括亚胺培南（imipenem）、美罗培南（meropenem）等，均为非口服制剂。

亚胺培南（imipenem）

亚胺培南（亚胺硫霉素）口服不吸收，需注射给药，在体内广泛分布，脑脊液中有较高浓度。主要经肾脏排泄，并被肾小管内的脱氢肽酶Ⅳ水解失活。临床常与脱氢肽酶抑制药西司他丁（cilastatin）按 1：1 组成复方注射制剂，称为泰能（tienam）。该复方制剂抗菌谱广，抗菌作用强，对多数革兰氏阳性菌、革兰氏阴性菌、厌氧菌、铜绿假单胞菌和脆弱类杆菌等敏感。对多种β-内酰胺酶高度稳定，但可被金属酶、非金属碳青霉烯酶水解。亚胺培南与青霉素无交叉过敏反应。临床用于多重耐药菌引起的严重感染、医院内感染和严重需氧与厌氧菌混合感染。常见不良反应有恶心、呕吐、药疹、静脉炎、血清转氨酶暂时性升高等；剂量过大可引起中枢神经系统毒性和肾损伤。

（三）氧头孢烯类

氧头孢烯类（oxacephems）的结构类似第三代头孢菌素，此类药物化学结构是7-ACA上的硫原子被氧原子取代，母核7位碳增加了一个反式甲氧基。抗菌作用和抗菌谱也类似第三代头孢菌素，因此也常被认为第三代头孢菌素，但本类药物对厌氧菌有较强作用。主要药物有拉氧头孢（latamoxef）和氟氧头孢（flomoxef）。

拉氧头孢（latamoxef）和氟氧头孢（flomoxef）

药物在体内广泛分布，但拉氧头孢更易透过血脑屏障，在脑脊液中的浓度可达有效水平。拉氧头孢、氟氧头孢对厌氧菌和需氧革兰氏阴性菌的抗菌作用相似，拉氧头孢对革兰氏阳性菌作用稍强。抗菌谱广，对革兰氏阳性菌、革兰氏阴性菌、厌氧菌和脆弱类杆菌具较强抗菌活性，对多种β-内酰胺酶稳定。临床用于敏感菌所致的呼吸道、泌尿道、胆道、妇科感染的治疗，也可用于脑膜炎、腹腔感染及败血症的治疗。

拉氧头孢分子可抑制维生素K和凝血酶原合成，导致凝血功能障碍。饮酒后可产生双硫仑样反应，表现为面部潮红、腹痛、恶心呕吐、头痛、头晕、嗜睡、胸闷、心悸、视觉模糊等反应，甚至出现血压下降、呼吸困难、意识模糊、休克等严重症状；一旦出现上述症状，可给予大量维生素、抗组胺类药物（如苯海拉明等），纠正水、电解质紊乱，并配合氧气吸入和抗休克治疗。但氟氧头孢无凝血功能异常和双硫仑样反应。

（四）单环β-内酰胺类

单环类（monobactam）的结构中只有β-内酰胺环，故名单环。单环β-内酰胺类抗生素由土壤中多种寄生细菌产生，经化学结构修饰后应用于临床，药物有氨曲南（aztreonam）、卡芦莫南（carumonam）。

氨曲南（aztreonam）

又称噻肟单酰胺菌素。

氨曲南口服不吸收，肌内注射或静脉滴注、吸入给药。分布广泛，在肺、肾、脑脊液、胆囊、骨骼肌、皮肤等组织有较高浓度，能透过血脑屏障，60%～70%以原形从肾脏排泄，12%从肠道排出，半衰期为1.7h。抗菌谱窄，对革兰氏阴性菌包括铜绿假单胞菌有强大的抗菌活性，但对革兰氏阳性菌和厌氧菌作用差。对多种革兰氏阴性菌产生的β-内酰胺酶稳定且不诱导细菌产生β-内酰胺酶。与青霉素、头孢菌素无交叉过敏反应，可用于对青霉素过敏的患者，并常作为氨基糖苷类的替代品使用。临床主要用于敏感的革兰氏阴性菌所致呼吸道感染、肺部感染、尿路感染、腹腔感染、骨和关节感染、脑膜炎、皮肤和软组织炎症及妇科感染、淋病等；吸入给药用于铜绿假单胞菌感染导致的囊肿性纤维化患者的治疗，以缓解患者的呼吸系统症状，但在7岁以下儿童慎用。不良反应少而轻，常见的有皮疹、胃肠道反应等。

四、β-内酰胺酶抑制药及其复方制剂

β-内酰胺抗生素疗效好，毒性低，但耐药性问题日益严重。细菌产生β-内酰胺酶使药物的β-内酰胺环水解是耐药性产生的重要机制之一。为了解决这问题，一方面研制出具有耐酶性能的抗生素，此外还开发了β-内酰胺酶抑制药（β-lactamase inhibitor）。β-内酰胺酶抑制药仅有较弱的抗菌活性，甚至没有抗菌活性，可与细菌产生的β-内酰胺酶结合，并使之失去活性，与不耐酶的青霉素类、头孢菌素类抗生素组成复方制剂，增强了原有药物的药效。目前用于临床的β-内酰胺酶抑制药主要有克拉维酸、舒巴坦、三唑巴坦，都是β-内酰胺酶不可逆的竞争性抑制药。

克拉维酸（clavulanic acid）

又称棒酸。

克拉维酸从链霉菌培养液中获得，为氧青霉烷类。口服吸收好，也可注射给药，体内分布广泛，但不能穿透血脑屏障，半衰期0.8～1.5h。抗菌谱广，毒性低，但抗菌活性弱。抑酶谱广，对多种革兰氏阳性细菌、革兰氏阴性菌产生的β-内酰胺酶有抑制作用，其药物分子与β-内酰胺酶发生不可逆的结合反应，使酶的结构被破坏而持久失活，自身结构也遭到破坏，被称为"自杀性酶抑制药"。与β-内酰胺类抗生素合用增强抗菌效果，并减少后者用量。常用复方制剂有：①奥格门丁（augmentin，力百汀）：阿莫西林与克拉维酸4∶1或2∶1合用，口服制剂。②泰门丁（timentin，特美汀）：替卡西林与克拉维酸30∶1或15∶1合用，注射制剂。

舒巴坦（sulbactam）

又称青霉烷砜、舒巴克坦。

舒巴坦（青霉烷砜）是半合成β-内酰胺酶抑制药，属青霉烷砜类，化学稳定性优于克拉维酸。可口服或注射，在组织液、腹腔液中均有较高的药物浓度，脑膜炎时能进入脑脊液中，主要以原形经肾排泄，半衰期约1h。抗菌谱广，抗菌作用略强于克拉维酸，与β-内酰胺类抗生素合用有协同作用。抑酶谱广，但对各种β-内酰胺酶的抑制作用有差别。常用的复方制剂有：①优立新（unasyn）：氨苄西林与舒巴坦2∶1合用，注射制剂。②舒他西林（sultamicillin）：氨苄西林与舒巴坦双酯甲苯磺酸盐，口服制剂，在肠壁被酯酶水解为舒巴坦和氨苄西林。③舒普深（sulperazon）：头孢哌酮与舒巴坦1∶1合用，注射制剂。④新治菌（newcefotoxin）：头孢噻肟与舒巴坦2∶1合用，注射制剂。

他唑巴坦（tazobactam）

又称三唑巴坦。

他唑巴坦是舒巴坦的衍生物。本身抗菌活性极低。抑酶活性优于克拉维酸和舒巴坦，能够抑制铜绿假单胞菌产生的β-内酰胺酶。常用复方制剂有：他唑西林（tazocillinn，特治星），哌拉西林与他唑巴坦8∶1或4∶1合用，注射制剂。还可以与氨基糖苷类合用，以治疗铜绿假单胞菌感染。

第二节 | 糖肽类抗生素

糖肽类抗生素（glycopeptide antibiotics）是一类在结构上具有7肽的抗生素。目前临床应用的为第一代糖肽类抗生素万古霉素（vancomycin）、去甲万古霉素（demethyl-vancomycin）、替考拉宁（teicoplanin，又称壁霉素），均直接来源于微生物的代谢产物，后者在抗菌活性、药动学特性及安全性方面均优于前两者。

【药动学特点】口服不吸收，肌内注射可引起剧烈疼痛和组织坏死，故一般应稀释后缓慢静脉滴注给药。分布广泛，炎症时可透过血脑屏障；原形约90%经肾排出，万古霉素、去甲万古霉素$t_{1/2}$约为6h。由于替考拉宁化学结构上增加了脂肪酸侧链，其亲脂性增强，为万古霉素的30~100倍，组织穿透力强，能在细胞内浓集，其半衰期显著延长，$t_{1/2}$约为47h。

【抗菌作用与机制】为繁殖期细菌的杀菌剂。与β-内酰胺类抗生素不同，该类药物不与PBP结合，而是直接与细菌细胞壁（UDP-胞壁酸五肽）前体——D-丙氨酰-D-丙氨酸的游离羧基结合，阻断肽聚糖合成中的转糖酶、转肽酶及D，D-羧肽酶的作用，从而阻断细胞壁的合成，导致细菌死亡，对正在分裂增殖的细菌显现快速杀菌作用。

糖肽类抗生素对革兰氏阳性细菌具有强大的杀灭作用，尤其是耐甲氧西林金黄色葡萄球菌（MRSA）和耐甲氧西林表皮葡萄球菌（MRSE），对厌氧菌和革兰氏阴性细菌无效。其抗菌作用具有时间依赖性和较长的抗生素后效应，对金黄色葡萄球菌的杀灭作用非剂量依赖性，提高血药浓度并不能增强药物的杀菌力。对万古霉素耐药的细菌可能对替考拉宁敏感。

【临床应用】用于耐药的革兰氏阳性球菌引起的严重感染，如肺炎、心内膜炎、败血症、骨髓炎等，尤其是MRSA和耐青霉素肠球菌所致的严重感染。口服给药用于伪膜性肠炎和严重肠道感染的治疗。近年来已出现耐糖肽类金黄色葡萄球菌（GISA）、耐万古霉素肠球菌（VRE）、多药耐药肺炎链球菌（MDRSP）等感染，因此万古霉素、去甲万古霉素、替考拉宁按照"特殊使用"类别管理使用。

【不良反应】万古霉素、去甲万古霉素的毒性较大，替考拉宁较小。

1. 耳毒性 血药浓度过高可导致可逆性的耳聋、耳鸣、听力损害，甚至耳聋。

2. 肾毒性　肾小管损害，轻者蛋白尿、管型尿，重者血尿、少尿、肾衰竭。万古霉素的肾毒性与过高的血药谷浓度有关，对合并使用其他肾毒性药物、烧伤患者、中枢神经系统感染或脑膜炎、静脉药物滥用者、脓毒症患者、老年患者需进行血药浓度监测，但疗程不足72h和口服万古霉素者不主张测定血药浓度。

3. 过敏反应　输入速度过快，可产生红斑样或荨麻疹样反应，皮肤发红（称为"红人综合征"），多发生在躯干上部。采用抗组胺药和肾上腺皮质激素治疗有效。

4. 血栓性静脉炎　因输入药液过浓或速度过快所致，应适当控制药液浓度和滴注速度。

第三节｜其他作用于细胞壁的抗生素

达托霉素（daptomycin）

达托霉素为环脂肽（cyclic lipopeptide）化合物。

【药动学特点】静脉给药，每日1次。血清蛋白结合率约92%，不能透过血脑屏障，可在肺组织表面被破坏。不在肝脏代谢，余约2/3的药物以原形排泄。达托霉素具有较高的肾清除率，24h尿排出给药量的60%。$t_{1/2}$为7.7～8.1h。

【抗菌作用】为快速杀菌剂，具有抗生素后效应。对需氧的革兰氏阳性菌具有杀菌作用，包括对一些MRSA、GISA、VRE等均具良好抗菌作用，革兰氏阴性菌天然耐药。

【耐药机制】细菌对达托霉素不易产生耐药，即使产生耐药，其MIC水平只有小幅增加，这点不同于现有的抗生素。其耐药机制主要与靶位改变有关，由于突变，药物靶点发生改变，导致达托霉素不能与靶位结合而产生耐药性。

【临床应用】用于革兰氏阳性菌包括对甲氧西林敏感和耐药的金黄色葡萄球菌引起的复杂性皮肤感染及皮肤软组织感染及金黄色葡萄球菌菌血症，包括由对甲氧西林敏感和耐药金黄色葡萄球菌引起的心内膜炎（每日1次）的治疗。达托霉素是现在唯一获批治疗上述适应证的静脉内给药抗生素。

【禁忌证】对该药过敏的患者禁用；慎用于肾功能不全、65岁以上老年患者、孕妇及哺乳期妇女；该药在18岁以下患者的安全性尚未确定。

护理警示

（1）与HMG-CoA还原酶抑制药合用可使肌病发生的可能性增高，用药期间可考虑停用此类药物；

（2）妥布霉素可影响本药血药浓度，合用时小心。

【护理用药作用评估】

1. 药效　参见本药药动学特点和临床应用部分。

2. 不良反应　达托霉素不良反应的发生率为5%～6.1%，最常见的不良反应包括便秘、注射点的局部反应、恶心、头痛、腹泻与呕吐。胃肠道的反应是由于药物对肠道菌群的影响造成的。健康志愿者接受本药多剂量静脉给药后出现肌病，表现为一过性肌无力、肌痛及肌酸激酶（CPK）升高，在终止用药后自行消失或部分逆转。使用达托霉素后可能会引发嗜酸细胞性肺炎。

【护理要点】

1. 用药前　根据患者实际情况进行护理评估，作出护理诊断。

2. 用药期间

（1）本药可改变华法林的抗凝活性，用药初期监测PT、INR。

（2）定期监测全血细胞计数及肝、肾功能。

（3）由于本药可导致肌病，每周监测一次磷酸肌酸激酶（CK），若CK升高，增加监测频率；发生肌病及CK超过1000U/L或高于正常水平上限的10倍的患者需停药，本药治疗期间可考虑停用所有可导致肌病的药物，如HMG-CoA还原酶抑制药。

（4）监测二重感染。

（5）注意伪膜性肠炎的发生，一旦发生，需采取相应措施。

【健康教育】

（1）告知患者，若有肌力减弱或注射部位不适，立即报告医生。

（2）告知患者，出现严重腹泻、皮疹及感染，立即告知医师。

（3）向患者解释可能发生的副作用。

磷霉素（fosfomycin）

磷霉素是从土壤链丝菌中分离得到的广谱抗菌药，与其他抗菌药无交叉耐药性和交叉过敏，具有毒性低、无抗原性、使用安全的特点。口服吸收率仅30%～40%，应用较少。静脉注射血药浓度高。本药与血浆蛋白结合率低，全身广泛分布，在脑膜液、胸膜液、骨髓、胆汁、痰液和脓液中浓度高。以原形经肾排出。血浆 $t_{1/2}$ 为1.5～2.0h。

抗菌谱广，为快速杀菌剂。对革兰氏阳性菌、阴性菌均有效，但其作用弱于青霉素类和头孢菌素类抗生素。磷霉素抗菌机制为干扰细菌细胞壁黏肽合成的第一步反应，阻断黏肽合成的第一步，使细菌细胞壁的合成受阻并使之死亡。

由于磷霉素不易被细菌转化为菌体内有用的物质，且磷霉素破坏细菌外层结构，改变了合用药物进入菌体的途径，使药物在菌体内易于富集，从而出现良好的协同作用。本品与β-内酰胺类氨基糖苷类、氟喹诺酮类联合均具良好的协同作用，减少了用药剂量与毒副反应的发生，且减缓耐药菌的产生。

临床单用适用于轻、中度感染，中、重度感染宜与其他抗菌药联用。磷霉素钙口服适用于敏感的金黄色葡萄球菌、大肠埃希菌、沙雷菌属、志贺菌属、铜绿假单胞菌、肺炎克雷伯菌、厌氧菌等所致的皮肤软组织感染、尿路感染和肠道感染（包括细菌性痢疾）。磷霉素钠注射剂适用于敏感菌所致的呼吸道感染脓毒症、腹膜炎、脑膜炎、骨髓炎等，剂量需较大，且常需与其他抗生素如β-内酰胺类或氨基糖苷类合用，也可与万古霉素等合用治疗MRSA感染。不良反应主要为轻度胃道反应，如恶心、食欲减退、中上腹不适、轻度腹泻等。偶可出现过敏反应和一过性氨基转移酶升高等。

临床实训

一、处方分析

案例：杨某平，男，30岁，呼吸道严重感染。医生开具以下处方：

Rp.

　　青霉素G钠注射液　　800万U×6支

　　Sig.　800万U　q.d.　i.v.g.t.t.

　　阿奇霉素片　0.25g×24片

　　Sig.　0.5g　q.d.　p.o.

请问：该处方是否合理？为什么？

分析：该处方不合理。处方中青霉素和阿奇霉素都属于作用于革兰氏染色阳性菌感染的抗生素，如肺炎奈瑟菌、金黄色葡萄球菌等，但是青霉素属于繁殖期杀菌剂，而阿奇霉素属于速效抑菌剂，两者合用会产生拮抗作用，明显降低青霉素疗效，所以不适宜同时使用。

二、实训练习

案例：患者，女，25岁。主诉：发热，咽痛，咳嗽有脓痰3天，体温最高39℃。查体：扁桃体Ⅰ度肿大，其表面有脓性分泌物。诊断：化脓性扁桃体炎。使用抗菌药物青霉素G后，体温下降，但是出现四肢红色丘疹。

请问：患者发生了什么反应？在这种情况下，护理时应关注什么？

（王亚榕）

? 思考题

1. 简述β-内酰胺类抗生素的分类及代表药。

2. 如何预防青霉素G过敏性休克的发生？需要注意哪些问题？

3. 与青霉素类相比，头孢菌素类药物的优点有哪些？使用时需注意哪些问题？

4. 简述各代头孢菌素类的特点、代表药以及临床应用及其区别。

5. 临床常用的糖肽类抗生素有哪些？其作用机制、临床应用是什么？

6. 达托霉素的抗菌特点和临床应用有哪些？

| 实训练习解析 | 思考题与参考答案 | 思维导图 |

第三十九章

氨基糖苷类抗生素和其他用于革兰氏染色阴性菌感染的抗生素

第三十九章　氨基糖苷类抗生素和其他用于革兰氏染色阴性菌感染的抗生素 PPT

学习目标

1. **掌握**　链霉素、庆大霉素、阿米卡星等的药理作用、临床应用、禁忌证和护理用药作用评估。

2. **熟悉**　常用氨基糖苷类抗生素的药物作用特点、临床应用、不良反应。

3. **了解**　多黏菌素类的药理作用和临床应用。

第一节 │ 氨基糖苷类抗生素

氨基糖苷类抗生素按来源不同分为两大类：一类为天然来源，主要由链霉菌和小单胞菌产生，如链霉素、庆大霉素、卡那霉素、妥布霉素、巴龙霉素、大观霉素、新霉素、小诺米星、西索米星、阿西米星等；另一类为半合成产生，如奈替米星、依替米星、伊帕米星、卡拉霉素 B、阿米卡星、地贝卡星等。

一、氨基糖苷类抗生素的共性

【药动学特点】

（1）氨基糖苷类抗生素是由氨基糖分子和氨基醇环以苷键结合而成的苷元，为有机碱，极性大，制剂均为硫酸盐。除链霉素水溶液性质不稳定外，其他药物水溶性好且性质稳定。在碱性环境中抗菌作用增强。

（2）本类药物口服难吸收，肌内注射吸收迅速而完全，一般不主张静脉注射。主要分布在细胞外液，在肾皮质和内耳淋巴液有高浓度聚集，可透过胎盘屏障，但不易透过血脑屏障。大部分以原形经肾排出，故尿药浓度高，肾功能减退时，$t_{1/2}$ 明显延长，应减小剂量或延长给药间隔时间。

【抗菌作用】

1. **抗菌谱**　抗菌谱较广，对需氧革兰氏阴性杆菌（如大肠埃希菌、变形杆菌属、克雷伯菌属、志贺菌属等）抗菌作用强大；对沙门菌属、产碱杆菌属、沙雷菌属、枸橼酸菌属、不动杆菌属等也有一定的抗菌作用。对革兰氏阴性球菌属作用较差，对各类链球菌作用微弱。此外链霉素、卡那霉素对结核分枝杆菌有效。

2. 抗菌机制 属于静止期杀菌药。主要作用为抑制细菌蛋白质的合成，还能破坏细菌胞浆膜的完整性，使细胞内重要物质外漏而发挥抗菌作用。

3. 耐药性 细菌对本类抗生素易产生耐药性，同类药物之间有部分或完全交叉耐药性。

【不良反应】

1. 耳毒性 包括前庭神经和耳蜗神经损害。前者表现为眩晕、视力减退、眼球震颤、恶心呕吐和共济失调等，其发生率依次为新霉素＞卡那霉素＞链霉素＞西索米星＞阿卡米星≥庆大霉素＞妥布霉素＞奈替米星＞依替米星。耳蜗神经损害表现为耳鸣、听力减退甚至耳聋，其发生率依次为：新霉素＞卡那霉素＞阿卡米星＞西索米星＞庆大霉素＞妥布霉素＞链霉素＞依替米星。耳毒性与其在内耳淋巴液中浓度较高有关，为避免耳毒性发生，用药过程中要严密观察，询问患者是否出现耳鸣、眩晕等早期症状，进行听力及血药浓度监测，一旦出现早期症状，应立即停药。应避免与有耳毒性的药物合用，如强效利尿药、甘露醇等。也应避免与能掩盖耳毒性的药物合用，如苯海拉明等抗组胺药。肾功能减退者、老人、儿童、哺乳期妇女慎用，孕妇禁用。

2. 肾毒性 本类药物对肾组织亲和性极高，可通过细胞吞饮的形式大量蓄积在肾皮质，损害肾小管上皮细胞，引起蛋白尿、管型尿等，严重可致氮质血症、无尿和肾衰竭。对肾毒性的顺序为：新霉素＞卡那霉素＞庆大霉素＞妥布霉素＞阿米卡星＞奈替米星＞链霉素＞依替米星。一旦出现肾功能损害，应调整剂量或停药。避免与有肾毒性的药物合用，如磺胺类、呋塞米等。用药期间应注意观察尿量及颜色变化，并且进行肾功能检查。老年人、肾功能不全者禁用。

> **护理警示**
>
> 本类药物用药期间，注意监测听力及肾功能；严禁静脉推注；本类药物之间不可联用，以免毒性相加。

3. 过敏反应 常见药疹、皮疹、血管神经性水肿等，偶见过敏性休克，尤其是链霉素，用药前应作皮试。一旦发生过敏性休克，抢救措施除与青霉素相同外，还应静脉缓慢注射葡萄糖酸钙抢救。

4. 神经肌肉阻滞 常见于大量腹膜内或胸膜内应用时或静脉滴注速度过快时，偶见于肌内注射后，可引起肌肉麻痹、心肌抑制、血压下降、四肢瘫痪、呼吸困难，甚至呼吸停止。一旦出现，立即注射钙剂或（和）新斯的明进行抢救。避免与肌肉松弛药、全身麻醉药合用。本类药物禁止静脉推注。重症肌无力、血钙过低的患者禁用或慎用。

二、氨基糖苷类常用药物

庆大霉素（gentamycin）

【药理作用】 抗菌谱广，抗菌活性强。对大多数革兰氏阴性菌具有杀灭作用，尤其对沙雷菌属作用更强，为氨基糖苷类的首选药。对革兰氏阳性菌（如耐青霉素的金黄色葡萄球菌）有效。细菌对其易产生耐药性，但停药一段时间后，敏感性可恢复。

【临床应用】

（1）用于革兰氏阴性杆菌感染：败血症、骨髓炎、肺炎、腹腔感染、脑膜炎等。

（2）铜绿假单胞菌感染及耐青霉素的金黄色葡萄球菌感染。

（3）口服可用于胃肠道术前消毒、肠道感染、幽门螺杆菌引起的慢性胃炎及消化性溃疡等。

（4）眼部给药，用于结膜炎、眼睑炎、睑板腺炎等。

【禁忌证】儿童、老人、孕妇、肾功能不全者慎用；对本药过敏者禁用。

【护理用药作用评估】

1. 药效　口服给药，肌内注射或稀释后静脉滴注，中枢神经系统感染时采用鞘内及脑室内给药。停药后药效可维持4～12h，若发生药物蓄积，持续时间可达数日。

2. 不良反应　肾毒性较多见；也可造成耳毒性；偶见过敏反应，甚至过敏性休克。

【护理要点】

（1）用药前需明确患者对本药及其他氨基糖苷类抗生素是否有过敏史，用药期间密切监测是否发生过敏反应。

（2）用药期间注意监测患者听力及肾功能变化，一旦出现耳毒性、肾毒性反应，应调整剂量或停药。避免与具有耳毒性、肾毒性的药物合用。

（3）提醒患者用药期间保持足够的液体摄入，避免用药期间发生脱水，降低肾毒性的风险。

【健康教育】

（1）告知患者谨遵医嘱，不可加大用药剂量。

（2）告知患者如果用药后感觉不适，请及时就医，医生会根据不良反应轻重判断是否应停药。

链霉素（streptomycin）

本药从链丝菌培养液中提出，是最早用于临床的氨基糖苷类抗生素。临床主要用于以下疾病的治疗：①结核病：本药是治疗结核病的一线药，常与利福平、异烟肼等联用。②鼠疫和兔热病：本药对鼠疫和兔热病有特效，为首选药，特别是与四环素联合用药，是目前治疗鼠疫最有效的手段。③心内膜炎：与青霉素联用治疗草绿色链球菌、溶血性链球菌及肠球菌等引起的心内膜炎。

本药耳毒性发生率高，神经肌肉麻痹次之，肾毒性少见，易引起过敏反应，甚至过敏性休克，用药前需皮试。

阿米卡星（amikacin）

又称丁胺卡那霉素，是从卡那霉素A得到的半合成衍生物，是抗菌谱最广的氨基糖苷类抗生素。对革兰氏阴性杆菌和金黄色葡萄球菌等有较强的抗菌活性，但作用弱于庆大霉素。突出优点是对肠道革兰氏阴性杆菌及铜绿假单胞菌产生的多种氨基糖苷类钝化酶稳定，故对一些氨基糖苷类耐药菌感染仍然有效，常作为此类感染的首选药。本药与β-内酰胺类抗生素联用可产生协同作用。耳毒性强于庆大霉素，肾毒性弱于庆大霉素。

卡那霉素（kanamycin）

抗菌谱与链霉素相似，对结核杆菌作用稍强，对铜绿假单胞菌无效。耳毒性、肾毒性大，临床不作为首选药，仅用于抗结核药一线用药无效时的替代药。

妥布霉素（tobramycin）

抗菌作用与庆大霉素相似，特点是抗铜绿假单胞菌作用更强，故临床主要用于治疗铜绿假单胞菌感染，常与青霉素类或头孢菌素合用。不良反应弱于庆大霉素。

新霉素（neomycin）

新霉素不良反应十分严重，临床仅作局部应用，治疗肠道感染、肠道术前消毒等，局部用量不宜过大，禁止全身用药。

奈替米星（netilmicin）

本药抗菌作用与庆大霉素相同，对耐药的革兰氏阴性杆菌和耐药金黄色葡萄球菌仍有效。临床用于治疗敏感菌所致的呼吸道、泌尿道、消化道、皮肤软组织等部位感染。本药的耳毒性、肾毒性在氨基糖苷类抗生素中最低。

小诺霉素（micronomicin）

本药抗菌作用与庆大霉素相同，特点是与其他氨基糖苷类抗生素的交叉耐药性轻，用于敏感菌所致的中耳炎、胆道、泌尿道、呼吸道、腹腔及外伤感染、败血症。

大观霉素（spectinomycin）

本药为氨基环醇类药物，因其抗菌机制与氨基糖苷类抗生素相似，故将其列入本类药物之后，其突出特点是对淋球菌有高度抗菌活性，临床用于治疗耐青霉素株或对青霉素过敏的淋病患者。偶见过敏反应，对氨基糖苷类药过敏者可能对本药过敏。妊娠期妇女、新生儿、肾功能不全者禁用。

➕ **知识拓展**

普拉佐米星

普拉佐米星（plazomicin）是一种氨基糖苷类抗生素，由美国Achaogen公司开发，于2018年6月被FDA批准用于治疗复杂尿路感染、肾盂肾炎等。普拉佐米星是以西索米星为原料，经化学合成而得的新型氨基糖苷类药物。与其他同类药物一样，普拉佐米星口服吸收不良，必须胃肠外给药，主要通过肾脏排泄。通过与细菌核糖体30S亚基结合来抑制细菌蛋白质的合成，属广谱抗生素。对许多多重耐药性革兰氏阴性细菌和耐甲氧西林金黄色葡萄球菌具有很强的杀菌活性。与其他氨基糖苷类抗生素相比，普拉佐米星治疗鲍曼不动杆菌和耐碳青霉烯的肠杆菌类有更好的活性，它抑制大肠杆菌和克雷伯肺炎杆菌的活性比阿米卡星高4倍。常见的不良反应有头痛、头晕、嗜睡、视力模糊、消化不良、心搏骤停、贫血和腹泻等，耳毒性很低，最严重的不良反应是肾毒性。

第二节 | 多黏菌素类

多黏菌素类属于多肽类抗生素，由多黏杆菌培养液中提取得到。包括多黏菌素A、B、C、D、E、M，临床应用的主要是多黏菌素B（polymyxin B）和多黏菌素E（polymyxin E，colistin，抗敌素）。

【药动学特点】本类药物口服不吸收，应肌内注射给药。肌内注射后血药浓度在2h左右达峰，有效血药浓度可维持8～12h，$t_{1/2}$约6h。广泛分布于全身组织，肝、肾中药物浓度高，不易进入胸腔、腹腔、关节腔和脑脊液。体内代谢较慢，代谢物主要经肾脏排泄，肾功能不全者消除减慢，连续给药容易在体内蓄积。

【药理作用】

1. 抗菌谱　抗菌谱窄，对铜绿假单胞菌、大肠杆菌、肺炎克雷白杆菌、嗜血杆菌、沙门菌、志贺菌、百日咳杆菌等革兰氏阴性杆菌有抗菌作用。对变形杆菌、脆弱杆菌、革兰氏阴性球菌、革兰氏阳性菌和真菌等均无抗菌作用。与利福平、磺胺类和甲氧苄啶类合用具有协同抗菌作用。多黏菌素B的抗菌活性大于多黏菌素E。

2. 抗菌机制　本类药化学结构与阳离子表面活性剂相似，所带阳性电荷的游离氨基能与革兰氏阴性杆菌细胞膜中磷脂中所带阴性电荷的磷酸根结合，破坏细菌外膜结构，使其通透性增加，膜内重要物质外漏，导致细菌死亡。对繁殖期和静止期细菌均有作用。

【临床应用】

（1）用于耐药或难以控制的革兰氏阴性杆菌引起的感染，如脑膜炎、败血症等。

（2）口服用于肠道手术术前准备或大肠杆菌引起的肠炎。

（3）局部用于敏感菌导致的五官、皮肤、黏膜感染及烧伤后铜绿假单胞菌的感染。

【禁忌证】对本药过敏者禁用。

【护理用药作用评估】

1. 药效　本药因毒性较大，临床多局部用药，治疗敏感菌导致的感染。

2. 不良反应　不良反应发生率高且严重，多黏菌素B比多黏菌素E更多见。主要包括肾毒性和神经毒性。肾毒性常见且突出，主要损伤肾小管上皮细胞，表现为蛋白尿、血尿、管型尿、氮质血症，严重可致急性肾小管坏死及肾衰竭。大剂量、快速静脉滴注时，可出现神经毒性，轻者表现为头晕、面部麻木和周围神经炎，重者出现意识混乱、昏迷、共济失调，可逆性神经肌肉阻滞，停药后可消失。过敏反应包括瘙痒、皮疹、药热等。

【护理要点】

（1）本药对肾脏的损害较多见，肾功能不全者应减量。

（2）本药不应与其他有肾毒性或神经肌肉阻滞作用的药物联用，以免发生意外。

（3）本药静脉滴注时应缓慢，用药期间应密切观察药物对神经系统和肾脏的损害，一旦出现相关症状，应及时停药。

【健康教育】

（1）告知患者用药期间不应进行高空作业等危险工作。

（2）告知患者用药期间如有不适请及时就医。

临床实训

一、处方分析

案例： 张某翠，女，75岁，因吃不洁食物出现恶心、呕吐、腹痛、腹泻，一日十余次，伴发热，听力不好。诊断为：急性胃肠炎。医生给予以下药物治疗。

Rp.

（1）0.9%氯化钠注射液　500ml×12瓶

氨苄西林（氨苄青霉素）　5g×12支

（2）5%葡萄糖注射液　500ml×12瓶

卡那霉素　0.4g×12支

（3）电解质平衡盐溶液　500ml×12瓶

Sig.　b.i.d.　i.v.g.t.t.

请问： 该处方是否合理？为什么？

分析： 该处方不合理。老年患者肾功能减退，听力不好，处方中卡那霉素属于氨基糖苷类抗生素，具有明显的耳毒性、肾毒性和神经肌肉接头阻滞等严重不良反应，用药后，可能会导致听力更加糟糕和肾脏功能受损等问题。孕妇、哺乳期妇女、新生儿、婴幼儿及老年患者应尽量避免使用本类药物。若有明确指征需应用时，应进行血药浓度监测，并注意调整给药方案。本类药不宜与其他有肾毒性、耳毒性的药物及神经阻断药或高效能利尿剂合用。

二、实训练习

案例： 某患儿在0.5～2岁期间，曾4次因肠炎去某医院就诊。该院医生4次分别给予以下药物治疗：第1次，肌内注射阿米卡星（丁胺卡那霉素）40mg，每日1次，共2天；

第2次，口服庆大霉素4万单位，每日2次，共2天；第3次，静脉滴注阿米卡星80mg，每日2次，共1天；第4次，口服庆大霉素8万单位，每日2次，共4天。该患儿3岁左右时，家长发现其听力明显异常，经某眼耳鼻喉专科医院诊断为双耳感音性耳聋。

　　请问：

　　（1）患儿出现感音性耳聋的可能原因是什么？

　　（2）阿米卡星和庆大霉素用药时护理要点有哪些？

（张佳宁）

? 思考题

　　1. 论述氨基糖苷类抗生素的抗菌作用、作用机制、临床应用及不良反应。

　　2. 简述氨基糖苷类抗生素的护理要点。

　　3. 简述多黏菌素类抗生素的抗菌作用、临床应用及不良反应。

实训练习解析　　　　　思考题与参考答案　　　　　思维导图

学习目标

1. 掌握　红霉素、罗红霉素、阿奇霉素、林可霉素、四环素、氯霉素的药理作用、临床应用、禁忌证和护理用药作用评估。

2. 熟悉　克拉霉素、多西环素、甲砜霉素的药物作用特点、临床应用、不良反应。

3. 了解　其他大环内酯类抗生素、四环霉素类抗生素的药理作用和临床应用。

第一节 | 大环内酯类抗生素

它是一类具有14元、15元或16元大内酯环结构的抗生素，具有相似的化学结构和抗菌作用。红霉素是第一个用于临床的大环内酯类抗生素，1952年上市，是第一代大环内酯类抗生素的代表药，因其具有抗菌谱窄、生物利用度低、耐药株多等缺点，临床应用受限。后研发出第二代大环内酯类抗生素，包括罗红霉素、阿奇霉素和克拉霉素等，与第一代大环内酯类抗生素相比，具有抗菌谱广、生物利用度高、对胃酸稳定、抗菌活性增强、不良反应减轻、半衰期延长以及抗菌后效应明显等优点。随着细菌对本类抗生素的耐药性问题日益加重，第三代大环内酯类抗生素的研发具有迫切的需求，目前已上市的第三代大环内酯类药物有泰利霉素和喹红霉素，具有不易耐药、耐酸性和抗菌作用增强等优点。

红霉素（erythromycin）

红霉素是从链霉菌培养液中提取得到的14元环大环内酯类抗生素。本药在酸性环境中易被破坏，在中性环境中稳定，在碱性环境中抗菌作用增强。为避免其口服被胃酸破坏，常将其制成肠溶片或酯类制剂，如红霉素肠溶片、琥乙红霉素、依托红霉素等。除口服制剂外，还有用于静脉滴注的红霉素乳糖醛酸酯及眼膏和外用制剂。

【药动学特点】红霉素肠溶片或酯类制剂口服后在肠道吸收迅速而完全，体内分布广泛，在扁桃体、乳汁、唾液、胸腹水、前列腺中均可达有效浓度，在胆汁中浓度最高，在痰液中亦有较高浓度。红霉素可透过胎盘屏障，但难以透过血脑屏障。主要经肝脏代谢，以活性形式分泌于胆汁中并随胆汁排泄，可形成肝肠循环，少量以原形由尿排泄。

【药理作用】抗菌谱与青霉素相似，但抗菌效力不及青霉素G。对革兰氏阳性菌作用强，敏感菌有金黄色葡萄球菌、表皮葡萄球菌、链球菌、肺炎球菌、白喉杆菌等；对部分革兰氏阴性菌有效，如脑膜炎球菌、淋病奈瑟菌、流感嗜血杆菌、百日咳杆菌、布鲁斯杆菌、军团菌等；对除脆弱杆菌和梭杆菌以外的厌氧菌、肺炎支原体、衣原体、立克次体和螺旋体等有抑制作用。本类药物的抗菌机制为选择性抑制细菌蛋白质的合成，迅速产生抑菌作用。红霉素与其他大环内酯类药物具有交叉耐药性，与β-内酰胺类抗生素合用，会产生拮抗作用。

【临床应用】

（1）用于对青霉素过敏或耐药的革兰氏阳性菌感染，如金黄色葡萄球菌、肺炎链球菌及其他链球菌引起的感染。

（2）对军团菌病、白喉带菌者、支原体肺炎、沙眼衣原体所致的婴儿肺炎及结膜炎、弯曲杆菌所致的肠炎或败血症，本药可作为首选药。

（3）用于治疗百日咳、厌氧菌和需氧菌等引起的口腔感染。

【禁忌证】肝功能不全者、孕妇、哺乳期妇女慎用，对大环内酯类抗生素过敏者禁用。

【护理用药作用评估】

1. 药效　本药口服后约2h血药浓度达峰，$t_{1/2}$约为2h，作用可维持6～12h，常用口服剂量：每天1～2g，分3～4次服用。

2. 不良反应　严重的不良反应少见，常见不良反应主要有：①胃肠道反应。口服或静脉滴注会出现恶心、呕吐、胃痉挛、腹胀、腹泻等。②血栓性静脉炎。静脉给药时可能会引起局部疼痛或血栓性静脉炎，故静脉滴注时药物浓度不宜超过1mg/ml。③肝毒性。长期或大量使用红霉素，尤其是酯化红霉素（依托红霉素、琥乙红霉素等）会出现肝损伤，表现为黄疸、胆汁淤积和转氨酶升高等，停药后可恢复。④耳毒性。红霉素过量使用会引起耳毒性，表现为眩晕、耳鸣、耳聋等。⑤过敏反应。偶见皮疹、药热等过敏反应。⑥其他。静脉滴注过快易引起心脏毒性。口服偶见假膜性肠炎。

【护理要点】

（1）静脉给药应稀释后缓慢滴注，防止滴注过快、浓度过高引起的不良反应。

（2）口服给药有胃肠道反应时，可改为餐后服药，以减轻相关不良反应。

（3）用药期间应注意检查患者肝功能以及听力方面是否有异常，一旦出现相关症状，应立即报告医生。

（4）用药期间密切观察是否有过敏反应发生，对大环内酯类抗生素过敏者禁用。

【健康教育】

（1）告知患者肠溶片应整片吞服，不能与酸性药物同服。

（2）告知患者，如出现不良反应，应及时告知医护人员。

罗红霉素（roxithromycin）

本药为半合成的14元环大环内酯类抗生素。对酸的稳定性优于红霉素，空腹服用吸收好，生物利用度高，分布广泛，血液和组织浓度高于红霉素，$t_{1/2}$长达12～14h。抗菌谱与红霉素相似，对革兰氏阳性菌及厌氧菌作用与红霉素相同，对肺炎支原体、衣原体作用强于红霉素，但对流感嗜血杆菌作用弱于红霉素。临床用于治疗敏感菌所致的呼吸道、泌尿道、皮肤和软组织等的感染。不良反应发生率低，常见胃肠道反应，偶见皮疹、皮肤瘙痒、头痛、头晕等。

阿奇霉素（azithromycin）

本药是在红霉素的结构基础上经化学改造得到的半合成15元环大环内酯类抗生素。对酸性环境稳定，口服吸收迅速，生物利用度高，吸收后广泛分布于除脑脊液外的全身组织器官，血浆蛋白结合率低，在扁桃体、肺、前列腺及泌尿生殖系统组织的药物浓度高于血药浓度$10\sim100$倍。大部分以原形形式自胆汁排泄，少部分经肾排泄，$t_{1/2}$长达$35\sim48h$，每日仅需给药1次。抗菌谱较红霉素广，对革兰氏阳性菌的作用与红霉素相仿，对革兰氏阴性菌的作用强于红霉素，对流感嗜血杆菌、淋病奈瑟菌、军团菌作用增强，对肺炎支原体、弯曲菌的作用强，对衣原体、螺旋体、弓形虫有效。临床用于敏感菌所致的中耳炎、鼻窦炎、咽炎、扁桃体炎、支气管炎、肺炎、皮肤及组织感染、沙眼等。不良反应发生率低于红霉素，主要有胃肠道反应，偶见肝功能异常及轻度中性粒细胞减少。

克拉霉素（clarithromycin）

本药为半合成的14元环大环内酯类抗生素。耐酸性环境，口服吸收较红霉素完全，首过消除明显，生物利用度约55%。本药的代谢产物14-羟基克拉霉素也具有抗菌活性，吸收后原形及活性代谢物广泛分布于组织中，半衰期分别为$3\sim5h$、$5\sim9h$。主要经肾排泄。抗菌谱与红霉素相近，对革兰氏阳性菌、军团菌、肺炎衣原体的作用，在本类药物中最强，对肺炎支原体、厌氧菌、流感嗜血杆菌、沙眼衣原体的作用强于红霉素。临床用于治疗敏感菌引起的呼吸道感染、泌尿生殖系统感染及皮肤组织感染，也可与奥美拉唑合用治疗幽门螺杆菌感染。不良反应主要有胃肠道反应，偶可见头痛、皮疹和皮肤瘙痒等。

泰利霉素（telithromycin）

本药为半合成的酮内酯类抗生素，为第三代大环内酯类药物。口服吸收好，体内分布广泛，组织穿透力强，在支气管、扁桃体、肺、中耳、鼻窦有较高浓度分布，主要经肝脏代谢，由胆汁排泄。抗菌机制、抗菌谱与红霉素相似，优点是对大环内酯类耐药菌有较强的抗菌活性，对甲氧西林耐药的金黄色葡萄球菌和多重耐药的肺炎链球菌感染有效。临床用于治疗敏感菌所致的呼吸道感染，特别是对β-内酰胺类、大多数大环内酯类抗生素耐药菌引起的感染。

第二节 | 林可霉素类抗生素

本类抗生素包括林可霉素和克林霉素。林可霉素（lincomycin，洁霉素）由链霉菌林肯变种产生，克林霉素（clindamycin，氯洁霉素）为林可霉素的半合成衍生物。

【药动学特点】林可霉素口服吸收不完全，易受食物影响，生物利用度低（20%～35%）；克林霉素口服吸收快而完全，不易受进食影响，生物利用度为87%。吸收后两药分布广泛，在体液和多数组织中可达到有效浓度，尤其是在骨组织、关节中可达到更高的浓度，在胆汁、乳汁和胎盘中也有较高浓度，不易透过血脑屏障。主要经肝脏代谢，大部分随胆汁排泄，少部分经肾排泄。

【药理作用】林可霉素和克林霉素的抗菌谱相同。对各类厌氧菌有强大的抗菌作用；对革兰氏阳性球菌，如葡萄球菌、各型链球菌、肺炎球菌等有显著的抗菌活性；对白喉杆菌、产气荚膜杆菌、破伤风杆菌、人型支原体、沙眼衣原体及多数放线菌有抑制作用；对恶性疟原虫和弓形体有一定作用；对革兰氏阴性杆菌无效。克林霉素的抗菌作用强于林可霉素，两药之间存在完全交叉耐药性。本类抗生素的抗菌机制与红霉素相似，可特异性抑制细菌蛋白质的合成。因其作用于细菌时会与大环内酯类抗生素竞争同一结合位点，故与红霉素合用时会产生拮抗作用。

【临床应用】林可霉素是治疗金黄色葡萄球菌引起的骨髓炎的首选药；用于厌氧菌引起的口腔、腹腔和妇科感染；作为青霉素过敏患者的替代药用于革兰氏阳性敏感菌引起的咽喉炎、中耳炎、肺炎、心内膜炎和败血症等。

【禁忌证】对本类抗生素过敏者禁用；1月龄以下的新生儿禁用；深部真菌感染者禁用。

【护理用药作用评估】

1. 药效　林可霉素口服后2～4h达峰，$t_{1/2}$为4～6h；克林霉素口服后1～2h达峰，$t_{1/2}$为2～2.5h。林可霉素宜空腹服用。另外可肌内注射或静脉滴注给药。

2. 不良反应

（1）胃肠道反应：恶心、呕吐、腹泻等，口服、注射均可引起，口服更多见。

（2）伪膜性肠炎：长期使用会导致正常的肠道菌群受抑制，对此类药物不敏感的菌群过度繁殖并产生外毒素，引起发热、腹泻、腹痛，严重可导致死亡，可用万古霉素和甲硝唑治疗。

（3）其他：偶见皮疹、一过性中性粒细胞减少、血小板减少、黄疸等。

【护理要点】

（1）用药期间询问患者是否有不良反应发生，如出现排便次数增多、腹泻、便血，应及时停药并作适当处理。

（2）快速静脉滴注本类药物时可能会出现血压下降、心律失常、心电图变化等，甚至心脏搏动、呼吸停止，还可能会引起血栓性静脉炎。如出现相关症状，应及时进行适当处理。

（3）应对长期用药者进行肝、肾功能和血常规监测。

【健康教育】

（1）告知患者如漏服应尽快补药，如到下次服用时间，则不要加服。

（2）用药期间如出现不良反应，请及时就诊。

第三节 | 四环素类抗生素

四环素类抗生素根据来源可分为天然品和半合成品两类，天然品有四环素、土霉素和金霉素等，半合成品包括多西环素、米诺环素、美他环素等。

【化学性质及药动学特点】本类药物均带有共轭双键四元稠合环结构，因此而得名。属于酸碱两性物质，在酸性溶液中较稳定，在碱性溶液中稳定性降低，临床一般用其盐酸盐。

天然品口服吸收不完全，易受食物影响；半合成四环素类口服吸收较完全，受食物影响较小。食物或药物中的 Ca^{2+}、Mg^{2+}、Al^{3+}、Fe^{2+}/Fe^{3+} 等多价金属离子能与四环素络合，影响四环素的吸收；酸性药物如维生素 C 能促进四环素的吸收；碱性药物、抗酸性药物和 H_2 受体阻断药会降低四环素的溶解度而影响其吸收。本类药物吸收后可广泛分布于全身体液和组织，能与 Ca^{2+} 络合沉积于形成期的骨和牙齿，易透过胎盘，不易透过血脑屏障。多数四环素类主要以原形形式经肾脏排泄，但多西环素少部分经肾排泄，大部分经胆汁排泄。

【药理作用】

1. 抗菌谱 本类药物为广谱抗菌药，对革兰氏阳性菌和阴性菌、立克次体、衣原体、支原体、螺旋体、放线菌和阿米巴原虫等均有抑制作用。但对革兰氏阳性菌作用不及青霉素和头孢菌素类；对革兰氏阴性菌作用不及氨基糖苷类和氯霉素。抗菌效力为：米诺环素＞多西环素＞美他环素＞金霉素＞四环素＞土霉素。

2. 抗菌机制 特异性抑制细菌蛋白质的合成，起到快速抑菌的作用，高浓度时也有杀菌作用。本类抗生素之间存在交叉耐药性，天然品和部分合成品之间无完全交叉耐药性。

【临床应用】多西环素为本类药的首选药物。四环素已少用，土霉素基本不用，金霉素因刺激性强仅限于眼科外用。

（1）用于立克次体病，本类药物是治疗立克次体病的首选药，如斑疹伤寒、恙虫病和 Q 热。

（2）用于支原体感染，如肺炎、泌尿生殖系统感染等。

（3）用于衣原体属感染，如肺炎衣原体肺炎、性病淋巴肉芽肿、鹦鹉热、沙眼衣原体感染等，本类药物是首选药。

（4）用于其他感染，鼠疫、霍乱、布鲁氏菌病、幽门螺杆菌引起的消化性溃疡、螺旋体所致的回归热、肉芽肿荚膜杆菌引起的腹股沟肉芽肿等。

【禁忌证】对本药过敏者禁用；妊娠期妇女、哺乳期妇女及 8 岁以下儿童禁用；免疫功能低下者慎用；肝、肾功能不全者慎用。

【护理用药作用评估】

1. 药效 可口服或静脉滴注，天然四环素类 $t_{1/2}$ 为 6～9h；半合成四环素类 $t_{1/2}$ 为 14～22h。

2. 不良反应

（1）局部刺激：口服可引起恶心、呕吐、上腹不适、厌食、恶心等，饭后服用或与食物同服可减轻，但会影响药物吸收；静脉滴注易致静脉炎，应稀释后滴注；肌内注射会导致剧痛和局部坏死，禁用。

（2）二重感染：因其为广谱抗菌药，长期使用使得敏感菌受抑制，不敏感菌如真菌或耐药菌趁机大量繁殖，造成新的感染，称为二重感染。常见有两种：真菌感染，表现为鹅口疮、肠炎、呼吸道炎、尿路感染等；假膜性肠炎，表现为长臂坏死、体液渗出、剧烈腹泻，甚至脱水或休克等。一旦发生，须立即停药，可用万古霉素或甲硝唑治疗。多见于老、幼、体弱、抵抗力低的患者。

（3）影响骨、牙生长：因其可与形成期骨、牙中的 Ca^{2+} 结合，从而影响婴幼儿骨骼发育和牙齿生长，造成牙齿染黄、牙釉质发育不全等。由于本类药物能透过胎盘和进入乳汁，孕妇、哺乳期妇女及 8 岁以下儿童禁用。

（4）其他：长期大量应用可致肝、肾损伤；偶见过敏反应；可引起光敏反应和前庭反应。

【护理要点】

（1）提醒患者注意用药期间的光敏反应；米诺环素有独特的前庭反应，用药期间不宜从事高空作业、驾驶车辆等。

（2）提醒患者口服本类药物应多饮水，以免发生食管溃疡，减轻胃肠道刺激。

【健康教育】

（1）告知患者如漏服应尽快补药，如到下次服用时间，则不要加服。

（2）用药期间如出现不良反应，请及时就诊。

常用四环素类抗生素如表40-1所示。

表40-1　常用四环素类抗生素

分类	药名	作用特点	临床应用	不良反应
天然品	四环素（tetracycline）	抗菌谱广，对革兰氏阳性菌和阴性菌、立克次体、衣原体、支原体、螺旋体、放线菌和阿米巴原虫等均有抑制作用	立克次体病、衣原体、支原体感染以及革兰氏阳性和阴性杆菌所致的感染	局部刺激、二重感染、影响骨和牙生长、过敏反应等
	土霉素（oxytetracycline）	与四环素相同	少用，对肠道感染包括肠内阿米巴疗效较好	与四环素相同，胃肠道反应多见
	金霉素（chlortetracycline）	与四环素相同	结膜炎、沙眼	
半合成品	多西环素（doxycycline，强力霉素）	与四环素相同，口服吸收快而完全，受食物影响较小；作用强	替代四环素和土霉素，另外可用于前列腺炎、霍乱等	胃肠道刺激反应，宜饭后服用
	米诺环素（minocycline，二甲胺四环素）	抗菌谱与四环素相同，抗菌作用最强；体内过程与多西环素相同，组织渗透性好，脑脊液中含量较高	与四环素相同，治疗沙眼衣原体所致的非淋菌性尿道炎；诺卡菌病和酒糟鼻等；痤疮；阿米巴病的辅助治疗	与四环素相同；能引起可逆性前庭反应，表现为恶心、呕吐、眩晕、共济失调等，停药24～48h后可恢复
	美他环素（methacycline）	与四环素相同，对耐四环素、土霉素菌株仍有效	耐药菌引起的感染	与四环素相同

第四节 | 氯霉素类抗生素

氯霉素（chloramphenicol）

氯霉素是从委内瑞拉链丝菌培养液中分离出的一种抗生素，因其化学结构中含氯而得名，系左旋体，在弱酸性和中性溶液中较稳定，在碱性溶液中会分解失活。

【药动学特点】氯霉素和棕榈氯霉素口服吸收快而完全，吸收后广泛分布于全身各组织和体液中，在脑脊液中浓度高于其他抗生素，可达血药浓度的45%～99%；也可透过胎盘屏障和血眼屏障，可进入乳汁，主要经肝脏代谢，经肾脏排泄。氯霉素是肝药酶抑制药。

【药理作用】

1. 抗菌谱 抗菌谱广，对革兰氏阳性菌和阴性菌均有抑制作用，且对后者的抑制作用较强；对流感嗜血杆菌、伤寒沙门菌、脑膜炎奈瑟菌、肺炎链球菌有杀菌作用；对革兰氏阳性菌的抗菌活性不及青霉素类和四环素类。对厌氧菌、百日咳杆菌、布鲁杆菌也有较强作用；对立克次体、沙眼衣原体、肺炎衣原体也有效。对结核分支杆菌、真菌、原虫和病毒无效。

2. 抗菌机制 抑制细菌蛋白质的合成，属于速效抑菌药。

【临床应用】因氯霉素不良反应严重，全身应用可治疗伤寒、副伤寒等，但不作为首选药。局部滴眼可安全有效地治疗敏感菌所致的眼内感染、全眼球感染、沙眼和结膜炎。

【禁忌证】肝肾功能不全患者、新生儿（尤其是早产儿）、妊娠期妇女、哺乳期妇女禁用；对本药过敏或有毒性反应史者禁用；有骨髓抑制、血液病患者禁用。老年患者慎用。

【护理用药作用评估】

1. 药效 氯霉素和棕榈氯霉素口服后约2h血药浓度达峰值，有效血药浓度为6～8h，$t_{1/2}$为1.5～3.5h；琥珀氯霉素仅供静脉注射。

2. 不良反应

（1）抑制骨髓造血功能：是限制氯霉素应用的最严重的毒性反应，分为两种情况：一种为可逆性的血细胞减少，较常见，且发生率和用药剂量、疗程呈正相关，表现为贫血、白细胞或血小板减少，及时停药可恢复，但部分患者可发展成致死性再生障碍性贫血或急性髓细胞性白血病；另一种是再生障碍性贫血，这种反应和剂量、疗程无关，一次用药也可能发生，发生率极低（三万分之一），但死亡率高，女性发生率高于男性，多在停药数周或数月后发生，幸存者发展为白血病的概率很高。

（2）灰婴综合征（gray syndrome）：新生儿、早产儿应用剂量过大，常于用药后4日即发生循环衰竭，患者出现腹胀、呕吐、呼吸急促及进行性皮肤苍白等，称为灰婴综合征，死亡率高。与其肝脏发育不全，缺乏葡萄糖醛酸酶转移酶，对氯霉素代谢能力有限，导致药物在体内蓄积有关。及早停药，积极治疗，可于停药后24～36h逐渐恢复。新生儿、早产儿、葡萄糖-6-磷酸脱氢酶（G-6-PD）缺陷者、妊娠后期妇女及哺乳期妇女禁用。

（3）其他：胃肠道反应、二重感染、中毒性神经病、过敏反应以及葡萄糖-6磷酸脱氢酶缺陷者可造成溶血性贫血。

【护理要点】

（1）由于本药的毒性反应大，用药时必须严格掌握适应证，用药前、后和用药期间必须进行血象监控，发现异常立即停止用药，避免长期用药。

（2）氯霉素可抑制肝药酶，减少华法林、甲苯磺丁脲、苯妥英钠等药物的代谢，合用时应监测凝血酶原时间、血糖。

【健康教育】告知患者用药期间如出现不良反应，请及时就医。

甲砜霉素（thiamphenicol）

甲砜霉素是以甲砜基取代氯霉素的硝基而得到的一种抗生素，又称甲砜氯霉素或硫霉素，水溶性和稳定性比氯霉素高，口服或注射吸收迅速而完全，吸收后分布广泛，以肾、脾、肝、肺中含量较多，可进入肝肠循环，胆汁中浓度较高，在肝内不与葡萄糖醛酸结合而灭活，最后以原形经胆汁和尿液排出。抗菌谱、抗菌机制、主要适应证及主要不良反应均与氯霉素相同，对沙门菌、大肠埃希菌、肺炎杆菌等革兰氏阴性杆菌作用较氯霉素略弱。细菌对甲砜霉素的耐药发展较慢，与氯霉素有完全交叉耐药性。本药具有较强的免疫抑制作用，比氯霉素强6倍。未见本药诱发致死性再生障碍性贫血和灰婴综合征的报道。

临床实训

一、处方分析

案例： 秦某莉，女，40岁。诊断为心内膜炎，因有青霉素过敏史，医生开具下列处方。

Rp.

阿奇霉素片　　0.25g×6片

Sig.　0.5g　q.d.　p.o.

林可霉素注射液　　0.6g×6支

Sig.　0.6g　b.i.d.

请问： 该处方是否合理？为什么？

分析： 该处方不合理。阿奇霉素和林可霉素作用机制相同，都是通过与细菌核糖体的50S亚基结合，抑制细菌蛋白质合成产生抗菌作用。两者合用会因竞争同一作用部位而产生拮抗作用。

二、实训练习

案例： 李某，男，20岁。高热，呼吸困难，双肺有广泛小水泡音。诊断：支气管肺炎。青霉素皮试阳性，医嘱给予红霉素1g加入5%葡萄糖注射液500ml，静脉滴注，每日1次。

请问：

（1）以上用药是否合理？

（2）用药护理要点有哪些？

（张佳宁）

？ 思考题

1. 简述大环内酯类抗生素的共性特点。

2. 简述阿奇霉素的特点及临床应用。

3. 简述克林霉素的抗菌特点及临床应用。

4. 简述四环素类抗生素的主要临床应用及不良反应。

5. 简述氯霉素的主要不良反应。

实训练习解析　　　　　思考题与参考答案　　　　　思维导图

第四十一章

人工合成抗菌药

第一节 | 喹诺酮类抗菌药

一、喹诺酮类抗菌药的共性

喹诺酮类（quinolones）是一类含有4-喹诺酮母核的人工合成抗菌药。根据药物开发上市的时间和作用特点等不同将其分为四代：

第一代：萘啶酸（1962年合成）、吡咯酸，抗菌谱窄，抗菌活性低，易产生耐药性，口服吸收差，不良反应多，现已淘汰。

第二代：吡哌酸（1973年合成），抗菌谱比第一代有所扩大，口服易吸收，不良反应少，血药浓度低，尿药浓度高，仅用于尿道和肠道感染。

第三代（1980年后）：诺氟沙星、环丙沙星、氧氟沙星、左氧氟沙星、司帕沙星等，本代药物的分子中均有氟原子，统称为氟喹诺酮类（fluoroquinolones）。本类药物抗菌谱广，抗菌活性强，口服吸收好，体内分布广，半衰期较长，不良反应少，临床应用广泛。

第四代（1990年后）：莫西沙星、加替沙星、克林沙星、妥舒沙星等，称为新氟喹诺酮类。在氟喹诺酮类药物的基础上，抗革兰氏阳性菌、抗厌氧菌、抗耐药菌的活性进一步加强，安全性进一步提高。

【药动学特点】大部分氟喹诺酮类抗生素口服吸收迅速完全，且多数药物生物利用度＞80%；吸收一般不受食物的影响，但富含二价铁、钙、镁的食物可降低药物的生物利用度。血浆蛋白结合率较低，渗透性较好，能广泛分布于多种组织器官并达到有效治疗浓度。大多数主要以原形经肾排出，氧氟沙星和环丙沙星在胆汁中药物浓度远高于血药浓度。

【抗菌作用】

1. 抗菌谱 喹诺酮类为杀菌剂。第一代抗菌谱窄，仅对大肠杆菌、伤寒杆菌、变形杆菌、痢疾杆菌等G^-菌有效。第二代抗菌谱广，对肠杆菌科细菌均有强大杀菌活性，有较弱的抗铜绿假单胞菌活性，对G^+菌作用较差。第三代抗菌谱扩大，对G^+球菌（金黄色葡萄球菌、肺炎链球菌、溶血性链球菌、肠球菌等）以及衣原体、支原体、结核分枝杆菌均有较强活性，对G⁻菌作用进一步增强。第四代抗菌谱进一步扩大，对部分厌氧菌包括脆弱拟杆菌作用增强，对G⁺菌的活性明显提高，保持对G⁻菌的作用，并存在抗菌后效应。

2. 抗菌机制 一般认为喹诺酮类通过以下两种方式发挥抗菌作用：①抗革兰氏阴性菌：抑制细菌DNA回旋酶（DNA gyrase），导致DNA复制和转录错误，阻碍细菌DNA合成，导致细菌死亡。②抗革兰氏阳性菌：抑制细菌拓扑异构酶Ⅳ（TOPO Ⅳ），影响DNA复制后期子代的解环链，干扰DNA的复制。

3. 耐药性 喹诺酮类药物易产生耐药性。临床常见耐药菌有铜绿假单胞菌、金黄色葡萄球菌、肠球菌等。本类药物与其他抗菌药之间不存在明显交叉耐药性，但同类药物之间存在交叉耐药现象。

【不良反应】 本类药物不良反应轻微，尤其是氟喹诺酮类不良反应发生率仅5%。主要有：

1. 胃肠道反应 味觉异常、恶心、呕吐、食欲减退、疼痛等，一般较轻微。

2. 神经系统反应 轻者表现为失眠、头晕、头痛、共济失调等，重者可见复视、幻视，神志改变甚至惊厥。有精神病或癫痫病史者应避免使用。

3. 过敏反应 如血管神经性水肿、红斑、瘙痒和皮疹等。个别会出现光敏性皮炎。

4. 软骨损害 本类药物能引起幼龄动物出现软骨组织损害，特别是负重区软骨，年龄越小损害越严重。临床研究发现儿童用药后出现关节肿胀、疼痛等，故儿童、孕妇和哺乳期妇女禁用。

5. 心脏毒性 少见但后果严重。主要为Q-T间期延长、尖端扭转性室性心动过速、室颤等，妇女、儿童和老年人心脏毒性发生率高于其他人群。

6. 肝、肾毒性 大剂量或长期应用本类药物易产生肝脏损害，引起转氨酶升高，损害肾脏，产生结晶尿、血尿、间质性肾炎等。

✚ 知识拓展

药物的光敏反应

药物光敏反应（photosensitivity）是患者在服用或局部使用某些药物后暴露于光源（通常为日光）产生的不良反应。包括光毒性反应（phototoxic response）和光变态反应（photoallergic reaction）。

光毒性反应是指药物吸收的光能在皮肤中释放能量导致皮肤损伤，与免疫反应无关，类似于烧伤。该类反应在暴露于光源后半小时至数

药物的光敏反应

小时后发生。患者出现红斑、疼痛和水肿。可致光毒性反应的药物有胺碘酮、喹诺酮类及四环素类药。

光变态反应的发生属于免疫反应，是指药物被光能活化，以半抗原方式与皮肤蛋白结合成全抗原，经表皮朗格汉斯细胞传递给免疫活性细胞，引起皮肤变态反应。该反应在暴露于光源后1～14日发生，患者可出现丘疹、瘙痒及湿疹性皮炎。可引起光

敏反应的药物包括喹诺酮类、磺胺类、四环素类、磺酰脲类、利尿药、吩噻嗪类、非甾体抗炎药、口服避孕药及局部用药等。

【禁忌证】孕妇、哺乳期妇女及18岁以下人群禁用；对喹诺酮类过敏者禁用；有精神病或癫痫病史患者慎用；肝、肾功能不全者慎用。

【护理要点】

（1）熟悉并提醒患者用药时注意相关配伍禁忌：①本类药物可与钙、镁、锌、二价铁等阳离子发生螯合，影响药物吸收，因此不宜与含有这些离子的食品或药物同服。②喹诺酮类药物和某些抗心律失常药、三环类抗抑郁药、大环内酯类药物合用会加重心脏毒性，因此不宜与这些药物同服。③诺氟沙星、环丙沙星会显著抑制茶碱、咖啡因、口服抗凝剂在肝脏中的转化，升高后者的血药浓度，故不宜与后者同服。④本类药物与非甾体抗炎药合用可能会增加神经系统毒性反应。⑤尿液碱化剂会降低喹诺酮类在尿液中的溶解度，导致结晶尿和肾毒性。

（2）提醒患者用药期间多饮水，定时、定量用药，胃肠道反应一般较轻，停药后会消失。

（3）有些药物会引起光敏性皮炎，提醒患者用药期间应避免日光或紫外线直射。

（4）用药后不宜从事带危险性操作的工作。

（5）长期用药应注意关节肿胀、疼痛和肌腱炎等症状，一旦出现立即就医。

（6）出现过敏反应应立即停止用药。

二、常用喹诺酮类抗菌药

常用喹诺酮类抗菌药如表41-1所示。

表41-1　常用喹诺酮类抗菌药

药名	作用特点	临床应用	不良反应
诺氟沙星（norfloxacin，氟哌酸）	口服吸收迅速但不完全，易受食物影响。抗菌谱较广，抗菌作用较强，对多数G⁻菌作用强，对G⁺菌如金黄色葡萄球菌、肺炎球菌、溶血链球菌及脆弱拟杆菌也有效，对结核杆菌、军团菌、支原体、衣原体无效	主要用于敏感菌所致的泌尿生殖系统感染、胃肠道感染、胆道感染	同上述所述
环丙沙星（ciprofloxacin，环丙氟哌酸）	口服易吸收但不完全，抗菌谱广，对G⁻和G⁺菌均有杀灭作用，是诺氟沙星的2～4倍，对支原体、衣原体也有作用，但对厌氧菌无效	用于敏感菌引起的泌尿生殖道、胃肠道、呼吸道、五官、骨关节、软组织等部位的感染与伤寒	常见有胃肠道反应；神经系统反应，偶见肝肾毒性；静脉滴注时有局部刺激；可诱发跟腱炎、跟腱断裂，老年人和运动员慎用

续表

药名	作用特点	临床应用	不良反应
氧氟沙星（ofloxacin，泰利必妥，氟嗪酸）	口服吸收迅速而完全，生物利用度高，胆汁中浓度是血药浓度7倍；脑脊液中浓度高。抗菌谱广，抗菌活性是诺氟沙星3～5倍，对多种耐药菌仍有效，有较好的抗结核杆菌活性，为治疗结核的二线药	敏感菌引起的呼吸道、泌尿道、胆道、耳鼻喉、皮肤软组织感染、妇科感染及前列腺炎、伤寒、结核等。亦用于布鲁氏菌病、立克次体病、军团菌病和多重耐药菌的感染	少且轻，静脉给药有局部刺激
左氧氟沙星（levofloxacin，可乐必妥）	为氧氟沙星的左旋体，抗菌活性是氧氟沙星的2倍，口服生物利用度接近100%，水溶性是氧氟沙星8倍，更易制成注射剂，对葡萄球菌和链球菌活性是环丙沙星2～4倍，对厌氧菌活性是环丙沙星4倍，对肠杆菌活性两者相似，对支原体、衣原体、军团菌也有杀灭作用	敏感菌引起的各种感染；也是抗结核病的二线药物	不良反应远低于氧氟沙星
司氟沙星（sparfloxacin，司帕沙星）	口服吸收好，肝肠循环明显，作用维持时间长，对G⁻菌与环丙沙星相似，对葡萄球菌和链球菌等G⁺菌作用是环丙沙星2～4倍，对厌氧菌、结核分枝杆菌、衣原体、支原体的作用优于其他第三代产品	用于敏感菌所致的呼吸系统、泌尿生殖系统、皮肤软组织、骨和关节等部位感染	光敏反应常见，少数可出现重度反应，心脏毒性和神经系统毒性较常见
莫西沙星（moxifloxacin）	为第四代喹诺酮类药物，口服生物利用度为90%，与第三代药物相比，对G⁺菌、厌氧菌、结核分枝杆菌、衣原体、支原体的抗菌活性显著提高，对耐青霉素和头孢菌素的肺炎链球菌、流感嗜血杆菌也有良好效果	与司氟沙星相同	有资料显示该药可导致严重皮肤反应，可使女性或老年患者发生心力衰竭

第二节 磺胺类抗菌药

一、磺胺类抗菌药的共性

磺胺类药物（sulfonamides，磺胺药）是最早用于治疗全身性细菌感染的人工合成抗菌药，属于广谱抑菌药。此类药物的基本化学结构是对氨基苯磺酰胺，结构中含有苯环、对位氨基和磺酰胺基。

按照用途，磺胺类药物可分为3类：①用于全身感染的肠道易吸收的磺胺药，如磺胺嘧啶（sulfadiazine，SD）。②用于肠道感染的肠道难吸收类磺胺药，如柳氮磺吡啶（sulfasalazine，SASP）。③外用类磺胺药，如磺胺米隆（sulfamylon，SML）、磺胺嘧啶银（sulfadiazine silver，SD-Ag）。

【药动学特点】用于全身感染的磺胺药口服吸收迅速完全，在体内分布广泛，可通过胎盘屏障。用于肠道感染类，口服不易吸收，在肠道内保持高浓度，水解释放出游离氨基后具有抗菌活性。本类药物大部分在肝脏代谢为乙酰化物而失活，一小部分在肝中与葡萄糖醛酸结合而失活。用于全身感染的药物多数以原形和代谢产物经肾脏排出，少量从胆汁、乳汁、唾液、支气管分泌途径排出，用于肠道感染类药物，则主要经肠道排出。乙酰化物在尿中的溶解度较低，尿液呈酸性时，易在肾小管析出结晶，造成肾脏损伤。

【药理作用】

1. 抗菌谱 为广谱抑菌药，对多数 G$^+$ 和 G$^-$ 菌都有抑制作用。其中较敏感的有溶血性链球菌、肺炎链球菌、脑膜炎奈瑟菌、淋病奈瑟菌、流感杆菌、鼠疫耶氏菌和诺卡菌属等。对沙眼衣原体、弓形虫、疟原虫及放线菌也有抑制作用。对金黄色葡萄球菌不敏感。对病毒、立克次体、支原体、螺旋体无效。磺胺嘧啶银和磺胺米隆局部应用对铜绿假单胞菌有效。磺胺甲噁唑对伤寒杆菌也有一定抑制作用。

2. 抗菌机制 与菌体内的对氨基苯甲酸竞争结合二氢叶酸合成酶，抑制二氢叶酸合成酶，阻碍二氢叶酸合成，进而影响菌体核酸和蛋白质的合成，抑制细菌的生长繁殖。

3. 耐药性 细菌对本类药物易产生耐药性，且同类药物之间存在交叉耐药性。

【不良反应】

1. 泌尿系统损害 本类药的乙酰化代谢产物在尿中溶解度低，易在肾小管析出结晶，引起蛋白尿、尿痛、血尿、结晶尿、尿少甚至尿闭。

2. 过敏反应 局部用药或服用长效制剂时易发生，以皮疹、药热多见，严重者可出现剥脱性皮炎、多形性红斑，甚至死亡。

3. 抑制骨髓造血功能 长期用药可引起粒细胞减少、血小板减少及再生障碍性贫血。对葡萄糖-6-磷酸脱氢酶缺乏者可致溶血性贫血。

4. 肝损害 可出现黄疸、肝功能减退，严重者可致重型肝炎、急性重型肝炎。

5. 胃肠道反应 如恶心、呕吐、食欲减退等。

6. 神经系统反应 表现为头晕、头痛、乏力、精神不振等。

【禁忌证】 对磺胺类药物过敏者、妊娠及哺乳期妇女、新生儿、早产儿、2个月以下的婴儿、肝肾功能不全者禁用。缺乏葡萄糖-6-磷酸脱氢酶、血卟啉症、失水、休克和老年患者慎用。

【护理要点】

（1）提醒患者用药时增加饮水量、碱化尿液，从而降低本类药物的浓度，促进药物离子化，预防结晶尿，减轻肾损害。

（2）服用本类药物时必须保证足够的剂量和疗程，常采用首剂量加倍，让血药浓度迅速升高达到有效抑菌浓度。

（3）局部感染用药时应注意清创排脓，避免脓液和坏死组织中富含的对氨基苯甲酸对磺胺类药物的减效作用。

（4）局部麻醉药普鲁卡因在体内水解产生大量的PABA，也可减弱磺胺类药物的疗效。

二、常用磺胺类抗菌药

磺胺类抗菌药的分类、作用特点及临床应用如表41-2所示。

表 41-2　磺胺类抗菌药的分类、作用特点及临床应用

分类		药物	作用特点	临床应用
全身感染类	短效	磺胺异噁唑（sulfafurazole，SIZ，菌得清）	$t_{1/2}$ 为 6～7h，口服易吸收，体内分布广泛，尿中浓度高且不易析出结晶，抗菌效力强于磺胺嘧啶	用于敏感菌所致的泌尿系统感染，也可用于其他部位引起的感染
		磺胺二甲嘧啶（sulfadimidine，SM₂）	血尿、结晶尿少见	敏感菌所致的轻中度感染
	中效	磺胺嘧啶（sulfadiazine，SD）	$t_{1/2}$ 为 17h，口服易吸收，是磺胺药中血浆蛋白结合率最低，血脑屏障透过率最高的药物	常作为防治流行性脑脊髓膜炎的首选药
		磺胺甲噁唑（sulfamethoxazole，sinomin，SMZ）	$t_{1/2}$ 为 11h，口服易吸收，常与 TMP 合用，发挥协同作用	敏感菌所致的泌尿道、呼吸道、皮肤化脓性感染等
	长效	磺胺间甲氧嘧啶（sulfamonomethoxine，SMM）	抗菌活性最强，泌尿系统不良反应少	敏感菌所致的轻中度感染
		磺胺多辛（sufadoxine）	抗菌活性低，过敏反应多见，易产生耐药性	与乙胺嘧啶合用，治疗氯喹耐药的恶性疟疾
肠道感染类		柳氮磺吡啶（salicylazosulfapyridine，SASP）	口服进入远端小肠和结肠后，在肠道微生物作用下，分解成磺胺吡啶和 5-氨基水杨酸，前者可发挥微弱的抗菌作用，后者有抗炎、抗免疫作用	适用于溃疡性结肠炎
外用类		磺胺米隆（sulfamylon，SML）	抗菌谱广，对铜绿假单胞菌作用较强，不受脓液、坏死组织中的 PABA 影响，能迅速深入创面及焦痂	适用于烧伤或大面积创伤后的创面感染
		磺胺嘧啶银（sulfadiazine silver，SD-Ag）	兼有 SD 的抗菌作用和银盐的收敛作用。抗菌谱广，对铜绿假单胞菌作用显著强于磺胺米隆，且不受脓液、坏死组织中 PABA 的影响	适用于烧伤创面感染，可促进创面干燥、结痂、愈合
		磺胺醋酰（sulfacetamide，SA）	对引起眼部感染的细菌及沙眼衣原体有较强的抗菌活性，且穿透力强，无刺激性	适用于沙眼、结膜炎、角膜炎等

第三节 | 其他合成抗菌药

一、甲氧苄啶

甲氧苄啶（trimethoprim，TMP）

又称磺胺增效剂或抗菌增效剂。

本药对多种抗菌药都有增强作用，主要与磺胺类药合用，单用易引起细菌耐药。

【**药动学特点**】口服吸收迅速而完全，迅速分布至全身组织及体液，在肺、肾、痰液及脑脊液中的浓度较高。大部分以原形经肾排泄，尿中浓度约为血浆浓度的 100 倍，血浆

$t_{1/2}$约为10h，与磺胺甲噁唑相近。

【药理作用】本药的抗菌谱和磺胺类相似，抗菌作用较强，单用易产生耐药性。其抗菌机制是抑制细菌二氢叶酸还原酶，阻碍四氢叶酸的合成，从而阻止细菌核酸及蛋白质的合成而抗菌。因此TMP与磺胺类合用时，磺胺阻断二氢叶酸合成酶，TMP阻断二氢叶酸还原酶，可使细菌叶酸代谢双重受阻，增强了抗菌作用，甚至变抑菌为杀菌作用，而且合用能减少耐药菌株的产生，对磺胺药的耐药株也有效。常选用与TMP药动学特点相似的磺胺药合用，如甲氧苄啶与磺胺甲噁唑以1∶5比例组成复方新诺明，甲氧苄啶与磺胺嘧啶以1∶10比例组成双嘧啶片。

【临床应用】甲氧苄啶常与磺胺甲噁唑或磺胺嘧啶合用，治疗呼吸系统感染、尿路感染、肠道感染和脑膜炎、败血症等。对伤寒、副伤寒疗效不低于氨苄西林，也可与长效磺胺药合用于耐药恶性疟的防治。

【禁忌证】对本药过敏者及新生儿、早产儿禁用；严重肝肾疾病、血液病患者禁用。肝肾损伤者慎用。

【护理用药作用评估】

1. 药效 口服血药浓度高峰常在服药后1～2h内达到，迅速分布至全身组织及体液，发挥抗菌作用。

2. 不良反应 本药毒性较小，但长期大量服用可影响人体叶酸代谢，出现白细胞减少、血小板较少、巨幼红细胞性贫血，必要时可补充四氢叶酸。偶见胃肠道反应、无菌性脑膜炎，有头痛、颈项强直、恶心等表现。

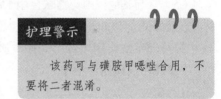

护理警示

该药可与磺胺甲噁唑合用，不要将二者混淆。

【护理要点】

（1）用药期间应定期进行周围血象检查，在疗程长、服用剂量大、老年人、营养不良及不用抗癫痫药者中易出现叶酸缺乏症，如周围血象中白细胞或血小板等已明显减少，则需停用本药。

（2）如有骨髓抑制征象发生，应立即停用。

（3）监测患者的体液平衡。

【健康教育】

（1）告诉患者即使症状减轻，仍应按照处方规定服药。

（2）告诉患者发生不良反应时及时报告，尤其是出现感染症状或不正常挫伤时。

（3）告诉患者治疗期间应注意充足饮水（2～3L/d）。

二、硝基咪唑类

甲硝唑（metronidazole）

甲硝唑口服吸收迅速而完全，生物利用度达95%以上，体内分布广泛，可渗入全身组织和体液，能通过血脑屏障，脑脊液中可达有效浓度，也可进入唾液、乳汁、精液及阴道分泌物中。主要经肝代谢，代谢产物及部分原形药物经肾排出，$t_{1/2}$为8～10h。

【抗菌作用】

1. 抗厌氧菌 甲硝唑对革兰阴性厌氧杆菌、革兰阳性厌氧芽孢梭菌和厌氧球菌均有杀灭作用。尤其对脆弱杆菌更为敏感，至今未发现耐药菌株。

2. 抗滴虫 甲硝唑对阴道滴虫有强大的杀灭作用。

3. 抗阿米巴原虫 对组织内阿米巴滋养体有很强的杀灭作用。对肠腔内阿米巴无明显作用。

4. 抗贾第鞭毛虫 对贾第鞭毛虫杀灭作用强大。

5. 抗幽门螺杆菌 幽门螺杆菌对甲硝唑敏感。

【临床应用】

（1）临床用于厌氧菌感染的治疗和预防，如牙周炎、骨髓炎、口腔黏膜感染、中耳炎、盆腔炎、腹膜炎、阑尾炎、妇产科手术的患者等。目前，甲硝唑是临床治疗厌氧菌感染的首选药。

（2）甲硝唑是治疗阴道滴虫病的首选药。

（3）甲硝唑是治疗肠内、肠外阿米巴病的首选药。

（4）甲硝唑是目前治疗贾第鞭毛虫病最有效的药物。

（5）常与其他抗菌药物联合用于治疗消化性溃疡，以清除幽门螺杆菌，治愈消化性溃疡。

【禁忌证】 孕妇及哺乳期妇女禁用；儿童、老年人、肝肾功能减退者、严重慢性外周或中枢神经系统疾病患者、既往有血液病病史者慎用。

【护理用药作用评估】

1. 药效 参见本药药动学特点和临床应用部分。

2. 不良反应

（1）胃肠道反应：可出现食欲缺乏、恶心、呕吐、腹痛、腹泻、口腔金属味等。

（2）神经系统反应：表现为头痛、头晕、肢体麻木、感觉异常及共济失调等。

（3）过敏反应：少数人可发生皮疹、白细胞减少、荨麻疹等。

【护理要点】

（1）用硝基咪唑类药物期间，应告诉患者会出现恶心、厌食、头晕、头痛、感觉异常等，停药后自然消失。若出现眩晕、共济失调、惊厥的情况，立即停药。

（2）此类药抑制乙醇代谢，用药期间禁止饮酒及含乙醇的饮料。长期大剂量应用有致癌和致突变作用，妊娠早期禁用。

【健康教育】

（1）告知患者治疗期间以及治疗后三日内不要饮酒。

（2）告知患者向医生报告念珠菌过度生长的症状。

替硝唑（tinidazole）

替硝唑为甲硝唑的衍生物，有效血药浓度可维持72h，抗菌活性强于甲硝唑，用于厌氧菌、滴虫引起的感染，也可用于鞭毛虫病和阿米巴病的治疗。患者对本药的耐受程度比甲硝唑好，不良反应少而轻，偶有恶心、呕吐、食欲下降、皮疹等。

三、硝基呋喃类

本类药物的共性是：抗菌谱广，对多数革兰氏阳性菌均有效；作用机制是干扰敏感细菌DNA合成；药物在血液和组织中的浓度低，尿中浓度高，主要用于泌尿系统、消化系统及局部感染的治疗。特点是不易产生耐药性。

呋喃妥因（nitrofurantoin）

又称呋喃坦啶。

口服吸收快而完全，约50%以原形自肾脏迅速排泄，$t_{1/2}$约30min，血液中药物浓度低，不能用于全身性感染。抗菌谱广，对多数革兰氏阳性菌和阴性菌有效。耐药菌株形成较缓慢，与其他抗菌药之间无交叉耐药性。主要用于肾盂肾炎、膀胱炎、前列腺炎和尿路炎等治疗。常见不良反应有恶心、呕吐及腹泻等胃肠道反应，偶见皮疹、药热等过敏反应。长期大剂量可引起头痛、头晕和嗜睡等，甚至引起周围神经炎。先天性葡萄糖-6-磷酸脱氢酶缺乏者，可致溶血性贫血。

呋喃唑酮（furazolidone，痢特灵）

又称痢特灵。

本药体外对沙门菌属、志贺菌属、大肠杆菌属、金黄色葡萄球菌、粪肠球菌、霍乱弧菌和弯曲菌属均有抗菌作用。口服吸收少（5%），肠内浓度高，主要用于肠炎和细菌性痢疾。也可用于治疗伤寒、副伤寒、霍乱和消化性溃疡。其栓剂可治疗阴道滴虫病。不良反应与呋喃妥因相同。

附：具有抗菌作用的中成药

蒲地蓝消炎口服液（Pudilan Xiaoyan Koufuye）

【成分】蒲公英500g，板蓝根188g，苦地丁125g，黄芩188g。

【性状】本品为棕红色至深棕色的液体；气微香，味甜、微苦。

【功能主治】清热解毒，消肿利咽。用于疖肿、咽炎、扁桃体炎、腮腺炎。

【用法用量】口服。一次10ml，一日3次，小儿酌减。如有沉淀，摇匀服用。

【注意事项】本品须辨证施治。

黄连上清片（Huanglian Shangqing Pian）

【成分】黄连5g，连翘40g，防风20g，白芷40g，菊花80g，

大黄160g，桔梗40g，石膏20g，甘草20g，栀子40g，

炒蔓荆子40g，荆芥穗40g，黄芩40g，薄荷20g，黄柏20g，

川芎20g，旋覆花10g。

【性状】本品为包衣片或薄膜衣片，除包衣后显黄棕色至棕褐色；气香，味苦。

【功能主治】散风清热、泻火止痛。用于风热上攻、肺胃热盛所致的头晕目眩、暴发火眼、牙齿疼痛、口舌生疮、咽喉肿痛、耳痛耳鸣、大便秘结、小便短赤。

【用法用量】口服。一次2粒，一日2次。

【注意事项】

1. 本品须辨证施治。

2. 忌食辛辣食物，孕妇慎用，脾胃虚寒者禁用。

二丁颗粒（Erding Keli）

【成分】紫花地丁250g，半边莲250g，蒲公英250g，板蓝根250g。

【性状】本品为棕褐色颗粒，味甜，微苦或味微甜，微苦（无蔗糖）。

【功能主治】清热解毒，用于火热毒盛所致的热疖痈毒、咽喉肿痛、风热火眼。

【用法用量】开水冲服。一次1袋，一日3次。

【注意事项】

1. 本品须辨证施治。

2. 糖尿病患者慎用含蔗糖颗粒。

▌▌临床实训

一、处方分析

案例：王某群，男，66岁，近期出现尿频、尿急、尿痛、血尿、恶心、呕吐、膀胱区不适等症状，来院就诊，诊断为尿路感染，医生开具的处方如下：

Rp.

复方新诺明片　0.48g×20片

Sig.　0.96g　b.i.d.　p.o.

请问：该处方是否合理？为什么？

分析：该处方不合理。复方新诺明片含有磺胺甲噁唑，磺胺甲噁唑及其乙酰化产物经肾排泄时，在偏酸性尿中溶解度降低，易在尿路析出结晶，刺激肾，引起蛋白尿、血尿、尿痛、尿少甚至尿闭等。老年患者肾功能减退，须慎用。

二、实训练习

案例：王某，女，50岁。因尿频、尿急、排尿时尿道有烧灼痛2天来就诊，经血常

规、尿常规等检查后，诊断为急性尿道炎。医生给予诺氟沙星，每次0.2g，1日3次，口服治疗。

请问：诺氟沙星是哪类抗菌药？如何对患者进行用药护理？

（张佳宁）

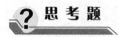 **思考题**

1. 简述喹诺酮类抗菌药的共性特点及代表药物。
2. 简述磺胺类抗菌药对泌尿系统损害的原因、临床表现和预防措施。
3. 简述磺胺类抗菌药的分类及其应用。
4. 简述复方磺胺甲噁唑片的组成和配伍的意义。

实训练习解析　　　　　思考题与参考答案　　　　　思维导图

第四十二章

治疗结核病药和治疗麻风病药

学习目标

1. 掌握　一线抗结核病的代表药及异烟肼、利福平、乙胺丁醇的药理作用、临床应用、禁忌证和护理用药作用评估。

2. 熟悉　吡嗪酰胺、链霉素、对氨基水杨酸等药物的作用特点、临床应用和用药监护。

3. 了解　抗结核病药的应用原则、其他结核病药和抗麻风病药的药理作用及临床应用。

　　结核病（tuberculosis）是由结核分枝杆菌（*myobacterium tuberculosis*）感染引起的慢性传染病，可侵犯全身多种组织和器官，引起肺结核、骨结核、肾结核、肠结核、淋巴结核、结核性脑膜炎等，其中肺结核最常见。由于多药耐药菌的出现以及艾滋病（acquired immunodeficiency syndrome，AIDS）的全球流行，结核病迄今仍是传染病中的头号杀手。

　　结核分枝杆菌的细胞壁富含类脂质，占细胞壁成分的50%～60%，使许多药物不易穿透脂质层到达作用靶点。菌体生长缓慢，抵抗力强，在干燥和低温（−40℃）环境中可存活数月至数年。根据生存部位和代谢状态，结核分枝杆菌可分为四种菌群：①快速繁殖菌群：位于巨噬细胞外和肺空洞损害组织中，占菌群绝大部分，药物敏感性依次为异烟肼＞链霉素＞利福平＞乙胺丁醇；②缓慢繁殖菌群：位于巨噬细胞或单核细胞内，药物敏感性为吡嗪酰胺＞利福平＞异烟肼；③间断缓慢繁殖菌：位于干酪样病灶组织中，药物敏感性为利福平＞异烟肼；④休眠期菌群：现有药物无作用。结核分枝杆菌的这些生物学特性，使其易产生耐药性，易导致结核病复发，给临床治疗带来困难。

　　理想的抗结核病药（antituberculosis drug）应对四种菌群均具杀灭或抑制作用，并能防止耐药菌产生，使结核病患者在完成规定疗程治疗后无复发或低复发率。根据临床应用情况，抗结核药物可分为两类：

　　第一线抗结核病药：包括异烟肼、利福平、乙胺丁醇、吡嗪酰胺、链霉素等为常用抗结核病药，临床疗效好，不良反应少。

　　第二线抗结核病药：包括对氨基水杨酸、卡那霉素、乙硫异烟胺、丙硫异烟胺、卷曲霉素、利福喷丁、司帕沙星等，抗菌作用较弱、毒性较大或临床验证不足，主要作为结核分枝杆菌对第一线药物产生耐药性或患者不能耐受第一线药物时的备选药物。

第一节 | 治疗结核病药

一、常用治疗结核病药

异烟肼（isoniazid，INH）

又称雷米封、异烟酰肼。

异烟肼为异烟酸的酰肼类化合物，易溶于水，性质稳定。具有杀菌活性强、不良反应少、价格低廉、口服方便等优点，是治疗各种结核病的首选药物。

【药动学特点】口服或注射给药吸收快、完全。生物利用度约90%，与血浆蛋白结合率低于10%。吸收后广泛分布于全身各种体液和组织，在胸腔积液、腹水、关节腔、淋巴结等体液和组织中分布较多，可进入巨噬细胞内和各种结核病灶（如纤维化、干酪样坏死组织或厚壁空洞）中，也可透过胎盘屏障，脑膜炎患者脑脊液中的药物浓度与血药浓度相似。异烟肼主要经肝脏乙酰化代谢，转化为乙酰异烟肼和异烟酸等，代谢产物及少量原形药由肾排泄。

异烟肼的乙酰化代谢速率呈多态性，受遗传因素的影响。依据异烟肼在体内乙酰化的速度的不同，临床将人体分为快代谢型（$t_{1/2}$平均为70min）和慢代谢型（$t_{1/2}$约3h）。慢代谢者肝中乙酰化酶较少，故代谢慢，半衰期延长，容易蓄积中毒，造成肝损害。由于异烟肼肝内乙酰化代谢速率的多态性，临床应根据代谢类型调整给药方案。

【抗菌作用及机制】异烟肼对结核分枝杆菌具有高度特异性杀灭作用，对其他病原体无效。其最低抑菌浓度（MIC）为0.025~0.05μg/ml，成人每日口服300mg的血药浓度可达到MIC的20~100倍，对快速繁殖菌群具有强大杀灭作用，对缓慢繁殖菌群和间断缓慢繁殖菌群也有杀菌作用，但对后两者的作用低于利福平或吡嗪酰胺。异烟肼在体内分布广泛，易穿透进入细胞内和渗入关节腔、胸腔积液腹水、脑脊液以及纤维化或干酪化结核病灶中，有效杀灭结核分枝杆菌，抗菌强度与各种组织和体液中的药物浓度有关，低浓度抑菌，高浓度杀菌。

异烟肼抗结核分枝杆菌的作用机制：分枝菌酸为分枝杆菌细胞壁的重要组成部分。异烟肼与分枝菌酸酶结合形成复合物，抑制分枝菌酸合成，损害了分枝杆菌细胞壁的结构完整性和对菌体的屏障保护作用，引起结核分枝杆菌死亡。还可通过抑制结核分枝杆菌的DNA合成或抑制菌体的某些酶，引起菌体代谢紊乱而死亡。

异烟肼单用时易产生耐药性。异烟肼与其他抗结核病药无交叉耐药性，与其他抗结核病药联用可延缓耐药性产生。

【临床应用】异烟肼最有效、最安全，是防治各种类型结核病的首选药。单独用药可治疗早期轻症肺结核及用于预防用药。规范化治疗各种结核病时，必须与其他第一线抗结核药物联合应用，以增强疗效，防止或延缓耐药性的产生。对急性粟粒性结核、结核性脑膜炎等重症患者应加大用量，延长疗程，必要时可注射给药。

【禁忌证】急性肝病及异烟肼引起的肝损害者禁用。慢性非异烟肼所致的肝病者、癫痫发作者（特别是服用苯妥英钠者）、严重肾功能损害者、慢性酒精中毒者及年老者慎用。有癫痫及精神病病史者、嗜酒者、孕妇等应慎用。

护理警示

异烟肼为肝药酶抑制药，可降低肝脏对香豆素类抗凝血药、苯妥英钠、卡马西平、丙戊酸钠、茶碱、拟交感胺类药物的代谢速度，合用时应注意调整剂量。

【护理用药作用评估】

1. 药效 口服后 $1\sim2h$ 达 C_{max}，有效杀灭结核分枝杆菌。对细胞内外和各种感染部位的结核分枝杆菌均有效。

2. 不良反应

（1）神经系统反应：异烟肼可引起周围神经炎和中枢神经系统症状。周围神经炎多见于用药剂量大、维生素 B_6 缺乏及慢代谢型患者，表现为四肢麻木、肌肉震颤、反射迟钝、步态不稳等。中枢神经系统症状有头晕、头痛、兴奋、失眠等。神经系统反应发生的机制与体内维生素 B_6 缺乏有关。维生素 B_6 在体内参与 γ-氨基丁酸等神经递质的合成。异烟肼的化学结构与维生素 B_6 相似，可竞争性阻碍机体对维生素 B_6 的利用或促进其排泄，使体内维生素 B_6 缺乏而导致神经系统症状。预防性补充维生素 B_6 可防止或减少异烟肼引起的神经系统反应，已发生的神经系统反应也可用维生素 B_6 治疗。

（2）肝毒性：异烟肼可损伤肝细胞，潜在的致死性肝炎是异烟肼最严重的不良反应。引起氨基转移酶升高和黄疸，严重时可出现肝细胞坏死，尤其多见于嗜酒者、快代谢型患者及合用利福平时。

（3）其他：偶见发热、皮疹等过敏反应；也可引起胃肠道反应、粒细胞减少、血小板减少及溶血性贫血等。

【护理要点】

1. 用药前 根据患者实际情况进行护理评估。

（1）了解患者患有哪种结核病，感染结核的时间，是初治还是复治，身体状况能否耐受药物，有无药物过敏史。

（2）应清楚患者是否患有严重肾功能不全、严重肝功能不全、血液及造血系统疾病及神经系统疾病，有严重肝功能异常、癫痫、精神病、糖尿病、胆道阻塞、消化道溃疡、过敏、妊娠、哺乳患者禁用或慎用异烟肼。

2. 用药期间

（1）指导患者合理用药，应严格遵守抗结核药的应用原则。异烟肼通常应与其他抗结核药合用，以防止机体产生耐药性。

（2）异烟肼的药物动力学因患者而异，根据患者代谢类型调整给药方案。

（3）慢乙酰化或营养不良、饮酒或糖尿病患者周围视神经病变非常常见，密切监测患者的身体状况并提前告知。

（4）密切监测肝功能的变化。15%的患者出现肝功能升高；大多数的异常是轻度和暂时的，但也可能治疗期间一直存在。

（5）患者即使在治疗后数月，有时也会发生严重的和致死性的肝炎。危险随年龄而增长。密切监测肝功能并提前告知患者。

（6）遵医嘱服用维生素B_6以防治异烟肼的神经毒性。

（7）对药效作出正确评价。

【健康教育】

（1）告知患者按医嘱正确服药，未经医生同意不得擅自减量、停药及更换药物。

（2）告知患者在用餐前1h或餐后2h服药。

（3）告知患者当出现肝损害症状（厌食、疲劳、不适、黄疸及黑尿）时，应立即告诉医生。

（4）告知患者异烟肼属于药酶抑制药，可干扰乙醇代谢，避免使用酒精性饮料，同时避免吃一些食物（如金枪鱼及含酪胺的食物，如乳酪、啤酒及巧克力），因为异烟肼可抑制单胺氧化酶。

（5）治疗需要几月至几年时间，鼓励患者全力配合治疗。

（6）告知患者用药期间注重加强营养等。

（7）告知患者定期检查肝功能的必要性。

利福平（rifampicin）

又称甲哌力复霉素、甲哌利福霉素、利米定、力复平。

利福平为利福霉素的半合成衍生物，橘红色结晶粉末，对光不稳定。在结核病防治中发挥了巨大作用，成为结核病短程化疗成功的关键药物。

【药动学特点】 口服易吸收，生物利用度达90%以上，进食会影响药物吸收。血浆蛋白结合率为80%～90%。体内分布广泛，可进入各种结核病灶、巨噬细胞内、痰液及胎儿体内。在大部分组织和体液中均能达到有效的抗菌浓度，脑膜炎时脑脊液中可达有效治疗浓度。主要在肝内代谢成去乙酰基利福平，经进一步水解后形成无活性代谢物。经胆汁排泄，胆汁中药物浓度较高，可形成肝肠循环，60%～65%随粪排泄，约30%从尿中排泄，也可经乳汁分泌。其血浆$t_{1/2}$为1.5～5h，肝功能不全者$t_{1/2}$延长。

利福平具有肝药酶诱导作用，连续应用可促进自身及其他药物的代谢。临床长期连续应用利福平或与其他药物联合用药时，应注意调整利福平及相关药物的剂量。利福平及其代谢产物均呈橘红色，服药过程中可使痰、尿、唾液、汗液及粪红染。

【抗菌作用及机制】 利福平抗菌谱广，抗菌作用强。

（1）对结核分枝杆菌、麻风分枝杆菌及非典型分枝杆菌均具有强大抗菌作用。对结核分枝杆菌的杀灭作用与异烟肼相当。穿透性强，能进入吞噬细胞和结核病灶内，杀灭各种结核病灶中和细胞内外的结核分枝杆菌，尤其对快速繁殖菌群和间断缓慢繁殖菌群具有杀菌作用。

（2）对大多数革兰氏阳性菌和革兰氏阴性菌有显著抗菌作用，尤其对耐药金黄色葡萄球菌和脑膜炎奈瑟菌具有强大抗菌作用。

（3）对沙眼衣原体及某些病毒也有一定抑制作用。

利福平的抗菌作用机制：抑制病原体DNA依赖性RNA聚合酶，抑制细菌RNA的合成。利福平对人体和动物细胞的DNA依赖性RNA聚合酶无影响，故对病原体有较高的选择性作用。

单用利福平可使病原体迅速产生耐药性，与其他抗结核病药物之间无交叉耐药性，联合用药可增强异烟肼和链霉素的抗结核分枝杆菌作用，延缓耐药性的产生。

【临床应用】

1. 结核病 利福平是目前治疗结核病的第一线药物，对各种类型的肺结核，包括初治型和复发型都有良好的效果，单用易产生耐药性，常与异烟肼、乙胺丁醇、吡嗪酰胺等药物合用治疗各型结核病。

2. 麻风病 用于治疗瘤型或边缘型麻风病，疗效好，显效快，是重要的抗麻风病药物。

3. 细菌感染 用于治疗耐金黄色葡萄球菌和其他敏感菌的感染。胆汁中药物浓度较高，对严重胆道感染有效。

4. 眼科感染 利福平滴眼液可用于治疗沙眼及结膜炎。

【禁忌证】对利福平及相关药物过敏者、严重肝功能不全或胆道阻塞者禁用。肝胆病患者、老年人、幼儿、嗜酒者慎用。

> **护理警示**
>
> 利福平为肝药酶诱导剂，联合用药时能加速口服抗凝血药、口服避孕药、糖皮质激素、磺酰脲类口服降血糖药、地高辛、奎尼丁、普萘洛尔、氯贝丁酯、氟康唑、维拉帕米等多种药物的代谢，药物 $t_{1/2}$ 缩短，血药浓度降低，疗效减弱。

【护理用药作用评估】

1. 药效 口服给药后2～4h达 C_{max}，对结核分枝杆菌、麻风分枝杆菌、耐药金黄色葡萄球菌、沙眼衣原体均有较强的杀灭作用。

2. 不良反应

（1）肝损害：利福平长期应用可引起肝损伤，出现氨基转移酶升高、肝大及黄疸等。对原有肝病患者、嗜酒者及与异烟肼合用时，易引起严重肝损害。

（2）消化道反应：常见恶心、呕吐、腹痛、腹泻等胃肠刺激症状。

（3）过敏反应：偶见皮疹、药热、白细胞减少、贫血、溶血等。

（4）流感样综合征：本品大剂量间歇疗法时，可出现流感样综合征，表现为寒战、发热、头痛、肌肉痛等。应避免间歇用药。

（5）致畸作用：动物实验中发现有致畸作用，孕妇尤其妊娠早期妇女禁用。

【护理要点】

1. 用药前 根据患者实际情况进行护理评估，做出护理诊断。

2. 用药期间

（1）遵医嘱用药，至少与其他一种抗结核药联用。

（2）指导患者空腹用药，宜晨起顿服，以避免食物影响吸收。

（3）遵医嘱监测肝功能、血常规及尿酸水平。药物可能会造成非症状性肝功能异常和尿酸升高。

（4）如患者出现肝功能损害症状需立即报告医生。

（5）利福平治疗可以导致母亲和新生儿出血。

（6）对氨基水杨酸可延缓利福平的吸收，两者合用时，两种药物的服药间隔时间应为8～12h。

【健康教育】

（1）告知患者若药物引起胃肠道不适，可在进餐时服药。

（2）告知患者用药后会有睡意及可能出现尿液、粪便、汗、痰、眼泪变成橘红色，佩戴隐形眼镜时镜片会被永久性染色，对健康无影响，避免出现恐慌情绪。

（3）告知患者采取非避孕药的方式避孕。

（4）告知患者如有发热、食欲不佳、不适、恶心、呕吐、尿液颜色变深、眼睛皮肤变黄需联系医生。

（5）告知患者在用药期间避免饮酒。

乙胺丁醇（ethambutol，EMB）

异烟肼为异烟酸的酰肼类化合物，易溶于水，性质稳定。具有杀菌活性强、不良反应少、价格低廉、口服方便等优点，是治疗各种结核病的首选药物。

【药动学特点】 口服吸收良好，生物利用度较高。体内分布广泛，脑膜炎时可在脑脊液中达到有效浓度，为血药浓度的15%～50%。本品50%～75%以原形由肾脏排泄，约20%随粪便排出，血浆 $t_{1/2}$ 为3～4h。肾功能不全者可致蓄积中毒，应减少用量。

【抗菌作用及机制】 乙胺丁醇对细胞内外的繁殖期结核分枝杆菌有较强的选择性抑制作用，对其他病原体几乎无作用。抗结核分枝杆菌作用比异烟肼、利福平和链霉素弱，对大多数耐异烟肼和链霉素的结核分枝杆菌仍有抗菌活性。

乙胺丁醇的抗菌作用机制：与菌体内 Mg^{2+} 结合，干扰结核分枝杆菌的RNA合成。还能抑制分枝杆菌的阿拉伯糖基转移酶，阻止分枝杆菌细胞壁成分阿拉伯聚糖的聚合反应，影响菌体细胞壁的合成。本药单用可缓慢地产生耐药性。与其他抗结核病药物之间无交叉耐药性。

【临床应用】 主要与利福平、异烟肼等联合用于各种类型结核病的治疗，尤其适用于初治和复治患者的早期强化治疗阶段。

【禁忌证】 视神经炎患者、对该药过敏者及未满13岁儿童禁用。肾功能损害、白内障、复发性眼炎、痛风、糖尿病性视网膜病患者慎用。年幼有色觉障碍者慎用。

【护理用药作用评估】

1. 药效　口服后2～4h达 C_{max}，抑制繁殖期结核分枝杆菌的生长。

2. 不良反应　主要不良反应为球后视神经炎，表现为弱视、红绿色盲和视野缩小。

其发生率随用药剂量的增加而增加，每日15mg/kg的常用量较少发生，而每日剂量为25mg/kg时较易发生。用药期间应定期进行眼科检查，一旦发现立即停药，可自行恢复正常。少数患者可出现皮疹、药热等过敏反应。本药也可引起胃肠道反应和高尿酸血症。

护理警示

铝盐可以延迟和减少乙胺丁醇的吸收，合用时给药应间隔几小时。

【护理要点】

1. 用药前 根据患者实际情况进行护理评估，做出护理诊断。

2. 用药期间

（1）在治疗开始前及治疗中应检查视觉敏感度及色觉辨别力。

（2）确定任何视觉上的不适是否是用药造成的。

（3）治疗前检查肝功能水平，遵医嘱每3～4周监测1次。

（4）肾功能损害者酌情减量。

（5）乙胺丁醇应与其他抗结核药合用以防机体产生耐药性。

（6）遵医嘱监测血尿酸浓度，观察患者可能出现的痛风征兆。

【健康教育】

（1）告知患者用药后出现的视觉障碍通常在停药后几周至几月内消失。

（2）告知患者应与其他抗结核药联用。

（3）告知患者药物治疗依从性的重要性。

（4）告知患者及时向医生汇报不良反应。

吡嗪酰胺（pyrazinamide，PZA）

又称氨甲酰基吡嗪、异烟酰胺、吡嗪甲酰胺。

吡嗪酰胺是人工合成的烟酰胺类似物，微溶于水，性质稳定。口服易吸收，1～2h后达C_{max}。体内分布广泛，在肝、肺、胆汁和脑脊液中，药物浓度与血浆药物浓度相近。主要在肝脏代谢，经肾脏排泄，血浆$t_{1/2}$为8～11h。在酸性环境中，抗结核分枝杆菌作用较强，主要杀灭巨噬细胞和单核细胞内的缓慢繁殖菌群。单用易产生耐药性，与其他抗结核病药无交叉耐药性，与异烟肼和利福平合用有显著协同作用。临床主要用于抗结核病的联合用药（三联或四联）方案中。吡嗪酰胺为短期（6个月）联合治疗方案中不可缺少的重要药物，它对细胞内缓慢繁殖菌群有杀灭作用，可防止或减少停药后复发。长期大量使用可引起肝损害，表现为氨基转移酶升高、黄疸、肝细胞坏死等。在结核病联合治疗方案中，主张小剂量、短程使用吡嗪酰胺，并定期检查肝功能。肝功能异常者慎用或禁用。也可引起高尿酸血症、胃肠道反应、过敏反应等。有痛风病史者慎用。

链霉素（streptomycin，SM）

链霉素为氨基糖苷类抗菌药，是第一个用于临床的抗结核病药物。对结核分枝杆菌具有较强的抑制作用，对快速繁殖菌群有效，抗结核作用仅次于异烟肼和利福平。由于极性大，穿透力差，只分布于细胞外液，不易进入巨噬细胞和结核病灶的厚壁空洞及干酪样坏死组织内，也不易透过血脑屏障。对细胞内、厚壁空洞及干酪样坏死病灶内结核分枝杆菌作用较弱，对结核性脑膜炎效果差。单用易产生耐药性，长期应用产生耳毒性伤害。临床上主要与其他抗结核病药物联合用于早期结核患者的强化治疗。

二、其他治疗结核病药

对氨基水杨酸（para-aminsalicylic acid，PAS）

一般用其钠盐PAS-Na，又称对氨基柳酸钠、对氨柳酸钠、抗痨钠、派斯钠。

口服吸收快而完全，体内分布广，但不易进入巨噬细胞和脑脊液内。主要经肝脏代谢，原形药及乙酰化代谢产物经肾排泄。

对氨基水杨酸能竞争性抑制二氢叶酸合成酶，对结核分枝杆菌具有较弱的抑制作用，不单独用于结核病的治疗。耐药性产生缓慢，与其他抗结核药物联合应用可增强疗效和延缓耐药性的产生。不良反应较多。常见胃肠道反应，也可引起皮疹、发热、关节痛、白细胞减少症和肝、肾损害等。本药不能与利福平同时服用。

丙硫异烟胺（protionamide）

又称丙基硫异烟胺。

该药化学结构、抗结核病作用和临床应用均与乙硫异烟胺相似，与乙硫异烟胺有交叉耐药性。本药胃肠道反应较乙硫异烟胺轻，患者较易耐受，可取代乙硫异烟胺的应用。

利福喷汀（rifapentine，RPE）

又称环戊基哌嗪利福霉素、环戊去甲利福平、利福喷丁。

该药为半合成利福霉素衍生物，为砖红色结晶粉。口服易吸收，体内分布广，原形药物及代谢物主要由粪便排泄，部分由尿排出。抗菌谱和作用机制与利福平相同。对结核分枝杆菌、麻风分枝杆菌、多数革兰氏阳性菌和革兰氏阴性菌、某些病毒衣原体等均有较强抗菌活性。其抗结核分枝杆菌的作用强度为利福平的2～10倍，与利福平具有完全交叉耐药性。主要与其他药物联合用于结核病的治疗，也可用于麻风病。常见胃肠道反应、皮疹等，偶见头痛、头晕、氨基转移酶升高。孕妇、肝功能不良者慎用。

卡那霉素（kanamycin）

该药为氨基糖苷类抗生素，抗菌谱和作用机制与链霉素相同，不良反应较多。临床与其他抗结核病药物合用，仅用于对第一线抗结核病药有耐药性的结核病患者。

卷曲霉素（capreomycin）

该药为多肽类抗生素，可抑制结核分枝杆菌蛋白质的合成。抗结核分枝杆菌活性为异烟肼的10%和链霉素的50%，单用易产生耐药性。临床主要与其他抗结核病药物合用，治疗耐药菌感染的复治患者。不良反应与链霉素相似。

司帕沙星（sparfloxacin）

该药为第三代氟喹诺酮类广谱抗菌药，对结核分枝杆菌具有较强杀灭作用，用于治疗对第一线抗结核病药物耐药的结核病。单用可产生耐药性，常与吡嗪酰胺等其他抗结核病药联合应用治疗多药耐药菌结核病。

三、治疗结核病药的应用原则

对结核病的化学药物治疗，应遵循"早期用药、规律用药、全程用药、适量用药、联合用药"五项原则。目前临床上针对不同类型的"初治"和"复治"结核病患者，分别采用不同的标准治疗方案。整个治疗方案分为强化和巩固两个阶段，严格执行选定的统一标准方案，以确保能达到临床治愈的预期效果。

1. 早期用药 对所有确诊的结核病患者，均应立即给予化学治疗。结核病早期病灶内结核杆菌生长繁殖旺盛，对药物敏感，同时病灶内血液供应充分，药物易于渗入，有利于药物发挥快速杀菌作用，促使病变吸收和减少传染性。

2. 规律用药 严格按照治疗方案要求规律用药，不漏服，不擅自停药，以避免耐药菌的产生。

3. 全程用药 按照选定的治疗方案，全程完成规定的治疗期，是提高治愈率和减少复发率的重要措施。

4. 适量用药 剂量过低达不到有效治疗浓度，影响疗效和易产生耐药性。用药剂量过大，易发生药物毒副反应。应根据病情和患者综合情况，实施个体化治疗。

5. 联合用药 联合用药的目的在于提高治愈率，降低复发率，降低毒性，防止耐药性发生。根据疾病的严重程度、病灶部位、体外药敏试验结果等因素，选择适合的统一标准方案。如用于单纯性肺结核病的初治联合用药方案为"标准6个月方案（2HRZ/4HR）"：即强化期2个月，使用异烟肼（H）、利福平（R）、吡嗪酰胺（Z）治疗；巩固期4个月，使用异烟肼、利福平治疗。

第二节 | 治疗麻风病药

麻风病（lepriasis）是由麻风分枝杆菌感染引起的慢性传染病，其病变主要损害皮肤、黏膜和周围神经。麻风分枝杆菌在细胞内生长速度很慢，从感染到发病一般历经2~10年。麻风病主要通过接触和飞沫传播。

目前使用的抗麻风病药（antileprotic drug）主要有氨苯砜、醋氨苯砜、利福平和氯法齐明等。对麻风病的治疗多采用药物联合化疗，以减少耐药性和缩短疗程。麻风病治疗过程中，麻风分枝杆菌裂解释放的磷脂类颗粒可引起麻风反应，沙利度胺可减轻麻风反应。

氨苯砜（dapsone diaminodiphenyl sulfone，DDS）

又称二氨二苯砜、对位氨基双苯砜。

该药为砜类（sulfone）抗麻风病药。

【药动学特点】口服吸收率为93%，2～8h后达C_{max}。体内分布广泛，以肝、肾、肌肉、皮肤等组织中药物浓度较高，麻风病变部位皮肤的药物浓度比正常皮肤高数倍。主要在肝脏经乙酰化代谢，代谢产物由肾脏排泄；部分药物由胆汁排泄并形成肝肠循环，故药物消除缓慢，$t_{1/2}$为24～48h。宜采用周期性间歇给药方案，以防蓄积中毒。

【抗菌作用与机制】氨苯砜对麻风分枝杆菌有较强的选择性抑制作用。其抗菌作用与机制均与磺胺类药物相似，可竞争性抑制细菌二氢叶酸合成酶，干扰细菌的叶酸合成。麻风分枝杆菌对氨苯砜易产生耐药性。

【抗菌作用与临床应用】氨苯砜为治疗各型麻风病的首选药。常与利福平联合应用，以增强疗效，延缓耐药性的产生。该药可与甲氧苄啶联用治疗卡氏肺孢子菌病，与乙胺嘧啶、氯喹联用可预防间日疟。

【禁忌证】对本药过敏者禁用。因为有发生肿瘤的潜在危险，母乳喂养者禁用。慢性肝肾疾病或心血管疾病、各种顽固性贫血、葡萄糖-6-磷酸脱氢酶缺乏患者慎用。

【护理用药作用评估】

1. 药效　口服2～8h后达C_{max}。用药3～6个月后，患者自觉症状好转，鼻、口、咽喉和皮肤病变逐渐减轻，但需连续用药治疗1～3年，麻风分枝杆菌才完全清除。麻风病神经病变的恢复以及瘤型麻风病患者的麻风分枝杆菌消失需要更长的用药时间，甚至长达5年。瘤型麻风病患者需终身用药。

> **护理警示**
>
> 丙磺舒能减少氨苯砜由肾小管分泌，增加氨苯砜血药浓度；利福平则促进氨苯砜的肝脏代谢，合用时应注意调整剂量。

2. 不良反应　氨苯砜毒性大，不良反应多。较常见为贫血，易引起溶血和发绀，偶致溶血性贫血，也可引起肝损害、胃肠道反应、过敏反应等。剂量过大或治疗早期剂量增加太快可引起"氨苯砜综合征"，表现为高热、周身不适、剥脱性皮炎、肝坏死和贫血等，一旦出现应立即停药，可用沙利度胺或糖皮质激素类药物治疗。

【护理要点】

1. 用药前　根据患者实际情况进行护理评估，作出护理诊断。

2. 用药期间

（1）遵医嘱监测血常规，进行基础全血细胞计数，第1月，每周测1次，随后的6个月每月测1次，以后每半年测1次。

（2）当血红蛋白低于9g/dl，白细胞低于5000个/mm³，红细胞低于2.5×10^6个/mm³或持续低水平时，药物减量或暂时停药。

（3）当患者发生弥散性皮炎时，要告知医生及准备暂停治疗。

（4）遵医嘱应用抗组胺药来治疗变态反应性接触性皮炎。

（5）在治疗过程中观察可能出现的结节红斑反应的征兆和症状，如不适、发热、皮肤黏膜炎症、痛性硬结、虹膜炎及神经炎。严重的患者应停药，慎用糖皮质激素。

（6）密切观察并汇报氨苯砜综合征的症状和体征，包括发热、不适、肝坏死性黄疸、淋巴结病、高铁血红蛋白血症和溶血性贫血。

【健康教育】

（1）告知用母乳喂养的患者在婴儿出现发绀时应及时告诉医生。

（2）告知患者应坚持长期药物治疗，强调依从药物治疗的重要性。

（3）告知患者进食时服药，以减少胃的不适。

（4）告知患者及时向医生汇报不良反应。

（5）告知患者由于药物可致光敏性，避免过多照射太阳。

氯法齐明（clofazimine）

口服吸收不完全，生物利用度个体差异大。吸收后迅速分布到多种组织，主要蓄积在单核-巨噬细胞系统和皮肤，并缓慢释放入血，血浆 $t_{1/2}$ 长达 2 个月。对麻风分枝杆菌有较弱的抗菌作用，其作用机制可能与其结合于细菌 DNA 有关。本药也有抗炎作用，可阻止麻风反应中结节性红斑的形成。临床上主要作为氨苯砜的替代品，用于对氨苯砜耐药或不宜使用氨苯砜的各型麻风病患者，也可用于缓解其他药物引起的麻风反应。主要不良反应为皮肤色素沉着和胃肠道反应。

沙利度胺（thalidomide）

又称反应停、酞胺哌啶酮。

1957 年上市后用于治疗失眠和妊娠反应，因致胎儿出现"海豹畸形"而停用。后发现它对麻风反应及某些皮肤病有效。本药口服易吸收，2h 后达 C_{max}，血浆蛋白结合率低，$t_{1/2}$ 约为 5h。沙利度胺对麻风病本身无效，但可明显抑制麻风反应，主要与抗麻风病药物合用以减轻麻风反应。其作用机制可能与其免疫抑制、免疫调节作用有关。临床对各型麻风病治疗中的麻风反应都有一定的疗效，是抗麻风反应的首选药。沙利度胺及其代谢物有强烈致畸作用，孕妇或有生育计划的妇女禁用。也可引起口干、食欲减退、头晕、嗜睡、白细胞减少、中毒性神经炎等不良反应。

临床实训

一、处方分析

案例： 王某翔，男，71 岁，间断咳嗽，咳痰伴咯血 1 月余，近 1 周反复出现午后低热

（37.8℃），盗汗，常觉乏力。X线胸片检查显示：双上肺斑片状致密阴影，隐约可见空洞。痰涂片检查显示：抗酸杆菌（＋）。医生开出如下处方：

Rp.

异烟肼片 0.1g×100片

Sig. 0.3g q.d. p.o.

利福平胶囊 0.15g×100个

Sig. 0.45g q.d. p.o.

吡嗪酰胺片 0.25g×100片

Sig. 0.5g t.i.d. p.o.

注射用链霉素 0.75g×10支

生理盐水 5ml×10支

Sig 4ml b.i.d. i.m.

请问：该处方是否合理？为什么？

分析：该处方不合理。老年患者抗结核治疗时，应尽可能避免应用氨基糖苷类药物（链霉素），该类药物可致耳毒性，老年患者因肝、肾功能减退，对药物的代谢能力降低，容易蓄积中毒，可改用乙胺丁醇等药物。

二、实训练习

案例：杜某，女，32岁。因"午后低热、食欲减退、全身疲乏无力，夜间盗汗3个月，咳嗽、咯血1周"入院。经临床多项检查，诊断为肺结核。医嘱给予异烟肼、利福平和吡嗪酰胺联合用药进行治疗。

请问：用药期间应如何进行用药护理？

（王亚榕）

？ 思考题

1. 比较一线抗结核病药的作用特点及不良反应。
2. 简述抗结核病药的治疗原则。

实训练习解析

思考题与参考答案

思维导图

第四十三章

抗真菌药

学习目标

1. **掌握**　两性霉素B、氟胞嘧啶、灰黄霉素的药理作用、临床应用、禁忌证和护理用药作用评估。
2. **熟悉**　酮康唑、特比萘芬、制霉菌素等药物的作用特点、临床应用等。
3. **了解**　其他抗真菌药的药理作用和临床应用。

真菌感染可分为浅部感染和深部感染两类。浅部真菌感染常由各种癣菌造成，多侵犯皮肤、毛发、指（趾）甲和黏膜等部位，引起各种癣症，如手足癣、头癣、体癣、甲癣等，发病率高，但危害性小。深部真菌感染常由白色念珠菌、新型隐球菌、曲霉菌等引起，主要侵犯内脏器官和深部组织，引起深部组织器官炎症、坏死，发病率低，但危害性大，致死率高。

抗真菌药（antifungal agents）是指能特异性抑制真菌生长繁殖或杀灭真菌的药物。根据化学结构不同，可分为多烯类（如两性霉素B、制霉菌素）、唑类、（如咪唑类、咪康唑、克霉唑、酮康唑）、三唑类（氟康唑、伊曲康唑）、丙烯胺类（如特比萘芬、布替萘芬）、嘧啶类（如氟胞嘧啶）。根据作用机制不同，可分为影响真菌细胞膜的药物、影响真菌细胞壁的药物以及其他抗真菌药等。

第一节 | 影响真菌细胞膜的药物

一、多烯类

两性霉素B（amphotericin B）

又称庐山霉素，是从链丝菌培养液中提取的多烯类抗真菌抗生素。临床常用两性霉素B及其含脂制剂治疗深部真菌感染。

【药动学特点】口服、肌内注射难吸收，且刺激性大，故临床常采用缓慢静脉滴注给药。体内分布较广泛，但不易通过血脑屏障。消除缓慢，主要通过肾脏排泄，每日约有给药量的2%～5%的药物以活性形式排出，7日内自尿中约排出给药量的40%，停药2个月及以上时仍可在尿液中检出，不易被透析所清除。

【药理作用】两性霉素 B 为广谱抗真菌药，几乎对所有深部真菌都有抗菌活性。对各种深部真菌如白色念珠菌、新型隐球菌、皮炎芽生菌、荚膜组织胞浆菌等有强大的抑制作用，高浓度时有杀菌作用。抗菌机制为选择性地与真菌细胞膜上麦角固醇结合，使得细胞膜出现微孔，通透性增加，导致参与细胞代谢的重要物质（K^+、核苷酸、氨基酸等）外漏，从而破坏细胞的正常代谢，抑制其生长，导致真菌死亡。

【临床应用】

1. 治疗深部真菌感染　静脉滴注两性霉素 B 是临床首选治疗深部真菌感染的方案，用于各种真菌性肺炎、心膜炎、脑膜炎及尿路感染等。治疗真菌性脑膜炎时，需配合小剂量鞘内注射。

2. 其他　口服仅用于治疗肠道真菌感染。局部应用可治疗浅部真菌感染，如眼部、黏膜等真菌感染。

【禁忌证】对本药活性成分及辅料过敏者、严重肝病患者禁用。肝、肾功能不全者慎用。哺乳期妇女应避免应用或用药期间暂停哺乳。

【护理用药作用评估】

1. 药效　可通过静脉注射、鞘内注射、雾化吸入、外用等方式给药。该药血浆蛋白结合率在 90% 以上，$t_{1/2}$ 约为 24h。

2. 不良反应　不良反应多且严重。静脉滴注可发生即刻反应，如寒战、高热、头痛、恶心等。滴注过快可引起惊厥、心律失常、心脏搏停等。长期应用会出现肾损害，出现尿蛋白、管型尿、血尿素氮升高等，也可引起贫血、低血钾、听力损害、皮疹、肝功能损害等。静脉注射部位可引起血栓性静脉炎，鞘内注射可引起头痛、发热、颈强直、肾部疼痛及下肢疼痛等。

【护理要点】

（1）寒战、高热、疼痛等反应，预防血栓性静脉炎，静脉滴注前可给予解热镇痛药、H_1 受体阻断药，如吲哚美辛和异丙嗪等，同时给予糖皮质激素琥珀酸氢化可的松 20～50mg 或地塞米松 2～5mg 一同静脉滴注。

（2）静脉滴注时将本药溶于 5% 的葡萄糖液中，忌用 0.9% 的氯化钠溶解，以免沉淀。滴注液应新鲜配制，浓度不宜超过 0.1mg/ml，缓慢避光滴注，每剂滴注时间至少 6h。

> **护理警示**
>
> 两性霉素 B 与肾上腺皮质激素合用会加重诱发低血钾症，如需合用，宜采用最小剂量和最短疗程，并监测血钾和心脏功能。

（3）用药期间必须定期检查及监测血钾、血常规、尿常规、肝肾功能和心电图等，及时调整剂量。如出现肾损害，需减量或暂停治疗，直至肾功能恢复。

（4）本药治疗如中断 7 日以上，需重新自小剂量（0.25mg/kg）开始逐渐增加至所需量。

（5）用药过程中出现呼吸窘迫，应立即停药抢救，并不可再使用本药。

【健康教育】

（1）告知患者本药毒性大，不良反应多见，但它是治疗危重深部真菌感染的唯一有效药物，选择本药是必须权衡利弊后作出的决定。

（2）告知患者用药期间如有不适请立即报告医护人员。

制霉菌素（nystatin dihydrate）

又称制霉素、米可定。

本药属多烯类抗真菌抗生素。化学结构及抗菌作用机制均与两性霉素B相似，为广谱抗真菌药，对念珠菌属的抗菌活性较强，对阴道滴虫也有效。但其毒性更大，不宜注射给药，口服给药难以吸收，故主要以局部给药治疗浅部真菌感染，如皮肤、口腔、膀胱和阴道的念珠菌感染及阴道滴虫感染。口服仅用于胃肠道感染，较大剂量口服可引起恶心、呕吐、腹泻、食欲不振等胃肠道反应。

二、唑类

唑类抗真菌药主要包括咪唑类和三唑类。咪唑类有咪康唑、克霉唑、酮康唑等，临床主要用于治疗浅部真菌感染。三唑类有氟康唑、伊曲康唑，深部、浅部真菌感染均可应用。唑类抗真菌药的作用机制为选择性抑制真菌细胞色素P450依赖酶，抑制真菌麦角固醇合成，使得细胞膜通透性增加，胞内重要物质外漏导致真菌死亡。

咪康唑（miconazole）

又称双氯苯咪唑。

本药属咪唑类广谱抗真菌药。口服吸收差，且不易透过血脑屏障。静脉滴注治疗深部真菌感染，不良反应多，用于两性霉素B无效或不耐受的病例。临床常局部应用治疗皮肤、黏膜等浅部真菌感染，局部应用无明显不良反应。

克霉唑（clotrimazole）

又称三苯甲咪唑。

本药属咪唑类广谱抗真菌药。对浅部及某些深部真菌有较强的抑制作用，作用不及两性霉素B，口服吸收差，静脉给药不良反应多且严重，故仅局部用药治疗各种浅部真菌感染。

酮康唑（ketoconazole）

本药属咪唑类广谱口服抗真菌药，对念珠菌和表浅癣菌具有强大抗菌力。口服易吸收，分布广，不易透过血脑屏障，$t_{1/2}$约为8h。它在酸性环境下易溶解吸收，故不能与抗酸药、抑制胃酸分泌的药物同服。主要自肝脏代谢，由胆汁排泄，少量由肾脏排泄。对浅部和深部真菌均有抑制作用，不易产生耐药性，但对深部真菌感染作用不及两性霉素B，故临床主要用于多种浅部真菌感染的治疗。不良反应为恶心、呕吐等胃肠道反应；偶见肝功能异常，用药期间需监测肝功能；极少数可出现内分泌异常，表现为女性月经不调及男性乳房发育等。

氟康唑（fluconazole）

本药为三唑类广谱抗真菌药，抗菌谱及抗菌机制与酮康唑相似，体内抗真菌作用比酮康唑强10～20倍，脑脊液中浓度高，体外作用不及酮康唑。口服吸收后生物利用度达90%，血浆 $t_{1/2}$ 约30h。临床主要用于念珠菌和隐球菌等各种深部和浅部的真菌感染，如隐球菌性脑膜炎、复发性口腔念珠菌病。毒性较低，不良反应在本类药中最低，常见有恶心、腹痛、腹泻等胃肠道反应；肝毒性小于咪唑类抗真菌药。氟康唑可致胎儿缺陷，哺乳期妇女及儿童禁用，孕妇慎用。

伊曲康唑（itraconazole）

为三唑类广谱抗真菌药。本药脂溶性高，餐后或随餐服用吸收好，迅速分布至组织中，能聚集于皮肤和指甲等部位，脑脊液中浓度低，$t_{1/2}$ 约20～30h。抗菌作用较酮康唑强。对深部及浅部真菌感染均有效。临床用于多种浅部真菌感染，如手足癣、体癣、股癣、真菌性结膜炎、口腔及阴道念珠菌感染，尤适用于指（趾）甲真菌感染。对深部真菌感染如孢子丝菌病、着色芽生菌病、组织胞浆菌和隐球菌病等均有良好效果。不良反应较低，主要有胃肠道反应、过敏反应、头痛、头晕等，肝毒性小于酮康唑。

三、丙烯胺类

特比萘芬（terbinafine，TBF）

又称兰美舒、三并萘芬。

本药为丙烯胺类广谱抗真菌药，口服吸收良好，体内分布广泛，可聚集在皮肤角质层、甲板和毛发等处。主要经肝脏代谢，经肾脏排泄，血浆 $t_{1/2}$ 为16～17h。本药对皮肤癣菌及多种浅部真菌有杀菌作用，对念珠菌有抑制作用。抗菌作用机制为选择性抑制角鲨烯环氧化酶，从而抑制真菌细胞膜麦角固醇的合成而发挥杀菌、抑菌作用。因它不抑制细胞色素P450依赖酶，故不产生严重不良反应。临床可口服或局部应用治疗皮肤癣菌引起的甲癣、手足癣、体癣、股癣等。不良反应轻，主要为消化道反应、头痛、乏力，偶见暂时性肝损伤。

布替萘芬（butenafine）

抗菌机制与特比萘芬相似。适用于浅部皮肤真菌感染。临床上外用治疗敏感菌所致的手足癣、体癣、股癣及花斑癣等。不良反应少，常见的不良反应包括用药部位轻度烧灼感、刺痛感红斑及痛痒、局部刺激等，发生率不超过2%，均不影响继续治疗。

第二节 | 影响真菌细胞壁的药物

一、棘白菌素类

真菌细胞壁的主要成分为β-葡聚糖、几丁质和甘露聚糖蛋白，抑制或干扰上述成分的合成便能有效抑制和杀灭真菌。棘白菌素类药物可以非竞争性抑制β-1,3-D-葡萄糖合成酶，从而抑制真菌细胞壁β-1,3-D-葡萄糖合成，使真菌细胞壁渗透性改变，细胞溶解死亡。该类药物为杀菌剂，具有广谱抗真菌活性，对念珠菌属、曲霉属有良好的抗菌活性。主要包括卡泊芬净、米卡芬净。

卡泊芬净（caspofungin）

本药为第一个棘白菌素类抗真菌药，对烟曲霉、黄曲霉、土曲霉和黑曲霉具有良好抗菌活性，对白念珠菌、光滑念珠菌、吉列蒙念珠菌、克柔念珠菌等有高度抗菌活性。对镰孢菌属、丝状真菌和一些双相真菌具有抗菌活性。新型隐球菌对本药天然耐药。临床用于念珠菌和曲霉导致的感染，如治疗食管念珠菌感染、预防造血干细胞移植患者念珠菌感染。常见不良反应有过敏反应（如皮疹、面部肿胀、血管性水肿、瘙痒等）及肝脏功能损害。

米卡芬净（micarfungin）

本药对念珠菌属有杀菌作用，对曲霉属具有抑菌作用，可抑制孢子发芽和菌丝生长，对隐球菌属、镰孢菌属、毛孢子菌无效。口服吸收差，仅能静脉给药。用于治疗食道念珠菌感染、预防造血干细胞移植患者念珠菌感染等。本药耐受性好，不良反应主要包括胃肠道反应、发热、血胆红素增高等。

第三节 | 其他抗真菌药

一、嘧啶类

氟胞嘧啶（flucytosine，5-FC）

【药动学特点】口服吸收快而完全，体内分布广泛，易透过血脑屏障，脑脊液中浓度高，也可进入感染的腹腔、关节腔和房水中。

【药理作用】抗菌谱窄，仅对念珠菌、隐球菌等有良好的抗菌活性，对其他真菌抗菌作用差。抗菌机制为通过真菌细胞的渗透酶系统进入细胞内部，转化为氟尿嘧啶，替代尿嘧啶进入真菌的DNA中，从而阻断真菌DNA的合成。

【临床应用】主要用于念珠菌属及隐球菌属所致的深部真菌感染，如心内膜炎、脑膜炎、败血症、肺部感染、尿路感染等。单用疗效不如两性霉素B，且易产生耐药，可与两性霉素B联合应用以增加疗效。

【禁忌证】对本药过敏者、严重肾功能不全者、严重肝病患者禁用，孕妇慎用。

【护理用药作用评估】

1. 药效 口服经胃肠道吸收快而完全，$t_{1/2}$ 为 8～12h。

2. 不良反应 有恶心、呕吐、腹痛、腹泻等胃肠道反应。此外可引起白细胞或血小板减少及皮疹、嗜酸性粒细胞增多等变态反应，有肝、肾毒性，用药期间需监测血常规及肝、肾功能。偶发骨髓抑制、头痛、头晕、幻觉、精神错乱等。

【护理要点】

（1）饭后服药可减少胃肠道的不良反应。

（2）治疗期间应定期监测血常规、肝功能和肾功能，每周应进行敏感性指标的检测，以监测是否发生药物抵抗。

（3）如有可能，应定期进行血药浓度的监测，维持氟胞嘧啶血药浓度在治疗水平（40～60μg/ml），血药浓度在100μg/ml以上可能产生毒性作用。

（4）监测液体的摄入和排出量，及时报告任何明显的改变。

【健康教育】

（1）告知患者治疗的时间可能需要几周甚至几个月。

（2）指导患者及时报告不良反应。

（3）指导患者将服药时间延长在15min以上，以减少胃肠道的不良反应。

二、非多烯类

灰黄霉素（griseofulvin）

又称灰霉素。

本药是从灰黄青霉菌培养液中提取出的抗浅表真菌抗生素。

【药动学特点】口服易吸收，吸收后分布至全身，在皮肤、脂肪、毛发、指（趾）甲等组织含量较高。主要在肝脏代谢，在肾脏排泄。本药不易透过表皮角质层，故外用无效。

【药理作用】本药对表皮癣菌属、小孢子菌属和毛癣菌属引起的皮肤真菌感染有效，对其他真菌感染包括念珠菌属以及细菌无效。抗菌机制为竞争性抑制鸟嘌呤进入DNA分子中，从而干扰真菌核酸合成，抑制其生长。能抑制真菌有丝分裂，使有丝分裂的纺锤结构断裂，终止中期细胞分裂。

【临床应用】主要用于头癣、严重体股癣、叠瓦癣、手足甲癣等，对头癣的疗效较明显。

【禁忌证】对本药过敏者、妊娠妇女和哺乳妇女禁用。

【护理用药作用评估】

1. 药效 一般为口服给药，剂量和用药人群、癣病类型等有关，具体遵医嘱。

2. 不良反应 可引起神经系统毒性，如头痛、眩晕等；轻度消化道反应，如恶心、呕吐、腹泻等；嗜睡，皮疹，偶见白细胞减少、肝毒性及蛋白尿等。

临床实训

一、案例分析

案例： 李某，女，36岁。近半月出现发热咳嗽，给予β-内酰胺类抗生素治疗后，未见好转，且症状加重。1周前因"气短、哮喘伴呼吸困难"入院，CT（computed tomography，计算机断层扫描）检查发现双肺多发浸润性阴影，经支气管镜活检、组织病理学检查，诊断为肺曲霉菌病。

请问： 首选哪种药物治疗？应如何进行用药护理？

分析： 首选两性霉素B治疗。

该药毒性较大。静脉滴注时可出现寒战、高热、头痛、恶心、呕吐，有时可出现血压下降、眩晕等，静脉滴注过快可出现心室颤动和心搏骤停。此外，尚有肾损害、低钾血症和贫血，偶见过敏反应。为减轻用药初期寒战、高热等不良反应的发生，可静脉滴注前加用解热镇痛抗炎药、抗组胺药，滴注液中加定量的氢化可的松或地塞米松，并加强监护。用药期间应定期做血钾、血常规、尿常规、肾功能和心电图检查。本药禁用0.9%氯化钠注射液稀释，需用5%葡萄糖注射液稀释。

二、实训练习

案例： 患者，男，23岁，因腹部、大腿内侧红疹瘙痒一周，来院就诊。体格检查结合真菌镜检，诊断为体癣和股癣。

试问： 该患者该如何治疗？治疗期间有何注意事项？

（张佳宁）

思考题

1. 简述两性霉素B的临床应用、不良反应及用药护理。

2. 抗真菌药的抗菌机制有哪些？

3. 治疗深部真菌感染和浅部真菌感染的药物分别有哪些？

实训练习解析　　　　　思考题与参考答案　　　　　思维导图

第四十四章

抗病毒药

学习目标

1. **掌握** 金刚烷胺、奥司他韦、阿昔洛韦、齐多夫定的药理作用、临床应用、禁忌证和护理用药作用评估。
2. **熟悉** 阿糖腺苷、碘苷、干扰素等药物的作用特点、临床应用和不良反应。
3. **了解** 其他抗病毒药物的药理作用和临床应用。

病毒是一类体积微小，结构简单，仅有一种核酸（DNA或RNA），且只能依赖活的易感细胞才能增殖的微生物。病毒缺乏细胞结构，严格细胞内寄生，以复制方式繁殖，一般耐冷不耐热，对抗生素不敏感，根据核酸类型不同可分为DNA病毒和RNA病毒。

病毒感染性疾病的发病率高，传播快，流行性广，并且病毒也是人类致畸、致癌的重要原因。病毒的复制增殖是在病毒自身核酸控制下，借助宿主细胞提供酶系统、原料及能量完成的，一般包括吸附、穿入、脱壳、生物合成及成熟释放五个步骤。抗病毒药可通过抑制上述某一步骤发挥抑制病毒增殖的作用。目前临床应用的抗病毒药主要是针对流感病毒、疱疹病毒、肝炎病毒、艾滋病病毒等。

知识拓展

巾帼院士陈薇

陈薇，中国工程院院士，长期致力于生物危害防控研究，研制出我军首个SARS预防生物新药"重组人干扰素ω"、全球首个获批新药证书的埃博拉疫苗。新冠肺炎疫情暴发后，她闻令而动，在基础研究、疫苗、防护药物研发方面取得了重大成果，为疫情防控做出了重大贡献。作为一名军人，她敢打敢拼，展现了钢铁战士的血性本色；作为一名党员，她关键时刻挺身而出，发挥了党员的先锋模范作用；作为一名院士，她领衔研发新冠病毒疫苗，彰显了中国的科技实力。

第一节 | 抗流感病毒药

流行性感冒病毒简称流感病毒，是RNA病毒。它分为甲（A）、乙（B）、丙（C）三型。流感病毒感染后典型临床症状是急性高热、咳嗽、头痛、全身疼痛、乏力和呼吸道症状。流感病毒主要通过空气中的飞沫、易感者与感染者之间的接触或与被污染物品的接触而传播。一般秋冬季节是其高发期。人流感主要是甲型流感病毒和乙型流感病毒引起的。抗流感病毒药主要包括金刚烷胺、奥司他韦、利巴韦林、扎那米韦。

金刚烷胺（amantadine）

金刚烷胺为三环葵烷的氨基衍生物，对甲型流感病毒具有特异性抑制作用。

【药动学特点】口服易吸收，体内分布广泛，$t_{1/2}$为11～15h，吸收后分布于唾液及鼻腔分泌液中，组织含量高于血清，由肾脏排泄，90%以上以原形经尿排出，酸性尿液中排泄增加，少量可经乳汁排泄。

【药理作用】作用于包膜蛋白M_2离子通道阻止病毒脱壳及其核酸的释放，干扰病毒进入细胞，也能抑制病毒颗粒的装配。对甲型流感病毒具有抑制作用，对乙型流感病毒无效。也有抗震颤麻痹的作用。

【临床应用】用于甲型流感病毒所致呼吸道感染的预防和早期治疗，对其他病毒感染无效。也可用于抗帕金森病。

【禁忌证】对本品过敏者、新生儿和1岁以下婴儿、哺乳期妇女、癫痫患者、麻疹流行期患者禁用。孕妇、肾功能障碍者慎用。

【护理用药作用评估】

1. 药效 口服吸收快而完全，2～4h后血药浓度达峰值，每日服药者在2～3日内可达稳态浓度。用于甲型流感病毒，成人剂量为1日200mg。用于帕金森病或帕金森综合征患者，1次100mg，1日1～2次，单日最大剂量为400mg。

2. 不良反应 少见且不严重，主要为胃肠道反应和中枢神经系统症状：恶心、食欲不振、眩晕、失眠、头晕、共济失调等。停药后不良反应消失，大剂量能引起神经毒性反应。

> **护理警示**
>
> （1）本品与乙醇合用会增强中枢抑制作用。
>
> （2）本品与中枢兴奋性药合用，可增强中枢兴奋性，严重者可引起惊厥或心律失常。

【护理要点】

（1）本品可透过胎盘及血脑屏障，孕妇慎用、哺乳期禁用。当患者计划怀孕或已怀孕或在哺乳期时应告知医生，以调整治疗方案。

（2）肾功能不全者，应根据肾功能调整剂量。

【健康教育】

（1）告知患者本品与其他药物相互作用多，若还在服用其他药物，用药前需咨询医生，并将正在采用的治疗方案告知医生。

（2）告知患者要遵医嘱用药，治疗帕金森病时不能突然停药。如用药后感觉不适，请及时告知医生，医生会根据不良反应的轻重情况判断是否停药或采取必要措施。

奥司他韦（oseltamivir）

又称达菲。

　　奥司他韦是神经酰胺酶抑制药，通过抑制病毒的释放来治疗甲型及乙型流感病毒感染。

　　【药动学特点】口服易被胃肠道吸收，经肠壁酯酶和肝脏转化为活性代谢产物进入体循环，体内分布广泛，活性代谢产物 $t_{1/2}$ 为6～10h，90%活性代谢产物直接经肾脏由尿排出。

　　【药理作用】奥司他韦是前体药物，其活性代谢产物可通过抑制甲型和乙型流感病毒的神经酰胺酶，阻止病毒颗粒从被感染的细胞向外释放，进而阻止病毒在宿主细胞之间扩散和传播。

　　【临床应用】可预防和治疗甲型和乙型流感病毒引起的流行性感冒，也可用于抗禽流感病毒。

　　【禁忌证】对本品过敏者禁用。重度肝功能不全者、终末期肾病患者慎用。

　　【护理用药作用评估】

　　1. 药效　本品口服给药后迅速被吸收，并迅速转化为活性代谢产物，达峰时间为2.5～6h，在流感症状出现后24h内开始用药可达最好疗效。

　　2. 不良反应　不良反应发生率＞1%，主要有胃肠道反应：恶心、呕吐，其次为神经系统反应：失眠、头痛，以及全身性疾病，如疼痛。

　　【护理要点】

　　（1）本品用于预防和治疗流感的剂量不同，需遵医嘱。

　　（2）服药期间患者发生行为及感觉异常、幻觉、嗜睡、意识障碍、癫痫或精神错乱等情况，应停用本品。

　　（3）服药期间发生重度皮肤反应或过敏反应，应停用本品。

　　【健康教育】

　　（1）告知患者奥司他韦不可代替流感疫苗，在使用减毒活流感疫苗两周内不应服用本品，在服用本品48h内不应使用减毒活流感疫苗。

　　（2）告知患者服用本品时如感觉胃肠道不适，可与食物同服。

利巴韦林（ribavirin）

　　又称病毒唑。

　　利巴韦林为广谱抗病毒药，可抑制多种DNA和RNA病毒的复制，也可抑制病毒mRNA的合成。对疱疹病毒、腺病毒、痘病毒等DNA病毒以及甲型、乙型流感病毒、呼吸道合胞病毒、麻疹病毒等RNA病毒均有良好的抑制作用。临床用于防治甲型流感、乙型流感、流行性出血热、疱疹、麻疹、小儿腺病毒肺炎以及甲型肝炎等。

扎那米韦（zanamivir）

　　本药口服给药吸收差，临床一般采用鼻内用药或干粉吸入给药。药理作用机制与奥司他韦相似。局部使用一般患者耐受良好，不良反应有头痛、腹泻、恶心、呕吐、眩晕、哮喘和痉挛等，哮喘或气道慢性阻塞性疾病的患者可出现肺功能状态恶化。

第二节 | 抗疱疹病毒药

阿昔洛韦（acyclovir，ACV）

又称无环鸟苷。

阿昔洛韦为人工合成的嘌呤核苷类抗病毒药，是抗单纯疱疹病毒（HSV）最有效的药物之一。

【药动学特点】口服生物利用度低，约15%～30%，吸收后分布广泛，与血浆蛋白结合率低，主要经肾脏排出，$t_{1/2}$为2～4h。局部应用可在疱疹损伤区达较高浓度。

【药理作用】为广谱抗疱疹病毒药，对HSV作用最强。本品在感染细胞内被病毒的特异性胸苷激酶磷酸化，生成三磷酸无环鸟苷，抑制病毒DNA多聚酶而阻止病毒DNA的合成。阿昔洛韦与HSV胸苷激酶有高度亲和力，因此对疱疹病毒的选择性强，对宿主细胞影响较少。本品对牛痘病毒和RNA病毒无效。

【临床应用】阿昔洛韦是治疗HSV感染的首选药。阿昔洛韦抗HSV的活力比碘苷强10倍，比阿糖腺苷强160倍。临床上用于治疗HSV引起的皮肤和黏膜感染，如角膜炎、皮肤黏膜感染、生殖器疱疹、疱疹病毒脑炎等，也可用于带状疱疹病毒感染。

【禁忌证】对本品过敏者禁用。妊娠期及哺乳期妇女、肝肾功能异常者、脱水、精神异常者慎用。

【护理用药作用评估】

1. 药效 可口服、局部外用、静脉给药。阿昔洛韦$t_{1/2}$为2.5h，需每4h给药一次。静脉滴注后1h内达到峰值，一般1h内发挥药效。

2. 不良反应 不良反应少，常见胃肠道反应、头痛、皮疹；静脉注射可引起静脉炎，有时可见肾功能异常。

【护理要点】

（1）阿昔洛韦可引起急性肾功能衰竭，肾损害患者在接受本品治疗时可能会危及生命，在应用阿昔洛韦时，需仔细检测患者有无肾功能衰竭征兆和症状，并监测尿常规和肾功能变化，一旦出现异常应立即停药。

（2）避免快速静脉注射过高剂量。

【健康教育】

（1）告知患者在服用本药期间不要饮酒，否则会加重药物的胃肠道不良反应，也会加重患者肝、肾功能负担。

（2）告知患者如漏服，应尽快补充漏服药物，但到了下次服药时间，就不要加用漏服药物，切记不可一次使用两倍剂量。

阿糖腺苷（vidarabine，ara-A）

阿糖腺苷为嘌呤核苷的同系物。具有广谱抗病毒活性，对疱疹病毒、水痘病毒、肝炎病毒、腺病毒和带状疱疹病毒等DNA病毒具有抑制作用，对大多数RNA病毒无效。阿糖腺苷在细胞内经磷酸化为三磷酸阿糖腺苷，抑制DNA多聚酶而干扰病毒DNA的合成。它对病毒的DNA聚合酶选择性强于对宿主细胞DNA聚合酶的选择性，故治疗浓度时对宿主细胞毒性较低。静脉滴注用于治疗单纯疱疹性脑炎、新生儿HSV感染及免疫缺陷患者的水痘、带状疱疹感染等。不良反应包括胃肠道反应和神经毒性等。孕妇及婴儿禁用。

更昔洛韦（ganciclovir）

本药为阿昔洛韦的衍生物，对病毒DNA聚合酶有强大的抑制作用，对巨细胞病毒有很强的抑制作用。临床用于预防和治疗免疫功能缺陷患者的巨细胞病毒感染，如艾滋病患者、器官移植患者、恶性肿瘤患者等。毒性大，具有骨髓抑制作用，对消化系统、泌尿系统有损伤。对本品过敏者禁用。

碘苷（idoxuridine，IDU）

又称碘甙、疱疹净、碘去氧尿啶。

碘苷为嘧啶类抗DNA病毒药，口服和注射后很快因代谢而失效，仅局部外用，治疗单纯疱疹病毒性角膜炎、疱疹性角膜炎以及其他疱疹性眼病。不良反应有刺痛、痒感、水肿、畏光，长期用药损伤角膜，出现变性、浑浊。

第三节 │ 抗肝炎病毒药

恩替卡韦（entecavir）

本药为鸟嘌呤核苷类似物，可通过与天然底物脱氧鸟苷三磷酸盐竞争，抑制乙肝病毒聚合酶的活性，从而抑制乙型肝炎病毒（HBV）复制，主要用于治疗存在病毒复制的慢性乙型肝炎。不良反应有头痛、疲劳、眩晕、恶心等。对本品过敏者禁用，妊娠和哺乳期妇女、肾功能不全者慎用。

阿德福韦（adefovir，dipivoxil）

阿德福韦可与腺苷酸竞争性掺入病毒DNA链，作为DNA链的终止物抑制DNA聚合酶，终止DNA链的合成，从而抑制病毒复制，还可以诱导内生性α-干扰素，增加自然杀伤细胞（NK）的活力和刺激机体的免疫反应，有较强的抗HIV、HBV及疱疹病毒作用。

干扰素（interferon，IFN）

干扰素是机体细胞受病毒感染或其他诱导剂刺激后产生的一类抗病毒的糖蛋白物质，目前临床应用的是利用基因重组技术产生的干扰素，是一种广谱抗DNA和RNA病毒的药物。具有抑制病毒的蛋白质合成、装配和释放的作用，还有抗肿瘤及免疫调节作用。临床用于多种病毒感染性疾病，如流感、乙型肝炎、丙型肝炎、病毒性角膜炎、病毒性心肌炎、流行性腮腺炎等，尤其是慢性丙型肝炎。不良反应有胃肠反应、嗜睡、精神紊乱，也可发生骨髓暂时性抑制、皮疹、肝功能障碍，停药后消失。口服无效，需注射给药。对本品过敏者、肝肾功能不全者、心脏功能不全者、骨髓抑制患者禁用。

第四节 | 抗艾滋病病毒药

艾滋病病毒（human immunedeficiency virus，HIV，即人类免疫缺陷病毒），是一种单链RNA病毒，可分为HIV-1和HIV-2两型，每种分型下均具有多种亚型。HIV主要侵犯和破坏人体的CD_4^+淋巴细胞，损伤人体免疫系统，导致获得性免疫缺陷综合征（acquired immune deficiency syndrome，AIDS，即艾滋病）。HIV主要通过性接触、血液、母婴等途径传播。

抗艾滋病病毒药可分为核苷类反转录酶抑制药、非核苷类反转录酶抑制药、蛋白酶抑制药和其他类抗艾滋病病毒药。

一、核苷类反转录酶抑制药

齐多夫定（zidovudine，AZT）

又称叠氮胸苷。

本药为脱氧胸苷衍生物，对多种反转录病毒有抑制作用。本品进入宿主细胞内，在宿主细胞胸苷激酶的作用下生成二磷酸齐多夫定，再在核苷二磷酸激酶的作用下生成三磷酸齐多夫定，三磷酸齐多夫定以假底物形式竞争性抑制RNA反转录酶的活性，抑制病毒DNA的合成并掺入病毒DNA链中，终止病毒DNA链的延长。临床用于艾滋病及重症艾滋病相关综合征治疗。单独使用极易产生耐药性，有并发症时应与对应的其他药物联合治疗，可减轻或缓解AIDS相关症状，降低HIV感染患者的发病率，延缓疾病进程。不良反应主要包括骨髓抑制，治疗初期常出现头痛、恶心、呕吐、肌痛，继续用药可自行消退。用药期间应定期检查血象，肝功能不全者易引起毒性反应。

扎西他滨（zalcitabine）

本药为脱氧胸苷衍生物，能终止DNA链的延伸，抑制病毒反转录酶，抗HIV。单用疗效不如齐多夫定。主要用于不能耐受齐多夫定治疗的AIDS及相关综合征患者，临床常与齐多夫定联用。主要不良反应为剂量依赖性的外周神经炎，停药后能逐渐恢复，少数可引起胰腺炎。

司他夫定（stavudine）

本品为脱氧胸苷衍生物，可抑制HIV的复制，对齐多夫定耐药的HIV-1变异毒株也有作用，适用于对齐多夫定、扎西他滨等不耐受或耐药的艾滋病及相关综合征。齐多夫定会减少本品的磷酸化，故二者不能合用。不良反应主要为外周神经炎，故应避免与扎西他滨、去羟肌苷、氨基糖苷类及异烟肼同服，偶见胰腺炎。

拉米夫定（lamivudine）

本品为胞嘧啶衍生物，抗病毒作用与齐多夫定相似，对HIV-1和HIV-2均有抑制作用，对齐多夫定耐药株也有抑制作用。故临床常与齐多夫定联用起到协同抗病毒作用。不良反应常见头痛、乏力、肌肉关节酸痛、头晕、发热、麻木、周围神经病变等。

去羟肌苷（didanosine）

又称地达诺新、地丹诺辛。

本药为脱氧腺苷衍生物，为严重HIV感染的常选药物。本品适用于成人或6个月以上感染HIV较严重的儿童，尤其适用于齐多夫定不能耐受或治疗无效的患者。不良反应主要包括外周神经炎、胰腺炎、腹泻、肝炎、心肌炎及消化、中枢神经系统反应。

阿巴卡韦（abacavir）

本品为脱氧三磷酸鸟苷衍生物，口服利用度高，易进入中枢神经系统。本身是无活性的前药，在体内经4个步骤代谢成为具有活性的三磷酸酯，抑制反转录酶，终止病毒DNA链的延伸，发挥抗HIV作用。常与其他抗艾滋病药物联合应用，治疗HIV感染的成年患者及3个月以上儿童患者。不良反应主要有恶心、呕吐、不适及疲劳等。

二、非核苷类反转录酶抑制药

奈韦拉平（nevirapine）

本品为新兴的非核苷类反转录酶抑制药，临床上常与核苷类反转录酶抑制药或蛋白酶抑制药联用治疗艾滋病毒感染，如与齐多夫定、去羟肌苷联用治疗HIV感染。单独使用本品可以预防HIV的母婴传播，也可治疗分娩3天内的新生儿HIV感染。不良反应包括消化道反应、发热和肌痛，重者可出现肝功能衰竭和过敏反应。

三、蛋白酶抑制药

沙奎那韦（saquinavir）

又称双喹纳韦、沙奎那维、沙喹那韦。

本药为蛋白酶抑制药。不需要体内代谢激活，可直接作用于病毒靶酶，选择性抑制病毒蛋白酶，对人类蛋白酶亲和力低。临床常与其他抗HIV药两联或三联治疗HIV感染。用于艾滋病的长期治疗，提高患者生存率。不良反应包括腹泻、头痛、腹胀、高脂血症、脂肪代谢障碍。

四、其他抗HIV药

马拉韦罗（maraviroc）

本品为CCR$_5$受体［C-C趋化因子受体5，chemokine（C-C motif）receptor 5］抑制药。药理作用为通过拮抗CCR$_5$受体，阻止病毒进入CD$_4^+$细胞，对R5型HIV-1毒株具有较强的抗病毒活性。临床上常联合其他反转录酶抑制药治疗成人R5型HIV-1感染。不良反应常见咳嗽、发热、上呼吸道感染、皮疹、腹痛、头晕等。

膦甲酸钠（foscarnet sodium）

本品可竞争性抑制病毒DNA聚合酶，非竞争抑制反转录酶，抑制反转录HIV及其他病毒。临床用于治疗疱疹病毒感染、肝炎及AIDS并发的肺炎、肠炎等。不良反应主要包括肾损害、电解质紊乱、过敏反应等。对本品过敏者禁用。

临床实训

一、处方分析

案例：穆某彤，女，28岁，因发热（T：38.5℃）、咳嗽、流涕来院就诊。实验室检查结果如下：淋巴细胞增高，病毒分离培养显示为乙型流感病毒。医生开具处方如下：

Rp.

金刚烷胺片　100mg×14片

Sig.　100mg　b.i.d　p.o.

请问：该处方是否合理？为什么？

分析：该处方不合理。金刚烷胺抗病毒谱窄，对甲型流感病毒有抑制作用，对乙型流感病毒无效，主要用于甲型流感病毒感染所致上呼吸道感染。

二、实训练习

案例：患者，男，36岁，因高热（T：39.6℃）、寒战、头痛、全身肌肉酸痛、乏力入院，自服3天布洛芬缓释胶囊＋阿莫西林胶囊无好转，遂入院治疗。胸片显示有肺部炎症，血液检血检查发现白细胞计数减少、淋巴细胞增高，考虑病毒性感冒，病毒分离培养显示为甲型流感病毒。

请问：（1）患者可采用何种药物治疗？

（2）该药适用于哪些病毒感染？

（张佳宁）

? 思考题

1. 简述阿昔洛韦的主要药理作用、临床用途及用药护理。
2. 抗HIV药物有哪些？列举各类的代表药物并简述其作用特点。
3. 简述抗流感病毒药物的代表药及其临床应用。

实训练习解析　　　　　　思考题与参考答案　　　　　　思维导图

第四十五章

抗寄生虫药

学习目标 ✚

1. 掌握　氯喹、伯氨喹、乙胺嘧啶、甲硝唑的药理作用、临床应用、禁忌证和护理用药作用评估。

2. 熟悉　奎宁、青蒿素、吡喹酮等药物的作用特点、临床应用和不良反应。

3. 了解　其他抗寄生虫药的药理作用的临床应用。

第一节 | 抗 疟 药

一、概述

疟疾（malaria）是一种由按蚊叮咬而传播的原虫类寄生虫传染病，广泛流行于热带、亚热带地区。抗疟药（antimalarial drugs）是用来防治疟疾的药物。

引起人类疟疾的疟原虫有四种：恶性疟原虫、间日疟原虫、三日疟原虫和卵形疟原虫，分别引起恶性疟、间日疟、三日疟和卵形疟。恶性疟病情严重，死亡率高，间日疟和三日疟又称良性疟。在我国以间日疟最常见，恶性疟少见。

（一）疟原虫的生活史及抗疟疾药作用环节

疟原虫生活史分为在雌性按蚊体内的有性生殖和在人体内的无性生殖两个阶段。后者又可分为原发性红细胞外期、继发性红细胞外期、红细胞内期和配子体4个发育阶段。各种抗疟药通过作用于疟原虫生活史的不同阶段而发挥抗疟效果。

1. 人体内的无性生殖阶段

（1）原发性红细胞外期（简称红外期）：受疟原虫感染的雌性按蚊叮咬人体时，子孢子随蚊子唾液进入人体血液，入肝细胞，开始红细胞前期发育和裂体增殖，这一阶段为疟疾的潜伏期，无临床症状。乙胺嘧啶对此期疟原虫有抑制和杀灭作用，可作为病因性预防药。

（2）继发性红细胞外期：良性疟的红外期子孢子有两种遗传类型：速发型和迟发型。按蚊叮咬人体时，两种子孢子同时进入肝细胞后，速发型子孢子首先完成原发性红外期的裂体发育过程，转入红细胞内期导致疟疾的临床发作；而迟发型子孢子则经过长短不一的休眠后开始发育，这是间日疟复发的原因。伯氨喹可杀灭迟发型子孢子而用于根治疟疾，防止复发。恶性疟和三日疟无此期，故无复发性。

（3）红细胞内期（简称红内期）：肝细胞破裂释放出的裂殖子进入血液后，继续侵入红细胞内生长发育为滋养体、裂殖体，最后红细胞被破坏并释出大量裂殖子，后者又侵入新的红细胞进行新一轮裂体增殖，临床表现为周期性反复发作的寒战、高热、大汗、贫血及肝脾大。氯喹、奎宁、青蒿素对此期疟原虫有杀灭作用，能控制临床症状发作。

（4）配子体期：红细胞内期疟原虫经3～4代裂体增殖后，部分裂殖子分化为雌、雄配子体，成为疟疾传播的根源。伯氨喹对配子体有杀灭作用，可控制疟疾传播。

2. 按蚊体内的有性生殖阶段　当雌按蚊叮咬疟疾患者时，雌、雄配子体随血液进入蚊体内，两者结合形成合子，进一步发育成子孢子，移行至按蚊的唾液腺内，成为感染人的直接传染源。疫区人群服用乙胺嘧啶后，药物随血液进入叮咬人体的蚊体内抑制雌、雄配子体在蚊体内的发育，能防止疟疾的传播和流行，但不能杀灭子孢子。

（二）抗疟药的分类

（1）主要用于控制疟疾症状的抗疟药：氯喹、奎宁、青蒿素和蒿甲醚。

（2）主要用于控制复发和传播的抗疟药：伯氨喹。

（3）主要用于疟疾预防的抗疟药：乙胺嘧啶、磺胺类和砜类。

二、常用抗疟药

（一）主要用于控制疟疾症状的抗疟药

氯喹（chloroquine）

氯喹是人工合成的4-氨基喹啉类衍生物，对各种红内期疟原虫有良好杀灭作用，可有效控制临床症状，具有疗效好、安全价廉等优点，是临床上应用最广泛的抗疟药。

【药动学特点】本药口服吸收快而完全，抗酸药可影响其吸收。广泛分布于血管外组织，以脾、肾、肺、心和肝的药物含量较高，被疟原虫寄生的红细胞内药物浓度则较正常红细胞高25倍。经肝脏代谢，小部分以原形经肾缓慢排泄，酸化尿液可促进其排泄，大部分经粪便排泄，也可由乳汁排出。

【药理作用】

（1）对红细胞内期各种疟原虫的无性繁殖体均有较强的杀灭作用，能迅速控制临床症状。对间日疟、卵形疟和三日疟原虫的配子体和未成熟的恶性疟原虫配子体亦有杀灭作用，但对肝细胞内的休眠子和红外期疟原虫无效。

（2）抗肠外阿米巴病作用：氯喹可杀灭阿米巴滋养体。

（3）免疫抑制作用：大剂量氯喹能抑制免疫反应。

【临床应用】

（1）氯喹是控制疟疾症状的首选药，用于治疗间日疟、三日疟、卵形疟和恶性疟原虫引起的急性疟疾发作。与伯氨喹联用可根治间日疟和卵形疟。

（2）治疗肠外阿米巴病。

（3）治疗自身免疫性疾病，如系统性红斑狼疮、类风湿关节炎等。

【禁忌证】

（1）对本药过敏者、有视网膜及视野改变、卟啉病的患者禁用；儿童禁止长期用药。

（2）胃肠道、神经系统或血液系统功能紊乱的患者慎用。

（3）肝功能不全者、葡萄糖-6-磷酸脱氢酶缺乏者以及银屑病患者慎用。

【护理用药作用评估】

1. 药效　口服1～3h达峰，肌内注射30min达峰，代谢和排泄较慢，维持作用时间长。一般用药后24～48h内停止发作，体温降至正常，48～72h血检疟原虫转阴。

2. 不良反应　治疗剂量不良反应较少且轻微，偶见轻度头晕、胃肠道反应和皮肤瘙痒、皮疹等，一般能耐受，停药后消失，饭后服药可减轻胃肠道反应。长期大剂量应用可导致视网膜病。大剂量肌内注射或快速静脉滴注可导致严重低血压和呼吸心跳停止。

护理警示

应密切监测患者是否用药过量，过量用药可迅速导致中毒症状。儿童对氯喹毒性极为敏感，应避免长期用药。

【护理要点】

（1）用药的患者应定期进行眼科检查，长期用药者应定期检查有无眼肌无力。

（2）协助患者在治疗前、中、后期进行听力测试。

（3）长期用药过程中应定期进行全血细胞和肝功能监测，如出现异常应停药。

【健康教育】

（1）告知患者避免过度太阳照射以防止药物诱导的皮肤病恶化。

（2）教育患者如出现不良反应应及时报告医护人员，尤其是视力模糊、对光的敏感性增加或肌无力。

青蒿素（artemisinin）

青蒿素是我国科研人员依据中国古代《肘后备急方》等古籍中关于青蒿治疗疟疾的记载，从传统中药黄花蒿及其变种大头黄花蒿中提取的新型抗疟药，是一种倍半萜内酯过氧化物，分子式为$C_{15}H_{22}O_5$，分子量为282.33，无色针状晶体，味苦，几不溶于水，而能溶于乙醇等有机溶媒中。目前青蒿素主要是从青蒿中直接提取得到，或通过提取青蒿中的青蒿酸再经半合成得到。

【药动学特点】口服吸收迅速而完全，1h血药浓度达峰值。分布于全身各组织，以肠、肝、肾的含量较多，可透过血脑屏障。代谢迅速，代谢物大部分经肾排出，部分经胆汁排入肠道。由于代谢与排泄均快，有效血药浓度维持时间短，不利于彻底杀灭疟原虫，故复发率较高，应反复用药。

【药理作用】

（1）抗疟作用：对红内期疟原虫裂殖体有高效的杀灭作用，对未成熟的配子体也有杀灭作用。是继乙氨嘧啶、氯喹、伯氨喹之后最有效的抗疟特效药，尤其是对于脑型疟疾和抗氯喹疟疾，具有速效低毒的特点。因与氯喹的抗疟机制不同，二者之间无交叉耐药性，为当前治疗耐氯喹恶性疟原虫感染的重要药物之一。

（2）抗血吸虫、抗肿瘤和免疫调节作用。

【临床应用】

（1）用于间日疟、恶性疟的症状控制以及耐氯喹虫株感染的治疗；

（2）用于凶险型恶性疟如脑疟、黄疸型疟疾等。其退热速度及疟原虫转阴速度都较氯喹快。

【禁忌证】对本药过敏者禁用，妊娠和哺乳期妇女、肝功能异常者慎用。

【护理用药作用评估】

1. 药效　口服后3h，肌内注射后6h，直肠给药后11h可达血药峰值。口服或肌内注射$t_{1/2}$为4～11h，直肠给药$t_{1/2}$为4h。

2. 不良反应　偶见轻度恶心、呕吐及腹泻等胃肠道反应，尚可致一过性转氨酶升高及轻度皮疹。肌内注射可引起局部疼痛和硬块。

【护理要点】

（1）用药期间，应监测心电图、肝功能和血常规。

（2）肌内注射本品宜深，以免出现硬块。

【健康教育】

告知患者药物的不良反应，如出现严重不良反应或其他不良反应应立即就诊。

蒿甲醚（artemether）

本药是青蒿素的甲基醚衍生物。对疟原虫红细胞内期裂殖体有杀灭作用，能迅速控制症状，其抗疟作用是青蒿素的10～20倍。肌内注射吸收快而完全。蒿甲醚对恶性疟的近期有效率可达100%，疗效确切，起效迅速，用药后2日内多数病例血中疟原虫转阴并退热。抗疟机制与青蒿素相同。蒿甲醚可用于间日疟、耐氯喹恶性疟的治疗和脑性恶性疟的抢救。不良反应较轻，仅少数患者注射局部有暂时性胀痛。妊娠3个月内妇女慎用。

青蒿琥酯（artesunate）

本药是青蒿素的水溶性琥珀酸单酯衍生物，可经口、静脉、肌内、直肠等多种途径给药，起效迅速。通过转化成双氢青蒿素发挥抗疟作用。疗效优于青蒿素，有速效、高效、低毒等特点。适用于脑型疟疾及各种危重疟疾的救治。宜与防治疟疾复发的药物合用，以达到根治目的。

双氢青蒿素（dihydroartemisinin）

为青蒿素、蒿甲醚和青蒿琥酯的有效代谢产物。用于治疗各类疟疾，尤其适用于抗氯喹和哌喹的恶性疟和凶险型疟疾的救治。不良反应少，少数病例出现皮疹、一过性的网织红细胞下降。

✚ 知识拓展

青蒿素攻克疟疾

屠呦呦，药学家，现为中国中医科学院首席科学家。她多年从事中药和西药结合研究，靠"洞察力、视野和顽强的信念"带领团队发现了抗疟药青蒿素，挽救了全球特别是发展中国家数百万人的生命，于2015年10月获得诺贝尔生理学或医学奖。目前，以青蒿素为基础的复方药物成为疟疾的标准治疗药物，世界卫生组织将青蒿素和相关药剂列入其基本药品目录。

中国青蒿素助力
非洲岛国攻克疟疾

圣多美和普林西比民主共和国（简称圣普）位于非洲，疟疾是其首要的公共卫生问题，当地年疟疾发生率高达10%。2017年起，中国援圣普抗疟专家组根据当地疟疾发病流行情况，借鉴中国消除疟疾经验，与圣普卫生部、疾控中心抗疟工作团队一起，因地制宜，按照疟疾发生率分为四类，有序推进以特定区域"全民服药"为主要措施的"清除传染源优先"的"中国抗疟方案"。该方案的核心在于我国具有完全自主知识产权的创新药——青蒿素哌喹片（粤特快），经过三轮全民服药后，圣普的自由村实现了连续8个月零发病。青蒿素复方群防群治的策略获得圣普政府和民众的肯定和好评。

（二）主要用于控制复发和传播的抗疟药

伯氨喹（primaquine）

伯氨喹是人工合成的8-氨基喹啉类衍生物。

【**药动学特点**】口服吸收快而完全，广泛分布于组织，以肝中浓度最高。大部分在肝中代谢，其主要代谢物为6-羟衍生物，代谢物排泄较慢，仅小部分以原形从尿排泄。

【**药理作用**】对间日疟红细胞外期休眠子和各种疟原虫的配子体有较强的杀灭作用，对红外期作用强，对红内期作用弱，对恶性疟红内期则完全无效。

【**临床应用**】用于根治间日疟和控制疟疾传播，常与氯喹或乙胺嘧啶合用。不能作为控制症状的药物应用。

【**禁忌证**】妊娠期妇女禁用，肝病、肾病、血液系统疾病及糖尿病患者慎用。

【**护理用药作用评估**】

1. 药效 口服吸收后，1～3h达血药峰浓度，8h后血中残存量很少。$t_{1/2}$约3～8h。药物原形自尿排出者仅为1%左右，其余为其代谢物。因血中有效浓度维持时间不长，必须每日连续用药。

2. 不良反应 毒性比其他抗疟药大。每日剂量超过52.8mg时，易发生疲乏、头昏、恶心、呕吐、腹痛、发绀、药热等症状，停药后可自行恢复。缺乏葡萄糖6-磷酸脱氢酶者可发生急性溶血性贫血。

【护理要点】

（1）本药在用餐时服用，用药期间应监测患者的血细胞和尿液，如患者尿液颜色明显加深，突然出现血红蛋白、红细胞、白细胞下降，可能发生溶血反应，患者应立即停药并通知医生。

（2）用药后如发生急性溶血性贫血，应立即停药，给予地塞米松或泼尼松可缓解，并静脉滴注5%葡萄糖或0.9%氯化钠注射液，严重者输血。

（3）如发生高铁血红蛋白血症，可静脉注射亚甲蓝1～2mg/kg。

【健康教育】

（1）告知患者在用餐时服药以减轻肠胃不适，强调全程用药的重要性。

（2）告知患者如出现严重胃肠道反应、寒战、发热、胸痛、皮肤颜色变蓝时应停药并报告医生。

（3）告知患者如出现尿液颜色加深，应停药并报告医生。

（三）主要用于疟疾预防的抗疟药

乙胺嘧啶（pyrimethamine）

又称息疟定、匹利沙明。

乙胺嘧啶为二氨基嘧啶类衍生物，是目前用于病因性预防的首选药。

【药动学特点】口服吸收慢但完全，广泛分布于全身组织，主要集中在肝、肺、脾、肾等器官，在肝中代谢，经肾脏缓慢排泄。

【药理作用】乙胺嘧啶为二氢叶酸还原酶抑制药，可抑制疟原虫裂体增殖。

（1）对恶性疟和间日疟的原发性红细胞外期有效，是较好的病因性预防药。

（2）对红细胞内期的未完成发育的裂殖体有抑制作用，但对已完成发育的裂殖体则无效。

（3）不能直接杀灭配子体，但含药血液被按蚊吸入后，能抑制配子体在按蚊体内发育，起控制传播的作用。

【临床应用】预防和控制疟疾的传播，和磺胺多辛合用，可用于耐氯喹的恶性疟，也可用于弓形虫病。

【禁忌证】对本品过敏者、妊娠期和哺乳期妇女禁用本品。葡萄糖-6-磷酸脱氢酶缺乏症患者、巨幼红细胞贫血患者慎用。

【护理用药作用评估】

1. 药效 口服吸收后6h血药浓度达高峰，维持48h以上，$t_{1/2}$为4～6天

2. 不良反应 可见恶心、呕吐、发热、紫绀、惊厥等，严重者可导致死亡。长期大量服用可导致巨幼红细胞贫血、白细胞减少症。

【护理要点】

（1）乙胺嘧啶具有免疫抑制作用，不宜用于免疫力低下的患者；该药也不宜与抗疟药

物氯喹等联合应用，连续使用2d即可出现免疫抑制作用。

（2）有弓形体病的患者，由于其使用剂量通常接近中毒水平，每周应进行两次血细胞计数，包括血小板计数。如果叶酸或甲酰四氢叶酸缺乏的体征进一步发展，应减少剂量或停药，患者应接受肠外的甲酰四氢叶酸治疗，直到血液检查恢复正常。

【健康教育】

（1）指导患者在用餐时服药。漏服后立即补服，如已快到下次服药时间，切记不可加量服用。

（2）告知有弓形体病的患者经常进行实验室检查，要知道依从性治疗的重要性。告诉患者可能需要进行长期的治疗。

（3）告知患者服用乙胺嘧啶过程中，一旦出现皮疹、咽喉痛或舌炎等症状时应停止用药，并通知医生。

（4）告知患者乙胺嘧啶用药后应遮光、密闭，保存于儿童接触不到的地方，因本品味甜，易导致儿童误服中毒。若儿童误服，请立即就医。

第二节 | 抗阿米巴病药

阿米巴病是由溶组织阿米巴原虫感染人体引起的疾病。经口感染阿米巴包囊后，在肠腔内脱囊，发育为小滋养体，小滋养体可在一定条件下侵入肠壁发育为大滋养体，也可随肠道环境改变，转化为包囊，随粪便排出体外，成为新的传染源。大滋养体可破坏肠壁组织，产生溃疡，引起阿米巴痢疾，称为肠内阿米巴病；另外大滋养体可随血液进入肝、肺、脑等其他器官，引起阿米巴炎症和脓肿，统称为肠外阿米巴病。

抗阿米巴病药（anti-amoebiasis drugs）主要杀灭滋养体，按照作用部位可分为：①治疗肠内、肠外阿米巴病药，如甲硝唑、替硝唑；②治疗肠内阿米巴病药，如二氯尼特、喹碘仿；③治疗肠外阿米巴病药，如依米丁、氯喹。

甲硝唑（metronidazole）

又称灭滴灵。

甲硝唑为5-硝基咪唑类衍生物。

【药动学特点】 口服吸收迅速而完全，广泛分布于全身体液和组织，在阴道液、精液、唾液、乳汁和脑脊液中的浓度可以达到治疗作用。主要经肝脏代谢，约70%的药物以原形从肾脏排泄，粪便中只含少量药物。

【药理作用】

（1）抗阿米巴原虫：可杀灭溶组织阿米巴滋养体，但是对包囊无作用。肠腔浓度低，因而对肠内阿米巴原虫作用较差，是治疗肠外或肠内阿米巴感染的常用药物。

（2）抗滴虫：可直接杀灭阴道滴虫。口服安全有效，对女性和男性泌尿生殖道滴虫感染有明显疗效。

（3）抗厌氧菌：有较强的抑制厌氧性革兰氏阳性和阴性菌作用，尤以对脆弱杆菌的杀菌作用最好。不易产生耐药性，亦不诱发二重感染。

（4）抗贾第鞭毛虫：是目前治疗男女贾第鞭毛虫病最有效的药物，治愈率达90%以上。

（5）其他：抗幽门螺杆菌感染等。

药理作用机制为甲硝唑在体内还原为硝基阴离子等细胞毒物质，损害虫体DNA螺旋结构，阻止其RNA和DNA的合成，杀灭原虫。

【临床应用】

（1）急性阿米巴痢疾和肠外阿米巴病。

（2）阴道滴虫病。

（3）防治口腔、盆腔、腹腔内厌氧菌感染和由此引起的败血症及气性坏疽，还可治疗幽门螺杆菌引起的消化性溃疡和假膜性肠炎。

（4）贾第鞭毛虫病。

【禁忌证】妊娠早期妇女禁用。对本药过敏者、三日内饮酒或使用含丙二醇药物的患者禁用。

【护理用药作用评估】

1. 药效　口服后起效迅速，1～3h血药浓度达峰值，$t_{1/2}$约7h。一般能维持药效12h。

2. 不良反应　胃肠道不良反应最常见，常有令人不愉快的金属味、苦味。其他不良反应包括口腔感染和罕见的神经中毒症状等。

【护理要点】

（1）监护老年患者的肝功能。

（2）进餐时服药。

（3）注意水肿，尤其是患者接受皮质类固醇治疗时，静脉滴注可造成水钠潴留。

（4）治疗阿米巴病时，记录排便量和大便特性；仅当毛滴虫阴道炎通过阴道涂片或培养确定，或溶组织内阿米巴被确定后，才应用甲硝唑治疗。

【健康教育】

（1）指导患者在进餐时服用药物，降低胃肠道不适。

（2）告诉患者的配偶应同时进行治疗以避免交叉感染。

（3）指导患者采取适当的卫生保健措施。

（4）告诉患者在治疗期间和治疗完成至少3天后不要饮酒和服用含酒精的药物。

（5）告诉患者用药后可能出现口内金属味和发生黑色或红褐色尿。

（6）告诉患者向医生报告念珠菌生长过度的症状。

（7）告诉患者及时向医生报告任何神经系统症状（癫痫发作、周围神经炎和惊厥等）。

常用抗阿米巴病药见表45-1。

表45-1　常用抗阿米巴病药

作用部位	药物	作用特点	体内过程特点	适应证	不良反应
肠内、肠外	替硝唑（tinidazole）	作用强，直接杀灭滋养体	分布广、浓度高	各型阿米巴病的首选药	毒性较甲硝唑低
肠内	二氯尼特（diloxanide）	是目前最有效的杀阿米巴包囊药	口服肠内吸收，主要从尿中排泄	无症状或轻症的包囊携带者首选药	不良反应轻微，偶见皮疹、呕吐等
	喹碘仿（chiniofon）	直接杀灭阿米巴原虫，肃清肠内包囊	口服吸收少，肠腔内浓度高	无症状包囊携带者	大剂量可致腹泻，肝肾功能不良、甲亢和碘过敏者禁用
肠外	依米丁（emetine）	作用强，直接杀灭组织中阿米巴滋养体	肠腔内浓度低，肠外和肠壁中可达有效浓度	急性阿米巴痢疾；肠外阿米巴病甲硝唑治疗无效者	毒性大，易出现中毒性心肌炎、胃肠道刺激等
	氯喹（chloroquine）	作用较强，直接杀灭滋养体	口服吸收迅速完全，肝药浓度比血浆浓度高数百倍，肠壁分布少，肠内浓度低。	仅用于甲硝唑治疗无效的阿米巴肝脓肿	长期、大量应用可导致心律失常、视网膜病变

第三节　抗滴虫病药

滴虫病（trichomonas vaginitis）是由阴道毛滴虫引起的感染性疾病，可致女性阴道炎、泌尿道炎症以及男性尿道炎症。甲硝唑是最有效的抗滴虫病药，但目前甲硝唑的耐药现象增多，可用替硝唑或乙酰胂胺代替。

替硝唑（tinidazole）

又称甲硝磺酰咪唑、磺甲硝咪唑。

替硝唑为5-硝基咪唑类药物的第二代产品，$t_{1/2}$较长，约12～24h。对阿米巴虫、阴道滴虫、厌氧菌有良好活性。可用于滴虫病、肠道和肝阿米巴病、厌氧菌的系统与局部感染，如腹腔、妇科、手术创口和皮肤、软组织、肺、胸腔等部位的感染以及败血症。毒性较甲硝唑略低。

乙酰胂胺（acetarsol）

乙酰胂胺为五价胂化物，复方制剂称为滴维净（devegan），外用将其置于阴道穹窿部可直接杀灭滴虫。本药有一定的局部刺激作用，使阴道分泌物增多。

第四节　抗血吸虫病药

血吸虫病是一类严重危害人类健康的寄生虫病，主要由日本血吸虫、曼氏血吸虫、埃及血吸虫、间插血吸虫和湄公血吸虫等引起。流行于我国的主要是日本血吸虫，主要分布在长江流域及以南地区的省、市和自治区。中华人民共和国成立以后，党和政府大力开展血吸虫病的防治工作并取得了显著成效。过去使用酒石酸锑钾治疗，但因其心脏和肝脏毒性较大，患者难以接受，目前临床上采用吡喹酮治疗各种血吸虫病，具有高效、低毒的特点。

知识拓展

血吸虫病

20世纪中叶，血吸虫病遍布我国长江流域及其以南的十几个省、市、自治区，受威胁人口达1亿以上，给劳动人民带来了深重的灾难，夺走了许多人的生命，被称为"瘟神"。中华人民共和国成立后，共产党领导的人民政府调动千军万马，围歼血吸虫病，挽救了千千万万人的生命。1958年，毛泽东主席得知江西省余江县首先消灭了血吸虫病的喜讯后，非常激动，写下了《七律二首·送瘟神》。1985年，中共中央血吸虫病防治领导小组公告："至1984年年底，全国已治愈血吸虫病患者一千一百多万，消灭钉螺面积一百一十多亿平方米，有七十六个县（市、区）消灭了血吸虫病，一百九十三个县（市、区）基本消灭了血吸虫病。"

吡喹酮（praziquantel）

吡喹酮是异喹啉衍生物，为广谱的抗血吸虫病药和驱绦虫药。

【药动学特点】口服吸收迅速，首过效应强，可分布于脑脊液和胆汁，经肝脏迅速代谢为羟基化合物，大多数在24h内随尿液排出。

【药理作用】吡喹酮，——杀灭成虫的作用迅速而强大，对未成熟的幼虫也有作用。口服吸收后可使血吸虫痉挛性麻痹而从血管壁脱落，并移行至肝脏内而被单核巨噬细胞吞噬灭活。对其他吸虫病（华支睾吸虫、肺吸虫、姜片虫等）、绦虫病、囊虫病也有效。作用机制为通过5-HT样作用使得虫体产生痉挛，最后产生痉挛性麻痹而从血管壁脱落，随血流移行至肝，被肝内免疫系统杀灭。

【临床应用】治疗血吸虫病、华支睾吸虫病、肺吸虫病、姜片虫病、绦虫病和囊虫病。

【禁忌证】眼囊虫病患者禁用；同时应用细胞色素P450强诱导剂（如利福平）者禁用。有精神病史或严重心、肝、肾脏疾病患者慎用。

【护理用药作用评估】

1. **药效**　口服后1～2h血药浓度达峰，$t_{1/2}$约0.8～1.5h，72%的药物于24h内经肾脏以代谢物形式排出，80%的药物于4日内排出。

2. **不良反应**　不良反应轻微，常见有头晕、头痛、抑郁、乏力、厌食、腹痛和胃肠不适。少见心悸、胸闷或消化道出血。

【护理要点】

（1）孕妇使用本药的安全性尚不明确，但因其可随乳汁分泌，应提醒患者服药期间及停药后72h内禁止哺乳。

（2）合并眼囊虫病者，必须手术摘除虫体，而后进行药物治疗。

（3）脑囊虫病患者必须住院治疗，并辅以防止脑水肿和降低高颅压的治疗措施，以防发生意外。

（4）在接受利福平治疗又急需寄生虫药物治疗的患者，应考虑使用其他制剂，如必须使用吡喹酮，应在给药前停用利福平4周，完成吡喹酮治疗后1天，即可恢复利福平的治疗。

【健康教育】

（1）告知患者服药后如有明显头昏、嗜睡等神经系统反应，在治疗期间以及停药后24h内勿进行驾驶、机械操作等工作。

（2）服药后如出现不适，应及时就诊。

第五节 | 驱 肠 虫 药

驱肠虫药（anthelmintics）是驱除或杀灭肠道蠕虫的药物。常见的肠道蠕虫感染是由线虫类的钩虫、蛔虫、蛲虫、鞭虫、粪类圆线虫以及肠道绦虫类（如猪带绦虫、牛带绦虫、微小膜壳绦虫以及缩小膜壳绦虫等）引起。我国肠道蠕虫病以肠道线虫感染最为普遍。不同蠕虫对不同药物的敏感性不同，因此合理选择抗肠蠕虫药对疾病的治疗至关重要。

甲苯达唑（mebendazole）

又称甲苯咪唑，是苯并咪唑类衍生物，为广谱驱肠虫药。

【药动学特点】口服吸收快，但吸收量极少，血浆浓度低，原形药物及代谢产物主要经肾脏排出，少数从胆道排泄。

【药理作用】为高效、低毒、广谱驱肠虫药。能选择性与蠕虫细胞内的β-微管蛋白结合，抑制微管组装，引起营养物质转运阻塞，胞浆内细胞器溶解而死亡。还能抑制虫体对葡萄糖的摄入和利用，使糖原耗竭而死亡。

【临床应用】用于蛔虫、蛲虫、钩虫、鞭虫、粪类圆线虫等感染导致的肠道寄生虫病的防治。

【禁忌证】动物实验有明显致畸胎和胚胎毒作用，孕妇禁用。未满2岁幼儿禁用；对该药过敏者禁用；肝炎活动期禁用复方甲苯达唑乳膏。肝、肾功能不全者及过敏体质者慎用。

【护理用药作用评估】

1. 药效　口服后很少由胃肠道吸收（5%～10%），进食后（特别是脂肪性食物）可增加药物吸收。口服2～5h血药浓度达高峰。

2. 不良反应 轻微，少数可见腹痛、腹泻、嗜睡、皮肤瘙痒。大剂量偶见过敏反应、脱发、粒细胞减少等。

【护理要点】

（1）指导腹泻患者在腹泻停止后再服药。

（2）如意外服用过量，可能会出现腹部痉挛、恶心、呕吐及腹泻，本药无特定解救药，如需要可给予活性炭治疗。

【健康教育】

（1）告知患者用药期间不需忌食，不用加服泻药。脂肪类食物会促进药物的吸收。

（2）少数患者尤其是蛔虫感染较严重者，服药后可引起蛔虫游走，造成腹痛或口吐蛔虫，甚至引起窒息，出现此类情况应立即就医。

（3）告知患者将药物放在儿童接触不到的地方，儿童必须在成人监护下使用。

> **护理警示**
>
> 甲苯达唑不应与甲硝唑合用。与西咪替丁同用会使本药的作用增强，不良反应增加。苯妥英钠、卡马西平会加速本药的代谢，降低其效力。

表45-2 常用驱肠虫药比较

药物	蛔虫	蛲虫	钩虫	鞭虫	绦虫	不良反应
阿苯达唑（albendazole）	+++	+++	+++	++	++	常见腹痛、腹泻、恶心、呕吐
左旋咪唑（levamisole）	+++	++	++			轻度肝功能变化
噻苯达唑（tiabendazole）	++	+++	++	++		多见，消化系统及神经系统反应
噻嘧啶（pyrantel）	+++	++	++			轻度胃肠道反应，肝功能不良者慎用
哌嗪（piperazine，驱蛔灵）	++	++				较轻，用量大时可见头晕、头痛、共济失调
扑蛲灵（pyrviniumpamoate）		+++				较轻
氯硝柳胺（niclosamide，灭绦灵，育末生）					+++	轻度消化道反应
吡喹酮（praziquantel）	+				+++	较轻
奥克太尔（oxantel，酚嘧啶，间酚嘧啶）				+++		胃肠道反应

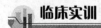 **临床实训**

一、案例分析

案例： 李某，男，55岁。因腹痛、腹泻、黏液血便3天入院，大便常规检查示脓细胞（＋＋＋）、红细胞（＋＋＋）。考虑为急性肠炎。予以氧氟沙星0.2g，静脉注射，每12h注射1次，口服黄连素0.3g，每天3次，治疗4天症状无明显好转。随后2次复检中均查到原虫滋养体，予以甲硝唑800mg口服，每天3次，1天后症状明显好转，第6天患者痊愈出院。

请问：

（1）急性阿米巴痢疾的首选药物为哪种药物？该药有哪些不良反应和注意事项？

（2）该类患者用药如何护理？

分析：

（1）甲硝唑是治疗急性阿米巴痢疾的高效低毒首选药。该药最常见不良反应为恶心和口腔金属味，停药后可消失，应向患者说明。

（2）服药期间，若出现头痛、头晕、肢体麻木、感觉异常等神经系统反应，应立即停药。该药服用后可使尿液呈红棕色，应先告知患者。服药期间和停药1周内，应禁止饮酒和喝含乙醇饮料。

二、实训练习

案例： 张某，男，39岁，到非洲技术援助30天。回国1周后，突发高热，体温达到41℃，以为感冒，到就近医院按感冒治疗3天，但病情加重，随后进入深度昏迷状态，多脏器衰竭，生命垂危。转入当地一家三甲医院，检出其血液中含有红细胞内环状体即疟原虫。被确诊为恶性疟疾。经过4天的日夜抢救，患者终于脱离危险。

请问：

（1）恶性疟疾感染应选用哪种药物进行治疗？其用药依据是什么？

（2）护理工作者应对该患者采取哪些护理措施？

（张佳宁）

？思考题

1. 简述抗疟药的分类、药理作用、临床应用和不良反应及其区别。

2. 简述甲硝唑及其硝基咪唑类药物的药理作用、临床应用及不良反应。

3. 临床常用驱肠虫药有哪些？

实训练习解析　　　　　　思考题与参考答案　　　　　　思维导图

第四十六章

抗恶性肿瘤药

学习目标

1. **熟悉** 常用抗恶性肿瘤的药物的分类、代表药物、作用特点和临床应用。
2. **了解** 其他抗恶性肿瘤药的药理作用和临床应用。

第一节 | 肿瘤生物学

一、肿瘤发生过程

（一）肿瘤发生

肿瘤是机体在各种致瘤因素作用下，在基因水平上失去对局部细胞生长的正常调控，导致其克隆性异常增生所形成的新生物。这种新生物形成的过程称为肿瘤形成。肿瘤通常表现为局部肿块，但也有少数肿瘤不形成肿块，如白血病。

肿瘤按照世界卫生组织（World Health Organization，WHO）分类，以肿瘤的组织来源和分化程度为依据，可分为良性和恶性两大类，少数肿瘤的生物学行为处于良性和恶性之间，称为中间性或交界性肿瘤。

（二）增殖失控

肿瘤细胞由于基因突变，如原癌基因被激活生成癌基因或抑癌基因失活等，就能避开正常细胞分裂和组织生长的调控机制，如生长因子和端粒酶的高表达、细胞周期调节因子改变、正常凋亡机制移除、新生血管形成等，从而使肿瘤细胞能不受控制地无限增殖。

（三）去分化及功能丧失

正常细胞的增殖是伴随着未分化的干细胞分裂生成子细胞开始的，肿瘤细胞能去分化，低分化肿瘤细胞的增殖能力强，预后较差。

（四）组织浸润和转移

正常细胞一般不会出现在原定组织外，即使易位也会因失去生存信号而死亡。肿瘤细胞则不受周围正常细胞的抑制，又能分泌一些酶（如金属蛋白酶）来降解细胞外基质，向周围组织浸润性生长。上述机制使转移瘤能够在区域外生存，瘤细胞介导的新血管生成则有助于肿瘤转移和发展。

二、肿瘤细胞的增殖周期

　　肿瘤细胞群包括增殖细胞群、静止细胞群（G_0期）和无增殖能力细胞群。肿瘤增殖细胞群与全部肿瘤细胞群之比称为生长比率（growth fraction，GF）。一般来说，肿瘤细胞在起始阶段呈指数增殖，在倍增期瘤体增大，之后一些实体瘤的生长会逐渐减慢，GF下降，增殖细胞群约占5%。G_0期细胞对化疗药物不敏感，在化疗后又进入细胞增殖期，是化疗的困难所在。肿瘤细胞从一次分裂结束到下一次分裂结束的时间称为细胞周期，此间经历4个时相：DNA合成前期（G_1期）、DNA合成期（S期）、DNA合成后期（G_2期）和有丝分裂期（M期）。

三、抗肿瘤药物的分类

（一）根据药物的化学结构和来源分类

　　1. 烷化剂　如氮芥类、乙烯亚胺类、亚硝脲类、甲烷磺酸酯类等。

　　2. 抗代谢药　如叶酸、嘧啶、嘌呤类似物等。

　　3. 抗肿瘤抗生素　如丝裂霉素、博来霉素、放线菌类等。

　　4. 植物成分药　如长春碱类、喜树碱类、紫杉醇类、三尖杉生物碱类、鬼臼毒素衍生物类。

　　5. 激素类　如肾上腺皮质激素、雌激素、雄激素等激素类药及其拮抗药。

　　6. 其他类　如铂类配合物和酶等。

（二）根据药物的作用周期分类

　　1. 细胞周期非特异性药物（cell cycle nonspecific agents，CCNSA）　本类抗肿瘤药对细胞增殖周期中各阶段细胞均有抑制作用。其又可分为两类：一类对增殖期及G_0期细胞均有杀伤作用，如烷化剂、抗肿瘤抗生素等；另一类对增殖期细胞有杀伤作用，但对G_0期细胞作用弱或几乎无作用，如环磷酰胺、噻替哌、白消安等。

　　2. 细胞周期特异性药物（cell cycle specific agents，CCSA）　本类抗肿瘤药对细胞增殖周期中某一阶段有抑制作用而对G_0期细胞无影响，如主要作用于S期的抗代谢药甲氨蝶呤、氟尿嘧啶等；主要作用于M期的长春碱类等。

（三）根据药物的作用机制分类

　　1. 直接影响DNA结构与功能的药物　如烷化剂、铂类配合物、丝裂霉素、博来霉素、喜树碱类、鬼臼毒素类衍生物等。

2. 影响核酸生物合成的药物 如甲氨蝶呤、氟尿嘧啶、巯嘌呤、羟基脲、阿糖胞苷等。

3. 干扰转录过程和阻止RNA合成的药物 如放线菌素D、多柔比星、柔红霉素。

4. 抑制蛋白质合成与功能的药物 如长春碱类、紫杉醇类、三尖杉生物碱类、L-门冬酰胺酶。

5. 影响体内激素平衡的药物 如糖皮质激素类、雌激素类、雄激素类、他莫昔芬。

第二节 | 细胞毒类药

一、影响DNA结构和功能的药

（一）烷化剂

烷化剂（alkylating agents）又称烷基化剂，是最早问世的细胞毒类药物。本类药物分子中通常含有一个或两个烷基，烷基可转变成缺电子的活泼中间产物，这些产物能与细胞的DNA、RNA及蛋白质中含有的电子基团（如氨基、巯基、羟基、羧酸基、磷酸基等）共价结合，发生烷化反应，使这些细胞成分在细胞代谢中失去作用，从而使细胞的组成发生变异，影响细胞分裂，致使细胞死亡。

常用的烷化剂有环磷酰胺、氮芥、噻替哌、白消安等，其中环磷酰胺是临床中应用最多的烷化剂。在各类抗肿瘤化学药物中，烷化剂是应用最早、最广泛和最大家族之一的抗肿瘤药物。自1942年应用氮芥治疗恶性淋巴瘤以来，烷化剂已成为肿瘤化学治疗药物中最主要的一类药物。本类药物与其他抗肿瘤药相比，很少产生耐药性，烷化剂之间或烷化剂与非烷化剂之间均较少发生交叉耐药，且耐药程度较轻。本类药物的不良反应主要有骨髓抑制和胃肠道反应等。

表46-1 常用烷化剂的作用特点及应用

分类	药物	作用特点	临床应用
氮芥类	环磷酰胺（cyclophos phamide, CTX）	体外几乎无抗肿瘤活性，体内经肝药酶转化生成醛磷酰胺，在正常组织中氧化为无毒代谢物，对正常组织无影响。在肿瘤细胞中，代谢产生丙烯醛、磷酰胺氮芥及其水解产物氮芥而发挥作用，三者都有较强的烷化作用。抗瘤谱较广，毒性较其他氮芥类药物小	恶性淋巴瘤、急性淋巴白血病、多发性骨髓瘤、肺癌、乳腺癌、卵巢癌、神经母细胞瘤和睾丸肿瘤等
乙烯亚胺类	噻替派（thiotepa）	类似氮芥，抗瘤谱较广	乳腺癌、卵巢癌、肝癌、恶性黑色素瘤和膀胱癌等
亚硝基脲类	洛莫司汀（lomustine）卡莫斯汀（carmustine）	除了烷化DNA外，对蛋白质和RNA也有烷化作用，脂溶性高，能透过血脑屏障	脑瘤、恶性淋巴瘤、骨髓瘤等
甲烷磺酸酯类	白消安（busulfan）	在体内解离后起烷化作用，小剂量可明显抑制粒细胞生成，可能与药物对粒细胞膜通透性较强有关	慢性粒细胞性白血病（对急性病变者无效）

（二）铂类配合物

顺铂（cisplatin，DDP）

又称顺氯氨铂。

顺铂为二价铂同一个氯原子和两个氨基结合成的金属配合物。作用与烷化剂相似，进入细胞时解离氯离子，然后与DNA链上的碱基形成交叉联结，破坏DNA的结构和功能，抑制细胞的分裂增殖，属细胞周期非特异性药物。抗瘤谱广，主要用于生殖和泌尿系统的恶性肿瘤治疗，对非精原细胞性睾丸瘤最有效，对卵巢癌、头颈部鳞状细胞癌、膀胱癌、前列腺癌、淋巴肉瘤及肺癌也有效。本药是联合化疗的常用药。不良反应主要为胃肠道反应，能引起严重的恶心、呕吐，此外还有骨髓抑制、周围神经炎、耳毒性。大剂量或连续用药可致严重而持久的肾毒性，用药期间应实施利尿措施缓解，治疗后12h内要记录患者摄水量和排尿量，保持尿量在2000～3000ml/d。

卡铂（carboplatin，CBP）和达卡巴嗪（dacarbazine）

卡铂为第二代铂类药物，作用和应用类似顺铂，用于小细胞肺癌、头颈部鳞癌、卵巢癌、睾丸癌症等。与顺铂相比，骨髓抑制较强，但其他毒性较低。达卡巴嗪是一个前药，体内代谢产物有抗癌活性。不良反应有骨髓抑制和严重的消化道反应。

奥沙利铂（oxaliplatin）

奥沙利铂为第三代铂类抗癌药，通过产生的水化衍生物迅速作用于DNA，形成链内和链间交联，从而抑制DNA的合成，产生细胞毒和抗肿瘤活性。是第一个对结肠癌有效的铂类药物。对耐顺铂的肿瘤细胞仍有作用。与5-氟尿嘧啶和亚叶酸（甲酰四氢叶酸）联合用于转移性结直肠癌的一线治疗。

（三）破坏DNA的抗生素

丝裂霉素（mitomycin C，MMC）

丝裂霉素属于抗肿瘤抗生素类药，该药从放线菌的培养液中分离得到，对多种实体瘤有效，为常用的周期非特异性药物之一，临床用于胃癌、肺癌、乳腺癌、慢性粒细胞性白血病、恶性淋巴瘤等。丝裂霉素可与DNA发生交叉联结，抑制DNA合成，对RNA及蛋白质合成也有一定的抑制作用。不良反应主要包括明显且持久的骨髓抑制，可致白细胞及血小板减少；其次可导致恶心、呕吐等消化道反应；偶有心、肝、肾毒性及间质性肺炎发生；对局部组织刺激性强。

博来霉素（bleomycin，BLM）

博来霉素是含有多种糖肽的复合抗生素。主要用于各类鳞状上皮癌。也可用于淋巴瘤的联合治疗。博来霉素与铁或铜的络合物可使氧分子转化为氧自由基，引起DNA单链断裂，抑制DNA复制，但不引起RNA链断裂，属于细胞周期非特异性药物，对G_2期细胞作用较强。不良反应有发热、脱发等，肺毒性最为严重，可致间质性肺炎或肺纤维化，可能与肺内皮细胞缺少灭活博来霉素的酶有关。

（四）拓扑异构酶抑制药

喜树碱类（camptothecin，CPT）

喜树碱是来自于我国特有植物——喜树的一种生物碱。羟喜树碱（hydroxycamptothecin，HCPT）为喜树碱的羟基衍生物。依立替康（irinotecan，CPT-11）为新型喜树碱的衍生物。真核细胞DNA的拓扑结构由DNA拓扑异构酶Ⅰ（DNA-topoisomerase-Ⅰ，TOPO-Ⅰ）和DNA拓扑异构酶Ⅱ（TOPO-Ⅱ）调节。这两类酶对DNA复制、转录及修复及形成正确的染色体结构、染色体分离浓缩有重要作用。喜树碱类能特异性地抑制TOPO-Ⅰ活性，干扰DNA结构和功能，属细胞周期非特异性药物，对S期细胞作用强于G_1期细胞和G_2期细胞。喜树碱类对胃癌、绒毛膜上皮癌、恶性葡萄胎、急性及慢性粒细胞性白血病等有一定疗效，对膀胱癌、大肠癌及肝癌等亦有一定疗效。依立替康（CPT-11）不良反应较大，主要有泌尿道刺激症状（尿频、尿急、血尿等）、消化道反应、骨髓抑制及脱发等。羟喜树碱（hydroxycamptothecin，HCPT）不良反应则较小。

鬼臼毒素衍生物（podophyllotoxin）

鬼臼毒素来自于植物西藏鬼臼（*Podophyllum emodi* Wall）。依托泊苷（etoposide，vepesid，鬼臼乙叉苷，足草乙苷，VP-16）和替尼泊苷（teniposide，鬼臼噻吩苷，特尼泊苷，VM-26）是鬼臼毒素的半合成衍生物。

鬼臼毒素能与微管蛋白相结合，抑制微管聚合，破坏纺锤丝的形成。但VP16和VM-26则不同，二者主要通过抑制TOPO-Ⅱ活性，干扰DNA结构和功能。属细胞周期非特异性药物，主要作用于S期和G_2期细胞。临床治疗肺癌及睾丸肿瘤效果良好，也用于恶性淋巴瘤治疗，VM-26对脑瘤有效。不良反应有骨髓抑制和消化道反应等。

二、影响核酸生物合成的药

本类药物的化学结构与核酸代谢的叶酸、嘌呤、嘧啶等相似，因此可通过特异性干扰核酸代谢，阻止细胞的分裂和增殖。本类药物主要作用于S期细胞，属于细胞周期特异性药物。

（一）二氢叶酸还原酶抑制药

甲氨蝶呤（methorexate，MTX）

甲氨蝶呤口服易吸收，1h血药浓度达峰值，与血浆蛋白结合率为50%，$t_{1/2}$约2h。50%

以原形由尿排出；少量可通过胆道以粪便排泄。甲氨蝶呤的化学结构与叶酸相似，但与二氢叶酸还原酶的结合力比叶酸大 10^6 倍，因此能竞争性抑制二氢叶酸还原酶，使四氢叶酸生成减少，导致脱氧胸苷酸（dTMP）合成受阻，DNA 合成受到抑制。甲氨蝶呤也可以阻止嘌呤核苷酸合成，从而干扰蛋白质合成。

临床主要用于治疗儿童急性白血病和绒毛膜上皮癌；鞘内注射用于中枢神经系统白血病的预防和缓解症状。不良反应有纳差、胃炎、腹泻、便血等消化道反应和白细胞、血小板减少等骨髓抑制表现，另有致畸和死胎等现象。在大剂量应用甲氨蝶呤一定时间后，肌内注射亚叶酸钙，可起到保护骨髓细胞，减轻甲氨蝶呤骨髓毒性的作用。

（二）胸苷酸合成酶抑制药

5-氟尿嘧啶（fluorouracil，5-FU）

5-氟尿嘧啶口服吸收不规则，需静脉给药；肝和肿瘤组织中分布高；主要在肝代谢灭活，由呼气和尿排出。5-FU 在细胞内转变为 5-氟尿嘧啶脱氧核苷酸（5F-dUMP）而竞争性抑制脱氧胸苷酸合成酶，阻止脱氧鸟苷酸（dUMP）甲基化为脱氧胸苷酸（dTMP），从而阻碍 DNA 的合成。另外，5-氟尿嘧啶在体内可转化为 5-氟尿嘧啶核苷，以伪代谢产物形式掺入 RNA 中干扰蛋白质的合成，对其他各期细胞也有作用。

5-FU 对多种肿瘤有效，对消化系统癌症（食管癌、胃癌、肠癌、胰腺癌、肝癌）和乳腺癌疗效较好；对卵巢癌、宫颈癌、膀胱癌、绒毛膜上皮癌、头颈部肿瘤等也有效。主要不良反应为骨髓抑制和胃肠道反应，严重者可因血性下泻而致死，出现血性腹泻应立即停药；还可引起脱发、共济失调、皮肤色素沉着等。

（三）嘌呤核苷酸互变抑制药

巯嘌呤（mercaptopurine，6-MP）

巯嘌呤是腺嘌呤 6 位上的 -NH₂ 被 -SH 取代所形成的衍生物。它在体内经酶的催化形成硫代肌苷酸，阻止肌苷酸转变为腺苷酸及鸟苷酸，从而干扰嘌呤代谢，阻碍核酸合成。它对 S 期细胞的作用最为显著，对 G_1 期细胞具有延缓作用。肿瘤细胞对 6-MP 可以产生耐药性，因 6-MP 在耐药细胞中不易转变成硫代肌苷酸或在产生后迅速降解。

6-MP 起效慢，主要用于急性淋巴细胞白血病的维持治疗，大剂量对绒毛膜上皮癌有一定疗效。不良反应常见骨髓抑制和消化道黏膜损害，少数患者可出现黄疸和肝功能损害。

（四）核苷酸还原酶抑制药

羟基脲（hydroxycarbamide，HU）

羟基脲可通过抑制核苷酸还原酶，阻止胞苷酸转变为脱氧胞苷酸，发挥抑制 DNA 合成的作用。它对 S 期有选择性杀伤作用。羟基脲对治疗慢性粒细胞性白血病具有显著疗效，对黑色素瘤有暂时缓解作用。它可使肿瘤细胞集中于 G_1 期，因而可以作同步化药物，增加化疗或放疗的敏感性。主要毒性反应为骨髓抑制及轻度消化道反应。肾功能不良者慎用。可致畸胎，孕妇忌用。

（五）DNA多聚酶抑制药

阿糖胞苷（cytarabine，Ara-C）

阿糖胞苷在体内经脱氧胞苷激酶催化成二磷酸胞苷或三磷酸胞苷（Ara-CDP或Ara-CTP），抑制DNA聚合酶的活性，影响DNA的合成；也可掺入DNA中干扰其复制，导致细胞死亡。

Ara-C与常用抗肿瘤药物无交叉耐药性。临床上是治疗急性非淋巴细胞性白血病的首选药物，对成人急性非淋巴细胞性白血病特别有效，也用于慢性粒细胞性白血病和头颈部癌。骨髓抑制和胃肠道反应明显，静脉注射可导致静脉炎，对肝功能有一定损害。

吉西他滨（gemcitabine）

吉西他滨为阿糖胞苷类似物，不良反应较少，常与顺铂合用。

三、干扰转录过程和阻止RNA合成的药

某些药物可以通过干扰转录过程和阻止RNA合成杀灭肿瘤细胞，临床上常用的主要为蒽环类抗生素：多柔比星（doxorubicin，阿霉素）、伊达比星（idarubicin）、表柔比星（epirubicin）、柔红霉素（daunorubicin）和吡柔比星（pirarubicin）等。蒽环类抗生素化学结构和抗肿瘤作用机制相似，能直接与DNA结合，抑制DNA和RNA的合成；还能抑制TOPO-Ⅱ的活性，导致DNA裂解。

多柔比星（doxorubicin）

又称阿霉素。

多柔比星能抑制DNA和RNA的合成，并抑制TOPO-Ⅱ的活性，抗肿瘤谱较广，对各种生长周期的肿瘤细胞都有杀灭作用，属于周期非特异性药物。临床主要用于急性白血病、恶性淋巴瘤、乳腺癌、肉瘤、肺癌和膀胱癌等。不良反应主要为骨髓抑制、心脏毒性以及脱发，用药后可见尿液红染。

柔红霉素（danuorubicin）

柔红霉素抗菌谱较多柔比星窄，对实体瘤的疗效不如多柔比星。

四、抑制蛋白质合成与功能的药

本类药物可通过干扰微管蛋白聚合功能、干扰核蛋白体的功能或影响氨基酸供应，抑

制肿瘤细胞蛋白质合成与功能。按照作用机制可分为三类：①微管蛋白活性抑制药，如长春碱类和紫杉醇类等。②干扰核蛋白体功能的药物，如三尖杉生物碱类。③影响氨基酸供应的药物，如L-门冬酰胺酶。

长春碱类

长春碱（vinblastine，长春花碱，VLB）及长春新碱（vincristine，VCR）是从夹竹桃科植物长春花（*Catharanthus roseus*）中所分离的生物碱。长春地辛（vindesine，VDS）和长春瑞滨（vinorelbine，NVB）均为长春碱的半合成衍生物。

此类药物的抗肿瘤机制为与细胞内微管蛋白结合，抑制微管聚合，从而使纺锤丝不能形成，细胞有丝分裂停止于中期。VLB对细胞有丝分裂的抑制作用较VCR强。属细胞周期特异性药物，主要作用于M期细胞。另外本药还可干扰蛋白质合成和RNA多聚酶，对G期细胞也有作用。VLB主要用于急性白血病、恶性淋巴瘤及绒毛膜上皮癌。VCR对儿童急性淋巴细胞白血病疗效好、起效快，常与泼尼松合用作诱导缓解药。VDS主要用于治疗肺癌、恶性淋巴瘤、乳腺癌、食管癌、黑色素瘤和白血病等。NVB主要用于治疗肺癌、乳腺癌、卵巢癌和淋巴瘤等。长春碱类不良反应主要包括骨髓抑制、神经毒性、消化道反应、脱发以及注射局部刺激等。VCR对外周神经系统毒性较大。

紫杉醇类

紫杉醇（paclitaxel）和紫杉萜（docetaxel）是从紫杉树皮中获得的天然化合物，紫杉萜的水溶性较高。本类药物能促进微管聚合、抑制微管的解聚，从而使纺锤体失去正常功能，细胞有丝分裂停止。对卵巢癌和乳腺癌有独特的疗效，对肺癌、食管癌、大肠癌、黑色素瘤、头颈部癌、淋巴瘤、脑瘤也都有一定疗效。紫杉醇的不良反应有骨髓抑制、神经毒性、心脏毒性和过敏反应。

三尖杉生物碱类

三尖杉酯碱（harringtonine）和高三尖杉酯碱（homoharringtonine）是从三尖杉属植物的枝、叶和树皮中提取的生物碱。可抑制蛋白质合成的起始阶段，并使核蛋白体分解，释出新生肽链，但对mRNA或tRNA与核蛋白体的结合无抑制作用。属细胞周期非特异性药物，对S期细胞作用明显。本类药对急性粒细胞白血病疗效较好，也可用于急性单核细胞白血病及慢性粒细胞白血病、恶性淋巴瘤、肺癌等的治疗。不良反应有骨髓抑制、消化道反应、脱发等，偶有心脏毒性。

L-门冬酰胺酶

L-门冬酰胺酶可以通过水解患者血清中的门冬酰胺，使肿瘤细胞因缺乏门冬酰胺而导致其蛋白质合成受阻，抑制肿瘤细胞生长，致使其死亡。本药用于急性淋巴细胞白血病，常和甲氨蝶呤、多柔比星、长春新碱和泼尼松合用。不良反应常见荨麻疹、过敏性休克等，骨髓抑制和轻微胃肠道反应。

第三节 | 影响体内激素平衡的药

一、糖皮质激素类

泼尼松龙（prednisolon）和地塞米松（dexamethason）对淋巴细胞增殖有明显的抑制作用，用于急性淋巴细胞白血病及恶性淋巴瘤，易产生耐药性。少量短时应用可改善肿瘤发热、毒血症状等。

二、雌激素类

炔雌醇（ethinylestradiol）

炔雌醇能抑制下丘脑和脑垂体，减少脑垂体促间质细胞激素（ICSH）的分泌，从而使来源于睾丸间质细胞和肾上腺皮质的雄激素分泌减少。临床用于雄激素依赖的前列腺癌。

三、雄激素类

雄激素类药物有甲睾酮（methyltestosterone）、丙酸睾酮（testosterone propionate）和氟氢甲酮（fluoxymesterone）。可抑制脑垂体前叶分泌促卵泡激素，使卵巢分泌雌激素减少，并可对抗雌激素作用。用于治疗晚期乳腺癌，尤其是骨髓移植者。

四、孕激素类

甲羟孕酮（medroxyprogesterone）和甲地孕酮（megestrol），用于治疗肾癌、乳腺癌和子宫内膜癌。

五、促性腺激素释放激素类似物

戈舍瑞林（goserelin）

戈舍瑞林是促黄体生成素释放激素类似物，可以降低男性血清睾酮和女性血清雌二醇，用于前列腺癌、乳腺癌和子宫内膜异位症的治疗。

亮丙瑞林（leuprorelin）

亮丙瑞林是促黄体素释放激素衍生物，能减少雌二醇和睾酮合成，用于闭经前且雌激素受体阳性的乳腺癌和前列腺癌。

六、雌激素受体拮抗药

他莫昔芬（tamoxifen）

他莫昔芬可阻断雌激素受体，对雌激素受体阳性的乳腺癌患者疗效好。

托瑞米芬（toremifene）

托瑞米芬为雄激素受体调节药，还能与雌激素受体竞争性结合，阻止雌激素诱导肿瘤细胞DNA合成及细胞增殖。用于治疗绝经妇女雌激素受体阳性转移性乳腺癌。

七、抗雄激素药

氟他胺（flutamide）为口服非甾体类雄性激素拮抗药，能抑制雄激素的生物合成，用于治疗前列腺癌。

八、芳香化酶抑制药

来曲唑（letrozole）和阿那曲唑（anastrozole）

绝经期妇女的雌激素主要来源是雄激素，在芳香化酶的催化下完成生物转化。来曲唑（letrozole）和阿那曲唑（anastrozole）通过竞争性地与细胞色素P450酶亚单位的血红素结合，抑制芳香化酶活性，阻止雄激素转化为雌激素。用于绝经后晚期乳腺癌、前列腺癌、肾上腺皮质癌及卵巢癌的治疗。

安鲁米特（anlumite）

别名氨苯乙哌啶酮、氨苯哌酮、氨苯哌啶酮。

安鲁米特为肾上腺皮质激素抑制药和抗肿瘤药。对胆固醇转变为孕烯醇酮的裂解酶系具有抑制作用，从而阻断肾上腺皮质激素的合成。对皮质激素合成和代谢的其他转变过程也有一定抑制作用。在外周组织中，它能通过阻断芳香化酶而抑制雌激素的生成，从而减少雌激素对乳腺癌的促进作用，起到抑制肿瘤生长的效果。

第四节 分子靶向药

分子靶向药物主要针对恶性肿瘤病理生理发生、发展的关键靶点进行治疗干预，一些分子靶向药物在相应的肿瘤治疗中已经表现出较佳疗效。尽管分子靶向药物对其所针对的肿瘤有较为突出的疗效，并且耐受性好、毒性反应较轻，但一般认为在相当长的时间内还不能完全取代传统的细胞毒性抗肿瘤药物，更常见的情况是二者联合应用。肿瘤细胞携带的药物靶点分子在治疗前后的表达和突变状况往往决定分子靶向药物的疗效和疾病预后，对该类药物的个体化治疗提出了更高的要求。

一、单靶点抑制药

在治疗剂量下，仅作用于单个靶点的药物称单靶点抑制药。

1. Bcr-Abl抑制药

伊马替尼（imatinib）

伊马替尼为2-苯基氨基嘧啶类化合物，是一种特异性很强的酪氨酸激酶抑制药，作用于Bcr-Abl酪氨酸激酶，能选择性抑制Bcr-Abl阳性细胞、费城染色体阳性的慢性粒细胞白血病和急性淋巴细胞白血病患者的新鲜细胞的增殖并诱导其凋亡。此外，还可抑制血小板衍生生长因子（platelet derived growth factor，PDGF）受体、干细胞生长因子（stem cell factor，SCF）c-Kit受体的酪氨酸激酶，从而抑制由PDGF和干细胞因子介导的细胞行为。临床主要用于慢性粒细胞白血病（chronic myelogenous leukemia，CML）急变期、加速期或干扰素α耐药的慢性期患者，不能切除或发生转移的恶性胃肠道间质瘤患者。不良反应轻到中度，主要有恶心、呕吐、腹泻、肌肉痉挛、水肿、头痛、头晕等。

2. 表皮生长因子受体抑制药

吉非替尼（gefitinib）

吉非替尼为苯胺喹唑啉衍生物，是一种选择性的表皮生长因子受体（epidermal growth factor receptor，EGFR）酪氨酸激酶抑制药。选择性酪氨酸激酶抑制药竞争性结合EGFR，阻断表皮生长因子（epidermal growth factor，EGF）与EGFR的结合，阻断由EGFR介导的下游信号转导通路，从而抑制肿瘤细胞增殖，诱导分化，促进细胞凋亡，抑制肿瘤血管生成，增强放化疗疗效。临床适用于既往接受过化疗或不适于化疗的局部晚期或转移性非小细胞肺癌，主要用于铂类和多西他赛疗效不佳的非小细胞肺癌，而与铂类和多西他赛联用，并不能提高疗效。最常见的药物不良反应为胃肠道和皮肤反应，如腹泻、呕吐、皮疹瘙痒，罕见过敏反应如荨麻疹，一般见于服药后的第一个月内，通常可逆。不到1%的患者出现间质性肺炎、角膜侵蚀等。

埃克替尼（icotinib）

埃克替尼是一种选择性表皮生长因子受体（EGFR）酪氨酸激酶抑制药，只对EGFR野生型及其突变型有明显的抑制作用，对其他激酶均没有抑制作用。口服吸收迅速，达峰时间在0.5～4h，主要通过肝脏细胞色素P450酶系统的CYP2C19和CYP3A4代谢。适用于治疗既往接受过至少一个化疗方案失败后的局部晚期或转移性非小细胞肺癌（non-small cell lung carcinoma，NSCLC），既往化疗主要是指以铂类为基础的联合化疗。常见不良反应有皮疹（39.5%）、腹泻（18.5%）和氨基转移酶升高（8.0%）。

尼妥珠单抗（nimotuzumab）

尼妥珠单抗是首个表皮生长因子受体（EGFR）单抗药物，能够特异性竞争结合EGFR，临床主要适用于与放疗联合治疗表皮生长因子受体表达阳性的Ⅲ/Ⅳ期鼻咽癌。不良反应有发热、头晕、头痛、恶心、皮疹、恶心、呕吐、吞咽困难、口干、潮红、心前区痛、嗜睡、肌痛、血尿、氨基转移酶升高等。

西妥昔单抗（cetuximab）

同样是抗体药物，可与EGFR特异结合（亲和力高出内源配体5～10倍），抑制受体的功能，从而抑制肿瘤生长和转移。静脉给药后，一般在6周内起效，在肝细胞和皮肤通过与EGFR结合或内吞代谢，消除半衰期为3～7日。适用于EGFR表达型结直肠癌、EGFR表达型晚期非小细胞肺癌和转移性或复发性头颈部鳞状细胞癌。主要不良反应为头痛、结膜炎、呼吸系统反应、胃肠道反应以及过敏反应等。

3. 表皮生长因子受体2（HER-2）抑制药

曲妥珠单抗（trastuzumab）

曲妥珠单抗是DNA重组人源化单克隆抗体。主要与HER-2受体结合，干扰其自身磷酸化，从而拮抗生长信号的传递，下调HER-2基因的表达，并加速HER-2蛋白受体的内化和降解，下调血管内皮生长因子和其他血管生长因子的活性，恢复E-钙黏连蛋白表达水平，遏制肿瘤转移，同时通过抗体依赖性细胞介导的细胞毒作用增强免疫细胞攻击和杀伤肿瘤靶细胞的能力。临床主要用于治疗HER-2过度表达的转移性乳腺癌、已接受过1个或多个化疗方案的转移性乳腺癌，与紫杉醇类药物联合用于治疗未接受过化疗的转移性乳腺癌。不良反应主要有胸痛、腹泻、肌肉痛、水肿、呼吸困难、心肌收缩力减弱等，骨髓抑制和肝损害较少发生。

4. 血管内皮生长因子抑制药

贝伐珠单抗（bevacizumab）

贝伐珠单抗为重组人源化单克隆抗体，选择性地与人血管内皮生长因子（vascular endothelial growth factor，VEGF）结合，阻止其与受体相互作用，减少肿瘤的血管形成，抑制肿瘤生长与转移。贝伐珠单抗对结肠癌、乳腺癌、胰腺癌和前列腺癌等表现出广泛的抗肿瘤活性，贝伐珠单抗与苹果酸舒尼替尼联合使用会增加患者微血管溶血性贫血的风险。临床与含氟尿嘧啶方案联用治疗转移性结直肠癌，与卡铂和紫杉醇联用治疗转移性非鳞状、非小细胞肺癌，与干扰素α联用治疗转移性肾癌、进展期恶性胶质瘤。常见不良反应主要有高血压、疲劳或乏力、腹泻和腹痛，严重不良反应有胃肠道穿孔、出血、动脉血栓栓塞。

5. mTOR抑制药

依维莫司（everolimus）

依维莫司是哺乳动物雷帕霉素靶蛋白（mammalian target of rapamycin，mTOR）小分子抑制药，具有抗肿瘤和抑制血管的双重作用，能有效抑制肿瘤细胞增殖、代谢以及血管生成。临床用于治疗晚期胰腺神经内分泌肿瘤；伴结节性硬化的肾血管平滑肌脂肪瘤；伴结节性硬化的室管膜下巨细胞型星形细胞瘤；晚期激素受体阳性HER-2阴性的乳腺癌以及舒尼替尼或索拉非尼治疗失败的晚期肾细胞癌。常见不良反应有口腔炎、肺炎和呼吸困难，严重不良反应有急性呼吸衰竭、感染、急性肾衰竭。

6. 白细胞分化抗原CD20抑制药

利妥昔单抗（rituximab）

利妥昔单抗是第一个被批准用于临床治疗非霍奇金淋巴瘤（non-Hodgkin lymphoma，NHL）的单克隆抗体。CD20抗原高表达于正常B细胞和多数恶性B细胞表面，但在造血干细胞、原B细胞、正常血浆细胞或其他正常组织中不存在。CD20抗原在95%以上的B淋巴细胞型的非霍奇金淋巴瘤中表达。该抗体可与CD20抗原特异性结合并引起B细胞溶解。细胞溶解的可能机制包括补体依赖的细胞毒作用（CDC）和抗体依赖的细胞毒作用（ADCC）。临床主要用于复发或耐药的B淋巴细胞非霍奇金淋巴瘤的治疗。常见不良反应有细菌、病毒感染、贫血、血小板减少、过敏反应以及呼吸系统疾病。

7. 程序性死亡受体1（programmed death-1，PD-1）抑制药

PD-1是一类表达在T细胞和前体B细胞表面的免疫球蛋白超家族受体，通过其配体PD-L1或PD-L2来抑制T细胞受体信号，下调免疫刺激性细胞因子的分泌和生存蛋白的表达，以及上调免疫抑制细胞因子白细胞介素-10的分泌。PD-1作为负性免疫调节因子，它在肿瘤细胞的免疫逃逸过程中发挥重要作用。活化后的T细胞表达PD-1，与抗原呈递细胞或肿瘤细胞上的配体PD-L1结合后，使T细胞功能降低，多数肿瘤细胞即通过这种机制逃避免疫细胞攻击。目前靶向PD-1或其配体PD-L1的单克隆抗体类药物的研发是肿瘤治疗领域的研究热点。

目前国内已上市的主要药物：①纳武利尤单抗（nivolumab），俗称O药，靶点为PD-1，在国内外已获批的适应证主要有黑色素瘤、非小细胞肺癌、肾癌、经典型霍奇金淋巴瘤、头颈鳞状细胞癌、尿路上皮癌、结直肠癌、肝细胞癌、小细胞肺癌等。②帕博丽珠单抗（pembrolizumab），俗称K药，靶点为PD-1，在国内外已获批的适应证有黑色素瘤、非小细胞肺癌、经典型霍奇金淋巴瘤、头颈鳞状细胞癌、尿路上皮癌结直肠癌、胃癌及胃食管交界处腺癌、宫颈癌等。③阿特珠单抗（atezolizumab），俗称T药，靶点为PD-L1，在国内外已获批的适应证有局部晚期或转移性尿路上皮癌等。④德瓦鲁单抗（durvalumab），俗称Ⅰ药，靶点为PD-L1，在国内外已获批的适应证有局部晚期或转移性

尿路上皮癌、非小细胞肺癌等。

二、多靶点抑制药

相对于单靶点抑制药，在治疗剂量下，同时作用于多个靶点的药物称多靶点抑制药。

舒尼替尼（sunitinib）

舒尼替尼及其体内代谢产物为小分子多靶点酪氨酸激酶（receptor tyrosine kinase，RTK）抑制药，是多靶点抑制药，临床适用于甲磺酸伊马替尼治疗失败或不能耐受的胃肠间质瘤（gastrointestinal stromal tumor，GIST）、无法手术的晚期肾细胞癌（renal cell carcinoma，RCC）、转移性肾细胞癌（metastatic renal cell carcinoma，MRCC）和晚期胰腺神经内分泌肿瘤（pancreatic neuroendocrine tumor，PNET）。严重不良反应有肝毒性、左心室功能障碍、Q-T间期延长、出血、高血压、甲状腺功能障碍、肾上腺功能损伤、静脉血栓。常见不良反应有疲劳乏力、腹泻、恶心、呕吐、便秘、皮疹、头痛、关节四肢疼痛和咳嗽等。

第五节 │ 其他抗肿瘤药

三氧化二砷（arsenic trioxide）

三氧化二砷属于细胞凋亡诱导剂，通过降解PML-RARα融合蛋白、下调 bcl-12 基因表达等诱导白血病细胞凋亡。三氧化二砷与全反式维A酸和其他化疗药物无交叉耐药现象，三氧化二砷对ATRA耐药细胞仍有诱导凋亡作用；对于无论有无PML-RARα［95%以上急性早幼粒白血病（acutepromyelocyticleukemia，APL）患者中，维A酸受体（RARα）异常产生融合蛋白PML-RARα，从而干扰RARα的正常功能］异常的多种肿瘤细胞系，它也均有抑制生长及诱导凋亡作用。临床用于APL、原发性肝癌晚期的治疗。其不良反应包括疲劳、肝酶升高、可逆性高血糖等，可引起Q-T间期延长，治疗期间应密切监测。

维A酸（tretinoin，retinoic acid）

又称维甲酸。

它是维生素A的代谢中间体，包括全反式维A酸（all-transretinoic acid，ATRA）、13-顺式维A酸（13-*cis* retinoic acid，13-CRA）和9-顺式维A酸（9-CRA）。维A酸为细胞分化诱导剂，ATRA能够较明显降解在APL发病中起关键作用的PML-RARa融合蛋白，用于APL。不良反应主要为畏食、恶心呕吐、头痛、关节痛、肝损害、皮炎等，可致畸，孕妇禁用。

血管内皮细胞抑制素（rh-endostatin）

血管内皮细胞抑制素是内源性肿瘤新生血管抑制药，主要通过抑制肿瘤内皮细胞的生长达到抑制肿瘤血管生成、诱导肿瘤细胞凋亡、防止肿瘤侵袭和转移的目的。同时克服了肿瘤化疗过程中产生的耐药性。血管内皮细胞抑制素联合化疗可使非小细胞肺癌患者生存率提高1倍。

白介素（interleukin）

白介素为免疫调节药，用于肿瘤的生物治疗，主要由T细胞、B细胞、NK细胞及单核-巨噬细胞产生。本品可促进NK细胞的增殖，增强其活性。本品吸收进入人体内，主要分布于肾、肝、脾和肺。肾脏是本品的主要代谢器官，通过肾组织细胞的组织蛋白酶消化代谢。本品主要用于治疗肾癌、黑色素瘤及癌性胸腹水，也用于其他恶性肿瘤和免疫功能低下患者的综合治疗。不良反应主要有发热、寒战、肌肉酸痛、毛细血管渗漏综合征等。

■ 知识拓展

内科血液学专家——王振义

王振义，中国工程院院士、内科血液学专家，长期从事医学内科血液学领域的研究及临床工作，开创了白血病和肿瘤的诱导分化疗法，在国际上首次用国产全反式维甲酸治疗急性早幼粒细胞白血病。他的研究将恶性肿瘤细胞改造为良性细胞，奠定了诱导分化理论的临床基础；确立了急性早幼粒细胞白血病治疗的"上海方案"，阐明了其遗传学基础与分子机制，树立了基础与临床结合的成功典范。在60余年的从医生涯中，他全心专注于医学科学事业，救死扶伤，敬业奉献，用"心有大我"的家国情怀和"国之大者"的奋斗身影，书写了"与国同行"的壮阔人生。

第六节 抗恶性肿瘤药临床应用的常见问题

一、耐药性

耐药性是指肿瘤细胞在化疗过程中对抗肿瘤药不敏感的现象，是肿瘤化疗失败的重要原因之一，也是目前肿瘤化疗急需解决的难题。

肿瘤细胞对化疗药物的耐药性可分为天然性耐药和获得性耐药。天然性耐药是指肿瘤细胞天然对药物耐药，其原因可能是细胞内的药物不能达到使靶点失活的浓度或肿瘤细胞缺乏对凋亡机制的反应能力，例如处于非增殖的G_0期肿瘤细胞对多种抗肿瘤药均不敏感。而获得性耐药是在药物治疗过程中逐渐发展形成的，即肿瘤细胞经过长期细胞毒类药物小剂量的作用后获得的耐药性。通常肿瘤细胞对一种药物产生耐药性后，对非同类药物仍敏感；但一些肿瘤细胞对一种抗肿瘤药物耐药后，对其他非同类药物也产生耐药性，称为多药耐药性（multiple drug resistance，MDR），多发生在天然来源的抗肿瘤药中，如长春碱类、紫杉醇类、丝裂霉素和放线菌素D等。

获得性耐药的发生机制可总结为以下方面：①化疗药物在细胞中的积聚减少，多药耐药的机制之一是细胞膜表面的药物转运蛋白（P-糖蛋白）表达增加，P-糖蛋白与药物结合，在ATP参与下，就能将药物从胞内泵出胞外，使药物在细胞内的浓度不断下降；②细胞对药物摄取减少；③药物活化酶的含量或活性降低；④药物灭活酶的含量或活性增加；⑤药物靶向酶的含量增加；⑥药物作用所需底物减少；⑦细胞代谢的替代途径建立，如抗代谢类药物耐药；⑧细胞的DNA修复能力增加，如烷化剂耐药；⑨多种基因突变，引起目标蛋白的抵抗。

二、抗恶性肿瘤药的联合应用

抗肿瘤药物的联合应用是为了提高疗效、不增加整体毒性及降低耐药的可能性，其一般原则如下：

（1）从抗肿瘤药物的作用机制考虑，一般分为序贯阻断、同时阻断和互补性阻断。序贯阻断即阻断同一代谢物合成的不同阶段，如甲氨蝶呤与巯嘌呤合用可增加疗效。同时阻断即阻断产生某一代谢物的几条不同途径，如阿糖胞苷与巯嘌呤合用，前者可阻断DNA聚合酶，后者可阻断嘌呤核苷酸互变，合用使疗效增强。互补性阻断即直接损伤生物大分子的药物与抑制核苷酸生物合成的药物合用，如阿糖胞苷与烷化剂合用可增加疗效。

（2）从药物的毒性考虑，多数抗肿瘤药均可抑制骨髓，而泼尼松、长春新碱、博来霉素的骨髓抑制作用较小，可进行合用以降低骨髓毒性并提高疗效。

（3）从细胞增殖动力学规律考虑，增长缓慢的实体瘤，其G_0期细胞较多，一般先用周期非特异性药物，杀灭增殖期及部分G_0期细胞，使瘤体缩小而驱动G_0期细胞进入增殖周期，继而用周期特异性药物杀死之。相反，对生长比率高的肿瘤如急性白血病，则先用S期或M期的周期特异性药物，再用周期非特异性药物杀灭其他各期细胞。此外，肿瘤细胞往往处于不同时期，若将作用于不同时期的药物联合应用，也可得到较好的效果。用药方法的设计，特别是对病期较早、健康状况较好的肿瘤患者，一般采用机体能耐受的最大剂量。在应用环磷酰胺、多柔比星、甲氨蝶呤等时，大剂量间歇给药法往往较小剂量连续给药法的效果好，前者可杀灭更多的肿瘤细胞，而且间歇给药也有利于造血系统与正常组织的修复和补充，有利于提高机体的抗肿瘤能力并减少耐药的可能性。

三、抗恶性肿瘤药的毒性反应控制

传统的细胞毒类抗肿瘤药对肿瘤细胞和正常细胞的选择性低，在损伤肿瘤细胞的同时，也使正常的组织细胞受到一定程度的损伤，由此带来了一系列的副作用和毒性反应，如胃肠道反应（恶心、呕吐）、骨髓抑制、脱发等。

长期的胃肠道反应会严重影响了患者的生活质量，降低患者治疗的依从性。特别对顺铂等烷化剂来说，这是一个非常严峻的问题。5-羟色胺受体拮抗药如昂丹司琼或格拉司琼可有效地拮抗细胞毒药物引起的呕吐，彻底改变顺铂的化疗结果。此外，其他止吐药，如甲氧氯普胺和劳拉西泮，也可减轻化疗副作用，其中甲氧氯普胺常与地塞米松合用，高剂量静脉注射有效。

另外，骨髓抑制也是抗肿瘤药物最常见的不良反应，患者常因此中断或延期化疗，使很多药物的应用受限。针对该问题，在治疗前取出小部分患者自身的骨髓，用单克隆抗体清除肿瘤细胞，在化疗结束后输注回去。另外在血液中注射生长因子莫拉司亭，增加它们在血液中的丰度，从而从血液中富集干细胞，在体外使用造血生长因子进行扩增。这些生长因子代替骨髓的方法在一些病例中已经成功应用。未来更有可能将多药耐药相关的突变基因转入提取的骨髓细胞中，因此当重新输注后，骨髓细胞就能会对抗肿瘤药物的细胞毒性作用产生抵抗。

四、总结

近年来，随着肿瘤分子生物学和生物技术的发展与进步，抗恶性肿瘤药也正从传统的细胞毒类药物向针对肿瘤发生、发展机制的非直接细胞毒类药物发展。提高药物的有效性和安全性及改善患者生存质量也是该领域研究者关注的焦点。尽管如此，目前仍然缺乏高效特异的药物，对研究者来说仍是巨大的挑战。

临床实训

一、处方分析

案例：王某丽，女，36岁，体重40kg，因患尿毒症行肾移植手术。术后，为抑制排斥反应而进行免疫抑制治疗。医生给予以下处方。

Rp.

环孢素软胶囊　25mg×50个

Sig. 125mg b.i.d. p.o.

请问：该处方是否合理？为什么？

分析：该处方不合理。单用环孢素是不够的。免疫抑制维持治疗是一个长期治疗方案，在移植术前或术中就应开始。目前，国内外普遍采用钙调磷酸酶抑制药（calcineurin inhibitor，CNI）联合一种抗增殖药加糖皮质激素的三联免疫抑制方案作为维持治疗的初始方案。选择环孢素作为CNI用药方案时，环孢素的使用剂量为6~8mg/（kg·d），维持治疗根据血药浓度调整剂量。霉酚酸（mycophenolic acid，MPA）类药物是抗增殖药的一线用药，应在肾移植术前12h或移植术后24h内开始口服吗替麦考酚酯，剂量一般为每次0.5～1.0g，每日2次，维持治疗根据临床表现或血药浓度调整剂量。

二、实训练习

案例：张某，女，54岁，于2018年6月来医院就诊，主诉：无明显诱因出现咳嗽，无痰伴胸痛。胸腔镜检查示：右侧壁层、脏层胸膜多发转移瘤；胸腔镜病理检查可见大量小细胞癌细胞；右侧壁组织活检病理报告示胸壁小细胞癌浸润；骨ECT（emission computed tomography，发射型计算机断层扫描仪）示第四胸椎及双侧膝关节浓聚影，考虑多发骨转移。诊断：小细胞肺癌合并多发骨转移。

请问：治疗该类疾病应该选用哪类药物？可能会有哪些不良反应？使用时应注意什么问题？

（张佳宁）

? 思 考 题

1. 简述抗肿瘤药物的分类，并列举其代表药。
2. 简述抗恶性肿瘤药的主要不良反应，如何防治？
3. 简述抗肿瘤药物的应用原则。

实训练习解析

思考题与参考答案

思维导图

参 考 文 献

1. 杨俊卿，陈立. 药理学 [M]. 5版. 北京：人民卫生出版社，2022.

2. 张硕峰，方晓艳. 药理学 [M]. 5版. 北京：中国中医药出版社，2021.

3. 秦红兵，姚伟. 护用药理学 [M]. 4版. 北京：人民卫生出版社，2018.

4. 陈忠，杜俊蓉. 药理学 [M]. 9版. 北京：人民卫生出版社，2022.

5. 欧阳冬生. 临床护理药物手册 [M]. 北京：人民卫生出版社，2008.

6. 陈新谦，金有豫，汤光. 新编药物学 [M]. 18版. 北京：人民卫生出版社，2019.

7. 国家药典委员会. 中华人民共和国药典（2020年版）[M]. 北京：中国医药科技出版社，2020.

8. 中华人民共和国国家卫生健康委员会. 国家基本药物目录 [M]. 北京：人民卫生出版社，2018.

9. 卢晓阳，王华芬. 新编临床用药护理手册 [M]. 北京：人民卫生出版社，2022.

附录一 配伍禁忌表

常用药物	与之有化学配伍禁忌的药物（不能放在同一输液中）
青霉素钠	头孢拉定、头孢呋辛、氨曲南、卡那霉素、庆大霉素、阿米卡星、妥布霉素、红霉素、克林霉素、磷霉素钠、万古霉素、两性霉素B、精氨酸、辅酶A、维生素B$_6$、胞磷胆碱、地西泮、氯丙嗪、西地兰、毒毛花苷K、维生素C、甘露醇、垂体后叶素、麦角新碱、阿托品、异丙嗪、甲强龙、胰岛素、碳酸氢钠
氨苄西林	卡那霉素、庆大霉素、阿米卡星、妥布霉素、红霉素、克林霉素、万古霉素、两性霉素B、胞磷胆碱、地西泮、氯丙嗪、西地兰、毒毛花苷K、精氨酸、辅酶A、维生素B$_6$、维生素C、酚妥拉明、异丙嗪、甲强龙、胰岛素、垂体后叶素、麦角新碱
哌拉西林钠	卡那霉素、万古霉素、氟康唑、氯丙嗪、异丙嗪、酚妥拉明、胰岛素、西索米星
哌拉西林钠-三唑巴坦	卡那霉素、妥布霉素、万古霉素、两性霉素B、氯丙嗪、法莫替丁、异丙嗪、多巴胺、多巴酚丁胺、胰岛素、阿昔洛韦、更昔洛韦、林格液
阿莫西林钠-克拉维酸钾	妥布霉素、氯丙嗪、地西泮、毒毛花苷K、维拉帕米、异丙嗪、亚叶酸钙、碳酸氢钠
头孢呋辛	卡那霉素、庆大霉素、阿米卡星、妥布霉素、红霉素、磷霉素钠、万古霉素、环丙沙星、氟康唑、胞磷胆碱、氯丙嗪、多巴酚丁胺、氯化钙、低分子右旋糖酐、垂体后叶素
头孢哌酮钠	卡那霉素、庆大霉素、阿米卡星、环丙沙星、硫酸镁、氨茶碱、氟康唑、西咪替丁、维生素B$_6$、维生素C、氯丙嗪、异丙嗪、氢考、多巴酚丁胺、多巴胺、氯化钙、呋塞米
头孢哌酮钠-舒巴坦	阿米卡星、庆大霉素、妥布霉素、环丙沙星、卡那霉素、地西泮、硫酸镁、西咪替丁、胃复安、异丙嗪、低分子右旋糖酐、胞磷胆碱、碳酸氢钠、利多卡因、林格液
头孢他啶	万古霉素、氟康唑、氯丙嗪、异丙嗪、氨茶碱、多巴胺、多巴酚丁胺
头孢曲松钠	卡那霉素、庆大霉素、阿米卡星、妥布霉素、万古霉素、氟康唑、硫酸镁、氨茶碱、法莫替丁、林格液、氯化钙、葡萄糖酸钙
头孢吡肟	万古霉素、氧氟沙星、环丙沙星、甲硝唑、氯丙嗪、硫酸镁、西咪替丁、法莫替丁、地西泮、甘露醇、胃复安、异丙嗪、碳酸氢钠、阿昔洛韦、多巴胺、多巴酚丁胺
阿米卡星	青霉素、氨苄西林、头孢呋辛、环丙沙星、两性霉素B、氨茶碱、奥美拉唑、三磷酸腺苷二钠、肝素、胰岛素、阿奇霉素
克林霉素	氨苄西林、妥布霉素、红霉素、氯丙嗪、氨茶碱、奥美拉唑、谷氨酸钾、谷氨酸钠、酚妥拉明、氢化可的松、促肾上腺皮质激素、胰岛素、碳酸氢钠
万古霉素	青霉素、氨苄西林、头孢他啶、红霉素、硫酸镁、氨茶碱、辅酶A、三磷酸腺苷二钠、维生素C、能量合剂、异丙嗪、呋塞米、新斯的明、止血敏、肝素、氢化可的松、地塞米松、甲强龙、氯化钙、碳酸氢钠
氟康唑	氨苄西林、头孢呋辛、头孢他啶、法莫替丁、尿激酶、葡萄糖酸钙
利巴韦林	氨茶碱、二羟丙茶碱、甘露醇、乳酸钠、碳酸氢钠
亚氨培南	氨曲南、氟康唑、哌替啶、
美洛培南	苯唑西林、甲硝唑、两性霉素B、地西泮、葡萄糖酸钙、阿昔洛韦
盐酸洛美沙星	头孢哌酮钠、阿米卡星、氨茶碱、呋塞米、肝素钠、氢化可的松、硝酸甘油

续表

常用药物	与之有化学配伍禁忌的药物（不能放在同一输液中）
甲硝唑	氯丙嗪、氨茶碱、西咪替丁、异丙嗪、止血敏、肝素钠、甲强龙、碳酸氢钠
胞磷胆碱	美西律、利血平、氨茶碱、甘露醇、异丙嗪、垂体后叶素、甲强龙、葡萄糖酸钙、碘解磷定、甲氨蝶呤
去乙酰毛花苷	谷氨酸钙、甘露醇、新斯的明、肾上腺素、酚妥拉明、氢化可的松、地塞米松、甲强龙、胰岛素、氯化钙、葡萄糖酸钙
毒毛花苷K	氨茶碱、奥美拉唑、辅酶A、三磷酸腺苷二钠、能量合剂、呋塞米、新斯的明、肾上腺素、肝素钠、氢化可的松、地塞米松、甲强龙、葡萄糖酸钙、氯化钙、碳酸氢钠
硫酸镁	头孢呋辛、头孢哌酮、万古霉素、氨茶碱、奥美拉唑、谷氨酸钠、新斯的明、肾上腺素、维生素K₁、止血芳酸、氢化可的松、地塞米松、甲强龙、葡萄糖酸钙、氯化钙、碳酸氢钠
二氢丙茶碱	利巴韦林、利多卡因、法莫替丁
西咪替丁	甲硝唑、二羟丙茶碱、氨茶碱、氯丙嗪、三磷酸腺苷二钠、呋塞米、多巴酚丁胺、氧化可的松、异丙嗪
法莫替丁	头孢呋辛、氢化可的松、二羟丙茶碱、呋塞米、氟康唑
奥美拉唑	应单独用药为宜
甲氧氯普胺	应单独用药为宜
辅酶A	氨茶碱、毒毛花苷K、去乙酰毛花苷、妥布霉素、万古霉素、红霉素
三磷酸腺苷二钠	卡那霉素、庆大霉素、阿米卡星、万古霉素、氯丙嗪、西咪替丁、氨茶碱、异丙嗪、氯化钙、葡萄糖酸钙、林格液、碳酸氢钠
维生素C	头孢他啶、头孢哌酮钠、头孢呋辛、两性霉素B、万古霉素、红霉素、呋塞米、青霉素、精氨酸、氨茶碱、肾上腺素、去甲肾上腺素、维生素K₁、肝素钠、低分子右旋糖酐、胰岛素、乳酸钠、碳酸氢钠、新斯的明
维生素B₆	青霉素、舒他西林、头孢哌酮钠、两性霉素B、红霉素、氨茶碱、呋塞米、甘露醇、山莨菪碱-2、甲强龙、地塞米松、氢化可的松、新斯的明、葡萄糖酸钙、碳酸氢钠
呋塞米	头孢拉定、头孢呋辛、环丙沙星、万古霉素、红霉素、妥布霉素、阿米卡星、庆大霉素、卡那霉素、胃复安、西咪替丁、法莫替丁、维生素C、维生素B₆、氯丙嗪
阿托品	间羟胺、多巴酚丁胺、碳酸氢钠、头孢拉定、氯丙嗪、两性霉素B、青霉素、肾上腺素、新斯的明、异丙嗪、胃复安、谷氨酸钠、谷氨酸钾、氨茶碱
多巴胺	抗感染药物都不宜与之配伍、酚妥拉明、新斯的明、呋塞米、胃复安、氯丙嗪、肝素钠、氢化可的松、胰岛素、碳酸氢钠
多巴酚丁胺	抗感染药物都不宜与之配伍、阿托品、甘露醇、呋塞米、西咪替丁、氨茶碱、氯丙嗪、肝素钠、氢化可的松、甲强龙、胰岛素、氯化钾、维生素K₁、碳酸氢钠、硝普钠
维生素K₁	低分子右旋糖酐、去甲肾上腺素、复方氨基酸、维生素C、青霉素、氨茶碱、两性霉素B、氧氟沙星、卡那霉素、庆大霉素、硫酸镁
酚磺乙胺	新斯的明、甲硝唑、尿激酶、氯丙嗪、谷氨酸钾、辅酶A、异丙嗪、地塞米松、万古霉素、氨苄西林
氨甲苯酸	呋塞米、硫酸镁、氢化可的松、甲强龙、新斯的明、异丙嗪、头孢哌酮钠
低分子右旋糖酐	头孢呋辛、氧氟沙星、卡那霉素、庆大霉素、阿米卡星、妥布霉素、新斯的明、异丙嗪、维生素K₁、维生素C、氢化可的松、碳酸氢钠
肝素	阿米卡星、红霉素、庆大霉素、环丙沙星、甲硝唑、甲强龙、多巴酚丁胺、新斯的明、异丙嗪、维生素C、毒毛花苷K、胺碘酮

常用药物	与之有化学配伍禁忌的药物（不能放在同一输液中）
硝酸甘油	奥美拉唑、多巴酚丁胺、洛美沙星、替硝唑、左氧氟沙星
胰岛素	抗感染药物都不宜与之配伍，氯丙嗪、西地兰、呋塞米、地塞米松、碳酸氢钠、氢化可的松、甲强龙、酚妥拉明、维生素C、异丙嗪、新斯的明、去甲肾上腺素、异丙肾上腺素、肾上腺素、多巴胺、多巴酚丁胺、氨茶碱
垂体后叶素	青霉素、头孢呋辛、头孢哌酮钠、卡那霉素、地塞米松、甲强龙、碳酸氢钠、肝素钠、氨甲环酸、新斯的明、肾上腺素、氨茶碱、胞磷胆碱
地塞米松	头孢呋辛、庆大霉素、万古霉素、两性霉素B、盐酸氯丙嗪、西地兰、毒毛花苷K、辅酶A、精氨酸、硫酸镁、苯唑西林、维生素B₆、呋塞米、异丙嗪、新斯的明、东莨菪碱、止血敏、鱼精蛋白、垂体后叶素、氯化钙、葡萄糖酸钙、林格氏液
氢化可的松	氨苄西林、头孢他啶、头孢拉定、氧氟沙星、万古霉素、克林霉素、庆大霉素、阿米卡星、妥布霉素、两性霉素B、低分子右旋糖酐、氨甲环酸、止血芳酸、异丙嗪、氯丙嗪、能量合剂、谷氨酸钠、谷氨酸钾、多巴胺、去甲肾上腺素、毒毛花苷K、西地兰、新斯的明、呋塞米、西咪替丁、葡萄糖酸钙、乳酸钠、胰岛素、碳酸氢钠、辅酶A、硫酸镁、氨茶碱
甲强龙	青霉素、氨苄西林、甲硝唑、两性霉素B、万古霉素、氯化钾、氯化钙、葡萄糖酸钙、硫酸镁、氨茶碱、西地兰、毒毛花苷K、胞磷胆碱、异丙嗪、酚妥拉明、多巴酚丁胺、止血芳酸、呋塞米、甘露醇、胰岛素、氯丙嗪、维生素B₆、去甲肾上腺素、肝素钠、尿激酶、垂体后叶素
0.9%氯化钠	甘露醇、能量合剂、两性霉素B、红霉素
复方氯化钠	红霉素、头孢哌酮钠、头孢拉定、碳酸氢钠、能量合剂、甘露醇
5%葡萄糖	氨苄西林、舒他西林、异戊巴比妥、普鲁卡因、硫喷妥钠、碳酸氢钠、呋塞米，不宜与青霉素配伍
氯化钾	甲强龙、多巴酚丁胺、扑尔敏、地西泮、红霉素、阿奇霉素、新斯的明、异丙嗪、两性霉素B
氯化钙	头孢呋辛、头孢拉定、头孢唑林钠、头孢哌酮钠、头孢曲松、头孢噻肟、头孢他啶、红霉素、妥布霉素、庆大霉素、新斯的明、硫酸镁、毒毛花苷K、西地兰、甲强龙、氢化可的松、地塞米松、扑尔敏、甘露醇、三磷酸腺苷二钠、氨茶碱、维拉帕米、两性霉素B、环丙沙星、碳酸氢钠、卡那霉素、万古霉素
葡萄糖酸钙	三磷酸腺苷二钠、维生素B₆、维生素C、胃复安、甲强龙、氢化可的松、地塞米松、新斯的明、甘露醇、能量合剂、硫酸镁、氨茶碱、两性霉素B、氟康唑、红霉素、头孢哌酮钠、头孢唑林、青霉素、氨苄西林、头孢曲松、毒毛花苷K、西地兰、胞磷胆碱、维拉帕米
乳酸林格液	头孢拉定、妥布霉素、新斯的明、扑尔敏、呋塞米、三磷酸腺苷二钠、地塞米松、碳酸氢钠、甘露醇
胺碘酮	氨茶碱、呋塞米、肝素钠、碳酸氢钠、头孢他啶、亚胺培南、哌拉西林

附录二 常用皮试药物浓度参考表

药物名称	试敏溶液浓度	剂量
青霉素钠（钾）	皮内试验：200～500U/ml	0.05～0.1ml（10～20U）
普鲁卡因青霉素、苄星青霉素及其他 部分合成类青霉素	划痕试验：1万U/ml 皮试液用：1万U/ml （均以青霉素计）	小儿0.02～0.03ml （4～6U）
氯唑西林钠	200μg/ml	0.05～0.1ml（12.5～25μg） 小儿0.02～0.03ml （5～7.5μg）
苯唑西林钠	200μg/ml	0.05～0.1ml
氨苄西林钠	200μg/ml	0.05～0.1ml
氨氯青霉素钠	200μg/ml	0.05～0.1ml
匹氨西林	200μg/ml	0.05～0.1ml
阿莫西林	200μg/ml	0.05～0.1ml
羧苄西林钠	200μg/ml	0.05～0.1ml
羧茚苄青霉素	200μg/ml	0.05～0.1ml
替卡西林	200μg/ml	0.05～0.1ml
磺苄西林钠	200μg/ml	0.05～0.1ml
呋布西林	200μg/ml	0.05～0.1ml
哌拉西林钠	200μg/ml	0.05～0.1ml
呋苯咪唑青霉素	200μg/ml	0.05～0.1ml
美西林双酯	200μg/ml	0.05～0.1ml
头孢噻酚钠	300μg/ml 或 500μg/ml	成人0.05～0.1ml 小儿0.02～0.03ml
头孢噻啶	300μg/ml 或 500μg/ml	0.05～0.1ml
头孢唑林钠	500μg/ml 或 600μg/ml	成人0.05ml 小儿0.05～0.1ml
头孢拉定	0.3mg/ml 或 2.5mg/ml 或 25mg/ml	成人0.05～0.1ml 小儿0.02～0.03ml
头孢氰甲	300μg/ml 或 500μg/ml	0.05～0.1ml
头孢匹林钠	300μg/ml 或 500μg/ml	0.05～0.1ml
头孢硫脒	300μg/ml 或 500μg/ml	成人0.05～0.1ml
头孢孟多	300μg/ml 或 500μg/ml	成人0.05～0.1ml 小儿0.02～0.03ml

续表

药物名称	试敏溶液浓度	剂量
头孢呋辛钠	300μg/ml 或 500μg/ml	0.05～0.1ml
噻吩甲氧头孢菌素	300μg/ml 或 500μg/ml	成人0.05～0.1ml 小儿0.02～0.03ml
头孢替安	300μg/ml	0.05～0.1ml
头孢噻肟钠	300μg/ml 或 500μg/ml	0.05～0.1ml
头孢哌酮钠	300μg/ml 或 500μg/ml	0.05～0.1ml
头孢曲松钠	300μg/ml 或 500μg/ml	0.05～0.1ml
头孢唑肟钠	300μg/ml 或 500μg/ml	0.05～0.1ml
拉氧头孢钠	300μg/ml 或 500μg/ml	0.05～0.1ml
硫酸链霉素	皮内试验：250U/ml	0.05～0.1ml
硫酸庆大霉素	400U/ml	成人0.05～0.1ml 小儿0.02～0.03ml
精制破伤风抗毒素	200U/ml； 300U/ml	皮内注射时0.1ml （20～30U）
精制白喉抗毒素	1∶10（200U/ml） 1∶20（100U/ml） 1∶100（20U/ml）	0.1ml（20U） 0.1ml（10U） 0.1ml（2U）
诊断用白喉毒素	用原液	0.1ml
狄克试验液	1∶1000（猩红热链球菌液）	0.1ml
精制气性坏疽抗毒素	1∶10（100/ml）	0.05ml（5U）
精制肉毒抗毒素	300U/ml	0.05ml（15U）
精制抗狂犬病血清	1∶10	0.01ml
精制抗病毒腺病血清	1∶10	0.05ml
精制抗炭疽血清	1∶10	0.05ml
精制抗蝮蛇毒血清	25U/ml	0.05ml（1.25U）
精制抗银环蛇毒血清	1∶20稀释血清	0.1ml
精制抗五步蛇毒血清	1∶20稀释血清	0.1ml
结核菌素	1∶100（1000U/ml） 1∶1000（100U/ml） 1∶2000（50U/ml） 1∶10000（10U/ml）	0.1ml（100U） 0.1ml（10U） 0.1ml（5U） 0.1ml（1U）
细胞色素C	划痕用7.5mg/ml 皮内用0.03mg/ml 电眼法5mg/ml	1滴 0.03～0.05ml 1滴
荧光素钠	1%（g/ml）	静脉注射5ml（50mg）
右旋糖酐70	原液	皮内0.1ml
普罗碘胺	原液	皮内0.1ml

续表

药物名称	试敏溶液浓度	剂量
普鲁卡因	0.3%（g/ml）	皮内 0.1ml
阿莫西林-棒酸	用青霉素钠 200U/ml（或用阿莫西林）	皮内 0.1ml
青霉胺	用青霉素钠 200U/ml	皮内 0.05～0.1ml
复方碘化钠	原液	同有机碘造影剂
江浙蝮蛇抗栓酶	0.001U/ml	划痕试验 1 滴 皮内注射 0.1ml
蝮蛇抗栓酶	0.0025U/ml	皮内注射 0.1ml
玻璃酸酶	1.5U/ml	皮内注射 0.1ml

附录三 需要皮试的药物及皮试液配制方法

一、青霉素类抗菌药物皮试汇总

类别	药品名称	皮试要求	皮试液配制及过敏试验方法
青霉素类	青霉素钠	青霉素皮试	以注射用青霉素G或青霉素G皮试制剂稀释为500U/ml的皮试液。
	青霉素钾		皮内注射皮试液0.02～0.03ml，形成直径3mm的皮丘。
	青霉素V钾		
	苄星青霉素		15～20min后判断皮试结果，如皮丘较之前注射形成的皮丘直径扩大≥3mm应判断为皮试阳性，伴有红晕或痒感更支持阳性判断。
	苯唑西林钠		
	氯唑西林钠		
	氨苄西林钠		
	阿莫西林		
	哌拉西林		
	磺苄西林钠		
	阿洛西林钠		
	美洛西林钠		
青霉素＋酶抑制药类	阿莫西林/克拉维酸钾		
	替卡西林/克拉维酸钾		
	哌拉西林/他唑巴坦钠		
	氨苄西林/舒巴坦钠		

二、头孢菌素类抗菌药物

1. 皮试要求：不推荐在使用头孢菌素前常规进行皮试，仅在以下情况需要皮试：①既往有明确的青霉素或头孢菌素Ⅰ型（速发型）过敏史患者。②药品说明书中规定需进行皮试的情形。头孢菌素类＋酶抑制药复方制剂，皮试适应证和方法可参照头孢菌素类药物。

2. 皮试方法：一般来讲，头孢类药物皮试必须使用原药配制皮试液，不能用青霉素皮试液代替，也不能用某一种头孢菌素配制成皮试液做所有头孢类抗菌药物的皮肤敏感试验。目前普遍推荐的浓度是300～500μg/ml，每次皮试用量0.1ml。

三、其他β内酰胺类抗菌药物

单环类、头霉素类、氧头孢烯类、碳青霉烯类、青霉烯类等其他β内酰胺类抗菌药物均无循证医学证据支持皮试预测作用，给药前无须进行常规皮试。若这些类别药物的说明书要求使用前进行皮试，参照头孢菌素类处理。

氨曲南侧链结构与头孢他啶C_7位侧链结构相同，研究报道二者之间存在交叉过敏，有明确头孢他啶过敏史患者应避免使用氨曲南。

四、生物制品类皮试汇总

药品名称	皮试要求	皮试液配制及过敏试验方法
白喉抗毒素	注射前必须先做过敏试验	用生理盐水NS将抗毒素稀释20倍（取0.1ml抗毒素加1.9ml NS混匀），在前臂掌侧皮内注射0.05~0.1ml，观察30min。注射部位无明显反应，或皮丘<1cm、红晕<2cm，同时无其他不良反应，即为阴性。即使为阴性，也应先注射0.3ml原液，观察30min无反应，可全量注射本品。 如注射局部出现皮丘≥1cm，红晕≥2cm，特别是形似伪足或有痒感者，为弱阳性反应，必须用脱敏法进行注射。如注射局部皮丘≥1.5cm，或除局部反应外，并伴有全身症状反应，如荨麻疹、鼻咽刺痒、喷嚏等，则为强阳性反应，则建议改用白喉人免疫球蛋白；如不能实施，必须使用本品时，则必须采用脱敏注射，并做好一切准备，一旦发生过敏性休克，立即抢救
破伤风抗毒素	注射前必须先做过敏试验	用NS将抗毒素稀释10倍（取0.1ml抗毒素加0.9ml NS混匀），在前臂掌侧皮内注射0.05~0.1ml，观察30min。注射部位无明显反应，或皮丘<1cm、红晕<2cm，同时无其他不适反应，即为阴性。即使为阴性，也应先注射0.3ml原液，观察30min无反应，可全量注射本品。 如注射局部出现皮丘≥1cm，红晕≥2cm，特别是形似伪足或有痒感者为弱阳性反应，必须用脱敏法进行注射。如注射局部皮丘≥1.5cm，或除局部反应外，并伴有全身症状反应，如荨麻疹、鼻咽刺痒、喷嚏等，则为强阳性反应，则建议改用破伤风人免疫球蛋白；如不能实施，必须使用本品时，则必须采用脱敏注射，并做好一切准备，一旦发生过敏性休克，立即抢救
多价气性坏疽抗毒素	注射前必须先做过敏试验	用NS将抗毒素稀释10倍（取0.1ml抗毒素加0.9ml NS混匀），在前臂掌侧皮内注射0.05~0.1ml，观察30min。注射部位无明显反应，或皮丘<1cm、红晕<2cm，同时无其他不适反应，即为阴性。即使为阴性，也应先注射0.3ml原液，观察30min无反应，可全量注射本品。 如注射局部出现皮丘≥1cm，红晕≥2cm，特别是形似伪足或有痒感者为弱阳性反应，必须用脱敏法进行注射。如注射局部皮丘≥1.5cm，或除局部反应外，并伴有全身症状反应，如荨麻疹、鼻咽刺痒、喷嚏等，则为强阳性反应，应尽量避免使用抗毒素，必须使用本品时，则必须采用脱敏注射，并做好一切准备，一旦发生过敏性休克，立即抢救。
肉毒抗毒素	注射前必须先做过敏试验	用NS将抗毒素稀释10倍（取0.1ml抗毒素，加0.9ml NS混匀），在前臂掌侧皮内注射0.05ml，观察30min。注射局部无明显反应，即为阴性，如注射局部出现皮丘增大、红肿、浸润，特别是形似伪足或有痒感者，为阳性反应，必须用脱敏法进行注射。如注射局部反应特别严重或除局部反应外，并伴有全身症状反应，如荨麻疹、鼻咽刺痒、喷嚏等，则为强阳性反应，应尽量避免使用抗毒素，如必须使用时，亦必须采用脱敏注射，并做好一切准备，一旦发生过敏性休克，立即抢救

续表

药品名称	皮试要求	皮试液配制及过敏试验方法
抗蛇毒血清 抗蝮蛇毒血清 抗五步蛇毒血清 抗银环蛇毒血清 抗眼镜蛇毒血清	询问马血清制品注射史和过敏史并做皮试	取本品0.1ml加NS1.9ml（稀释20倍），在前臂掌侧皮内注射0.1ml，经20～30min判断结果。可疑阳性者，预先注射氯苯那敏10mg（儿童酌减），15min后再注射本品
抗炭疽血清	注射前必须先做过敏试验	用NS将血清稀释20倍（0.1ml血清加1.9ml NS混匀）在前臂掌侧皮内注射0.05～0.1ml，观察30min。 注射部位无明显反应，或皮丘＜1cm、红晕＜2cm同时无其他不良反应，即为阴性。即使为阴性，也应先注射0.3ml原液，观察30min无反应，可全量注射本品。 如注射局部出现皮丘≥1cm，红晕≥2cm，特别是形似伪足或有痒感者，为弱阳性反应，必须用脱敏法进行注射。如注射局部皮丘≥1.5cm，或除局部反应外，并伴有全身症状反应，如荨麻疹、鼻咽刺痒、喷嚏等，则为强阳性反应，应尽量避免使用。必须使用本品时，则必须采用脱敏注射，并做好一切准备，一旦发生过敏性休克，立即抢救
抗狂犬病血清	注射前必须先做过敏试验	用NS将抗毒素稀释10倍（取0.1ml抗毒素，加0.9ml NS混匀），在前臂掌侧皮内注射0.05ml，观察30min。 注射局部无明显反应，即为阴性，如注射局部出现皮丘增大、红肿、浸润，特别是形似伪足或有痒感者，为阳性反应，必须用脱敏法进行注射。如注射局部反应特别严重或除局部反应外，并伴有全身症状反应，如荨麻疹、鼻咽刺痒、喷嚏等，则为强阳性反应，应尽量避免使用抗毒素，如必须使用时，亦必须采用脱敏注射，并做好一切准备，一旦发生过敏性休克，立即抢救

五、其他类药品皮试汇总

类别	药品名称	皮试要求	皮试液配制及过敏试验方法
造影剂	碘化油	用本品作支气管造影、子宫输卵管造影和肌内注射者，应先做口服碘过敏试验	
中药注射剂	心脉隆注射液	使用前应先做皮试	取心脉隆注射液0.1ml用NS稀释1000倍制成皮试液，在前臂内侧皮内注射皮试液0.1ml，观察20min，若皮丘直径≥1cm，为阳性反应，皮肤无红肿或虽有轻微红肿但直径＜1cm者为阴性反应
	注射用黄芪多糖	使用前应先做皮试	以NS溶解本品，配制成浓度为0.05%的皮试液，皮试液应于室温下放置不超过8h。抽取0.2ml皮试液，在前臂内侧皮内注射0.1ml，20min后观察结果
扩容药	右旋糖酐	过敏体质者用前应做皮试	见附录二
局部麻醉药	盐酸普鲁卡因	普鲁卡因皮肤过敏试验	皮内注射1%～2%普鲁卡因溶液0.1ml，局部出现红疹、发热或肿块者对普鲁卡因过敏，即不宜用本品
	普鲁卡因青霉素	用药前必须先做青霉素和普鲁卡因皮肤敏感试验，任何一种阳性者均不可应用本品	青霉素皮试参见青霉素皮肤敏感试验方法，普鲁卡因皮试参见盐酸普鲁卡因皮试试验方法

类别	药品名称	皮试要求	皮试液配制及过敏试验方法
其他类	青霉胺	青霉素皮肤敏感试验	参见青霉素皮肤敏感试验法
	A群链球菌（含青霉素）		
	细胞色素C	使用本品前，须做皮试。治疗结束后再用本品，需重新皮试	皮内注射法：将本品注射液以NS稀释成0.03mg/ml浓度，注入皮内0.03～0.05ml，观察20min。皮试划痕法：将0.03%本品1滴，滴于前臂屈面皮肤，用针尖划痕，观察20min
	英夫利西单抗	用药前需做结核菌素皮试	
	绛纤酶	用药前应做皮试	以本品0.1ml用NS稀释至1ml，皮内注射0.1ml，皮试阴性者才可使用
	门冬酰胺酶	凡首次采用本品或已使用过本品但已停药1周或1周以上的患者，在注射前须做皮试	将5ml的灭菌注射用水或NS加入小瓶内摇动，使小瓶内1万IU的门冬胺酶溶解，抽取0.1ml（每1ml含2000IU），注入另一含9.9ml稀释液的小瓶内，从而制成浓度约为每1ml含20IU的皮试药液。用0.1ml皮试液（约为2.0IU）做皮试，至少观察1h，如有红斑或风团即为皮试阳性反应
	鲑鱼降钙素	对蛋白质过敏者可能对本品过敏，因此，对这类患者在用药前最好先做皮试	
	胸腺肽	对于过敏体质者，注射前或治疗终止后再用药，需做皮试	配成25μg/ml的溶液，皮内注射0.1ml，阳性反应者禁用
	注射用玻璃酸酶	用前要作皮试	取150U/ml浓度药液，皮内注射约0.02ml。如5min内出现具有伪足的疹块，持续20～30min，并有瘙痒感，示为阳性，但在局部出现一过性红斑，是由于血管扩张所引起，则并非阳性反应
	胰蛋白酶注射剂	用药前先用针头蘸本品溶液作皮肤划痕试验	
	糜蛋白酶注射剂	本药肌内注射前需做过敏试验，并禁止静脉注射	

附录四 麻醉药品、精神药品及毒性药品名录

一、国家规定管制的麻醉药品品种目录

序号	中文名	备注	序号	中文名	备注
1	醋托啡		30	地恩丙胺	
2	乙酰阿法甲基芬太尼		31	二乙噻丁	
3	醋美沙多		32	地芬诺辛	
4	阿芬太尼		33	二氢埃托啡*	
5	烯丙罗定		34	双氢吗啡	
6	阿醋美沙多		35	地美沙多	
7	阿法美罗定		36	地美庚醇	
8	阿法美沙多		37	二甲噻丁	
9	阿法甲基芬太尼		38	吗苯丁酯	
10	阿法甲基硫代芬太尼		39	地芬诺酯*	
11	阿法罗定		40	地匹哌酮	
12	阿尼利定		41	羟蒂巴酚	
13	苄替啶		42	芽子碱	
14	苄吗啡		43	乙甲噻丁	
15	倍醋美沙多		44	依托尼秦	
16	倍他羟基芬太尼		45	埃托啡	
17	倍他羟基-3-甲基芬太尼		46	依托利定	
18	倍他美罗定		47	芬太尼*	
19	倍他美沙多		48	呋替啶	
20	倍他罗定		49	海洛因	
21	贝齐米特		50	氢可酮*	
22	大麻和大麻树脂与大麻浸膏和酊		51	氢吗啡醇	
			52	氢吗啡酮*	
23	氯尼他嗪		53	羟哌替啶	
24	古柯叶		54	异美沙酮	
25	可卡因*		55	凯托米酮	
26	可多克辛		56	左美沙芬	
27	罂粟浓缩物*	包括罂粟果提取物*,罂粟果提取物粉*	57	左吗拉胺	
			58	左芬啡烷	
28	地索吗啡		59	左啡诺	
29	右吗拉胺		60	美他佐辛	

续表

序号	中文名	备注	序号	中文名	备注
61	美沙酮*		90	苯吗庚酮	
62	美沙酮中间体	4-氰基-2-二甲氨基-4,4-二苯基丁烷	91	非那丙胺	
			92	非那佐辛	
63	甲地索啡		93	1-苯乙基-4-苯基-4-哌啶乙酸酯	PEPAP
64	甲二氢吗啡				
65	3-甲基芬太尼		94	非诺啡烷	
66	3-甲基硫代芬太尼		95	苯哌利定	
67	美托酮		96	匹米诺定	
68	吗拉胺中间体	2-甲基-3-吗啉基-1,1-二苯基丁酸	97	哌腈米特	
			98	普罗庚嗪	
69	吗哌利定		99	丙哌利定	
70	吗啡*	包括吗啡阿托品注射液*	100	消旋甲啡烷	
71	吗啡甲溴化物	包括其他五价氮吗啡衍生物，特别包括吗啡-N-氧化物，其中一种是可待因-N-氧化物	101	消旋吗拉胺	
			102	消旋啡烷	
			103	瑞芬太尼*	
72	吗啡-N-氧化物		104	舒芬太尼*	
73	1-甲基-4-苯基-4-哌啶丙酸酯	MPPP	105	醋氢可酮	
74	麦罗啡		106	蒂巴因*	
75	尼可吗啡		107	硫代芬太尼	
76	诺美沙多		108	替利定	
77	去甲左啡诺		109	三甲利定	
78	去甲美沙酮		110	醋氢可待因	
79	去甲吗啡		111	可待因*	
80	诺匹哌酮		112	右丙氧芬*	
81	阿片*	包括复方樟脑酊*、阿桔片*	113	双氢可待因*	
			114	乙基吗啡*	
82	奥列巴文		115	尼可待因	
83	羟考酮*		116	烟氢可待因	
84	羟吗啡酮		117	去甲可待因	
85	对氟芬太尼		118	福尔可定*	
86	哌替啶*		119	丙吡兰	
87	哌替啶中间体A	4-氰基-1-甲基-4-苯哌啶	120	布桂嗪*	
			121	罂粟壳*	
88	哌替啶中间体B	4-苯基哌啶-4-羧酸乙酯	122	奥赛利定	
89	哌替啶中间体C	1-甲基-4-苯哌啶-4-羧酸	123	泰吉利定	

注：1. 上述品种包括其可能存在的盐和单方制剂（除非另有规定）。
　　2. 上述品种包括其可能存在的异构体、酯及醚（除非另有规定）。
　　3. 品种目录有*的麻醉药品为我国生产及使用的品种。

二、国家规定管制的精神药品品种目录

（一）第一类精神药品

序号	中文名	备注	序号	中文名	备注
1	布苯丙胺	DOB	31	2,5-二甲氧基-4-溴苯乙胺	2-CB
2	卡西酮		32	右苯丙胺	
3	二乙基色胺	DET	33	屈大麻酚	δ-9-四氢大麻酚及其立体化学异构体
4	二甲氧基安非他明	DMA			
5	（1,2-二甲基庚基）羟基四氢甲基二苯吡喃	DMHP	34	芬乙茶碱	
			35	左苯丙胺	
6	二甲基色胺	DMT	36	左甲苯丙胺	
7	二甲氧基乙基安非他明	DOET	37	甲氯喹酮	
8	乙环利定	PCE	38	去氧麻黄碱	
9	乙色胺		39	去氧麻黄碱外消旋体	
10	羟芬胺	N-hydroxy MDA	40	甲喹酮	
11	麦角二乙胺	LSD	41	哌醋甲酯*	
12	乙芬胺	N-ethyl MDA	42	苯环利定	PCP
13	二亚甲基双氧安非他明	MDMA	43	芬美曲秦	
14	麦司卡林		44	司可巴比妥*	
15	甲卡西酮		45	齐培丙醇	
16	甲米雷司		46	安非拉酮	
17	甲羟芬胺	MMDA	47	苄基哌嗪	BZP
18	4-甲基硫基安非他明		48	丁丙诺啡*	
19	六氢大麻酚		49	1-丁基-3-（1-萘甲酰基）吲哚	JWH-073
20	副甲氧基安非他明	PMA			
21	赛洛新		50	恰特草	Khat
22	赛洛西宾		51	2,5-二甲氧基-4-碘苯乙胺	2C-I
23	咯环利定	PHP	52	2,5-二甲氧基苯乙胺	2C-H
24	二甲氧基甲苯异丙胺	STP	53	二甲基安非他明	
25	替苯丙胺	MDA	54	依他喹酮	
26	替诺环定	TCP	55	［1-（5-氟戊基）-¹H-吲哚-3-基］（2-碘苯基）甲酮	AM-694
27	四氢大麻酚	包括同分异构体及其立体化学变体	56	1-（5-氟戊基）-3-（1-萘甲酰基）-¹H-吲哚	AM-2201
28	三甲氧基安非他明	TMA			
29	苯丙胺		57	γ-羟丁酸*	GHB
30	氨奈普汀		58	氯胺酮*	

续表

序号	中文名	备注	序号	中文名	备注
59	马吲哚*		67	三唑仑*	
60	2-（2-甲氧基苯基）-1-（1-戊基-¹H-吲哚-3-基）乙酮	JWH-250	68	口服固体制剂每剂量单位含羟考酮碱大于5mg，且不含其他麻醉药品、精神药品或药品类易制毒化学品的复方制剂	
61	亚甲基二氧吡咯戊酮	MDPV			
62	4-甲基乙卡西酮	4-MEC	69	每剂量单位含氢可酮碱大于5mg，且不含其他麻醉药品、精神药品或药品类易制毒化学品的复方口服固体制剂	
63	4-甲基甲卡西酮	4-MMC			
64	3,4-亚甲二氧基甲卡西酮	Methylone			
65	1-戊基-3-（1-萘甲酰基）吲哚	JWH-018			
66	他喷他多		70	咪达唑仑原料药和注射剂	

（二）第二类精神药品

序号	中文名	备注	序号	中文名	备注
1	异戊巴比妥*		23	地洛西泮	
2	布他比妥		24	地西泮*	
3	去甲伪麻黄碱		25	艾司唑仑*	
4	环己巴比妥		26	乙氯维诺	
5	氟硝西泮		27	炔己蚁胺	
6	格鲁米特*		28	氯氟䓬乙酯	
7	喷他佐辛*		29	乙非他明	
8	戊巴比妥*		30	芬坎法明	
9	阿普唑仑*		31	芬普雷司	
10	阿米雷司		32	氟地西泮	
11	巴比妥*		33	氟西泮*	
12	苄非他明		34	哈拉西泮	
13	溴西泮		35	卤沙唑仑	
14	溴替唑仑		36	凯他唑仑	
15	丁巴比妥		37	利非他明	SPA
16	卡马西泮		38	氯普唑仑	
17	氯氮䓬		39	劳拉西泮*	
18	氯巴占		40	氯甲西泮	
19	氯硝西泮*		41	美达西泮	
20	氯拉䓬酸		42	美芬雷司	
21	氯噻西泮		43	甲丙氨酯*	
22	氯䓬唑仑		44	美索卡	

续表

序号	中文名	备注	序号	中文名	备注
45	甲苯巴比妥		75	呋芬雷司	
46	甲乙哌酮		76	纳布啡及其注射剂	
47	咪达唑仑*	咪达唑仑原料药和注射剂除外	77	氨酚氢可酮片*	
			78	丙己君	
48	尼美西泮		79	曲马多*	
49	硝西泮*		80	扎来普隆*	
50	去甲西泮		81	佐匹克隆	
51	奥沙西泮*		82	含可待因复方口服液体制剂（包括口服溶液剂、糖浆剂）	
52	奥沙唑仑				
53	匹莫林*		83	口服固体制剂每剂量单位含羟考酮碱不超过5mg，且不含其他麻醉药品、精神药品或药品类易制毒化学品的复方制剂	
54	苯甲曲嗪				
55	苯巴比妥*				
56	芬特明		84	丁丙诺啡与纳洛酮的复方口服固体制剂	
57	匹那西泮				
58	哌苯甲醇		85	瑞马唑仑（包括其可能存在的盐、单方制剂和异构体）	
59	普拉西泮				
60	吡咯戊酮		86	苏沃雷生	
61	仲丁比妥		87	吡仑帕奈	
62	替马西泮		88	依他佐辛	
63	四氢西泮		89	曲马多复方制剂	
64	乙烯比妥		90	每剂量单位含氢可酮碱不超过5mg，且不含其他麻醉药品、精神药品或药品类易制毒化学品的复方口服固体制剂	
65	唑吡坦*				
66	阿洛巴比妥				
67	丁丙诺啡透皮贴剂*		91	地达西尼	
68	布托啡诺及其注射剂*		92	依托咪酯	
69	咖啡因*		93	莫达非尼	
70	安钠咖*	CNB	94	右美沙芬	
71	右旋芬氟拉明		95	含地芬诺酯复方制剂	
72	地佐辛及其注射剂*		96	纳呋拉啡	
73	麦角胺咖啡因片*		97	氯卡色林	
74	芬氟拉明				

注：1. 上述品种包括其可能存在的盐和单方制剂（除非另有规定）。

2. 上述品种包括其可能存在的异构体（除非另有规定）。

3. 品种目录有*的精神药品为我国生产及使用的品种。

三、医疗用毒性药品

（一）毒性药品中药品种

共27种：砒石（红砒、白砒）、砒霜、水银、生马钱子、生川乌、生草乌、生白附子、生附子、生半夏、生南星、生巴豆、斑蝥、青娘虫、红娘虫、生甘遂、生狼毒、生藤黄、生千金子、生天仙子、闹羊花、雪上一枝蒿、白降丹、蟾酥、洋金花、红粉、轻粉、雄黄。

（二）毒性西药品种

共13种：去乙酰毛花苷C、阿托品（包括其盐类）、洋地黄毒苷、氢溴酸后马托品、三氧化二砷、毛果芸香碱（包括其盐类）、升汞、水杨酸毒扁豆碱、氢溴酸东莨菪碱、亚砷酸钾、士的宁（包括其盐类）、亚砷酸注射液、A型肉毒毒素及其制剂。

注：1. 上述西药品种除亚砷酸注射液、A型肉毒毒素制剂以外的毒性西药品种是指原料药；

2. 上述西药品种士的宁、阿托品、毛果芸香碱等包括其盐类化合物。

中文名词索引

英文名词索引